전문간호사
역할개발과 정책

ADVANCED PRACTICE NURSING
Essentials for Role Development

Lucille A. Joel 저

김연희 · 강영아 · 김정은 · 안자영 · 유종원
임경춘 · 정재심 · 최수정 · 하은주 공 역

FOURTH EDITION

계축문화사

ADVANCED PRACTICE NURSING, 4th edition
The original English language work has been published by:
The F.A. Davis Company,
Philadelphia, Pennsylvania

역자 서문

전문간호사 교육과정이 시작된 지 20여년이 되어 갑니다. 그동안 전문간호사 교육과정은 각 학교에서 교수와 학생들에 의해서 점점 다듬어지고 현재의 모습으로 발전하였으며, 임상현장, 보건의료정책, 시대적 요구에 따라 더욱 변화할 것입니다. 전문간호사 역할과 정책은 전문간호사의 교육과정의 필수과목이며, 시험범위이기도 합니다. 이 과목을 통하여 임상에서 전문간호사의 역할과 이를 수행하기 위해서 필요한 지식을 배우게 됩니다. 이러한 지식의 습득은 전문간호사 교육과정을 거치면서 전문간호사의 역할을 확립하는데 기초가 됩니다.

미국에서 시작된 전문간호사의 역할과 관련 지식을 국내의 전문간호사와 전문간호사 과정 학생들에게 소개하고자 저자들이 모여 번역을 시작하였습니다. 저자들은 전문간호사 과정의 교수이거나 실제 임상현장에서 전문간호사로서 일하는 분들로, 저자들의 지식과 경험이 이 책의 번역과정에 그대로 스며들어 있어 이 책의 가치를 더욱 높여주었다고 생각합니다.

본서는 4부로 나눠져 있으며 전문간호사의 역사와 현재, 전문간호사의 실무 환경, 전문간호사가 갖춰야 할 역량, 윤리적 그리고 법적인 측면을 자세히 다루고 있습니다. 보완대체요법에 대한 전문간호사의 접근법과 개업 과정에 대해서도 다루고 있습니다. 아직까지 국내에서 전문간호사가 독자적인 개업을 할 수는 없지만 이러한 부분에 대한 지식을 통해 전문간호사의 역할 확대가 이뤄지는 시점에서의 더 넓은 시각과 우리의 자세를 살펴볼 수 있는 내용이 될 수 있을 것입니다. 특히 31장에서는 한국의 전문간호사의 역사, 전문간호사 교육과정과 배출 현황, 전문간호사 활동 현황에 대한 최근까지의 통계를 다루었으며, 한국의 전문간호사제도 활성화 전략을 소개하고 있어 전문간호사에 관심있는 분들에게는 중요한 정보가 될 것입니다.

번역을 하면서 전문간호사의 호칭을 다양하게 하고 있어서 본문에서는 advanced practice nurse (APN), advanced practice registered nurse (APRN), 전문간호사가 수행하는 실무를 상급실무간호(advanced nursing practice)로 정해서 번역하였습니다. 원서에서는 참고문헌이 실리지 않았으나 전문간호과정 학생들이 심도 있게 공부할 수 있도록 책 마지막에 실었습니다.

책 출판을 적극적으로 지원해주신 계축문화사의 주영일대표님, 최승규부장님, 편집하시면서 고생하신 이종언부장님 이하 편집팀 여러분께 정말 감사드립니다.

번역을 시작할 때가 COVID-19가 시작되는 2020년 2월이었으나 책이 출간되는 시점인 현재도 COVID-19의 기세는 아직도 강력합니다. 저자들이 활발하게 모여서 서로의 의견을 나누고 더 완성된 원고를 만들지 못한 부분이 아쉽지만, 그럼에도 불구하고 이러한 시작이 한국의 전문간호사 교육과정을 다지고 전문간호과정의 학생들이 더 다양한 시각을 가질 수 있는 계기가 되었기를 희망합니다.

2022년 3월

역자 일동

저자 서문

이 책은 전문간호사로서 역할을 준비하고 교육받는 분들을 위하여 꼼꼼하게 내용을 준비하였습니다. 모든 전문간호사(advanced practice nurse)에게 필수적인 부분을 리뷰하였으며, 대학원에서 전문간호사과정을 공부하는 사람들에게 전문간호사 역할을 갖추기 위해 필요한 내용들을 담았습니다.

1부 상급실무의 발전에서는 전문간호사의 4가지 역할인 clinical nurse midwife (CNM), nurse anesthetist (CRNA), clinical nurse specialist (CNS), nurse practitioner (NP)의 역사적 관점을 살펴보았습니다. 역사적 배경에서 현재의 시점까지 역할이 변화하거나 혼합된 부분을 확인할 수 있는데, 실무의 극적인 변화는 사회적인 요구에 따른 반응이었습니다. 이러한 변화에 대한 적응은 다양한 색깔과 모양, 패턴과 형태를 보이는 만화경 관점처럼 현재의 전문간호사가 만들어지기까지 다양한 사람의 생각과 의견, 그로 인한 변화 등으로 인해 가능해졌습니다. 기술 습득, 사회화, 스트레스와 긴장에 대한 적응은 이론적 구성개념이며, 경력 전반에 걸쳐 오랜 시간 동안에 역할에 대한 도전을 계속해 왔습니다. 상급실무가 북미지역만의 독특한 것이 아닌 전세계적으로 새로운 것이 아님을 깨닫게 되면서 변화에 대한 합의가 더욱 도전으로 다가올 것입니다. 나라마다 전문간호사 교육과정이나 실무 내용, 실무 가능 여부 등은 다양하지만, 상급실무에 대한 역할은 이미 확산되고 있고, 필요성에 대해서도 합의가 이루어졌습니다. 미국에서는 상급실무에 대한 교육이 석사수준으로 잘 확립되어 왔으며, 최근 박사수준으로의 변경 추세이며 이와 관련된 이슈들이 많습니다.

2부 임상실무 상황은 우리가 시행하는 간호에 극적인 영향을 미치고 있는 항목들입니다. 의학적 진단의 사용, 전문간호사의 처방권한과 더불어 상환에 대한 권리, 처방권, 건강보험 패널의 참여 등의 이슈에 대해 타 직역과 경쟁하고 있는 중입니다. 예산이나 자원관리, 협력과 반응적, 보고적 관계의 서로 다른 본질에 대해서도 더 많은 책무를 가지고 임해야 합니다. 전문간호사는 환자와 가족의 상황을 최선으로 만들기 위해 간호사를 포함한 다른 전문직과 일하면서 협력적인 관계를 유지해야 합니다.

3부의 상급실무 역량에서는 고도의 비판적 사고를 할 수 있는 예민한 정신을 요구하고 있습니다. 이러한 인지적 기술은 전문간호사가 직면하는 다양한 역할로 보여지게 됩니다. 전문간호사는 궁극적으로 직접 진료 및 간호, 고객 옹호, 교육자, 컨설턴트, 연구자, 사례관리자가 되어야 합니다. 전문간호사의 강점은 개인과 집단이 자신만의 방법으로 건강을 잘 관리할 수 있도록 코칭하는데 있습니다. 전문간호사는 미국 인구의 다양한 민족성을 반영할 수 있어야 하며, 그들로부터 배우고, 해를 주지 않아야 하는 큰 도전을 경험하게 될 것입니다. 전문간호사의 치료적 영역은 서양의학을 넘어서는 부분일 수도 있으며, 보완대체요법까지 영역이 확대될 수 있습니다. 많은 고객들이 통합적인 건강실무를 기대하기도 합니다. 이러한 전문간호사의 역량은 갈등을 유발할 수 있으므로, 고객을 최선의 관점에서 이해하고, 관리하고 해결할 수 있도록 노력해야 합니다. 오늘날 전문간호사를 압박하는 이슈로는 어떻게 정보적 기술을 동원하고, 자신의 업무를 가시화하고, 출판을 통해 자신의 생각을 드러낼 수 있는가 입니다. 3부의 각 장은 이러한 역량을 소개하는 것을 목표로 하며, 어떤 주제에 대해서 결론을 내리려는 것이 아니고, 전문실무를 직접적으로 잘 관리하고 활용하는 기술을 제공하고자 합니다.

전문간호사 과정을 끝내고 나면 여러분은 많은 선택을 해야 할 것입니다. 고용인, 고용주, 또는 독립계약자의 자격으로 상급실무를 시작하게 될 것이며, 각 역할의 권리와 책임은 서로 다릅니다. **4부인 윤리적, 법적, 실무적 통찰력**에서는 이러한 요구를 다루고 있습니다. 상급실무를 어떤 방법으로 시작하든 고객과 여러분이 일하는 시스템을 위해서 여러분이 가진 가치를 증명하라는 요구를 받게 됩니다. 현재 비용-효율성과 치료-효과성을 가벼이 여겨서는 안됩니다. 각 장의 세부사항은 독립적인 실무에 직접 적용되지만, 고용인이나 독립계약자로 일할 때도 적용될 수 있는 부분입니다. 마지막으로 해당분야의 전문가들이 여러분과 여러분의 고객을 보호하기 위해서 실무의 법적, 윤리적 차원에 대해 설명하고, 이것들이 전문간호사의 역할에 적용되는 부분에 대해 설명할 것입니다.

이 책은 전문간호사로 일하고 가르친 40년 이상의 경험을 바탕으로 세심하게 만들어졌습니다. 전문간호사의 역할을 성공적으로 수행하는데 필요한 여러 지식을 포함하고 있으며, 실무를 더욱 발전시키기 위해 여전히 남아있는 문제를 제기하고 있습니다.

LUCILLE A. JOEL

목 차

제1부 | 상급실무의 발전 / 1

제2부 | 임상실무 상황 / 111

제 1 부

상급실무의 발전

제 1 장

상급간호실무

해야 할 일을 하는 것

Lynne M. Dunphy

학습 목표

이 장의 결과로 기대되는 학습 결과

- 치유자로서 여성의 역사적 역할을 인식한다.
- 공중보건운동과 세기 전환기의 인보관을 포함하여 미국 전문간호의 뿌리를 확인한다.
- 프론티어 간호 서비스[1] (Frontier Nursing Service, FNS)와 같은 20세기 전반 간호사에 의해 생성된 초기 혁신적인 간호모델을 설명한다.
- 20세기에 걸친 Nurse Midwife의 역할의 궤적과 현재 상태를 추적한다.
- Nurse anesthetists가 고도의 자율적 실무자로 등장하고 수술 술기의 향상과 마취의 발전에 기여한 사실을 인식한다.
- 이 역할의 현재 과제에 특히 주의를 기울여 20세기 간호 교육 및 전문성개발의 맥락에서 Clinical Nurse Specialist(CNS)의 역할 발전을 설명한다.
- Nurse Practitioner(NP) 역할의 출현으로 이어진 역사적, 사회적 힘을 설명하고 이 역할의 진화에 있어 주요한 사건을 이해한다.
- 전문간호박사(doctor of nursing practice, DNP)의 발전에 대해 설명하고 이 장에 설명된 다른 이들의 역할과 구별한다.
- 모든 상급간호실무 역할에 대한 현재의 과제를 설명하고 향후 이러한 과제를 해결할 수 있는 방법을 수립한다.

---

1) 프론티어 간호 서비스: 미국 시골 지역 및 소외된 인구에게 의료서비스를 제공하고 간호 조산사를 교육하는 서비스 기관

상급간호실무는 지역사회에서 간호사 또는 여성이 그들을 필요로 하는 사람들에게 돌봄을 제공하는 오래된 현상을 표현하기 위해 만들어진 현대적인 용어이다. Barbara Ehrenreich와 Deidre English(1973)는 "여성은 항상 치유자였다. 그들은 면허가 없는 의사였으며, 서양 역사에서 해부학자였다. 약초를 재배하고, 사용법의 비밀을 교환했다. 그들은 집에서 집으로, 마을에서 마을로 이동하는 조산사였다."고 기록했다(p.3). 오늘날 남성 의료인이 지배하는 의료상황에서 Advanced Practice Nurse(APN)(특히 간호 역할과 배경을 명확히 하는 동안에도 스스로를 "의사"라고 부를 정도로 자신감이 넘치는)는 규제와 표준화로 포장된 간호 실무의 "한계를 초월한" 간호사로 간주된다. 현실에서는 교육과 법적 상황에 앞서서 실무가 먼저 변화하며, 전문간호실무의 경계는 항상 유동적이었다. 때로는 의사와 협력하고, 때로는 대립하지만, 간호요구를 느끼고 반응하는 사람은 항상 개인과 가족을 돌보는 간호사였고, 이들이 현대의 APN의 선구자이다.

이 장에서는 APN이 새롭게 창조된 것이 아니라, 실제로 현대적인 전문간호의 시작 이전부터 있었음을 이야기한다. 우리의 과거를 되돌아보면 항상 인간의 욕구에 반응하여, 의료의 환경을 변화시키고, 대중의 건강을 향상시키는 전설적인 모습을 볼 수 있다. DNP와 같이 직함은 달라질 수 있지만, 그 본질은 동일하다.

선구자와 선례

전문지식이 없는 여성 치료자의 길고 풍부한 역사는 유럽과 아프리카 문화 모두에 뿌리를 두고 있다. 19세기에도 전문지식이 없는 여성 치료자가 대부분 사람들의 초기 의료제공자였다. 기술과 지식의 공유는 공동체의 일원으로서 하나의 의무로 여겨졌다. 이러한 기술은 광범위한 것으로 조산, 약초 조제법과 심지어 접골까지 포함되기도 한다(Ehrenreich, 2000, p. xxxiii). 조산사 이야기(*Midwife's Tale*, 1990)에서 Laurel Ulrich는 1785년 공개된 조산사 Martha Ballard의 일기를 통해, 그녀는 아이를 받는 것뿐만 아니라 연고, 시럽, 알약, 차의 제조 방법, 기름 유화액을 준비하는 방법, 상처 찜질, 화상 드레싱, 이질, 인후통, 동상, 홍역, 복통, '백일해', … 그리고 '가려움증'의 치료, 신생아의 설소대를 자르는 방법, 관장약을 넣고, 유방의 농양을 제거하는 방법…구토를 유발하고, 출혈을 완화시키고, 부종을 감소시키며, 치통을 완화시키는 방법을 알고 있다고 기록했다(p.11).

Ulrich는 죽은 아기들과 아이들의 무덤에 새겨진 묘비가 조산사 Ballard가 동정심이 있고 전문지식을 갖추고 돌봄을 제공하는 능력을 갖추고 있었다는 추가적인 증거라고 말했다. 그녀는 다른 사람의 통증과 고통을 이해할 수 있었다. 19세기에 남성 의료시설의 출현은 조산사를 포함한 아마추어 여성 치료사의 시대가 끝났음을 고했다. 아마추어 치료사는 자신의 역할이 지역사회에 대한 어떤 의무와 얽혀 있다고 보았지만, 그에 반해 신흥 의료체계는 치료를 판매되는 상품으로 간주했다(Ehrenreich & English, 1978). 이러한 현상은 정말 바뀐 것일까? 현재도 여전히 성별, 계급, 사회적 지위 그리고 돈에 묶여 고군분투하고 있지 않은가? 사회구조에 심각한 결과를 가져오는 가진 자와 못 가진 자 사이의 분열이 이전보다 더 급격하게 진행되고 있는 것은 아닌가?

간호의 역사(O'Brien, 1987)는 여성의 가정에서의 의무와 역할, 여성과 하인들이 항상 가족을 위해 했던 일의 연장선상에서 19세기의 전문간호가 출현하게 되었다고 기록하고 있다.

현대의 간호는 보통 "남성 의사들이 만들어 놓은 혼란을 정리하기 위한 여성 개혁가의 노력의 일환"으로 1873년에 3개의 미국간호사훈련학교가 처음 시작된 것으로 기술한다"(Ehrenreich, 2000, p. xxxiv). 예를 들어, 의사들이 질병의 세균 유래설과 무균술을 받아들이는데 저항감이 지속되던 암흑의 시기에, 신입간호사가 벨뷔 병원에 처음 비누를 도입하여 그 공적을 인정받았다.

19세기에 인보관운동과 함께 강력한 공중보건운동이 등장하면서, 독립적이고 자율적인 간호실무에 대한 새로운 전망이 등장했다. 간호학교를 졸업한 Lillian Wald라는 간호사의 아이디어인 Henry Street Settlement는 뉴욕 시 동부지역의 독특한 지역사회 기반의 간호실무였다. Wald는 Henry Street Settlement에서 그녀와 함께 일하기 위해 몰려든 간호사들을 "좋은 성격과 정신력, 학력"이라는 평균 이상의 "지적 능력"을 가진 여성으로 묘사했다(Daniels, 1989, p. 24). 기록된 바와 같이 여기서 일했던 간호사들은 빈곤층이나 이민온지 얼마되지 않는 사람들을 돌보는 간호실무에서 예외적인 독립성과 자율성을 누렸다.

1893년 Wald는 전형적인 하루를 묘사했다. 먼저 그녀는 Goldberg라는 아기와 꽃을 가져온 결핵 환자인 Hattie Isaacs를 방문했다. Wald는 그녀를 목욕시키는 데 2시간이 걸렸다("가난한 소녀는 너무 오랫동안 이런데 관심이 없었고, 깨끗해지는 데 거의 2시간이 걸렸다"). 다음으로 그녀는 Hester 거리의 일부 주택을 조사하여 "표백분"이 필요한 수세식 변기를 찾아냈고, 이를 관련 당국에 통보했다. 다음 집에서 그녀는 "귀에서 고름이 나는" 아이를 발견하여 귀를 "세척해주고", 동시에 그의 엄마에게 어떻게 하는지를 보여주었다. 다른 방에는 "여름 설사"를 하는 아이가 있었는데, Wald는 그 아이에게 비스무스를 주고 해변 여행 티켓을 주었다. 점심 식사 후 그녀는 O'Briens를 보았고, 백일해가 있는 그 작은 아이를 Settlement House의 뒷마당에 데리고 가서 놀았다. 그 아파트의 다음 층에서 그녀는 구강염이 있는 아기, Costria를 발견했다. Wald는 "아이의 엄마에게 꿀과 붕사, 그리고 깨끗하게 만들어줄 작은 천을 주었다"(Coss, 1989, pp. 43-44). 이 모든 일이 오후 2시 전에 있었던 일이었다! Nurse Midwife, Nurse Anesthetists, Clinical Nurse Specialist(CNS), Nurse Practitioner (NP)는 새로운 발견이라기보다 이렇게 오랫동안 지속되었던 간호의 헌신과 역할이 그저 새롭게 변화한 것이다.

Nurse-Midwife

20세기 내내 Nurse-Midwife는 미국 의료시스템에서 이례적인 현상으로 남아 있다. Nurse-Midwife는 모든 미국 내 출산의 극히 일부에만 참여한다. 20세기 초부터 의사들은 자신들이 미국의 유일한 합법적인 출산 의사임을 주장했다 (Dye, 1984). 이것은 영국과 다른 여러 유럽 국가에서 훈련된 조산사가 출산의 상당히 많은 부분을 차지하고 있는 것과는 대조적이다. 유럽에서는 가정을 출산장소로 인식하는 반면, 미국에서는 병원에서의 출산이 지배적이다. 유럽과는 달리 미국은 전문조산사의 전통이 거의 없다.

1910년 말까지 미국 전체 출생의 50%에 조산

사가 참여한 것으로 알려졌으며, 대도시에서의 참여 비율은 종종 더 높았다. 그러나 주산기 건강지표에서 미국 인구의 건강상태는 특히 열악했다(Bigbee & Amidi-Nouri, 2000). 법적 규제가 없고 대부분이 비전문가였던 조산사들은 열악한 모성 및 영아 문제를 비난하는 데 있어 쉬운 희생양이 되었다. 뉴욕시 보건 부서는 뉴욕의 조산사가 본질적으로 "중세적"이라고 주장하는 연구를 의뢰했다. 이 연구에 따르면 전체 90%가 "절망적으로 더럽고, 무지하며, 무능"하다고 표현했다(Edgar, 1911, p. 882). 또한 가정출산에서 벗어나고자 하는 움직임이 있었는데, 이것은 산부인과 의사들이 점점 더 강력한 의료 지배층이 되어 출산과정을 통제하기 위해 조산사에게 행한 대규모 공격의 일부였다.

이러한 인식으로 인해 기존 법률이 강화되었고, 조산사의 면허 및 감독을 위한 새로운 법률이 제정되었다(Kobrin, 1984). 몇몇 주에서는 조산사에 대한 법적 인정과 규제를 허용하는 법을 통과시켰고, 그 결과 조산사 학교가 설립되었다. 일례로, 뉴욕시의 벨뷔 조산 학교는 조산사에 대한 필요성이 줄어들어 그 존재를 정당화하기 어려워졌던 1935년까지 지속되었다(Komnenich, 1998). 산과 진료는 조산술을 제공하지 않는 도시 지역병원으로 계속 이동했다. 대부분의 경우, Nurse-Midwife의 발전은 종종 간호의 주류와 상충되는 느리고 고된 투쟁이었다. 예를 들어 Lavinia Dock(1901)는 모든 출산은 의사의 진료를 받아야 한다고 주장했다. 간호의 전문성과 과학적 표준 준수에 전념하는 공중보건간호사들은 아마추어 조산사와 거리를 두기로 선택했다. 아마추어 조산사의 비전문적인 이미지는 수년 동안 남아 있을 것이다.

조산술의 더 성공적인 예는 켄터키의 Myra Breckinridge가 1925년에 프론티어 간호 서비스(Frontier Nursing Service, FNS)를 설립한 것이다. 공중보건간호사로 교육받고 Certified Nurse Midwife(CNM)가 되기 위해 영국으로 간 Breckinridge는 자율적인 조산 간호실무의 비전을 추구했다. 그녀는 미국에서 영국의 시스템을 구현하는 것을 목표로 했다. 의사가 부족하고 병원이 거의 없는 시골이 조산사를 위한 더 비옥한 토양임을 발견했지만, 전문 간호조산사는 이러한 환경에서조차 그 꽃을 피우기 위해 고군분투해야 했다.

Breckinridge는 전국 모성사망률이 1000명당 6.7명으로 서구 세계에서 가장 높은 비율을 기록하던 당시 프론티어 간호서비스(FNS)를 설립했다. 10명 중 거의 1명 정도인 250,000명의 유아가 첫 번째 생일이 되기 전에 사망했다(미국노동부, 1920). 모성 및 아동 건강프로그램에 공적 자금을 제공하기 위해 제정된 Sheppard-Towner Maternity and Infant Act는 특별히 이러한 목적으로 통과된 최초의 연방 법률이다. 이 법안의 일부 목적은 공중보건간호사를 조산사로 훈련하는 데 자금을 제공하기 위한 것이었다. 그러나 이 법안의 수명은 짧았다. 1929년에 이 법안이 소멸되었는데, 이것은 병원 환경에서 의사에 의한 "단일 표준의" 산과 치료 확립을 옹호하는 미국의사협회(American Medical Association, AMA)의 주요한 반대 때문이었다(Kobrin, 1984).

Breckinridge는 간호-조산사들이 계속해서 가정 출산을 옹호하고, 독립적인 실무자로 일하는 것을 보았다. 보다 근본적으로 FNS는 간호-조산사가 정상 임신과 분만을 하는 여성들에게 완전한 돌봄을 제공할 수 있다고 생각하였다. 그러나 Breckinridge와 그녀의 지지자들 조차도 의사의 수가 많고, 중산층 여성이 의료서비스를 받을 수 있는 도시에서 FNS모델의 적용을 옹호하지 않았다. 그녀는 FNS가 의사가 없는 빈곤한 "멀리 떨어진 시골 지역"을 위해 설계되었다고 강조했다(Dye, 1984).

미국간호조산사협회(American Association of Nurse-Midwives, AANM)는 원래 FNS의 산물인 켄터키주조산사협의회로 1928년에 설립되었다. 전국공중보건간호사위원회(National Organization of Public Health Nurses, NOPHN)의 한 부분으로 처음 조직된 미국간호조산사대학(American College of Nurse-Midwives, ACNM)은 1955년 전국공중보건간호사위원회(NOPHN)가 미국간호연맹(National League for Nursing, NLN)에 포함되면서 독립된 전문 간호조직으로 통합되었다. 1956년 미국조산사협회(AANM)는 대학과 합병되어 오늘날 미국간호조산사대학을 형성했다. 미국간호조산사대학은 *Journal of Nurse-Midwifery* 를 후원하고 1962년에 교육과정의 인정절차를 시행했으며, 1971년 자격시험과 절차를 수립했다. 이 기관은 또한 현재 비 간호사에게 조산사의 자격을 부여하고, 간호사가 아닌 전문조산사와의 제휴를 유지하고 있다. Bigbee와 Amidi-Nouri(2000)가 언급한 것처럼, CNM은 "간호와 조산이라는 두 분야의 조합으로서 그들의 역할을 개념화한다"는 점에서 다른 APN과는 구별된다(p. 12).

핵심은 조산사 집단이 여건이나 지불 능력에 관계 없이 산모와 아기를 돌보는 일에 지속적으로 주된 노력을 기울이고 있다는 것이다. 2015년에는 전인적인 돌봄과 가장 자연스러운 접근 방식에 뿌리를 둔 11,194명의 CNM과 97명의 Certified Midwives(CM)가 있었다. 2014년 CNM 또는 CM은 332,107명의 출산에 참여하였으며 모든 자연분만의 12.1%, 미국 전체 출산의 8.3%를 차지했다(미국보건통계센터, 2014).

CNM은 모든 50개 주, 컬럼비아 특별구, 미국사모아, 괌과 푸에르토리코에서 처방권한이 있는 허가된 독립적 의료서비스 제공자이다. CNM은 연방법에 따라 1차진료 제공자로 정의된다. CM 또한 CNM과 동일한 조산교육을 이수한 허가된 독립적 의료서비스 제공자이다. CM은 델라웨어, 미주리, 뉴저지, 뉴욕 및 로드 아일랜드에서 실무를 수행할 수 있는 권한이 있고, 뉴욕과 로드 아일랜드에서는 처방권한을 가지고 있다. 인증된 CM 프로그램이 1996년에 처음 시작되었다. CM 자격증은 아직 모든 주에서 인정된 것은 아니다.

조산사는 출산에 참여하는 것으로 잘 알려져 있지만, CNM과 CM의 53.3%는 생식기계 문제를 확인하고, 33.1%는 정식으로 1차 진료에 종사하고 있다. 예를 들어, 이는 연간 정기검진, 처방전 작성, 기본 영양상담, 육아교육, 환자교육 및 생식기계 건강 관련 방문을 포함한다.

Nurse Anesthetists

간호는 의학을 좋아 보이게 한다. — Baer, 1982

수술 마취는 19세기 중반 미국에서 시작되었다. 즉시 그 "발견"에 대한 신청자들이 경쟁적으로 나타났다(Bankert, 1989). 1846년 매사추세츠 종합병원에서 William T. G. Morton은 처음으로 수술마취를 성공적으로 시연했다. 이산화질소는 미국 치과의사들이 사용하고 채택한 최초의 약제였다. 곧 이어 에테르와 클로로포름이 환자 마취에 사용되었다. 수술에 있어 하나의 장벽이 제거된 것이다. 그러나 수술의 "황금기"로 들어서

기 위해서는 감염관리와 다양한 마취약제를 주입하는 일관되고 신중한 기술이 필요했다. 바로 그때에 "수술이 절망적인 행위에서 질병을 다루는 과학적인 방법으로 바뀌었다"(Rothstein, 1958, p. 258).

전문분야를 발전시키기 위해서 외과의사들은 마취를 관리할 사람을 필요로 했다. 그러나 마취학은 의료에서 차지하는 지위가 부족했고, 외과의사가 그 비용을 부담했다. 의학학위를 가진 사람은 이 일을 맡고 싶어하지 않았다. 그렇다면, 누가 마취를 관리하겠는가? 그리고 누가 그렇게 믿을 만하고, 신중하게 할까? 답은 단 하나 간호사뿐이었다.

Marianne Bankert는 그녀의 획기적인 책, *Watchful Care: A History of America's Nurse Anesthetists* (1989)에서 경제학이 마취실무를 어떻게 변화시켰는지 설명한다. 마취의사는 "이전에 자신들이 거부했던 진료분야에 대해 '소유권'을 주장했고"(p. 16), 이것을 위해 동료인 간호사의 업적을 부정하고 무시하거나 비하하는 것이 필요했다. 그녀는 연구에서 가장 흥미로운 부분은 덜 부유한 경쟁적인 집단(이 경우에는, 간호사)이 역사적으로 '보이지 않게 사라지는' 과정이었다고 말했다(p. 16).

후에 메이요 클리닉으로 알려진 St. Mary 병원이 마취의 발달에 중요한 역할을 담당했다. 때때로 "마취의 어머니"라고도 불리우는 Alice Magaw가 1860년부터 1928년까지 이곳에서 일했다. 1899년에 그녀는 *Northwestern Lancet* 에 "Observations in Anesthesia"라는 제목으로 발표한 논문에서 3,000건 이상의 마취 사례를 보고했다(Magaw, 1899). 1906년에 그녀는 14,000건 이상의 성공적인 마취 사례에 대한 또 다른 리뷰를 발표했다(Magaw, 1906). Bigbee와 Amidi-Nouri(2000)는 "그녀는 모든 환자에 대한 개별 주의를 강조하였으며, 환자에 대한 신속한 반응에 있어 마취전문가의 경험이 중요한 요소임을 확인했다"고 말했다(p. 21). 그녀는 또한 환자의 정신에 특별한 관심을 기울였고, "암시(suggestion)"가 편안한 마취를 만드는 데 큰 도움이 된다고 믿었다(Bankert, 1989, p. 32). 또한 마취사가 "환자에게 확신을 불어넣을 수 있어야 한다"고 언급했으며, 그 중 많은 부분이 접근 방식에 달려있다고 말했다(Bankert, 1989, p. 32). 그녀는 각 단계에서 환자를 준비시키고, "가능한 적은 양의 에테르를 추가하여 잠이 들도록 환자와 대화해야 할 필요"가 있다는 것을 강조했다(p. 33). Magaw는 전문분야로서 병원기반 마취서비스가 간호 서비스 행정구조와 분리되어 있어야 한다고 주장했다(Bigbee & Amidi-Nouri, 2000). 이것은 마취 간호사와 "보편적 간호"의 사이가 역사적으로 소원해질 것을 예고했으며, 우리는 확장된 임상적 책임을 가진 전문간호가 주류간호의 밖에서 발전하는 것을 보게 되었다.

마취의학 전문분야는 20세기에 접어들면서 주로 여성의사들의 주도로 발판을 마련하기 시작했다. 그러나 마취전문의사들은 Nurse Anesthetists의 역할에 동조하지 않았다. 의사들은 자신의 통제권을 확립하기 위해 그들을 대체하기 원했다. 이 오래된 권력 투쟁의 다양한 변형은 오늘날 마취전문의에 의한 현장감독의 필요성에 대한 입법 싸움에서 반향을 일으킨다.

미국마취간호사협회(American Association of Nurse Anesthetics, AANA)는 1931년 Hodgins에 의해 설립되었으며, 원래는 전국마취간호사협회로 명명되었다. 이 단체의 미국간호사협회(American Nurses Association, ANA)의 가입에 대한 투표가 이루어 졌으나 거절되었다. 일찌감치 1909년에 Magaw의 후계자인 Florence Henderson은 미국간호사협회 컨벤션에서 논문을 발표하도록 초대받았으나, 미국간호사협회 회원이 되기 위한 초대는 없었다(Komnenich, 1998). Thatcher(1953)는 간호조직이 Nurse Anesthetists가 의료행위를 한 혐의로 기소될 것을 두려워했다고 추측했으며, 이는 NP 역할 발전사에서 반복적으로 등장하는 주제이다. 이 거절로 미국마취간호사협회는 미국병원협회(Ameican Hospital Association, AHA)와 제휴하게 되었다.

Certified Registered Nurse Anesthetist(CRNA)와 마취전문의 사이의 관계는 항상 지속적인 논쟁거리였다. 일반적인 의료인력 데이터와 일관되게, 환자가 의료비를 지불할 능력이 있거나 살기 좋은 지역에서 진료를 하길 원하기 때문에 마취전문의를 포함한 MD의 분포는 불균등했다. 일반적으로 농촌은 빈곤한 지역과 마찬가지로 의료서비스가 부족했다. CRNA는 의료서비스가 취약한 환자의 요구를 충족시키기 위해 "해왔어야 하는 일을 함"으로써 부족한 부분을 보완한다. 이 그림을 복잡하게 만드는 것은 지역별로 CRNA의 공급이 균일하지 않다는 것이다. CRNA가 후에 은퇴할 때, 수익성이 있는 직업을 포기하기를 꺼려하면서, 일부 지역에서는 세대간 적대감을 경험하기도 한다.

1972년부터 1976년까지 비교적 조화로운 기간이 짧게 있었지만, 마취간호사협회와 미국마취의사회(American Society of Anesthesiologists, ASA)가 "마취실무에 대한 공동 성명"에서, 마취의사회의 이사회가 지지를 철회하고, 의사의 통제를 유지하는 모델로 돌아가면서 그들의 협력관계는 종료되었다(Bankert, 1989, pp. 140-150).

CRNA 자격증은 1956년에 생겼다. 현재, 약 50,000명 이상의 CRNA (AANA, 2016)*가 있으며, 이 중 41%가 남성이다(전체 간호사의 약 13%가 남성이라는, 한동안 안정적으로 유지되어 온 수치와 비교). 미국마취간호사협회의 2016 Practice Profile Survey에 따르면, CRNA는 미국에서 약 4,300만 건의 마취를 매년 환자에게 안전하게 투여한다.

흥미롭게도 많은 수의 남성이 그 대열에 포함되면서 이 훌륭한 간호전문분야의 발전은 누그러지지 않았고, 개업 마취전문의사와 Nurse Anesthetists 사이의 영역 다툼은 "doctor-nurses" 또는 "nurse-doctors"라는 명칭이 등장으로 더욱 악화되어, 현재에도 여전히 치열하다. 그럼에도 불구하고 Nurse Anesthetists는 계속 번창하고 있으며, DNP로 이어지는 커리큘럼의 많은 부분의 프로그램을 포함하는 대학원 수준 간호교육의 주류로 자리잡고 있다. APN의 범주에 CRNA가 포함된 것은 APN에게 활력을 불어넣고 있다.

Clinical Nurse Specialist(CNS)

CNS의 역할은 주류 간호교육 및 간호기관에 의해 생겨나고 성장한 상급실무간호 중 하나이다. 사실, CNS는 전통적인 간호실무, 바로 그 품에서 비롯되었다고 말할 수 있다. 1900년 대 초, *American Journal of Nursing*에서 Katherine DeWitt는 간호전문직의 발전은 "제한된 영역 내에서 완벽함에 대한 요구"에 대해 반응한 것이라고 하였다(Sparacino, 1986, p. 1). DeWitt에

*일부 주에서는, CRNA라는 명칭이 APN-Anesthesia로 변경되었다.

따르면, 간호전문직은 "기존에 잘 알려지지 않은 각 업무의 선상에서 완벽을 요구하는 현재의 문명과 현대과학"에 대한 반응이었다(Sparacino, 1986, p. 1). 그녀는 "이 새로운 형태의 전문간호직은 적어도 환자 자신, 그리고 궁극적으로 환자와 지역사회에 더 유용하다. 간호사의 영역은 더 제한적이지만, 환자는 더 나은 치료를 받는다."라고 주장했다(Sparacino, 1986, p. 1).

역사적으로 간호사는 특정한 환자집단을 보는 의사의 편의를 위해 구조화된 병원에서 훈련을 받고 일해왔다. 일찍이 간호사들은 특정 환자군을 위한 간호 지침을 마련했으며 종종 실제적 친밀감, 부인할 수 없는 특정 환자치료에 대한 전문지식을 얻었다. 비슷한 문제로부터 고통받는 환자들을 매일 계속해서 돌보면서 간호사들은 다른 간호사들이 수행하지 않는 전문적이고 숙련된 기술을 개발할 수 있게 되었다. 결핵, 매독, 소아마비 환자만을 돌보았던 간호사를 생각해 보라. 이러한 질병상태는 더 이상 흔하게 볼 수 없기 때문에 개발되었을지도 모르는 관련된 간호 전문지식이 사라졌다.

1943년 연설에서 Frances Reiter는 처음으로 *Nurse-Clinician*이라는 용어를 사용했다. 그녀는 "실무는 우리의 직업에서 절대적인 주요 기능"이며 "그것은 환자를 직접 돌보는 것을 의미"한다고 믿었다(Reiter, 1966). Reiter는 그 역할을 구상하면서 임상간호사를 세 가지 영역으로 구분하였다. 첫 번째 영역인 임상적 역량은 추가적인 세 가지 기능적 차원을 포함하는데, 이는 돌봄(care), 치료(cure), 그리고 상담(counseling) 이다. "엄마 역할"로 대표되는 임상간호사는 환자를 보호하고, 가르치고, 편안하게 하고, 격려한다. Reiter가 구상한 두 번째 영역은 환자치료의 조정과 연속성에 대한 임상전문지식을 포함했다. 그녀는 의사와 간호사가 "환자의 안녕을 위해 상호책임을 공유한다"는 점에서 마지막 영역을 이른바 "전문적 성숙함"이라고 믿었다(Reiter, 1966, p. 277). 환자가 최상의 의료서비스를 받을 수 있고 간호가 "가장 큰 잠재력"을 달성하는 것은 함께 협력을 통해서만 가능하다(Reiter, 1966). 비록 Reiter는 임상간호사가 상급임상역량을 갖춰야 한다고 믿었지만, 석사 수준의 준비가 되어야 한다고 명시하지는 않았다.

1943년, 미국간호교육연맹은 이러한 임상간호사를 양성하기 위한 계획을 지지했고, 대학들로 하여금 그들을 교육하도록 하였다(Menard, 1987). 전통적으로, 간호학에서 상급 교육은 "기능적" 분야, 즉 간호교육과 간호행정에 초점을 맞춰왔다. Esther Lucile Brown은 1948년 *Nursing for the Future*라는 보고서에서, 이 직업을 강화하고, 발전시키기 위한 방법으로 간호학에 대한 임상전문지식개발을 촉진했다. 제대군인 원호법(GI Bill)2) 또한 이용이 가능했고, 군에 있는 간호사들은 그들의 교육을 위한 기금을 받을 자격이 주어졌다.

또 다른 강력한 간호사 리더인 Hildegard Peplau의 등장으로 이러한 생각들이 결실을 맺었다. 1953년, 그녀는 정신과 환자들에게 직접 간호를 제공할 수 있도록 정신과 Nurse Clinician들이 대학원 수준으로 준비되고, 정신과 이론과 간호실무 사이의 간극을 좁혀 나가는 비전과 계획을 모두 가지고 있었다(Callaway, 2002). 또한, 항상 그

---

2) 제대군인 원호법(GI Bill): 미국의 현역 군인 또는 명예제대한 퇴역 군인들에게 주택, 보험, 의료 및 직업 훈련의 기회를 제공하는 제반 법률과 프로그램의 통칭

렇듯이 정신과분야에서는 모든 종류의 보건의료 제공자가 매우 필요했다. 뉴저지에 있는 Rutgers 대학에서 처음 2년 동안, Peplau는 정신과 간호에서 19개월 동안 CNS만을 준비하는 석사프로그램을 개발했다. 이와는 대조적으로, 뉴욕의 교육대학과 같은 기존 프로그램에서는 간호사들을 가르치고, 감독할 수 있도록 준비하기 위한 10개월 기간의 프로그램을 시도했다.

정신간호분야는 스스로 발전해 오고 있었다. 1946년 국가정신건강법이 통과되기 전에, 정신간호와 같은 분야는 없었다. 국립정신보건연구소 기금을 사용할 수 있었던 것은 Peplau의 CNS 프로그램의 "씨앗"이 되어 정신간호가 시작되고 결국 번성하였다.

돌이켜보면 Peplau는 당시의 두개의 주요 간호기관인 미국간호연맹과 미국간호사협회로부터 어떠한 격려도 받지 못했다고 언급했다. 그녀는 "우리는 큰 오명을 썼다. [정신건강분야]에서 일하는 간호사는 거의 미친 것으로 여겨졌다… 우리는 완전히 인기가 없었고, 피해야 할 만큼 괴상한 사람으로 여겨졌다."고 말했다(Callaway, 2002, p. 229).

간호역사 상 이 시점에는 간호사가 어떤 상황에서도 전문가가 되는 것은 상상할 수 없는 일이었음을 강조해야 했다. 당시의 대다수의 간호사가 따랐던 "사회적 통념"은 "간호사는 간호사이고, 간호사이다"라는 공리였고, 그들 사이에서 누가 무슨 일을 하는지에 대한 차별화에 반대했다. Peplau의 엄격한 커리큘럼과 임상 및 학술 프로그램은 교수진이 임상실무를 지속하고, 임상연구를 하며, 그 결과를 게재할 것을 요구했다(Callaway, 2002). 이것은 간호학 교수진에게 급진적인 모델이었고, 1950년대에 박사로 준비된 사람은 거의 없었다. 1956년, 임상에 초점을 맞춘 대학원 프로그램이 시작한 지 첫 2년 후, 정신간호의 대학원 교육에 대한 전국교육실무회의는 공식적으로 정신과 임상전문가의 역할을 발전시켰다.

대부분의 병원 훈련학교들은 1960년대까지 기능적인 간호방식이 뿌리 깊이 박혀 있었다. 원래 1930년대에 Isabel Stewart가 개념화했듯이, "간호사는 훈련을 받고, 많은 간호실무는 규칙에 기반을 두었고, 행위 중심"이었으며(Fairman, 1999, p. 42), 기술과 절차의 반복에 크게 의존했다. 치료의 원리에 대한 과학적인 이해는 거의 없었으며, 간호 교과과정에 지적인 내용도 거의 찾을 수 없었다.

1940년대에 와서 항생제의 등장으로 감염질환이 감소했고, 간호사의 실무는 환자의 급성기환자 또는 빠르게 악화되는 만성질환자를 돌보는 것으로 전환되었다. Virginia Henderson, Frances Reiter, Dorothy Smith 등과 마찬가지로 Peplau와 같은 지도자들은 실무의 이론적인 방향을 개발하기 시작했다. 학생들은 환자의 질환에 대한 반응을 사정하고, 분석적인 결정을 내리도록 배웠다. Smith는 24시간 환자를 책임지고 당직 근무를 하는 Nurse Clinician에 대한 아이디어를 실험했다. 뉴욕병원 간호학교인 코넬 대학의 Laura Simms는 더 많은 일반 간호사에게 상담을 제공하는 CNS의 역할을 개발했다. 의료절차에 있어 전문가일 수 있는 간호사와는 달리, 이 새로운 임상가는 특정 환자 군의 임상치료에 있어 전문가였다. 이러한 발전은 전문분야 전반에서 발생되었으며, 종양학, 신장학, 정신의학 및 중환자실에서 관찰되었다(Sills, 1983).

CNS의 역할확장은 몇 가지 요인들 때문에

1960년대 동안 급속하게 성장했다. 의료기술과 의료전문성의 발전으로 복잡한 건강요구를 가진 환자를 돌볼 수 있는 능숙한 간호사가 많이 필요했다. 베트남 전쟁에서 돌아온 간호사들은 자신의 지식과 기술을 향상시키려고 했고, 상급역할 및 예전과 다른 영역(외상 또는 마취와 같은)에서의 실무를 지속했다. 여성의 역할에 대한 정의는 느슨해지고 확대되었고, 의사의 수는 부족했다. 1964년의 간호사훈련법은 여러가지 다른 임상전문분야에서 추가적인 대학원 간호교육 프로그램을 위한 필요한 연방기금을 할당했다(Mirr & Snyder, 1995).

Nurse Clinician, *CNS*, Nurse Specialist라는 용어는 특히, 환자치료의 영역 안에서 전문지식을 개발한 경험이나 상급지식을 가진 간호사에 의해 광범위하게 사용되었다. 교육적인 요구나 경험에 대한 기준은 없었다. 1965년에 미국간호사협회는 간호학 석사 이상의 간호사만이 CNS 역할을 해야 한다고 선언하는 입장성명서를 발표했다(ANA, 1965). 이러한 경향은 1970년대까지 계속되었다. 다양한 실무영역에서 석사과정을 제공하는 학술프로그램의 수가 증가했다. 보건, 교육 및 복지 부서를 포함한 연방보조금은 석사 및 박사 수준의 간호교육에 자금지원을 지속했다.

1976년에 미국간호사협회의 간호실무회의에서 CNS 역할에 대한 입장성명서가 발표되었다. 미국간호사협회의 입장성명서는 다음과 같다(ANA Congress for Nursing Practice, 1976):

> CNS는 임상간호의 특정분야에 집중하여 석사학위를 소지한 실무자이다. CNS의 역할은 선택된 환자군의 요구, 지역사회의 기대, 간호사의 임상전문지식에 의해 정의된다.

이 성명은 "리더십 능력과 판단력을 발휘함으로써" CNS는 더 광범위한 의료시스템 안에서 변화에 영향을 미칠 수 있을 뿐만 아니라 개별적인 직접치료제공자로서 환자치료에 영향을 줄 수 있다고 상세히 설명했다(ANA Congress for Nursing Practice, 1976).

1970년대는 학문적 CNS 프로그램의 성장 시기였고, 1980년대는 이것이 정교하게 다듬어졌다. 1980년 미국간호사협회는 1976년의 입장성명서를 개정하여 CNS를 "대학원(석사 또는 박사) 수준에서 특정 임상 간호 영역에서 감독하 임상 실습과 연구를 통해 지식과 실무 영역의 전문가가 된 RN"으로 정의했다(ANA, 1980, p. 23). 이 성명서는 전문실무에 들어가기 위한 필수기준으로 석사 수준의 교육이 지정된 것이 처음이었기 때문에 그 의미가 깊었다.

1955년 러거스 대학교의 정신건강 간호분야에서 첫 석사학위가 수여되면서, 다른 어떤 상급간호역할보다 CNS의 역할이 대학원 간호교육의 주류로 자리잡았다. 석사학위교육에서 임상내용을 포함시키는 것은 간호의 발전을 위한 필수적 단계였다. 그러나 CNS의 구현과 사용은 쉽게 범주화하기 어려웠고 그 효용성 역시 알기 어려웠다.

1983년 2월, 미국간호사협회 CNS협의회는 처음 모임을 가졌다(Sparacino, 1990). 협의회는 그 이후 몇 년 동안 빠르게 성장하여, 증가하는 많은 수의 CNS의 교육을 위해 컨퍼런스를 지원하고 제공했다. 1986년 협의회는 CNS 역할 성명을 발표했다. 이 성명은 임상실무에서 전문가로서의 CNS의 역할을 교육자, 상담자, 연구자 및 관리자로 규명했다. 이 협의회에 의한 역할 성명은 CNS의 역할변화를 다루었으며, 특히 실무의 위임과 감독을 주요 초점으로 설명했다

(Fulton, 2002). 1986년은 또한 *Clinical Nurse Specialist: The Journal for Advanced Nursing*을 발간한 것으로도 유명하다.

1986년 미국간호사협회의 CNS협의회와 1차 보건의료제공자협의회는 CNS와 NP 역할의 유사성을 설명하는 사설을 출판했다. 두 개의 전문직의 합병을 둘러싼 논의는 10년 간 계속되었다. 1989년 전국NP교수위원회(National Organization of Nurse Practitioner Faculties, NONPF)의 연례 모임에서 두 역할의 합병과 관련된 10년간의 논쟁은 해결 없이 최고조에 달했다(Lincoln, 2000). 그것은 현재까지 논쟁의 쟁점으로 남아 있다. 그럼에도 불구하고, 두 개의 ANA 협의회는 1990년에 통합되어 상급실무간호사협의회가 되었다(Busen & Engleman, 1996; Lincoln, 2000). 협의회의 통합 이후, CNS와 NP 역할을 비교하는 몇 가지 연구가 발표되었으며, 실무교육은 일반적으로 유사한 것으로 밝혀졌다(Joel, 2011).

1990년대는 의료 "개혁"의 시대였다. 의료비용이 증가하고 급성질환환자들은 완전히 회복하기 전에 조기 퇴원을 하면서 재원기간이 짧아졌다. 재정상의 문제로 병원은 침상과 인력의 수를 줄이고, 의료의 초점이 병원에서 지역사회와 가정영역인 외래진료로 변경되었다. 역사적으로 병원기반 CNS는 너무 비싸고 증명되지 않은 것으로 여겨졌다. 따라서, CNS 들은 모두 자리를 잃어가고 있었다.

1993년 미국간호대학협회는 21세기의 교육적 필요성과 요구사항을 논의하기 위해 모였다. 1994년 12월 미국간호사협회의 연례 회의에서 회원들은 간호대학원의 교육과정에서 CNS와 NP 역할의 통합을 지지하기로 투표했다. 비록 "대학원 교육의 본질"(AACN, 1995)에서 제안된 교과 과정의 구조가 널리 채택되어 있었지만, 실제로 현장에서의 역할적응과 시장에서의 역할구현은 통일성이 부족하고 더 분할되어 있었다. Sparacino(1990)는 CNS의 업무범위를 "2차 또는 3차 의료에서 수행되는 심층적 사정의 활용, 고객중심의 실무"(p. 8)로 정의했다. Sparacino(1986)는 NP의 역할을 2차, 3차 의료 이외의 다양한 의료환경에서 실무수행, 적절한 지식기반의 사용, 제공하는 모든 범위의 1차 의료서비스에 대한 책임자라고 정의했다. 오늘날 많은 예외는 있지만, 이것은 어느 정도 두 역할의 특성이 되었다.

상급실무간호분야에서 실무장벽은 계속된다. 가장 최근의 좌절은 표준직업분류정책위원회(Standard Occupational Classification Policy Committee, SOCPC)가 2016년 7월 22일에 2018 표준직업분류를 위해 예산관리국에 권고안을 발표할 때 발생했다. 표준직업분류정책위원회(SOCPC)는 CNS를 별도의 광범위한 직업 및 상세한 직업의 범주에 포함시키기를 거부했다.

> 여러 문건을 통해 CNS를 새로운 상세 직업으로 분류하는 것을 요청했다. 표준직업분류정책위원회(SOCPC)는 직업이 수행된 작업에 따라 분류된다는 분류원칙 2와 수집성에 대한 분류원칙 9에 기반을 둔 이 권고안을 받아들이지 않았다.

2014년 7월, 전국 CNS 협회는 왜 CNS가 표준직업분류(Standard Occupational Classification, SOC)에 "넓은 범주"로 포함되어야 하는지 대규모의 문건을 제출했다. 표준직업분류정책위원회(SOCPC)에서 CNS를 표준직업분류(SOC)의 새로운 세부직업으로 만들자는 요청이 받아들여지지 않은 것은 이것이 두 번째이다. CNS를 RN 2010 분류에 포함하는 것은 CNS를 APRN으로 구분하는 연방기관, 주 정부의 간호실무, 전체 간호계의 분류와 일치하지 않는다. 의회는 거의 20년 동안 CNS를 APRN으로 받아들였다. 1997년 균형제정법에서는 메디케어 파트 B의 참여 하에 메디케어와 메디케이드 서비스 센터(Centers for Medicare and Medicaid Services, CMS)를 통해 CNS가 자신이 제공한 서비스에 대해 직접 청구할 수 있도록 허용했다. 환자보호 및 부담적정보험법(Patient Protection and Affordable Care Act, PPACA, 2010)에서 CNS는 메디케어 일차진료 장려프로그램에 적합한 것으로 인정되었다.

CNS는 임상검사와 X-ray를 포함한 진단검사의 지시, 수행 및 해석뿐만 아니라 약물, 내구성 의료장비[3], 의약용품을 처방한다. CNS와 RN 사이에는 분명한 차이가 있는 데, 이는 환자를 진단하는 것과 약물을 처방하는 것이다. CNS는 두 가지 다 수행할 수 있지만, RN은 두 가지 모두 수행할 권한이 없다. CNS를 넓은 직업군과 상세 직업군으로 인정하지 않는 SOCPC의 권고는 다른 APRN을 분류하는 방법과 유사하며, 연방 보건 의료 정책 데이터의 질과 유용성을 왜곡한다. CNS인력 데이터를 RN인력 데이터와 연결해도 CNS 기여도를 다른 APRN의 데이터와 차별화시키거나 비교할 수 없다. 간단히 말해 2010년 SOC 카테고리를 사용해서 연방, 주, 지방, 지역, 연구 또는 민간 주체에 의해 만들어진 데이터베이스에는 미국 내 72,000명 이상의 CNS에 대한 데이터가 없다(NACNS, 2016).

이 상급실무간호 이야기의 "다른 측면" — NP 진화 — 는 이 챕터의 다음 절에서 다룬다. 이 다양한 역할의 미래는 어느 정도 서로 얽혀 있고, 새로운 교육준비모델인 DNP의 출현으로 더 복잡해진다.

NP 역할의 진화: "파괴적인 혁신"

NP "운동"의 역사는 잘 기록되어 있다(Brush & Capezuti, 1996; Fairman, 1999, 2008; Jacox, 2002). 잘 알려지지 않았지만 1957년에 간호사와 의사의 역할 사이의 어딘가에서 간호사의 진보된 역할을 구상했던 Duke 대학의 Eugene A. Stead 박사의 이야기가 있다. Stead와 함께 일했던 간호학 교수인 Thelma Ingles는 안식년에 인턴과 레지던트와 함께 회진하며 아픈 환자를 보고, 통찰력과 세심함으로 환자를 더 잘 관리했다. Ingles는 Stead의 아이디어를 공유했고, Duke 간호대학에 돌아와서 Stead와 한 경험을 바탕으로 간호과학 석사과정 프로그램을 만들었다. Stead는 그가 보기에 자율성이 확대된 이러한 간호사의 새로운 역할을 구상하여 다른 간호 교수들에게 전달하고 싶어했다. 그는 Duke의 간호 학과장의 "미온적인" 반응과 몇몇 대학교의 저명한 간호사들의 비협조적인 입장에 충격을 받았다. 게다가 인증기관인 미국간호연맹은 Ingles의 간호임상전문가를 위한 새로운 프로그램을 승인하지 않았고, 그 프로그램의 인증을 보류했다. 그들은 프로그램이 "체계적이지 않다"고 했으며, 간호 프로그램에서 간호사를 교육하는 과정에 의사가 강사로 사용되는 것을 비판했다. 그들은 Stead

---

3) 내구성 의료장비: 장기간 반복적으로 사용 가능한 의료장비로 워커, 휠체어, 의료용 침대, 휴대용 산소 장비 등이 해당된다.

가 전달하고자 열망했던 훌륭한 의학적 훈련을 거부했다(Holt, 1998). 대신 그들은 학생들이 "간호"를 공부하기 원했다. Stead는 이것을 이해할 수 없었다. 간호에서 공부할 수 있는 것이 무엇인가? 거절당하고 낙담한 Stead는 결국 군부대로 눈을 돌려, *physician* assistant라는 이름으로 이 새로운 역할을 실현시켰다. 그는 그들이 남성이어야 한다고 주장했다. 그의 관점에서, 간호 지도자는 혁신과 변화에 매우 적대적이었다(Christman, 1998). 일부 사람들의 관점에서 이것은 체계적인 간호를 위한 기회를 놓친 것이었지만, 확대된 역사의 관점에서 볼 때 역사적 상황에 지배된 것이었다. Fairman(2008)은 Stead의 논문에 대한 폭넓은 연구에서 "Stead의 어려움은 체계적인 경험과 학술적인 간호를 넘어섰다. 그것들은 그의 의사 동료들이 필요로 하는 도움의 종류에 대한 그의 인식을 반영했다."고 평가했다(Fairman, 2008, p. 98).

Stead의 원래 제안은 매우 선견지명이 있는 것이었다. 일반적인 계층구조와 마찬가지로 성 역할도 느슨해지고 있었다. 간호사는 더 나은 교육을 받았고, Stead가 구상한 역할책임을 맡을 수 있었다. 그러나 간호는 단지 걸음마 단계에 불과했고, 대학도, 학문분야로서의 개발도, 박사과정도 새롭게 이루어졌다. 학술적 간호는 지식기반을 정의하고, 독특한 간호과학을 개발하는데 집중했다. 여성을 위한 확대된 기회와 함께 의학과는 구별되는 자율적인 간호의 역할에 대한 아이디어가 생겼다. Stead의 뿌리 깊은 성 역할 고정관념은 의심의 여지없이 "그의" 새로운 역할에 대한 간호계의 저항을 더욱 악화시켰다. 소아과 의사인 Henry Silver와 석사학위의 공중보건 간호사인 Loretta Ford가 협력에 기반을 둔 파트너십을 구축한 콜로라도 대학교처럼 다른 의료 환경이 더 유익한 결과를 만들었다. 이러한 모든 요소는 1960년대에 처음 NP가 등장했을 때 나타났다.

그러나, NP는 간호사들에게 진짜 새로운 역할이 아니었다. 우리의 역사를 살펴보면, 체계적인 의학이 등장하기 전에 간호사들이 독립적이고 자율적으로 기능했다는 것이 명백하다. 의학이 이 새로운 역할의 등장에 대해 양면적이었다면, 간호 그 자체도 마찬가지로 갈등을 겪었다.

1978년에 *American Journal of Nursing*에 다음의 진술이 실렸다(Roy & Obloy, 1978, p. 1698)

> NP의 움직임은 간호에서 하나의 쟁점이 되고 있는데, 그 주제는 의견의 일치를 보지 못했다. 그 움직임에 대한 하나의 질문은 NP 역할의 개발이 뚜렷한 과학적 학문으로서의 간호의 발전에 기여를 하는지 또는 저해하는지이다.

이 성명은 콜로라도 대학교에서 첫 NP 프로그램이 시작된 지 13년 이상이 지난 후에 발표되었다. Sparacino(1990)가 언급했듯이, 만약 CNS의 영역이 2차 및 3차 의료에 위치한다면, NP의 영역은 원래 1차 의료의 역할로서 생겨난 것이라고 할 수 있다

Loretta Ford와 Dr. Henry Silver는 콜로라도의 가난한 시골 아이들에게 이동치료를 제공하기 위해 소아과 간호사를 위한 대학원 과정을 설계했다. 이 프로그램의 목적은 아동의 건강관리 요구와 가족이 1차 보건진료에 접근하고 비용을 감당할 수 있는 능력 사이의 격차를 해소하는 것이었다(Ford & Silver, 1967; Silver, Ford, & Stearly, 1967). 이 프로그램은 대학원 교육에

설치되었으며, 학생들이 건강한 보육과 환자 교육의 원리를 이해하게 하려는 의도를 가지고 병리생물학, 건강증진 및 성장과 발달과 같은 교육과정을 포함시켰다. 그러면 간호사는 병원 밖의 환경에서 의사와 협력 하에 예방적 간호서비스를 제공할 수 있을 것이다. 학생들이 이 프로그램에 입학하기 위해서는 학사학위와 공중보건간호 경험이 있어야 했다.

Ford는 인터뷰에서 다음과 같이 말했다. "우리는 NP 준비를 별도의 프로그램이 아니라 이미 대학원 수준에서 설계된 역할에 통합된 것으로 보았다"(Jacox, 2002, p. 155). Ford는 그 직업에서 조직의 리더십 부족과 학구적인 환경에서의 대응력 부족이 "모델의 비표준화"를 야기시켰다고 지적했다(Jacox, 2002, p. 157). 그녀는 다른 직업에서와 같이 우리의 전문기관이 상급 NP를 식별하고, 인증하며, 공개하는 것을 구상했다. 그러나 Ford는 "초기의 미국 간호사협회가 빠르게 성장하고 있는 NP그룹에게 목을 내밀어 리더십을 부여하는 것을 꺼려했다"며 간호교육에서 리더십의 부재로 인해 각기 다르게 준비된 NP들의 "조각보(patchwork quilt)"가 만들어졌다는 사실을 알게 되었다(Jacox, 2002, p. 157). 임상기반 프로그램은 증가하고 있었지만, NP모델에 대한 저항은 여전했다. Ford(Jacox, 2002, p. 155)는 다음과 같이 말했다.

> 나는 교수진이 지식의 경계를 넓히고, 그들의 연구결과를 발표해야 했다는 것을 이해했다. 교수정치에 대한 나의 순진한 태도에서, 나는 NP 모델이 전문적인 간호이자 1차, 2차, 3차 예방 및 지역사회기반 서비스를 포함한 공중보건간호에서 성장했기 때문에 그것이 완벽하게 합법적인 조사가 될 것이라고 기대했다. 그러나 대신, 그곳은 전쟁터가 되었다. 심지어 최근까지도 Harvard Business Review에서 "파괴적인 혁신"으로 분류되었다. 이것은 찬사이다!

NP와 의사 사이의 협력은 NP 역할의 출현 이후 Ford와 Silver 사이의 관계를 포함하여 분석되고 논의되었다(Fairman, 2002, 2008). 협력의 걸림돌은 그 협력에 감독과 그에 따른 통제에 무거운 함의가 포함되어 있다는 것이다. 사실, 1970년대 초에 NP와 의사 모두 조직과 사회의 반대에 직면하여, 이 새로운 의료제공자의 역할을 확립하기 위해 그들의 전통적인 역할과 업무 및 지식을 포기해야 했다. Jan Towers는 자신의 NP 실무의 성장 과정을 "의사와 나 사이의 초기 조정이 이루어진 후, 내가 가장 두려워했던 부분이 사실상 가장 문제가 되지 않는 것으로 드러났다"라고 설명했다(Towers, 1995, p. 269). 조직적인 차원에서 불가능한 것은 관심과 헌신을 가진 전문가들 사이에서 더 쉽게 해결할 수 있었는데, 그것이 바로 환자의 이익이었다.

처방권한은 주요 쟁점이었으며, 의료행위법에서 위임되어 의사의 정규처방이나 프로토콜에 따라 수행되거나 또는 간호행위법에서 직접 나오게 되었다. 간호 역사학자인 Arlene Keeling은 간호 실무의 새로운 영역과는 거리가 먼 "처방" 또는 치료적 효과를 위한 다양한 기술과 물질의 사용은 항상 간호실무의 차원이라고 주장해왔다(Keeling, 2007). 오레곤 주와 워싱턴 주는 1983년에 간호사들이 독립적으로 처방할 수 있는 권한을 허용했다(Kalisch & Kalisch, 1986). 가장 치열한 일부 영역다툼은 처방권한을 둘러싸고 가열되었다. 1984년까지, 간호사들은 그들의 확장된 역할 안에서 실무를 수행했음에도 불구하고, 의술을 행했다는 비난을 받았다. 의사들은 양면적이었다. 그들은 NP가 광범위하게 기능하도록 강요했지만, 대개 증가된 실무범위, 특히 처방권한의 영역에서 이를 허가하는 입법을 지지하지는 않았다. 간호 역사가인 Joan Lynaugh는 NP가 "자신의 검진실"을 찾고 있다고 설명하면서, 이는 본질적으로 간호학적 치료를 제공할 수 있는 임상적 공간이라고 했다(Fairman, 2008, p. 7). 이 공간은 정말로 붐비는 곳이다(Fairman, 2008, p. 200, note 9). 처방권한은 6장에서 보다 상세히 논의된다.

Great Society 복지후생 프로그램은 메디케어와 메디케이드 혜택을 받는 사람들을 돌보는 데 있어 NP의 필요성에 상당한 영향을 미쳤다. 여성의 권리, 시민권, 반전시위, 소비자운동과 같은 주요 사회운동은 1960년대와 1970년대 초의 사회에서 자신들의 입지를 주장하는 집단의 필요성에 지대한 영향을 미쳤다. 간호사들은 이 몇 년 동안 촉발된 힘에 영향을 받았고, 의사들과 협력할 수 있는 기회를 이용했고 "기업가적이고 획기적이며 관계에서, 새로운 치료모델을 지원하는 일종의 대화에 참여"할 수 있었다(Fairman, 2002, p. 165). 이 간호사들은 불확실한 땅에 발을 디디는 개척자이자 반역자이고, 변절자들이었다.

보건인력에 관한 국가자문위원회(National Advisory Commission on Health Manpower)는 NP 운동을 지지했다(Moxley, 1968). 1970년대 초 간호사 역할확대 연구위원회는 소비자에게 의료에 대한 접근을 제공하기 위해 간호사의 확장된 역할이 필요하다고 권고했으며, 고도로 발전된 건강사정기술을 포함하도록 제안했다(Kalisch & Kalisch, 1986; Leininger, Little, & Carnevali, 1972; Marchione & Garland, 1997). 비록 위원회가 실무선언문의 확정적인 범위를 제공하는 것은 부족했지만, 상급실무에 대한 인허가 및 인증지원, 간호실무법 인정, 추가비용 편익 연구, 역할영향 조사 등을 권고하였다. 정부와 민간 단체는 교육 프로그램에 대한 자금지원을 신속하게 개발하였다(Hamric, Spross, & Hanson, 2013). Marchione와 Garland에 따르면, 보건복지부가 승인한 새로운 1차 진료 기능인 전체 환자사정, 모니터링, 건강증진, 질병을 예방하는 것뿐만 아니라 증진하고 유지하는 것, 치료, 그리고 연속적인 관리를 포괄하는 것이 더해져 "인간적인 돌봄, 안위, 양육 및 지원과 같은 전통적인 역할은 유지되고, 개선"되었다.

보건복지부(Department of Health, Education, and Welfare)의 간호부서는 1974년에서 1977년까지 NP 역할의 발전을 추적했다. 그 기간 동안, NP 프로그램의 수는 전국적으로 86개에서 178개로 증가했고, 간호사 훈련법을 통한 모든 유형의 상급실무 간호교육 프로그램이 정부의 상당한 지원을 받았다. 이 무렵 간호교육자들이 NP 교육의 표준화를 원했지만, 1977년, 대부분의 NP 프로그램은 여전히 지속교육모델을 사용했고, 입학 시 대입시험 보다 낮은 점수를 받아들여 인증서를 수여했다. 그러나 석사 프로그램의 NP 졸업생 수가 1975년에 20%에서 1977년에 26%로 증가했고, 다시 연방기금의 지원을 받을 수 있다는 것에 크게 고무되었다. NP 교육은 1980년 전국 NP교수위원회의 형성에 대해 집결하는 외침이 있었으며, 커리큘럼과 평가기준을 정의하는 것뿐만 아니라 연구와 NP 실무 및 교수학습 방법론과 관련된 개발을 하는데 전념했다. 1985년 미국NP학회(American Academy of Nurse Practitioners, AANP)와 2003년 미국NP대학(American College of Nurse Practitioners, ACNP)의 설립으로 NP에 대한 정치적인 목소리가 높아졌다.

1971년과 1975년 간호사 훈련법은 NP 프로그램을 지원하기 위한 연방기금을 제공하는데 중요한 역할을 했다. 1979년까지 133개 이상의 프로그램과 과정이 존재했으며, 약 15,000명의 NP가 실무에 있었다. 1983년과 1984년까지 NP 졸업생 수는 약 20,000명에서 24,000명이었고, 그들은 주로 공공보건부서, 지역사회 보건소, 외래 및 시골 클리닉, 건강관리기관, 학교기반 클리닉 및 직업건강 클리닉 등 가장 필요한 곳에 고용되었다(Hamric et al, 2013; Kalisch & Kalisch, 1986; Pulcini & Wagner, 2001). NP는 전형적으로 건강증진, 질병예방, 사소한 급성문제, 만성기 안정질환, 환자와 가족에게 간호사가 항상 제공해 왔던 모든 범위의 교육과 코칭을 제공하고 있다.

시골지역에서 진료의 걸림돌은 적절한 의사대체인력을 찾는 것이었다. 1987년까지 연방정부는 NP 교육을 촉진하기 위해 1억 달러를 지출했으며, 주로 미국공중보건국간호부서를 통한 것이었다(Pulcini & Wagner, 2001). 1980년대까지 석사학위는 상급실무의 교육기준으로 널리 인식되었고(Geolot, 1987; Sultz et al, 1983), 1989년까지 프로그램의 90%가 석사 및 석사 이상의 학위였다(Pulcini & Wagner, 2001). 전국NP교수위원회는 1980년대에 번창하여, 커리큘럼 지침과 역량을 개발하고, 능력을 평가하며, 역할요소를 연구하였다.

NP교육 프로그램의 질적 기준을 파악하기 위한 조직간 대책위원회는 자격인증을 통합하는 작업을 위해 만들어졌다. 전국 NP교수위원회와 미국간호연맹에 의해 1995년에 시작된 이 작업은 전국적으로 사용되고 인증자격기준의 근간이 되는 NP 교육을 위한 커리큘럼모델의 시작이었다(Hamric et al, 2013). 당시에 미국간호연맹은 간호학 대학원 프로그램의 유일한 공인기관이었고, 전국 NP교수위원회의 프로그램 표준, 커리큘럼 가이드, NP 교육을 위한 영역과 역량은 미국간호연맹에 의한 인증과정에서 자주 사용되었다. 1998년, 미국간호대학협회의 공인기관인 대학간호교육위원회(Commission on Collegiate Nursing Education, CCNE)가 설립되었고, 간호학에서 학사와 더 높은 학위를 제공하는 학교인증의 자료로서 미국간호연맹에 대안을 제시하였다. 2001년 재 소집된 NP대책위원회 모임의 요지는 기관이 NP준비 프로그램의 인증에 있어 현재 승인된 표준에서 전국NP교수위원회의 승인된 지침과 표준 쪽으로 이동하는 것이었다(Edwards et al, 2003). 또한, APRN Consensus 모델(다음 부문 참조)은 APRN 교육의 사전승인 및 공인을 위한 특정 기준을 명시한다. 이러한 발전에 대한 자각은 주의사항이 있다. 일부 주의 명확한 법령에도 불구하고, NP의 보험사 인증은 여전히 지연되어 치료에 있어 추가적인 장벽이 되고 있다. 2011년 미국 의학연구소(Institute of Medicine, IOM) 간호의 미래 권고안의 주요 초점인 실무의 범위는 여전히 전문적 실무와 보험지불상환의 통제에 대한 논쟁의 장으로 남아 있다.

2008년 미국간호사시험주관기관협의회(National Council of State Boards of Nursing, NCSBN)에 의한 APRN 규정에 Consensus 모델 채택은 50개 주와 컬럼비아 특별구 전역에 걸

쳐 법적권한, 처방권한 및 진료비보상 방식에서 이득을 위한 방향을 제시하였다. 현재 NP는 미국 의학연구소의 보고서인 간호의 미래(2011)에 포함된 지속적 발전을 위한 권한과 함께 실무에서 높은 수준의 자율성과 명성(Phillips, 2011)을 달성했다. 실패보다 더 많은 승리를 한 것이 성공의 증거가 되지만, 1970년대 후반과 마찬가지로 오늘날의 NP는 여전히 자율성과 실무에서 수요자의 인정을 위해, 특히 주 정부의 많은 의사와 싸우고 있다. 재향군인보건부(Veterans' Health Affairs, VHS) APRN 제안규정(81 Fed.Reg. 33155, May 25, 2016)은 연방관보에 전방위적 압박을 받고 있다. 앞에서 언급했듯이 반대론자들은 여전히 이 정책의 이행을 저지하기 위해 노력하고 있으며, 국가의 퇴역군인에 대한 혜택 만료 기간을 연장하는 법안을 통해 이 제안을 연기하기 위해 의회의 의원들에게 손을 내밀고 있다. 새로운 법률인 보훈처 소멸시효법(HR 5985)은 2016년 말 도입되었다.

일찍이 1985년에 Hayes는 "간호에서 역할 또는 그러한 문제에 대하여, 문헌에서 논의된 적이 없었고, 아마도 다른 간호직은 NP역할을 수행해 왔던 사람처럼 그렇게 집착하지는 않았을 것이다"라고 말했다(Hayes, 1985, p. 145). 그러나 Hayes가 주장하듯이, NP의 서비스를 만족하는 소비자들로부터의 지지가 쇄도하고 있다.

CONSENSUS 모델

상급간호실무 역할의 명확성과 표준화를 가져오기 위해, 2008년 규제모델이라고도 불리우는, APRN Consensus모델은 APRN Consensus 업무팀과 미국간호사시험주관기관협의회의 APRN자문위원회에 의해 APRN 이해 당사자 커뮤니티의 광범위한 의견을 받아 발표되었다. *APRN*이라는 용어가 채택되었고, CNM, CRNA, CNS 및 NP의 네 가지 APRN의 역할이 정의되었다. APRN은 이 네 가지 역할 중 하나로 실무를 할 수 있도록 준비된 석사 학위자 또는 대학원 과정을 마친 RN으로 정의된다. "면허(licensure), 공인(accreditation), 인증(certification) 및 교육(education)"의 머리글자인 LACE는 APRN Consensus 모델의 구현을 위한 이러한 영역 전반에 걸친 제휴를 보여주며, 의료 소비자의 안전을 위해 APRN 역할의 통일성과 표준화를 촉진한다. 모델 구현의 목표일은 2015년으로, 교육 프로그램의 제공 및 차후 면허교부와 함께 현재 인증시험이 조정되었다. 미국간호사시험주관기관협의회에 따르면, 2016년 12월까지 15개의 주가 LACE 모델을 완전히 준수했으며, 다른 대부분의 주들은 어느 정도 변화의 단계에 있다. 주 정부의 지속적인 권리신장과 조직적인 의료계의 반대를 고려하면, 이것은 놀라운 일이다.

여전히 또 다른 "파괴적 혁명": 전문간호박사

미래는 밝은 햇살 뿐만 아니라 지평선 너머의 먹구름도 존재한다. Fairman(1999)은 개업의사와 간호사 사이에 국지적 협상이 경우에 따라 환자의 이득을 위해 쉽게 통과되었을 수 있지만, 전문가 수준의 계층적 관계와 권력에 성패가 달려있다고 경고한다. 이 장의 시작에서 언급했듯이, 여전히 논란이 되고 있는 환자보호 및 부담적정보험법(2010)의 시행으로 인해, 치열한 의료환경 내에서 전체 의료분야는 계속해서 장애, 도전과 공격에 직면해 있다.

2004년 10월에 미국간호대학협회 회원들은 간호학 임상실무박사에 대한 입장 성명서(*Position Statement on the Practice Doctorate in Nursing*)를 지지하였고, 2015년까지 상급간호실무역할에 대한 교육적 준비를 석사에서 박사 수준으로 상향시킬 것을 요구하였다. 비록 이 목표한 날은 달성하지 못했지만, 이를 향한 많은 움직임이 있었다. 이 "새로운" 박사학위는 전통적인 연구학위인 철학박사학위(PhD)와는 다른 "실무" 박사학위로, PhD를 "대체"하기 위한 것은 아니다. 이러한 발전에는 많은 이유가 있다. APRN을 위한 일부 석사 과정은 매우 길어졌지만, 연구 완료 시 수여되는 학위인정에는 변화가 없었다. 이수 학점이 박사학위에서 요구되는 학점에 근접하는 경우도 많았다. 그리고 많은 교육학자들은 이것이 임상 능력을 보장하기 위해 필요하다고 생각한다. 게다가, 약학, 물리치료 및 작업치료와 같은 다른 실무분야들도 박사 수준의 준비로 옮겨갔다. 논쟁은 계속되고 있다.

또한 전국적으로 APN이 공식적 또는 비공식적으로 그들의 기술을 확장해 오고 있다는 사실도 입증될 수 있다. 한 예는 병원에서 많은 NP와 CNS가 맡아오고 있는 "중환자 전문치료사(intensivist)"의 역할이다(Mundinger, 2005). 이는 간호사가 보건의료분야에서 항상 "해야 할 일을 하는" 필요로 하는 곳으로 이동해 온 오랜 역사와 일치한다. 인구의 고령화, 다중 동반질환 환자의 급격한 증가, 치료의 복잡성, 1차 진료 의사의 지속적인 감소, 법령 및 인증 기준에 따른 전공의 병원근무 시간의 감소는 이러한 간호사들이 1차 진료분야를 넘어서는 이동을 할 필요성을 증가시켰다. 예를 들어 장로교 병원이 의료서비스에서 소외된 이민자의 증가하는 1차 진료요구를 충족시키기 위해 컬럼비아 대학교 간호대학에 새로운 2개의 이동진료소 설립을 요청했을 때, 교수진은 이를 받아들였다. 또한 그들은 독립적으로 일하는 NP와 1차 진료의사를 비교한 무작위시험을 수행할 것을 제안했다. 역할 간의 변동성을 줄이고 연구를 강화하기 위해, 교수진은 병원의 의료 이사회가 교수 NP에게 입원특권을 부여해 줄 것을 요청했다. Mundinger(2005)는 컬럼비아에서 이러한 발전에 대해 "피부과, 방사선과 및 심장학과의 여러 명의 의사가 교수 NP를 위한 추가 교육을 제공했고, 환자를 입원시키고, 공동으로 관리하고 응급실 평가를 수행하는 과정을 통해 그들을 멘토링하는 데 도움을 주었다(p. 175)"고 설명했다.

1차 진료의사와 동등한 수준으로 NP가 우수한 환자치료결과를 달성한 무작위시험의 연구결과가 *Journal of the American Medical Association*에 게재되었다(Mundinger et al, 2000). 이것은 병원 내규의 변화에 기여했고, 교수 NP에게 병원 입원특권을 부여했다. Mundinger는 이러한 교수 NP들이 제공하는 서비스 수준이 실무를 위해 전통적인 석사학위를 준비한 동료들의 성취를 넘어서는 수준이라고 보았다. 이러한 관찰에 기초하여, 상급역량과 지식증대와 실무에서의 필요성이 일치하도록 박사학위 과정을 이끌어내는 공식적이고 표준화된 커리큘럼에 대한 요구가 생겼다. Mundinger(2005)는 "수천 명의 간호사들이 이러한 수준의 교육을 열망하고 있으며 학교는 새로운 학위를 개발하여 이에 반응하고 있다. 우리는 연구 학위가 이러한 목표와 일치하지 않는다는 것을 알고 있으며, 박사 학위 달성과 관련된 능력에 도달했을 때, 또 다른 석사학위가 아닌 박사학위를 받아야 한다는 것을 다른 모든 전문직을 통해서 이미 알고 있다"고 말했다(p. 175).

APRN Consensus 모델의 일환으로, APRN의 인증을 위해 DNP가 필수가 되도록 하는데 2015년을 목표로 했다. 비록 DNP 학위가 2008년 이후 확산되고 번성했지만, 항상 폄하하는 목소리가 있어 왔다. 최근, "간호 실무의 박사: 국가 인력의 관점(The Doctor of Nursing Practice: A National Workforce Perspective)" (Cronenwett et al, 2011)이라는 논문에서 국가 간호지도자 중 한 명이 이 의무에 반대의 목소리를 냈으며, 전문화 안건보다 돌봄제공자의 필요성이 우선되어야 하는 사례를 제시하였다. APRN을 배출하는 기존 학사과정 프로그램을 보존하기 위한 움직임과 함께, 2015년의 의무사항에 상당한 축소가 이루어졌다. 이 주제에 대한 자세한 논의는 4장을 참조한다.

미국의학연구소가 발표한 2010년 보고서: 간호의 미래: 선도적인 변화, 건강증진

이 극적인 근거기반보고서는 미국의학연구소에서 간호의 미래에 관한 Robert Wood Johnson 재단 계획에 대한 위원회의 2년간의 연구결과를 제시한다. 본 위원회는 현재 마이에미 대학교의 총장이자 간호 부의장인 Linda Burnes Bolton (RN, DrPH, FANN)과 함께 오랜 기간 간호사의 옹호자이자 전 미국보건사회복지부서 장(1992–2000)인 Donna Shalala(PhD, FAAN)이 의장을 맡고 있다. 이 보고서는 2010년 11월에 작성되었다. 그 보고서 권고안의 광범위한 영향은 이제 막 완전히 받아들여지기 시작하고 있다. 주요 권고사항은 "간호는 재설계된 의료 시스템에서 새롭고 확장된 역할을 채울 수 있다"는 가정으로부터 시작된다(IOM, 2011, p. xi). 우리는 어느 때보다도 우리의 이탈자, 반란자, 그리고 선구자가 필요할 것이다.

결 론

실무의 경계는 언제나 가변적이다. 이들은 항상 정치, 경제, 사회 및 문화 등 수많은 외부세력의 영향을 받으며, 다른 실무자들에게 다양한 방식으로 해석된다. APN은 혼합된 유형으로, 상급간호실무의 산하에 있는 각 궤적은 다양한 상황에서 다르게 진화해 왔다. 이것은 활력, 힘, 다양성으로 이루어진다. 이 장에 기록된 투쟁은 상급실무간호 역할의 각 변화형을 강화하는 것을 목표로 하고 있다. 투쟁은 끝나지 않았으며, 많은 면에서 그것은 단지 시작에 불과하다. 환자, 지역사회, 인류에 대한 걱정에서 비롯된 이탈자, 반란자, 그리고 선구자를 간호학이 계속 배출하기를 바라는 것이 우리의 바램이다. 우리는 창조적이고 다양한 전략을 사용하여 새롭고 도전적인 역할을 계속 맡게 될 것을 믿어 의심치 않는다. 간호는 계속해서 앞으로 나아가고 있다; 진보는 때로는 느리고, 가변적이고, 불안정하지만, 항상 그렇듯이 환자, 가족, 지역사회 및 인간의 욕구와 고통에 대한 헌신에 의해 의욕적으로 혼란 속에서 계속 기회를 찾고 있다.

제 2 장

전문간호사의 새로운 역할

Deborah Becker and Caroline Doherty

학습 목표

이 장의 결과로 기대되는 학습 결과

- Advanced Practice Registered Nurse(APRN)[1]의 업무범위와 Consensus 모델을 설명한다.
- Clinical Nurse Specialist(CNS)의 역할을 설명하고, 비용절감 및 근거기반실무(Evidence-Based Practice, EBP) 구현에 어떻게 기여하는지 논의한다.
- 다양한 지역사회 보건의료기관, 정신건강, 여성건강/성-관련 치료 및 전환기치료, 그리고 신생아, 소아, 성인과 노인의 급성기치료, 급성기 성인과 소아의 1차 의료에서 Nurse Practitioner(NP)의 강조된 역할을 확인한다.
- 1차 진료 및 1차 수술보조서비스에 중점을 둔 Nurse Midwife에 대해 논의한다.
- Certified Registered Nurse Anesthetist(CRNA)의 새로운 인증요건을 요약한다.
- 완화의료를 모든 APRN의 새로운 실무영역으로 구분한다.
- APRN을 위한 다양한 실무기회를 제안한다.

서 론

상급실무간호는 환자, 지역사회, 그리고 사회 전체의 변화하고 증가하는 요구를 충족시키기 위해 계속 발전하고 있다. APRN[1]은 계속해서 변화하는 요구와 이에 따른 기대를 충족시키기 위해 그들의 역할을 성공적으로 조정해왔다. 현재 일어나고 있는 성장은 의료개혁 및 건강보험개혁법(Affordable Care Act, ACA)의 완전한 이행, 안전한 양질의 의료제공과 성과별 지급계획, 그리고 APRN이 제한이나 장벽 없이 자신의 진료범위를 최대한 활용할 수 있도록 하는 미국의

1) APRN은 미국간호사협회가 선호하는 직함으로 대부분의 주 실무법에 사용된다. 이 챕터 전체에 걸쳐, 전문직군을 구별하기 위해 다양한 약어가 제시될 것이지만, 이러한 모든 실무 역할의 총칭은 APRN이다. 4가지 전문직군이 그들의 주에서 모두 APRN으로 인식되는 것은 아니다.

학연구소의 간호의 미래(2011) 보고서 등 몇 가지 요소에 기인할 수 있다. 이러한 진취성은 상급실무간호의 역할개발을 위한 새로운 기회를 조성한다.

몇 가지 요인이 상급실무간호 역할의 등장 및 수용 가능성에 영향을 미쳤다. 베이비붐 세대가 은퇴 연령에 도달함에 따라 노인환자 수의 증가, 입원환자의 질환 복잡성과 심각성 증가, 전공의 임상 근무시간의 추가적 감소, 모든 시민의 더 높은 치료 접근성 요구, 지역에 따라 간호사와 1차 진료의사의 부족 등 다양한 요인이 여기에 포함된다. 이뿐만 아니라 다른 요인들 역시 향후 수십 년 동안 APRN의 출현에 지속적인 영향을 미칠 것이다.

현재 미국의 4개의 주요 APRN은 CRNA, CNM, CNS, NP이다. 현재 상급간호실무 역할의 범위와 이러한 역할을 수행하는 간호사의 숫자가 APRN의 지속적인 성공과 수용 가능성을 증명한다. 표 2.1. 참조. APRN의 임상결과를 평가하는 연구결과는 APRN이 제공하는 치료에 대한 환자 만족도 조사와 마찬가지로 압도적으로 긍정적이다.

의사들과 APRN 주도 팀 간의 환자치료결과를 비교하기 위해 1990년과 2008년 사이에 수행된 연구의 체계적인 문헌고찰이 수행되었다(Newhouse et al, 2011). 검토 결과, NP와 CNM이 제공한 환자치료의 결과(주의 규정에 따라 의사와 협력하여)는 같은 집단에서 의사만 제공하는 치료의 결과와 비슷하거나 더 나은 것으로 나타났다(Newhouse et al, 2011). 또한 중환자실 환경에서 일하는 CNS는 입원환자들의 재원기간과 치료비용을 줄일 수 있는 것으로 나타났다. 이 분석에서 CRNA의 환자에 있어 특정한 결론을 보여준 것은 아니지만, 일부 연구는 CRNA의 환자 치료결과가 마취과의사의 결과와 비교할 만하다는 것을 보여준다(Newhouse et al, 2011). 마취과의사와 CRNA의 결과를 비교하는 최근 Cochrane의 문헌고찰 연구에서, 비록 검토한 연구의 질은 높지 않았지만, CRNA와 마취의사에 의해 제공된 치료의 질 사이에 차이가 있음을 입증하는 연구는 없었다(Lewis, Nicholson, Smith, & Alderson, 2014).

APRN은 상급실무역할의 책임을 받아들임으로써, 처방권한과 진료비 상환을 포함한 그들의 전문적 지위에 대한 입법을 확대할 필요성을 인식했다. 미국에서 APRN에 대한 인식은 다양하며, 대부분의 주에서는 어느 정도의 법적 인정과 처방권을 제공하고 있다.

표 2.1

Numbers of Advanced Practice Nurses

Clinical nurse specialists	8,395
Certified registered nurse anesthetists	49,113
Certified nurse-midwives	8,332
Nurse practitioners	186,656

출처: Adapted from Phillips, S. J.(2016). 28th annual legislative update. *Nurse Practitioner, 41*(1), 21-52.

실무의 범위

전문간호조직과 주 간호협회는 전문분야에서 상급실무자들의 책임을 설명하고 해석할 필요가 있음을 잘 알고 있다. 이러한 필요성을 인식하는 기반에는 공공안전을 보장하고, 상급실무의 본질적인 특성을 파악하며, 상급실무자를 위해 능숙한 간호의 구성요소를 해석해야 하는 의무가 있다(American Association of Critical Care Nurses and American Nurses Association, 1995). 실무범위는 APRN이 수행하는 기능과 그러한 기능을 수행하는 데 필요한 최소한의 역량으로 설명될 수 있다. 이러한 설명과 지침은 그들의 역할과 책임을 구현하고 개념화하도록 방향을 설정하고 있다.

게다가 각 주는 관할권 내에서 상급실무에 영향을 미치는 문제에 대해 법을 만들어 규제하는 입장을 가지고 있다(Phillips, 2016). 이 규정은 진단, 처방권한 및 수가보상의 특권을 포함한 법적 실무범위를 설명하고 있다. 전문기관에서 업무의 범위와 기준을 정의하고, 주 차원에서 법률로 제정한다. 기관 또는 고용 수준에서 실무 책임과 활동의 자격인증을 통해 실제 역할을 더 상세히 기술한다. 병원이나 기타 보건의료기관들은 전형적으로 다른 실무자의 검토를 통해 이러한 역할의 책임과 권한을 정의하며, 이는 일반적으로 그 역할의 책임, 권한 및 한계를 확인하는 계약을 통해 드러난다. 이 검토는 APRN에 대한 기관-또는 조직-기반 실무에 특권을 부여하는 결과를 가져왔다.

비록 실무 지침의 범위가 철학적으로 중요하고, 심지어 법의 비중도 있을 수 있지만, APRN의 역할이 변하지 않는다는 의미는 아니다. 지식이 발전하고, 다양한 의료전달모델이 등장하면서 역할 또한 진화한다. 보다 일반적으로, 실무 환경이 다양해지고, 환자의 의료 접근성을 향상시킬 수 있는 기회가 나타나면서 역할은 변화한다. 상급실무의 성격은 개인의 역할이나 기능보다 더 광범위하다.

1) APRN의 규제

APRN의 규제는 주 차원에서 이루어지지만, 교육과 인증이라는 두 가지 필수조건이 있다. APRN의 대학원 수준의 교육 준비는 APRN 졸업생에게 기대하는 역량, 필수적인 교육과정의 목표, 내용을 파악할 수 있는 교육자와 전문기관의 구성원에 의해 그 지침이 세워진다. 2004년, 미국간호대학협회는 APRN을 시작하는 데 박사 수준의 준비를 요구했고, 2015년부터 시행을 제안했다. 그러나 업무개시를 위해 박사 수준으로 준비하는 움직임에는 몇 가지 장벽이 확인되었다. 이러한 장벽은 재정적 비용, 제한된 교수인력, 수많은 단계의 지도부, 이사회 및 규제기관으로부터 허가를 받아야 하는 필요성, 임상현장의 준비 등을 포함한다(Rand Corporation, 2010). 많은 간호학교들이 그들의 APRN 교육을 박사 수준으로 조정했고, 대부분은 전문간호박사(doctor of nursing practice, DNP) 학위를 제공했다. 그러나 오직 미국마취간호사협회만이 2022년까지, 실무에 들어가기 위해 모든 교육 프로그램 졸업자가 박사 수준에서 준비되어야 함을 의무화했다. 나머지 APRN 단체들은 박사 수준의 교육을 의무화하는 것을 수용하지 않고 있다.

모든 APRN 및 그러한 특정 역할을 하고 있는 자의 업무 내용과 핵심역량은 모두 APRN 교육 프로그램에서 제공되어야 한다. 표 2.2는 교육 및 인증의 필수조건을 개발하는 주요 APRN 조직과 APRN의 실무를 시작하기 위해 준비해야 하는 APRN 필수 교육 내용과 역량 기술서가 나열되어 있다. 공인된 석사 또는 박사 수준의 프로그램을 완료하면, 졸업생들은 일반적으로 주 차원에서 면허를 신청하기 전에 해당되는 실무 영역에서 국가인증시험을 통과해야 한다.

표 2.2

전문기관과 필수교육 내용

Organization	Landmark Publications
American Association of Colleges of Nursing	*The essentials of master's education in nursing*. Washington, DC: Author, 2011. *The essentials of doctoral education for advanced nursing practice*. Washington, DC: Author, 2006.
American College of Nurse-Midwives	*Core competencies for basic midwifery practice*. Silver Spring, MD: Author, 2012. *Competencies for master's level midwifery education*. Silver Spring, MD: Author, 2014. *The practice doctorate in midwifery*. Silver Spring, MD: Author, 2011.
American Association of Women's Health, Obstetric and Neonatal Nurses, and National Association of Nurse Practitioners Women's Health	*The women's health nurse practitioner: Guidelines for practice* and education(7th ed.). Washington, DC: Author, 2014.
Council on Accreditation of Nurse Anesthesia Educational Programs	*Standards for accreditation of nurse anesthesia educational programs*. Chicago, IL: Author, 2016.
National Association of Clinical Nurse Specialists	*Criteria for the evaluation of clinical nurse specialist master's, practice doctorate, and post-graduate certificate educational programs*. Philadelphia, PA: Author, 2012. *Organizing framework and CNS core competencies*. Philadelphia, PA: Author, 2008.
National Organization of Nurse Practitioner Faculties	*NP core competencies with curriculum content*. Washington, DC: Author, 2014. *Adult-gerontological acute care nurse practitioner competencies*. Washington, DC: Author, 2012. *Adult-gerontological primary care nurse practitioner competencies*. Washington, DC: Author, 2010. *Population-focused nurse practitioner competencies: Family/Across the lifespan, neonatal, pediatric acute care, pediatric primary care, psychiatric-mental health, women's health/gender-related*. Washington, DC: Author, 2013.

APRN은 앞에서 언급된 4가지 역할 중 하나에서 주 차원의 인증과 허가를 받을 수 있다. 그러나 현재의 규제 절차, 특히 주 정부 사이에서 면허의 상호 자격 유지에 대한 많은 문제들이 확인되었다. APRN 인정에 대한 보다 일관된 표준을 개발해야 할 필요성에 부응하여 APRN Consensus 업무 팀과 미국간호사시험주관기관협의회는 면허, 공인, 인증 및 교육 등 APRN 규정에 대한

표 2.3

APRN의 필수 요건*

1. CNM, CRNA, NP 또는 CNS의 네 가지 분야 중 하나에서 공인된 대학원 수준의 프로그램을 완료한다.
2. APRN 역할과 대상자에 대한 주요 역량 측정하는 국가 인증 심사를 성공적으로 완료하고 재인증을 통해 역량을 유지한다.
3. 환자의 직접 간호에 필요한 상급 임상 지식과 기술을 소지하고, 교육과 실무의 중요한 구성 요소는 개인의 직접 간호에 초점을 맞춘다.
4. 실무는 RN의 역량을 기반으로 하며 지식, 자료의 통합, 복잡한 기술, 중재 및 자율적 역할의 깊이와 폭을 보여준다.
5. 약물적, 비약물적 중재의 사용과 처방을 포함한 환자 문제에서 건강증진과 유지, 사정, 진단 및 관리를 위한 교육적 준비를 한다.
6. 해당 실무 영역을 반영한 깊고 폭 넓은 임상 경험을 보유한다.
7. RN, 더 나아가 CRNA, CNM, CNS, 또는 CNP 면허를 소지한다.

APRN, advanced practice registered nurse; *CNM*, certified nurse-midwife; *CNP*, certified nurse practitioner; *CNS*, clinical nurse specialist; *CRNA*, certified registered nurse anesthetist; *RN*, registered nurse.

*APRN 규제를 위한 Consensus 모델의 채택: 면허, 공인, 인증 및 교육(2008). APRN Consensus Work Group 및 미국간호사시험주관기관협의회(NCSBN) APRN자문위원회의 작업을 통해 완료

Consensus 모델을 개발했다(Consensus Model, 2008). 이 문서는 수많은 간호조직과 이해관계 단체에 의해 받아들여졌다. 이 규제모델은 APRN의 네 가지 역할을 인정하고, 상급실무간호는 4가지 역할 중 하나와 적어도 정신 또는 정신 건강, 여성건강/성 관련, 성인-노인학, 소아과학, 신생아 및 생애주기에 걸친 가족건강의 6가지 인구 포커스 중 하나에서 통제되어야 한다고 권고한다. 성인-노인학과 소아과 인구는 급성기치료 또는 1차 의료로 다시 구별된다. 중요한 것은 CNS 실무는 1차 및 급성기치료 전반에 걸쳐 이루어지며 이러한 상황이 교육에 반영되어야 한다.

모든 APRN 역할에 있어 교육적 준비의 일관성에 대한 요구는 APRN의 수준을 더 균등하게 만들었다. APRN에 대한 교육 내용에는 *APRN core*(Consensus Model, 2008)라고 불리는 상급병리학, 상급신체사정 및 상급약리학의 대학원 수준의 과정이 포함되어야 한다. 또한, 특정 역할에 대한 대상자와 역할개발, 임상경험과 관련된 콘텐츠가 요구된다. Consensus 모델의 권고사항은 향후 모든 면허, 공인, 인증 및 교육의 준비에 지속적으로 영향을 미치고 있으며, 표 2.3에서 확인할 수 있다.

2) CNS

CNS는 지식과 실무의 정의된 영역에서 석・박사 수준의 교육을 받은 간호사이다. 그들은 일반적으로 병원, 사무실, 또는 외래진료 환경, 그리고 지역사회에서 활동한다. 미국중환자간호사회에서 수행한 Acute Care Advanced Practice Nurse에 대한 분석에서(Becker et al, 2006), CNS가 실무에서 가장 중요하게 수행하는 활동에 대해 평가했으며, 선택된 활동은 다음과 같다.

- 복잡하고 때로는 상충되는 데이터의 통합, 해석, 의사결정 및 권고, 반응평가
- 교육, 연구 및 경험적 지식을 바탕으로 임

박스 2.1

병동 기반 CNS의 사례

Margo는 석사학위를 준비하고 큰 대학병원에서 6년 이상 일하고 있는 성인 중환자실 CNS이다. Margo는 발작 장애를 가진 환자, 뇌졸중 또는 외상성 뇌손상에서 회복되고 있는 환자, 다수의 신경외과적 조건의 환자가 있는 신경외과 준중환자실에서 일하고 있다. 그녀는 특히 신경학적으로 손상된 환자에 대한 풍부한 지식과 경험을 가지고 있는 건강 관리 팀의 핵심 구성원이다. Margo는 주치의, 전임의와 전공의, 간호사, CNS, 약사, 영양사, 물리치료사가 포함된 다학제간 회의를 이끈다. 그녀는 간호사가 적극적으로 회의에 참여할 수 있는 권한을 부여하고, 그들이 목소리를 내는데 필요한 자원과 격려를 제공한다. Margo는 자신의 병동에 있는 환자가 양질의 안전한 치료를 받는 것을 보장하는 데 중요한 역할을 한다. 최근 그녀의 병동은 6개월 간 연속으로 질지표를 충족하거나 초과한 것으로 인정받았다. Margo는 현재 병원에서 CNS 리더십 그룹을 이끌고 있다. 이 그룹은 병원에서 일하는 전체 30명 이상의 CNS들이 교류를 위해 매달 모인다. 이 그룹은 임상 및 전문적 활동에 대한 내부 기준을 만들고, 기준안을 검토하고, 종종 여러 경쟁분야에서 특정환자를 돌보는 CNS를 지원한다.

상 문제를 확인하고 우선순위를 결정
- 교육, 코칭이나 멘토링의 역할모델로서 보건-의료 팀 구성원(예: 간호사, 의사, 기타 보건-의료 제공자)의 임상적 판단력개발을 촉진
- 돌봄과 지지환경의 조성
- 평생학습과 근거기반실무(evidence-based practice, EBP)의 가치를 증진시키고 동시에 환자간호의 개선을 위해 실무에서 발생하는 문제를 해결하는데 필요한 지식과 기술을 지속적으로 습득
- EBP, 연구와 경험적 지식을 토대로 환자간호에 있어 현재 및 혁신적인 사례를 평가
- 정책절차 및 프로토콜을 만들고 평가하고 개선하기 위한 EBP 지침, 연구, 경험적 지식을 통합

이러한 결과는 한 때 의사만이 수행했던 직무수행이 현재 Acute Care Nurse Practitioner (ACNP)가 수행하는 활동과 중복됨을 보여주었다.

CNS는 상황의 필요에 따라 기능을 전환하고 직·간접적인 환자간호활동에 참여한다. 그러나 여전히 실무전문가, 교육자, 상담자, 관리자 및 연구자 등 CNS 실무의 전통적인 역할은 남아있다. 박스 2.1과 2.2.를 참조한다.

(1) CNS와 비용 절감

환자치료결과와 환자만족도에 있어 CNS의 긍정적인 기여는 여러 연구에서 입증되었지만, 그들의 경제적인 영향력과 소득창출 및 비용절감에 대한 능력을 평가하는 연구는 많지 않았다. Richardson과 Tjoelker(2012)는 최근 연구에서 CNS가 주도한 중심정맥관 관련 혈류 감염(central line associated bloodstream infections, CLABSI)의 감소방안이 비용 면에서 $214,712를 절감했고, CLABSI 환자 8명 중 1.4명의 생명을 구했음을 입증했다. 마찬가지로, Maze와 Riggins(2011)는 CNS가 주도한 계획이 CLABSI 비율을 국가의료안전네트워크(National Healthcare Safety

박스 2.2

기업 CNS의 사례

Sue는 박사 수준의 훈련을 받은 간호사로, 지난 20년간 CNS로 일해왔다. 그녀는 주요 교육병원에서 CNS 경력을 시작했고, 일하는 동안 조직의 Magnet 인증 달성을 위한 지침 작성 그룹에서 일했다. 그녀는 흉부외과 수술 후 혈당 프로토콜과 기타 많은 중요한 계획에 따라 BSN 간호사와 CNS의 예비교육 프로그램을 개발했다. 그 후 그녀는 ICU의 상담사로 기업에 고용되었다. 이 역할에서 그녀는 치료의 기준을 세우는 데 도움을 주었고, 수많은 위원회의 의장을 역임했으며, 안전한 인수인계 프로토콜을 개발했고, 질지표와 핵심지표를 다루기 위해 학제 간 팀과 협력했다. 이 직의 중요한 필수조건은 도전이지만, 그녀는 그녀의 전문성이 많은 조직에 걸쳐 중요한 영향을 끼쳤고 학제간 팀과 그들이 보는 환자들에게 긍정적인 결과를 가져왔다는 것을 알고 기쁘게 생각한다.

Network, NHSN)의 기준 이하로 지속적으로 유지시켰음을 입증했다. 이러한 절감은 실제로 존재하지만, 이것이 CNS가 소속된 부서(보통 간호부)의 실적으로 돌아오지 않을 수도 있다. 이 때문에, CNS의 직속 상사들은 이러한 전문가적 CNS 실무의 이점을 인식하지 못할 수 있다. 만약 CNS가 병원기반의 급여를 받는 직원일 경우, 이들이 제공하는 서비스에 대해 직접 청구를 할 수 없기 때문에 이러한 현실은 더욱 악화된다. 숙련된 상급실무간호가 직접적 수가로 보상되지 않고, 병실, 식사, 세탁 및 소모품 비용과 함께 묶여 청구된다. 이러한 상황을 개선할 수 있는 더 창의적이고 적절한 재무모델이 필요하다. 독립적으로 일하거나 실무 중심의 CNS는 역할기능에 대한 이러한 제한에 직면하지 않으며, 이들은 대개 병원에 고용되지 않고, 일반적으로 외래 또는 지역사회에서 일한다.

최근의 한 무작위 대조군 연구는 당뇨병 환자의 치료에서 당뇨병 전문간호사가 의사를 대체함으로써 질적 저하 없이 비용 절감이 달성되었음을 확인했다(Arts, Landew-Cleuren, Schaper, & Vrijhoeff, 2012). 대부분의 CNS가 병원에서 일하고 있기 때문에 CNS 간호를 의사와 비교하는 연구는 거의 없다. 그러나 CNS는 의료서비스를 잘 받지 못하는 대상자에게 치료를 제공하는 데 핵심적인 역할을 할 수 있으며, 건강보험개혁법(Affordable Care Act, ACA)의 목표를 달성하는데 중요한 역할을 하는 것으로 평가되어야 한다.

(2) CNS와 근거기반실무

CNS는 변화의 행위자로 여겨졌으며, 최근에는 EBP 구현에 CNS가 많은 시간을 할애하고 있다. 그러나 임상 환경에서 "낡은 방법이 여전히 유효"할 때, 변화를 꺼려하는 것과 같이 변화를 구현하는 데 있어 몇 가지 장벽이 존재한다. Campbell과 Profetto-McGrath(2013)의 최근 연구에서는 CNS가 EBP를 실행하는 데 있어 CNS의 시간적 제약, 간호사의 시간적 제약, EBP 실행에 집중할 시간을 감소시키는 CNS의 다양한 역할, 과중한 작업량 및 개인적 조직적 지원과 자원의 부족 등 5가지 장벽이 있음을 확인하였다(Campbell & Profetto-McGrath, 2013).

그러나 CNS에게 이러한 역할을 수행하기 위한 시간과 자원이 제공될 때, 긍정적인 결과가 발생한다. 최근 품질 개선안에 있어 기관이 Magnet 인증을 신청함에 따라 CNS의 참여와 환자 결과 향상에 대한 기여가 인정되고 있다. 미국간호사 자격인증센터(American Nurses Credentialing Center, ANCC)에서 제공하는 Magnet Recognition Program®은 환자치료의 질, 간호의 우수성과 전문간호실무의 혁신에 대하여 보건의료기관을 인증한다. CNS 역할은 혁신을 구현하고 향상된 환자결과를 유지하는 데 매우 중요하며, 이는 Magnet 인증 프로그램의 필수적인 구성요소이다(Muller, Hujcs, Dubendorf, & Harrington, 2010). CNS의 역할은 치료가 상세하게 기술되고, 변화가 이루어지며, 개선이 통보되게 하는 과정을 폭 넓게 구체적으로 지원한다. 이러한 목표의 달성을 위한 CNS의 참여와 Magnet 인증을 달성하기 위한 기관의 움직임은 CNS에게 새롭고 확장된 기회를 제공할 것이다.

(3) CNS역할의 모호성

CNS의 실무가 역할의 모호성을 반영한다는 것은 환자, 가족, 간호직원의 변화하는 요구에 적응하기 위해서 광범위한 임상기술과 지식이 뒷받침되어야 한다는 것을 의미한다. 이러한 적응력은 그 역할을 수행하는 사람뿐만 아니라 그것을 지켜보는 사람에게도 역할혼란을 가져온다. 병원 내 CNS의 역할모호성 문제에 대해서는 몇 가지 대응을 해왔다. 하나는 미국간호대학협회의 급성 및 중환자 CNS의 업무범위와 표준의 개발이다(Bell & McNamara, 2010). 이 문건은 급성기 환자와 중환자에 대한 능숙하고 전문적인 치료의 지침을 제공한다. 또한 CNS가 영향을 미치는 3가지 영역인 환자와 가족, 간호인력 및 기타 보건인력, 서로 다른 환경에서 의료전달을 위한 조직적인 시스템을 반영한다(Bell & McNamara, 2010). 이러한 틀 내에서, CNS는 급성기와 중증의 환자치료결과를 향상시키기 위해 지속적이고 포괄적인 치료를 제공할 것으로 예상된다. 이것은 환자, 가족, 주요인사, 간호사 그리고 기타 공급자 및 관리자를 포함하는 협업모델에서 수행된다(Bell & McNamara, 2010).

이 문서는 CNS 실무를 위한 목표와 표준을 설정하고, 병원기반 CNS의 추가 역할을 명확하게 설명하는 데 기여했다. 이 문서에서 확인된 가치는 급성기 및 중증 환자의 지속적이고 포괄적인 치료를 위해 중환자 CNS의 책임범위가 급성 또는 특정 치료 단위에만 국한되지 않음을 시사한 것이다. 대부분의 병원 단위에서는 중증 환자가 발견되며, 그들에게 병원 밖 또는 외래 환경에서 지속적으로 전문화된 간호가 요구되는 경우가 많다. 급성 또는 중환자치료 CNS에게 퇴원 후 역할에 대한 기능이 더 보편화될 가능성이 있다.

국가CNS역량 태스크포스(National CNS Competency Task Force)가 CNS의 핵심 역량(Clinical Nurse Specialist Core Competencies, 2010)을 발표한 것 또한 CNS 역할의 모호성을 줄이려는 시도였다. 이 프로젝트는 수많은 실무 환경에서 CNS의 다양한 역할과 활동을 확인하고, 2,000명 이상의 CNS를 조사하여 검증하였다. 합의범위는 90%에서 98% 사이였다. 이러한 역량은 교육자, 고용주 및 신입 CNS가 환자치료에 기여할 뿐만 아니라 자신의 역할과 책임을 이해하는 데에도 도움이 될 것이다.

그러나, CNS는 자신들이 추구하는 명확성을 얻지 못했다. 최근 미국의 예산관리국 표준직업분류(SOC)정책위원회는 CNS를 ARPN 대신 일반 RN으로 부정확하게 지정했다. 이러한 잘못된 분류는 연구원들이 CNS 노동력과 관련한 정확한 자료와 통계를 포착할 수 없게 하여, 미국 시민의 건강관리에 있어 CNS 역할의 중요성을 더욱 감소시킨다(NACNS news release, 2016).

3) NP

NP는 의료 환경 전반에 걸쳐 서비스 제공자들 간의 성공적인 의사소통과 협업을 개발하고 유지하는 데 필수적인 최일선의 의료서비스를 제공한다. 1차 및 긴급치료 환경 모두에서, NP는 치료의 연속성을 보장하고, 의료비용을 절감하며, 환자의 치료결과를 최적화할 수 있다(Villasenor & Krouse, 2016).

NP의 교육적 준비는 수료증을 제공하는 계속교육프로그램에서 간호학 석사 또는 박사 학위를 수여하는 대학원 기반 프로그램으로 옮겨갔다. 현재 NP는 APRN 중 가장 규모가 큰 그룹이고, 모든 50개 주와 컬럼비아 특별구(Phillips, 2016)에서 처방권한을 가지고 있다. APRN은 의료와 간호의 문제를 모두 사정하고 관리하며, 1차 및 긴급치료를 모두 제공한다.

(1) 1차 의료 NP를 위한 역할변화

처음에 NP가 돌보는 환자군은 종종 보험에 들지 않은 이민자이거나 메디케이드 수혜자인 저소득 계층이었다. 그러나 그 이후 NP는 더 큰 환자 집단의 요구를 충족시키려고 노력했고, 교외 또는 도시의 외래 환경과 클리닉의 고객들을 포함하도록 그들의 실무를 확장시켰다. 의사를 쉽게 이용할 수 있는 인구밀도가 높은 고소득 지역으로 이러한 변화가 이어졌고, 이는 NP에 대한 수용도가 증가했음을 보여준다.

(2) Retail 클리닉과 긴급치료 클리닉

Walk-in clinic및 urgent care clinic 등 retail clinic의 발달은 1차 의료 서비스에 대한 접근 환경을 변화시켰다. NP의 주요 고용주인 이러한 클리닉은 NP가 제공할 수 있는 치료의 일부를 대중에게 보여줄 기회를 제공한다. 국가입법부회의(National Conference of State Legislatures, NCSL) 웹사이트에 따르면, 2015년 현재 41개 주와 워싱턴, DC에 2,000개의 retail clinic이 운영되고 있다(NCSL, 2015). APRN에 대한 이러한 잠재적인 영향을 인식하여, 미국NP학회는 Retail-Based Clinics *NP* 실무표준을 발간했다(AANP, 2007).

(3) 지역사회에서의 NP

1차 진료 NP는 고유한 지역사회 중심의 실무 모델을 확립했다. 독립적인 NP 서비스모델을 개발하고, 미국의 다양한 사람들에게 의료서비스가 전달되는 방법을 연구하기 위한 노력의 일환으로, 많은 간호학교들이 학술 커뮤니티 간호센터(Academic Community Nursing Center)를 개설하였다(Naylor & Kurtzman, 2010; Oros, Johantgen, Antol, Heller, & Ravella, 2001). 이러한 센터는 보건의료시스템의 비효율성과 조정 부족으로 의료 접근에 제한이 있는 취약 계층에게 의료서비스가 어떻게 제공되는지를 연구하는 환경으로 사용된다. 이것은 센터가 위치한 지역사회의 구체적인 요구를 확인하고 의료의 질을 개선할 수 있는 방법을 제공한다(Zachariah & Lundeen, 1997).

간호사가 운영하는 클리닉의 개념을 바탕으로, 저명한 의료서비스 품질관리 조직인 국가품질보증위원회(National Committee for Quality Assurance, NCQA)는 Physician Practice Connections®-Patient-Centered Medical Home

인정 제도 하에서 환자중심 메디컬 홈(Patient-Centered Medical Home, PCMH)이 "간호사 주도의" 1차 진료로 인정될 것이라고 보고했다(Schram, 2010). 이 프로그램에서는, 실무 정보에 적합한 NP의 이름을 추가할 것을 권고한다. "Medical Home"의 개념은 복합적인 다발성 만성질환을 가진 사람에게 NP가 수행할 수 있는 환자중심간호의 조정과 관리에 대한 보상을 위해 개발되었다. NP가 실제로 메디컬 홈의 인력으로 포함되었는지는 불확실하다. 뉴욕 주에서 실시한 연구에서 Park(2015)는 PCMH로 지정된 곳과 지정되지 않은 곳 모두에서 NP와 PA의 수를 1차 진료의사와 비교했고, PCMH로 지정된 곳에서 1차 진료의사에 비해 NP와 PA의 수가 크게 증가했음을 발견했다. 이것은 기대되는 결과이지만, 뉴욕 주의 현재 상태만을 반영하는 자료이다.

(4) 소아 NP

사회적 변화는 아이들의 돌봄에도 영향을 미친다. 아동학대는 계속해서 국가의 가장 심각한 우려사항 중 하나였다. 2012년 동안, 미국에서 아동학대 신고는 340만 건에 달했고, 630만 명의 어린이가 포함되었으며, 1,640명이 사망하였다(CDC, 2014c). 소아면역 역시 미국에서 최우선의 건강 과제이다. 2000년 미국에서 근절되었다고 여겨졌던 홍역은 2014년에 600건 이상 보고되었다(CDC, 2014b).

최근 보고에서는 10세에서 14세 청소년의 아동비만, 집단 괴롭힘 및 자살시도 증가와 같은 심각한 문제를 보여준다(CDC, 2014a). 적절히 준비된 소아 NP가 시급하게 필요하지만, 미국 간호사들이 소아과나 소아 NP 역할에 끌리는 경우는 거의 없다. 따라서 그 역할이 새롭게 생긴 것은 아니지만, 간호사들이 아이들을 돌볼 수 있는 기회는 풍부하다.

(5) 전환치료 환경에서의 NP

병원에 기반을 둔 간호사들은 전통적으로 환자의 퇴원을 준비하는 중재에 집중했다. 그러나 퇴원 교육을 하고, 환자와 가족의 질문에 대답해 주는 시간은 제한적이며, 환자가 퇴원지시를 완전히 이해하지 못해 병원에 다시 돌아오는 경우도 종종 있었다.

만약 환자들이 퇴원할 때 운이 좋게 가정간호사 방문이 연결된 경우 종종 환자의 건강에 관한 문제와 우려를 확인하고 다음 행동 방침을 결정하기 위해 의사에게 연락을 해야 했는데, 이 과정은 치료의 지연을 야기했다. 따라서 병원에서 지역사회로 전환치료를 제공할 수 있는 APRN의 필요성이 특히 분명해졌다.

몇 가지 실행 가능한 APRN의 전환역할모델이 연구를 통해 입증되었다(Blewett et al, 2010; Hirschman & Bixby, 2014; Naylor et al, 2000). 명확히 입증된 Naylor의 전환간호모델(Transitional Care Model)(2000)의 긍정적인 환자중심의 결과는 의료비용의 절감에 상당한 기여를 하는 프로그램의 한 예로서 건강보험개혁법에 이름을 올릴 정도로 의미있는 인정을 받았다. 그러나 여전히 APRN의 서비스에 대한 수가보상 시스템을 더 개발할 필요가 있다.

(6) 지역사회에서 상담가로서의 NP

지역사회 보건 환경에서 상담가로서의 NP는 새롭게 나타난 또 다른 상급실무역할이다. 장기요양시설, 요양원 및 재활센터는 APRN이나 전문직 간호사가 거의 없는 환경이다. 그러나 이러한 환경에 있는 환자들은 심각해질 때까지 알아차리지 못하거나 치료받지 못하는 만성적인 건강요구를 가지고 있는 경우가 많다. 이에 대한 대책으로, 일부 관리자들은 보다 신속하게 건강 문제를 해결할 수 있는 APRN의 역할을 개발했다(Neal-Boylan, Mager, & Wallace-Kazer, 2012). 재활센터, 호스피스병동, 노인전문 요양시설 및 기타 새로운 의료서비스 환경에서 더 많은 APRN을 찾아볼 수 있다. 이러한 지역사회 기반 APRN은 증상이 악화되고 불필요한 고통을 겪는 것을 막기 위해 문제를 사정하고, 치료계획을 세운다. APRN이 독립적인 기능을 하는 것에 대한 제약은 그들이 제공할 수 있는 서비스의 범위를 제한할 수 있다. 또한 APRN이 직접 청구할 수 있는 서비스의 유형에도 제한이 있다. 그러나 의료보험 급여정책의 변화가 계속되고 있으며, 이에 따라 지역사회에서 상담가의 역할은 더 큰 인기를 끌 것이다.

(7) 정신건강 NP

1950년 대에 정신건강 간호사의 APRN 역할은 CNS 역할로 개념화되었다. 정신건강과 정신질환을 뒷받침하는 과학이 발달함에 따라, 전통적인 심리사회적 접근 방식에서 생물심리사회적 패러다임으로 전환되었다, 후자의 모델에서, 정신 약리학은 치료 목록의 중요한 위치를 차지했으며, 이러한 움직임의 수용은 정신건강 NP에 대한 국가인증시험의 개발로 입증되었다. 처음에는 성인 및 가족 두 가지 시험이 가능했다(American Nurses Credentialing Center [ANCC], 2016). Consensus 모델(2008)의 채택과 함께, 정신건강 APRN은 사람의 생의 주기 전반으로 초점을 바꿨다. 40개의 주에서 CNS와 NP 모두에게 처방권한을 부여했으나(NACNS, 2015) NP는 모든 50개 주에서 처방권한을 가지고 있다. 이러한 이유로, 정신건강 NP는 이 APRN의 역할에 대하여 유일하게 교육적 준비가 되었다. 박스 2.3을 참조한다.

(8) 여성건강(Women's Health)/성 관련 (Gender Related) NP

WH/GRNP의 역할은 여성의 고유한 요구를 확인하는 것에서부터 성장했으며, 처음에는 가족계획, 불임, 성기능 장애, 부인과 질환의 치료, 폐경기 문제, 성병(sexually transmitted infections, STIs)의 진단과 치료에 초점을 맞췄다. 소득이 낮고, 많은 여성들이 이용할 수 있는 자원이 부족하기 때문에, 그 역할은 질병의 예방, 건강한 생활방식, 정신건강 및 파트너의 폭력과 같은 문제의 확인 등 전인적인 간호에 중점을 둔 여성건강으로 확대되었다. WHNP는 요실금, 방광염과 같은 일반적인 비뇨기 문제는 물론, 방광경검사, 포피환상 절제술, 자궁내 피임기구의 삽입, 자궁내막 조직검사 및 자궁 초음파검사 등의 시술을 수행한다.

수년 동안, 전문가들은 남성의 성과 생식기건강의 요구를 해결할 의료인이 부족하다는 것을 인지했다. 따라서, WHNP이 교육과 역할에 성병, 불임과 같은 남성 문제의 진단, 선별, 평가와 관리까지 포함하도록 확대되었다. 이러한 여성건강 의료인들의 효과가 인정되면서, Consensus 모델(2008)은 여성건강 의료인이 중점을 두는 대상자를 확대할 것을 요구했다. 남성에 대한 치료의 공식적인 인정은 의심의 여지없이 향후 NP 역할의 확대를 가져올 것이다. 게다가 WHNP의 고령 여성의 요구에 대한 관심 또한 증가했다.

박스 2.3

완화의료에서 성인 ACNP의 사례

Rochelle은 대학병원의 완환의료에서 일하는 성인 ACNP이다. 그녀는 몇몇의 NP, 약사, 협력 의사, 전임의, 성직자, 사회복지사, 예술 및 음악 치료사를 포함하는 다학제팀의 구성원이다. 그녀의 역할은 월요일에서 금요일까지 낮 시간 동안 입원환자를 보는 것이다. 그녀는 심각하고 종종 생명을 위협하는 질병에 직면해 있는 환자를 위해 상담가로 일하면서, 치료에 대한 결정을 내리고, 통증관리에 중점을 둔 다양한 증상을 관리하는 데 도움을 제공한다. 진료비 청구는 그녀 자신 또는 협력의사의 NPI[2]를 통해 이루어진다.

Rochelle은 다양한 팀의 전문성을 활용하는 것을 즐긴다. 그녀는 대학병원에 있기 때문에 일일 회의와 전문가 초청 강연, 팀원 발표회, 저널 클럽 및 사례 발표회 등 매주 열리는 컨퍼런스에 참여할 수 있다. 그녀는 또한 간호사, 담당 의사, 병원 사회복지사 및 사례관리자 등이 함께 하는 완화의료팀의 강한 협업으로 환자들이 이익을 얻는다고 느낀다.

이 역할은 그녀에게 매우 적합하지만, 이것은 전국의 시골 환경에서 이전 동료가 맡았던 역할과 매우 다르다. Amelia는 완화의료와 호스피스 NP 두 가지 역할을 모두 하는 독립 진료를 개업했고, 전체 지역사회에서 유일하게 이러한 서비스를 제공하고 있다. 그녀의 역할은 진료실에서 환자를 보고, 병원에서 라운딩을 하고, 가정 호스피스 방문을 하며, 저녁과 주말의 당직자들을 관리하는 것을 포함한다. 그녀는 때때로 고립감을 느끼고, 대학병원에서 일하는 환경에서 얻을 수 있는 동료들과의 협업, 교육 및 기타 혜택 등을 놓치기도 하지만, 그녀가 다양한 환경에서 환자에게 제공할 수 있는 집중적이고, 지속적인 치료를 즐긴다. 그녀는 진료소에서 제공하는 모든 서비스에 대해 요금을 청구한다.

미국간호대학협회는 이러한 대상자들의 특별한 요구를 해결하기 위한 역량을 개발했는데, 이것은 낙상 위험 사정, 감각 결핍의 영향 인식, 전환 관리의 지원, 노인의 특별한 요구에 대한 옹호와 같은 문제를 포함한다(AACN, 2010).

전국NP여성건강협회(National Association of Nurse Practitioners in Women's Health, NPWH)는 미국가정의학회(American Academy of Family Physicians, AAFP), 미국내과학회(American College of Physicians, ACP), 미국산부인과대학(American College of Obstetricians and Gynecologists, ACOG)과 제휴하여 여성 예방서비스 가이드라인(HRSA, 2016)을 개정함으로써 보건정책에 대한 리더십과 책임을 보여주었다.

WHNP의 역할은 최근 여성건강 문제에 중점을 둘 임상의가 필요한 일반 1차 진료 실무로 확대되고 있다. 또한 가족 내에서 대부분의 여성이 가족을 부양하면서 또는 그 이후에 부모를 노인 요양으로 전환하는 역할을 맡는 경우가 많기 때문에 요실금 관리, 성생활, 간병 지원과 같은 특수한 문제에서 그들의 역할을 확장했다(Wysocki, 2014).

(9) ACNP(Acute Care Nurse Practitioner)

NP는 1차 진료뿐만 아니라 신생아, 소아, 노인과 급성 및 중환자치료 환경과 같은 특수한 영역에서도 찾을 수 있다. '급성'이라는 용어는

2) NPI(National Provider Identifier): 미국 CMS(Centers for Medicare and Medicaid Services)에서 의료서비스 제공자에게 발급하는 10자리의 고유 식별 번호

항상 환자의 치료가 제공되는 시설의 유형과 관련되어 있지만, 기존의 질병이 있거나 질병과 건강 사이의 기로에 서 있는 복잡한 만성질환을 가진 환자 사이에서 새로 발병하거나 질병이 악화되는 경험을 가진 환자를 설명하기도 한다(Bell, 2012). 따라서 ACNP가 치료를 제공하는 입지적 환경보다는 서비스를 받는 환자의 모집단에 의해 정의된다. ACNP는 병원, 중환자실, 장기 급성 치료병원, 외래와 호스피스병동, 전문진료소, 수술실과 같은 다양한 환경에서 치료를 제공한다. 그들은 심장흉부외과에서 일하는 것과 같이 진료에 기반을 둘 수도 있고, 내과계 중환자실이나 심장계 준중환자실에서 일하는 것과 같이 병동 기반일 수도 있다. 그들은 또한 입원환자 전문의가 있는 것과 같은 환경에서 치료를 제공하는 팀에 있거나 급성당뇨 관리서비스를 제공하는 것과 같은 상담팀에 있을 수도 있다(박스 2.4 참조).

새롭게 등장한 리더십 역할은 NP나 상급실무 제공자의 관리자이다. 이 역할은 이전에 사무장이나 의사에게 보고해왔던 NP의 근무 환경이 개선되었기에 나타난 역할이다. NP 관리자는 실무 범위, 면허 및 자격증에 대한 문제에 대해 잘 알고 있다. 또한 그들은 논문 개제 및 발표와 같은 전문성개발 과제에 대한 멘토이자 옹호자역할을 할 수 있다(D'Agostino & Halpern, 2010). 이 새로운 실무영역은 급성기환자의 요구를 충족시키는 다양한 실무의 기회를 보여준다.

(10) 신생아 NP

Neonatal NP(NNP)는 협력적 역할을 한다. 여러 연구가 신생아 NP에 의해 제공되는 치료결과의 질을 임상의사에 의한 것과 비교하여 검토했고, 그 결과 NP에 의해 제공되는 관리가 비용효과와 질적 척도에서 임상의사가 제공하는 것과 같거나 더 낫다는 것을 보여주었다. 게다가 신생아 NP가 제공한 치료는 더 높은 연속성과 일관성을 가지고 있었다(Bissinger, Allred, Arford, & Bellig, 1997; Mitchell-DiCenso et al, 1996).

NNP의 공급은 서비스에 대한 국가적 수요를 거의 충족시키지 못했다. 지속적인 NNP의 부족은 치료에 대한 팀 접근법에 상당한 격차를 남겼다(Kaminski, Meier, & Staebler, 2015). 그러나 NP가 제공하는 치료는 매우 전문화되어

박스 2.4

정신건강 NP의 사례

Anya는 정신건강 NP로서, 석사 수준에서 준비되어 있고, 지난 5년간 다양한 심리적 문제를 가진 환자를 지원하는 개인 종양전문진료소에서 일하고 있다. 그녀의 고객은 암치료를 받고 있는 청소년기 후반에서 성인을 포함한다. 그녀는 특히 치료의 결정, 질병 관리와 환자 후속조치에 방해가 될 수 있는 심리적 문제를 관리하기 때문에 그 팀의 중요한 구성원이다. 그녀는 또한 완화의료 팀으로부터 생명을 위협하는 질병에 직면한 사람들의 심리적인 문제를 관리하는 상담사이자 전문 임상가로 인정받고 있다. 그녀는 자신의 환자를 직접 보지만, 종양내과와 완화의료 의사, NP가 우울증과 같은 문제를 관리하고, 그들이 특별히 어려움을 느끼는 경우, 언제 정신건강전문가에게 상담을 받아야 하는 지 알아내는 것을 돕고 있다. 그녀는 자신의 일에 매우 만족하지만, 협력의사를 필요로 한다는 점과 특정 약물에 대한 처방 권한이 제한되는 것과 같은 주 정부의 요구사항에 좌절하고 있다.

이 역할을 수행하고자 하는 간호사가 거의 없다(Bellini, 2014). 이러한 NNP의 부족은 더욱 악화될 것으로 예상된다. 게다가 의학교육인증평가원(Accreditation Council for Graduate Medical Education, ACGME)은 소아과 전공의가 신생아 중환자실에서 완료해야 하는 필수 시간을 줄일 것을 제안한다. 이것은 NICU의 협업 환경에서 훈련하고 일하는 신생아 의료제공자의 본질적인 부족과 특히 관련되어 있다. 그러나 이것은 NNP가 그 간극을 채울 수 있는 기회를 제공한다.

(11) 소아 ACNP

소아 ACNP는 NP에 비해 상대적으로 늦게 나타났다. 이것은 소아과 환경에서 CNS가 가지고 있는 강력한 역할과 일정부분 관련이 있다. ACNP의 역할이 처음 시작되었을 때, 그것은 소아과 환자와 그 가족들에게 포괄적이고 직접적인 환자의 치료를 위해 시도된 CNS와 NP의 혼합된 역할이었다. 그러나 현재 소아 급성기치료에서 APRN의 역할은 분명하게 분리되어 있다.

Consensus 모델(2008)의 구현과 함께, CNS와 NP는 주 정부의 면허에 대한 교육적 준비와 자격에 기반하여 명확하게 그 역할이 인증되어야 한다. 소아과 APRN은 건강이력과 신체검진의 수행, 임상자료의 평가, 치료의 처방, 기관 삽관 및 동맥관 삽입과 같은 침습적 절차의 수행, 환자와 가족의 교육과 지지, 환자의 퇴원 조력, 학제간 라운드에 참여, 상처치료 및 신생아 수유 문제 등 다양한 주제에 대한 상담서비스의 제공과 같은 많은 활동을 책임지고 있다(Reuter-Rice, Madden, Gutknecht, & Foerster, 2016).

소아 ACNP는 입원전담의 역할을 하는 내외과 층이나 ICU 같은 특정한 환자치료 단위에서 볼 수 있으며, 또한 심장내과, 호흡기내과, 종양내과, 장기이식과, 소화기내과 및 일반외과와 같은 특수부서의 구성원이 될 수 있다(Reuter-Rice, Madden, Gutknecht, & Foerster, 2016). 소아 ACNP는 급성질환의 소아환자가 발견되는 병원 환경 밖의 다른 영역에서도 일할 수 있는데, 그러한 영역에는 장기 급성질환 관리센터, 인공호흡기환자 관리센터, 이송 서비스와 가정치료 환경 등을 포함한다(Reuter-Rice, Madden, Gutknecht, & Foerster, 2016).

각 NP가 맡은 역할은 크게 환자의 치료요구에 따라 달라진다. 지리적 위치에 관계없이 소아 ACNP의 중점적인 역할은 환자에게 비용 효율적이고, 양질의 치료를 제공하는 것이다.

(12) 성인 노인 ACNP

미국인들의 노령화와 노인의 다면적인 요구를 충족시키기 위해 적절히 의료인을 훈련시켜야 할 필요성을 인정하면서, Consensus 모델(2008)의 저자들은 성인치료 NP의 인구 초점을 성인 노인학으로 분명하게 변경하였다. 노인의 요구에 중점을 둔 교육 프로그램은 노인환자에게 요구되는 NP의 역량을 명확히 다루기 위해 커리큘럼을 수정해야 했고, 인증기관은 그러한 역할을 이행하는 데 요구되는 폭넓은 지식을 반영하기 위해 시험을 변경해야 했다.

소아과에서와 유사하게, AGACNP(Adult Gerontology Acute Care Nurse Practitioners)의 역할은 급성기치료 환경에서 진화하고 확장되고 있다. AGACNP는 응급실, ICU, 준중환자실과 같은 전통적인 치료 환경에서 볼 수 있으며, 외래환자 외과센터, 인공호흡기환자 관리센터, 급성기환자 장기요양병원, 정신건강 평가센터, 투석실,

심부전센터, 교정시설 등과 같은 3차 또는 4차 진료기관 이외의 환자에게도 치료를 제공한다.

2009-2010년 국가 NP 표본 조사의 일환이었던 ACNP의 실무에 대한 Kleinpell과 Goolsby(2012)의 대규모 연구에서, ACNP 응답자들은 다양한 환경에서 환자의 치료적 요구를 충족시키기 위한 새로운 역할을 지속적으로 개발했다. NP는 심장내과, 호흡기내과 및 신경과 전문분야, 혈액내과와 종양내과, 전문ENT서비스, 다양한 수술서비스, 완화의료, 통증관리서비스 등과 같은 전문치료분야에서 실무를 하고 있는 것으로 나타났다. ACNP의 새로운 실무분야는 입원환자 전담의사, 완화의료 및 개인진료소 임상의사의 역할이었다(Kleinpell & Goolsby, 2012).

(13) 전문진료소에서 성인노인 ACNP

3차 의료 센터에서, 전공의 근무 시간의 추가 감소는 치료가 분절되고 의료인이 부족해진 원인이 되었다. AGACNP는 꼭 필요한 치료의 안정성과 연속성을 제공하여, 환자의 긍정적인 치료결과를 만들어낸다고 알려져 있다. 환자들에게 지속적인 후속 조치가 필요한 복잡한 환경은 AGACNP에게 이상적인 실무 영역이 된다. AGACNP는 환자의 요구를 관리하기 위해 지속적이고 포괄적으로 접근함으로써 의료전달체계에서 긍정적인 영향을 미칠 수 있다.

(14) 종양학에서 ACNP

종양학은 지속적이고 포괄적인 치료를 위한 NP의 전문지식이 중요한 분야 중 하나이다. 종양학과 환경은 고위험 암 클리닉에서부터 호스피스 및 완화의료까지 암의 전체 여정을 포괄한다(Vogel, 2010; Volker & Limerick, 2007). 종양 NP는 통증관리, 증상완화, 암진단과 관련된 심리적인 민감성과 같은 문제에서 전문적인 치료를 제공할 수 있는 고유한 전체론적 관점을 가지고 있다. 종양 NP 역할은 다양하며 방사선 치료, 항암치료, 수술 클리닉(수술 전과 후의 전반적인 관리), 완화의료, 생존자 관리 및 예방, 암 위험과 관련된 유전상담 등 외래환자에 대한 역할을 포함할 수 있다. 이러한 NP는 종양 내과 및 종양 외과 병동 뿐만 아니라 ICU에서도 찾을 수 있다. Consensus 모델로 인해, 독립적인 종양학 NP 프로그램은 더 이상 없다. NP는 1차 의료 또는 ACNP로 준비되어야 하며, 추가적인 교육을 이수하고 종양학분야의 전문가 인증을 받을 수 있다. 박스 2.4를 참조한다.

2007년, 미국임상종양학회(American Society of Clinical Oncology, ASCO) 인력연구에서는 2020년까지 종양학 의료서비스에 대한 수요가 48% 증가할 것으로 예측했다. 이러한 수요는 충당할 수 있는 의학 수련생의 수를 훨씬 초과한다(Ericson et al, 2009).

4) Nurse Midwife

Nurse Midwife는 평생 동안 여성의 주요 건강관리 제공자인 공인 간호사이다. 그들은 신체검진을 하고, 피임법을 포함한 약을 처방하고, 필요한 진단검사를 지시하며, 태아 관리, 산부인과적 관리, 임신과 출산에 대한 관리와 더불어 전 연령의 여성들에게 건강교육과 상담을 제공한다. 미국조산사대학의 입장성명서인, 조산사 실무를 위한 필수 학위 요건(*Mandatory Degree Requirements for Entry Into Midwifery Practice*)에 따르면, 조산사 과정에 들어가기 위해서는 석사학위가 필요하다(ACNM, 2012b). 모든 조산사 교육 프로그램은 미국조산사면허국(American Midwifery Certification Board, AMCB)이 제공하는 시험의 응시 자격을 주는 필수 교육을 제공하여 CNM을 양성한다. 조산사교육인증위원회(Accreditation Commission for Midwifery Education, ACME)(이전의 the ACNM Division of Accreditation [DOA])는 조산사 교육 프로그램의 내용과 질을 평가하여, 미국간호조산사대학 핵심 역량에 반영하도록 한다.

미국간호조산사대학은 2010년부터 조산사가 임상 진료에 들어가는데 있어 대학원 수준의 교육을 의무화하고 있다. 그러나 과거에는 Nurse Midwife 준비에 있어 석사학위 프로그램이 지배적이었던 것에 반해, 최근에는 많은 프로그램이 석사학위 선택을 중단하고, DNP만을 제공하고 있다(ACNM, 2012a).

Nurse Midwife는 주 정부마다 다양한 기관에 의해 규제되고, 다양한 범위의 실무를 수행하고 있으며, 모든 50개 주에서 활동을 인정받고 있다. 실무영역에 있어 주요 문제는 의사와 협업하지 않고, 독립적으로 일해야 하는 것에 있었다. 개업의사(21.7%)와 병원(29.5%)은 계속해서 간호조산사의 주요 고용주로 확인된다(Schuiling, Sipe, & Fullerton, 2013). 병원에서 일하는 간호조산사의 경우, 의료진 구성원 자격이나 기타 경로를 통해 임상권한이 부여될 수 있다. 기관의 자격 증명과 진료권한을 요구하는 목적은 Nurse Midwife가 전문적 실무범위 내에서 국가표준 및 주 정부의 규정과 일치하는 환자간호를 제공하도록 보장하는 것이다(ACNM, 2006).

비록 Nurse Midwife의 진료가 대개 병원과 의사 소유의 진료소에서 이루어지지만, 교육기관, 조산사 소유 진료소, 지역사회 보건소, 비영리 보건기관, 군 또는 연방정부기관 및 출산센터에서도 운영된다(Schuiling et al, 2013). Nurse Midwife는 수년 동안 여성을 옹호해 왔다. 2015년에 미국조산사대학에 의해 건강한 출생계획: 1차 제왕절개 감소 프로젝트(http://birthtools.org/HBI-Reducing-Primary-Cesareans)라는 흥미로운 계획이 시작되었다. 제왕절개를 통해 아기를 출산할 필요가 없는 산모에게 출산 센터의 적극적인 협력과 번들케어를 마련하는 것이 이 프로젝트의 목표이다.

Nurse Midwife는 최근 예산 편성, 품질지표 설정 및 해석, 인적자원 책임, 일정 수립과 정책 및 절차의 개발 등과 같이 더 행정적인 영역으로의 실무를 확장하여 기업가적인 면모를 보이고 있다(Slager, 2016). 이러한 활동이 더 보편화됨

박스 2.5

CNM의 임상 사례

Siji는 9명의 조산사와 5명의 의사를 포함하는 바쁜 산과, 부인과 및 조산사 치료 프로그램의 실무 책임자이다. 그녀는 직원의 채용 및 평가를 책임지고, 병원 관리자와 전문직 및 지역사회와 연락하는 역할을 한다.

역할이 발전함에 따라, 그녀는 실무 예산 관리, 생산성 감독, 미래를 위한 비전 창출 등을 포함한 더 많은 행정적인 책임을 떠맡게 되었다. 그녀의 진료는 수많은 건강보험 설계를 접하기 때문에, 복잡한 상환에 대해 배워야 했고, 그것을 빠르게 습득하고 있다. 이러한 실무는 새로운 것으로, 그녀는 마케팅 전략, 새로운 진료 지침 및 절차의 개발과 질 지표의 수집을 감독한다. 그녀는 자신의 임상적 책임과 균형을 맞추는 것을 어렵다고 느끼지만, 행정적인 능력을 발전시키기 위한 기회를 즐기고 있다.

에 따라 Nurse Midwife를 위한 교육 준비에는 확장된 행정적 영역의 내용이 포함되어야 할 수 있다. 박스 2.5를 참조한다.

(1) Nurse Midwife의 1차 진료 초점

Nurse Midwife는 여성들의 출산기간 내내 산과적 진료를 제공하면서, 많은 여성이 1차 진료 서비스에 쉽게 접근하지 못한다는 것을 깨달았다. 여성이 출산 중에 신뢰했던 의료 제공자에게 1차적인 건강관리를 요청하는 것은 자연스러운 과정이었고, Nurse Midwife는 갱년기 여성과 폐경 후 여성을 돌보기 시작했다. 그들의 실무 영역은 자연스럽게 확대되었다. 21세기에 들어 미국인들의 고령화가 진행되면서, 폐경에 접어드는 여성의 수가 증가하고 있다. 많은 여성들이 Nurse Midwife에게 폐경 전 후 관리를 받을 것으로 예상된다. 이러한 인구 통계의 변화와 1차 진료 제공자에 대한 접근성 향상에 부응하여, CNM은 임신, 출산, 부인과 및 생식기건강을 특히 중점에 두고, 청소년기에서 폐경 이후까지 여성의 생애 전반에 걸친 1차 진료 제공을 포함하도록 실무범위를 확대했다.

또한 CNM의 실무범위는 성병에 대한 남성 파트너의 치료, 생식건강, 정상 신생아의 출산 후 첫 28일간의 관리를 포함한다(ACNM, 2012c). 흥미롭게도, 이러한 실무의 범위는 조산사의 인구 초점이 여 건강에서 여성건강/성 관련 진료로 확대된 Consensus 모델의 변화를 반영한다. CNM은 환자와 가족에게 제공되는 서비스의 일부인 1차 진료의 측면을 인정하면서, 간호조산사 실무의 본질을 잃지 않도록 조산업무에도 계속해서 초점을 유지하고 있다.

(2) 1차 진료실무와 관련된 문제

CNM은 클리닉 및 기타 외래 환경에서 기본적이고 예방적인 치료를 제공한다. 미국간호조산사대학은 1차 진료와 사례 관리의 모든 필수적인 요소를 포함하는 CNM의 관리를 요구한다. 여성과 신생아의 외래 진료의 초점은 건강증진, 교육과 질병예방에 중점을 두고 있으며, 이러한 관리를 제공하는 데 여성이 중심이 되고 있음을 알 수 있다(ACNM, 2012c). 또한 CNM은 여성 청소년 관리에도 관심을 가지고 있으며, 이들이 의료적인 서비스가 부족한 집단이라는 점에 주목했다. 그들은 환자중심 메디컬 홈(Patient Centered Medical Home)의 핵심적인 구성요소로 인식되며, 임산부 케어 홈(Maternity Care Home)이라고도 한다(ACNM, 2012b).

(3) 제왕절개 수술에서 1차 보조인력으로서 Nurse Midwife

CNM의 또 다른 떠오르는 역할은 외과적 수술의 1차 보조인력이다. 전국적인 산과 전공의 프로그램이 폐쇄되고, 비용 절감으로 인해 1차 보조자로 일할 수 있는 의사의 수가 줄어들었기 때문에, CNM은 그 공백을 채우기 위해 역할을 확장했다(Tharpe, 2015). 게다가, CNM은 이미 응급 제왕절개 수순에 참여한 경험이 많았기 때문에 방해 없이 분만을 진행할 수 있었고, CNM이 외과 수술의 1차 보조인력으로 인정받았을 때 산모와 신생아 모두에게 더 나은 결과를 가져왔다.

그러나 예상했던 대로, CNM 역할 확대에 대한 반대가 있었다. 수술간호사협회(Association for Perioperative Registered Nurses, AORN)와 일부 외과의사들은 CNM이 안전하게 1차 수술 보조인력의 역할을 수행할 수 있는 적절한 지식을 가지고 있다고 확신하지 못했다. 이러한 비판에 대해, 미국간호조산사대학(2016)은 1차 보조인력이 되기를 원하는 CNM을 위한 지침을 마련했고, 환자의 사정, 해부학 및 생리학, 상처 회복의 원리, 무균술 및 봉합과 같은 기본 수술 기술의 개발에 요구되는 훈련과 감독이 필요한 상급조산사 기술을 능숙하게 수행하는 것을 제왕절개수술에서 1차 보조인력역할로 규정하였다. 현재, 각 주에서는 1차 보조인력으로 일하는 CNM에 대한 요구사항을 다루고 있다. 비록 1차 보조인력인 CNM의 수가 상당히 증가했지만, 이 기술은 CNM의 핵심역량의 일부가 아니기 때문에, 추가 교육이 필요하다.

최근에는, 산부인과 초음파검사를 조산사의 기술 목록에 추가했다(ACNM, 2012d). 초음파검사는 재태기간 결정, 태아의 건강평가, 태아성장 간격 모니터링, 산모의 자궁경부 길이 측정 등 구체적인 정보를 얻기 위해 임신 3개월 분기(trimester)마다 수행될 수 있다. 미국간호조산사대학(2012d)은 자신의 실무에 초음파 검사를 도입하기로 한 조산사를 위해 추가적인 교육 콘텐츠, 자격인증 및 특정권한이 필요하다는 것을 인식했다. 미국간호조산사대학은 초음파 검사를 모든 조산사의 필수적인 기술로 의무화하고 있지 않지만, 초음파검사가 환자의 요구를 충족시키기 위해 필요한 도구일 수 있다는 것을 인식하고 있다.

세월이 흐르면서 분만여성의 변화하는 요구를 충족시키기 위해, 간호조산사의 진료와 기술이 확대되었다. 추가적인 요구가 확인되면, 이러한 경향은 지속될 것이다.

5) Nurse Anesthetist

CRNA는 모든 50개 주와 컬럼비아 특별구에서 실무권한이 있는 마취 전문가이다. 그들은 모든 종류의 마취제를 투여하고, 마취 전 준비 및 평가, 마취 유도와 유지 및 회복, 마취 후 관리, 마취 전후 기간의 임상적 지원과 같은 마취와 관련된 간호를 제공한다(보건 복지부[DHHS], 공중보건서비스[PHS] 취득관련 부서, 1995). 만성통증은 미국에서 중요한 문제이다. 유감스럽게도, 경막 외 스테로이드 주사와 같은 통증관리 시술은 주 정부 수준에서 규제되기 때문에 치료에 대한 접근이 제한될 수 있고, 모든 CRNA가 수행할 수는 없다(AANA, 2014).

CRNA는 미국에서 외과적 수술을 위해 시행된 마취의 상당한 비율을 차지한다. 이러한 APRN은 도시 및 농촌 환경에서 일하며, 농촌 지역에서 시행되는 마취의 50% 이상을 차지한다(Rand Corporation, 2010). 다른 APRN 범주에서는 여성의 수가 많은 것과는 달리, CRNA는 41%가 남성이다(Rand Corporation, 2010).

미국마취간호사협회는 CRNA 실무 범위(AANA, 2013a), CRNA 실무표준(AANA, 2013b), 외래기반 마취실무의 표준(AANA, 2015)과 함께 CRNA를 위한 교육 및 인증 표준을 제정하고 CRNA의 윤리강령을 공포(AANA, 2005b)하는 전문기구 역할을 한다. 마취 간호 학생은 미국마취간호사협회에 공인된 학교에 등록해야 하며, 졸업 후 인증시험에 합격해야 한다. 또한 2016년 8월 현재, 그들은 마취간호사의 국가인증 및 재인증위원회(National Board on Certification and Recertification of Nurse Anesthetists, NBCRCNA)를 통해 매 4년마다(2년 체크인) 의무적으로 지속적 전문직 인증(Continued Professional Certification, CPC)에 참여해야 하며, 이는 100시간의 공인된 지속교육 및 핵심모듈을 포함한다.

또한 매 8년마다 재인증 심사를 받아야 한다(NBCRNA, 2016).

1998년, Nurse Anesthetists의 개업을 위해 석사학위 준비가 요구되었다. 비록 요구된 석사학위가 간호학일 필요는 없었지만, 약 50%의 CRNA 대학원 프로그램이 간호대학 내에 있었다(AANA, 2010). 2022년까지 진료를 시작하는 데 필요한 교육 요건은 박사 수준이 될 것이다.

CRNA는 실무권한을 확립하는데 있어 지속적으로 심각한 어려움에 직면해 있다. 마취과 의사들은 마취제 투여를 의학적 실무로 개념화함으로써 CRNA의 실무범위를 제한하려는 상당한 압력을 행사하고 있다(Shumway & Del Risco, 2000). 1982년, 미국마취의사회는 마취팀(anesthesia care team, ACT)의 개념을 도입하였는데, 이는 마취의사의 감독 하에 모든 마취제 투여가 이루어지도록 요구하는 실무모델이다(Shumway & Del Risco, 2000).

이러한 규제의 노력은 1982년 메디케어에 의한 보험금 환급 규제정책의 도입으로 의도치 않게 촉진되었다. 이 정책은 마취과전문의가 CRNA와 함께 일하거나 고용했을 때 수행한 서비스에 대한 책임을 지게 하는 구체적인 조건을 정하여 마취 치료의 사기 혐의를 줄이려고 시도하였다(Shumway & Del Risco, 2000). 조세형평성 및 재정책임법(Tax Equity and Fiscal Responsibility Act, TEFRA) 규정은 상환을 받기 위한 구체적 조건으로 마취를 하는데 있어 의사 지도자가 필요하다는 의료표준을 설정했다. 후에 CRNA 서비스의 메디케어 수가보상을 위해 마취전문의사의 감독의 필요성을 없애려는 시도는 주 정부의 관리를 받지 않는 '자율 운영'을 선택할 수 있는 결과를 가져왔다(AANA, 2005a). 이러한 노력은 APRN의 독립적 실무를 위한 현재의 움직임에 길을 만들어 주었다. CRNA의 독립적 실무 추구는 Consensus 모델(2008)의 결과이다. 미국간호사시험주관기관협의회에 따르면, CRNA는 현재 27개 주에서 의사의 감독 없이 마취를 제공할 수 있다(NCSBN, 2016).

CRNA 실무의 특권과 리더십을 위한 투쟁의 결과 중 하나는 마취팀이 중요한 실무모델로 확립된 것이다. 마취팀에서 일하는 CRNA와 그렇지 않은 CRNA 간에 존재하는 차이를 명확히 하기 위해, Shumway와 Del Risco(2000)는 400건 이상의 CRNA 표본에서 개인 및 직업의 특성, 실무의 범위, 업무부하, 수입과 고용계약을 평가했다. 그들은 마취팀에서 일하고 있는 CRNA들이 여성이고, 경험이 적고, 젊으며, 석사학위를 가지고 있고, 대도시에서 일할 가능성이 더 높다는 것을 발견했다. 마취팀 소속 CRNA는 실무범위가 더 넓었고, 기도유지기, 국소 마취, 모니터링 기술을 더 많이 사용했으며, 더 다양한 사례와 서비스를 수행했다. 그들은 마취팀기반이 아닌 CRNA에 비해 후두마스크와 동맥관을 더 많이 사용했으며, 심폐 우회, 소아, 뇌내막과 외상 사례에 대해 더 많은 마취를 제공했다. 그러나 그들은 경막외 및 중심정맥의 카테터 삽입과 통증관리 및 중환자치료에 참여할 가능성은 더 낮았다(Shumway & Del Risco, 2000).

비-마취팀기반 Nurse Anesthetists는 주당 더 많은 시간을 일했고, 연간 $40,000를 더 보상받았다. 마지막으로, 이 표본에서 마취팀기반 마취간호사의 4%가 자영업을 하고 91%는 고용된 직원인 것에 반해 비-마취팀기반 마취간호사는 49%가 고용된 상태이며 자영업을 하는 경우가 43% 였다(Shumway & Del Risco, 2000).

박스 2.6

CRNA의 임상 사례

Josh는 20년 동안 CRNA로 활동해 왔다. 그는 심장질환에 초점을 맞춘 큰 대학기반 의료 센터에서 그의 경력을 시작했다. 그 이후 순환 근무를 하며 개두술을 포함한 다른 케이스를 통해 기술과 전문지식을 개발했다. 외래환자 수술센터가 그 지역에 문을 열기 시작하면서, 그는 지역사회의 이러한 곳으로 이직하는 것에 대해 고려했다. 그러나 그에게 수년 동안 이런 일을 해 온 친구가 있었는데, 비록 그녀는 시간은 더 많았고, 스트레스 수준은 더 낮았지만, 급성기질환과 의학적으로 복잡한 환자를 돌볼 기회를 놓쳤고, 고도의 급성 환자를 돌보는 환경으로 다시 돌아갈 수 없을 것이라고 느꼈다.

Josh는 결국 병원기반 직업을 떠나 하루 단위의 독립적인 계약자로 일하기로 결정했다. 그는 광범위한 기술과 훌륭한 지역적 명성을 가진 노련한 임상의료인이기 때문에, 지역 병원, 대학기반 의료센터 및 외과센터를 포함한 많은 곳에서 일하게 되었다. 그는 자신만의 일정을 만들 수 있고, 고도의 급성기환자를 관리하는 문제를 경험할 수 있으며, 외래 환경에서 더 독립적으로 일할 수 있다는 양쪽의 장점을 모두 갖추고 있다.

박스 2.6을 참조한다.

모든 APRN을 위한 새로운 실무 영역: 호스피스와 완화의료

미국에서 여명이 얼마 남지 않은, 심각한 질병을 가진 사람의 수가 증가하면서, 의료 접근성과 삶의 질을 향상시키고, 환자와 가족의 만족도를 높이고, 비용을 절감할 수 있는 완화의료서비스를 확대시킬 필요가 있다. 2014년 미국의학연구소는 *Dying in America: Improving Quality and Honoring Individual Preferences Near the End of Life*(미국에서 죽기: 생의 말기에 삶의 질 향상과 개인의 선호도 존중)이라는 고령의 인구에 대한 치료의 접근성 증가를 포함하는 권고안을 제시했다(Meghani & Hinds, 2015). 2010년에 미국호스피스완화의료학회는 호스피스와 완화의료에 최대 18,000명의 의사가 필요하다는 인력연구 결과를 발표했다(Lupu, 2016).

APRN은 이 성장하는 영역의 필요성을 충족시키기 위해 나섰다. 완화의료 APRN은 입원환자, 외래환자, 숙련된 간호 및 재활시설과 가정이라는 여러 환경에서 찾아볼 수 있다. 일반적으로 1차 진료와 종양내과에서 일하는 전문가들을 생각하지만, 신경질환 및 심폐질환과 같이 여명이 얼마 남지 않은 질병을 가진 환자에 대한 접근성을 증가시키려는 변화가 있었다. 모든 APRN은 완화의료에 대한 역할을 한다. 먼저 간호사로서 APRN은 항상 증상관리에 집중하여 환자의 치료에 대한 반응을 사정하고, 환자의 목표를 확인해왔다. 많은 사람들은 CNS와 NP를 "일반적인" 완화의료 제공자라고 생각한다. 그러나, 완화의료 APRN은 삶의 전환기의 개인, 통증, 불안을 관리하는 데 능숙한 Nurse Midwife가 될 수도 있고, 완화진정에 참여할 수 있는 Nurse Anesthetists가 될 수도 있다(Van Hoover & Holt, 2016; Wolf, 2013). CNS와 NP는 종종 호스피스및완화간호협회를 통해 호스피스 및 완화의료 전문간호사(Advanced Certified Hospice and Palliative Nurse, ACHPN)의 인증을 받을 수 있다(http://hpcc.advancingexpertcare.org/competence/aprn-achpn/).

APRN의 미래 방향

APRN은 의료실무자 수의 증가, 의료실무자 역할과 환경의 확대, 의사의 협업이나 감독이 없는 독립적인 진료의 기회, 그리고 주요 의료기관의 지원을 통해 번창하고 있다. 예를 들어, 재향군인의료협회는 의료 네트워크를 통해 APRN 사용을 지지한다(U.S. Department of Veterans Affairs, 2016).

APRN의 미래는 전도유망하지만, 생물학과 사회과학의 지식개발과 진화하는 정치 및 사회 분위기에 계속해서 영향을 받을 것이다. 이것이 APRN의 실무에 어떤 영향을 미칠지는 아직 알 수 없다.

제 3 장

역할개발
이론적 관점

Lucille A. Joel

학습 목표

이 장의 결과로 기대되는 학습 결과

- 구조기능주의 이론과 상징적 상호작용 이론이 역할조정에 어떠한 영향을 미치는지 설명한다.
- 준거집단을 정의하고, 규범, 비교, 청중 집단을 구별한다.
- 업무현상에서 역할수용과 역할형성을 평가하고 이러한 과정에서 사회화의 역할을 설명한다.
- 이차적 변화의 성격과 그것이 어떻게 새로운 행동의 발달로 이어지는지를 설명한다.
- 기술습득모델을 간호에 적용한다(Benner, Dreyfus, & Dreyf us).
- 새로운 역할기대로 인한 차질을 설명한다.
- 교육과정 중 예상되는 사회화의 필요성을 설명한다.
- APN 역할의 사회화에 대한 과제를 논의한다.
- 스트레스와 긴장을 구별한다.

간호사의 역할은 끊임없이 변하고 있다. 간호사가 평생 동안 한가지 역할만 담당할 수는 없다. 역할수정은 이론적인 지식체에 의존하며, 경험적 연구보다 가상적인 것이 더 많다. 이러한 개념 및 관계는 연속성의 요소를 인식하면서 필요에 따라 편안하게 패러다임을 전환할 수 있다.

역할에 대한 이론적 관점: 서론

역할수행 연구의 맥락을 제공하는 행동 과학에는 구조적-기능주의 이론과 상징적-상호작용 이론이라는 전혀 다른 상반된 두 가지 관점 있다. 구조적-기능주의 이론은 그들이 소속되어 있는 사회 안에서 역할이 다소 고정되어 있고, 개인이 사회적 상호작용의 패턴을 바꿀 기회가 제한적이라는 가정에 기반한다. 대조적으로, 상징적 상호작용 이론은 사람들이 단순히 반응을 배우는 것이 아니라 환경에서 단서들을 조직하고 해석하여 그들이 반응하고 싶은 것을 선택한다는 더 개인주의적인 관점을 제안한다(Conway, 1988).

구조적 기능주의 이론은 개인을 사회에 종속시키며, 역할분석에 있어 연역적이다. 사회 안에서 발생한 모든 상황은 사회적 요구를 채워주기 때문에 일어나며, 하나의 예가 분업이다. 사회가 더 복잡해질수록, 더욱 차별화된 노동 자원은 시간이 지남에 따라 재조정되고, 재구성될 것이다. 전문화가 보장되고, 업무를 공유하기 위해 관계자와 보조인력이 만들어진다. 이 개념은 보건의료전달체계에서 분업화에 의해 극적으로 나타나며, 보건의료체계 내에서 역할이 재정립되고, 각각의 역할은 전문기사, 기술자, 관계자 및 보조자 등의 핵심 그룹을 만들었다. 간호라고 다를 바가 있겠는가?

개인은 사회질서에 그들의 의지를 종속시키기 때문에, 이타심은 중요한 역할을 한다. 주어진 사회의 사회적 힘은 개인의 역할과 관련된 행동을 검증한다. 합의된 검증은 이러한 규범의 유지와 변경을 위한 수단이 된다. 많은 경우에서 규범은 정부에 의해 성문화되지만, 시간과 장소에 따라 변하거나 변화에 저항하면서 불확실 상태로 존재하는 경우도 있다. 사회의 고정된 규범과 그러한 규범에 대한 개인의 관점 사이에는 지속적인 논쟁이 존재한다. 그 상황에 관련된 타인이 제시한 단서 외에는 사회적인 규범을 해석할 수 있는 방법이 없고, 종종 그러한 단서가 오해를 일으키기도 한다. 또 다른 관점에서, 어디에서 어느 정도까지 그리고 사회 어느 분야에서 일반적인 관행을 따르지 않는 것이 용인될 수 있는가? 직업적으로나 인생에서 많은 예들이 있다. 미국에서 학교를 다니고 미국의 일반적인 문화에 적응한 아이가 있는 이민자 가족을 잠시 생각해 보자. 자녀들의 새로운 방식이 가정에서 어느 정도까지 받아들여지고 있는가? 그들은 카멜레온이 이곳 저곳으로 이동하듯이 그 방식을 바꾸거나 소속감, 심지어 생계를 유지하는 것마저 위태로워야 하는가? APN이 새로운 역할이나 고용 상황에서 개인적으로 선호하는 가치, 태도 및 행동을 어느 정도까지 확립할 수 있다고 자신하는가? 역할행동을 정의하는 데 있어서 유연성의 한계를 예측할 수 있는 단서를 보기 위해 박스 3.1을 참조한다.

이와는 반대로, 상징적 상호작용주의 관점은 사회구조에 의해 발생될 것으로 추정되는 제약보다 역할개발의 과정에서 상징이 갖는 의미를 강조한다. 상호작용주의자는 역할정체성의 형성을 귀납적이고 복잡한 것으로 본다. 그 역할은 사회적 환경에 대한 창의적 적응이자, 개인의 호혜적 상호작용의 결과이다. 그것은 자아개념의 산물이고, 일반화된 다른 사람들의 관점이다. 이러한 목적을 위한 의사소통을 용이하게 하기 위해, 상징은 필수적이며, 사회적이어야 하고, 그 과정에서 모든 사람에게 동일한 의미를 가져야 한다. 다시 말해서 자아정체성은 다른 사람들의 반영적

박스 3.1

역할 행동 정의에서 유연성의 한계를 예측할 수 있는 단서

- 매우 정밀하고 상세한 직업 설명
- 개인적 의사소통으로 충분할 상황에서 문서에 의한 관리
- 원활한 운영을 방해하는 학제간 보호 경계
- 촉진자라기보다 일에 방해가 되는 위계 서열
- 번거롭고 현재 실무와 맞지 않는 정책, 절차 및 문서 시스템
- 환자 간호에 있어 간호 직원의 자율성 부재
- 보고가 아닌 감독으로 설계된 조직 관계
- 독창성과 창의성의 부재
- 직원의 불만 호소에 변화하려는 어떠한 시도도 보이지 않음
- 직원의 높은 이직률
- 과거의 선례에서 뒷받침되지 않는 태도, 가치 및 행동에 대한 "장막"의 유지

평가에 의해 형성되며, 자신이 타인에게 인식되는 방식과 타인에게 인식되는 자신을 바라보는 방식이 매우 일치해야 한다. 만약 이 조각들이 잘 들어맞지 않는다면, 개인은 자신의 개인적 관점을 정당화하는 증거를 만들기 위해 평생의 노력을 낭비할 수 있다.

사람들은 구조주의적인 접근 방식이 오늘날 우리가 보는 역할 및 행동의 큰 변화를 설명하는 데 한계가 있기 때문에, 이를 거부해 왔다. 그러나 문화와 "집합의식"이 정체성과 역할행동 발달에 미치는 영향을 무시할 수는 없다. 최근에는 상호작용주의와 구조적 기능주의를 둘 다 포함하는 개념적 프레임워크를 구축하는 데 관심이 있으며, 역할개발에 대한 이해가 크게 확대될 것이다. 이 절충안은 이 장의 토론의 주안점이 된다.

역할개발

준거집단의 개념과 사회화의 과정은 역할개발의 중심으로 준거집단은 사회화 과정에서 참조하는 틀이 된다. 사회화를 통해 개인의 행동은 선택한 집단의 표준에 부합하도록 형성된다.

1) 준거집단

준거집단은 가치, 태도, 지식 및 기술의 측면에서 규범적인 행동의 표준을 의미한다. 개인에게 있어 이것은 그들이 속해 있거나 소속되기를 열망하는 집단일 수 있다. 의식적 또는 무의식적으로 원하는 표준을 향해 나아갈 때, 규범, 비교 및 청중집단을 포함하여 여러 준거집단에 대한 논의가 순서대루 진행된다. 규범집단은 명확한 표준을 설정하고, 규정을 따르는 것을 기대하며, 준수한 수준에 따라 보상 또는 처벌을 한다. 교회, 지역사회, 그리고 가족은 규범집단의 좋은 예이다. 예상되는 행동은 그 폭이 넓을 수도, 좁을 수도 있지만 어딘가에 "경계선"이 그어져 있다.

비교집단은 자체적으로 기준을 설정하고 개인이 그 기준을 받아들일 경우에만 비교집단이 된다(Lum, 1988). Magnet 시설의 간호직원은 비교집단일 수 있으며, 고용의 장기화, 일에 대한 만족, 교육을 통해 향상되고자 하는 욕구 등을 보여줄 수 있다. 다른 시설에 있는 간호직원과 그들의 리더는 이러한 자질을 열망할 수 있고, 그들을 위한 비교집단이 될 수 있다.

청중집단은 개인의 관심을 끌기를 원하는 집단이다. 청중집단은 특정한 가치를 가지고 있지만, 참조인 역할을 하는 사람이 규정을 준수할 것을 요구하지 않는다(Lum, 1988). 사실, 청중집단은 심지어 이러한 개인을 알지 못할 수도 있다. 인정받기 위해, 개인은 집단의 가치에 주목하고, 청중의 관심을 끄는 행동을 한다. 간호직원은 의사가 관료적 제약에 방해받지 않고 환자치료를 지속할 수 있는 것에 가치를 두는 것을 볼 수 있다. 관리자는 의료 비용적 부분을 감당하기 어려워한다. 간호사들이 만약 이러한 가치와 태도를 인식했다면, 이 집단에 나타나는 장애물을 최소화하려는 노력을 하기에 가장 좋은 위치에 있다. 다시 말해, 그들은 말이나 행동을 통해 청중에게 보여준다.

2) 사회화

사회화는 특정한 사회적 지위나 역할에 대해 규정된 행동을 가능하게 하는 가치, 태도, 지식 및 기술을 배우는 것을 말한다. 이러한 요소가 사회 특이적이라는 사실은 사회적 규범이 개입되어 있음을 보여준다. 가치관은 목표와 목적을 우선시하는 사회 구성원들이 공통적으로 가지고 있는 생각이다(Scott, 1970). 가치관은 일반적으로 추상적이지만 한 개인의 신념체계에서 비교적 안정적인 측면이 있다. 태도는 사회적 목적이나 사건에 호의적이거나 또는 호의적이지 않은 방식으로 반응하는 입장이다. 의견은 표현된 태도로 정의된다. 행동은 개인이 행하는 관찰가능한 사회적 행위이다. 태도는 판단과 그에 따른 행동을 유도하지만, 태도와 행동 사이의 관계에 대한 이러한 가정은 논란의 여지가 있다.

사회화의 개념은 개인이 특정 사회 시스템에서 가치와 태도를 내재화하고 형성하는 것뿐만 아니라 그 시스템에서 특정 역할을 수행하기 위해 필요한 지식과 기술을 습득하는 것을 의미한다(Lum, 1988). 이 과정은 어머니, 아버지, 남편 또는 아내의 역할만큼 간호사와 APN의 역할에서도 마찬가지이다. 나아가, 어떤 역할이나 상태는 매우 특정한 역할처방을 가지고 있는 반면, 다른 역할들은 극도로 모호하고 다양한 해석의 여지가 있다. 이러한 자유는 그 역할이 수행되는 환경이나 사회, 또는 양쪽 모두에서 관찰될 수 있다. 이러한 시스템 간의 조화는 역할수행을 향상시킨다. 간호사의 역할에 대한 일반적, 전문적, 법률적, 제도적 정의 사이에는 종종 중요한 차이가 있다. 사회와 역할담당자가 정의된 법적 역할에 구속되어 있어도, 다른 정의들 간의 불일치는 채용, 직업유지, 직무 만족도 등의 문제를 야기한다(Halley-Wilson, 1988).

사회화는 역할수용과 역할형성을 통해 시간이 지남에 따라 발전하는 지속적이고 누적된 과정으로 두 가지 모두 역할협상의 기술이다. 사회적 행동은 단순히 학습된 반응이 아니라 상호작용과 의사소통의 과정에 달려있다. 성공하기 위해서 역할수용은 공감적 의사소통 기술을 필요로 한다. 이것은 다른 사람의 상황에 자신을 투영한 다음 상대방이 이러한 상황에서 어떻게 느낄지 상상하기 위해 뒤로 물러서서 보는 것이다. 만약 다른 사람의 동기와 감정을 정확하게 판단할 수 있다면, 행위자는 자신의 행동을 수정하여 상대방의 반응을 유지하거나 바꿀 수 있다(Hardy & Hardy, 1988a). 여기서의 과정은 일방향적이다. 예를 들어, APN은 그들이 매우 복잡한 환자의 상당량의 업무를 맡는 것을 선호해왔음에도 불구하고, 동료와 감독자가 직원개발을

APN 주요 역할로 보고 있음을 "인지"하고 있다. 직원개발이 우선 사항으로 받아들여지지만, APN은 기회가 있을 때 마다 환자사례를 교육의 수단으로 삼는다.

다시 말하면, 덜 바람직한 활동이 수용되고(1차 변화) 심지어 결국에는 동화되어(2차 변화), 역할의 필수적인 부분이 된다. 1차 변화는 원하는 결과를 영원히 달성하지 못하는 행동변화이다. 오래된 방식의 선호는 우리가 행동은 바꿔도 핵심가치는 바꾸지 않기 때문에 반대 쪽으로 계속 되돌아간다. 2차 변화는 새로운 행동을 유발하는 영구적 태도의 변화이다(Watzlawick, Weakland, 2011). "오래된 방식"은 사라지고, 새로운 버전(알코올을 포기하고 니코틴이나 일중독이 시작되는 것 같이)으로 대체되지 않는다.

대조적으로, 역할형성은 양방향적이고 상호작용하며, 두 행위자 모두 자신의 역할을 만들고 수정할 목적으로 상호간에 해석되는 행동을 보여준다. 이 과정은 춤과 유사하며 각각의 파트너는 자신의 개성을 유지하면서 서로를 보완하려고 한다. 예를 들어, APN이 환자의 치료에 있어 수정할 것을 제안할 때 의사는 놀라움을 느낀다. APN은 설득력 있고 정교한 추론을 제시하고, 의사는 이러한 행동에 회의적이긴 하지만 동의한다. 시간이 흐르면서 의사는 APN의 처방에 익숙해지고, 실제로 임상적인 조언을 구한다. 역할수용과 역할형성 두 가지 모두 역할파트너를 정확하게 읽어내는 데 성공 여부가 달려있다. 이 기술은 폭넓은 사회적 경험, 예상되는 역할의 예행연습, 최신의 경험, 역할행동에 대한 주의력과 좋은 기억력에 의해 향상된다. 교육적 경험을 하는 동안 이러한 기술을 개발하고 연마할 수 있다(Ter Maten-Speksnijder, Grypdonck, Pool, Meurs, & Van Staa, 2015).

역할행동을 내재화하는 것과 마찬가지로 어려운 과제는 하나의 역할이나 하위역할에서 또 다른 역할로 이동하는 것이다. 이 과정은 박스 3.2에 설명되어 있다. 사람은 새로운 행동을 배워야 할 뿐만 아니라 오래된 행동에서 벗어나야 한다. 부적절한 사회화는 사회에서 소외되거나, 이전의 역할에 머무르고 다른 역할로 넘어갈 수 없는 상황을 시사한다. 대표적인 예가 시스템의 주변부

박스 3.2

사회화의 지속적인 과정

이전의 역할에서 벗어나기
- 이전의 이점을 최소화한다.
- 이전의 동료 관계를 단절한다.
- 이전의 동료 관계를 친구 관계로 전환한다.
- 진화하는 실무, 가치 및 태도를 반영하는 포트폴리오 또는 임상기록을 유지한다.

새로운 동료 집단의 수립
- 변경된 상태에서 수반하는 새로운 책임을 명확히 한다.
- 성공에 기여할 가치, 태도, 지식 및 기술을 고려한다.
- 새로운 동료 집단의 연대를 개발한다.

새로운 역할처방으로 이동(적응)
- 역할예행연습의 기회를 제공한다.
- 숙달됨의 이점을 검토한다.
- 멘토를 고려한다.
- 역할파트너* 간의 지원시스템을 확인한다.

역할행동의 동화
- 자아 개념의 변화를 알아차린다.
- 통과의례를 상징적인 것 이상으로 인식한다.
- 성공을 위한 기회를 창출한다.
- 실패는 학습 경험으로 다룬다.
- 일단 역할이 정립되면, 완전하지 않더라도 과정과 결과 평가로 이동한다.

* 역할파트너는 동일한 역할을 하거나 상호적인 역할을 맡을 수 있으나, 주요 역할담당자에게 분명한 역할기대치가 있다.

에 매달려 그것의 일부가 되거나 관련된 특성을 알고 싶어하지 않고, 간호를 삶의 다른 측면과 동화시키기를 거부하는 간호사이다. 이것은 특히 모든 장소에서의 의무, 해야 할 일의 여러 목록, 최우선순위, 포괄적인 계획 등을 가지고 있지 않고, 삶의 여러 측면을 분리해서 해내려고 하는 사람들에게서 볼 수 있는 현상이다. 더 현명한 전략은 직장의 동료가 개인적인 친구가 되고, 가족이 직장이나 직업적 행사에 참여하는 등 삶의 차원을 통합(하나의 목록에서 우선 순위가 하나가 되도록)하는 것이다.

3) 역할획득

지식과 기술습득은 간호학에서 역할수행에 있어 중요한 측면으로, 신규 간호사와 APN 모두에게 해당된다. 이는 태도와 가치(신념체계)에 의해 수행되는 필수적인 부분을 무시하는 것이 아니라 대중(청중집단), 현장의 지도부(비교집단), 그리고 동료들(준거집단)에 의해 지식과 기술이 전문인력에게 기대된다는 것을 인정하는 것이다. Dreyfus와 Dreyfus(1977)가 개발하고 후에 Benner(1984)가 간호에 적용한 기술 습득모델은 전문가조차 새로운 역할이나 하위역할을 시작할 때, 비록 그들이 더 빠른 속도로 획득하는 과정을 거친다 해도, 초보자로서의 역할부터 수행한다는 사실을 보여준다. 이 패턴은 Brykczynski(2000)와 Roberts, Tabloski, 그리고 Bova(1997)를 포함한 몇몇 권위자들에 의해 검증되었다. APN 학생들을 관찰할 때, 그들은 새로운 역할행동의 통합 이전에 퇴행, 불안, 갈등의 기간이 존재함을 보고한다. 이것은 예상치 못한 일이 아니며 집단에서의 작업과 유사한 측면이 있다. 집단이 새로 시작하거나 새로운 구성원이 기존 집단에 소개될 때, 개별 구성원들 사이에서 신뢰가 부족한 것은 흔히 있는 일이다. 새로운 역할기대를 가진 환경에 사람을 소개하는 것은, 심지어 일부 행동들이 이전 역할에서 잘 확립되었을 때조차도 일시적인 차질이 생긴다. 퇴보와 자신감의 상실에는 종종 교수진과 프리셉터에 대한 분노가 뒤따르는데, 이는 그들이 충분한 지식이나 기술을 주지 않은 탓이라고 생각하기 때문이다. 많은 면에서, 그들은 이전에 터득했던 역할을 그리워하고, 다음 단계로 이동하는 것에 불안한 반응을 보이고 있다.

기대사회화는 학생 기간 동안 목표로 계획되어야 하며, 운에 맡겨서는 안된다. 학생들에게는 막 그들의 경력을 시작하는 APN(동료 집단)을 알아보고, 실무의 이슈(합의)와 관련된 숙련된 APN과의 토론에 참여할 수 있는 충분한 기회가 제공되어야 한다. 이 두 가지 목표는 주 정부의 간호사협회 특히 상급실무에 관한 토론회나 분야회가 있다면, 이를 통해 모두 달성될 수 있다. 고용주와 대화하고, 기대되는 역할에 대해 APN을 연습시키는 기회와 같은 경험을 교육 프로그램에 반영해야 한다. 박스 3.3에는 학생들을 위해 그들의 실무와 역할개발을 설명하는 패널에 APN이 참여하는 형식이 포함되어 있다. 이러한 기대경험은 졸업생에게 재사회화의 시기를 촉진한다.

교수진의 임상적 역량을 언급하지 않을 수 없을 것이다. 프로그램에 신뢰성을 부여하고, "교육과 실무 사이의" 격차를 줄이기 위해 임상적으로 유능한 교수진이 필요하다(Brykczynski, 2000, p. 121). 가장 좋은 것은 교수진들이 자신의 환자 패널을 이용하여 가르치는 것이다. 종종 불가능하기도 하지만, 교수들이 실무를 비판하고, 프리셉터에 대한 적절한 감독을 제공할 수 있도록

박스 3.3

상급실무 패널에서 APN 참여 질문 가이드

- 졸업 후 첫 번째 직위는 어떻게 찾았는가?
- 새로운 졸업생들에게 요즘 시장에서 어떤 구직 전략을 쓰라고 조언해 주겠는가?
- 다음 중 일부 또는 전부가 당신의 특정한 직위에 어떻게 부합하는가?
- 당신의 처방 권한은 무엇인가?
- 어떤 종류의 실무 권한(예: 입원, 치료, 상담 및 퇴원)을 가지고 있는가?
- 비용 상환을 위한 어떤 시스템이 있는가?
- 당신은 관리형 치료 패널에 참여하는가?
- 당신의 기능이나 역할은 지난 몇 년 동안 어떻게 변화해왔으며, 그러한 변화들이 직업의 진화, 당신의 선택, 당신의 옹호 또는 고용주의 기대의 결과였는가?
- 당신은 역할을 개발하는데 적극적으로 참여했는가? 왜 그런가?
- 실무에서 가장 큰 스트레스와 긴장은 무엇인가? 그것들을 어떻게 다루는가?
- 의사와의 협력적 관계에 대해 설명하시오.
- 실무에서 (또는 고용주에게) 기여한 가치를 어떻게 보여주거나 문서화하는가?
- 실무의 신뢰도를 어떻게 유지하는가?
- 당신의 역할이나 기술을 더욱 발전시킬 계획인가? 만약 그렇다면 어떻게 할 것인가?
- 상급 실무를 위한 대학원 교육 준비에서 가장 가치 있는 측면은 무엇이었는가? 가장 가치 없는 것은 무엇이었는가?
- 당신의 경력 중에 지금은 알고 있으나 더 일찍 알았으면 좋았을 것은 무엇인가?
- 멘토나 제자로서 멘토링에 대한 경험이 어떻게 되는가?
- 이러한 멘토의 경험이 당신의 전문적 발전에 얼마나 중요했나?

임상적 기술을 유지하는 것은 여전히 필요하다(Moore & Watters, 2013).

Benner(2001)는 초보자, 상급 초보자, 적임자, 숙련자, 전문가의 다섯 단계의 기술 습득 수준을 설명한다. 한 사람이 이러한 연장선 상의 과정을 계속 진행함에 따라, 전문가의 단계에 이를 때까지 간호의 과정에 더 많이 참여하게 되며, 상황은 구성요소가 모여진 관점보다 전체론적인 관점에서 인식되고, 전후 맥락은 다소 관련이 없어진다. 초기 단계에서 직관적으로 볼 수 있는 가장 높은 수준의 단계가 될 때까지 새로운 행동이 수용되고, 나중에 그것이 실무 목록에 흡수된다. 중간 단계를 거쳐 적응에서 동화 또는 초보자에서 전문가로 이동하는 것은 축적된 경험을 통해 가장 잘 이루어진다. 실무와 이론적인 지식 모두를 적용할 수 있는 기회를 경험하게 되고, 실패가 허용되고 학습 경험으로 취급되는 상황이 제공되면서 가장 잘 진행된다(Roberts et al, 1997). Benner의 모델은 경험에 의한 모델이므로 교육을 이러한 숙련도를 구분하는 변수로 간주하지 않는다는 점에 유의해야 한다. 그러나 모르는 것을 적용할 수는 없다. 비슷한 경험을 가진 APN과 석사학위가 없는 일반 간호사를 비교하는 데 Benner의 모델을 사용하는 것은 흥미로울 것이다.

APN 학생들이 그들의 규범집단, 비교집단 및 청중집단을 알고 자신의 행동, 가치와 태도에서 일어날 것으로 예상되는 변화를 인지하는 것이 사회화 과정에 도움이 된다. 교육 과정 동안 제공되는 사회화 경험은 박스 3.4.에 제시되어 있다.

박스 3.4

교육 기간 동안 계획된 역할 향상 경험(초급 또는 대학원 교육에 적용)

- 법적으로 가능한 한 전일제 고용의 모든 요소를 통합하는 교육 프로그램의 마지막 종합 학기
- 기대한 분야에서 학기와 업무 배치를 번갈아 수행하는 근로 학습 프로그램
- 학생과 교직원이 상급자와 하급자의 관계가 아닌 수평적 관계로 보다 독립적이고 개인적 책임의 방향으로 진행되는 교육과정
- 환자에게 실무를 수행하며 학생을 가르치는 교수가 있는 교육 파트너십 서비스
- 학생들이 교수진의 개인 연구나 실무에서 함께 일할 수 있는 기회
- 하계 인턴십 및 신규 대학원 인턴십 또는 수련과정
- 학생들의 임상학습 요구에 일차적으로 전념하는 환자 임상영역(지정된 교육기관)
- APN에게 적합한 활동 참여(예: 컨퍼런스, 미팅 및 동료 검토 세션)
- 기관의 직원이 참여하는 프리셉터 또는 "buddy (친구)" 시스템
- 학제간(또는 최소한 다학제간) 교육의 경험(Joel, 2011)

4) 사회화 결손

전문교육에서 가장 주목해야 할 과제 중 하나는 적절한 사회화를 제공하는 것이다. 사회화 결손은 역할수행을 방해하여 이미 본질적으로 스트레스가 많은 역할에 추가적인 스트레스를 유발한다.

APN은 시간제 학습 프로그램을 통해 점점 더 많이 준비되고 있다. 또한 지역 전문대학(주정부에서 운영하는 2년제 대학)에서 대학교로 교육의 시작이 이동하면서 간호에 대한 사회화 경험의 강도를 어느 정도 희석시켰다. 캠퍼스 밖 생활준비, 정규직 또는 시간제 직장을 다니거나 집안일을 하는 학생 집단, 수년 동안 장기화될 수 있는 학습과정 등, 이 모두가 직업에서 일차적인 사회화의 힘을 감소시킨다. 상급실무에서 다음 역할로 전환할 때 간호에서 일차적 사회화가 불완전하거나 약할 경우 어떤 결과를 초래하는가(Chen, Chen, Tsai, & Lo, 2007)? 이것은 아직 대답하기 어려운 질문이다. 또한, 일차 사회화가 견고하다고 하더라도, APN으로서 사회화의 불완전한 기대가 역할획득에 있어 무엇을 의미하는가? 이것은 한 사람이 하나 이상의 문화의 구성원이지만, 그 어느 것에도 속하지 않는 "주변인"의 상황을 만들 수 있다. 또한 그 역할에 대해 집중적으로 알 수 있는 externship[1]과 수련프로그램(residency program)이 강력한 사례가 될 수 있다(Santucci, 2004; Starr, 2006). 또한 자격 인증은 추가적인 교육과 실무 투자에 대한 기대감으로 역할획득과 역할진화에 도움이 될 것이다.

스트레스와 긴장

혼란스러운 보건의료 환경과 APN의 역할이 진화하고 점점 더 부각되고 있다는 사실을 고려할 때 스트레스와 긴장은 상급간호실무의 자연스러운 현상이 될 수 있다. Hardy와 Hardy(1988b)는 역할스트레스는 주로 사회구조에 따라 나타나며, 개인의 외부영역에 있고, 양립할 수 없는 규범적 기대 때문에 존재한다고 말한다. 그것은 개인 내면에 역할긴장, 좌절감, 불안을 조성할 수도 있고, 그렇지 않을 수도 있다.

1) 일정기간 동안 무급으로 기관에서 견습의 기회를 갖는 것을 말하며, 이에 비하여 인턴십은 기간도 길고, 유급으로 운영됨

1) 스트레스와 긴장의 선례

많은 상황이 APN에게 스트레스와 긴장을 줄 수 있다. 여기에는 예견되는 사회화의 기회를 경시한 교육적 준비나 작거나 큰 역할수정이 지속적으로 필요한 신속한 의료시스템이 포함된다. 기술이 전문화되고 발전하면서 시간에 맞춰서 잘 확립된 역할이 쓸모없게 되기도 하고, 그 역할을 맡은 사람이 새롭게 모호성이나 변화의 주기에 직면하게 되기도 한다(Creakbaum, 2011). 이 밖에도 비용 효율성, 소비자주의, 탈의료화가 점점 더 강조되고 있다. 이러한 경향들 중 어느 것도 독자들에게 놀라운 것은 아니지만, 그것들이 역할에 미치는 영향은 종종 예상치 못한 것이며 의도하지 않은 것이다. 시스템의 전통적인 계층 구조가 근본적으로 변화하고 있으며, 1차 의료 제공자는 의사처럼 APN 또는 PA(physician assistant)가 될 가능성이 높다. 고객은 "왕"이며, 의료기관들은 고객의 시장 점유율을 차지하기 위해 경쟁하고 있다. 고객 만족은 모든 사람에게 측정되는 주요한 결과 척도이다. 정보의 가용성을 고려할 때, 고객들은 종종 전문직 종사자만큼 자신의 상태에 대한 많은 정보를 가지고 있다. 대중이 원하는 보완요법은 과거에 간호의 중재 목록은 아니었지만 점차 요구도가 증가하면서 보완요법에 대한 선택의 빈도가 서서히 높아지고 있다.

상황을 더욱 복잡하게 하는 것은 대부분의 간호사들이 의료시스템에 고용된 직원이라는 현실이다. 목표를 세우고, 가치를 보전하기 위해 (크든 작든, 단순하든 복잡하든) 시스템이 존재한다는 사실을 망각해서는 안 된다. 그들은 변화하는 여건에 대응하고, 부문 간의 연대를 달성하고, 분업을 통해 일을 성취하고, 환경을 통제하고 질서를 유지하며, 자원을 효율적으로 사용함으로써 이것을 성취한다. 효율성은 제한된 목표를 위해 수립된 후 해체되는 "특별 임시조직(adhocracy)"을 통해 많은 것을 달성하려는 움직임을 야기했다. 내부 부서 외에 하도급 계약 체결을 통해 변화에 적응하여 유연하게 조정할 수 있다. 유사한 방식으로 간호역할은 조직 안정성을 재조정하거나 약화시켜 왔고(Ball, 2011), 재사회화는 계속적인 과정이 되고, 이 과정의 결과로 스트레스와 긴장이 지속된다.

2) 역할스트레스의 분류

1988년에 존재했던 역할스트레스에 대한 연구를 철저히 분석한 후 Hardy와 Hardy(1988)는 박스 3.5에 제시된 분류시스템을 개발했고, 이후 Schumacher와 Meleis(1994)의 연구에 의해 확장되었다.

스트레스와 긴장은 모호성, 양면성, 부조화, 갈등, 저부하 및 과부하를 포함하는 상황, 그리고 역할담당자가 스스로를 자격미달 또는 과잉으로 보는 상황 또는 새로운 역할로 전환하거나 사회화가 예상되는 상황에서 발생할 것으로 예측된다. 상급실무경험이 거의 없고, 방향이나 지원을 제공할 노련한 동료가 없는 환경에서 적절한 직무기술 없이 지책은 받아들인 새로운 APN이 모호성의 한 예라고 할 수 있다. 부조화의 예로는 1차 진료 업무만을 위해 준비된 간호직원(nursing staff)이 전문분야에서 광범위한 코칭과 교육을 요구하는 직책을 맡게 되는 경우이다. 역할갈등은 간호직원이 양질의 간호를 제공해야 할 의무를 느끼지만 입원기간이 정해져 있는 한계 내에서 또는 간호사가 자신의 임상적 판단이 고객의 선택보다 우수하다고 생각하지만, 고객이

박스 3.5

역할 스트레스의 분류

- **역할모호성** — 역할기대에 대한 명확성이 부족하고 막연하다.
- **역할갈등** — 역할기대가 양립할 수 없다.
- **역할부조화** — 개인의 능력과 기대 또는 그들이 접하는 시스템에 대한 기대 사이가 잘 맞지 않다.
- **역할과부하** — 주어진 시간 내에 기대되는 것이 너무 많다.
- **역할저부하** — 역할기대가 최소화되고, 역할 점유자의 능력은 과소평가 된다.
- **역할자격과잉** — 동기 부여, 기술 및 지식이 필요한 것을 훨씬 능가한다.
- **역할자격미달**(역할 무능력) — 필요한 자원이 부족하다(Hardy & Hardy, 1988b).
- **역할전환** — 새로운 역할을 하는 경우이다.
- **역할보충** — 사회화가 예상된다(Schumacher & Meleis, 1994).

이를 받아들이지 않는 상황에서 만족스러운 결과를 얻는 것이 불가능하다고 판단될 때 발생한다. 저부하 및 과부하는 종종 목표를 재검토하고, 이를 더 현실화하기 위해 자기확신뿐만 아니라 보다 객관적인 견해를 필요로 한다. 자격과잉 또는 미달은 역량 영역으로 볼 수 있다. 상황의 복잡성을 보거나 볼 수 있도록 훈련되지 않았기 때문에 그들 스스로를 역량과잉이라고 생각할 수 있다. 같은 상황이 저부하를 가져올 수도 있다. 이러한 임상상황에 대한 동료간 토론은 자신에 대한 의견을 확인하는 데 도움이 된다. 자격 미달의 감정은 반드시 이야기하고 검증되어야 한다. 그렇지 않으면, "사기꾼(impostor)"의 삶을 살게 된다(Arena & Page, 1992).

대부분의 서비스 직종에서 발생하는 스트레스와 긴장은 문헌에서 상호의존성 또는 소진(burn-out)으로 나타난다. 이 두개의 용어는 관련이 있지만 서로 다르다. 상호의존성은 자신이 필요하고, 그런 방식으로 유지하기 위해 일을 한다는 확신을 통해 상황을 통제하는 반면, 소진에서는 누가 문제가 있는지 결정하는 데 어려움이 있다. 그 결과 변화를 일으키고자 했으나 성공하지 못한 도덕적 의무감에서 분노가 생겨났다. 간호사가 환자들에게 느끼는 자연스러운 충동과 때때로 집에까지 끌고 가는 좌절감은 과장되거나 결국은 부정된다. 한때 너무 많은 것을 느꼈던 곳에서 시간이 흐르면서 지금은 그들의 자아를 지키기 위해 너무 적게 느끼려 한다. 그 결과 판단력이 흐려지고 무감각하고 편협한 상태가 된다(Joel, 1994). 이것이 소진의 최종적인 결과이다. 상호의존적 성격은 특히 소진의 위험이 높아 결국 부정적인 결과를 초래하고 자신의 임상적 역량이 의심받으면서 자존감이 심하게 손상된다.

3) 역할긴장에 대한 대응

Kramer(1974)는 40년 지난 지금도 여전히 유의미하다고 생각되는 광범위한 종적 연구에서, 관료적-전문가적 역할갈등의 한 복판에 있는 새로운 졸업생들의 역할정립에 대한 문제를 확인했고, 그것을 현실충격이라고 불렀다. Kramer는 이것을 "수 년간 준비해왔고 준비가 되었다고 생각했지만, 업무 상황에 놓인 그들 스스로가 그렇지 않다는 것을 알게 되었을 때 신입 직원들이 보이는 구체적인 충격적 반응"이라고 말했다(p. vi). 근무환경에는 있었지만 일을 경험하지 못한 신입 간호사가 첫 번째 전문직 근무 경험을 시작할 때, 이전에 배운 가치관, 태도, 행동에 손쉽게 적응하기는 어려우며, 실무에 있어 완전히 새로운 사회화와 관료조직과의 갈등을 동시에 해결하는 것이 필요하다. 이러한 학생에서 졸업생으로 재사회화되는 과정은 APN에도 쉽게 적용될 수 있다. Kramer(1974)는 다음과 같은 단계를 설명한다.

> **기술과 일상적인 숙달**: 고용 환경에서 예상되는 것이다. 주요 가치는 고객에게 절차와 기술을 능숙하고 효율적으로 전달하는 것이다. 신입 직원들은 기술과 일상적인 숙달에 즉시 전념한다.
>
> **사회 통합**: [사회 통합]은 집단과 잘 어울리고, 그들에게 어떻게 일하고 행동하는지를 배우는 "무대 뒤의"의 현실 행동이다. 만약 개인이 1단계에 머무른다면, 그들은 유능한 동료로 인식되지 않을 수 있다. 만약 그들이 교육 환경에서 가져온 전문적인 개념들 중 일부를 포함하고 그러한 가치들을 고수하려고 고집한다면, 그 그룹은 소외될 수 있다.
>
> **도덕적 분노**: 부조화가 확인되고 꼬리표가 붙으면서, 신입 직원들은 교수와 고용주 모두에게 분노와 배신감을 느낀다. 그들은 그것이 어떻게 될 것인지 듣지 못했고 그들이 배운 대로 수행하는 것은 허락되지 않았다.
>
> **갈등 해결**: 신입 직원들은 그들의 행동은 바꾸지만 가치는 유지하거나, 그들의 가치와 행동을 모두 직업 환경에 맞게 바꾸기도 하고, 가치와 행동을 둘 다 바꾸지 않기도 한다. 또는 그들의 가치를 유지하면서 새로운 환경으로 그것들을 통합하는 관계를 만들 수도 있다(pp. 155-162).

첫번째 선택을 한 사람들은 소위 행동굴복(*behavioral capitulation*)이라고 불리우는 것을 선택했다. 그들은 변화를 일으킬 가능성이 있는 집단일 수도 있지만, 단순히 관료주의적 틀에 빠져들거나, 아니면 아예 간호실무에서 완전히 손을 뗄 수도 있다. 관료주의(가치 굴복)를 선택한 사람들은 "이것은 직업일 뿐"이라는 태도로 "rutters"(판에 박힌 생활에 머무르는)가 되거나, 결국 자신과 시스템의 가치를 모두 거부할 수도 있다. 또 다른 사람들은 조직적인 사람이 되는데, 이들은 빠르게 행정조직의 반열로 이동하여 관료적 가치를 완전히 흡수한다. 세 번째로 가치관도 행동도 바꾸지 않을 사람, 이른바 '혼자 일하는' 사람이라고 불리우는 사람들은 전문적 가치가 받아들여지는 곳에서 실무를 추구하거나 '학문적 한쪽 아라베스크[2](첫 번째 그룹에 의해 사용하기도 함)를 시도하여, 새로운 지평이나 탈출을 희망하는 상급 교육으로 나아간다. Kramer(1974, p. 162)는 가장 바람직한 선택은 두 문화의 공존이라고 말한다.

> 이러한 접근에서 간호사는 아마도 자신이 업무조직의 지배적인 것과는 다른 가치관을 가지고 있지만, 두 가치 체계의 통합에 영향을 주는 다른 사람들의 아이디어를 듣고 탐구해야 할 책임이 있다는 것을 알게 되었다. 그녀는 자신이 단지 다른 사람들로부터 영향력과 압박을 받는 대상이 아니며, 서로 상호적인 관계에 있고, 다른 사람들에게 영향을 주고 그들의 영향력을 미치려고 시도할 권리와 책임이 있다는 것을 알게 되었다…그녀는 상충하는 가치 체계에 관하여 상호의존하는 기본적인 자세를 배웠다.

관료주의와 전문직의 갈등으로 복잡하게 얽혀 있지만, 사회화에 대한 우리의 원래 패러다임은 양 문화의 공존에서 가시화된다.

신입 직원들은 실제로 역할수용, 역할형성, 협상 등 다양한 경험을 거친다. 수십 년간 적응과정에 변화가 거의 없었다는 것은 그 동안의 문헌

2) 발레에서, 한쪽 다리로 서는 기본 자세 중 하나

검토와 간호사들의 유목민 같은 직장 패턴을 통해 알 수 있는데, 이는 깊은 직무 불만족을 반영하고 있다. 이직은 지루함, 참여의 부족, 무관심에 대한 반응일 수 있으며, 불완전함, 비효율적인 사회화, 또는 보다 정확히는 사회화 과정에 대한 무지로 그 원인을 추리할 수 있다. Hardy와 Hardy(1988a)는 역할이나 기대치를 재정의하거나, 우선 순위를 재정립하기 위해 역할파트너들 간에 흥정을 하거나, 상호작용의 정도를 줄이거나 증가시킴으로써 긴장을 처리할 수 있다고 제안했다.

4) 역할긴장의 관리

다루기 어려운 개인 및 직업 생활에 적응하는 데 맞는 처방은 없다. 그 문제들은 고통받는 사람들의 성격과 관련이 있으며, 해결책들은 개별화되어야 한다. 궁극적인 목표는 환경의 변동성에 사로잡히기 보다 내적 강점에 의해 움직이는 통제와 정체성을 확립하는 것이다. 최고의 투자는 자가 관리라는 것을 감안할 때, 다음을 고려하라(Joel, 2011, p. 584):

- 치료적으로 거리를 사용하는 방법을 배워라. 사람들이 실패를 하고 자신의 실수로부터 배우게 하라.
- 스트레스를 받을 때 빠져나올 수 있는 편안하고 사적인 장소를 찾아라. 만약 여러분이 물리적으로 거리를 둘 수 없다면, 명상 기술을 시도해 보라.
- 누구의 문제인지를 결정하라. 만약 당신이 문제가 아니라면, 특히 그것이 자기 희생을 필요로 한다면, 당신은 그것을 해결할 의무가 없다.
- 당신이 동료와 주고받은 지원의 질을 검토하고, 필요한 경우 상황을 수정하라. 때때로 지원시스템은 도움과는 다르게 습관이 된다.
- 자신을 업그레이드하는 데 투자하라. 새로운 경험에 자신을 노출시키고, 새로운 기술을 배워라. 환자의 치료를 계획하는 만큼 진지하게 자기 관리를 계획하라.
- 복잡하고 스트레스 받는 활동의 사이에 일상적인 업무와 육체적 노력이 필요한 업무를 의식적으로 계획하라.
- 당신의 본능을 믿는 법을 배워라. 모든 문제가 합리적이고 논리적인 해결책을 가지고 있는 것은 아니다.
- 때때로 최악의 결과가 무엇일지 생각해 보라, 그것이 일어나지 않으면 뜻밖의 즐거움이 된다.
- 여러분의 객관적인 자문역할을 할 의향이 있는 사람을 확인하라. 이것은 여러분이 어떻게 사람들을 이해하는지를 발견하는 한 가지 방법일 수 있다.
- 상황에 대한 당신의 느낌과 친해져라. 느낌은 좋은 것도 나쁜 것도 아니다. 그저 존재하는 것이다.
- 혼자 힘으로 대안을 만들어라. 개인적으로 통제해야 하고, 당신에게 잘 통제되며, 그리고 당신이 기다리기로 선택한 상황을 파악하라.

결 론

직업에 대한 학생의 역할과 기대사회화에 몰입하거나 나중에 RN으로 전환하고, 상급실무를 하는 등 역할의 사회화는 간호전문직의 주요 책임이다. 사회화는 정부, 직업, 공공기관 및 고용기관에 의해 확립된 표준을 준수하면서 우선순위에 맞도록 역할을 자기화하는 것을 요구한다. 이들은 당신의 준거, 비교, 청중그룹이자, 주요 참고인이며, 다른 사람들도 있을 수 있다. 이러한 그룹이 가지고 있는 규범은 광범위하거나 좁게 해석될 수 있으며, 역할수행 또는 공감적 의사소통 과정을 통해 드러난다. 각 관련 조직에서 허용하는 유연성 정도에 민감해지면 이러한 기대치를 수정할 수 있다. 이 과정은 우리의 역할파트너와 환경을 읽어내고 우리가 좋아하는 역할을 만들기 위해 상호 협력하는 기술을 포함한다. 이 기술은 배울 수 있다.

우리가 하는 일과 그 환경을 생각하면, 스트레스와 긴장은 간호사에게 자연스러운 동반자이다. 역할스트레스는 사회 구조 속에 있고, 역할긴장은 인간 관계 속에 있다. 스트레스를 받는 모든 상황이 긴장을 일으키는 것은 아니다. 이것은 어려운 상황에서 대처하고 문제를 해결하고 의미를 찾는 능력에 달려 있다. 성공적으로 스트레스와 긴장을 다루는 것은 완전하고 효과적인 사회화와 관련이 있을 수 있다. 이러한 자료들은 간호사에게 사회화 경험을 제공하고 자기관리를 위한 자원으로 간호사가 준비를 갖추도록 하는 의무를 강화한다.

제 4 장

전문간호사 교육과정
미래에 대한 조망

Phyllis Shanley Hansell

학습 목표

이 장의 결과로 기대되는 학습 결과

- 상급실무교육의 역사적 배경을 이해한다.
- 상급실무의 수요를 창출하고, 교육에 영향을 미치는 외부요인을 설명한다.
- CRNA, NP, CNM, CNS를 위한 APN 역할 및 교육요구를 구분한다.
- DNP에 관심을 갖게 된 요인을 알아낸다.
- DNP와 PhD 간 학문의 차이를 확인한다.
- APN이 MSN에서 DNP로의 전환된 과정을 설명한다.
- 박사 논문을 DNP 프로젝트와 비교한다.
- DNP와 PhD 간의 잠재적 시너지를 제안한다.
- DNP 졸업생을 위한 교수 역할을 설명한다.
- DNP 및 PhD의 미래를 예측한다.

배 경

APN의 교육은 사회적 요구에 대응하여 교육과정이 발전함에 따라 그 복잡성이 증가했다. 이러한 교육과정의 변화는 주로 의료개혁과 환자보호 및 적정의료법(Patient Protection and Affordable Care Act, PPACA)(Public Law 111-148)에 의한 의료서비스 제공의 전환에 대응하여 일어났다. Henry Silver와 Loretta Ford는 1965년 콜로라도 대학교에서 NP를 위한 최초의 인증 프로그램을 만들었다. 그 때부터 NP의 역할과 그 역할에 대한 교육과정은 간호직 안팎에서 어느 정도의 논쟁에 직면했다. 이러한 불협화음은 NP 교육 이상으로 확대되었으며, CNM,

CRNA, CNS도 마찬가지였다.

환자보호 및 적정의료법(2010)은 특히 농촌과 도심 지역의 소외된 인구에게 의료에 대한 접근성을 향상시켰으며, 그 결과 일차 의료에 대한 수요가 증가했다. 환자보호 및 적정의료법에 포함된 많은 조항은 간호사, 특히 APN의 기여가 중요함을 인정했다. 따라서 환자보호 및 적정의료법은 (a) 간호사 관리 건강센터의 설립, (b) 학교기반 건강센터에 대한 자금 지원, (c) 간호학교와 의료시설 간의 협력 지원 기금, (d) 서비스 부족 지역에서 소아과전문의(정신건강을 포함하는)로 개업하고자 하는 개인의 채무탕감, (e) NP와 의사 모두를 이용하고 지출을 줄이고 건강결과를 개선하는 것을 목표로 하는 만성질환 메디케어 수혜자를 위한 독립형 가정의료(Independence at Home) 시범사업 기금, (f) 보장서비스에 대한 CNM의 상환율을 65%에서 100%까지 증가시킨 것을 포함하는 기금을 지원했다.

이러한 환자보호 및 적정의료법이 후원하는 정책안은 APN의 전문지식을 지원하고 효율적으로 사용하는데 도움이 될 것이며, 특히 의료서비스를 충분히 지원받지 못하는 사람들에게 변화를 가져올 수 있을 것이다. 미국간호대학협회의 이사회가 의뢰한 랜드 연구소(Auerbach, Martsolf, Pearson et al, sponsored by Rand Corporation, 2015)의 최근 연구결과에 따르면, 미래의 의료서비스 요구에 맞춰 간호사를 위한 전문간호박사(doctor of nursing practice, DNP) 교육의 가치에 대해 간호계 내부에서 보편적인 합의가 이루어지고 있는 것으로 나타났다(Auerbach, 2014). 이 연구로 인해 미국간호대학협회 이사회는 DNP 프로그램을 검토하기 위해 프로젝트 팀을 소집하여 APN을 위한 박사교육의 필수요소(*Essentials of Doctoral Education for Advanced Nursing Practice*)(AACN, 2006)에 요약되어 있는 것과 같이 교육과정과 실무를 더 명확히 하고, 장학금 및 학술 파트너십의 기회를 강조했다.

21세기는 간호에 있어 중요한 시기였는데, 첫째, 간호학은 전문직 상태의 기준을 충족시켰다는 것을 카네기 재단에 의해 인정받았으며, 둘째, APN이 의료에 대해 중요한 공헌을 한 것으로 인정받았다. 이 새로운 인식은 간호실무를 뒷받침하는 과학적 근거의 기반을 확대시킨 간호 과학 및 간호임상이행연구의 급속한 성장과 많은 관련이 있다(AACN, 2010b).

APN이 안고 있는 논란 중 하나는 상급실무를 시작하는 데 필요한 학력의 인증과 관련이 있다. 2004년 미국간호대학협회(AACN, 2004년)의 반기 회의에 참석한 학장들은 APN 자격증 수여를 위한 조건으로 DNP 학위를 사용하며, 2015년부터 이것의 효력이 발생하는 것을 찬성하고 지지했다. 결의안에 대한 대응으로 이어진 논의는 매우 뜨거웠다. 회원들의 비밀투표 결과는 찬성 162표, 반대 101표, 기권 13표로 집계되었다. 회의에서는 서로 다른 두 파벌로부터 반대 목소리가 나왔는데, 이들은 DNP가 자기 기관의 자원을 넘어섰다고 여긴 학장들과, 기금이 풍부한, 발전된 PhD 과정을 갖춘 학교의 학장들이었다. 나는 찬성표를 던졌는데, 깊이와 폭에 있어 모두 부족하고 점점 더 협소해진 APN 교육과정이 더 확장될 필요가 있다고 생각했기 때문이었다. 또한 다른 주요 보건 전문가들과 동등한 위치를 달성하려면, 최종임상학위 수준은 APN이 독립적인 보건의료 제공자로서 더 나은 환자치료결과를 달성할 수 있도록 하여 간호의 위상을 강화시킬 것이다. 다른 주요 고려사항은 임상 학문 및 EBP (Evidence-Based Practice)를 위한 분석 방법에 초점을 맞추어, 감독하의 1,000시간 임상 실습 시간을 제안한 것이었다.

미국에서는 간호사를 위한 박사과정을 발전시키고자 하는 강한 움직임이 상당한 탄력을 받고 있다. 미국간호대학협회(2016) 자료에 따르면, 현재 미국에는 403개의 박사 수준의 간호교육 프로그램이 있는데, 134개의 PhD 프로그램과 269개의 DNP 프로그램이다. 흥미롭게도 간호학 PhD 학위를 제공하는 대부분의 학교는 DNP도 제공한다. 이러한 경향은 예외가 거의 없으며, 오직 16개 학교가 연구 박사학위만을 제공한다. 현재 49개 주에 DNP 프로그램이 있으며, 온라인 접속으로 50개 주 전체에 DNP 교육을 제공하고 있다.

미국간호대학협회의 2015년 연례보고서: 학술 간호분야 우수성과 혁신(*Leading Excellence and Innovation in Academic Nursing*)(2016)에 따르면, 현재 석사과정(석사 입학생을 포함)에 113,788명이 등록되어 있으며, 연구중심 박사과정에는 5,290명이, 실무중심 박사과정에는 18,352명이 등록되어 있다. 간호학 석사(master of science in nursing, MSN)는 APN 인증을 받는 데 우세한 경로로 자리잡고 있지만, 현재 DNP를 제공하는 학교의 75%에서는 간호학 학사(bachelor of science of nursing, BSN)에서 MSN 상급실무 프로그램이 공존하는 DNP로 이동하는 추세이다. BSN-DNP 프로그램은 현재 기존 DNP 프로그램의 절반 이상을 차지하고 있다(60개의 BSN-DNP 추가 프로그램이 계획 단계에 있는 것으로 보고됨). 비록 사후 학점이수제(postbaccalaureate) DNP가 뿌리를 내리고 있지만, 대부분의 간호사들은 MSN이라는 더 신속한 방법을 찾는다. 현재 APN 인증 요건으로 석사학위는 여전히 유지되고 있다.

NP의 자격증명에 대해 자세히 살펴보면, 1965년에 최초의 상급교육 사후학점이수제(post-baccalaureate) 자격증이 1세대 소아 NP(최초 NP 역할)를 위한 인증이었다는 것은 주목할 만하다. 2년 후인 1967년 보스턴 대학에서 NP 트랙을 밟은 최초의 MSN을 선보였다. 콜로라도 대학교의 자격증 프로그램과 마찬가지로 보스턴 대학(Historical Timeline AANP.org)의 프로그램은 간호학과 의학이 공동으로 노력하였던 점이 돋보였다. NP에 대한 교육 요건이 균일하게 석사 수준으로 상향됨에 따라, MSN 학위 준비가 인증의 표준 요건으로 자리잡았을 때, 기득권을 가지고 있던 기존의 NP를 인증하는 것에 대해 많은 우려가 제기되었다(Ford, 1975). 한때 NP 졸업생 자격증을 위한 예외 인정의 유예기간이 정해져 있었지만, 현재는 APN(CNM, CRNA, CNS, NP)이 상급 학위 없이 실무에 진입할 수 있는 어떤 예외 인정도 남아 있지 않다. 중요한 점은 APN이 주정부의 법령에 의해 규제되기 때문에 상급실무인증을 받은 고령의 간호사들이 국가 및 전문인증기관에서 그 지위를 인정하는 한 실무를 지속할 수 있었다는 점이다. 미국에 상급실무역할을 규제하는 50개의 다양한 주 간호사 실무법(Nurse Practice Act, NPA)이 있다. 이러한 이유로 2008년 미국간호사시험주관기관협의회(National Council of State Boards of Nursing, NCSBN)는 APRN의 면허, 공인, 인증 및 교육에 대한 규정을 위한 Consensus 모델을 도입하였고, APN의 준비 및 실무를 위한 몇 가지 공통된 구조적 지침을 제공하도록 설계하였다.

APN은 전문인증위원회의 감독 하에 다양한 교육 프로그램을 통해 준비되므로, 상급실무역할마다 자격요건이 서로 다르다. 미국 조산사면허국과 미국간호조산사대학은 모든 사후학점이수제 프로그램의 인정을 폐지했으며, 2009년 7월에는 실무에 들어가기 위해 대학원 학위를 필요로 하였고, 이는 2010년부터 시행되었다(ACNM, 2009). 또한, 2009년에 미국간호조산사대학은 간호조산사 간호의 최고 수준을 보장하기 위해 1996년 이전에 인증을 받은 CNM에 대해 재인증을 요구하기로 했다. 1990년, CRNA교육프로그램인증위원회(2003, 2004)는 CRNA가 실무에 들어가기 위한 요건으로 석사학위를 요구하는 움직임을 보였다. 많은 CRNA 프로그램이 간호학교에 항상 있지 않기 때문에, 석사학위가 필수 사항은 아니라는 점에 유의해야 한다. 위원회는 현재 인정된 CRNA가 석사학위를 취득하지 않고 계속 실무를 할 수 있도록 하는 예외인정조항을 포함시켰다(Kinslow, 2005). 2007년 9월 미국마취간호사협회는 2025년까지 CRNA 업무를 시작하기 위해 박사학위를 받는 것을 지지한다고 발표했다(AANA, 2007). DNP 학위가 특별히 승인된 것은 아니며, 이러한 기준을 충족시키기 위해 다른 유형의 박사학위 교육을 허용했다. CNS의 지위가 인정되는 주에서는 간호학 석사학위가 실무 교육의 필수 요건으로 요구되었다. 2015년 6월 전국 CNS협회(National Association of Clinical Nurse Specialists, NACNS, 2016)는 DNP 학위를 2030년까지 CNS의 등록 자격요건으로 승인했다.

APN을 위한 전형적인 MSN 교육과정은 전문실무분야에 매우 집중되었고, 학생들이 선택영역 교육을 고를 수 있는 기회가 최소화되었다. 상급실무간호를 위한 박사 교육의 8가지 필수 요소(*the eight Essentials of Doctoral Education for Advanced Practice Nursing*)(AACN, 2006)를 숙독하면, DNP는 졸업생의 지식, 기술 및 전문성을 넓힐 수 있는 많은 것을 제공하는데, 이는 (a) 전문가 간 협업, (b) 보건정책 옹호, (c) 임상학문 및 EBP의 분석 방법과 (d) 조직 및 시스템 리더십과 실무의 과학적 기반을 포함한다. 미국간호대학협회 *Essentials*(2006)는 이전에 상상하지 못했던 환자간호를 만들고 발전시키기 위한 미래의 APN을 준비시키는 방식으로 2015 MSN 커리큘럼을 분명하게 강화하였다.

미국NP학회는 NP 인증에 석사학위가 필요하고, 이를 적극적으로 임해왔지만, 전국NP교수위원회의 이사회는 NP가 되기 위한 학문적 준비를 DNP 학위로 상향하는 데 강한 의지를 보여주었다(NONPF, September 2015). 이 문제에 대해 그들은 다음과 같이 주장했다. "지금 2015년은 NP 교육을 박사 수준으로 준비하기 위해 학생, 전문가 및 환자를 대표하여 함께 전념해야 할 때이다." NP에 대한 교육 표준이 DNP로 빨리 상향될수록, APN과 환자들은 더 좋아질 것이다.

NP MSN 프로그램에 요구되는 수업활동은 엄격하고, 약학과 물리치료학과 같은 전형적인 임상박사 프로그램에 요구되는 과정과 견줄 만한 것은 분명하다. 다만 이는 NP 집단이 함께 발전하기 위해 실무 박사과정으로의 전환이 계속 이뤄지고 있는 것과 다를 바 없다.

전문간호박사(DNP)

미국NP학회에 따르면 미국에서 면허를 받은 NP는 359,194명 이상이다(AANP, 2016). 다른

APN 역할은 다음과 같이 비교적 적은 수의 APN으로 구성된다. 77,000명의 CNS, 49,000명의 CRNA 및 11,194명의 CNM으로 구성되며, 이 중 82%가 최소 석사학위를 소지하고 있다(ANA, 2011).

이 모든 APN을 박사학위(기존 학위 소지자는 제외)로 전환하려는 목표는 매우 야심 찬 사업이다. 일각에서는 이것이 현실적 목표인지 의문을 제기하는 시각도 있으며, 실제로 상급간호실무를 위해 박사학위를 의무화하려면, 상당히 복잡한 과정이 될 것이다. 미국간호대학협회는 표준 개발에 기여하고 있지만, 다양한 주 정부 간호규제 기관 및 각 상급실무 전문기관에게 이를 강제할 법적 권한은 부족하다. 게다가 간호분야의 두 개의 주요 인증기관인 대학간호교육위원회(Commission on Collegiate Nursing Education, CCNE)와 간호교육인증위원회(Commission for Nursing Education Accreditation, CNEA)가 DNP 프로그램 인증을 선택했다. 간호교육위원회는 'DNP'라는 이니셜을 가진 실무 박사과정만을 인정하기로 선택했지만, 간호교육인증위원회는 상급실무 박사학위가 역량, 학습 성과, 교육과정에 집중하는 것이 간호의 최선이라고 믿는 새로운 방향으로 나아가면서, 이러한 프로그램에 적합한 과정은 명칭과 상관없이 모두 인정하기로 했다(CNEA, 2016)(NLN-NEA, 2016).

과거 박사학위를 받은 APN들은 다른 분야의 박사학위뿐만 아니라 PhD, DNSc, DNS, DSN과 EdD 등과 같은 연구중심 박사학위에 한정되어 있었다. 2008년까지 대부분의 다양한 간호 박사학위는 PhD로 전환되었고(Dreher, Fasolka, and Clark, 2008), 간호학 PhD는 이 분야의 연구 박사학위의 전문적 표준으로 남게 되었다. APN은 전담 실무자에게 가장 적합한 실무 박사학위가 등장하면서 새로운 난제에 돌입한다. PhD 학위를 대신 선택하는 사람들은 간호과학의 발전을 그들의 목표로 삼고 있다. 향후, DNP가 상급실무의 진입 기준이 되는 미래를 내다보면, PhD는 의학에서 MD/PhD가 연구에 초점을 둔 사람들이 선택하는 학위로 존재하는 것과 마찬가지로 결국 실무박사학위 이상의 단계가 될 것이다.

1) MSN에서 DNP로의 전환

경험이 풍부한 APN이 DNP 수준에서 교육을 계속할 경우 얻을 수 있는 이점은 무엇인가? 최근 DNP 학생/졸업생 4명을 인터뷰하여 DNP 프로그램을 통해 무엇을 얻고, 그것이 어떻게 바뀌었는지 알아보았다. 다음은 내가 받은 답변이다.

(1) "DNP는 치료 중인 환자, 팀 내 간호사, 의료진에게 최고 수준의 품질과 안전을 제공한다. 간호실무의 우수성에 대한 새로운 인식을 환영한다! 태도 변화 = 결과 변화!"

(2) "DNP는 건강의 질, 비용 효율성 및 효과적인 프로세스의 지속 가능성을 개선하기 위해 근거를 실무로 변환하는 데 필요한 필수 지식을 제공했다."

(3) "강력한 임상적 배경에서 나온 DNP 프로그램은 보건의료 발전을 위해 현재의 경향에 맞춰 임상실무 및 연구를 통합하는 데 도움이 되었다."

(4) "DNP를 통해 의료전달체계의 문제를 인식하고 이러한 문제를 바로잡기 위한 근거기반 학술 프로젝트를 수행할 수 있었다."

이러한 인용문을 토대로 보면, 경험이 풍부한 APN 조차도 DNP 교육과정에서 얻을 것이 많다는 것은 분명하며, 이는 APN의 실무를 구체화할 수 있고, 궁극적으로 환자에게 도움이 될 것이다.

2) DNP의 결정적 전환점

DNP는 비교적 최근에 생긴 학위로, 2001년 켄터키 대학교의 간호대학에 의해 처음 개설되었고, 2005년에 최초로 9명의 학생들이 학위를 받고 졸업하였다. (그에 반해, 간호교육에서 최초의 EdD는 1932년 컬럼비아 대학교 교육대학에서, 그리고 PhD는 1934년 뉴욕 대학교에서 처음 개설되었다.) 오늘날 실무 중심 DNP모델의 기원은 컬럼비아 대학교 간호학교의 Mary Mundinger로 거슬러 올라갈 수 있다. 2000년에 Mundinger와 동료들은 *Journal of the American Medical Association*에 "NP 또는 의사에게 치료받은 환자들의 1차 진료 결과: 무작위 시험(Primary Care Outcomes in Patients Treated by Nurse Practitioners or Physicians: A Randomized Trial.)"이라는 제목의 임상 시험 논문을 발표했다. NP모델에 대한 컬럼비아 대학의 이 혁신적인 프로젝트는 궁극적으로 임상박사학위 또는 DrNP 학위의 개발로 이어졌다. 컬럼비아의 DrNP는 2005년에 최종 승인되었다. 그럼에도 불구하고, 교수진이 "1차 진료에서 DrNP"로 학위를 처음 설명하고, 후에 단순히 "최초의 임상 박사"(흔히 말하는 "실무 박사학위" 대신에)로 표현했던 동안에도 컬럼비아 DrNP모델은 진화를 거쳤다. 2008년에 이 학위는 대학간호교육위원회의 표준을 준수하기 위해 DNP로 변경되었다.

미국간호대학협회는 그들의 반기 회의에서 DNP 학위논문 제안서를 발표하기 전에, 미국약학대학협회의 연자를 후원했다. 그들은 약학 학사에서 약학 박사학위까지 10년의 과도기를 발표했고, 이는 비연구 박사학위 최초의 전문학위였다. 이후 2002년에 DNP를 탐구하기 위해 미국간호대학협회 태스크포스가 구성되었다. 이 태스크포스의 보고서는 미국간호대학협회 회원의 2004년 투표에 자극을 주었고, 이후 2006년에 발표된 간호학 실무 박사학위 필수요소의 개발과 승인으로 이어졌다. 미국간호대학협회가 DNP와 유사한 것으로 간주하는 다른 학위로는 의학박사(MD), 치의학박사(DDS 및 DMD), 약학박사(PharmD), 심리학박사(PsyD), 물리치료학박사(DPT), 청각학박사(AudD) 등이 포함된다(AACN, 2011b).

3) DNP 학위에 대한 이론적 근거

DNP 프로그램들의 수가 많아졌음에도 불구하고, MSN 학생들의 수는 BSN/DNP 프로그램에 등록된 학생수 보다 훨씬 많다. 간호학 박사학위의 취득을 지지하는 데는 설득력 있는 이유가 있다. 여기에는 주로 의료 오류의 증가, 환자 안전 문제 및 의료제공자의 역할변화, 의료분야가 협력하여 최적의 의료결과를 제공하지 못하는 것, 의료서비스 비용의 증가로 인한 의료인 교육개혁을 포함한다. 미국간호대학협회가 상급 간호실무를 시작하기 위해 석사학위 대신 박사학위를 요구해야 한다는 핵심 주장은 다음과 같다; (a) 특히 NP, CRNA 또는 CNM을 준비하는 간호학 석사학위 프로그램은 다른 분야의 일부 임상 박사 프로그램만큼 많은 학점이 요구된다; (b) 물리치료학 박사(DPT)와 약학 박사(PharmD) 같은 다른 분야에서 임상 박사학위를 제공하기 시작했다; 그리고 (c) 현대의 지식은 기하급수적으로 증가하고 있으며 석사학위는 더 이상 상급실무에 필요한 광범위한 수업활동을 완전히 아우를 수 없다(Apold, 2008).

이러한 주장은 설득력이 있지만 모두 데이터를 기반으로 하는 것은 아니다. 비록 총 학점 수에 대한 진술이 중요한 것으로 여겨질 수 있지만, 학점만으로는 박사학위를 취득하는 자격이 충분하지 않다. 특히 1차 의료와 비교하여 APN의 우수성을 뒷받침하는 수십 년의 강력한 성과자료(Horrocks, Anderson, & Salisbury, 2002; Mundinger et al, 2000)가 현 상태를 유지할 수 있는 충분한 이유가 된다고 주장할 수 있다. 그러나 이러한 추론은 의료개혁, 고령인구 증가, 환자보호 및 적정의료법의 시행 등을 통해 생긴 변화를 완전히 무시하기 때문에 결함이 있다. 변화하는, 복잡한 의료 환경에서 ANP는 환자의 요구를 충족시켜야 하며, 보건시스템, EBP, 그리고 보건의료체계에 대한 더 많은 교육이 있어야 한다.

DNP 학위는 간호학계에서 폭넓은 인정을 받았으며, 경쟁이 치열한 이직 시장에서 실무 박사학위를 가진 지원자가 유리할 가능성이 높다. 간호계는 DNP 졸업생을 교육하는 데 필요한 추가 비용, 시간 및 자원이 NP의 지위, 전문지식뿐만 아니라 의료서비스의 향상을 가져온 다는 것을 입증해야 한다.

"결정적 전환점(tipping point)"에 도달했고 DNP는 특히 임상 실무분야에서 잘 받아들여지고 있다. 학계 차원에서는 DNP 자격 증명이 인정되며, 임상진로 선택에 매우 적합하다. 그러나 대부분의 주요 대학들은 종신교수 임용을 위해서 DNP를 수락하지 않고 있으며, 연구박사 학위를 요구하고 있다.

DNP는 미국간호대학협회의 APN을 위한 박사교육의 필수요소(*Essentials of Doctoral Education for Advanced Practice Nurses*)(2006)가 나오기 이전에 개발된 초기 프로그램들 중 일부와 함께 10년 이상 존재해왔다. 이로 인해 프로그램 간, 특히 최종 캡스톤[1) 프로젝트와 관련하여 어느 정도 불균등함이 발생하였다. Fink(2006)는 전문(또는 실무) 박사학위가 "PhD의 수준을 낮춘 형식이면 안 되고, 박사학위 교육에서 유효한 대안을 제시해야 한다"고 언급했다(p. 38). 미국간호대학협회의 필수요소(*Essentials*)(2006)에서 학문 및 연구는 박사 수준 교육의 특징을 보여준다고 명시했다. 비록 원저 연구가 과학의 발전에 있어 가장 중요하지만, 대안적 패러다임을 통해 그 시각을 확대하는 훨씬 더 넓은 관점이 나타났다(Boyer, 1990). 이 관점은 다음을 인정한다: (a) 통합과 발견의 학문은 보다 명확하게 "탐구하고 종합하는 학문적인 전통을 반영한다"(Boyer, p. 21); (b) 학자는 하나의 사실에 의미를 부여하고 학문적 지식의 통합을 통해 분야 간 연계를 한다; 그리고 (c) 학자는 문제를 해결하기 위해 학문적 지식을 적용한다(간호에서는 이것이 실무이다).

APN을 위한 박사교육의 필수요소(*Essentials of Doctoral Education for Advanced Practice Nurses*)(AACN, 2006) 중 필수요소 3은 임상학문과 EBP를 위한 임상적 분석방법이 DNP 교육과정의 중요한 구성 요소라고 명시했다. PhD 교육과정과 달리 DNP 졸업자는 APN이 되어, EBP에 대한 리더십을 제공하는 반면, PhD 졸업자는 해당 분야에서 새로운 지식을 발견하는 데 필요한 연구 기술을 습득한다. DNP 졸업생은 연

1) 교육 프로그램의 정점에 이르는 통합 경험 프로젝트

구결과의 실무이행, 보건의료서비스 및 결과의 신뢰도 향상에 대한 실무평가, 협력연구의 참여 등 지식 응용 활동에 대한 역량을 필요로 한다 (De Palma & McGuire, 2005). 연구 박사 및 실무 박사학위 취득자는 모두 전문직의 발전에 중요하며 간호과학의 진보에 있어 서로 최적으로 상호보완적이다. DNP는 PhD의 축소판 또는 일부에서 말하는 "약식 PhD"를 의도한 것이 아니라, 엄격한 전문적 실무의 최종 학위이다. 간호과학이 실무를 발전시키는 것이라면, 이 중요한 목표를 달성하기 위해 두 학위의 졸업생이 모두 필요하다.

갈림길에서: DNP와 PhD

1) 논문과 DNP 프로젝트

박사학위 교육의 특징은 학문적 지식이며, 간호학 연구박사는 해당 분야를 발전시키는 새로운 지식을 발견하기 위해 졸업생이 필요한 연구 기술을 갖추도록 설계되었다. 이와는 대조적으로, DNP는 졸업생이 간호실무에서 전문가가 되고 EBP의 수립과 적절한 적용을 주도할 수 있도록 준비시킨다. De Palma와 McGuire(2005)는 중개연구에서 리더십을 제공하기 위해, 졸업생은 실무에서 연구의 해석, 실무의 평가, 보건의료 실무와 연구결과의 신뢰성 향상, 협력연구의 참여 등에서 능숙할 필요가 있다고 말한다. 이에 따라 DNP 교육과정은 새로운 간호과학의 해석과 적용 및 평가에 초점을 맞출 필요가 있다.

간호학 연구 박사학위의 경우, 박사학위 논문은 PhD 학생이 새로운 연구를 하기 위해 필요한 절정의 요건이다. 미국 내 여러 프로그램에 걸친 논문 작성 과정과 관련된 단계는 비교적 표준에 맞춰져 있다. 논문 작성의 전형적인 단계는 제안서 작성 및 승인, 데이터 수집, 데이터 분석, 결과 통합, 5~6챕터의 논문 완성, 논문의 구두심사가 있다. 이 모든 것은 논문 위원장 및 위원회의 지도와 감독하에 진행된다.

DNP 프로그램의 급속한 성장은 최종 프로젝트 또는 캡스톤 요건에서 상당한 변화를 일으켰다. 일부 DNP 프로그램은 학생들에게 위원회 구성과 구두 변론을 포함하는 논문 형식의 프로젝트를 완성하도록 요구했다. 어떤 프로그램은 기본 임상연구의 생성에 초점을 맞춘 반면, 다른 프로그램은 임상실무 환경에 실제적인 개입 없이 임상주제에 대한 문헌의 체계적인 검토를 요구하기도 한다. 학위논문 진행과정과 달리 캡스톤 프로젝트의 최종 발표는 전형적으로 위원회 구성은 없이 멘토가 존재하며, 교수진과 학생들에게 프로젝트 결과를 발표하는 것보다 구두 변론이 더 적다.

미국간호대학협회의 *Essentials of Doctoral Education for Advanced Nursing Practice* (APN을 위한 박사교육의 필수요소)(2006)와 일관되게, Waldrop, Caruso, Fuchs와 Hypes (2014)는 DNP 최종 프로젝트를 성공적으로 수행하기 위해 5가지 기준을 규정했다. DNP 프로젝트가 미국간호대학협회(2006)와 전국NP교수위원회(2007)가 명시한 표준과 일치하려면, 특정 환경에서 복잡한 실무, 절차 또는 시스템 문제를 다루어야 한다고 언급했다. 그리고 나서 실무, 절차 또는 성과를 개선하기 위해 근거를 사용하여, DNP 졸업생이 실제로 실무 환경에서 프로젝트를 완료하고, 그 성과를 알아내기 위해 수행된 것을 평가해야 한다(p. 302). 이는 E = Enhance(강화), C = Culmination(정점), P =

Partnerships(파트너십), I = Implements(구현) 및 E = Evaluates(평가)의 머리글자로 "EC as PIE"라는 기준을 표현한 Waldrop 등(2014)의 내용에 부합한 것이다.

2015년에 미국간호대학협회는 DNP *Essentials* (AACN, 2006)에 서술된 교육과정과 실무 기대치를 명확히 하기 위해 DNP의 현재 시행 상태에 대한 태스크 포스를 소집했다. 태스크 포스의 중요한 성과는 연구중심과 실습중심의 박사학위간 차이를 명확히 한 것이다. 그들의 진술에 따르면, "연구와 실습에 기반을 둔 박사학위 취득자들은 새로운 지식을 창출할 준비가 되어 있다. 그러나 연구중심 학위 취득자들은 광범위하게 적용되거나 일반화될 수 있는 엄격한 연구와 통계 방법론을 통한 지식을 만들어내는 반면, 실무 중심 학위 취득자들은 실무의 혁신적 변화, 근거의 해석, 특정 실무 환경, 시스템, 건강이나 건강 지표를 개선하기 위한 특정 집단에서 질 향상 과정의 구현을 통해 새로운 지식을 만들어낸다."(AACN, 2015).

미국간호대학협회 태스크포스(2015)는 DNP와 관련된 최종 학술 프로젝트의 범위를 명확히 했다. 프로젝트의 제목은 논문과의 혼동을 피하기 위해 DNP 프로젝트로 했다. DNP 프로젝트는 연구논문이 아니기 때문에 논문이라는 용어를 사용해서는 안 된다. 학술 DNP 프로젝트는 학생의 상급실무영역과 함께 기관의 요구사항에 따라 다양한 형태를 취할 수 있지만, 모든 학생에게 표준으로 유지되어야 하며 계획, 실행 및 평가의 구성요소를 포함해야 한다. DNP *Essentials* (AACN, 2006)에서와 달리, 태스크 포스는 "통합적이고 체계적인 검토만으로는 DNP 프로젝트로 여겨지지 않으며, 학생들에게 학문을 개발하고 실무에 통합시킬 기회를 제공하지 않는다"고 믿고 있다(AACN, 2015b, p. 4). 태스크 포스의 추가 권고사항은 다음과 같다. (a) 위원회가 아닌 프로젝트팀이 존재한다; (b) 프로젝트의 보급은 그 목적, 계획, 실행 및 평가의 구성요소를 기술해야 한다; 그리고 (c) 최종 프로젝트의 평가는 교수진의 책임이며, 학술, 동료 및 이해관계자의 검토를 포함해야 한다. DNP 교육과정 프로그램의 결과로, 모든 학생은 DNP 필수요소를 8개를 통합시킬 기회를 가져야 한다(AACN, 2006, 2015a). 그것은 DNP 프로젝트에서 입증될 필요는 없고, 오히려 교육과정의 완성을 통해 입증되어야 한다. DNP 프로그램이 고유한 정체성을 가지게 되고, DNP *Essentials* (AACN, 2006) 및 DNP 태스크 포스의 권고사항(AACN, 2015a)에 더욱 표준화되고 일치됨에 따라 DNP 프로그램 전반에 걸쳐 일관성이 증가될 것이다.

2) PhD와 DNP 사이의 잠재적 시너지 효과

*Nursing Outlook*의 "PhD와 DNP 프로그램 간의 전략적 혁신: 협업, 협조 및 자원 공유" (Edwards, Rayman, Diffenderfer, & Stidham, 2016)라는 제목의 기사에서 저자는 의학, 약학, 임상, 재활보건과학 및 공중보건과 함께 이스트 테네시 주립 대학교의 학술 보건 과학센터 차원에서 DNP 및 PhD 프로젝트의 협력의 결과를 공유하며, 각각의 전문가 간 교육에 대해 오랫동안 전념하고 있다(p. 313). 이들의 프로젝트는 DNP와 PhD 교육의 강점이 한데 모아졌을 때 일어날 수 있는 시너지를 보여주는 훌륭한 사례를 제공한다. 표 4.1에는 DNP 및 PhD 프로그램에서의 보완적 레지던시 경험의 예가 포함되어 있다(p. 317).

표 4.1

DNP 및 PhD 프로그램에서의 보완적 레지던시 경험

PhD 연구 수련 활동	DNP 실무 수련 활동
간호과학분야의 문헌 검토	간호학 근거의 문헌 검토
논문을 위한 파일럿 연구 프로젝트	질 향상에 참여
연구의 전체 범위에 참여	멘토와 캡스톤개발
연구 컨퍼런스에서 발표	실무 컨퍼런스에서 발표
전문직 간 교육 협업 경험	전문직 간 교육 협업 경험
연구 보조금 제안서 제출	실무 또는 리더십 보조금 제안서 제출
보건 정책에 영향을 미치는 참여	보건 정책에 영향을 미치는 참여

이러한 공통적이고 보완적인 영역들이 분명히 보여주듯이, PhD와 DNP 학생들 사이의 전략적 협력을 통해 얻을 수 있는 것은 많다. 정확한 맥락에서, 이 협업은 혁신적인 방법으로 간호과학과 EBP를 증진시키기 위해 졸업 이후에도 계속 발전할 것이다. PhD와 DNP 자원을 결합하면 환자에게 이전에는 상상하지 못했던 최선의 실무 사례가 도출될 것이다. 논문과 DNP 프로젝트의 자연스러운 시너지를 위해 선발된 DNP와 PhD 학생들 간의 파트너십은 교육과정을 가속화시키고, 출판물을 발행하며, 유용하고, 자금을 충분히 조달할 수 있을 것이다.

DNP 또는 PhD학위가 최선의 선택인지 또는 APN 개인에게 적합한지에 대한 문제는 전문직 개인의 목표에 더 가깝다. 임상실무에 집중하고 몰두하는 APN은 DNP학위를 취득하는 것이 가장 좋은 방법이지만, 혁신적인 중재와 치료모델에 대한 연구 및 실험에 열정적인 APN은 아마도 PhD학위와 더 잘 맞는 목표를 가지고 있을 것이다. 관심이 진화하고, 서로 다른 방법론을 필요로함에 따라 동시 또는 별도로 PhD와 DNP를 모두 이수하는 선택을 할 수도 있다. 각 학위는 다른 학위의 실무나 연구의 토대 위에 추가로 구축되는 별도의 보완적 학위로 완성될 수 있다. 중요한 것은 경력을 발전시키는 데 있어 그들의 목표에 가장 잘 맞는 최종 학위의 선택권이 APN에게 있다는 것이다. 길게 보면, 아마도 모든 APN이 DNP를 완료하는 시기가 올 것이고, 이는 간호학 PhD 과정 학생 모두의 토대를 형성할 것이다. MD/PhD와 유사한 공동 DNP/PhD 학위 프로그램이 현재 테네시 보건센터, 세인트 루이스 대학의 반스/유대 간호대학과 클리블랜드의 케이스 웨스턴 리저브 대학교에 있다. 앞으로, 장기적으로 보면 APN에서는 DNP의 후속으로 PhD가 현실이 될 수도 있을 것이다.

DNP의 성공은 향후 간호직 종사자들에게 중요한 전략적 의미가 있다. PhD 과정은 연구에 대한 관심과 열정에 진지한 사람들을 최적으로 끌어들일 것이며, 이는 궁극적으로 간호학의 과학적 핵심그룹이 연구에 보다 많이 참여하는 결과를 가져올 것이다. 같은 팀에 PhD와 DNP 과정의 학생이 포함되어 있다면 학문은 명백하게 상호 보완적으로 간호과학과 실무를 한 단계 발전시키는 역할을 할 것이다.

3) 간호학 PhD: 밝은 미래

2004-2014년의 미국간호대학협회의 자료(AACN, 2016, p.7)에 따르면 2005년 3,715건이었던 연구 박사과정 등록 건수가 2014년 5,290건으로 증가했으며, 매년 꾸준한 증가를 보이고 있다. 반면 DNP 등록은 2005년 269명에서 2014년 18,352명으로 증가했다. 이러한 강력한 수치는 의료의 미래와 우리가 어떻게 그 큰 차이를 달성할 수 있는지에 대해 초점을 맞추고 있는 간호직 종사자들에게 좋은 징조이다. 이 수치는 또한, DNP가 시행되기 이전인 2005년에 비해 PhD 프로그램 등록자 역시 거의 두 배 가까이 증가하고 있기 때문에 PhD 프로그램에서 DNP 지원자가 돌아서고 있는 것은 아님을 분명히 보여준다.

4) DNP와 교수역할

2006년 미국간호대학협회는 DNP 졸업생들이 추가적 교육과 감독 없이 전반적인 교수역할을 하도록 준비되어 있지 않다고 말했다(McKenna, 2005; Wittmann-Price, Waite, 2011). 교수역할에 대한 준비 부족은 특히 이전에 교수경험이 거의 또는 전혀 없었던 최근의 PhD 졸업자들에게도 명백한 문제이다. 빌라노바 대학교나 컬럼비아 대학교 교육대학의 EdD 프로그램과 같은 최근 간호교육의 PhD 과정 졸업생들은 이 문제의 예외가 될 수 있다. 학장들은 DNP 및 PhD 과정의 신규 졸업자들이 교수역할의 초보자이므로 지원이 필요함을 이해하고 있는 선임 교직원 멘토와 같은 지원시스템을 제공해야 한다.

지난 10년 동안 간호학의 새로운 PhD의 수가 증가했지만, 간호과학자의 역할에서 박사과정 학생들을 적절하게 사회화하고 멘토링하는 지원이 제한적이었으며, 많은 사람들이 학위논문 발표 후 연구를 엄격하게 수행하는 데 있어 준비가 부족했다(Dreher & Smith Glasgow, 2011; Potempa, Redman, & Anderson, 2008). 이것은 워싱턴 대학교의 PhD 과정 개정(*Re-envisioning the PhD*)이라는 프로젝트에 의해 널리 제기된 비판이다(Nyquist & Wulff, 2000). *Harvard Business Review*(Bennis & O'Tool, 2005)의 "경영대학원은 어떻게 길을 잃었는가"에서도 이와 유사한 논평을 찾을 수 있다. 경영교육과 간호학 사이의 유사점은 두드러진다. 거의 10년 동안, 전문 경영대학원들은 유용한 기술을 전수하지 못하고 윤리적인 경영 행위의 기준을 세워주지 못한 것에 대해 거센 비판을 받아왔다. 경영학과 마찬가지로, 간호학계에서는 화학 및 역사 같은 분야의 학문적, 과학적 전통을 모방하려고 애쓰고 있다. 이는 특히 PhD 교수진이 아마 수십 년 전에 임상간호실무를 떠난 경우 흔하게 발생한다. 제대로 된 간호과학자를 만들기 위한 명목 하에 박사학위가 준비된 실무자나 학자를 교육해야 할 사명을 잃은 것으로 보인다.

중요하고 영향력이 큰 건강 중개연구에 기여하는 간호과학은 간호전문직을 구별하고, 신뢰도를 높이고, 과학 공동체 내에서 규율을 더 잘 정하며, 과학을 "실험대에서 침상으로(bench to bedside)" 옮길 수 있다. 현재, 간호 연구는 널리 인정받지 못하고 있으며, 보조금 지원도 제한적이다. 2015년 국립간호연구소(National Institute for Nursing Research, NINR)는 145,912,000달러의 기금을 지원받았는데, 언뜻 보기에는 이 숫자가 탄탄한 할당금으로 보이지만, 이는 국립보건원(National Institute of Health, NIH) 내의 모든 기관 중 최저 수준의 기금이라 할 수 있다. 2015년 국립보건원은 총 4,300,145,614달러의 예산을 받았고, 국립보건원 예산의 1% 미만을 간호에 남겨주었다. 2014년에는 국립간호연구소에서 575건의 신청이 접수되었지만 46건만이 지원금을 받았다. 2014년 간호는 국립보건원 내의 모든 기관과 센터 중 가장 낮은 수준인 8%의 전반적인 성공률을 달성했다(NIH Research Portfolio Online Reporting Tools, 2015). 간호 연구자들은 만성질환 관리, 건강증진, 임종간호의 핵심이 되는 연구를 수행했다. 국립간호연구소에 대한 자금 할당을 늘리기 위해, 간호연구는 우리의 작업의 중요성을 입증하기 위해 함께 수행된 중개연구 프로젝트를 대중에게 더 잘 이해시킬 필요가 있다. 나는 DNP와 PhD 졸업생이 합심하면 이런 일이 가능할 수 있다고 믿는다.

학제간 중개연구에 더 많은 자금을 지원하려는 정부의 움직임을 감안할 때, 잘 훈련된 간호과학자들의 필요성은 그 어느 때보다 명백하다(National Academy of Sciences, 2005). 간호과학자와 연구자들은 국립보건원과 다른 정부 기관에서만 기금 지원을 받는 것으로 국한시켜서는 안 된다. 오히려 그들은 민간 부문의 재원 마련을 모색해야 한다. 그러나 이 기준선은 매우 높다. PhD 과정의 등록이 증가하고, DNP 과정 역시 매우 탄탄한 등록이 이루어지면서, 간호과학의 발전에 측정 가능한 영향을 미칠 중요한 전문지식이 만들어지고 있다.

5) DNP와 PhD 사이의 소란의 평정

어떤 분야의 새로운 박사 과정도 심층분석 없이는 만들어지지 않는다. 추가 자원이나 다른 학술 프로그램으로부터의 자원 재할당이 종종 필요할 것이다. 지금 간호학 PhD를 제공하는 대부분의 대학들은 DNP 역시 제공하고 있다. 지난 10년 동안 DNP 및 PhD 프로그램 모두에서 등록이 상당히 증가했다.

DNP가 등장하면서, 이 전문직이 과학을 발전시키는데 있어 간호학 PhD 졸업생들에게 전적으로 의존하는 것은 위험할 수 있다. 중개연구 프로젝트를 진전시키기 위해 함께 일하는 DNP와 PhD 과정 졸업생들은 공동의 노력을 통해 이뤄내야 할 것이 많으며, 이는 환자치료에 있어 최고의 EBP가 될 것이다. O'Sullivan과 동료들(2005)은 많은 PhD 졸업생들이 그들의 학위논문 이후로 연구를 수행하지 않기 때문에, 이들이 실무 박사학위의 취득을 선택했다면 연구를 더 잘 수행했을 수 있다는 주장을 줄곧 제기했다. DNP를 선택하는 것은 실무에 대한 열정에 임상적으로 몰두하는 사람들이 근거기반 프로젝트를 통해 실무를 개선할 수 있도록 할 수 있다.

6) MSN, DNP 또는 PhD 학위를 가진 APN

간호분야의 리더이자 선구자인 Luther Christman(1915-2011)은 간호학의 러시통일모델(Rush Unification Model)을 통해 모든 간호사들이 실무에 대한 상급교육을 받을 수 있도록 제안했다. 그의 통일모델은 의사, 간호사, 그리고 환자의 이익을 위해 함께 실무에 참여하는 다른 보건전문가들로 구성된 팀을 조직했다. Christman(Pittman, 2005)은 시카고의 러시 장로교 대학교 의료 센터의 간호학 학장이자 부총장이었다. 교육, 실무 및 연구는 모든 간호부서에서 이뤄지고 있었다(Pittman, 2005). Christman은 간호사들이 모두 최고 학위인증을 받는다면, 간호학이 의학 및 다른 보건전문가들과 동등하게 될 것이라고 믿었다. 비록 Christman이 통일모델에 대한 자신의 비전을 밝힌 이후 보건의료 전달체계가 극적으로 변화했지만, 특정요소는 변함없이 남아 있다. 이제 한 명의 보건전문가가 종합적이고 포괄적인 전문가 간 관리를 제공할 수 없고, 건강전문가들이 최상의 환자결과를 보장하기 위해 협력적으로 일할 수 있다는 것을 잘 이해하고 있다.

환자보호 및 부담적정보험법(2017)의 맥락 안에서 이루어지는 의료 개혁을 통해 이전에 보험에 가입하지 않은 많은 사람들이 의료서비스에 접근할 수 있게 되었고, 1차 및 3차 진료서비스에 대한 수요가 증가하면서, 궁극적으로 NP와 1차 진료 의사의 수요를 증가시킬 것이다. 이는 APN이 그들의 교육적 준비에 있어 사회와 실무의 요구에 한 단계 다가갈 수 있는 전폭적인 전략적 기회를 창출한다. DNP가 새로운 기준이 되면, 전문가로 구성된 보건 의료팀에서 APN이 동등한 파트너로서 정당한 위치에 설 수 있게 될 것이다. APN은 주요 보건전문직과 동등해진다는 이 목표를 달성하기 위해, 한 단계 도약하기 위한 통합과 전략이 필요하다. 의사는 일반적으로 전문의료에 더 끌리기 때문에 APN은 1차 진료 제공의 선두 주자가 될 가능성이 있다. 상급실무를 시작하기 위해 DNP를 도입하는 것은 합리적인 기대와 목표이며, 이를 통해 임상결과가 크게 개선되어 환자 진료의 우수성을 뒷받침할 것이다.

요약 : APN 교육의 미래를 위한 새로운 비전

APN, 전문기관 및 기타 이해관계자들이 미국간호대학협회 2015 목표의 영향을 고려함에 따라 상급실무에 대한 간호교육의 미래를 위해 몇 가지 안건이 제시되었다. 2015년 상급실무 시작을 위한 교육을 DNP로 이행하려는 목표는 달성했지만, 다음 단계로 나아가기 위한 전문직 내 역동적인 움직임이 거세지고 있다. 현재 18,000명 이상의 DNP 학생들이 등록되고 있는 가운데, 이 전문직 내에서 이전에는 경험하지 못했던 빠른 속도로 변화가 일어나고 있다. 전국NP교수위원회가 NP에게 DNP로의 이동을 지지함에 따라, 우리는 APN 교육에 있어 변화를 시작하는 교차로에 서 있다.

APN의 교육은 다른 주요 보건전문가들과 동등성을 달성하기 위해 MD 및 기타 주요 보건 전문가들과 더불어 어느 정도의 "추가 가치"가 있는 역량을 갖추어야 한다. 환자 안전 문제를 다룬 프로젝트와 마찬가지로 근거기반 프로젝트의 이행에 초점을 맞춘 DNP 졸업생의 임상 연구 기술은 매우 눈에 띄며, 이는 DNP가 준비된 APN을 분명히 핵심 지도부에 자리잡게 할 것이다. 그 외에도 DNP 교육을 받은 간호사는 환자보호 및 부담적정보험법이 앞장서서 해결해야 할 최전선의 의료시스템에 대한 이해와 발전 기술을 보유하고 있다.

2005년 Broome은 간호가 오늘날 여전히 직면하고 있는 두 가지 심각한 문제를 발견했는데, 그것은 BSN을 갖춘 간호사에 대한 긴급한 수요와 향후 10년 안에 증가할 심각한 간호학 교수진의 부족이다. 상급간호실무를 배우는 학생들을 위한 DNP 논의는 어떤 유형의 학업을 준비하는 것이 그들을 가르치는 데 최선인지에 대한 논의와 분리될 수 없다. 컬럼비아 대학교의 Mundinger (2005)는 상급간호실무의 박사역할이 석사수준의 실무와 다른 부분을 설명했다. 그녀는 DNP 졸업생들이 "유전학, 고급병리생리학, 약리학, 감별진단, 만성질환, 생체정보학, 연구방법, 의학적 근거의 확인과 사용 과정에서 제공하는 중요한 추가 과학교육을 통해 더 깊고 폭 넓은 지식과 실무"를 보여준다고 강조했다(p.173). 새로운 DNP 프로그램은 MSN을 넘어선 그들의 교육과정으로 인해 어떻게 변화할 것인가? 다양한 DNP 프로그램의 어려움 중 하나는 MSN을 뛰어넘는 기술, 지식, 역량의 불균형과 관련이 있다. 대학간호교육위원회 또는 간호교육인증위원회에 의해 인증된 DNP프로그램이 점점 더 증가함에 따라 더욱 강력한 표준이 등장하여 이러한 불균형은 감소하고, DNP 졸업생수가 증가함에 따라, 이들 졸업생이 어떻게 변화를 일으키고 있는지 파악할 수 있는 프로그램 평가 데이터가 생성될 것이다. MSN 준비는 한동안 지속될 수 있겠지만, DNP가 만들어 내는 차이를 데이터로 측정할 수 있게 되면, APN의 새로운 교육 표준으로 DNP를 완전히 수용하는 전환에 박차를 가할 것으로 예상된다. 우리가 미래를 내다보고, 버티고 있는 동안, 간호사와 환자 모두에게 최고의 순간은 아직 오지 않았다.

제 5 장

상급간호실무에 대한 국제적 동향

Madrean Schober and Anna Green

학습 목표

이 장의 결과로 기대되는 학습 결과

- 전 세계적인 상급간호실무(ANP)의 성장을 확인한다.
- 전 세계적으로 ANP의 발전에 영향을 미치는 이슈들을 제시한다.
- 국제간호사협의회(ICN)가 국제표준의 설정에 미치는 영향을 예를 들어 설명한다.
- ANP의 국가별 발전과 진행 과정의 사례를 비교한다.
- 새로운 역할에 대하여 논란이 되는 실무 문제 및 도전과제를 자세히 설명한다.
- 국가별 의료시스템의 다양성을 구분한다.
- ANP 의미에 대한 역할 명확성과 국제적 합의의 부족함에 대하여 조명해 본다.

서 론

상급간호실무(advanced nursing practice, ANP)를 개발, 인정 및 합법화해야 한다는 국제적 인식이 증가하고 있다. ANP 활용에 대한 탐색 의지를 높이는 데 기여하는 요소는 다양하다. 의사 부족, 고도로 전문화된 간호사에 대한 수요 증가, 1차 건강 관리(primary health care, PHC) 및 가정 기반 서비스에 대한 강조, 입원 환자의 위중도와 복잡성 증가는 의사 결정자가 건강 관리 서비스 제공을 재고하도록 동기를 부여하는 문제들이다(Buchan et al, 2013; Delamaire & LaFortune, 2010; DiCenso et al, 2010; Sastre-Fullana et al, 2014; Schober, 2016).

간호에서의 전문적인 요인도 영향을 미친다. 간호 교육이 대학 교육으로 이동함에 따라 보다 고도로 전문화된 자격을 획득하는 것은 전문적인 발전을 인정하고 간호사에게 임상 실무를 유지하도록 유인책을 제공하는 임상 경력관리 시스템에 대한 요구와 일치한다(De Geest et al, 2008; ICN, 2007; Schober, 2013, 2016; Zurn, Dolea, & Stilwell, 2005).

2035년까지 1,290만 명의 의사, 간호사 및 조산사의 전 세계적 부족이 예상되면서 새로운 유형의 의료종사자를 도입하는 옵션과 업무 술기를 변형하는 새로운 시도가 필요하다. 이러한 옵션에는 업무 이관, 업무 재할당 및 현재의 역할 확장이 포함된다(WHO, 2014). 이전에 Buchan과 Calman(2005)은 OECD (Economic Cooperation and Development)에 속한 국가에서 APN의 역할에 대한 관심을 높이는 데 기여한 의료시스템의 여러 관련 요인을 규명했다. 이들 국가가 직면한 인력 부족 외에도 이 저자들은 보건 부문 개혁과 새로운 이니셔티브가 현재의 의료종사자의 술기 구조와 역할 정의의 적절성에 대한 진지한 검토를 자극하였다고 설명하였다. 이에 영향을 미치는 측면에는 비용절감 조치, 서비스 품질개선 활동, 기술혁신과 새로운 치료 중재 도입, 입법과 규제 환경의 변화가 포함된다. 여러 국가들이 상급간호 역할의 필요성을 검토해봤을 때, 전 세계적으로 동기 부여에는 다양한 요인이 있음을 많은 문헌을 통하여 확인할 수 있다(De Geest et al, 2008; Delamaire & LaFortune, 2010; Schober, 2016). ANP 성장에 기여하는 요인에 대한 요약은 박스 5.1를 참조할 수 있다.

그러나 건강 관리 전문가의 역할을 재정의할 때의 열정과 동기만으로는 이러한 변화에 대한 강력한 지지 분위기를 뒷받침하기에 충분하지 않다(Buchan et al, 2013). 상급 간호사가 누구인지 그리고 의료인력에서 상급간호 역할의 위치에 대한 명확성을 확보하는 것이 전세계적으로 관심사인 주제이다. 간호사와 조산사의 역량과 잠재력을 극대화하기 위하여 지속적인 노력을 기울이고 있는 세계보건기구는 효과적인 인력 개발을 구축하기 위해 정치적 지원이 필요함을 강조한다(WHO, 2016).

간호계는 충분히 성장하여 리더와 의사 결정

박스 5.1

상급간호실무의 국제적 발전에 기여하는 요소

- 전 세계적으로 증가하는 질병 부담: 전염성 및 비전염성 질병
- 입원 환자의 위중도 및 치료의 복잡성 증가
- 기술혁신과 새로운 치료 접근법의 영향
- 일차보건의료 및 커뮤니티 기반에 대한 강조 확대
- 가정 기반 치료에 대한 요청 및 복잡성 증가
- 의료종사자의 부족으로 술기 혼합, 업무 이동 및 업무 재할당 옵션에 대한 검토 촉진
- 의사 부족
- 전문 간호사에 대한 수요 증가
- 임상 경력관리제도 및 전문적 발전에 대한 간호계의 요구
- 이전보다 충분한 정보를 가지게 된 의료 소비자
- 통제 불능 의료비용을 처리할 수 있는 여건에 대한 수요 증가
- 의료서비스의 질과 접근성을 향상시키기 위한 모색

자가 ANP가 적절하게 근무할 수 있도록 국가 상황에 맞는 통치 모델을 검토하도록 요구하고 있다(Maier, 2015).

이 장에서는 전 세계적으로 ANP 개발에 영향을 미치는 몇 가지 문제를 검토한다. 세계 여러 지역에서의 역할 출현, 국제적인 지침을 설정하는 데 있어 국제간호사협의회(ICN)의 역할, 그리고 ANP의 본질에 영향을 미치는 논란의 여지가 있는 실무 문제 중 일부를 탐구한다. 전 세계적으로 경험하고 있는 성장, 발전, 통치 및 도전의 예로 국가별 사례가 제공된다.

국제간호사협의회(ICN)의 역할

INP/APNN (International Nurse Practi-

표 5.1

국제간호사협의회(International Council of Nurses, ICN)에서 규정한 상급실무간호사(Advanced Practice Nurse, APN) 특성

교육 수준	실무의 특성	규제 기전(상급간호실무를 뒷받침하는 국가별 규정)
• 상급 수준의 교육	• 연구, 교육 및 임상 관리를 통합하는 능력	• 진단할 권한 • 약물 및 치료 처방 권한
• 교육 프로그램의 공식적인 인정	• 높은 수준의 자율성과 독립적인 실무 • 사례 관리 • 상급 사정 및 의사 결정 기술	• 다른 전문가를 추천할 수 있는 권한
• 면허, 등록, 인증 또는 자격 증명에 대한 공식적인 체계	• 인정받은 상급 임상 역량 • 다른 의료 전문가에게 상담서비스를 제공할 수 있는 능력 • 서비스에 대한 첫 번째 진입점 인식	• 병원 입원 권한 • 직명 보호 • 상급 실무에 특화된 법률

International Council of Nurses. (2008b). *The scope of practice, standards and competencies of the advanced practice nurse*. Geneva: Author.

tioner/Advanced Practice Nursing Network)은 2000년 ICN의 후원으로 출범하여 동향을 파악하고 ANP를 지원하는 역할을 한다. INP/APNN 설립 이후 ICN은 APN의 정의, 특성 및 업무 범위에 대한 합의에 도달하기 위해 네트워크 구성원과 광범위하게 협의하였다. 이 협의를 통하여 ICN은 다음의 정의를 제공하였다(ICN, 2008b):

> 전문 지식을 기반으로 하고 복잡한 의사결정 기술과 확장된 실무를 위한 임상 역량을 습득한 면허간호사로서, 그 특성은 실무 면허를 받은 상황 또는 국가에 따라 결정된다. 입문 레벨에는 석사 학위가 권장된다.

ICN 권장 역할 특성은 표 5.1을 참조한다.

ICN은 구체적으로 업무 범위를 정의하지는 않지만, APN의 업무 범위를 개발할 때 각국이 표 5.1에 기술된 정의와 특성에 기초하여 다음 사항을 염두에 두어야 한다고 권고한다.

- 윤리적이고 문화적으로 안전한 행위, 절차, 프로토콜 및 실무지침을 실천하기 위한 인지적, 통합적, 기술적 능력이 필요하다.
- 도시 및 농촌 지역사회의 1차, 2차, 3차 환경에서의 근거기반 진료 제공 능력을 보유한다.
- 환자 직접 진료와 환자 관리 역량(사례 관리 역량 포함)에서 높은 수준의 자율성을 실천한다.
- 건강증진, 환자 및 동료 교육, 멘토링, 리더십 및 실무 환경 관리에 대한 책임을 수용해야 한다.
- 중요한 논문의 번역, 사용 및 적용을 통해 현재의 간호 실무 방식을 유지하고 개선을 도모한다.
- 지속적인 관리에 필요한 자원을 확보하고 의료 환경을 이끄는 영향력 있는 정책(ICN, 2008b, 페이지 13에서 채택)에 영향을 미치는 이해관계자와의 파트너십을 위해 환자 및 보건팀원과 협력한다.

핵심 역량은 다음과 같은 ICN 문서에 명문화되고 발표되었다: *The Scope of Practice, Standards and Competencies of the Advanced Practice Nurse (ICN, 2008b) and Nursing Care Continuum—Framework and Competencies* (ICN, 2008a). ICN이 이 지침을 개발한 이후, 추가된 역량이 주요한 역할로 부상하였다. ANP 분야가 성숙해짐에 따라 APN은 지배거버넌스, 정책 개발, 리더십 및 연구 문제에 대한 이해 확대를 포함하는 수많은 주제에 대한 역할이 혼합된 특성을 가진 임상 전문가로 간주된다(Schober, 2016). 이러한 발전적 이슈는 세계적으로 다양한 규정과 함께 APN을 정의하는 국제적인 업무 역량 지침의 검토와 개정이 필요하다는 것을 시사한다.

Bird와 Schumann(2016년)이 APN 역량을 파악하기 위하여 2014년에 16개국을 대상으로 설문조사를 실시한 것이 발전의 시초이다. 이 설문조사는 응답 국가에서 제공하는 APN 역량과 Strong Model of Advanced Practice Nursing (Ackerman et al, 1996)과 ICN APN 역량을 비교하였다(Bird & Schumann, 개인의사소통, 2016년 6월 30일).

ANP의 실태와 ICN 정책 변화를 위한 국제적인 자원으로 16년간 활동한 후, 2016년 7월에 ICN은 INP/APNN을 포함한 9개 네트워크의 기능을 검토했다. 또한, 스페인 바르셀로나에서 열린 ICN 2017 총회에서 국제적인 자원에 대한 ICN의 접근을 확대할 목적으로 글로벌 동맹(Global alliance)을 구성하는 안이 발표되었다. ICN NP/APN 네트워크는 APN을 위한 자원 클러스터 개발을 선도하는 개념의 프로토타입이 될 것이다. 새로운 조직 모델의 도입으로 ICN이 ANP 동향과 발전을 지속적으로 추적할 것으로 기대된다.

상급간호실무: 성장하는 글로벌 위상

1990년대 이후 ICN은 전세계적인 ANP의 발전 현황을 확인하고 있다. 1999년 125개 회원국을 대상으로 실시한 ICN 조사에서 33개국이 선진적 실무요소를 갖춘 간호 역할을 보고하였다(Schober & Affara, 2006). 후속조사에서 Roodbol(2004)은 60개국이 ANP에 관심을 나타내거나 선도적인 실무 역할을 개발하는 과정에 있다고 보고했다.

전 세계 ANP의 상태 및 발전 현황에 대한 정보는 2006년 남아프리카 공화국에서 열린 ICN APNN 회의에 참석한 참가자들과 함께 수행된 SWOT 분석(Strength/Weakness/Opportunity/Threat Analysis)을 통해 얻어졌다. 이 분석은 회의에 참석한 많은 참가국들의 ANP 발전에 영향을 미치는 중요한 관심 분야를 강조하였다(Affara, 2006). 확인된 이슈들은 Schober와 Affara(2006)가 ANP의 지위에 관하여 국제적인 주요 정보 제공자, 출판 또는 미출판 문헌을 통해 조사한 결과로 밝혀진 것들과 유사했다.

2008년에 수행된 32개국을 대상으로 한 ICN 조사는 국제적으로 NP 및 APN 역할 확대에 대한 필요성을 확인한 한편, 당면한 몇 가지 과제를 강조하였다(Pulcini et al., 2010). 몰타에서 열린 2011 ICN 회의에서 Roodbol(2011)은 ICN International NP/APNN의 회원국이 ANP에 관심이 있는 78개국을 대표한다고 보고했다. 2016년 6월에 ICN은 INP/APNN의 회원국이 94개국(Canedo, 개인 의사소통, 2016년 6월 9일)을 대표하고 있다고 보고했다. 2011년과 2016년의 INP/

APNN 회원국가의 수는 상급간호 역할의 개념을 탐구하는 데 관심이 있는 국가들을 대표하지만, 이들 국가에 APN 역할이 존재한다는 것을 나타내는 것은 아니다.

당면 과제 및 토의점

APN 역할을 개발하고 적용하는 것은 이 새로운 범주의 간호사를 의료인력에 통합하려는 노력에도 불구하고 난관이 많다. 아래 절에서는 ANP 역할 개발 및 실현에 있어 몇 가지 주요 과제를 토의한다.

1) 역할 모호성 및 명확성 결여

역할 모호성과 명확성 결여는 APN에 대한 진료 범위와 이 간호사들이 의료인력으로서 수행할 업무를 정의하기 어려운 것과 관련이 있다(Donald et al., 2010; Gardner et al., 2007; Schober, 2016). 명확히 정의된 실무 범위가 없는 경우에는 권한과 책임을 기술하기 어렵다. 또한, 정의된 정체성의 결여는 APN이 자신의 역할의 본질에 대한 명확한 메시지를 고객, 정책 입안자, 기타 의료 전문가, 법안 규정자 및 교육자에게 전달할 수 있는 능력에 영향을 미친다.

캐나다의 "캐나다 임상전문간호사와 NP에 대한 의사결정 지원 합성(Canadian Decision Support Synthesis on Clinical Nurse Specialists and Nurse Practitioners in Canada)"에서 나온 연구결과는 규제 기관, 교육자, 정부 관계자 및 관리자들이 APN 역할과 기여도가 명확하지 않은 경우, 사회적인 경기 침체나 또는 다른 역할이 도입될 때 APN 역할을 상실할 가능성에 대해 지속적으로 우려를 제기하였다고 설명하였다(DiCenso et al., 2010).

2) 직명의 다양성

세계적으로 ANP의 역할을 규명할 때 직명의 다양성으로 인해 문제가 되고 있다. 이러한 다양성은 연구자들이 중요한 연구를 시도하고 정부가 전문직 규정을 개발할 때 혼란과 이해 부족을 초래한다. 또한 동일한 국가 내에서 하나의 명칭을 사용하는 경우에도 기능과 책임이 업무 기관마다 상당히 다르다(Pulcini et al, 2010; Schober, 2016). 이런 공감대 부족은 역할개발 초기에 국가마다 다양한 역할이 등장하면서 어떤 직명을 적용해야 하는지에 대한 의문을 더한다. 현재 전 세계에서 사용되고 있는 명칭은 nurse practitioner (NP), family NP (FNP), adult NP, advanced NP, primary care practitioner (PCP), clinical nurse-midwife (CNM), clinical nurse specialist (CNS), nurse anesthetist (NA), community health NP (CHNP), 그리고 women's health NP (WHNP) 등이 있다. Pediatric NP, gerontological NP, emergency room NP, and acute care NP도 APN 역할에 적용되는 명칭이다. 일부 명칭은 APN의 전문성을 나타내고, 다른 명칭은 시스템의 맥락이나 APN 역할이 존재하는 상황에 맞게 개발되었다. 33개국을 대상으로 한 ICN 조사에서는 ANP 지정에 사용되는 14개의 다른 명칭이 발견되었다(Pulcini et al, 2010). 보건의료 시스템 내에 존재하는 변수, 다른 간호나 전문적 역할의 측면을 고려하였을 때, 이렇게 명칭이 다양한 것은 아직도 여러 국가가 상급실무의 역할을 탐색하는 과정에 있고 역할에 대하여 다양한 관점을 지니고 있음을 드러내는 것이다(Schober, 2016).

3) 보건의료체계 내 다른 전문가들의 인식 부족

의료서비스 제공에 대한 의사의 지배성과 통제는 특히 선진국에서 APN 역할 구현의 주요 장애물로 언급되고 있다. 또한, 다른 보건 전문가의 실무 범위, 특히 의학과 충돌하고 중복되는 것은 APN이 보건의료팀 내에서 환영받지 못한다는 인상을 줄 수 있다. Schober (2013)가 싱가포르에서 실시한 연구에 의해 밝혀진 특별한 문제 영역 중 하나는 APN과 다른 간호사들 사이에 존재하는 불신이었다. Schober와 Applara (2006)도 다른 간호사들로 인하여 발생하는 역할의 장애물을 보고하면서 유사한 감정이 있음을 밝혀냈다. 네덜란드의 Roodbol (2005)은 의사들이 APN의 존재가 일반적으로 간호사의 사회적 정체성에 긍정적인 영향을 준다고 믿었음에도 불구하고, 간호사들은 이러한 견해를 전체적으로 공유하지 않았고, 간호사들이 APN을 전문가 집단으로 수용할 준비가 되어 있지 않다는 것을 확인하였다.

4) 다양한 자율성 수준

APN에게 부여되는 자율성의 정도는 국가마다, 그리고 심지어 같은 국가 안에서도 다양하다. 이는 역할에 대한 인식과 수용도 및 적용되는 규제 체계의 유형과 관련이 있는 것으로 보인다(Schober, 2016).

5) 교육 표준과 질의 다양성

역사적으로 그리고 현재까지 APN에 대한 교육 표준은 기초교육 후 인증(certificate) 수여에서부터 학사과정 이후 정규 대학 프로그램을 이수하고 석사학위를 취득하는 것까지 다양하다. ICN INP/APNN 설문조사에 의하면 31개 참여국가 중 50%가 석사학위라고 응답했다(Pulcini et al, 2010). 일반 간호사의 수준을 넘어서는 교육과 준비는 APN 역할 개발에 있어 중요한 요소이다. ICN 지침에서는 석사 수준의 입문 교육을 권장한다(ICN, 2008b).

ICN이 권장하는 교육의 기준은 박스 5.2를 참조하시오.

6) 전문직 규정, 자격 공인 및 표준 설정

표준, 관련 법률 및 전문적 규제는 궁극적으

박스 5.2

국제간호사협의회(International Council of Nurses)가 권장하는 상급실무간호사(Advanced Practice Nurse)의 교육을 위한 표준 권장사항

- 프로그램은 지식과 기술에 접근할 수 있는 배울 수 있는 기회를 포함하고, 안전하고 유능하며 자율적인 실무자로서 임상 실무를 통합할 수 있음을 보여주어 일반 간호사 이상의 실무를 할 수 있도록 학생, 등록/면허 간호사를 준비시킨다.
- 프로그램은 자격이 있는 간호사가 국가 의료관리체계에서 정해진 실무 범위 내에서 충분한 역할을 할 수 있도록 준비시킨다.
- 프로그램은 과정을 수학하는 학생들의 수준 이상으로 준비되고 자격이 있는 교육자에 의하여 운영된다.
- 프로그램은 국가 또는 국제적인 인증기관의 승인 또는 인증을 받는다.
- 프로그램은 평생 학습 및 역량 유지를 촉진한다.
- 프로그램은 이론 과정 내용에 따라 이를 적용하고 통합할 수 있는 충분한 범위의 임상 경험을 학생에게 제공한다.

International Council of Nurses. (2008b). *The scope of practice, standards and competencies of the advanced practice nurse*. Geneva: Author.

로 성공적인 ANP 구현과 지속가능성을 위한 기초를 제공한다. 적절한 정책의 개발이 필수적이기는 하지만 치열한 토론과 장시간의 논쟁을 필요로 한다. 실제 APN 실무와 지원 입법 간의 시간 차이는 새로운 역할을 시작하는 시점이 다른 것과 이러한 역할에 의한 성장을 추구하는 지역사회와 국가가 도전하는 건강문제의 다양성에 기인할 수 있다. 또한 APN 역할에 대한 전문성과 실무 범위를 불필요하게 제한하는 한정적인 규정은 의료시스템에서 상급실무를 수용하는 정도와 APN이 최대한의 역량으로 기여할 수 있도록 허용하는 것에 영향을 미친다. 최적의 전문가 실무를 방해하는 규정이 발견될 때 따를 수 있는 유일한 선택은 규정의 평가 및 수정이다. 이는 자격 증명이나 규제 분야에서 해결책을 제공할 때 누가 이를 시작할 권한과 공급 권한을 가지고 있는지에 대한 또 다른 문제를 제기한다.

특히 ANP의 핵심이 간호이론과 간호과학에 기반을 두고 있기 때문에 국가별 간호협회와 간호리더십이 교육 요건과 표준의 개발과 탐구를 위한 토대를 제공한다. 그러나 간호학자와 지도자들 사이에서는 ANP의 정의에 대한 공감대가 부족한 것으로 보이며, 때로는 역할이 발전함에 따라 간호단체의 외적인 지원이 부족한 경우도 있다. 주요 의사 결정자와 자문위원들이 규제와 자격 인증 지침을 제공하고 정책 결정을 내리기 시작했다. ICN과 같은 국제기구는 ANP에 관한 공식적인 조직 내 입장을 제시하고 있으며, ANP에 대한 이해를 촉진하기 위해 간행물(ICN, 2008a, 2008b)을 제공하고 있다. 박스 5.3은 ICN (2008b)이 권장하는 최소한의 규제 표준을 제시한다.

유연한 규제 언어는 이러한 서비스를 받는 모집단을 보호하는 양질의 의료서비스를 보장하기 위해 장려된다. 특히 새로 표준이 개발되고 있는 국가에서는 다른 보건의료 전문가의 실무를 보호하기 위해 APN에 영향을 미치는 제한적인 규제 입법이 공포된다.

APN의 고용과 교육 기회를 위한 국가 간 차이점을 조사할 때, APN에 대한 자격증 취득 과정과 구조를 정의하는 데 있어서의 명확성과 일관성은 필수적이다. APN이 이전, 이민 또는 임시 임무를 수용할 수 있으므로 잠재적으로 국가 간 자격증 취득을 위한 합의를 도출하는 것을 필요로 한다. 국제 간호 사회가 권위 있는 지침을 필요로 하므로 입법 문제, 기준, 전문직 규제를

박스 5.3

국제간호사협의회(International Council of Nurses)에서 제시하는 상급실무간호사(Advanced Practice Nurse)관련 최소 규제 표준

- 인증 간호사가 확립된 진료 범위 내에서 상급 역할을 수행할 수 있도록 하는 확고한 자격 인증 체계를 개발하고 유지한다.
- 관련 민법 또는 규칙을 수립하여 법적인 역할을 인정하고, 역량 모니터링, 지침 발행, 평가 과정, 필요한 경우 실무 과정과 절차를 적합하게 만들어서 대중을 보호한다.
- 간호실무 및 과학적 발전과 함께 현실에 맞게 주기적으로 규제 용어를 개정한다.
- 규칙 제정 또는 민법을 통해 직함 보호를 수립한다.

International Council of Nurses. (2008a). *Nursing care continuum—framework and competencies.* Geneva: Author.

다루는 기관과 조직의 역량은 점점 더 세밀해질 필요가 있을 것이다.

ANP의 개발과 적용에서, 주요 의사결정자, 전문직 종사자, 대중의 이익을 위해 역할에 대한 이해와 신뢰가 확립되려면 전문직 규제는 종종 혁신을 따라잡아야 한다. 그러나, 적절한 규제 기전의 설정은 새로운 문제가 발생하지 않도록, 의료시스템이 덜 효율적이 되지 않도록, APN 서비스에 의해 이익을 얻는 사람들이 감소되지 않도록 하는 방식으로 접근해야 한다.

7) 의약품 및 치료제 처방 권한

약이나 치료제를 간호사가 처방하는 것은 현재 세계 여러 나라 또는 지역에서 다양한 유형의 간호 실무로 수행되고 있다. 일반적으로 이 문제에 대한 논의는 간호사에 대한 규범적 권한의 적합성, APN 역할에 대한 정의된 특성과 예측되는 역량과 관련이 있으므로 간호사 처방의 적절성에 초점을 맞춘다. 간호사들이 특정 건강관리 환경에서 의약품, 치료법, 기타 처치를 처방해왔다는 것이 토론이나 논의를 통하여 밝혀지지만, 이러한 활동을 법적 체계나 근무기관 정책에 따라 수행하는 것과 같은 지지적인 환경에서 수행하지 못하고 있다. 그러나 실제적인 필요성 때문에 많은 나라들에서 APN이 이 역할이 담당하고 있어서, 간호사 처방 문제에 대한 논쟁은 감소하고 있다.

APN 및 NP 역할의 발전은 규범적 권한을 필요로 하는 것으로 보이지만, 일부 국가에서 1차 의료 체계의 실무에서 다양한 필수 약물을 처방하는 간호사가 포함되었다는 점에 주목할 필요가 있다(Ball, 2009). Ball(2009, 페이지 67)은 간호사 처방이 특정 국가에서 '간호사가 처방을 할 수 있는가'가 아니라 '간호사 처방을 어느 정도까지 확립하고 있는가'라는 질문이 되어야 한다고 제언하였다. 간호사 처방이 어떻게 진화하여 의료체계 내의 필수적인 부분이 되는가는 간호사가 처방할 법적 권한을 갖는 것만큼이나 중요하다.

국제적으로 프로토타입을 처방하는 간호사는 간호사가 처방에 관여할 수 있는 모델을 제공한다(Ball, 2009). 간호사 처방은 간호사가 처방할 권한이 있는 국가나 지역에서 검증된 바와 같이 항상 ANP와 관련이 있는 것은 아니다. 스웨덴, 호주, 캐나다, 뉴질랜드 및 영국 국가들은 이러한 능력을 지지하는 지역사회 간호 또는 일반적인 간호 역할을 잘 확립해 왔다.

간호사의 처방과 관련된 주요 글로벌 이슈의 평가에서, Ball (2009)은 간호사의 규범적 권한과 관련하여 어떤 역할을 해야 하는지에 대해서는 통일된 것이 거의 없다고 보고하였다. 간호사 처방을 위한 교육 프로그램은 석사과정부터 며칠 동안의 지정 프로그램까지 다양하다. 문제는 다양하지만 간호사의 규범적 권한에 대한 일반적인 접근법이 있다. 여기에는 보건의료 환경 내에서 간호사 처방의 수용성, 처방 간호사 지정, 행정 및 보건 정책 관점에서 이행 및 실현 가능성 전략이 포함된다. 국가 간 차이는 의료 체계, 국가의 인구 통계, 간호 현황의 차이를 반영한다(Ball, 2009).

글로벌 관점-국가별 사례

ANP의 발전은 전 세계 여러 지역에서 현저하게 진전되었다. 이러한 글로벌 성장을 검토하기 위해 APN 역할을 도입, 개발, 구현하는 국가들의 다양한 경험 사례를 제시한다. 새롭게 발전하는 지역을 파악하기 위해 WHO가 제시하는 지역 구분에 따라 국가별 사례를 제시하였다. ANP의 지역별 발전 상황과 해석에 대한 설명은 지역의 대표적인 사례를 제공하고자 하는 것이며, 세계의 어느 한 지역에서의 모든 활동을 설명하기 위한 것은 아니다.

저자들은 ANP의 개념이나 발전 정도는 여러 국가의 건강관리, 간호, 정치적 배경의 영향을 받는다는 것을 인정한다. 지역, 국가 및 기관 내 리더들의 역동적인 권한이 궁극적으로 APN 역할과 APN 실무 방식에 영향을 미치는 정책을 주도한다.

1) 아프리카

WHO 아프리카 지역 사무소는 콩고 공화국 브라자빌에 있다.

(1) 보츠와나

보츠와나에서는 1966년 독립 이후 적절하게 발전하지 못한 건강관리 체계와 심각한 의사 부족으로 일상적으로 의사가 수행하던 상급 기술과 의사결정을 담당하는 간호사의 필요성을 촉발시켰다. 간호사들은 이러한 책임 증가를 받아들였지만, 국가의 의료 수요를 충족시킬 수 있는 능력을 향상시키기 위한 추가 교육을 요구했다.

보건부는 보츠와나에서 흔히 볼 수 있는 PHC 문제의 진단과 관리에 있어 상급 기술을 간호사에게 교육하는 것을 목적으로 1981년 보건과학연구소(Institute of Health Sciences, IHS)를 통해 제1회 FNP 학사 프로그램을 신설하여 대응하였다. 이 프로그램은 1991년 18개월 간의 후속기초(postbasic) 교육과정으로 진화한 데 이어 2001년에는 종합적인 가족 건강 서비스에 대한 필요가 증가하면서 교육과정의 개정과 보완이 이어졌다([National Health Insurance, [NHI], 2002). 2007년에는 4학기 형식이 도입되었다(Pilane et al., 2007). 현재, IHS의 프로그램은 교육과정을 개정하고 학위 수준으로 업그레이드하는 진행 단계에 있다. 동시에 보츠와나 대학의 석사과정이 개정되고 있으며, IHS 학사 졸업 프로그램을 선행학습으로 인정하거나 명확하게 하는 것과 관련이 된다.

보츠와나 대학은 FNP로 특화된 간호학 석사과정을 제공한다(University of Botswana, 2016). 보츠와나 대학이 FNP 학생들을 졸업시키기 시작했지만, IHS 가바론과 카니예 SDA 간호대학에서 전문학사(diploma) 수준의 FNP 프로그램을 계속 제공하고 있다(보건과학연구소, Botswanna, 2017). IHS 프로그램의 지원자는 간호사로 최소 2년 근무한 일반 간호 학위(diploma), 보츠와나 조산위원회의 간호 및 상급 학위증(Nursing and Advance Diploma in Midwifery Council of Botswana), 보츠와나 일반 중등 교육 수료증(Botswana General Certificate of Secondary Education, BGCSE) 또는 이에 상응하는 자격을 가져야 한다.

보츠와나 대학은 현재 FNP 과정 선택권과 함께 간호학 석사학위를 제공하고 있기 때문에, IHS의 석사학위와 FNP 커리큘럼에 대한 비교 분석을 진행하고 있으며, IHS 프로그램으로 교육받은 FNP를 위해 두 프로그램에서 어떻게 공통 교과과정을 결합하고 중복되거나 반복적인 교과과정을 제외할 수 있는지를 확인하면서 교육과정 발전을 지원하고 있다. 보츠와나대학에서 추가 학업을 지원할 때 시험 기회 제공, 학점 이전 가능성이나 재수강 면제 신청을 검토하고 있다(C. Pilane, 개인의사소통, 2014년 8월 14일).

보츠와나의 NP는 전국의 외래 환자 진료, 클리닉, 산업장, 학교, 개인 의원에서 일차적인 진료를 제공한다. 간호사 관리 시설 및 처방 특권이 인정되므로 보츠와나의 의료 환경은 PHC 서비스 제공의 자율성을 지원한다. 현재의 과제는 구체적인 규정의 결여, 명확한 자격의 부재, FNP를 위한 승진체계 부재, 그리고 교육과정을 위한 자격을 갖춘 교수진의 부재 등이다. Seitio-Kgokgwe 등(2015년)은 연구에서 조직 구조에 대한 관심 부족을 중심으로 중앙정부의 조정 부족, 취약한 리더십, 취약한 정책 및 규제, 불충분한 자원 등과 관련된 이슈를 확인하였다. 이 연구의 결론은 보츠와나 보건부가 FNP와 간호에 대한 지원을 공고히 할 수 있기를 바라면서 관련 의료 자원을 재정비하고 개선할 수 있는 기회가 있다는 것이었다.

(2) 남아프리카 공화국

"남아공 NP의 주요 도전 과제는 입법 활성화, 교육훈련 기회 확보, 급변하는 환경 내 위험 관리 등에 있다."(Geyer 등, 2002, 페이지 11) 2002년 이 발언이 나왔음에도 불구하고 이 논평은 현재까지도 유효하다(N. Geyer, 개인의사소통, 2016년 7월 2일). 1994년 이후 병원 기반의 의료서비스에서 PHC와 지역사회 기반 서비스가 강조되면서 NP의 가시성이 높아졌다. 의료 환경의 급격한 변화에 대처하면서 보다 통일된 의료시스템의 창출은 일차 임상가(primary clinical practitioner, PCP)에게 도전과 기회를 내포한다. 그동안 PCP는 남아프리카공화국(RSA)에서 NP의 명칭으로 사용되어 왔으나 2016년 이후 새로운 자격의 개발과 도입으로 직함이 FNP로 변경되었다.

"2005 간호법과 규정"은 NP가 필요한 역량을 보유할 것을 요구하고 있다. 간호사와 조산사들의 교육훈련 기준도 수립되었다. FNP에 대한 기본적인 준비는 일반 간호, 조산, 정신의학 또는 지역사회 보건 간호에 대한 4년 졸업장 또는 4년 학위를 취득한 후 진단, 치료 및 관리에 대한 전문화 프로그램으로 이어진다. 그러나 PHC 서비스에서 간호사의 이용이 급속도로 가속화되면서 전문교육을 받지 못한 FNP들이 생겨나고 있다. 따라서 NP 역할의 간호사들이 양질의 진료를 제공하는 데 필요한 역량을 갖출 수 있도록 충분한 교육 접근성을 제공하는 것이 과제 중 하나이다.

1984년 남아공 간호협의회(South African Nursing Council)가 제시한 실무범위 규정은 간호사와 조산사들이 "훈련받은 행위를 모두 수행할 수 있도록" 지원하는 실무 원칙을 제시하였다(Geyer et al, 2002, p 13). FNP 실무범위는 다음과 같은 종합적인 임상 서비스의 제공을 강조할 수 있도록 작성될 것이다.

- 포괄적 사정
- 건강 및 질병 진단, 특히 RSA에서 흔히 발생하는 질병
- 치료 및 관리(약물적 및 비약물적)
- 다른 전문가에게 의뢰
- 상담
- 리더십 및 관리
- 건강증진 및 질병예방

그러나 FNP를 위한 법적 체계는 실무처럼 빠르게 발전되지 않았다. 2016년 7월 현재 보건부에 의하여 간호 실무의 새로운 범위가 승인되었고 공포를 기다리고 있다. 박스 5.4의 첫 번째 번호 항목을 참조. 이 범위는 전문 간호사(specialist nurse), 일반 간호사, 보조 간호사의 역할을 명

박스 5.4

남아프리카 공화국(Republic of South Africa)의 실무전문간호사(Nurse Practitionrs) 발전

1. 실무의 범위는 전문적-윤리적 실무, 임상 실무, 및 실무의 질 기틀 내에서 세 가지 범주의 간호사로 구성되었다. 이는 다음 단계의 전문 간호사 및 NP로 발전하는 구조화된 범위를 개발하는 것을 이끌어 준다.
2. 이 범위와 관련된 교육 프로그램으로 간호사는 안정적이고 복잡하지 않은 환자를 위한 포괄적인 치료를 계획하고 실행할 수 있는 독립적/자율적 실무자로 연계될 것이다. 전문간호사는 가족 간호 실무를 포함하여 다양한 분야를 전문으로 할 수 있다. 2년의 임상 경험(기본 훈련 완료 후 1년의 지역사회 봉사와 1년의 임상 실습을 포함)을 완료할 때까지 간호사는 전문화될 수 없다는 규정이 수립되었다.
3. 비록 새로운 간호법(Nursisng Act)이 있지만, 간호사의 처방 권한에 대한 정부의 통제를 제거하지는 못하였다. 2005년 간호법 25조는 시스템에 좀 더 많은 통제권을 부여하였다. 간호사는 이제 처방을 위한 면허를 받을 수 있고 면허를 다시 신청할 수 있다.
4. 간호사 처방에 대한 규정 작업이 현재 진행 중이다. 간호사가 프로토콜에 따라 경미한 부상과 질병을 관리하기 위해 특정 약물에 접근할 수 있는 세 가지 수준의 처방이 있을 것으로 여겨진다. 이 수준은
일반 간호사(staff nurse) = 레벨 1
전문직 간호사(professional nurse) = 레벨 2
전문 간호사(specialist nurse) = 레벨 3 (단, 전문 분야에만 허용)

확히 구분하는 동시에 전문 간호사와 FNP 실무 범위로 확장되는 기초가 될 것이다. 남아공 간호협의회는 모든 간호 프로그램을 고등교육 대역으로 이전하는 국가의 교육법률 변화에 맞춰 간호사에 대한 자격 기틀을 개정했다. 전문 간호사는 법률에 기술되어 있지만 FNP는 그렇지 않다.

FNP 실무 범위는 의약품의 경우 의사나 약사와 같은 다른 보건의료 종사자의 실무 범위와 중복된다. 약물의 조제는 약사의 기능에 속하는 반면, 처방과 관련된 약물의 통제는 간호사와 같은 실무자나 전문가가 각 협의체나 규제 기관으로부터 처방할 수 있는 권한을 받지 않는 한 의사에게 독점적이다. 간호사는 이러한 전문직 중 하나로 열거된다(박스 5.4의 항목 3과 4 참조). 약을 조제하고자 하는 간호사는 약국협의회 인가 과정을 거쳐야 한다. 의약품 조제 면허 신청은 국가 보건부를 통해 이루어진다. 면허는 3년간 유효하며, 그 이후에는 재허가가 필요하다.

남아공의 NP는 주로 도 및 지방정부 차원에서 공공의료 분야에 고용되어 있다. 간호사와 조산사들은 대부분의 건강 서비스를 제공하며, 간호사들은 질병 예방 및 경미한 질환을 위한 첫 번째 접촉 의료인이다. HIV/AIDS 같은 전염병에 대한 비중이 높아지면서 가정 기반 진료에 대한 필요성이 증가하여, 간호사와 NP가 건강 관리 체계 내의 다른 근로자와 자원봉사자를 지도 감독해야 하는 책임이 증가하고 있다. 국가의 NHI에 관한 백서에서 NP의 역할뿐 아니라 간호사를 포함하는 민간 실무자(private practitioners)와의 계약에 대한 내용도 포함되어 있다. NP가 상당한 기여를 할 수 있는 부분이다.

남아공의 맥락에서 협업적 실무를 확립하는 것은 각 범주의 의료전문가의 실무를 규제하는 별도의 법과 규정에 포함된 문구가 상당한 장벽이 되기 때문에 어려운 일이다. 의료 전문가들(health-care professionals)은 서로 고용할 수 있지만,

규정에 의하여 집단 진료가 금지된다. 이러한 제한은 다직종 전문가 집단의 형성을 저해하거나 규칙을 우회하기 위해 법적 계약이 개발될 필요성이 있음을 보여준다. 기존의 실무 범위가 다른 직업과 중복되는 것으로 보일 때 갈등이 발생하며, 선진적인 간호 역할의 개발을 지지하는 합의가 어려워지게 된다. 이러한 상황은 FNP 실무와 간호사의 처방과 조제 확대에 대한 입법 지원을 방해하고 있다(Geyer, 개인간 의사소통, 2016년 7월 2일).

(3) 서아프리카

서아프리카의 NP에 대한 실무 범위는 다른 나라에서 설명한 NP 역할과 매우 유사하다(Madubuko, 2016). 그러나 1,000명 이상의 간호사가 석사학위를 갖고 있음에도 간호 등록명단에서는 상급 교육 여부를 확인하기 어렵다. 등록된 모든 간호사(RN)는 산부인과(등록된 조산사[registered midwife, RM])에 대한 기초 간호교육 및 임상교육을 받는다. 따라서 RN은 정신과, 수술실, 간호교육, 정형외과, 산부인과, 흉부 또는 소아과 분야와 같은 적어도 하나의 전문 분야에서 상급 교육을 추가로 받는다. WA 간호대학이 글로벌 NP 동향과 일치하는 안과 NP에 대해 Benin대학 교육병원의 안과간호대학원에 18개월의 석사학위를 인가했다. WA의 간호사들이 지속적인 설명과 로비를 통해 상급교육과 임상실무에 대한 공식적인 인정을 받기를 바란다.

RN 또는 RM은 국가 자격 시험으로 인증되며 직접 보건의료를 제공한다. 질병 이력 확인, 신체 검진 실시, 흔한 질병 진단 및 치료, 질병 예방 검진 실시, 건강증진 등이 실무 범위에 포함된다. 교육과 상담은 다른 보건 전문가들과 협력하여 이루어진다. 보건의료 개혁을 통해 서아프리카의 상황과 연관된 의료서비스에 대한 관심을 촉구하여 RN과 RM에게 NP와 유사한 역할 및 기타 보건 전문가로의 기회를 제공하게 될 것이다(Madubuko, 2016).

2) 아메리카

범아메리카보건기구(The Pan American Health Organization, PAHO)는 UN 시스템의 일부로서 세계보건기구(WHO)의 미주지역 사무소 및 인터아메리카 시스템의 보건기구 역할을 한다. 이 지역에서 새롭게 부상하는 성공적인 APN 활동의 사례를 설명하고자 한다.

(1) 캐나다

캐나다간호사협회(CNA)는 캐나다에서 ANP의 개발과 이행을 위한 리더십을 지속적으로 제공하고 있다. 1999년에 CNA는 2002년과 2008년에 연속적으로 개정된 ANP를 위한 기틀을 개발했다. 이 기틀은 다음과 같은 정의를 제공한다(CNA, 2008, p. 5).

> 상급간호실무는 대학원 교육과정을 적용하고, 개인, 가족, 단체 및 인구집단의 건강 요구를 충족시키는 데 있어 심층적인 간호지식 및 전문지식의 활용을 극대화하는 상급 임상 간호 실무 수준을 포괄하는 용어다. 지식의 분석과 종합, 간호 이론과 연구를 이해하고 해석하고 적용하며, 간호지식과 직업 전체를 개발하고 발전시키는 것을 포함한다.

이 기틀에 따르면 간호사가 APN(CNA, 2008, p. 6)으로서 요구되는 역량을 개발할 수 있는 것은 대학원 교육과 임상경험의 결합이다. 기틀에 요약된 네 가지 범주-임상, 연구, 리더십, 자문 또는 협업-에 대한 역량이 ANP의 핵심 역량으로 필수적이다.

캐나다의 간호사들은 지역이나 영역 차원에서 규제를 받는다. RN을 넘어 추가적인 규정과 직위를 보호받는 유일한 상급실무간호 역할은 NP이다. NP는 자율적으로 진단, 진단 검사 처방과 해석, 의약품 처방 및 법제화된 실무 범위 내에서 특정 술기 수행이 가능하다(CNA, 2009b, p. 1).

NP 역할의 적용은 2004년부터 2006년까지 18개월 동안 연방기금으로 수행된 캐나다 간호사 이니셔티브(CNPI)를 통해 재활성화되었다. 이 시책은 캐나다의 의료체계에서 NP 역할의 통합과 지속 가능성을 위한 기틀을 개발하는 데 도움을 주었다. CNPI의 조사 결과에 따라서, 실무, 교육, 법률, 규정 및 보건 인력 계획에 대한 권고사항이 제공되었다.

2009년에 CNA는 2006년 CNPI에서 생성된 권고안을 충족하기 위한 진행 상황에 대해 이해관계자들과 협의하였다(CNA, 2006). 협의의 주요 목적은 CNPI 권고사항과 관련하여 연방 및 지방 수준에서 정부, 비정부기구 및 기타 이해관계자의 활동에 대한 정보를 수집하는 것이었다. 협의 과정에서 CNPI 권고사항에 관한 조치의 절반 이상이 전부 또는 부분적으로 완료되었지만, 몇 가지 주요 조치는 계속 진행중인 것으로 나타났다.

협의 과정의 결과는 캐나다 간호사 이니셔티브 진행 상황 보고서의 권고사항(Recommendations of the Canadian Nurse Practitioner Initiative Progress Report)에 요약되어 있다. NP 통합에 대한 남은 과제들 중, 연방 입법 또는 정책 장벽에 대한 지속적인 주장(예: 통제하의 약물과 물질의 처방, 약물 샘플의 배포, 장애 청구를 위한 서식 작성 및 근로자 보상)이 필요했다(CNA, 2009b).

2016년 CNA는 CNPI의 몇 가지 권고사항과 NP 역할의 전반적인 발전에 대해 상당한 진전이 있음을 보고하였다(CNA, 2016). NP는 현재 매우 다양한 환경 및 다양한 관리 모델에서 일차 실무를 담당하고 있다. 범캐나다 직명 보호, 공통적인 역할 설명, 전문적 책임 범위뿐만 아니라 이들의 실무 범위가 확장되어 있다. 이러한 진전에도 불구하고, 의료 샘플 배포, 장애 청구를 위한 서식 작성, 노동자의 장애보상 등에 대한 연방 및 입법상의 장벽이 계속 존재한다(CNA, 2016).

캐나다의 CNS는 "간호학 석사 또는 박사학위를 소지하고 있으며 임상간호 전문분야의 전문지식이 있는 등록간호사"이다(CNA, 2009a). CNS 역할은 증가하는 환자 요구, 즉 간호 전문화에 대한 수요에 대응하고 치료 시점에서의 간호실무를 지원하기 위해 도입되었다. CNS 역할은 40년 이상 캐나다 의료시스템의 일부였다(DiCenso, 2008). 그러나 캐나다의 연구들은 CNS가 충분히 활용되지 않는다고 보고한다. 직책이 보호되지 않기 때문에, CNS의 존재에 대해 정확하게 보고하기 어렵다(Kilpatrick et al, 2013). 2014년에 514명의 자체 보고 CNS가 대학원 수준으로 준비되어 있었다(캐나다 보건 정보 연구소[CIHI], 2015).

CNS의 실무요강은 캐나다의 각 보건의료 관할 구역에 따라 다르며 "clinical nurse specialist"라는 직책은 일관성 없이 사용된다. CNA는 캐나다에서 CNS의 첫 번째 핵심 역량 개발을 주도했다(CNA, 2014). 원탁 토론에서 CNS 역할이 다양하게 적용되는 것은 CNS 역할이 수반하는 것에 대한 혼란에서 비롯되었음을 확인했다. 그러나 CNS가 캐나다인들의 건강에 긍정적인 기여를 한다는 것을 보여주는 중요한 증거가 있다(Canadian Centre for Advanced Practice Communication Research [CCAPNR], 2012).

CNPI 적용 및 평가 툴킷(CNA, 2006)과 참여형 근거기반 환자 중심 프로세스(PEPPA 프레임워크) (Bryant-Lukosius & DiCenso, 2004) 등 캐나다 ANP 역할 구현을 지원하기 위한 여러 도구가 개발되었다. 이러한 도구는 캐나다인들의 보건 요구에 기초하여 ANP 역할에 대한 필요성과 준비성을 평가하는 체계적이고 실용적인 지침의 역할을 한다.

2010년에 DiCenso와 동료들은 "캐나다의 CNS와 NP: 의사결정 지원 총합(*Clinical Nurse Specialists and Nurse Practitioners in Canada: A Decision Support Synthesis*)"이라는 제목의 보고서를 발표했다. 보고서는 APN의 역할, APN이 이용되고 있는 상황, 그리고 APN이 캐나다 의료체계에 통합되는 방식에 영향을 미치는 보건 체계 요소를 설명하고 있다.

캐나다의 ANP와 관련하여 보건 전문가와 일반인들 사이에 이해의 부족이 계속되고 있지만, 캐나다의 전문적, 정책적 환경은 ANP 역할을 전반적으로 수용하고 발전시키는 방식으로 의료체계에 통합하고 있다. 정책 입안자, 의사결정자, 간호 지도자들은 건강관리 서비스 측면에서 ANP가 의미하는 바를 다듬고 조정하면서 도전에 직면하기 위해 지속적으로 협력하고 있다(Roussel, 개인간 의사소통, 2016년 5월 4일).

(2) 라틴 아메리카

라틴 아메리카에서 대부분의 간호사들은 인증 간호사나 등록간호사로 학사 학위 수준으로 훈련을 받는다. 농촌 지역의 간호사들은 종종 소외된 사람에게 일차적인 돌봄 서비스를 제공하는데, 이것은 본질적으로 상급실무 역할로 수행된다. 그러나 이 정도의 독립적 실무를 지원하기 위한 공식적인 기술훈련, 정의된 역할 및 대학원 수준의 교육은 부족하다(Nigenda et al., 2010). 2014년에 보편적 건강 접근 및 보편적 건강 보장 범위를 위한 PAHO 전략이 승인되었다(PAHO, 2014). APN 역할 구현을 위한 의제를 추진하고 보편적 건강 개선을 위한 핵심 전략을 요약한다.

이 안건을 진전시키기 위해, "보편적 건강 접근과 보편적 건강 적용 범위: 상급실무간호 정상회의(Universal Access to Health and Universal Health Coverage: Advanced Practice Nursing Summit)"를 2015년 PAHO/WHO와 캐나다 해밀턴 맥마스터 대학교 일차건강관리 및 보건인력 협력센터가 주최했다. 이 정상회의에서 보건부, 간호협회, 간호대학을 대표하는 각 지역의 참석자들은 APN 적용과 국가별 역할에 대해 구체적이고 중점적인 간호 기여도를 강조하고 APN 정책 이행의 우선순위를 정리했다(PAHO, 2015). 이 정상회의의 전반적인 목표는 미주 지역의 보건의료정책 추진에 있어 APN의 역할을 다루는 것이었다. 범아메리카 국가에서 간호 역할 및 상급 실무 간호 역할의 범위를 정의하는 것 외에도, 한 가지 구체적인 목표는 의료서비스와 미충족 인구집단 요구와의 격차를 제시하고, APN 전문지식을 활용할 수 있는 간호사의 역할과 책임의 변화, 이러한 변화를 가능하게 하기 위하여 라틴 아메리카에 APN 역할을 적용하기 위한 전략을 개발하는 것이었다(PAHO, 2015, p. 4).

2015년 PAHO 정상회의에서 우선순위가 높은

다섯 가지 계획을 결정하였다.:

- 석사 수준의 APN 교육 프로그램 구축
- 의사 결정자, 입법자 및 기타 주요 이해 관계자의 참여 및 협조
- 수요가 높은 소외계층을 위한 APN 서비스 제공에 집중
- APN 역할 개발 및 구현을 위한 범아메리카 협업 네트워크 구축
- 새로운 일차 의료 모델에서 보완적인 RN 및 APN 역할 정의 및 최적화
(PAHO, 2015, p. 9)

우선순위별로 시행 1년(2016년 4월)과 3년(2018년 4월)의 단계로 초안을 작성했다. 이러한 계획의 우선순위는 지역의 상급 실무의 실천 노력을 지도하고 통합하기 위해 지정되었다(PAHO, 2015). 한 가지 결과는 2016년 4월 '상급실무간호: PAHO 활동 및 중남미 개발 전략(Advanced Practice Nursing: PAHO Activities and Strategy for Development in Latin America)'이라는 제목의 6부작 웨비나 시리즈를 만든 것이다(PAHO, 2016). 웨비나는 PAHO가 캐나다 맥마스터 대학과 공동으로 개발한 것으로 동시에 영어와 스페인어로 발표되었다. 중남미 지역의 간호사와 주요 이해관계자들의 APN 역할에 대한 관심과 인식을 높이는 것이 목표였다(PAHO, 2016). PAHO 지역 20개국 이상에서 간호사를 대표하여 300명 이상이 등록했다.

2015년 PAHO 정상회의의 결과는 WHO-PAHO와 미시간 간호대학원의 WHO 공동연구센터가 마련한 '보편적 건강에 기여하기 위한 중남미 상급실무 간호역량 개발(Developing Advanced Practice Nursing Competencies in Latin America to Contribute to Universal Health)'이라는 제목의 회의였다. 이 회의는 APN 역량과 커리큘럼 개발을 다루기 위해 2015년에 책정된 우선순위를 기반으로 개최되었다(Shober, 2016).

2015 PAHO 정상회의는 북미지역 간호지도자와 기관 간 협업을 촉진했다. 2016년 2월 콜롬비아 폰티피아 대학교 자베리아나 간호학부에서는 75주년 기념행사 'Posibilidades y Realidades de la Pranica Avanzada Enfermeria en Columbia Frenta a la Cobertura Universal En Salud (보편적인 건강보험에 직면한 콜롬비아에서 상급간호의 가능성과 현실)'를 개최했다. PAHO 대표가 참여하여 여러 간호지도자와 보건부를 만나 콜롬비아의 상급간호실무를 촉진할 수 있는 부분에 대해 논의하였다(Facultad de Enfermeria, 2016; Schober, 2016).

칠레에서는 PAHO 2015 정상회의 때부터 안데스 대학이 성인 급성질환 관리 석사과정을 개설했다. 1차 진료보다는 3차 진료에서의 APN 역할에 초점이 맞춰져 있지만, APN에 대한 ICN의 정의에 맞춰 졸업생을 배출하는 것은 중남미 최초의 프로그램으로서 역사적인 발전이었다. 이 프로그램은 미국의 존스홉킨스병원과 간호대학이 협력한 것이다. 학생들은 자국에서의 임상 실습시간 외에도 NP 또는 CNS와 같이 다니면서 그들이 업무를 관찰하는 2주간의 존스홉킨스병원 인턴십에 참여할 수 있는 기회를 갖는다(Magister en Praakic Avanzada de Enfermeria, 2016).

APN 역할을 위한 조치를 개시하기 위한 노력의 일환으로 2015년 11월, 연방간호협회와 브라질간호협회 대표들이 APN의 미래를 논의하고 계획하기 위해 워싱턴 DC에 있는 PAHO 본사로 왔다. PHC에서 브라질에서의 APN 역할의 범위를

정의하는 문서를 함께 개발하기로 결정하였으며, APN 개념의 가시성을 높이기 위해 2016년 6월 브라질의 모든 간호단체와 함께 국제 세미나가 개최되었다. 최근의 성공과 함께, 중남미 국가에서의 APN 구현을 위한 도전은 지속적인 관심을 필요로 한다. 이러한 문제에는 의료체계 강화에 있어 간호사의 역할에 대한 인식 부족, 대학원 과정이 없는 국가의 대학원 간호교육 개발, APN 역할의 간호사들이 자신의 모든 범위의 실무를 실천할 수 있도록 하는 정책 변경 등이 포함된다(Shober, 2016).

3) 동부 지중해 지역

WHO의 동부 지중해 지역 사무소(EMRO)는 중동, 북아프리카, 아프리카의 뿔 국가(the Horn of Africa), 중앙아시아의 22개국과 식민지를 담당한다. 2001년 6월, EMRO 지역 간호 책임자는 ANP와 간호사 처방에 대하여 논의하기 위해 제5차 간호지역위원회를 소집하였다(WHO-EMRO, 2001). 파키스탄 이슬라마바드에서 열린 3일간의 워크숍에는 바레인, 키프로스, 이란 이슬람 공화국, 이라크, 요르단, 레바논, 오만, 파키스탄, 사우디아라비아, 수단, 시리아 아랍 공화국, 아랍 에미리트, 예멘 공화국 등이 참가했다. 간호, 의학, 약학, 보건부 대표 22명이 모여 ANP를 위한 지역 정책 틀과 간호사 처방을 위한 기틀 개발에 착수했다. 지역 패널은 지역 전략을 확인하는 것뿐만 아니라 역할 개발로 이어지는 요소들을 강조하였다(WHO-EMRO, 2001). ANP 및 간호사 처방을 위한 개발을 지지하는 요인들과 장애물에 대한 내용은 표 5.2에 제시되어 있다.

ANP 개발을 위한 전략을 수립하였으며, 다음과 같은 내용을 포함하였다.

- 지역 내 APN 역할에 대한 필요성 및 비용 효율성 평가
- APN 교육과정 및 실무 표준 개발
- ANP를 커버하기 위한 간호실무법의 역할 정의 및 관련 개정사항의 규명

특히, 필수 의약품 중 일부 약품에 대한 간호사 처방 권한은 역량이 있는 일반 간호사에게도 배정이 가능하며, ANP의 개발 과정에 필수적인 것은 아니라는 데 의견이 일치했다. 반면, 처방 권한은 APN 역할과 관련된 많은 전문 범위 중 하나로 인정되었다. 또한 이러한 간호 역할을 위하여 상급 교육과 규제 변화, 기존 간호의 확대 등이 필요하다는 데 합의했다.

WHO-EMRO (2001)가 ANP 개발 및 확대가 진행 중인 지역 내 국가들을 지원하기 위한 지침을 제공할 것을 권고했다. 새로운 간호 역할과 간

표 5.2

APN 발전의 영향요인에 대한 WHO-EMRO 협의 내용

장애요인	지지요인
지역에서의 정의 결핍과 역할 모호성	의료서비스에 대한 인구 및 지역사회 요구 증가
역할 지원을 위한 국가 수준의 교육과 규정 체계의 부재	간호 교육 수준 향상
ANP 요구에 대한 연구가 없음	진료의 질과 접근성을 개선하기 위한 지역의 열망
공중 및 보건 전문가의 역할에 대한 인식이 없음	상급간호실무를 지원하는 지역 외부의 연구들
정책 수준에서 간호 리더십의 부재	간호 역할의 적용과 발전을 향한 WHO의 약속

호사 처방을 도입할 때 관련 변경사항이 미치는 영향과 비용 대비 효과를 평가하기 위한 시범사업을 개시하고 조정하기 위해 WHO에 추가 지원을 요청하였다. 2016년 7월까지 이 지역의 발전은 지역 내 국가 간 갈등으로 인해 제한적이지만, 그럼에도 불구하고 상급 간호에 대한 관심과 발전은 계속되고 있다(Aldarazi, 개인간 의사소통, 2016년 6월 21일).

4) 유럽

덴마크 코펜하겐에 있는 WHO 지역 사무소는 대서양에서 태평양에 이르는 광대한 지리적 영역을 포함하는 53개국으로 구성된 WHO 유럽 지역을 담당한다. 이 WHO 지역 내의 유럽 연합(EU)은 27개의 회원국으로 구성되어 있다. APN 역할은 각 국가의 역사적, 사회적 특성과 관련된다.

2016년 7월 BREXIT (영국의 유럽 연합 탈퇴)가 발표되었다. 이 장의 목적을 위해 영국에서의 NP 개발은 WHO 국가 구분에 따라 유럽의 다른 국가와 함께 설명하였다. 이스라엘은 지리적으로 중동에 위치해 있다. 그러나 WHO 국가 구분을 고려하여 이스라엘은 유로 지역에 있으므로 이 섹션에 포함된다.

유럽 국가들의 APN 역할 적용 단계는 각각 다르다. 유럽의 초기 발전은 1991년으로 거슬러 올라간다. 최초의 NP 교육 프로그램이 영국의 Royal College of Nurses (Sheer & Wong, 2008)에 도입되어 영국의 발전을 촉진했다. 아일랜드에서는 1996년에 최초의 "상급 NP"가 인증되었으며 1990년대 후반에 ANP를 향한 경력 경로가 간호위원회(Commission on Nursing)에 의해 설립되었다(NCNM, 2005). 네덜란드는 네덜란드 버전의 NP로 거의 20년의 역사를 가지고 있다. 다른 국가들의 도전은 초기 단계에 있으며 지난 5~10년 내에 커다란 성장을 보이고 있다. 초기 단계에 있는 국가의 예로 2016년 4월에 공식적으로 도입을 시작하여 유럽의 성장 정도를 보여주는 핀란드가 있다.

점점 더 많은 유럽 대학들이 석사 수준의 상급 간호 학위 프로그램을 수립하고 있다. 예를 들어, 네덜란드 Groningen의 University Medical Center는 1997년(Donato, 2009)부터 만성질환 관리, 중환자 및 집중 치료, 급성 치료, 질병 예방 및 정신과 치료를 전문으로 하는 프로그램을 운영해 왔다. 스위스 바젤 대학교는 만성질환 관리에 중점을 두고 2000년부터 스위스의 독일어권 지역에 프로그램을 설립했다(Sheer & Wong, 2008). 프랑스어권 스위스에서 로잔대학교와 응용과학 및 간호과학 대학교는 공동 석사 학위를 제공한다. 이 프로그램은 간호사를 CNS 역할과 유사한 전문간호 실무자로 교육한다(Schober, 2016).

(1) 유럽간호사연맹 및 유럽 상급실무간호

유럽간호사연맹(The European Federation of Nurses, EFN)은 유럽 지역의 34개 이상의 NNA (National Nurses Association), 규제 기관 또는 노조에 속한 3백 만명 이상 간호사를 독립적으로 대표한다. 2011년 EFN은 유럽에서 간호에 대한 교육 요건을 개정하고 현대화할 필요성을 강조한 지침(Directive 2005/36/EC)에 따라 상급실무간호를 적극적으로 지원하기 시작했다. 그 결과 간호사 교육 요건 표준이 강화되고 8가지 역량이 추가되었다. EFN은 2012년 10월의 간호사 교육에 관한 유럽의회 원탁회의에서 의회, 위원회 및 이해관계자들에게 이러한 역량을 제시하고 명확히 하는데 기여하였다. Directive 2013/55/EU가 승인되었고, EFN은 일반 간호사(RN), 전문간호사(SN) 및 상급 NP의 세 가지 범주의 간호에 대해 모든 회원국에서 적절한 변경이 이루어지도록 할 계획이다(Sipilä, 개인간 의사소통, 2016년 4월 28일).

(2) 핀란드

핀란드의 중요한 사회 및 건강 관리에 대한 개혁은 ANP 도입을 위한 추진력이 되고 있다. APN 역할에서 예상되는 이득은 의료 개혁의 주요 목표인 사회 및 의료서비스의 불평등을 줄이고 국민에게 접근성이 있는 의료서비스 제공을 촉진하며 의료 관리를 개선하는 것과 일치한다. 핀란드에서는 상급 임상 간호를 수행하는 지역사회와 병원 내 간호사가 있음에도 불구하고 상급 간호의 개념이 역사적으로 그리고 공식적으로 인정되지 않았다. RN의 상급 역할은 2000년대 초부터 보다 체계적으로 개발되었다. 당시 ANP와 관련된 첫 번째 역할은 CNS의 역할이었다. 의약품 처방에 대한 제한된 권한이 2010년에 도입되었다. 그럼에도 불구하고 APN은 핀란드에서 개발 단계 초기에 있다.

핀란드의 APN에 대한 상황을 평가하고 개발을 위한 조치를 권장하기 위해 2013년 핀란드 간호사협회에서 전문가 그룹을 선정했다. 보고서는 큰 기대를 가지고 2016년 4월에 발표되었다. 보고서는 CNS와 NP의 두 가지 역할을 고려할 것을 제안하는 것 외에도 상급 역할 간호사의 임상 경력 경로를 제시하였다. 보고서 권장 사항은 다음과 같다.

- 직무 정의와 함께 역할에 대한 일관된 직함 설정
- 상급 간호 역할과 관련된 입법 변경
- 간호사가 관련 역량을 습득할 수 있도록 적절한 교육을 구축
- 역할에 대한 책임과 일치하는 급여 개발
- 국가에서 APN 역할의 효과를 평가하기 위한 계획 수립
- 국가에서 필요한 APN 수 추정

이러한 권고의 중요성은 문화교육부, 사회보건부, 국가보건복지감독청, 핀란드의학협회회장으로 구성된 출범식에서 강조되었다. 약 40명의 참가자로 구성된 이 그룹은 국가에서 APN 역할을 확립하기 위해 생생하고 생산적인 토론을 하였다. 다음 단계는 주요 이해관계자가 APN 역할을 홍보하기 위한 교육 및 전략 구현에 대해 논의하는 세미나이다(Suutaria, 개인간 의사소통, 2016년 5월 5일).

(3) 프랑스

프랑스도 다른 많은 서방 국가들과 마찬가지로 의료 요구가 증가하고 있다. 현재의 건강 관리 체계에 대한 과제로는 인구 고령화, 만성질환의 현저한 증가, 의료서비스 부족, 일부 지역의 의료서비스 부재 등이 있다. 이러한 과제에 대응하기 위해 APN 도입을 포함하는 국가 전략을 개발하고 있다. 2003년 초부터 Cooperation of the Health Professions: The Transfer of Tasks and Competencies (보건 전문직의 협력: 업무 및 역량 이관)(Berland, 2003) 보고서는 의료부족 문제를 해결하기 위한 전략을 나열하고 프랑스에서 업무 이관의 타당성을 구상하였다. 이후 시범사업이 수행되었다. 프랑스 보건 당국인 Haute Autorité de Santé (HAS)가 2008

표 5.3

프랑스에서 상급간호실무 발전 단계

연도	단계
1900	프랑스 차원에서의 CNSs 도입
2003	Berland 보고서: 의료직과 비의료 전문직 간의 업무 이관에 대한 검토
2004	의료 활동을 비 의료전문가에게 이관하기 위한 첫 번째 시도(5개의 시범 사업)
2006	두 번째 시도(10개의 새로운 시범사업과 3개의 갱신된 사업)
2007	Haute Autorité de Santé (HAS)의 의료전문역량(초점 : 경제, 법률, 구조) 분야를 보완하기 위한 전문가 그룹의 보고서
2007 (5월/12월)	의료전문가 간의 기능을 결정하는 것을 목표로 HAS의 대중 공개 토의(334개의 의견)
2008	의료전문가 간의 새로운 협력 문제에 대한 HAS의 권장 사항 미션 : 보건전문가 간의 업무 공유 및 역량에 대한 성찰(보고서는 공개되지 않음)
2009	환자 건강 영역 병원에 대한 법률 채택, 의료전문가 간의 새로운 협력 도입(제51조 및 적용 문구), APN 교육을 위한 임상 간호에서 최초의 석사과정(EHESP/Université de la Méditerranée) 시작
2011	중간수준(midlevel) 전문가 관련 보고서
2016	새로운 공중보건법이 공식적으로 간호사 및 APN을 위한 상급 실무를 도입하는 것을 예고하였다.

년에 권고안을 공시화할 수 있도록 일련의 보고서가 발간되었다(HAS, 2008). 표 5.3에 APN 역할 구현과 관련된 문제를 보완하기 위해 의료서비스를 조정하기 위한 전략이 열거되어 있다.

2007년 MOH에 의해 HAS 및 Observatoire National De La Demographie Des Professions De Santé (ONDPS)의 두 기관이 선도적인 역할을 하도록 지정되었고, NP 또는 infirmiere cliniciennes에 대한 미래 교육을 탐색하고 권장사항을 작성하기 위해 실무 그룹을 구성했다. 이들은 의료를 개선하고 중재를 실제 의료 요구에 맞게 조정하는 관점에서 MD에서 RN으로의 업무 및 역량 이전이 연합 의료전문가(allied health professionals, AHP)로 전달되도록 하면서 의료전문가의 역할을 재정의할 수 있는 방법을 모색했다(HAS, 2007). 이 워킹 그룹의 구성에 앞서, 다른 지역에서 MD, RN 및 AHP 간에 새로운 업무 할당을 구현하기 위한 5개의 잠정 프로젝트가 완료되었다. 역할 재정의와 관련된 10개의 추가 프로젝트도 뒤를 이었다(Debout, 개인 간 의사소통, 2016년 6월 17일).

역사적으로 프랑스 간호사는 1978년에 자율권을 획득했지만 여전히 의료 체계의 일차 진료자로 간주되지는 않는다. 프랑스 건강보험체계(infirmières liberales)는 전문 간호 서비스를 제공하기 위해 의사의 지시를 필요로 한다. 2016년에 의료인력의 배치가 향후 의료 요구 사항에 대응하기에 부적절하다는 점을 인식하고 의료 당국은 APN 역할 구현을 포함하는 대안을 고려했다. 이 상황을 활용하여 프랑스간호사협회(ANFIIDE)는 간호사, 정부 및 대중을 대상으로 ANP에 대한 홍보 캠페인을 실시했다.

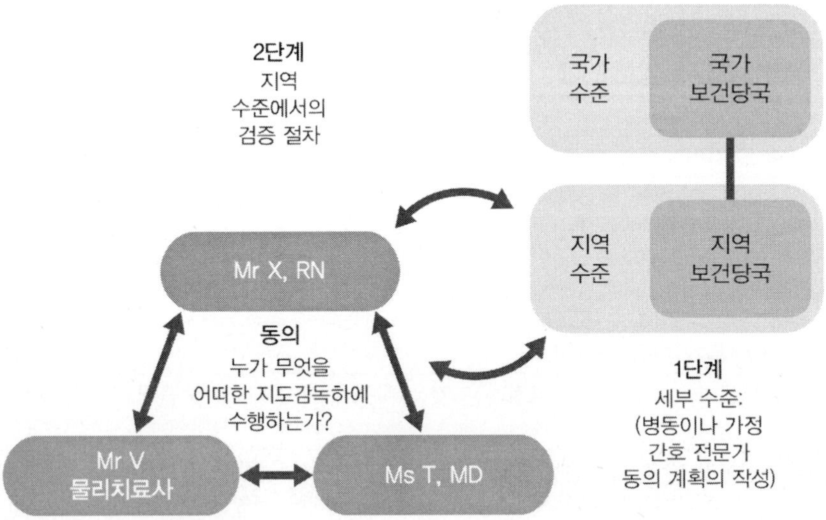

그림 5.1 프랑스법에 의한 새로운 협력 체계의 개념 도식화

새로운 협력 : MD, RN 및 AHPS 간의 대체 모델(New cooperation: A model of substitution between MDs, RNs, and AHPS). 2009년에 투표가 실시된 "Hôpitaux-Patients-Santé-Territoires"법은 지역에 맞게 그리고 직함을 통해 의료 및 비의료 보건전문직의 역량에 대해 더 많은 유연성을 부여하는 동시에 "새로운 협력"개념을 도입했다(Article 51, 2009). 그림 5.1을 참조.

의료직의 활동을 준 의료직으로 이전하는 문제가 대중의 논쟁을 불러 일으켰지만 몇 가지 구조화 모델에 대하여는 결정이 되지 않은 상태이다. 새로운 협력, 중개 직종 및 APN은 토론과 보고서로 공존하지만 국가 차원에서 아직 안정되지 않았고 문제로 남아있는 세 가지 개념이다. 이러한 개념적 명확성의 결여는 많은 혼란을 야기한다. 협력 프로토콜의 검증은 지정된 활동을 실시하기 위해 필요한 역량의 결합에 "위임된" 간호사가 포함되지만, 규제의 관점에서 자격이 있는 교육이 필요하지는 않다.

보건부 인증 전문 학위 개정 절차. 보건부는 현재 인증하고 있는 세 가지 임상 전문학위(소아과 간호사, 수술실 간호사, 마취 간호사)의 역량과 교육 프로그램을 수정하기 위한 방대한 사업에 참여했다. 이 사업은 볼로냐 협정에서 나온 대학 기반 모델과의 조화를 추구하는 간호 교육의 방대한 개혁과 일치한다. 처음에 이 사업은 이러한 직위에 있는 전문가의 활동에 대한 해석과 분석을 통해 모든 기능에 대한 역량 체계를 개발할 것이다. 이 시도는 대중의 건강 요구를 해결하는 직업의 기능과 활동의 발전을 예상하는 장기적인 접근 방식을 채택하는 것이다. 특정 전문 조직을 대표하는 리더들은 전문 분야를 상급 실무로 간주하고 이 네트워크에서 개발한 권장 사항에 따라 교육과 실무(규정, 석사 교육 설계, 자율성 정의)의 개정을 요청했다. 다양한 관점과 관련된 협상이 진행 중이며, 아직 결정이 내려지지 않았다(Debout, 개인간 의사소통, 2016년 6월 17일).

중개 직종을 향해. 프랑스에서 2011년에 발표된 새로운 중개자 수준의 의료 전문직에 관한 보고서는 APN의 특성을 정의한다(Henard et al, 2011).

임상간호학 석사. 임상 간호를 위한 첫 번째 과학 석사는 2009년에 l' Ecole de Hautes Etudes en Santé Publique (EHESP) 및 Aix-Marseille Université (의학부)의 간호학과 및 AHP 과학 섹션이 공동으로 시작하였다. 2014년 EHESP의 간호학과는 예산 제한으로 인해 활동을 중단했다. 2016년 6월부터 이 프로그램은 Aix-Marseille Université에서만 구현되었다. 프랑스의 APN 교육 영역에서 선도적인 이 프로그램은 국제적 맥락에서 APN의 비전을 기반으로 하지만 프랑스에만 국한된다. 고등 교육부가 이 프로그램을 승인했을 때 보건부는 이 계획을 강력하게 지원했다. 현재 종양학, 노인학 및 복잡한 건강 관리 상태의 조정자라는 세 가지 전문분야가 제안되었다. 두 번째 프로그램은 Versailles-Saint Quentin en Yvelines 의과대학에서 시작되어 정신과 및 정신 건강, 완화 치료 및 통증 조절, 만성질환의 세 가지 전문분야를 제공한다.

프랑스의 각각 다른 지역에서 여러 대학들이 유사한 프로그램을 개발하기 위한 사업을 가지고 있었다. 그러나 2017년부터 고등 교육부는 이 분야의 새로운 프로그램에 대한 승인을 거부했다. 2012에 선출된 프랑스 정부, 특히 보건부는 이러한 프로젝트를 지원하지 않았다. 그 결과, 이전에 두 프로그램을 졸업한 많은 졸업생들은 석사과정에서 개발한 역량을 사용하는 데 어려움을 겪었다.

해결되지 않은 문제. 프랑스의 현 위치를 조사해 보면 보호되는 직함, 자격 교육 및 APN 역할과 관련된 특정 규정과 같은 키워드는 아직 발견할 수 없다. 협력 사업에 기초한 기틀 개발의 방법론은 지역적 수요에는 적합하지만, 국가적 역량 개발은 어렵게 만든다. 2016년 1월까지 이와 관련하여 국가적 지침이 존재하지 않았다. APN 개념을 확고히 하기 위한 국가적 입장과 교육 및 실무를 포함하는 규정 개발 절차가 시급하게 필요했다.

2016년 1월, 프랑스 의회는 의료시스템을 현대화하기 위해 새로운 공중보건법을 채택했다. 이 법의 한 조문에서 간호사와 상급건강실무자를 위한 상급 진료를 소개하였다. 상급 실무자의 직함도 포함되었다. APN으로 실무하기 위해서는 추가 자격이 필요하다. 그러나 법은 이 자격이 석사 수준인지 여부를 지정하지 않았다. APN 실무는 규정화될 것이다. 진료 범위와 관련하여 병원이나 지역의 의사가 엄격하게 감독할 것이다. APN은 처방 권한을 가지지만 독립적으로 처방하기보다는 보충 처방자 역할을 할 것이다. 2016년 6월까지 이 문서는 구현을 기다리고 있었다(Debout, 개인간 의사소통, 2016년 6월 17일).

(4) 독일

유럽의 다른 국가와 마찬가지로 독일은 ANP 개발의 초기 단계 국가로 부상하고 있다. 이러한 열정과 진전의 증거는 2015년 뮌헨에서 독일어권 국가를 위한 제3차 ANP/APN 회의에서 입증되었다. 캐나다, 아일랜드, 네덜란드 및 미국과 함께 오스트리아, 독일 및 스위스에서 온 대표단은 독일어권 국가를 대표했다.

독일의 ANP 개발은 간호사의 진료범위를 넓혀야 한다고 권고한 전문가 그룹 Sachverständigenrat zur Begutachtung der Entwicklung im Gesundheitssystem에 자극을 받은 것에 기인한다(SVR Gesundheit, 2007). 간호 및 고등

교육 기관을 대표하는 주요 이해관계자의 추가적인 지원은 전국적으로 ANP 개발의 기반을 마련했다(Jeschke, 2010; Ullmann & Lehwaldt, 2013; Ullmann et al, 2011). Ullmann과 Lehwaldt (2013)에 의하면 독일 전역에서 상급실무 역할을 수행할 수 있도록 간호사를 교육하는 석사 수준의 프로그램이 매우 적다. 독일에서 상급 임상 역량이 필요한 간호사는 일반적으로 아일랜드 또는 ANP의 오랜 역사를 가진 영국과 같은 다른 국가에서 이러한 기술을 습득한다. 독일에 기반을 둔 프로그램의 예로는 프랑크푸르트 암 마인의 응용 과학대학에서 2010년에 설립된 ANP 석사 프로그램과 2013년에 설립된 함부르크의 "임상 석사 프로그램(Hochschule für Angewandete Wissenschaften)"이 있다.

APN을 수여하고 보호하기 위한 법제화가 되어 있지 않다. 독일에서는 "간호 전문가 APN"을 의미하는 Pflegeexpertin APN이라는 명칭이 제안되었다(Ullmann et al, 2011). 소유권 보호, 면허, 등록 및 자격 증명을 위한 시스템을 공식화하는 입법 체계가 필요하다. 소유권을 보호하기 위한 법률이 없으므로 2016년 7월까지 이 소유권에 필요한 역할과 책임에 대한 합의도 가능하지 않았다. 따라서 독일의 ANP는 독일 남부의 한 대학병원에서 진료하는 17명의 APN에 대해 보고한 Teigeler (2015)가 제안한 것처럼 상향식으로 발전하는 것으로 보인다. 병원 관리자는 환자 치료에서 일하는 이러한 APN을 직접 지원한다.

Deutsches Netzwerk APN 및 ANP g.e.V.는 간호사, 기관 및 기타 상급 간호 역할 개발에 관심이 있는 다른 사람들에게 지속적인 지원을 제공하기 위해 설립되었다. Netzwerk가 진행하는 활동에는 정기 국제회의, 전문가 워크숍 및 ANP/APN 간행물이 포함된다. 토론과 정치적 합의를 촉진하는 것을 목표로 독일의 ANP에 필요한 체계가 계속해서 진화하고 발전하기를 희망한다(Lehwaldt & Ullmann, 개인간 의사소통, 2016년 4월 27일).

(5) 아일랜드

1998년에 아일랜드의 간호위원회는 임상 실무를 유지하면서 상급 실무와 연계된 임상 전문가 입문 단계로 진급하기를 원하는 간호사와 조산사에게 진로 경로를 제공할 필요성을 인정했다. 그 후, National Council for the Professional Development of Nursing and Midwifery (NCNM, 2001)는 ANP 및 상급 조산사(AMP) 역할 및 직책을 수립하기 위한 기틀을 제공했다. 이 결정은 간호 및 조산 분야 상급 진료의 국내 및 국제 발전에 대한 대응이었다. 이러한 초기 노력 이후 아일랜드에서 ANP와 AMP가 양질의 치료를 제공하고, 건강 관리 결과를 개선하며, 환자에게 수용되고 비용 중립적인 치료를 제공한다는 것을 연구를 통하여 설득력이 있게 입증했다(Begley et al, 2010).

2011년 NCNM이 해체된 후 2011년 간호사법은 상급간호사(RANP)를 위한 별도의 항목을 제공했다. RANP는 현재 아일랜드 간호 및 조산위원회(NMBI [Bord Altranais agus Cnaimh-seachais na hEireann])에 등록되어 있다. 지원자의 포트폴리오는 ANP 등록을 원하는 간호사의 자격에 게시물 또는 소재지 사이트의 직무 설명과 연결되어야 한다. ANP 또는 AMP로 등록을 신청하는 사람이 상급 실무를 수행하기 위한 전문 지식, 상급 지식 및 임상 기술, 상급 임상 의사 결정 능력, 리더십 기술, 연구 능력 및 임상 경험을 가지고 있다는 명확한 근거가 있어야 한다. 전문 분야(http://www.nmbi.ie/)의 경험과 준비를 반영하는 증거와 함께 석사 학위(또는 그 이상)가 필요하다. 2016년 5월 31일에 NMBI는 전국에 183명의 RANP와 7명의 RAMW가 있다고 보고했다.

중간 보고서(WGAP, 2014)를 기반으로 하여 '개정된 상급실무(간호)를 위한 표준 및 충족기준과 상급실무(조산사)에 대한 표준 및 충족기준(*Updated Standards and Requirements for Advanced Practice (Nursing) and Standards and Requirements Advanced Practice (Mid-wifery)*'이 2017년 후반에 게시될 예정이었다. 이러한 수정에 앞서 NMBI는 몇 가지 변경사항을 적용했다. : 새로운 중간 재검증 절차가 확립되었고, 모든 상급 실무를 위한 양식을 검토하고 개선하였으며, 상급 실무 포트폴리오에 대한 개선된 지침이 개발되었으며, 상급 실무 게시물과 관련하여 개정된 정보가 개발되었다. 새로운 지침은 RANP/RAMW 후보자/신청자를 실무를 위한 포스트 또는 소재지 사이트와 일치시키키기 위한 보다 유연한 기틀을 제공할 것으로 예상되었다(Brennan, 개인간 의사소통, 2016년 5월 15일).

아일랜드 상급간호사 및 조산사협회(IAANMP)는 아일랜드에서 ANP 및 AMP의 홍보 및 개발에 관심이 있는 사람들을 지원하는 포럼을 제공하기 위해 2004년에 설립되었다. 이 협회는 상급 수준의 간호사를 지원하고, 현안과 문제 상황에 대해 토론할 수 있는 포럼을 제공하고, 전문성 개발을 촉진하고, 다른 국제기구와 연계하는 것을 목표로 한다(http://www.iaanmp.ie).

(6) 이스라엘

2016년 7월까지 이스라엘에는 간호사 실무법(NPA)이 없었다. 모든 간호사는 1947년 국가 건국 당시 통과되어 1976년에 개정된 의사 진료법(Physicial Practice Act) 조항에 따라 업무한다. 따라서 간호 진료의 범위는 법률로 구체적으로 정의되지 않고 보건부의 집행 명령에 의해 정의된다. 보건부 간호과는 학업 과정을 성공적으로 마치고 자격시험을 통과한 간호사를 등록한다. 면허가 있는 실무 간호사(licensed practice nurse), 등록간호사, 기초과정 후 간호 인증, APN에 대한 등록제도가 있다(Ministry of Health, 2016b).

APN의 도입은 2009년에 완화 치료에서 간호사 전문가의 역할을 확인하는 행정 명령에 의해 이루어졌다(Ministry of Health, 2009). 역할에 대한 요구 사항은 학사 학위 및 석사 학위(최소한 이중 한 가지는 간호학위여야 함), 종양학 또는 노인학의 기초 후 인증, 상급 완화 치료 과정, 그리고 이론 및 임상 시험의 성공적인 완료이다. 완화 치료 및 기초 후 인증 경험이 있는 35명의 간호사가 전문가로 처음 인증을 받았다(Ministry of Health, 2016a).

노인 전문간호사(geriatric nurse specialist)가 2011년에 도입되었다. 2013년 보건부는 보건의료 체계 내에서 전문가 역할을 표준화하는 행정 명령을 발표했다(보건부, 2013). 여기서 실무의 범위를 제공하였다. 2013년부터 추가 전문가 역할이 도입되었으며 다른 전문 분야는 계획 단계에 있다(Ministry of Health, 2016a). 2017년 7월에 노인 전문간호사로 등록된 간호사 19명을 배출한 노인 전문간호사 코스가 1개 제공되고 있다.

이스라엘의 변화는 긍정적이고 역동적이다. 그러나 자격을 갖춘 전문간호사는 일반 간호사로 계속 일한다. 또한 교육이 일반적으로 대학 내에서 제공되지 않는다. 이러한 상황과 국내 간호사 부족에도 불구하고 상급 실무 역할의 개발이 진행되고 있었다(DeKeyser Ganz, 개인간 의사소통, 2016년 5월 4일).

(7) 네덜란드

네덜란드에서 상급 간호 역할에 사용되는 직명은 전문간호사(Nurse Specialist, NS)이다. NP의 개념은 20년 전에 네덜란드 의사결정자들의 관심을 끌었지만, NP라는 단어는 네덜란드어로 번역될 수 없었다. 이 아이디어가 도입된 1997년 이래로 큰 발전을 이루었다. 1997년부터 2016년까지의 발전은 여러 요인에 기인하지만 특히 네덜란드 정부의 지원이 중요하였다.

2004년에는 정부가 상급 연수를 원하는 간호사들을 위해 보조금과 지원 급여를 제공했다. 이 계획은 간호사가 NS 학생이었을 때 고용주의 역할을 맡은 의료기관과 협력하여 조직되었다. 2009년에는 NS의 교육과 업무의 질을 보장하기 위한 법안이 제정되었다. 전문직 규정은 교육, 등록 및 실무에 대한 소유권 보호 및 규정된 표준을 제공했다. 2011년에 추가 법안을 통하여 NS가 선택한 전문 분야의 실무 범위와 권한이 연결되도록 하여 NS의 실무범위에 대한 권한을 확장했다.

2016년 2월에 약 2,750명의 NS가 교육을 받고 등록되었다. 네덜란드의 10개 응용과학 대학이 NS 교육 프로그램을 제공한다. 대학들간의 긴밀한 협력을 통해 네덜란드의 모든 대학에서 일관된 역량 기반 프로그램을 개발했다.

네덜란드에서 NS 역할 도입을 촉발한 의사의 부족이 해결되었지만 NS의 수는 계속 증가하고 있다. 한때 PA 도입이 NS 개발에 위협이 될 것이라고 생각했지만 그렇지 않았다. 네덜란드의 NS는 양질의 보살핌과 친절한 조언을 제공하는 전문가로 인정받았다(Peters, 개인간 의사소통, 2016년 2월 17일).

(8) 스웨덴

스웨덴은 PHC, 특히 지역사회 노인 돌봄에 대한 접근성을 개선하기 위한 전략으로 상급 간호 역할 개념을 도입했다. 이러한 임상 초점을 염두에 두고 교육 프로그램이 수립되었다. 스웨덴에서 사용되는 직함은 전문간호사(*advanced clinical nurse specialist*, ACNS)이다(Lindblad et al, 2010).

Skaraborg에서 PHC 당국은 Skovde 대학과 협력하여 National Board of Health and Welfare의 요구 사항을 충족하는 모델 및 교육 프로그램을 개발했다. 주요 고려 사항은 지역사회를 위한 일차보건의료와 ACNS를 활용하는 노인 돌봄이었다. 2003년에 등록한 초기 학생들은 스웨덴 의료체계에 적합하고 모든 이해관계자가 수용할 수 있는 새로운 간호 역할을 도입하는 데 어려움을 겪었다. 이 과정에서 ANP에 대한 정의가 토의되었다(Schober & Affara, 2006, p. 6).

> 일차 의료 ANP [the advanced nurse practitioner]는 특정 약물을 처방할 권리가 있는 지역 간호사로서 특수 교육을 받은 인증 간호사이며, 독립적으로 의료 결정, 약물 처방 및 특정 의료 분야 내 건강 문제 치료에 책임을 질 수 있는 능력을 향상시키고 심화시킬 수 있도록 대학원 교육을 받는다.

스웨덴의 간호사에 대한 처방 권한은 ANP를 고려하고 개발하기 전인 1994년부터 시행되었다. 문헌에 따르면 상급간호 개념에 관심이 있지만 의사와 관련된 역할의 경계와 상급 간호를 의료인력에 적절하게 통합하는 것은 불분명한 상태이다(Jangland et al, 2014; Lindblad et al, 2010).

(9) 스위스

상급간호실무는 2000년 스위스 바젤대학교의 간호과학연구소(INS)의 첫 간호과학 석사 과정과 함께 도입되었다. 2004년부터 임상 전문가 역할이 석사 수준의 준비된 간호사로 전환되고 다른 여러 대학들에서 석사 학위를 개발함으로써 다양한 임상 환경에서 APN 역할을 도입하게 되었다.

ICN 정의를 기반으로 한 ANP에 대한 스위스 정의는 2012년에 발표되었다. 이 정의는 스위스간호협회, 스위스간호과학협회, Swiss ANP 및 로잔에 위치한 '간호교육과 연구를 위한 대학 연구소(University Institute for Nursing Education and Research)'의 공동 노력의 결과이다. 스위스에서 ANP에 대한 연구가 수행되었고(Kambli et al, 2015; Müller-Staub et al, 2015 Serena et al, 2015) 역할 평가를 위한 기틀이 개발되었다(Bryant-Lukosios et al, 2016). 이러한 진전에도 불구하고 APN 역할은 2017년 7월까지 법적으로 보호되거나 공식적으로 자격이 부여되지 않았다. 전국의 학사 및 석사 수준에서 의료 전문직을 규제하는 법안이 진행 중이었다(Fierz, 개인간 의사소통, 2016년 5월 18일).

바젤대학의 INS는 스위스뿐만 아니라 다른 독일어권 국가들에게도 독일어권 국가들에서 ANP 교육 및 역할 개발에 대한 관점을 홍보하는 데 주도적인 역할을 해왔다. 프랑스어를 사용하는 스위스에서 임상전문간호사를 위한 초기 개발은 로잔에서 시작하였다. 2016년 7월 현재 로잔대학교(http://www.unil.ch/index.html)와 스위스서부응용과학대학교(University of Applied Sciences Western Switzerland)(http://www.hes-so.ch/)는 이 APN 역할에 대한 간호 과학 공동 석사 과정을 제공하고 있다.

(10) 영국

영국의 4개국(잉글랜드, 북아일랜드, 스코틀랜드, 웨일스)은 다양한 방식으로 ANP를 개발하고 있다. 영국에서 NP 출현은 의료체계 내의 변화하는 요구에 대한 대응으로 설명되며 전통적인 의료 모델만으로는 지역사회 인구에게 포괄적인 의료서비스를 제공하기에 충분하지 않다는 사실에 근거한다(White, 2001). 일부 지역에서 의사의 근무 시간 단축과 일반의의 부족으로 급성 및 일차 진료 환경에서 NP로의 이동이 가속화되었다. 또한 난민, 노숙자, 정신병자, 여행자 가족, 노인과 같은 특수 집단의 요구를 해결하기 위해 정부에서 시작한 시범 사업으로 다양한 환경에서 NP 활용과 서비스 제공이 증가하였다.

1990년 Royal College of Nursing (RCN)에서 처음 개발한 NP 학위 프로그램은 NP 프로그램의 RCN 인증을 위한 기반을 형성했다. 2002년에 RCN 프로그램은 10주년을 맞이했다. 초기 15명의 졸업생은 현재 영국 전역에서 활동하는 NP의 길을 열었다(RCN, 2008). 일반적인 접근 방식에서 석사 학위 수준의 학업 준비를 확립하려는 동향에 이르기까지 다양한 NP 준비 경로가 여전히 존재한다. NP 및 APN에 대한 수요가 증가함에 따라 이러한 프로그램을 제공하는 대학의 수도 증가했다.

첫 번째 RCN NP 과정이 시작된 지 10년 뒤인 2001년 11월에 영국 NONPF (National Organization of Nurse Practitioner Faculties)의 창립 학회가 개최되었다. 회원 수는 서서히 증가하여 전국 RCN NP 협회와 공식적인 관계를 형성했다. 2005년 영국 NONPF는 이름을 AANPE (Advanced Nursing Practice Educators)로 변경하고 새로운 독립 협회로 공식적으로 다시 출범했다. 그 이후로 AANPE는 영국 전역의 전문적, 지역적, 국가별 상급 실무 토론, 협의 및 정책 개발에 참여했다. 2015년에 협회는 영국의 다양한 전문 분야에서 상급 실무의 성장과 성숙을 반영하기 위해 AAPE UK (Advanced Practice Educators)로 이름을 변경했다.

영국의 이러한 열정, 동력 및 성장에도 불구하고 영국 NP를 위한 NP 실무에 대한 규정은 아직 확립되지 않았다. 상급 *NP(advanced NP)*라는 용어는 많은 NP에서 채택되었으며 현재 선호되는 용어이다. 국가 차원에서 NP 역할을 공식화하고 법적으로 보호하기 위한 제안은 보건부 및 의료규제향상위원회(the Council for Healthcare Regulatory Excellence, CHRE, 2010)에서 면밀히 검토되었다. 이미 간호사로 등록된 NP에 대한 추가 규정의 근거가 부족한 것으로 결론지었다. 그럼에도 불구하고 ANP 규정의 필요성에 대한 논쟁은 계속되고 있었다(Maclaine, 개인간 의사소통, 2016년 2월 15일).

5) 동남아시아

WHO 동남아시아 지역(South East Asia Region, SEAR)에는 방글라데시, 부탄, 조선민주주의인민공화국, 인도, 인도네시아, 몰디브, 미얀마, 네팔, 스리랑카, 태국, 동티모르 등 11개 회원국이 있다. 이 섹션에서는 해당 지역의 APN 개발에 대한 한 가지 사례를 소개한다.

(1) 태국

태국 간호 및 조산위원회(The Thailand Nursing and Midwifery Council, TNMC)는 1998년에 ANP 개념을 채택했으며 2003년에는 49명의 APN으로 구성된 첫 번째 그룹이 인증을 받고 APN이라는 직함을 수여받았다. TNMC는 APN을 TNMC에서 정한 기준에 따라 자격을 갖춘 석사 학위를 가진 RN으로 정의한다. TNMC는 APN이 수용할 수 있는 전문 간호 조직 인증을 지정하는 규정을 만들고 교육, 훈련 및 경력에 대한 요구 사항을 설정한다. APN으로 허용되는 용어에는 인증 간호조산사(certified nurse-midwife, CNM), 인증 간호마취사(certified registered nurse anesthetist, CRNA), CNS 및 NP가 포함된다. APN은 내외과, 소아과, 산모/아동, 지역사회 간호, 노인 간호, 정신과, NP, 조산, 감염 관리 또는 마취 등 10가지 전문 분야 중 하나에서 업무한다(Buaklee, 개인간 의사소통, 2016년 6월 20일).

지역사회 의료서비스에 대한 긴급한 요구에 대응하여, 국가는 일반 NP가 지역사회에서 일차 의료 제공자로 일할 수 있도록 4개월 교육 프로그램을 제공하는 단기 및 장기 목표를 설정했다. 최초의 기본 NP 프로그램 중 하나가 1970년대에 설립되었지만, NP 교육 프로그램의 개발을 가속화한 것은 2002년에 전국에서 시행된 의료 개혁과 보편적 의료보장 시스템의 추진이었다. NP 교육의 전략적 접근을 확인하기 위해 Hanucharurnkul과 동료들(2007)은 1,928명 NP의 특성과 업무 환경을 탐색하고, TNMC가 인증한 NP들의 역할을 조망하는 연구를 수행하였다. 이 연구를 통해 개발된 전략은 다음과 같다.

- 국가의 보건의료 요구에 대응하기 위해 시작된 기존의 4개월 프로그램을 인정하며 초급 교육을 5년 이내에 석사 수준으로 연장한다.
- 건강 관리 체계에서 NP 위치를 설정하여 APN이 석사 졸업생이고 인증을 받으면 APN /MN 직함을 받을 자격이 있으며 급여가 인상된다.

Wongkpratoom과 동료들이 수행한 태국에서의 역할 개발에 관한 연구(2010)의 결과에 따르면 인증된 APN 역할이 국가에서 어느 정도 기능을 하고 있었지만 대부분의 APN은 다양한 조직, 인적, 자원적인 이슈로 인하여 일시적으로 상급 실무 역량을 제공하는 경우가 많았다. 주요 촉진요인은 지원 조직의 정책, 양질의 간호 관리자, 잘 작동하는 다학제팀 및 재정 자원을 포함한다. 반대로, 연구결과에 따르면 명확한 조직 구조의 부족과 불명확한 조직 정책, APN에 대한 관리 지원 부족(업무 할당은 상급간호실무를 반영하지 않음) 및 비협조적인 팀원이 포함된 것으로 나타났다. 연구결과 APN 개념을 진전시킬 때 역할 개발 및 구현에 복잡성이 있음을 확인하였다.

2016년 7월 두 가지 유형의 NP 프로그램이 있었다. 석사 학위는 APN 인증을 획득하기 위해 42학점을 요구하며 일반적으로 약 2년의 교육이 필요하다. 교육과정은 APN을 위해 설계된 상급 졸업 증명서를 받는 것을 목표로 한다. 두 번째 유형의 NP프로그램은 NP(일차 의료)로 전문화하는 것이다. 이 과정은 18학점의 단기 과정이며 교육기간은 4개월이다(Buaklee, 개인간 의사소통, 2016년 6월 20일). 개발을 촉진하기 위해 태국 간호국은 캐나다 연구자 Bryant-Lukosius 및 DiCenso (2004)가 개발한 PEPPA 기틀을 APN 역할의 도입 및 평가 지침으로 사용할 것을 권장했다(Sathira-Angkura & Khwansatapornkoon, 2014).

6) 서태평양

WHO 서태평양 지역 사무소(Regional Office for the Western Pacific, WPR)는 필리핀 마닐라에 있으며 아시아 태평양의 37개 국가와 지역을 대표한다. 이 지역은 북쪽과 서쪽의 중화 인민 공화국에서 남쪽의 뉴질랜드, 동쪽의 프랑스령 폴리네시아까지 뻗어 있다. WHO 지역 중 가장 다양한 지역 중 하나인 WPR은 세계 최빈국과 가장 빠르게 발전하는 신흥 경제국으로 구성되어 있다. 여기에는 호주, 일본, 뉴질랜드, 대한민국, 싱가포르와 같은 선진국과 중화인민공화국, 베트남과 같은 빠르게 성장하는 국가가 포함된다.

(1) 호주

호주는 1990년에 NP 역할 개발을 처음으로 검토했다(Offredy, 1999). 시범사업은 먼저 뉴 사우스 웨일즈(NSW)에서 수행된 다음에 호주의 대부분의 다른 주와 영토에서 수행되었다. 초기 사업의 결과로 NP가 다양한 환경에서 고품질의 의료서비스를 제공함에 있어서 실행 가능하고 안전하며 효과적이라는 것을 확인하였다(Gardner & Gardner, 2005; NSW 보건부, 1998).

호주에서는 NP 직함이 보호되며 호주 보건실무자 규제 기관인 '국가 간호사와 조산사 등록위원회(National Nursing and Midwifery Registration Board)'에서 승인한 간호사만 NP 직함을 사용할 수 있다.

Gardner의 연구에서 Dunn 등(2006)은 역할에 필요한 교육으로 두 가지 관점에서 석사 학위를 추천했다. 연구결과에 따르면 역할의 요구 사항을 충족하고 이러한 임상가의 전문적 지위와 관련하여 지역사회 및 기타 의료 분야에 필요한 신뢰를 제공하려면 석사 교육이 필요하다. 국가등록위원회는 이 권고를 채택하고 NP를 위한 분야별 석사 교육을 실무를 위한 최소한의 교육 수준이라고 결정하였다.

'호주 간호 및 조산위원회(The Nursing and Midwifery Board of Australia)'에는 간호사가 NP로서 승인을 받기 위해 석사 수준의 교육 요건을 충족할 수 있는 두 가지 경로가 있다.

1. 석사 수준에서 이사회 승인 NP 학습 프로그램을 성공적으로 완료
2. 간호사가 NP로서 승인을 받고자 하는 상급실무간호의 맥락과 임상적으로 관련된 석사 수준의 교육 프로그램을 완료하고, 국가 NP 역량 표준을 충족하고 일치하는 보충 교육을 완료

두 가지 교육 경로는 간호사의 개별 학습 요구에 가장 적합한 교육 프로그램을 선택할 수 있는 유연성을 제공한다.

1992년 '상호 인정법(The Mutual Recognition Act)'과 1999년 '트랜스 태즈먼 상호 인정법(Trans Tasman Mutual Recognition Act)'은 프로그램의 차이에 관계없이 호주의 모든 주에서 교육받은 간호사와 뉴질랜드에서 교육받은 간호사를 인정한다. 2004년에 '호주 간호 및 조산위원회(The Australian Nursing and Midwifery Council, ANMC)'는 뉴질랜드 간호위원회와 협력하여 안전하고 유능한 치료 제공을 보장하기 위하여 NP에 대한 역량 표준을 개발하는 사업을 구성했다(Gardner, Dunn et al, 2006). 이러한 역량 표준은 해외에서 교육받은 NP를 평가하는 데 사용되었으며, '호주 간호 및 조산사 인증위원회(the Australian Nursing and Midwifery Accreditation Council, ANMAC, 2010)'에서 대학 및 NP 석사 프로그램을 인증하는 데 사용되었다.

2014년에는 NP 역량 기준을 검토하고 다음 네 가지 기준이 적용되었다.

- 진단 능력을 평가하고 사용한다(Assesses and uses diagnostic capabilities).
- 돌봄을 계획하고 다른 사람을 참여시킨다(Plans care and engages others).
- 치료적 중재를 처방하고 시행한다(Prescribes and implements therapeutic interventions).
- 결과를 평가하고 실무를 개선한다(Evaluates outcomes and improves practice).

2015년 9월, 호주의 261,582명의 간호사 중 소수이지만 점차 증가하는 1,287명의 승인된 NP가 있다(Schober, 2016). 2010년에 수행된 연구(Gardner et al, 2010)에 따르면 호주에서 NP의 2/3가 주 및 연방 정부 법률의 차이로 인해 역할이 "매우 제한적"이라고 보고했다. 이러한 결과는 2009년에 수행된 초기 설문 조사의 결과와 유사했다(Gardner et al, 2009). 2010년 말까지 주 차원에서 NP는 처방전을 작성하고 환자를 다른 의료 전문가에게 소개할 수 있었다. 그러나 연방 차원에서 NP는 '의약품혜택제도(pharmaceutical benefits scheme, PBS)' 또는 '메디케어혜택일

정(Medicare benefits schedule, MBS)'에 접근할 수 없었다. 따라서 환자들은 약국에서 처방전을 조제하거나 병리 검사를 받을 때 추가 비용을 지불했다. 이러한 상황은 환자들이 의료에 대한 정부 보조금에 동등하게 접근할 수 없었기 때문에 불이익을 초래했다. 2010년 11월, NP가 제공자 번호를 획득할 수 있도록 국가 법률이 제정되어 잠재적으로 환자는 비용을 절감할 수 있게 되었다. 2017년 7월에 이 법안은 일차적으로 개인 실무를 하는 NP에게만 해당되었다.

호주에서 NP는 국가의 특정 문제에 계속 직면하지만 전국적으로 꾸준히 도입되고 있다. 'Australian College of Nurse Practitioners (http://www.acnp.org.au/)'는 호주에서 NP 역할 개발을 위한 대표 의견을 제공하기 위해 설립되었다(Green, 개인간 의사소통, 2016년 7월 22일).

(2) 홍콩, 중국

홍콩은 복잡한 정부, 임상 및 학문적 과제에 직면하면서도 수년 동안 APN 개념을 추구해 왔다. 간호사가 임상 실무에 잔류하도록 동기를 부여하고자 하는 '홍콩병원관리국(The Hospital Authority of Hong Kong)'은 1994년 NS 직책을 도입했다. 2014년부터 APN 타이틀을 가진 전문 분야로 발전하는 간호사를 위한 명확한 임상 경로가 제공되었다. 간호사가 병원관리국 시스템 내에서 APN 타이틀을 획득하면 경력 경로를 따라 다음 단계는 간호사 컨설턴트로 진행된다.

APN 교육은 홍콩에서 100개 이상의 독립 간호사 클리닉을 운영하는 ANPs들과 함께 대학원 수준으로 운영된다. 2011-2013년 병원관리국 연차 보고서에 따르면 2,700명의 APN과 70명의 간호사 컨설턴트가 있다. 홍콩의 간호사들은 이를 위해 2011년에 설립된 '임시 홍콩간호아카데미(Provisional Hong Kong Academy of Nursing)'와 함께 ANP를 규제하는 법적인 기구를 설립하기 위해 노력하고 있다(Wong, 2014).

(3) 일본

고령 인구의 급격한 증가와 의사 부족으로 일본의 OUNHS (Oita University of Nursing and Health Sciences) 교수진은 대학원 수준의 실무 중심 간호 교육의 필요성을 인지하였다. 교육의 목적은 일본의 환자들에게 안전하고 시기 적절한 의료를 제공할 수 있는 의료체계 구축에 기여하는 것이었다. 이를 염두에 두고 오이타대학 대학원은 2008년에 NP를 교육하는 석사 과정을 개설했다. 이 과정은 일본 최초의 과정이며 2011년 3월의 석사 과정 졸업생은 일본 최초의 NP가 되었다(Fukuda et al, 2014; OUNHS, 2016).

오이타대학 대학원에는 별도의 교육과정을 갖춘 일차 의료 분야의 NP 전공이 2가지가 있다. 2008년에 설립된 노인학 전공과 2009년에 설립된 소아과 전공이다. 새로운 전공의 목표는 우수한 NP를 양성하는 것이다. 원거리 지역의 장기요양시설에서 임상 치료에 기여하고 의사와 협력하여 자율적으로 일할 수 있는 높은 수준의 전문성과 실무 역량을 갖추고 있다(OUNHS, 2016). 이 교육과정 개발은 간호사 실무법을 개정하기 위해 정부를 움직이는 동력을 제공하였다. 상급간호실무의 범위를 규정하고 NP 교육의 기반을 제공하기 위해 정책 및 법적 변경이 필요하다(Fukuda et al, 2014).

일본의 NP 시스템 구축을 지원하기 위해 2008년에 '일본간호실무자협회'가 설립되었다. 협회의 목표는 NP 교육 프로그램을 표준화하고, NP의 역량을 보장하며, 사회적 이해를 도모하기 위한 것이다.

OUNHS의 NP 과정 시작에 따라 대학 사업팀은 Oita Oka Hospital과 협력하여 지정 행정 구역 시스템을 마련하기 위해 신청서를 제출했다. 시스템에서 NP 학생과 졸업생은 의사의 지시와 감독하에 병원 환자를 위해 지정된 활동 중 일부를 수행할 수 있다. 또한 2013년에는 후생노동성이 새로운 교육 제도를 도입했다. 간호서비스법 개정안은 66년 동안 변경되지 않았었다. 법적인 변화를 희망하며 2014년 2월부터 입법 논의가 시작되었다(Fukuda et al, 2014).

2016년 5월 '일본간호실무자교수협회(Japanese Organization of Nurse Practitioner Faculties, JONPF)'가 7가지 NP 프로그램 졸업생에 대한 인증 시험을 제공했음에도 불구하고 아직 공적이고 전문적인 NP 지정 체계가 없다. 간호 및 의학회는 상급 간호를 지원하는 정책 및 법적 변화에 반대했다. 따라서 NP프로그램 졸업생의 활동은 졸업생이 근무하는 기관의 의사에게 달려 있다(Suzuki,개인간 의사소통, 2016년 5월 9일).

(4) 뉴질랜드

ANP는 1988년 뉴질랜드에서 처음에 두 가지 수준으로 인정되었다. 'New Zealand Nurses' Organization (NZNO)의 자격 인증 과정은 간호사를 간호사임상가(nurse-clinicians) 또는 간호사 컨설턴트(nurse consultants, 임상)로 인증한다. NP 모델이 2000년에 도입된 후 NP 규제가 뉴질랜드간호위원회(Nursing Council of New Zealand, NCNZ)의 관할이 됨에 따라 2006년에 NZNO는 인증 과정을 단계적으로 중단하였다(Trim, 개인간 의사소통, 2008년 3월 11일).

1997년에 설립된 태스크포스는 간호 실무의 장애요인을 연구하고 상급 간호의 역할 개발을 권장하였다. 그 이후 NCNZ는 규제 기틀을 개발하기 위해 실무 그룹을 구성했다. 상당한 협의를 거쳐 기틀이 합의되고 발표되었다(NCNZ, 2001). 2002년에 제시되고 2014년에 개정된 기틀에는 특정 석사 프로그램의 승인을 위한 표준과 인증을 위한 절차, 명칭(NP), 역할 역량, 역할 기술 및 인증 절차가 포함되었다(NCNZ, 2014).

신청자는 공식적으로 협의회에 지원하고 이력서, 교육과정 성적표, 논문, 출판물 및 해석, 사례 연구, 평가 사례 노트 및 임상 실습의 증거가 포함된 포트폴리오를 제시해야 한다. 패널 인터뷰에는 관련 임상 실무를 설명하는 신청자의 발표자료와 임상 경력 및 시나리오 시험을 포함한 패널 질문에 대한 응답이 포함된다(NCNZ, 2014).

뉴질랜드 최초의 NP는 2001년 말에 인증되었다. 처음에는 상표권(trademarking)을 통해 소유권 보호가 이루어졌다. 그러나 상표권 개념은 더 이상 존재하지 않는다. 2015년 이전에 뉴질랜드의 NP는 특정 진료 영역을 선택해야 했으며 이를 조건으로 등록하였다. 이 규정과 관련하여 2015년에 광범위한 협의를 거친 후 간호위원회는 NP진료 범위를 넓히고 NP를 특정 진료 영역으로 제한하는 요구 사항을 삭제하도록 권장하였다. 2016년에 새로운 범위의 실무 선언문이 도입되었다. 새로운 실무 범위는 다음과 같다.

> 실무전문간호사(nurse practitioner, NP)는 상급 교육, 임상 실습 및 면허 간호사 수준 이상으로 실무할 수 있는 입증된 능력과 법적 권한을 보유하고 있다. NP는 다른 의료 전문가와 자율적으로 협력하여 건강을 증진하고 질병을 예방하며 특정 환자 그룹 또는 지역사회에 대한 접근성 및 대상자 건강 결과를 개선한다. NP는 의료 소

비자 및 그 가족("화나우, Whanau")과 협력하여 선도적인 의료 제공자로서 치료 경과(episodes)를 관리한다. NP는 상급 간호 지식 및 기술을 진단 추론 및 치료 지식과 결합하여 흔하고 복합적인 건강 상태를 가진 건강 소비자의 진단 및 관리를 포함하여 환자 중심의 의료서비스를 제공한다. 이들은 광범위한 사정 및 치료 중재, 진단 및 검사 처방 및 해석, 자신의 역량 영역 내에서 의약품 처방, 병원과 기타 의료서비스/환경에서의 입원과 퇴원을 관리한다. 임상 리더로서 이들은 의료 환경에서 일하고 의료서비스 제공과 다른 전문직에 영향을 미친다(http://www.nursingcouncil.org.nz/Publications/Consultation-documents/Decision-on-nurse-practitioner-scope-of-practice-and-furthcr-consultation-2015)

NP 후보자는 전문 분야에 초점을 둘 수 있다. 그러나 이 지정은 더 이상 등록부나 실습증명서에 나타나지 않는다. 뉴질랜드간호위원회의 교육 프로그램 승인과 관련된 이러한 변경 사항 및 문제를 통합하는 전환 기간이 있을 것이다.

뉴질랜드에서 NP가 되기 위한 요건은 다음과 같다.

- RN 실무 범위를 뉴질랜드간호위원회에 등록
- 특정 업무 분야에서 최소 4년의 경력
- NP의 정의된 진료 영역 내에서 적용되는 상급 진료 및 처방에 대한 역량 입증을 포함하는 승인된 임상석사학위 프로그램의 수료. 프로그램에는 관련 이론과 동시 실습이 포함되어야 한다.
- 해외의 동등한 프로그램을 완료, 이전에 지정된 요건을 충족하는 임상 중심의 석사학위 자격
- 인증 패널에 의해 NP 역량에 대한 평가 통과

— (NCNZ, 2014)

뉴질랜드의 처방 권한. 2013년 의약품 개정법은 NP를 인증된 처방자로 지정했다. 2014년의 약물남용 수정규정에 따라 NP는 실무 범위 내에서 다음과 같은 통제 약물을 처방할 수 있다.

- Class A 및 B 통제 약품의 경우 최대 1개월분
- C 등급 통제 약물에 대해 최대 3개월 분 공급(http://www.nursingcouncil.org.nz/Nurses/Scopes-of-practice/Nurse practitioner)

2014년 7월 1일 이전에는 처방 권한 없이 NP가 등록되었을 수 있다. 2014년 7월부터 이 비처방 NP 그룹은 처방할 수 없음을 확인하는 NP 실무 범위 규정이 발효되었다. 이 규정에는 "허가된 처방자(NP)로 처방해서는 안 됨"이라고 되어 있다. 비처방 NP는 다음 경로 중 하나를 통해 처방 역량을 획득할 수 있다.

- 약리학 및 처방 실습을 포함하는 자격을 가진 사람의 감독하에 처방 실습 100시간을 완료하고 의사 멘토와 NP의 능력 평가를 완료해야 한다.
- 적절한 자격이 없는 NP는 간호위원회에서 승인한 약리학 문서와 100시간의 감독이 있는 처방 실습과 의사에게 NP의 역량 평가를 받거나, 동등한 지식과 기술을 입증하는 포트폴리오를 제출하고 패널 검토를 완료해야 한다.

NPNZ (Nurse Practitioners New Zealand)는 집단의 의견을 대변하고 국가에서 NP 실무의 발전을 위한 자원 역할을 하는 조직이다(http://www.nurse.org.nz/npnz-nurse-practitioners-nz.html).

(6) 필리핀

필리핀의 APN은 1999년 간호해결위원회(Board of Nursing Resolution, 2002)를 통해 공식적으로 시작된 NSCP (Nursing Specialty Certification Program)를 통해 부분적으로 인정되기 시작하였다. 간호리더는 간호전문인증협의회(Nursing Specialty Certification Council)를 도입하였고, 이 협의회는 전문 간호 실무에 역점을 둔 기관 및 교육 프로그램을 인증하고 간호사의 자격을 관리한다. 이는 2002년 필리핀 간호법에 규정된 포괄적 간호전문프로그램을 통해 더욱 강화되었다. 자격을 갖춘 간호사는 간호임상가(Nurse Clinician) I, 간호임상가 II, 또는 임상전문간호사(Clinical Nurse Specialist)의 세 가지 수준으로 인증을 받을 수 있으며 4가지 주요 간호 전문 분야 - 내외과, 지역사회보건, 모자보건, 정신보건/정신과 - 에서 일할 수 있다(필리핀 간호협의회, 2008). 이 정책은 2차, 3차 및 전문병원의 각 전문 분야에서 일하는 비공식적인 간호사 범주를 제공한다. 이 간호사들은 NSCP에 따라 자격증을 취득할 수도 있고, 아닐 수도 있다. 이러한 간호사의 대부분은 그들의 근무기관 내에서 공식 또는 비공식 교육을 통해 준비된다.

필리핀에는 졸업생을 미국 뿐만 아니라 중동으로 수출하기 위한 교육에 중점을 둔 간호학 학사 과정이 많이 있다. 이러한 상황 속에서도 행정 분야에 가장 중점을 두는 간호학 석사 학위 프로그램과 최소한 3개의 잘 확립된 간호학 박사 프로그램이 있다(Manila, 개인간 의사소통, 2016년 6월 18일).

현재 필리핀에서 APN의 지위를 공식화하는 정책은 없다. APN으로 일할 수 있는 간호사를 위한 명시적인 실행 표준도 없다. 대부분의 의료기관에서 일반 간호사와 전문 분야 간호사는 전문적인 책임감이 유사한 직무 표준을 가지고 있다. 이러한 상황은 필리핀에서 시스템, 범위 및 실무 표준을 정의하고 궁극적으로 대중의 건강을 개선하는 데 기여할 APN 체계를 공식화하는 동기를 제공하고 있다(Manila, 개인간 의사소통, 2016년 6월 18일).

필리핀의 상급간호와 유사한 역할에 대한 체계가 명확하지 않은 것처럼 보이지만, APN의 한 형태는 간호의 네 가지 주요 정책인 2002년 필리핀 간호법 제6조 섹션에 규정되어 있다. 28 및 제7조 Sec. 31, 및 간호결의위원회(BON) 결의안 번호 99-13, 99-24 및 2002-118.

간호법 제6조 섹션 28은 간호사의 범위를 "상급간호실무"를 포함하도록 규정한다. 이러한 정책에 대한 일관성과 결과 및 ANP와의 관련성을 평가하기 위해 수행된 연구(Manila, 2013)는 다음과 같은 결과를 보여주었다.

- 필리핀의 간호사는 전문적인 업무를 수행하지만 역할 확장은 제한적이다.
- 상급실무를 위한 교육은 제각각이다.
- 기관 전반에 걸쳐 상급실무 표준이 없다.
- 국제 APN 기틀과 비교했을 때 눈에 띄는 유사점이 있지만 근본적인 차이가 있다.

이러한 연구결과는 2016년 6월에 상급간호 용어 및 지위를 제시하는 조항을 포함하는 새로운 간호법안 초안 작성에 기여하였다(Manila, 개인간 의사소통, 2016년 6월 18일).

(7) 중화인민공화국

변화하는 인구와 의료서비스 제공 요구를 충족하기 위해 간호업무의 범위를 확장해야 할 필요성을 인식하여 중화인민공화국에서 상급간호 역할은 비공식적으로 구현되고 있다. 중국 정부는 이러한 상황을 인지하여 상급실무 역량을 개발하고 간호사 양성을 목표로 하는 석사 수준의 임상/전문 학위를 승인했다. 2011년까지 28개 대학에서 대학원 간호 교육의 새로운 발전 단계를 보여주는 다양한 임상 분야의 임상/전문 학위 프로그램에 간호 학생을 모집했다. 2014년에는 58개의 새로운 임상/전문 석사 프로그램이 승인되었다. 중국에서 2015년 3월 말까지 간호학의 임상/전문 석사 프로그램의 총 수는 84개에 달하였다(Hill & Parker, 2015).

2015년에 China Medical Board China Nursing Network (CCNN)는 중국 ANP 프로그램 개발을 위해 호주 및 미국 컨설턴트에게 자문을 받았다. 주요 권장 사항으로 임상간호 프로그램 석사를 위한 교육과정 개발, APN 역할 표준 개발 제안, 교육을 받은 전문간호사가 참여하는 시범사업 구현에 대한 제안이 포함되었다. 실행 계획으로 감독위원회에 대한 참고 조건과 사업을 시작하기 위한 주요 활동이 포함되었다. CCNN은 2015년 5월부터 2017년 5월까지 APN 교육 및 경력 발전 경로에 초점을 맞춘 ANP 프로그램을 개발하였다(Hill & Parker, 2015).

중국의 간호학은 현재 전문성 향상의 방향으로 진화하고 있다. 대학원 교육 자격을 갖춘 APN은 이 발전의 중요한 구성 요소이다. 2014년에 중국 교육부(MOE)는 58개의 새로운 임상/전문 간호 석사 프로그램을 승인했다. 이는 석사 학위를 가진 임상 간호사가 더 많이 존재한다는 것을 의미한다. ANP 프로그램은 이러한 간호 발전에 기여하기 위해 시작되고 있다. 이 과정을 촉진하기 위해 Fudan University, Peking Union Medical College 및 Peking University의 간호 학장과 제휴 병원의 간호 책임자로 구성된 중국 ANP 프로그램 실행위원회가 설립되었다. 이 간호 계획은 의사의 임상 훈련을 늘리려는 중앙 정부의 10개년 계획과 일치한다(Hill, 개인간 의사소통, 2016년 1월 16일).

(8) 싱가포르

싱가포르국립대학교는 Yong Loo Lin 의과대학의 후원을 받아 2003년 싱가포르에서 APN 프로그램을 설립하여 급성기 치료, 성인건강 및 정신건강에 대한 과정을 제공하였다. 2016년부터 전문분야가 중환자간호, 종양/완화간호 및 소아과로 확장되었다. 2년제 정규 석사 프로그램을 졸업한 후 학생들은 공인, 면허 및 싱가포르 간호위원회(SNB)에 등록을 신청하기 전에 자신의 전문 분야에서 최소 1년의 인턴십을 완료해야 한다. APN으로 실무를 하기 위한 등록은 SNB를 통해 매년 갱신된다.

2005년 보건부에서 제정한 APN 등록은 간호학 석사수준까지 교육받은 임상 간호사 범주의 체계적인 개발을 돕고, 고품질 서비스를 제공하면서 의료서비스를 저렴하게 유지하려는 싱가포르의 정책에 핵심적인 역할을 할 것으로 기대되었다. 이러한 기대에 부합하고 간호 전문성 개발을 지원하기 위해 보건부는 APN 역할을 포함하는 임상 간호경력 경로를 설정했다. 임상 경력 경로는 관리와 교육을 위한 기존체계와 유사하다.

APN 실무인증서(practicing certificate, PC)를 갱신하려면 APN이 SNB에서 규정한 요구 사항을 충족하여 자신의 역량을 유지했음을 입증해야 한다. 요구사항에는 실무 수준 및 인증 후 수년 동안의 최소 임상 시간 달성과 SNB에서 규정한 범주의 모든 자격기간(QP)에서 30 CE (continuing education) 포인트 획득이 포함된다.

교육, 정책 및 관리 분야의 주요 의사 결정자들은 미국의 모델과 프레임워크를 적용하는 동시에 이 나라의 병원과 지역사회 환경에 적합한 APN 역할을 대중에게 소개하려고 노력하고 있다. 이러한 발전에 대한 성과를 인정받아 보건부에서는 2014년까지 싱가포르의 다양한 전문 분야에 200명의 APN을 배치하도록 요청했다(Ayre & Bee, 2014). 2015년에는 172명의 등록된 APN이 있으며, 대부분 싱가포르의 공공부문에서 근무하였다(MOH, 2016).

(9) 대한민국

한국에는 15세기 '의녀(medicine lady)' 시대부터 NP와 같은 간호 역할이 있었다고 할 수 있다. 의녀들이 제공하는 치료에는 분만, 신체검사, 침술, 한약 처방이 포함되었다(Kang, 개인간 의사소통, 2007년 11월 15일).

CHNP는 1980년 농촌주민 대상 의료서비스를 위한 의료법이 제정된 이래 한국 농촌 지역사회에서 포괄적인 1차 의료 서비스를 제공해 왔다. CHNP는 한국 농촌 인구의 약 28%에게 보건의료를 제공하였다. 그러나 농촌 지역에서 일할 간호사를 유치하기가 어렵기 때문에 이 비율은 감소하고 있다(Tang, 개인간 의사소통, 2007년 11월 15일).

서울에서 2시간 거리의 여주와 이천 사이에 위치한 Haho 클리닉은 1985년부터 지역사회와 주변 지역에 진료 서비스를 제공하고 있다. CHNP의 진료 범위에는 진단, 처방 권한, 다른 의료진으로의 환자 이송이 포함된다. 또한 가정 방문, 건강 교육, 질병 관리, 예방 접종, 학교 보건 서비스 및 노인 돌봄은 간호사에 의해 제공되는 의료서비스로서, 지역사회 도우미로부터 추가 지원을 받는다. 추가로 의료환경의 변화에 부응하기 위해 전문간호사 제도가 공식화되었다. 마취, 보건, 정신 건강 및 가정간호는 의료서비스법에 따라 실무를 승인받았다. 농업에 대한 특별법은 간호전문가로서의 실무를 위해 CHNP를 승인하였다.

APN과 관련된 문제를 명확히 하기 위한 논의는 1990년대에 시작되었다. 2003년 의료법 개정에서 APN 자격을 확인하고 13개의 전문 분야를 지정했다. 자격에는 석사 수준의 교육, 공인 시험 통과 및 선택한 전문 분야의 경력이 포함된다. 2005년 1차 공인 시험을 치렀다(Kang, 개인간 의사소통, 2007). 많은 국가에서와 마찬가지로 한국 간호협회는 실무 범위, 교육 요건 및 직함에 대해 간호계로부터 합의를 얻는 데 어려움을 겪고 있다(Schober & Affara, 2006; Sheer & Wong, 2008).

APN이 20년 넘게 한국에 존재해왔지만 의사 역할에 대한 강력한 가치 부여로 APN의 자율성과 동료 협력을 허용하는 전문가 간의 존중을 저해하였다(Maryland Nurses' Association, 2012).

(10) 대만

대만은 견습병원 기반 프로그램에서 고등 교육기관의 과학적 전문 교육으로 진화하는 간호 교육과 실습의 오랜 역사를 가지고 있다. 1945년 일본의 통치가 해제된 후 간호학은 대학 프로그램 개발로 빠르게 발전했다. 최초의 이학석사(MS) 프로그램은 1979년에 시작되었으며 1997년에 간호학 박사 프로그램이 제공되었다.

1990년에 NP는 간호 분야의 법적 지위로 "전문직 간호사(professional nurse)"와 함께 등록되었다. 1991년 간호사법이 통과되어 간호 부족을 해소하고 간호사가 독립적으로 진료할 수 있게 되었다. NP 프로그램은 간호사법 개정으로 NP 타이틀을 공식화한 후 2000년에 시작되었다(Chao, 2008). 간호사법 제23조 3항과 4항이 통과됨에 따라 NP는 합법적으로 돌봄을 제공할 수 있게 되었다(Chin et al, 2015). 일반적으로 진료 지침을 통해 NP는 병원의 승인을 받아 보다 독립적으로 진료를 할 수 있다. NP는 또한 다른 기관이나 지역사회 기반시설로 그들의 실무를 확장할 수 있으나, 2016년 7월까지 그 가능성에 대한 해석이 불분명하였다.

NP는 의사의 부족과 업무량을 줄이기 위해 1990년대부터 병원 훈련 프로그램으로 교육을 받았다. 그러나 NP는 처음에는 지침과 표준 없이 근무하였다. National Health Research Institute (NHRI) 및 Taiwan Association of Nurse Practitioners (TANP)와 함께 보건부(DOH)는 프로그램 승인, 커리큘럼 지침, 교수 지침에 대한 표준을 수립했다. NP 과정은 주로 병원을 기반으로 하며 다른 분야의 의사와 의료제공자로 구성된 교수진과 함께 의료 및 수술 영역에 초점을 맞춘 교육으로 구성된다. NP 교육 모델은 여전히 대부분이 병원 기반이지만 대만대학에서 학문적 모델과 해외 교육과 같은 프로그램을 개발하고 있다. 참여자가 승인된 교육 프로그램을 이수하면 국가 시험을 신청하여 NP 실무 인증서를 받을 수 있다.

NP의 주요 근무 환경은 급성기 치료 병원의 응급실과 외래이며, 장기요양으로 확장할 수 있다. NP가 인증 기간의 6년 연장을 신청하려면 지속적인 교육이 필요하다. 2008년에 대만에는 857명의 인증된 NP가 있었다. 일부 국가와 마찬가지로 대만의 인증된 NP는 업무 환경과 전문직 동료 사이에서 전문적인 지위와 신뢰성을 얻기 위해 추가 학업 준비를 모색하고 있다. 대학 내 여러 간호대학은 석사 수준의 NP 프로그램을 제공하여 대응하고 있다. 다른 대학에서는 간호학 석사를 위한 post-NP 자격증 전환 프로그램을 제공하고 있다. 대만전문간호사협회(Taiwan Association of Nurse Practitioners)가 구성되어 있다.

국민의 99%를 등록하는 NHI 시스템을 갖추고 있으며 이를 통해 2026년까지 476만명에 이를 것으로 예상되는 고령화 인구 증가와 관련된 건강 문제가 있을 것으로 예상한다(Tsay & Kuo, 2008). 의료인력의 부족에 대응하여 보건복지부는 연간 NP 수를 늘리기 위한 지원 방안을 모색하고 있다(MOHW, 2014). 건강 증진, 질병 예방, 통합 건강 관리 및 만성질환 관리는 모두 상급 지식과 기술을 갖춘 간호사가 해결해야 할 향후 요구 사항이다. APN은 간호학 졸업생들이 대만에서 양질의 의료서비스를 제공하기 위해 확고한 준비를 할 수 있도록 확립된 지침으로 시작되었다(Goodyear & Tsay, 개인간 의사소통, 2016년 6월 23일).

(11) 인도네시아 서부 자바

인도네시아 정부와 간호협회는 높은 수준의 간호 교육으로의 개선을 통하여 간호 전문성을 향상시키기 위해 노력해 왔다. 1985년부터 인도네시아의 간호학은 인도네시아대학(UI)에서 최초의 학사 학위를 개설함으로써 일반 직업에서 전문직으로 전환되었다. 1994년에 또 다른 간호학 학사 프로그램이 West Java Province의 Universitas Padjadjaran (UNPAD)에서 개설되었다. 학사 프로그램이 시작된 후 UI는 2003년 전문적 프로그램과 통합된 간호학 석사 프로그램을 개설하였다. 이러한 전문화 프로그램은 지역사회 간호, 모성 간호, 내외과 간호, 정신과 간호 및 소아 간호로 구성된다(Simamora, 2009). 인도네시아에서는 간호학 석사 및 간호 전문화 프로그램이 다르게 운영된다. 석사 학위는 학업과 연구에 중점을 두는 반면, 전문화 프로그램은 실무에 중점을 둔다. 인도네시아 대학은 석사 및 전문화 프로그램을 제공하는 유일한 대학이다. 그러나 UNPAD의 전문화 프로그램은 2017년에 설립될 예정이며 중환자 간호 및 지역사회 간호를 포함할 것이다.

인도네시아 간호사들은 2010년부터 보건부 규정에 의해 지원되는 개인간호실무를 개설할 수 있는 기회를 갖게 되었다. 또한 인도네시아는 2014년에 개인간호실무를 강력하게 지원하는 간호법을 제정했다. 상급간호 교육프로그램을 통해 인도네시아 정부는 교육 수준의 향상이 간호실무 개선에 기여할 수 있을 것으로 기대한다. 그러나 인도네시아의 ANP 개발은 상대적으로 느리다. 2016년 7월 인도네시아의 APN 수나 실무의 느린 발전에 영향을 주는 요인에 관한 논문은 발견되지 않았다. 한 가지 가능한 설명은 전문화 프로그램의 대부분의 학생들이 자신의 전문화 기술을 사용하여 학생을 가르치는 강사라는 것이다. 강사들은 높은 학업부하 때문에 실무를 하기가 어렵다. 따라서 인도네시아 서부 자바에 간호센터(NC) 모델이 설립되었다.

인도네시아 서부 자바의 NC 모델은 지역사회 의료시스템의 모든 잠재적 자원을 최적으로 사용하여 의료서비스, 교육 및 연구를 통합하는 간호사 주도 클리닉으로 정의된다(Samba, 2007). 이 NC는 정부 소유의 지역사회 보건센터에 공동 배치되어 있으며 지역사회 사람들을 위한 지역사회 보건 간호 서비스, 교육 및 건강 결과의 질 향상에 중점을 두는 고유한 모델이다. 인도네시아 서부 자바의 NC 모델에 대한 박사학위 논문(Juniarti et al, 2015)은 NC 모델이 지역사회의 사람들 뿐만 아니라 간호 실무에 긍정적인 변화를 가져 왔다는 것을 보여주었다(Juniarti, 개인간 의사소통, 7월 25일, 2016).

결 론

다양한 국가의 APN 개발에 대한 설명과 국제 학회지에 보고된 논문들은 ANP의 이점을 확인하고 상급 간호 역할이 실현 가능하고 지속 가능하며 고품질의 유능한 의료서비스를 제공한다는 견해를 뒷받침한다. 법률 및 규정은 종종 실제 실무보다 뒤쳐진다. 다양한 의료 전문가들의 실무 행위 사이에 불일치가 존재하고, ANP를 지원하는 프로그램은 때때로 복잡한 미로 또는 퍼즐과 더 유사해 보인다.

APN 서비스를 지원하는 국제적 추진력이 증가하고 있다. 그러나 이러한 시도는 종종 장애물에 직면하며, 리더들은 궁극적으로 건강 관리 인력 및 의료전달체계의 프로필을 변화시킬 계획을 활성화하려고 시도한다. 직명과 관련된 역할 모호성과 혼란, 실무 범위, 교육 준비 및 자격 인증은 해결해야 할 문제점을 제시하고 있다.

ANP가 전 세계적으로 건강 관리 시스템에서 확대되려면 여러 영역에 관심을 가지고 성공적으로 관리되어야 할 것이다. 건강 증진, 질병 예방, 질병 진단 및 치료 외에도 건강 관리 계획 및 정책 개발을 포함한 광범위한 활동에 APN을 참여시키는 잘 개발된 실무 범위가 필수적이다. 여기에는 ANP 핵심 특성을 잃지 않고 전 세계의 다양한 의료시스템을 수용할 수 있는 능력이 포함된다. APN이 누구이며 ANP 개념이 의료인력에 어떻게 적용되는지에 대한 국제적인 합의는 반복되는 역할 모호성을 해결하는데 도움이 될 것이다. 또한 합의를 향한 모든 진전은 국가별 간호, 의료 및 정책 문화를 고려하는 것이 중요하다.

ANP 옹호자 및 의사 결정권자가 임상 및 교육 모델에서 일관성을 확립하기 위해서는 더 많은 노력이 필요하다. 의료 및 역할 개발의 역동적인 변화를 반영하는 역량을 추가하여 지속적으로 실무를 평가하고 검토하는 것이 기본이다. APN이 의료서비스 팀과 의료서비스 제공에 비용 효율적이고 가치있고 지속 가능하다는 근거를 제공하도록 점차 더 많이 요청받을 것이다. APN이 환자 및 가족과 함께, 지역사회 내에서, 다른 의료 전문가와 협력하여 치료를 제공할 수 있는 능력을 입증하는 근거를 제공하는 연구는 포괄적인 의료서비스에 이 역할을 추가할 수 있는 강력한 근거를 제공할 것이다.

제 2 부

임상실무 상황

제 6 장

전문간호사와 처방권한

Jan Towers

학습 목표

이 장의 결과로 기대되는 학습 결과

- APRN과 처방권한에 대해 논의할 수 있다.
- APRN의 처방권한이 변화해온 과정을 설명할 수 있다.
- APRN의 처방권한을 규제하는 현재의 법령이나 규정 양식에 대해 논의할 수 있다.
- APRN이 독립적인 처방권한을 획득하는데 장애가 될 수 있는 요인들을 설명할 수 있다.
- 독립적인 처방권한을 갖기 위해 법령 또는 규정이 어떻게 바뀌어야 할지 설명할 수 있다.
- NP, CNS, CRNA, CNM 4개 분야에서의 처방권한의 차이를 비교할 수 있다.
- APRN의 처방권한에 대한 미래를 예측할 수 있다.

실무권한의 발전

간호사는 전문가로서 의료의 영역까지 역할을 확장해왔고, 약처방 역시 이미 중요한 부분이 되었다. 과거부터 CRNA, CNM, CNS들이 상급간호실무역할을 담당해 왔었지만, 1차 의료에서의 NP의 등장으로 모든 분야의 APRN의 약처방 역할도 큰 영향을 받게 되었다. 물론 과거에도 CRNA는 마취를 위한 약물을 선택하고 투약했지만, 이는 마취제에 국한되었고, 다른 약물은 사용하지 않았다. CNM은 출산과 관련된 실무가 주 역할이었고, 약물처방에 대한 요구는 없었다. CNS 역시 의사의 진단 하에 이미 치료를 받고 있는 환자를 대상으로 상급간호를 제공하는 것이 주 업무였을 뿐이었다. 물론 각 전문분야에서 자신이 돌보고 있는 환자들에게 처방되야 할 약이 무엇인지 판단할 수는 있지만, 정작 처방전이 필요한 순간에는 의사가 처방할 때까지 기다릴 수 밖에 없었다.

1) NP와 처방권한

NP가 1차 의료서비스를 제공하기 시작하면서

기존에 관리하던 환자들과 같은 전통적인 방식으로 약처방 절차를 진행했다. 1차 의료서비스는 건강증진과 질병예방에 중점을 두지만, 1차 의료기관에 방문하는 대부분의 환자들은 치료적 도움이 필요한 건강문제를 가지고 있었다. 시간이 지남에 따라 의사에게만 처방을 의존함으로써 발생되는 문제들 예를 들어, 의료서비스의 접근성, 치료의 연속성, 환자 흐름과 같은 해결이 필요한 문제들이 더 분명하게 드러나기 시작했다. 따라서 1차 의료 현장에 투입된 NP들은 환자를 사정하고, 진단하여 필요한 약물을 처방하고 치료하는 일을 하게 되었다.

그러나 의사가 진료 현장에서 같이 있다고 하더라도 NP가 자신의 처방을 승인할 권한이 없었기 때문에 자신뿐만 아니라 의사 및 환자 모두가 불편을 겪어야만 했다. 처방을 승인받는 문제로 의사는 진료를 방해 받기도 하고, NP는 시간을 허비해야만 했다. 또한 스스로의 진단적 결정에 근거해 처방한 약물이 의사의 승인을 거쳐야만 한다는 것은 NP에 대한 신뢰를 훼손시켰다. 이러한 문제들은 의사가 없을 때 더 악화되었다. 환자들은 처방이 승인될 때까지 기다려야 했고, 의사가 하루 이상의 기간 동안 진료할 수 없을 때 환자의 안전과 건강 관리에 미치는 영향은 심각했다.

이런 어려움을 극복하기 위해 전화를 통해 처방전의 내용을 전달하거나 다른 의문스러운 방법으로 처방전의 의사 서명을 받을 수 있는 대안들을 통해 환자가 적시에 치료를 받을 수 있도록 시도했다. 따라서 NP가 자신의 이름으로 처방할 수 있는 권한의 필요성이 분명하고 시급해졌다.

초창기 NP는 관할 주의 규제체계 내에서 RN 외에 다른 명칭이 없었다. 몇몇 주의 CRNA, CNM를 제외하고 대부분의 APRN은 주 지역 단위에서의 간호실무 법규나 시행규칙에서 정의된 직무나 역할에 대한 내용이 전혀 없었다. 처방권한 역시 마찬가지였다. 전문분야나 자격과 상관없이 간호사가 약물을 처방하는 행위는 분명히 금지하고 있었던 것이 사실이다. 따라서 입법자와 규제기관에서 주 법령과 규정을 변경하여 APRN에 대한 직무를 규정하고, 처방권한을 부여하기 위한 노력의 긴 여정이 시작되었다.

전문직에 대한 모든 면허는 연방 수준이 아닌 주에서 이루어지기 때문에 이러한 목표를 달성하기 위한 시도는 변화를 가장 많이 필요로 하는 지역의 주가 선도했고, 진행되는 속도가 다를 수 밖에 없었다. 초기에는 1차 진료의사가 부족하여 급하게 충원이 필요하거나 1차 진료 요구도가 높은 일부 지역의 주가 다른 주보다 더 빠르게 진행되었다. 그 당시 인구 밀도가 낮은 지역은 도심 지역보다 법정 및 규제조정을 도입할 가능성이 더 높았다.

주 지역의 의사 결정자들을 설득하는 것도 쉽지만은 않은 문제였다. 그 당시에도 지금처럼 NP는 질병을 안전하게 진단하고 약물을 처방할 수 있는 지식기반이 있다는 것을 입증해야 했다. 이것은 NP가 독립적으로 처방할 수 있도록 양성하는 교육 과정과 프로그램이 있다는 것을 증명해야 함을 의미했다. 상급병태생리학, 약리학, 감별진단 및 임상 의사결정 기술의 개발과 관련된 내용이 프로그램에 포함되어 있어야 했다. NP의 배출을 준비하기 위한 연방 보조금이 투입되면서 교육 프로그램의 내용과 질은 점점 더 표준화 되었다.

또한 의료 체제 속에서 신뢰를 얻기 위해서는 의료계 구성원이 이들을 전문가로 인정하고 약물을 독립적으로 처방할 수 있는 능력이 있다는 것을 지지해줘야 했다. 많은 사람들이 동조해주었고, 이 기회를 통해 NP는 해가 지남에 따라 주 지역 단위별로 처방권한을 얻기 시작했다.

처음에는 진료와 처방권한이 제한되었다. 어떤 형태로든 처방권한이 부여된 초기의 여러 주에서는 의료위원회와 간호위원회가 공동으로 처방을 포함하여 NP의 권한을 규제할 수 있는 규칙과 규정을 반포할 권한이 있었다. 노스캐롤라이나와 아이다호 같은 주가 그에 해당되는 최초의 주에 포함된다. 오늘날에도 몇몇 주에서는 여전히 간호위원회와 의료위원회의 공동규제를 받고 있다. (전통적으로 실무 범주에 대해 논란이 최고 수준이었던) 일부 주에서만 처방권한에만 국한하여 공동규제를 하고 있다. 이러한 규제 형식을 변경하려는 근래의 시도는 성취하기가 더 어려워졌다. 펜실베니아가 가장 최근에 공동 규제방식을 간호위원회에 의한 단독 규제방식으로 변경한 주이다.

처음에 NP는 의사의 감독하에 제한된 수의 약물을 처방하도록 승인되었다. 노스캐롤라이나는 제한된 약품 처방 규정을 개발한 최초의 주 중 하나이다. 그 후로 이 주들에서는 공동 또는 간호위원회 단독의 규칙을 따른 처방 규정과 의사의 감독하에 처방하는 방식을 조합한 형식을 개발했다. 이러한 규칙의 형식은 NP의 설득력과 해당 지역 주 소속의 입법자와 주지사의 태도에 따라 크게 좌우되었다.

현재 NP는 50개 주와 컬럼비아 특별구에서 자체 서명으로 지역에서 승인된 약물(legend drugs)[1]을 처방한다. 또한 48개 주와 컬럼비아 특별구에서 규제약물(controlled drugs)[2]을 처방한다. 규제 약품을 처방할 수 있는 권한과(만약 규정이 있다면) 의사와 유지해야 할 관계는 관련 지역 주마다 차이가 있다. 현재 컬럼비아 특별구를 포함한 22개 관할권(주)에는 전체 규범 권한(의사 참여에 대한 요구 사항 없음)이 있다(National Council of State Boards of Nursing [NCSBN], 2016).

2) CNM과 처방권한

CNM은 처방권한을 얻기 위해 다른 APRN과 동일한 절차를 거쳐야만 했다. CNM이 시행하는 교육이나 기대역할은 산모와 신생아 치료뿐만 아니라 환자의 일반적인 건강관리가 포함되어 있기 때문에, 더 넓은 범위의 약물을 처방해야 할 필요성도 높아졌다. 이전에 의사와 합의했던 내용과 절차에 따라 처방하는 방식은 합리적이지 못했기 때문이다.

미 연방의 CNM 교육 프로그램 자금 지원은 정책에 따른 표준을 구현하는데 도움이 되었으며, 규제약물 분야에서 다양한 제한이 있는 50개 주와 컬럼비아 특별구에서 CNM이 처방할 수 있는 법령과 규칙이 통과되는 것을 촉진했다. 이 중 23개 관할 구역에서는 처방에 대한 전권을 허용했다(NCSBN, 2016).

이러한 과정에 도움이 된 또 다른 요인에는 열성적인 의료 소비자 집단, 특히 CNM의 기량에

---

1) 미국식품의약국(U.S. Food and Drug Administraion)이 승인한 의약품으로 의사나 다른 면허소지 제공자의 처방전이 있어야 일반인에게 조제할 수 있는 약물

2) 남용이나 중독의 원인이 될 수 있어 정부의 엄격한 통제를 받는 약물이나 물질이며, 생산, 사용, 취급, 저장 및 유통방식에 통제가 이뤄진다. 이러한 약물은 마약성 약물, 자극제, 억제제, 환각제, anabolic steroid가 포함된다.

대해 입소문을 낸 임산부를 꼽을 수 있다. 그들은 종종 변론실과 입법 회의실을 유리한 인원으로 구성하여 아기와 아이들을 데려오고, CNM이 자신들에게 제공했던 의료서비스의 가치와 기술에 대해 증언했다. CNM도 규제약물에 대한 처방권한은 주마다 다양하며, 의사와의 필요한 관계도 주마다 차이를 보인다.

3) CNS와 처방권한

CNS는 시간이 더 흘러, 비교적 최근에 들어 그들이 간호하는 환자를 위한 약물 처방권한이 필요하다는 인식이 생겼다. 특히 정신건강 클리닉이나 기타 전문기관에서 자율적으로 수행하는 실무역할이 많은 정신건강분야에서의 요구도가 높아졌다. 취약한 인구집단이 많은 지역의 기관에서 처방권한의 필요성은 특히 시급하였다.

다른 CNS 집단에서는 약물처방 승인의 필요성에 대해 엇갈린 반응을 보인다. 이러한 모순의 쟁점은 고용된 의료 상황에서의 CNS가 수행하는 역할, 이미 진단을 받은 환자와 특정 전문분야에서 일할 때 필요한 처방권한의 범위, 이 승인을 허용하는 데 필요한 교육 준비, 그리고 감독이 필요한 지역의 주에서 불필요하게 의사의 감독을 받을 위험도 있기 때문이다. 일부 주에서는 CNS 직무를 인정하지 않는다. 실제로 CNS에게 직무 인정이 필요한지에 대한 논란도 있었다. 따라서 CNS의 처방권한 문제는 NP나 CNM보다 더 어려운 문제이다(National Association of Clinical Nurse Specialists [NACNS], 2002).

그럼에도 불구하고 CNS의 직무를 인정받는 것(종종 의료서비스에 대한 보험적용을 위해 그 필요성이 거론됨)과 전문분야 내에서의 처방권한의 허용이 시작되었다. 현재 3분의 2 정도의 주에서는 CNS의 약물처방을 서로 다른 방식으로 승인했고, 29개 주에서는 전적인 권한을 인정하고 있다(NCSBN, 2016). 처방할 수 있는 자격 조건, 처방범위, 규제약물을 처방할 수 있는 능력, 의사와의 관계 등에 대해서는 주 마다 인식이 다르다. 일부 주에서는 법령이나 규정이 NP와 유사하지만 다른 주에서는 그렇지 않다. 몇몇 주에서는 처방권한을 정신건강 분야의 CNS에게만 확장했다. 일부 주는 모든 APRN을 하나의 규정에 따라 그룹화한 반면, 다른 대부분 주에서는 각 해당 권역 내에 소속된 APRN 집단에서 분류된 4개의 임상 그룹을 유지하고, 규제를 조정할 수 있도록 다양한 형식을 허용하고 있다.

4) CRNA와 처방권한

마취제를 선택하고 투여하는 CRNA의 권한은 오래 전부터 인정되었다. 최근까지 CRNA는 다른 세 분야보다 처방권한을 얻기 위한 투쟁에 덜 관여했다. CRNA 집단의 일부 대표자들은 마취제의 처방과 투여는 전통적인 의미에서 봤을 때 처방권한의 기준에 해당하지 않는다고 주장했다(American Association of Nurse Anesthetists [AANA], 2016). 그러나 점점 더 CRNA가 진료 현장에서 환자의 통증 관리에 관여하는 일이 많아짐에 따라 약을 처방하는 일도 필요하게 되었다. 현재 마취 간호사는 30개 주에서 처방권한을 가지고 있다. 이들 주 중 23개 주는 여전히 의사와의 협력 또는 감독이 필요하며, 28개 주는 전적 권한을 부여하고 있다(NCSBN, 2016). 다른 APRN과 마찬가지로 CRNA도 그들의 지식과 기술을 증명하기 위해 입법자와 주지사들을 설득하기 위한 노력이 필요하다는 것을 알게 되었다. 농촌 지역에서의 효용성은 의료계의 반대가 있음에도 불고하고, CRNA가 처방권한을 얻을 수 있게 했다. NP, CNM, CNS와 마찬가지로 이 분야에서도 처방권한을 얻기 위해 교육 프로그램의 강점과 실습의 안전성을 입증해야 했다.

처방권한 승인을 위한 법과 규정의 변화 방향

주의 법령과 규정을 바꾸기 위해 APRN은 주 의회, 임원 및 규제기관에 자신이 대표하는 APRN의 역할에 대해 설명해야 했다. 또한 APRN의 필요성에 대한 사례를 보여주고, 자신의 처방이 안전하고 국민의 복지 향상에 기여했다는 것을 입증해야 한다.

주 내에서 처방권한을 승인하는 방법은 다양하다. 간호사 실무법을 개정하거나, 간호사 실무법과 별도로 새로운 법령을 개발하거나, 적절한 규제위원회(대부분의 경우 간호위원회)에서 공표한 규정개발을 통해 주 행정법을 변경할 수 있다.

APRN(NP, CNM, CNS 또는 CRNA)에 대한 처방권한 및 명칭 인정 등을 위한 새로운 법률 제정 또는 법규의 변경은 현행법을 수정하거나 추가하는 법률제정 과정이 필요하다. 법안이 도입되면 관할위원회(일반적으로 전문면허위원회)에 회부되어 고려된다. 입법안이 위원회에 들어가면 해당 위원회의 의장은 일반적으로 허락된 입법안의 지지자와 반대자들이 입법에 대해 증언할 수 있도록 청문회를 요청한다. 청문회가 진행된 후 위원장의 재량에 따라 위원회는 입법안을 투표하고 위원회에서 통과시킨다. 일부 주에서 제안된 입법안은 비용을 결정하고 주에 대한 재정적 영향을 평가하기 위해 하나 이상의 위원회의 투표를 거쳐야 한다. 모든 적절한 위원회를 통과한 후 다수당 지도부의 재량에 따라 입법안이 투표소로 이관된다. 때때로 이것은 주 의회의 두 방에서 동시에 이루어진다. 법안은 각각 다른 회의실에서 한 번에 하나씩 통과한다. 입법안이 입법부 양측에서 합의되면 주지사에게 보내져 승인되거나 일부 주에서는 거부된다.

이 과정에서 제안된 입법안의 법률 용어는 종종 다른 이해 당사자를 만족시키기 위해서 또는 협상 과정에서 변경되기도 한다. 같은 이유로 법령 승인 용어는 주마다 조금씩 다를 수 있다. 특히 반드시 준수해야 할 절차 규정, APRN으로 인정되기 위해 충족 요건, 의사와의 관계에 대한 정의, 만약 해당된다면 처방을 위해 의사와 유지해야 하는 관계의 정의, 그리고 APRN의 처방권한범위, 특히 규제약물 처방승인(범주 I~V) 결정 등의 부분에 있어서 더욱 두드러질 것이다. 법령이 통과됨에 따라 상급실무 집단, 관련 입법자, 주지사, 규제기관 및 기타 이해당사자가 수용할 수 있는 언어로 협상하는 데 많은 시간과 에너지가 투입된다. 법이 통과되고 해당 주의 주지사가 서명하면, 법적 규제기관과 기관 산하 부서들에서는 그 법령에 대한 규칙과 규정이 개발하고 승인한다.

규정이 개발되면 먼저 제안된 규정이 문서화되고 논평을 위해 공개된다. 의견 수렴을 위한 시간이 제한적이기 때문에 공표 위원회는 최종 규칙을 게시하기 전에 의견을 검토하고 제안된 규칙을 재량에 따라 적절하게 변경한다. 대부분의 주에서 이러한 조정은 주지사의 승인을 받기 전에 입법부의 일부 부서(종종 관할위원회)의 승인이나 하나 또는 다른 입법 회의에서 승인을 받아야 한다. 이러한 이유로 APRN과 규제기관은 종종 입법 과정에서 발생하는 것과 유사한 협상에 휘말려 각 주의 상황에 따라 규정을 변경하는 결과가 발생하기도 한다. 이러한 변형은 법령의 변동과 같은 일반 영역이다.

간호위원회와 같이 주의 규제기관이 추구하는 목적은 대중(이 경우에는 공중 보건)을 보호하는 것이기 때문에 간호위원회는 규제과정에서 상급실무역할을 옹호하는 면에 있어 상황에 따라 달라질 수 있다. 대부분의 주에서 주지사는 전문면허위원회 위원을 임명한다. NP, CNM, CNS 또는 CRNA의 역할을 이해하는 APRN이 이러한 직책에 지명되면 처방권한과 같은 문제를 고려할 때 규제절차에 도움을 줄 수 있다.

APRN의 처방권한을 합법화하기 위해 일부 주에서는 법령을 도입하거나 변경하는 대신 상급실무 규율로 반드시 지켜야 하는 행정 법률 기준 지침을 발전시키기 시작했다. 규정이 법령을 무시할 수는 없지만, 법규의 포괄적 표현에서 벗어나지 않게 직무인정과 약물을 처방할 수 있는 처방권한을 승인할 수 있도록 규제기관과 단체들에 의해 발전된 것이다.

1) 법과 규제권한의 패턴

처방권한 규제의 4가지 기본 패턴은 시간이 지남에 따라 변화되었다.

- APRN이 처방할 수 있도록 정립된 처방 규정집 또는 약물 목록의 사용
- APRN이 처방할 수 없는 몇 개의 금지 약물을 제외한 모든 처방 가능한 약물이 포함된 소극적 혹은 배타적인 처방 규정집
- APRN이 협업하는 의사와 함께 수립한 개별화된 공동 처방 규정집
- 처방 규정집 또는 협업 요구 사항이 없는 무제한 처방권한의 사용

(1) 규제기관에 의해 확립된 처방 규정집

APRN의 처방 활동 초기에는 APRN이 처방할 수 있는 합의된 약품 목록을 결정하기 위해 확립된 처방 규정집이 사용되었다. 신약이 시장에 출시됨에 따라 현재 진료 표준에 따라 처방할 수 있도록 처방 규정집이 업데이트되어야 했다. 빠른 변화를 따라가기에는 복잡하고 번거로운 절차가 되었지만, 지금도 몇몇 주에서 여전히 사용되고 있는 방식이다.

(2) 소극적 또는 배타적 처방 규정집

배타적 처방 규정집은 처방권한의 규제에 있어서 보다 실용적인 접근 방식이다. 금지 약물(예: 항암화학요법, 금 치료) 몇 가지의 짧은 목록만을 제시하여 APRN이 환자에게 적합한 치료를 더 유연하고 다양하게 선택할 수 있도록 만들었다. 이것은 1차 진료 환경에서 특히 중요했다.

(3) 공동 처방 규정집

확립된 처방 규정집이나 소극적 처방 규정집보다 더 유연한 공동 처방 규정집은 APRN이 협업하는 의사와 함께 협의하여 자신의 진료에 가장 유용한 처방 규정집을 만들 수 있도록 했다. 이것은 일부 주에서 잘 적용되었지만 처방 규정집을 규제위원회와 공유해야 하는 다른 주에서는 악몽과 같은 방식이 되었다. 처방집에 포함되어야 하는 정보와 업데이트된 처방 규정집에 관한 요구 사항들이 복잡하고 번거롭고 오히려 방해가 될 수 있다.

(4) 개방형 처방 규정집

처방권한을 위한 가장 유연한 체계는 APRN이 처방할 수 있는 약에 대한 제한이 없는 개방형 처방 규정집이다. 이 경우 APRN은 의사가 자신의 전문진료범위 내에서 처방하는 것처럼 자신의 전공 영역에 따라 처방한다. 이와 같은 제도를 구현한 대부분의 주에서는 어떤 어려움이나 부정적인 영향 없이 이를 적용하고 있다. 전반적으로 처방에 대한 제한을 없애려는 추세는 처방될 약물의 한계를 제거하고 이를 수행하기 위한 의사의 협력을 요구한다. 일부 주에서는 규제약물 처방권한의 승인에 있어 여전히 장벽이 존재하지만, 전통적으로 허락된 약물들에 대한 처방권한의 한계는 사라졌다.

2) 법과 규정 내 APRN과 의사의 관계

처방과 관련하여 의사와 협조적인 합의에서 도출된 몇 가지 요구사항에는 앞에서 논의한 치방권한 방식과 결부된다. 많은 주에서 의사와의 공식적인 협력 계약을 요구하지 않지만, 반면에 일부 다른 주에서는 처방권한에 대한 의사의 감독 또는 협력적 관계 유지를 계약 사항으로 요구하기도 한다. NP의 경우, 주 법령이나 규정의 약 3분의 1은 요구 조항이 없으며, 4분의 1 미만은 감독이 필요하거나 권한의 위임을 요구하고 있고, 그 외 나머지 주에서는 의사와의 협력 또는 협의를 필요로 한다. 이러한 조치는 협의할 의사를 선정하는 것에서부터 소속 또는 승인을 위해 규제위원회에 서면계약서를 제출하는 수준까지 매우 다양하다(AANP, 2016). CNM도 유사한 형식을 취하고 있다. 약 4분의 1은 요구 사항이 없고, 약 4분의 1은 감독 의사가 필요하며, 나머지는 법령 또는 행정 규칙에서 일종의 협력 또는 협의하는 관계를 필요로 한다(ACNM, 2016). CRNA의 대부분은 주에서 감독 또는 협력 의사가 있는 반면(AANA, 2016), 처방권한이 있는 주의 CNS는 NP와 동일한 요구를 받는 경향이 있다(NCSBN, 2016).

이러한 요구는 입법에 참여하는 사람들 또는 의사의 처방 감독권에 대한 관심이 있거나 영향력이 있는 정당들의 요구에서 비롯된다. 또 APRN에 대한 의사의 감독을 요구하는 보험 관련 법률 또는 정책에 의해 유도되었다. 때때로 APRN이 자신의 면허에 따라 책임을 질 수 있고 자체 책임 보험을 가지고 있으며 대부분의 주에서 감독을 받을 필요가 없다는 사실을 고려하지 않고 PA에게나 필요한 감독 관계를 반영하는 규칙이 만들어지기도 한다.

처방 실무에 대한 장벽들

APRN이 처방권한을 얻기 위한 여정에 투쟁이 없었던 것은 아니었다. 의료계 몇몇 집단은 조직적인 정치적 로비 활동을 통해 APRN의 자율성을 제한하기 위해 노력하고 있고, 이것이 실무에서 경험하는 여러가지 큰 장벽의 원인이 된다는 사실은 부인할 수 없다. 이러한 움직임은 종종 "공공안전보호(protecting public safety)"라는 용어로 표현되었다. 따라서 일부 입법자와 주지사는 APRN을 관리하는 법령이나 행정 규칙에 제한을 설정하기에 충분한 이유라고 생각했다. 문헌을 찾아보면 APRN의 임상 안전성에 대한 연구로 가득 차 있다. 연구에서는 환자 안전 측면에서 APRN의 실무 안정성이 의사만큼 높은 것으로 나타났으며, 종종 의사보다도 APRN에서 더 높은 것으로 나타났다(Brown & Grimes, 1995;

Laurent et al, 2006; Office of Technology Assessment [OTA], 1986). 진료의 질에 대한 평가도 꾸준하게 높게 평가되었다. APRN, 특히 NP에 대한 여러 연구 및 조사에서 지속적으로 긍정적인 평가가 보고되었다(AANP, 2016).

모든 그룹에서의 실무 수행에 가장 큰 장애물은 주 자체의 법령이나 규정들로 밝혀졌다. 그 중에서도 처방이나 진료에 관한 의사의 공식합의 요청사항이 가장 큰 방해 요소가 되는 것으로 보고되었다. 이것은 특히 진료를 하고 보험회사로부터 환급을 받기 위해 협력자 역할에 동의할 의사를 찾아야 하는 NP와 CNM에게 두드러지는 현상이다. 인구 밀도가 적은 지역의 CRNA도 비슷한 어려움을 겪고 있기는 마찬가지이다.

일단 의사가 컨설턴트로 일하는 것에 동의하면 APRN과 의사 모두 보고 관련 규칙이 매우 번거롭다는 것을 알게 된다. 지금은 드물게 발생하지만, 볼 수 있는 환자 유형, 유지해야 할 상담 패턴, 처방할 약물 유형 및 확인된 협력의사가 없을 때 백업역할을 할 의사의 확인을 나열해야 하는 요구 사항은 여전히 APRN을 괴롭힌다. 일반적으로 약사는 협조적이며, NP는 약사와 좋은 협력 관계를 보였지만 약병 라벨에 처방자로 협력의사 이름을 계속 사용하고 조제 전에 "감독의사"의 서명을 요청하는 등의 문제는 오랜 기간 동안 APRN, 의사 그리고 환자를 좌절하게 만들었다. 처방약 비용을 지불하기 위해 보험 회사가 DEA (Drug Enforcement Administration) 번호를 요구하는 것은 여전히 문제가 된다. 특히 APRN이 아직 규제약물을 처방할 권한이 없는 두 주에서는 더욱 그렇다. 이 때문에 약사는 DEA 번호가 없어 보험 회사로부터 조제된 약품에 대한 환급을 받을 수 없는 문제에 직면할 수밖에 없기 때문이다. 이와 같은 업무 방식이 규제된 약품의 처방에만 사용되어야 하는 DEA 번호를 오용하게 되는 문제이기는 하지만, 보험 회사와 약국에서 처방 의사의 식별을 위해서 번호를 일률적으로 사용하고 있어 관행처럼 일반화되어 있다.

우편 주문 약국은 때때로 APRN을 난관에 부딪히게 만든다. 때때로 환자는 의사의 이름이나 서명 없이는 이러한 기관으로부터 처방전을 받을 수 없다. 이는 대부분의 우편 주문 약국에서 더 이상 문제가 되지 않고 있지만, 의사의 처방을 요구하는 주에 위치한 창고를 보유한 약국에서는 이러한 형태의 조제법에 대한 법률이 APRN이 작성한 처방전을 가진 환자들에게 여전히 문제를 일으킬 수 있기 때문이다.

NP, CNM 및 PA를 "중급 실무자"로 분류하여 APRN의 역할과 실무범위에 대한 혼란을 일으켰다. PA에 대한 필수 감독 조치가 NP 및 CNM에 대해 동일하다고 가정하는 경우가 많으므로 처방권한 및 환자에 대한 약물 처방을 포함하여 진료와 관련된 정책은 종종 APRN이 아닌 PA를 관리하는 법령 및 규칙을 기반으로 한다. 대부분의 PA 규정은 해당 주의 의료행위법에서 비롯되기 때문에 보험 회사, 기관, 인증기관 및 제약 회사는 때때로 PA 관리 규칙이 APRN에 적용된다고 가정하고, 각 주의 간호행위법 및 지원 규정에서 APRN에 관한 정보를 찾지 않는다. APRN은 대부분의 경우 더 자율적으로 진료할 수 있는 권한이 있기 때문에 이 가정에 기반한 조치는 특히 규제약물 처방과 관련하여 APRN에게 높은 장벽을 만들었다.

처방패턴

미국NP협회는 미국 전역의 NP의 처방패턴을 조사한 여러 국가의 조사를 수행했다(Goolsby, 2005, 2009; Towers, 1989, 1999a, 1999b). 이 연구는 NP의 처방패턴이 NP의 전문성과 실무환경을 반영한다는 것을 발견했다. 이 연구들을 통해 모든 NP에 의해 수행된 하루 평균 처방 건수는 약 19건이었으며, 가족, 성인 및 응급 NP가 매일 처방을 많이 내렸다.

이 연구의 모든 전문 분야에서 가장 자주 처방되는 약물은 항균제, 항염증제 및 진통제였다. 항고혈압제, 기관지확장제 및 심혈관약물은 성인, 가족 및 노인분야 NP가 가장 자주 처방했다. 피임약은 여성건강 NP가 가장 자주 처방한 약이다. 응급실 환경에서 진료하는 대부분의 NP는 진통제, 항염증제 및 항균제를 가장 자주 처방하며, 보훈병원 환경에서는 대다수의 NP가 항고혈압제 및 심혈관 약물을 가장 자주 처방하고, 그 뒤를 이어 당뇨병약, 위장약 및 진통제의 처방이 많았다. 규제약물 처방이 가능한 NP의 영역 중 대다수는 성인, 가족, 노인학 및 정신건강분야였고 병원 및 보훈병원 환경에서 가장 처방 비율이 높아 일주일에 한 번 이상 처방되고 있다.

CNM의 처방 활동은 비타민과 같은 산전 관리와 진통제와 같은 산중 및 산후 관리에 필요한 약물이 주를 이룬다. 또한 그들의 처방업무는 여성 건강 NP와 비슷하다. 피임약 및 기타 호르몬요법, 질내제제, 항균제, 항염증제, 진통제 및 비타민요법이 포함된다(Towers, 1999a). 현재 가장 자주 약물을 처방하는 CNS는 정신건강 전문가이다. Talley and Richens(2001)가 수행한 연구에서 규제약물을 처방하도록 승인된 정신건강 분야 CNS가 가장 자주 처방하는 약물은 항우울제(선택적 세로토닌 흡수 억제제 및 삼환계 항우울제)인 것으로 보고되었다. 그 다음으로 가장 많이 처방되는 약물은 신경이완성 부작용과 수면을 위한 항파킨슨 치료약물과 항히스타민 약제였으며, 리튬과 카바마제핀과 같은 기분 안정제가 그 뒤를 이었다.

다른 분야 CNS의 처방 활동은 이미 진단받은 상태의 안정적인 환자에게 과거에 의사가 처방했던 약물을 변경, 조정 또는 보충하는 정도이다. 처방권한의 부족과 간호실무에서의 자율성을 유지하기 위한 욕구로 많은 CNS는 그러한 권한을 얻을 수 있는 상황에서 권한을 얻지 않는 것을 선택했다. 전국CNS협회의 입장은 CNS의 처방권한은 선택사항이어야 하며 처방을 수행할 경우 CNS는 다른 APRN과 같은 요건을 충족해야만 한다는 입장이다(Lyon & Minarik, 2001; NACNS, 2005).

APRN 처방권한의 미래

APRN에게 약물처방을 승인하는 것은 더 이상 논란의 여지가 될 수 없다. 그러나 APRN이 모든 환자에게 필요한 약물을 처방할 수 있도록 제한 없는 처방권한을 보장하기 위해서는 일부 주에서의 구식법령과 규정에 대한 변경이 여전히 필요한 상황이다. 이를 위해 APRN에 대한 제한 없는 처방권한을 포함하여 전체 교육범위에서 APRN이 기능할 수 있도록 권한을 강화하는 두 가지 중요한 문서가 개발되었다. 46개 주와 48개 국가의 간호기관이 승인한 APRN을 위한 Consensus 모델(2016)은 APRN의 교육 및 인증에 대한 권장사항을 제공한다(NCSBN, 2016). 마찬가지로 IOM

(Institute of Medicine) 보고서인 간호의 미래: 선도적 변화, 건강증진(The Future of Nursing: Leading Change, Advancing Health)(2011)는 APRN이 교육 및 훈련의 전체 영역에서 실무를 수행할 수 있는 권한을 부여 받아야 할 필요성을 강조한다. 두 문서 모두 APRN이 오늘날 일반적으로 존재하는 완전한 처방권한으로 진화한 정점을 반영한다.

APRN에 대한 제한 없는 처방권한을 포함하여 전체 교육의 범위에서 APRN이 기능할 수 있도록 권한을 강화한다.

결 론

처방권한은 이제 일반적인 상급실무간호의 필수 영역으로 인식된다. 아직은 모든 APRN에게 완전히 규제되지 않는 처방권한이 주어진 것은 아니지만 APRN이 제공하는 의료서비스를 경험했던 환자들의 약물처방 경험은 안전하고 유익한 것으로 입증되었다. APRN의 처방활동을 제한하기 위해 제시되는 주장들은 APRN이 진보할 때마다 약해질 것이다. APRN 집단의 업무 실용성, 치료의 높은 질적 수준 및 비용효율성은 국가적으로 APRN에게 처방권한을 부여해야만 할 근거와 타당성을 증가시키고 있다.

제 7 장

전문간호사의 자격과 임상권한

Ann H. Cary and Mary C. Smolenski

학습 목표

이 장의 결과로 기대되는 학습 결과

- 의료서비스제공자, 기관, 규제기관 및 대중을 위한 자격증의 목적을 기술할 수 있다.
- APRN의 규제를 위한 Consensus 모델을 평가할 수 있다: 면허, 공인, 인증 및 교육(Licensure, Accreditation, Certification and Education: LACE)
- 기관의 의료서비스제공자와 지불인(institutional provider and payer)에 의해 요구되어지는 자격과 권한의 부여 과정에 대한 연방 및 주 규정의 영향을 설명할 수 있다.
- APRN 자격 취득과정에 필요한 프로세스 및 문서와 고용기관에 의해 규성된 신료 범위 또는 임상 권한 결정 사이의 직접적인 관계를 설명할 수 있다.
- 재난 시뿐만 아니라 원격진료에 있어 자격인증과 임상권한의 고유한 측면을 논의할 수 있다.
- 자격인증에 사용하기 위한 문서도구로써 APRN 포트폴리오의 작성과 유지에 대해 설명할 수 있다.
- 제도와 규제 요구사항의 변화하는 특성과 관련하여 APRN이 경험할 수 있는 문제에 대해 논의할 수 있다.

서 론

의료서비스제공자, 특히 APRN의 자격 인증과 권한은 의료서비스 전달 과정 중에 대중을 보호하고 양질의 환자 치료를 보장하기 위해 규정과 자발적인 감독과 전달 체계에 의해 사용되는 기본적이고 지속적인 규제 장치이다. 미국 보건복지부(U. S. Department of Health and Human Services, DHHS)에 따르면 자격인증은 "면허를 받았거나 공인된 의료종사자의 자격을 평가하고 확인하는 과정"이다(HRSA, 2001, 2006). APRN 서비스의 독립성과 자율성은 의사나 다른 의료제공자들에게 부여되는 자격인증과 권한부여 절차에 관한 동일한 수준의 주의가 필요하다.

이 절차는 어떠한 위험을 관리하기 위한 계획의 중요한 측면이며, 이사회, 의료인 조직 또는 기관의 최고 경영자에게 부여되는 책임의 수준을 반영한다. APRN은 급성질환 관리와 호스피스 분야에서 점점 더 많은 권한을 부여받고 있으며, 의료제공자 네트워크에 일차 진료 실무자(primary care practitioner, PCP)로 참여하고 있다. 일부 주에서는 APRN은 PCP로 보험을 청구할 수 있다(Center for Advancing Provider Practices, 2016).

의료제공자의 자격인증, 자격검증, 권한설정 및 기관인증 등은 다음과 같은 5가지 목적을 가지고 있다(adapted from Cary, 2015).

1. 공공보호
2. 질보장 및 위험관리
3. 소비자를 위한 정보와 선택
4. 경쟁우위
5. 경제적 이익

IOM(Institute of Medicine, 2011)의 '간호의 미래 : 변화주도, 건강증진'은 "간호사가 자신들의 교육과 훈련의 모든 내용을 시행할 수 있도록" 도전한다"(Future of Nursing : Leading Change, Advancing Health, p. 4). 첫 번째 권고사항은 이런 도전들을 완수하기 위해서는 의회, 주 입법부, 메디케어 및 메디케이드 서비스(Centers for Medicare and Medicaid Service, CMS), 연방무역위원회(Federal Trade Commission, FTC), 미 법무부(Department of Justice, DOJ) 등에서 제기하는 업무범위(scope of practice, SOP)에 대한 장벽이 제거되어져야 한다고 주장한다. 더불어, APRN 고용에 대한 구조적 장벽은 거시적 관점에서 이들에게 똑같이 억압적일지도 모른다. APRN들은 자격인증과 권한부여 과정의 결과로 종종 이러한 장벽을 맞닥뜨리게 된다. 자격인증과 권한부여의 결과는 전체 범위의 실무를 시행하는 APRN의 능력에 극적이고 공통적인 영향을 미치게 된다. 이로 인해 미국 은퇴자협회(American Association of Retired Persons, AARP)가 "장벽은(APRN에게)… 빠르게 변화하는 소비자이다."라는 경고를 발하는 계기가 되었다(IOM, 2011, p. 106).

지난 10년 동안 *Campaign for APRN consensus: Model for uniform national advanced practice registered nurse regulation(2008)*, CMS 및 The Joint Commission(TJC)(2012)에 의한 발표와 함께 실무에 대한 장벽들을 제거하기 위한 시도와 계획이 있어 왔다. APRN 규정을 위한 Consensus 모델: 면허, 공인, 인증 및 교육(Licensure, Accreditation, Certification and Education, LACE)(NCSBN, 2008)은 APRN들의 이동성과 APRN의 진료에 대한 접근성을 증진시키기 위해 주에서 국가표준과 규정이 통일되고 표준화되도록 하였다. APRN 규정 모델(Regulatory Model)은 다음을 포함한다(O'Sullivan, 2011):

- **면허**(Licensure) : 실무에 대한 권한을 부여하는 것
- **공인**(Accreditation) : 간호 또는 간호관련 프로그램에서 학위 또는 인증 프로그램의 공인 기관에 의한 공식적인 검토와 승인
- **인증**(Certification) : 전문가들에 의해 확인된 표준을 달성하여 입증된 지식, 기술 그리고 경험에 대한 공식적인 인정
- **교육**(Education) : 대학원 또는 대학원 프로그램에서 APRN들의 공식적인 준비과정

자격증명 검증에는 교육, 인증, APRN의 면허, 그리고 APRN이 졸업한 교육기관의 승인이 포함되어 있기 때문에 표준화된 APRN 준비과정과 자격증명을 만들고자 하는 LACE 모델은 주 정부의 검토 하에 있으며, 이로 인하여 APRN 실무에 대한 장벽들을 감소시킬 수 있다. APRN 교육과 실무에 대한 관할권을 가진 각 주 이사회는 APRN 교육, 인증 그리고 실무규정에 대한 표준접근을 증진시키기 위하여 LACE 접근방식을 채택해야 할 것이다. LACE 모델이 완전하게 구현되면 APRN과 고용주가 필요로 하는 자격인증과정을 간소화시킬 것이다. 대부분의 주에서 LACE의 일부를 채택하고 있지만, 아직까지 완벽하게 구현되었다고 말할 수 없다. 독자는 www.ncsbn.org에서 LACE 모델과 그에 대한 설명을 확인할 수 있다.

의료제공자에 대한 표준과 과정의 일관성을 보장하기 위해 CMS와 TJC 모두 통일된 절차를 제공하고 의사와 의료관련 전문가(APRN과 의사보조(PA) 포함) 모두의 자격 인증과 특권 부여관련 규정을 변경하였다. 각각의 의료기관은 권한을 더욱 제한할 수 있지만, CMS 참여 조건보다 제한을 적게 할 수는 없다. CMS는 더 이상 "의료수준의 치료"를 제공하는 특정 제공자의 자격인증과 권한부여 과정을 동등한 과정으로 인식하지 않기 때문에 "의료수준의 치료"를 APRN은 의료기관 또는 시스템의 의료진 표준 절차를 밟아야 한다(Cheung, 2011). 이 절차는 의료진의 추천, 국가의 승인, 그리고 초기 집중 전문실무 평가(initial focused professional practice evaluation, FPPE) 및 지속적 전문실무 평가(ongoing professional practice evaluation, OPPE)와 같은 성과 검토 과정의 시행이 포함된다. 만약 APRN이 "의료수준의 치료"를 제공하지 않을 경우, "동등한" 절차를 통해 처리될 수 있다(Cheung, 2011).

이 장에서는 자격인증은 신청과정에 대한 정보를 분석하고, 자격인증은 특정 권한(특수 시술, 특정 상황에서의 치료 등)에 대한 결정의 우선조건이므로 구분하여 논의하려고 한다(Pelletier, 2015). 또한 의료분야 내 APRN 자격인증과 권한과 관련된 문제들이 제시된다. APRN의 전면적인 업무수행에 대한 장벽들은 자발적, 고용주, 제공자 그룹뿐만 아니라 연방 및 주 규제에서도 빠르게 변화하고 있으므로 독자들은 이 분야에서의 새로운 발전에 대해 지속적으로 관심을 가지기 바란다.

자격인증

자격인증에 대한 논의의 시작은 APRN들은 석사학위가 수여되면 추가적으로 전공분야에서의 대학원 학위, 또는 대학원 과정을 거쳐야 한다는 것에 근거를 둔다. 학위를 수여하는 기관은 지역 고등교육기관의 인증을 받아야 하며, 대부분의 경우 미국 교육부에서 인정하는 간호 인증기관의 인증을 받아야 한다. 학생이 졸업을 하고, APRN 졸업을 준비하기 위한 모두 교육 요건 – 석사, 석사 후 과정 또는 박사 과정 – 을 충족하게 되면, 인증시험에서 일정 점수 이상으로 통과해야 한다.

인증은 APRN에 대한 초기, 구체적이며 자발적인 자격 증명을 수여한다. APRN으로써 두 번째 주에서의 자격증을 취득하는 것과 같이, 인증 자격증명에 있어서 특정 주에서 실무를 하기 위해 인증과정에서 요구되는 추가적인 규정(비자발적)에 대해서는 주 간에 통일된 것은 아직 없다. 앞서 설명한 LACE 모델의 가치는 간호사와 교육기관이 국가 표준을 기반으로 자격을 인증하는 방법과 각 주간에 이런 자격이 동등하게 인식되어지는 방법을 통일되게 규정하는 것이다. 그러나 전체적으로 LACE 모델은 대부분의 주에서 아직 채택되지 않았다. CRNA을 제외하고, 모든 APRN 인증갱신은 각각의 (재)인증을 받는 조직의 요구 사항에 따라 실무시간, 보수교육, 그리고 교과과정 등의 조합으로 부여된다.

CRNA에 대한 새로운 모델, 구조 및 재인증 과정은 전국마취간호사 인증 및 재인증위원회(National Board of Certification and Recertification for Nurse Anesthetists): 지속적인 전문 인증 프로그램(the Continued Professional Certification Program, CPC)에 의해 2016년 8월 1일에 시작되었다. 이러한 재인증의 변화는 의료서비스제공자의 재인증에 대한 소비자의 기대에 의해 시작되었으며, 앞으로 모든 APRN 재인증 과정의 변화를 예견할 수 있다. CRNA 재인증의 한 가지 차이점은 재인증 주기 프로세스에 시험을 추가하는 것과 관련이 있다. http://nbcrna.com/certification에 접속하면 재인증 프로세스와 CRNA 인증 및 재인증을 위한 단계별 일정에 대한 가장 최신 정보를 얻을 수 있다(박스 7.1).

자격인증은 의료서비스를 제공할 APRN의 자격과 적격성을 판단하기 위해 정보수집, 확인 및 평가와 관련되어 있으며, 다음의 3가지 범주를 포함한다; 최근 면허와 자격증, 교육과 훈련, 그리고 실습경험, 능력, 업무 수행 역량(TJC, 2008). 자격결정은 지원자의 자격증명과 업무수행 능력에 대한 초기 및 지속적인 평가를 기반으로 하는 반면, 자격증명 그 자체는 APRN에 대한 자료의 정확성을 보장하고, 시스템이나 기관 내에서의 APRN과의 계약과 업무범위에 대한 권한 부여와 관련된 결정을 하기 위한 기초적인 자료로 활용된다.

박스 7.1

APRN 인증 및 재인증을 제공하는 조직

- 미국 전문간호사 인증 프로그램 기관(American Academy of Nurse Practitioners Certification Programs, AANPCP))
- 미국 중환자 전문간호사 인증협회(American Association of Critical Care Nurses Certification Corporation, AACNCERT corp)
- 미국 조산사 인증위원회(American Midwifery Certification Board, AMCB)
- 미국 간호사 인증센터(American Nurses Credentialing Center, ANCC)
- 미국 마취간호사 인증 및 재인증위원회(National Board of Certification and Recertification for Nurse Anesthetists, NBCRNA)
- 국가인증공사(National Certification Corporation, NCC)
- 아동 간호사 인증위원회(Pediatric Nursing Certification Board, PNCB)
- 미국포괄치료위원회(The American Board of Comprehensive Care, ABCC)*

자격증명 과정에서 수집되는 자료의 유형은 연방이나 주 규정에 따라 결정된다; 전문적인 기준; 기관 요구 사항, 정책 및 절차; 그리고 자발적인 감독기관. 메디케어기관은 연방이나 주에서 규제하는 여러 절차를 안내한다; 기관 조례, 정책 및 절차에 따라 고용된 독립된 계약자 또는 면허를 소유한 독립된 실무자(Licensed independent practitioner, LIP)에 대한 자격 증명과 권한 부여 프로세스는 특정한 절차가 필요하다. – APRN은 LIP가 될 수 있다; 자발적 또는 반규제(semiregulatory) 인증 표준은 기관 내에서의 절차를 요구한다. 최소한 TJC 표준은 감독이나 지시없이 환자치료를 제공하기 위한 법률이나 조직 세칙에서 허용하는 "의료 수준의 치료"를 제공하는 모든 LIP와 APRN의 자격과 권한을 요구한다 (Pelletier, 2015). APRN을 지원하기 위해 필요한 자료 중 세부사항에 관계없이 APRN 지원을 기대할 수 있는 공통적인 데이터 요소가 있다.

1) 자격 증명 신청과 자료 전달 : 사전 지원과 지원

임상 직책에 대한 APRN 임명 또는 재임명 신청을 지원하기 위해 요구되는 자료는 몇 가지 일반적인 범주로 분류된다. 박스 7.2는 자격증명신청 프로세스에 포함되는 공통 범주를 나열하고 있다. 조직은 자격증명을 위해 2단계 프로세스를 적용할 수 있다: 사전 지원과 지원. 일반적으로 사전 지원은 규성이나 선문적 조직에 의한 모든 징계 조치나 제재를 다룰 것이다; 현행 무제한 면허; 범죄 기록; 위원회 인증; 임상 전문분야 요건; 미국 장애인법에 부합되는 건강 정보(MedPro, 2014).

서면 신청서는 공인된 부서나 기관 직원에게 제출해야 한다. 신청서는 길어질 수 있으며, 정보의 완전성과 정확성은 처리의 적시성을 보장하기 위해 매우 중요하다. 신청서 검토는 APRN에 의한 원본 제출과 출처 확인뿐만 아니라 모든 출처 사이의 정보의 일관성을 확인한다. 정보 간에 차이점이 있거나 불일치가 있을 경우, 임명 결정이 내려지기 전에 기관에 의해 추가 조사가 이루어지게 된다. APRN은 필요한 경우 정보를 추가하고 불완전하거나 일관되지 않은 정보에 대한 질문에 대해서 응답을 해야 한다. 상황의 변화가 생긴 경우(예; 면허갱신, 등록, 추가 교육 그리고 인증, 재인증, 사발적 또는 비자발적 회원 해지, 권한의 축소 또는 상실), 정보제공자는 임명 상태의 검토를 위해 각 정보를 자격 증명 기관에 즉시 제출할 의무가 있다. 신청서에 있는 정보의 위조나 의도적인 정보 누락은 절차 종료, 징계 또는 해고를 위한 근거가 될 수 있다. 만약 자격인증이 거부된다면 이것은 일반적으로 National Practitioner Data Bank(NPDB)에 보고된다 (Pelletier, 2015). 관리진료기관(managed care organizations, MCOs)에 소속되어 일하는 APRN의 경우, 대부분 자격인증은 의료서비스협회(the Council for Affordable Quality Healthcare, Inc, CAQH)와 같은 업체에서 주로 시행한다 (Buppert, 2015).

박스 7.2

자격 인증 신청에 필요한 자료 분류

- 개인 및 실제 인구 통계 정보
- 교육과 훈련
- 임상역량
- 업무경력
- 주정부(주정부 관리 약물 면허증 포함) 면허 경력
- 인증
- 마약단속국 확인증서
- 공급자 번호 또는 개인인식번호
- 범죄기록
- 책임보험 및 청구내역
- 실무 및 자발적인 라이센스 및 인증 포기 등에 부과된 제재 및 벌칙 내역
- 신체적, 정신적, 약물 남용 또는 범죄 문제의 확인
- 정보의 완선성과 성확성 승명
- 자격인증신청검증에 필요한 정보를 수집하기 위한 승인서

2) APN 지원 자료 검증

1차 및 2차에 걸친 자료 출처를 검증하는 2가지 방법은 기관 내 인증에 책임을 가지는 부서의 규칙과 규정, 기관 인증 프로세스에 따라 신청 절차가 실시된다. 1차 출처 검증은 자격증명 또는 임상 수행능력의 인증을 발급하는 출처에서 얻은 증거에 따라 APRN의 자격증명의 정확성과 확실성을 증명한다. 예를 들면, 주 기관에 의한 면허확인, 인증기관에 의한 인증, 전문 교육 기관의 추천서, APRN의 실무능력을 인증하는 개인적 추천서 그리고 데이터베이스 질의 등을 포함한다. 2차 출처 검증은 인증 발행 출처와의 직접적인 접촉보다는 다른 수단에 의해 얻어진 정보에 기반한 APRN 인증 검증 방법에 의존한다(Utilization Review Accreditation Commission [URAC] 2011, 2016). 예를 들어 지원자에 대한 환자 만족도 통계에 대한 문서 또는 보고서의 비공식적인 사본이 포함된다. 또한 동료 추천서나 이전 고용 기관으로부터 받는 평가 자료 등이 포함될 수도 있다.

일부 자격 인증 과정은 인터넷이나 전화 확인에 의해 확인된 문서들도 포함한다. 주 간호자격증위원회는 지속적으로 발전하고 있고, 많은 곳에서 Nursys와 같은 온라인 면허검증과정을 가지고 있다. 또한 건강 관리기관은 임명 결정을 위한 1, 2차 자료 수집을 위해 신용 인증기관(credentialing verification organizations, CVOs)들과 계약을 체결하고 있다. 예를 들면, CAQH[1]는 고용주가 접근할 수 있는 데이타베이스에 자격증명에 대한 최신 정보를 자기 스스로 보고할 수 있는 온라인 범용 제공 데이터소스(Universal Provider Databasesource, UPD)인 CAQH ProView™에 등록된 130만 이상의 의사와 다른 의료 관련 전문가들을 보유하고 있다(CAQH, 2016). 어떤 CVO와 계약하는 기관은 CVO에 의해 제공되는 서비스의 질을 감시할 책임이 있고, URAC[2]와 같은 국가 공인 기관이 CVO를 인가하도록 요구할 수도 있다. 기관은 계약한 CVO 자료와 APRN 인증과정에 기반한 결정에 대한 책임으로부터 자유로울 수는 없다. 게다가, 기관은 TJC와 같은 인증기관에서 발행한 인증기준에 대해서도 책임이 있다.

3) 자격 증명 신청의 분석

APRN 지원서 검토와 검증과정이 완료되면, 최종단계는 기관이 임명여부를 결정하는 것이다. 이는 의사결정기구의 구조와 관련된 제도적 정책이나 절차에 의해 진행된다; 회원의 역할, 위기관리 및 법적검토; 적법 과정 절차; 의사결정을 위한 문서상 요구사항; 이사회, 임상 이사회, 및 신청자에 대한 보고 체계. 일부 기관에서는 인적자원 부서에서 자격증명을 위한 데이터를 처리하는 반면, 다른 기관에서는 특정 공급자가 의료진에 의해 자격증명을 받는다. Rochester 대학의 조직모델인 The Margaret D. Sovie Center for Advanced Practice는 규정, 기관의 요구사항 및 자격증명과 관련된 핵심 APRN 역할을 위해 의료진 사무실과 직접적으로 연결되어 중앙집

1) CAQH(Council for Affordable Quality Heathcare)
2) URAC(Utilization Review Accreditation Commission) : 워싱톤 DC에 기반을 둔 비영리단체로 의료서비스와 관련된 조직의 인증을 통해 교육과 측정프로그램을 제공하여 건강관리 질을 향상시키는데 도움을 줌(Google 위키백과)

중조정기구로서 역할을 한다. 또한 이 센터는 자격증명정보, 주 면허, 처방권, 그리고 DEA 번호의 저장소로 기능한다. Sovie 센터에 대한 자세한 내용은 www.urm.rochester.edu/strong-sursing/sovie-center를 통해 참고할 수 있다.

대부분의 기관에서, 자격인증위원회는 의사들로 구성되어 있다. 더 많은 APRN이 자격을 갖추게 되면 의료진 위원회에서 APRN의 대표를 수용해야 하며, 의료제공자 패널 및 팀의 일부로 APRN의 권한을 확대하기 위해 내부 규칙을 조정해야 한다.

무결점의 양질의 정보와 의사결정의 원칙을 준수하는 것이 중요하기 때문에 자격증명과정은 많은 시간이 소요된다. 일반적으로 90~120일 정도가 소요될 수 있다(Monarch 2002). 자격 증명과정의 정책이나 절차, 위원회 위원 명단, 회의 일정, 신청에 대한 예상 조치 및 적법 절차 기전에 대한 정보을 확보하는 것은 APRN의 몫이다. 질문 사항에 빠르게 응답하면 자료수집이나 의사결정을 좀더 용이하게 할 수 있다. 또한 검증기관의 요청이 임박했음을 주요자료의 출처에 알리면 정보에 대한 대응을 용이하게 할 수 있다.

자격증명과정에 의해 직원으로 임명되면, 임명기간, 재임명 절차는 기관의 정책에 따라 결정된다. 재임명 절차 및 기준과련 사본을 확보하고 재임명 기준을 충족하기 위해 필요한 자료를 지속적으로 수집해두는 것이 필요하다. 새로운 기술과 절차가 보편화됨에 따라, APRN은 새로운 절차에서 자격증명을 위한 최소한의 기준을 이해하고 그에 따라 문서를 작성할 필요가 있다(TJC, 2008).

자원봉사자 LIP에 대한 긴급 자격증명에 대한 결정은 국가 및 지역의 긴급 상황으로 인해 2002년 이후 재검토되어 왔다. 예를 들어 2002년에는, 기관의 최고경영자, 의료진 수장 또는 그의 피지명인이 비상관리계획이 활성화되었을 때 비상권한을 부여할 수 있는 표준을 만들었다. 자격증명의 시사점은 정보의 정확성에 중점을 둔다: 현재 진료면허, 면허번호가 있는 현재 병원 신분증, 현재 근무 병원 또는 의료진에 의한 신원확인 등 허용 가능한 신원환인 자료(TJC, 2012). 공급자를 위한 비상관리공동위원회(Joint Commission Emergency Management) 표준은 다음과 같다:

EM.02.02.13 재난 발생 시, 독립된 실무자로 면허를 소지한 자원 봉사자에게 재난 시 권한을 부여할 수 있다.

EM.02.02.15 재난 발생 시, 병원은 면허가 있는 실무자는 아니지만 법과 규정에 의해 요구되는 면허, 인증 또는 등록이 필요한 자원 봉사자에게 재난 시 책무를 부여할 수 있다.

이 상태에서 인증된 경우는 항상 인증의 시간에 대한 제한이 있다.

4) APN 자격취득을 위한 기관 내 표준

APRN 실무는 의료서비스 전달과정 모든 곳에서 찾아볼 수 있다. 자격인증기관의 임명과 권한 감독명령은 진료 구조와 상관없이 병원, 외래 진료 기관, 급만성 장기 치료 기관, 호스피스 병원, 정신 건강 병원 그리고 MCO 등의 LIP들을 포함하도록 확대되었다. 다른 의료전달체계에서의 자격인증도 거의 같다. 후원 기관의 표준은 매년 변경될 수 있으므로 독자는 APRN의 실무에 대한 자격인증과 권한과 관련된 인증 표준에 대한 최신 정보를 얻기 위해 많은 웹사이트를 참조하는 것이 좋다.

자격인증신청이 승인되면, 기관은 APRN의 특

정 업무 활동(권한)을 승인하기 위해 후속 결정을 내린다. 경우에 따라 별도의 권한 신청이 필요하다. 절차에 대해서는 기관의 정책을 참조해야 한다.

권 한

병원에서 의사에게 시설 내에서 임상 활동을 승인하고 수행할 수 있는 권리를 "수여(award)" 하는데 사용했던 절차였던 권한은 이제 의료시설, MCO, 정신 건강 및 약물 남용 관리 시설, 심지어 개인 의원(만약 APRN이 급성 치료 기관의 개인 환자를 추적 관찰할 경우)에 지원하는 많은 APRN들에게 직면한 프로세스이다. 권한은 시설이나 고용기관에서 잘 정의된 범위 내에서 의료제공자의 임상능력과 특정 진단 또는 치료 서비스에 대한 수행능력의 평가에 기반하여 환자 치료서비스에 대한 고용자의 의료서비스 범위를 승인하는데 사용된다. 권한 부여는 주 실무법, 기관규정, 면허, 교육, 훈련, 경험, 능력, 건강상태 및 판단력 등과 같은 요소를 기반으로 한다. 주 실무법이 특정 실무(예를 들어 마약 처방)를 승인하기 때문에 특정 기관은 더 제한적일 수 있으며, 이 권한을 허용하지 않거나 의사의 2차 서명을 요구할 수 있다. Monarch(2002) 의료 시설 또는 시스템 내에서 7가지 범주의 직원권한을 제시한다. 이는 박스 7.3에 나와 있다.

박스 7.3

직원 권한 범주

- Active – 의료인이 환자를 입원시키고 다른 병원 프로그램에 참여시킬 수 있도록 허용
- Courtesy – 제한된 수의 환자가 입원할 때와 다른 의료제공자가 의사의 active member일 때
- Affiliate – 의료인이 더 이상 활동하지 않지만 병원과 오랜 관계가 있을 때 수여
- Outpatient – 의료인이 외래 환경에서 또는 의료 기관이 후원하거나 의료기관을 대신하여 후원하는 프로그램에서 정기적으로 환자를 치료할 때 수여
- Honorary – 의료 전문가가 더 이상 활동하지 않지만 뛰어난 업적이나 명성이 있는 경우 수여. 명예 직원 특권은 의료 전문가가 지속적으로 조직에 환자를 계속 입원하도록 허용한다는 점에서 계열사 직원 특권과 구별됨
- House – 의료 전문가가 활동 중인 직원의 승인을 받아 전문 영역 내에서 환자 입원을 허용
- Allied Health Professional – 의사가 아닌 의료 제공자가 특정 환자 치료 서비스를 제공할 수 있도록 허용

Reprinted with permission from Monarch, K. (2002). *Nursing and the law: Trends and issues.* Washington, DC: American Nurse Association, P.246.

1) 근거 및 배경

권한은 의료시설의 자격 인증과정의 한 구성요소이다. 앞에서 언급했듯이, URAC, 국립품질보증위원회(National Committee for Quality Assurance), TJC, 그리고 통원 치료를 위한 인증협회(Accreditation Association for Ambulatory Care)같은 국가인증기관은 인증 및 권한 표준을 제정하고, 기관은 인증을 받도록 하였다. 1980년대 초 TJC(당시 Joint Commission on the Accreditation of Healthcare Organizations, JCAHO)는 의료진의 정의를 수정하고 병원이 다른 면허를 가진 개인(법이나 병원에 의해 허용된)이 병원 내에서 독립적으로 환자치료서비스를 제공하는 것을 승인하는 허용 언어를 포함하도록 진료 규칙의 범위를 확대하였다. 일반적으로 이런 권한은 임상과 입원 실무를 포함한다. 또한 TJC는 이런 권한을 감시할 장치를

확립하고, 임상권한에 대한 기준과 유능한 의료인이 환자 치료를 제공하도록 보장하는 프로세스를 확립하도록 병원에서 책임지게 하였다. 일부 시설은 특정 유형의 제공자 또는 전문 분야에 적합한 "핵심 권한" 목록이 있을 수 있다. 예를 들어 HCPro는 병원이 피부과 및 응급실의 APRN, acute care NP(ACNP), 정신건강 의료기관의 CNS 그리고 CNM들을 대상으로 사용할 수 있는 핵심 권한 사례를 제공한다(HCPro, 2016b). TJC는 권한을 위해 어떤 프로세스를 사용해야 하는지에 대해 규정하지 않으며, "문제목록" 또는 "핵심 권한"의 사용을 권장하거나 평가절하하지도 않는다. 그러나 TJC는 시설이 그 개인이 부여된 권한을 수행할 자격이 있는지 여부를 실제로 평가하고 있다는 근거를 요구한다(TJC, 2012). TJC의 기준은 리더십(LD)과 의료진(Medical Staff, MS)에 관한 부분에서 병원의 권한 문제에 대해 언급하고 있다. 그 기준은 프로세스 그 자체, 그리고 병원 정관에 제시되고, 실행되고, 설명되어야 하는 메커니즘을 말한다. 이 프로세스에는 기간, 이의 제기 프로세스, 채용과 특정 권한결정의 기준, 자격인증과 권한부여 프로세스에 대한 책임, 재임명, 임시 권한부여, 원격진료에 대한 권한, 재난 시 권한, 그리고 질관리에 대한 프로세스가 포함되어야 하다. "의료수준의 진료"를 제공하는 사람들은 자격인증과 권한부여 프로세스에 모든 의료진 표준을 적용(조직화된 의료 전문가의 조언과 OPPE, FPPE같은 국가 기관의 승인을 포함하여)할 수 있도록 해야만 한다. '의료수준의 진료'를 제공하는 APRN, PA들에게는 의료인 기준 프로세스를 통해 자격인증과 권한이 부여되어야 한다. '의료수준의 관리'를 제공하는 않는 APRN과 NP들은 HR.01.02.05, Eps 10-15에 자세히 기술된 인적 자원 절차가 적용된다(TJC, 2012)."

CMS에 의해 승인된 자격인증과 권한부여의 한 영역은 Comprehensive Accreditation Manual for Hospital and the Comprehensive Accreditation Manual for Critical Access Hospitals에 2012년에 갱신된 병원, 중요 접근 병원 내에서 원격 진료 종사자에 대한 TJC의 자격 요건 승인에 관한 것이다. 이 새로운 표준은 표준 LD.04.03.09, MS.13.01.01이다(Joint Commission Perspectives, 2012). 몇몇 분야에서는 주의가 필요하다(Joint Commission Perspectives, 2012): 근원지역(환자가 위치한 곳)은 먼 지역(원격진료 지역, 제공자가 위치한 곳)과 제공자의 자격인증과 권한에 관련하여 메디케어 공시의 준수를 보장하는 서면합의를 해야 한다. 근원 지역의 관리기관은 원격진료 지역이 Joint Commission 허가 기관이라면 원격진료 지역에서 제출한 문서에 근거한 근원지역의 의료진 추천을 기반으로 하여 원격진료 지역이 독립된 실무 의료진에게 권한을 부여한다. 원격진료지역의 의료진은 원격 진료를 받는 환자가 살고 있는 주에서 발행하고 인정하는 유효한 면허를 보유하고 있어야 한다. 근원지역은 실무 의료진의 자격인증의 수행능력에 대한 내부 검토에 필요한 근거를 수집하고, 치료, 서비스의 질을 평가하여 원격 진료지에 이런 정보를 보낸다. 이 정보에는 환자, 제공자, 근원 지역의 의료진들의 불만 사항을 비롯한 감시 사고와 관련된 부정적 결과을 포함하고 있다.

재난이 발생하였을 경우, APRN은 수정된 프로세스를 통해 재난 시 권한을 부여 받을 수 있다. 일반적으로 이 프로세스는 두 가지 조건에 따라 승인이 된다: 즉 재난관리계획이 활성화되고, 조직이 즉각적으로 환자관리요구를 충족시킬 수 없을 경우에 해당된다. 최소한, 자격검증과 진료서비스에 대한 감독은 이루어져야 한다(TJC, 2016).

보수교육 또한 4가지 핵심 영역으로 TJC 표준에 규정되어 있다: 현재 면허, 관련 분야의 훈련 또는 경험, 현재 능력, 그리고 요구되어지는 권한 수행 능력.

능력의 6개 영역은 자격인증과 권한부여 프로세스에 대한 TJC 표준에 의한 실무자의 평가 기준을 제시한다. 6개의 영역은 다음과 같다.

1. 환자치료
2. 의학 및 임상 지식
3. 실무 기반 학습과 향상
4. 대인 관계 능력과 의사 소통 능력
5. 전문성
6. 시스템 기반 실무

개인의 자격인증과 권한 파일의 전반적인 평가에 앞서 언급한 개념을 통합할 뿐 아니라, 두 개의 다른 프로세스는 좀더 자세한 평가를 가능하게 한다. 그 첫 번째는 FPPE(Focused Professional Practice Evaluation)이다. TJC표준 MS.08에 명시된 대로, FPPE는 역량을 판단하기 위한 성과 기준을 사용하여 처음에 요청한 모든 권한에 대해 구현된다. 그 이후로도 역량, 행동 그리고 수행 능력에 대한 환자의 안전 문제를 문서화해 놓으면 성과 모니터링 프로세스를 통해 계속 사용되어질 수 있다. 두 번째 프로세스는 OPPE(Ongoing Professional Practice Evaluation)이다; 이것은 자격인증을 유지하기 위한 근거 기반 접근 방식과 기존의 권한을 유지하고, 개정, 또는 취소하기 위한 모든 결정을 지원한다. 병원은 의사평가, 동료평가, 사례검토, 직접관찰, 의무기록, 문서 또는 시뮬레이션 테스트를 포함하여 APRN의 역량을 평가하기 위한 다양한 접근 방식을 이용한다(Center for Advancing Provider Practices, 2016). APRN은 면허의 권한범위, 관련 표준을 사용하는 해당 주 법, 규칙, 규정 등에 따라 의사와 마찬가지로 자격인증, 권한부여, 그리고 모니터링 프로세스의 적용을 받는다.

프로세스가 정확하게 완료되면, 자격인증과 권한을 통해 시설, 환자 및 실무자를 보호할 수 있다. 이 프로세스는 환자들에게 진료를 제공하는 실무자들이 현재 면허를 가지고 있으며, 현재 일하고 있는 역할에 대해 교육을 받았고, 그들이 일하는 의료분야에서의 안정성과 역량을 보장함으로써 시설 및 실무자의 위험을 줄이려는 의도이다. 이에 따라 환자들은 궁극적으로 잘 교육받고, 안전하고 유능한 실무자들로부터 혜택을 얻게 된다. 또한 공인기관의 프로세스는 메디케어 가입에 관한 연방법이 병원의 직원인증과 전문적 권한은 단순히 인증과, fellowship, 전문기관이나 단체의 회원 자격에만 의존하지 않도록 의무화되어 있기 때문에 실무자를 위해 어느 정도 안전성을 제공한다(42 C.F.R.482.12 (a)7)(Buppert, 2015). 또한 TJC는 권한부여가 거부되면, 항소 절차가 시행되어야 한다고 명시한다. 이 과정은 실무자에게 time frame과 피드백을 제공하며, 임시 또는 긴급 권한부여에 대한 절차를 제공한다. 마지막으로 권한부여는 실무자의 업무수행이 의료시스템 내에 미치는 경제적 영향을 결정하는 자료를 제공한다.

정의에 명시된 바와 같이, 권한 부여에 영향을 미치는 몇 가지 요소가 있다: 주 실무법, 기관 규정, 면허, 교육 및 훈련, 경험, 역량, 건강상태, 판단력, 의료진의 문화적 특수성, 의료진에 대한 세법. 의료인에게 가장 영향을 미치는 요인은 면허와 허가에 의해 허용되는 실무와 주 법에서 허락되는 실무의 범위이다. 각 주는 현재 계속해서 APRN의 업무를 다르게 규제하고 있으며(Consensus 모델의 완전한 구현으로 급격하게 변화할 수도 있지만), 주 규정이나 법령에 기술되어 있는 실무의 범위를 확대 또는 축소할 수 있다. 일부 실무 법률은 APRN이 할 수 있는 것, 만약 처방권이 있다면 그들이 처방할 수 있는 약물과 처방할 수 없는 약물 등을 규정하고 있다. 자격인증과 권한부여에 관한 의료기관 규정은 일반적으로 의료진과 병원 이사회에 의해 규정되고, APRN이 어떤 시술을 시행하는 것을 제한할 수도 있다. APRN으로써 면허와 실무에 대한 권한은 각 주 실무 법률에 기술되어진 실무의 범위와 연결되어 있다. 교육은 특정 성과역량을 발전시키기 위한 이론적, 경험적 요소를 제공한다(전문 기관, 실무의 표준과 범위 안에서의 전문성에 의해 결정되어진대로). 예를 들면, 일부 중복되는 역량이 있을 수는 있지만, 아동 NP를 위한 성과 역량은 소화기 NP의 성과 역량과는 같지 않을 것이다.

실무에 필수적인 모든 것을 정규교육과정에서 배울 수 있는 것은 아니기 때문에 APRN의 경력에서 실무자의 성장과정으로서의 교육, 훈련, 경험 등을 문서화하는 것은 APRN의 경쟁력에 매우 중요하다. 포트폴리오 접근방식은 이를 수립하고 유지하는데 필수적이다. 그러나 실무자가 특정한 시술을 배웠다고 해서 그 시술이 면허와 실무의 범위 밖에 있을 수 있기 때문에 법적으로 그 시술의 수행이 허가되었다는 것을 의미하는 것은 아니다. 건강 상의 요구사항(신체적, 정신적)이 평가되며, 어떤 제약이 주어질 수 있다. 치료되지 않은 약물남용 문제 그리고 신체장애는 특정 역할의 수행에 지장을 줄 수 있다. 역량과 판단력은 권한 파일을 평가 검토할 때 다소 주관적일 수 있다. 역량과 판단력을 전체적으로 결정할 때 제공자 파일의 구성요소 중 많은 부분이 고려되며, 자격증명패널은 관찰 및 성과 평가기간을 설정하기를 원할 수 있다.

2) 프로세스

일반적으로 의료시설 내의 내과 또는 외과의 특정 분야에 따라 치료적, 진단적 환자관리서비스가 정해지며, 이는 안전한 실무를 제공하는 기준을 제공한다. 특정 유형의 권한에 대한 서술은 여러 방법으로 제시될 수 있으며, 각 기관은 자체적인 핵심 권한에 대한 가이드가 있을 수 있다. 기본적인 접근 방식들은 다음과 같다: 범주, "목록", 중증도 또는 치료의 복합성, 복합 형식. 첫째, 범주는 일반적으로 전문 분야에 따라 권한을 정의하고, 교과과정과 관련된 전문 프로그램의 유형에 따라 상당히 다양해질 수 있다. 특권과 기술, 또는 목록 접근방식은 주로 절차에 사용되며, 증상의 다양성 때문에 특정 질환이 언급될 때 덜 적절하지 않을 수도 있다. 예를 들어, Kleinpell(2008)에 의해 정한 ACNP가 병원 내에서의 권한을 신고서 하는 권한 요청 방식에서 확인된 몇몇 특정 임무나 시술은 인공호흡기 조절, 심폐소생술 관리, 말초신경차단, 흉관삽입, 그리고 동맥관 또는 정맥관의 삽입 등이다. 치료의 중증도 또는 복합성은 세 번째 유형이며, 네 번째 유형은 이전에 언급된 것들의 변형 또는 하이브리드이다.

자격인증 자료를 검토하는 자격인증 패널이나 동료 평가 패널이 신청자의 권한을 결정할 수 있다. 특정 서비스나 영역의 동료를 포함한 인원으로 구성된 다른 패널이 있을 수 있다. 이상적인 패널은 APRN이 대표인 학제간 그룹이다. 이 그룹은 특정 권한에 지원하는 지원자가 자신의 자격증명 및 신청서에 제출한 정보를 바탕으로 기준을 충족하는지 여부를 결정한다. 평가에 따라 독립된 권한이나 감독권한을 실무자에게 승인할 수 있다. APRN의 자격증명과 권한부여를 위한 지원을 제공하는 다른 정책은 APRN 인증 및 권한의 변경이나 변경에 대해 주기적인 갱신을 위한 의사소통의 네트워크와 프로세스와 관련된 정책이나 절차의 개발을 공시하는 것 등이 포함된다(Kleinpell et al, 2008).

승인은 최소한 2년마다 권한과 자격인증 파일을 검토하여 승인함으로써 최근의 역량을 보장하여야 한다. 그러나 임상권한은 재임명 시점이 아닌 다양한 이유로 검토, 수정 또는 갱신된다. 역량평가는 권한을 확대하거나 또는 축소할 수 있다. 권한을 사용하지 않는 것은 특정 권한이 필요하지 않거나 역량을 유지할 수 없음을 나타내는 것일 수 있다. 마지막으로 병원 시술과 다양한 질병의 치료에 있어 기술과 혁신이 등장함에 따라 권한의 범위 또한 변한다. 권한은 진행 중인 과정이다; 새로운 권한은 수행 능력에 따라 권한이 추가되고 일부 권한은 제거될 수 있다.

임시 권한은 때때로 특정 의료제공자가 아프거나 장애가 생겼을 때 임시 권한이 발생하게 되며, 다른 의료제공자가 특정 업무를 인수하여 대신해야 하는 것이다. 의료기관에서 필요로 하는 특정 기술을 가진 최근에 채용된 의료인에게 공식적인 자격 인증과정이 진행되는 동안 임시 권한이 부여될 수도 있다. 이러한 권한은 시간이 제한되어 있으며, 완전한 자격 인증 과정이 이루어질 때까지 전화를 통한 승인과 역량의 일차 검증이 허용된다.

NPDB(National Practitioner Data Bank)는 자격인증과정에서 중요한 역할을 한다. "NPDB Public Use Data File에는 의료과실에 대한 지불과 면허정지, 임상권한, 전문가협회의 회원 그리고 의사, 치과의사, 기타 면허를 가진 의료 종사자에 대한 마약단속국(Drug Enforcement Administration, DEA) 보고서(부정 행위)로부터 선택된 내용이 포함되어 있으며, 일 년에 4번 개정된다. 이는 또한 검사총국의 HHS 부서가 실시한 메디케어와 메디케이드 제외 조치의 보고서도 포함된다"(HRSA, NPDB, 2014).

NPDB 사용자를 대상으로 한 설문조사에서, Waters, Warnecke, Parsons, Almogor 그리고 Budetti(2006)는 많은 기관들이 자격인증과 이후 권한부여를 적기에 결정을 하기 위해 조회 프로세스를 이용하고 있음을 보고했다. NPDB 보고서를 받기 전에 자격인증 결정에 도달했다고 응답한 기관은 10% 미만이었다, 반면에 NPDB 보고서를 받은 응답자의 30%는 권한 신청 요구를 받아들이지 않았다. 그러나 NPDB에 보고되지 않는 문제는 의료 공급자의 역량을 전반적인 평가하는 수단으로 여전히 MPDB 프로세스에 대한 장벽으로 남아 있다. 자격인증과 권한부여 시스템의 목표를 달성하기 위해서는 데이터 접근과 분석을 위한 다양한 방법이 분명히 필요하며, NPDB의 사용은 APNR의 자격인증을 위한 데이터의 필수 구성 요소이다.

전문직 경력 포트폴리오

포트폴리오는 능력 평가 부분에서 중요한 역

할을 하고 있다. 포트폴리오는 기관, 규제기관, 간호단체, 인증기관, 그리고 교육기관에서 다양하게 사용되고 있다. 병원은 평가, 경력관리 제도에 포트폴리오를 사용한다. 캐나다 온타리오 같은 곳에서는 실무자의 능력을 대중에게 확인시키기 위하여 규제기관에서 이 포트폴리오를 사용한다. 영양사들은 재인증 과정에서 사용한다. 인증기관들은 재인증과 인증의 재활성화를 위해 사용한다. 교육기관에서는 간호사들을 학사과정이나 대학원과정으로 진학을 유도할 목적으로 사용하거나 박사과정에서는 임상실무의 근거를 찾을 때 사용한다. 전문직 경력 포트폴리오는 오늘날 의료관리체계에서 사용되는 자격인증과 권한신청 프로세스를 위한 기초 자료가 된다.

근거기반실무는 환자 치료법에 대해 과학적이고 정당한 근거를 제시하는 반면에, "실무기반근거(practice-based evidence)"는 실무자가 특정 환자 치료를 수행하도록 승인하는 근거를 제시한다. 이 실무기반근거의 문서화는 현재 기술된 대로 자격인증 프로세스의 권한 요소와 관련한 의사결정에 필요한 정보를 제공한다.

누군가는 이용 가능한 기술로 인해 더 쉬워져야 한다고 생각할지 모르겠지만, 우리 자신의 삶 속에서 사건들을 추적하는 것은 점점 더 복잡해지고 있다. 우리가 새로운 경험과 역할을 추가하고, 다양한 환경에서 새로운 전문가들과 일하고, 새로운 기술을 배우고, 평생 배움의 길을 추구할 때, 우리가 어디에서, 언제, 그리고 누구로부터 무엇을 배웠는지를 문서화하는 것은 점점 더 중요해진다. APRN이 상급실무교육을 받고 경력을 쌓을 때, 전문자격 인증포트폴리오 작성은 자격인증과 권한부여 처리과정을 좀더 용이하게 할 수 있고, 시간적이나 경제적으로 효율적일 수 있다. 포트폴리오는 실무기반근거로 인해 의료관리체계 내에서 더 높은 지위를 성취할 수 있게 함으로써, APRN이 더 좀 더 적절한 보상을 받을 수 있도록 한다. 여기에 기술되어 있는 자격인증과 권한 포트폴리오는 이런 과정을 기반으로 할 수 있다. 학생이나 경험이 적은 전문가들이 포트폴리오를 작성하기 위해, Beauchesne(2007)는 다음의 항목들 중 일부를 포함할 것을 제안한다 (p. 34-35):

- 이력서
- 실무와 학력에 대한 개인적 이력 기술
- 사례연구 및 연구활동
- 건강관리 프로젝트 기술
- 간단한 논문과 과제
- 출판물이나 발표
- 근거기반 예시
- 임상실무 기록과 고찰
- 비디오 클립
- 참가 인증서
- 추천서
- 보수교육활동
- 평가와 역량검토
- 강의 요강 및 성적증명서

온라인 포트폴리오는 자격인증과 권한 프로세스를 포함하여 다양한 목적을 달성할 수 있는 전문적 직업경력을 쌓기 위한 훌륭한 방법이다. CAQH UPD(www.caqh.org)는 의료기관과 의료제공자가 정확한 제공자 정보를 유지할 수 있도록 도와주는 의료제공자 데이터베이스의 하나인 CAQH ProView를 제공한다. UPD와 같은 데이터베이스 등록은 제공자들에게는 무료다. 면허, 인증, 성적 증명서, 그리고 문서는 스캔을 하거나, 온라인 포트폴리오로 업로드할 수 있어서 종이사본이 필요하지 않다. 비록 학생교육과정 동안 모은 자료(강의록, 임상기록, 고찰)들은 전문직업 경력 포트폴리오에는 적합해 보이지 않지만, 온라인 포트폴리오를 통해 이런 데이터를 얻기가 쉽고, 필요할 때만 나중에 사용할 수 있게 한다. 더 많은 정보를 수집하고 사용하지 않는 것이 필요할 때 없는 것보다 낫다. 사용자는 언제 어디서나 인터넷으로 자신의 파일에 접속할 수 있다. 문서를 분실하거나 예상하지 못한 자연재해(예를 들어, 홍수, 허리케인 또는 화재)에 의해 손상될 우려를 없앨 수 있다. 온라인 자료의 보안을 더욱 강화하기 위해 암호로 보호할 수 있다. 게다가 특정 문서의 편집물은 전자우편으로 제출될 수 있고, 인터넷 엑세스를 제공받을 수 있다. 새로운 지식이나 기술을 습득하게 되면 포트폴리오에 업데이트를 추가할 수 있으며, 이것은 포트폴리오를 변화하는 살아있는 문서로 만드는 것이다. "인터넷 공포증"이 있는 사람들을 위해서는, 같은 문서를 플래쉬 드라이브에 저장하고, 위치를 바꾸어 전달할 수 있으며, 필요시 업데이트할 수 있다. 단, 모든 문서를 저장할 수 있고, 앞으로 업데이트할 저장공간을 확보할 수 있는 충분한 메모리를 가진 플래쉬 드라이브를 구매해야 됨을 명심한다.

포트폴리오의 사용목적에 따라 포함되어야 하는 요소가 달라진다. 구성 요소의 대부분은 포트폴리오의 유형에 따라 유사하지만, 자격인증과 권한 포트폴리오에 있어 특징적인 무엇인가가 있다. 자격인증과 권한을 염두에 두고 전문적 경력 포트폴리오를 작성하기 위해서는 다음의 형식을 권장한다. 전문적 경력 포트폴리오는 크게 4가지 구성요소로 이루어진다: (1) 의료제공자 연락처, (2) 특정 권한을 결정하는데 도움을 줄 수 있는 실무기반근거, (3) 자격인증 요소, (4) 증명서

1) 의료실무자 연락 정보

의료실무자의 이름, 주소, 연락처, 신원 및 사진(필요한 경우)이 포함된 소개 페이지가 포함되어 있다.

2) 실무기반 근거 요소

이 영역은 병원의 자격인증 과정 동안 평가할 일반적인 역량의 6개 영역을 지원하는 근거를 제공하고, 환자치료, 의학적/임상적 지식, 실무기반 학습과 개선, 대인관계 및 의사소통능력, 전문성 그리고 시스템 기반 실무영역을 포함한다. 실무기반 근거요소는 다음을 포함해야 한다.

1. 주 면허에서 실무의 범위를 규정하는 주 시행법의 사본
2. APRN 전문분야를 위한 핵심역량
3. 비용효과와 APRN에 의해 제공되는 서비스의 질에 대한 문헌 자료
4. 모든 직무기술서 사본, 특히 임상권한이 부여되는 업무
5. 교육을 받았거나 검증된 전문 시술이나 프로세스
   a. 교육과정 내에서
   b. 업무 내에서
   c. 보수교육을 통해서
   (이런 절차를 검증하는데 사용되는 검증양식의 샘플 그림 7.1을 참조)
6. 기술되어 있는 영역에서의 실무역량에 대한 추천서와 검증; 동료와 감독관 또는 고용인 모두를 포함한
7. 고용기록, 특정 책임식별

Provider Name:

Specialty:

License Number and Certification: ______________________________

Date(s) of performance ______________________
Procedure(s) or activity:

Description/elaboration:

Verification:

I, the undersigned, have observed ________(name)________ and can verify that he/she can safely perform the above outlined procedure(s) Independently/with supervision(circle one)

Provider/verifier: ______________________________

Title: ______________________________

License: ______________________________

Facility: ______________________________

Adress: ______________________________

____

____

Phone: ______________ Date: ______________

그림 7.1 실무 검증 양식 예시

8. 고용장소에서 수집된 성과결과 자료(예를 들어, 일 평균 진료 환자 수, 생성된 수익, 환자만족도)
9. 합의문서의 사본

3) 자격인증요소

자격인증요소는 다음을 포함해야 한다.

1. 교육(성적증명서, 졸업증명서)
2. 군복무 기록(있는 경우)
3. 면허(면허번호, 유효기간 또는 사본)

4. 인증(지원가능하다면, 전문분야 및 하위 전문분야)
5. 추가 인증(예를 들어, 상급심장소생술, 기본심장소생술, 소아상급심폐소생술, 외상간호사코디네이터)
6. DEA와 메디케어 회원번호
7. National Provider Identifier (NPI) 번호
8. 보험적용 범위와 법적 책임 이력
9. 예방접종 및 날짜
10. 말하고, 쓰고, 이해할 수 있는 언어(초급, 평균, 또는 고급 수준의 명시)
11. 진행 중이거나 또는 완료된 연구
12. 간행물
13. 보수교육(5년 이내 또는 인증 기간)
14. 전문가 단체 회원 및 해당 단체에서 보유한 사무실
15. 참고문헌(전문적 또는 개인적)
16. 인증된 배경 보고서 결과
17. 이전 병원 자격인증 또는 권한부여에 대한 거부

4) 증명 페이지

마지막 페이지 또는 4번째 요소는 포트폴리오 내에 포함된 정보를 증명하는 의료제공자의 서명 및 날짜가 기입된 진술서가 포함되어야 한다. 이것은 전체 포트폴리오와 마찬가지로 변경사항이 발생하였을 때 마다 또는 적어도 2년마다 자주 갱신해야 한다.

예시

나는, ____________________ ,이 포트폴리오에 포함된 정보의 신뢰성을 증명하고, 나는 건강 상태는 양호하고, 요구한 임상권한을 수행할 수 있다는 것을 확인합니다. 나는 고용주 또는 이 포트폴리오를 획득한 당사자가 필요한 경우 제공된 정보를 확인할 수 있도록 허용합니다.

서명 ____________________

날짜 ____________________

실무의 전 범위에 대한 도전

APRN들이 다양한 시설의 직원으로 다수가 참여하고 있음에도 불구하고, APRN의 전체 실무범위와 이를 달성하기 위한 과정에 대해 지속적으로 도전해야 되는 몇 가지 분야가 남아 있다. 여기에 제시된 문제는 배타적인 것은 아니지만, APRN의 실무범위가 소비자에게 이익이 될 수 있는 방법으로 좀더 완벽한 논의와 해결 방법을 찾기 위한 기초를 제공한다.

1) 임상 및 관리 성과에 대한 자료 유지

APRN은 임상 실무와 관리 표준을 포함하는 성과기준을 준수한다. 실무와 관리 모두 기관의 직원으로 APRN을 임명 또는 재임명을 결정하는데 경제적 영향을 미친다. 기관은 만약 APRN 치료를 받고 있는 환자가 과도한 입원기간, 진료예약의 반복적이고 긴 지연, 치료의 질에 대한 문제, 게다가 성과의 변화로 인한 법적 책임에 노출 등을 경험하게 된다면 임상성과가 이전에 확립되어 있는 기준을 벗어났음을 알 수 있다. 환자만족도는 성과에 쉽게 연결지어진다. 기관은 APRN의 실제 사례와 그 결과를 파악하기 위해 APRN의 코딩 사례를 좀더 면밀히 추적해야 한다. 이런 데이터나 분석이 없다면 APRN의 성과를 다른 의료제공자와 비교하여 이해하거나 관리할 수 없다.

APRN은 조직이나 동료의 목표에 대한 자신의 성과를 모니터하고 피드백을 받아서 개인적이거나 시스템적으로 성과향상 전략을 세우는 것이 필요하다. 성과나 업적, 환자의 인정, 비용절감 등에 대한 문서를 유지하는 것은 APRN 포트폴리오의 중요한 자산이 된다. APRN이 자격인증 과정의 일부로 검증되어야 하는 활동에 대한 정보 및 참고문헌 데이터를 알아야 하는 것 또한 중요하다. 인증과 면허 갱신 누락은 자격 인증 과정에서 즉각적인 영향을 미친다. NPDB 또는 기타 다른 데이터베이스 안의 입력 사항의 정확성을 확인하여 APRN에 대한 기관의 질의가 발생하기 전에 검증하는 것이 중요하다. APRN이 기관의 기한을 이기지 않는다면, 정보를 수정할 수 있는 기회를 갖는 것은 그만큼 스트레스를 감소시킨다.

2) 치료의 연속성에 대한 장벽의 감소

병원에서 권한을 유지하고 있는 APRN의 수가 급증하고 있음에도 불구하고, 연속적이고 원활한 환자치료에 대한 장벽을 감소시키는데 도움이 되는 권한을 찾아 획득하고자 하는 근거로 두 가지 이유가 두드러진다. 하나는 일부 보험회사와 MCO는 일차진료제공자(Primary Care Provider[PCP], 또는 APRN)가 자격인증이나 청구 또는 지불을 받기 위한 전제 조건으로 병원에서의 권한을 유지하기를 요구한다는 것이다. 다른 하나는 병원에서 권한이 없는 PCP는 환자가 병원에 입원하면 환자의 의무기록이나 치료를 검토할 수 없다는 것이다. 비록 의료제공자가 환자를 방문하여 친근하게 질문을 할 수는 있지만, 의료보험의 상호운용성과 설명책임에 관한 법률(Health Insurance Portability and Accountability Act, HIPAA)에 의해 환자기록에 있는 치료, 검사결과 등을 확인 및 추적관찰을 할 수 없다. 기록제공자이면서 퇴원 후 결국 그 환자를 추적관찰을 하게 될 사람은 환자가 지역사회로 전환되어 빈틈없는 진료가 이어지게 해야 된다. 이것은 자신의 환자 패널을 가지고 있는 독립적인 NP들에게는 특히 중요하며, 그 환자들 중 한 명이 입원할 때 병원은 APRN에게 통보 하지 않을 수도 있다. 그들은 부분적으로 낮은 환급 수준 때문에 기록제공자로 APRN을 밝히지 않을 수도 있다. 환자와 환자 보호자에게 입원을 한다면 병원 직원에게 알리고, 입원 사실을 APRN에게도 알려야 한다는 것을 강조하는 것이 중요하다. 모든 과정이 좀더 투명하고 협조적이며, 환자가 다시 치료를 받게 되었을 때, 의료서비스제공자가 "의욕적으로 일을 시작"을 한다면, 환자는 혜택을 받게 될 것이다.

3) 관리 의료 패널

의료서비스제공자는 여러 형태의 의료인이 같은 실무영역범위 내에서 일을 하거나, 다른 업무범위 내에서 부분 활동을 제공할 수 있는 경쟁적 환경에서 일을 한다. 자격을 취득하고 법적 업무영역의 권한을 신청하는 것은 자격인증의 구조에 따라 달라진다. 전문 의학회는 MCO 패널에서 제외된 것을 알게 된 의사들의 불만으로 가득하다. 이러한 제외는 APRN에게도 유리 천장 같은 것이다.

간혹 APRN의 전체적인 업무범위에 대한 이해가 부족하기 때문에 APRN을 제외하는 경우도 있다: 다른 반경쟁 또는 거래 행위의 제한에 대한 인식이 있을 경우(IOM, 2011). APRN은 근거기반 기록, 논문, 성과기록, 특히 저널에 게재된 의료제공자의 대표 논문 등을 통해 다른 의료제공자들과 비교될 수 있는 APRN의 성과 결과들에 대한 문서를 제공할 것을 요구받는다. APRN이 지원한 기관의 지지자나 동맹자들을 찾는 것은 기관을 선택하는데 있어 도움을 받을 수 있다. 법률상담은 법률적 문제와 APRN의 권리를 이해하는데 도움이 된다.

행정관리패널들과 부딪히는 또 다른 문제는 환급이다. 특히 (a) 주법이 PCP로써 NP의 인식에 영향을 미칠 때, (b) 그것이 필요하지 않음에도 불구하고, 연방 메디케이드법이 일차진료에 소아과, 가정의학과 NP가 일하는 것을 허용할 때, (c) 메디케이드 행정관리패널에 이런 제공자들이 포함되는 것에 대해 침묵할 때, 메디케이드 행정관리패널은 더욱 예민해진다. 모든 메디케이드 수혜자의 반 이상을 관리하고 있는 NP가 MCO의 PCP로 지명될 수 있는지 없는지는 주 정책의 선택과 개개인의 MCO 인증정책에 달려있다(Van Vleet & Paradise, 2015).

4) 여러 조직에 걸친 APRN 자격인증

APRN이 건강관리시스템이나 또는 2개 이상의 조직에서 일할 때, 각 단체를 위한 자격인증 신청 프로세스의 반복 문제와 맞닥뜨리게 된다. 이것은 많은 시간을 낭비하는 것이며, 어떤 기회를 잃게 될 수도 있다. 여러 자격인증 신청 프로세스의 중복 처리에 있어 효율성에 대한 기대와 결과에 대한 인식을 모으는 것이 중요하다. 중복을 줄이기 위한 대안적 접근방식을 구성할 문제해결팀(solution team)을 만들고, 경영진에게 제시할 대안에 대해 동료의 지지를 모을 필요가 있다. 앞서 논의한 바와 같이 온라인 전문 경력 포트폴리오를 유지하는 것도 도움이 될 것이다. 자료제공자는 분기별로 정보를 갱신하고 정확성을 증명해야 한다. 다른 규정과 조직은 자격증명 및 권한부여의 중복을 제한하고 건강관리를 간소화하기 위해 노력하고 있다. CMS 규칙 및 규정을 간헐적으로 참조하면 적시에 프로세스 변경 사항을 충족할 수 있다.

5) APRN 규제를 위한 항의모델의 일관된 적용

2015년이 지났음에도 불구하고, APRN Consensus 모델 문서의 모든 구성요소를 채택한 주는 아직 많지 않다. 그러나 완벽하게 준수하기 위해 해결해야 하는 구성요소가 여러 개 있으며, 그 대부분이 법 개정을 필요로 하기 때문에 평가가 어렵다. NCSBN은 각 구성요소별로 상태를 추적하고, 규정준수에 도달하면 각 상태에 따라 채점을 한다. 일반적으로, NCSBN은 대학원교육, 국가인증, 그리고 통일된 명칭(APRN)에 대한 4가지 역할 모두에 대한 인식을 추적하고 있다. 2017년을 기준으로, 1/3 미만의 주가 Consensus 모델의 모든 구성요소를 완벽하게 준수하고 있다(최신 정보는 NCSBN 웹사이트 http://www.ncsbn.org 참조). 현재 APRN 자격인증 요구사항은 직위유지를 위한 메커니즘, 업무범위의 차이에 따라 주마다 달라진다. NCSBN은 APRN의 활동이 복잡하고 역할 및 대상자 특성, 독립성 및 자율성을 포함하기 때문에 APRN이 역할과 대상자 중심적인 두 번째 면허를 통해 법적으로 규제되는 것이 적절하다고 제안했다(NCSBN, 2008). 현재 대부분의 주에서는 신청서, RN 면허증, 간호학 전공 대학원 또는 상급간호실무분야에 초점을 둔 대학원 과정수료, 이사회에서 승인한 국가인증기관의 전문인증 등을 요구한다. 대학원 교육에는 간호실무박사학위(DNP)가 포함된다. 미국포괄간호이사회(American Board of Comprehensive Care, ABCC)에 의해 관리되고, Columbia University에 의해 추진되는 DNP를 위한 포괄간호 인증(Comprehensive Care, Certification, CCC)은 포괄간호학위(Diplomate of Comprehensive Care, DCC)를 수여한다. 현재 이것은 NCSBN에서 인정하는 인증이 아닐 뿐만 아니라, Consensus Document나 Joint dialogue group은 APRN의 통일된 규제를 위한 적절한 인증으로 인정하지 않는다. CCC 시험은 National Board of Medical Education Examination의 3단계를 기반으로 한다. NCSBN, 2008의 채택은 APRN의 역할과 대상자를 주에서 발행한 면허증에 의해서라기보다 특정 난제에 의해 자격이 인증된 전공 분야에서 인증되어진 전공과 주법 수준에서 조절되도록 한다. 현재 CCC는 “전공(specialty)” 인증으로 인정된다. 이 시험은 2008년에 처음으로 시행되었으며, 시험을 치른 45명 중 22명이 자격 인증을 받았다. 2008년부터 2012년까지, 135명이 시험에 응시하여 평균적으로 50.8%의 합격률을 보였다(2012년에는 33%, 2011년에는 70%). 2012년 후로 결과가 게시되지는 않았지만 웹사이트에서는 다음 시험이 2017년에 있을 것으로 예상하였다(자세한 정보는 http://abcc.dnpcert.org/exam-pass-rates 참조).

6) 의료진에 대한 APRN 대표 및 조례 조정

APRN의 권한이 점점 보편화됨에 따라, APRN은 의료진 대표자를 정하고, APRN의 모든 의견을 포용할 수 있는 의료진 조례를 보장해야 한다. 이러한 움직임의 실례이다: Center for Advancing Provider Practices(2016)은 의료진 자격인증 위원회의 54%는 적어도 1명 이상의 APRN 또는 PA를 회원으로 두고 있으며, 37개 조직 중 APRN과 PA에서 186%의 성장률을 보이고 있다고 보고하였다. 뉴욕의 Ellenville Regional Hospital의 초기 APRN인 Bob Donaldson은 의료인 조례를 수정 및 검토하기 위해 초대되었다; 그는 2009년에 의료진의 회장으로 선출되었고, 또 다른 NP는 의료진 이사회의 비서로 일을 하게 되었다(Hendren, 2011; http://www.ellenvilleregional.org). APRN의 권한은 전국적으로 계속 확대됨에 따라, 더 많은 APRN들이 보직을 맡게 되었고 기관 내에서의 권한에 대한 리더십을 발휘하게 되었다.

현재 50개주 모두 공공정책에 있어 어떤 방식으로든 상급실무를 채택하고 있다. 대부분의 경우, 주 간호이사회는 상급실무에 대한 자율성을 가지고 있다. 약물 처방권이 허용되는 곳에서는 상급 약리학에 대한 추가교육이 요구된다. 이 합의에 의해 많은 주의 간호이사회는 인증을 통해 전문가를 인정하고, 인증의 기본이 되는 실무의 표준을 발전시키고 알림으로써 전문직의 권리를 따르게 되었다.

결 론

자격인증과 권한부여는 시간이 많이 소모되고,

복잡하고, 자주 변경될 수 있으며, 여러 요인에 의해 영향을 받는 중요한 과정인 것은 분명하다. 그러나 이 과정은 실무자의 실무범위와 경제적 상태 모두에 상당한 영향을 미칠 수 있다. 자격 인증과 권한에서 최종 변경 안을 고려할 때, 중요하지 않은 변경은 없다는 것을 명심해야 한다. 각각의 변경 사항은 개인적으로 그리고 업무 전반적으로 모두 영향을 미친다. 업무의 범위를 결정하게 될 국가규정의 새로운 정책에 따른 계획과 협의 내용을 따르는 것이 항상 현명한 판단이 될 것이다.

제 8 장

협업의 만화경

Allice F. Kuehn

학습 목표
이 장의 결과로 기대되는 학습 결과

- 의사-간호사, 간호사-간호사 간의 관계와 협업의 노력에 대한 역사를 요약할 수 있다.
- 협업의 다양한 측면에 대해 설명할 수 있다.
- 다학제(multidisciplinary), 학제간(interdisciplinary), 학제내(intradisciplinary), 그리고 범학문적(transdisciplinary) 실무의 차이를 구분할 수 있다.
- 4가지의 상급실무간호사(APN)의 각각의 역할에 있어 협업의 상황을 안다.
- 협업을 위한 체계(개념과 구성요소)를 설명할 수 있다.
- 보건 전문가의 협업에 있어 과거, 그리고 현재의 장애요인을 설명할 수 있다.
- 성공적인 협업조직을 발전시키기 위한 전략을 제안할 수 있다.
- 기존의 모델과 현재 새롭게 대두되는 협업 실무 모델을 비교할 수 있다.

서 론

간호와 보건의료의 미래는 파트너십에 달려있다. 의학연구소(Institute of Medicine, IOM)의 4가지 중요 메시지 중 하나는 "미국의 보건의료를 재설계하는데 간호사는 의사와 다른 보건의료 전문가들과 완전한 동반자가 되어야 한다."라고 하였다(2011, p. 7). APRN Consensus 모델(APRN Joint Dialoque Group, 2008)의 도입은 규제 변화의 핵심요소로 알려져 있으며, 결과적으로 주간에 상급실무간호 규제의 일관성이 지속적인 입법 개혁의 꾸준한 진전을 촉진하고 있다는 것에 주목해야 한다(Pearson, 2011; Phillips, 2011). 2016년 Phillips의 보고서에 따르면, 컬럼비아 주(District of Columbia, DC)를 포함한 22개 주에서는 현재 더 이상 의사의 협업적 동의가 요구되지 않음을 의미하는 전체 NP 실무범위(scope of practice, SOP)를 허용함에도 불구하고, 28개주는 아직 여전히 처방과 상급임상실무에 대한 일종의 동의를 요구하고 있다. Philips는 "APRN

업무권한, 상환과 처방권 영역에서 주 입법상의 중요한 성과가 있었다. 지난 1년 동안, APRN 전문협회, 간호이사회(Board of Nursing, BON), 그리고 간호의 미래: 행동을 위한 캠페인(Future of Nursing: Campaign of Action)(p. 21)에 의해 가능했던 강력하고 성공적인 파트너십을 통해 괄목할 만한 진전이 지속되었다."라고 말했다. 보건의료의 최신 경향은 medical home, 간호사 관리 클리닉, 공유 의사결정(shared decision making, SDM), 책임의료조직(accountable care organization, ACO)과 같은 새로운 의료전달 모델이 나타나기 시작함에 따라 협업, 합의구축, 통합간호, 의사 결정 공유(SDM)에 대한 요구가 계속 증가하고 있음을 반영한다(American Nurses Association [ANA], 2010b; Hancy, 2010; Hughes, 2011; McCarter et al, 2016; Rice et al, 2010). ANA는 사회 정책 성명에서 협업은 모든 파트너들이 자신의 전문성과 권한, 고유한 업무범위로 가치를 인정받는 파트너십이라고 하였다. 이 성명은 또한 그들의 공유되는 실무영역과 상호목표를 인정하고, "간호 전문성은 특히 보건지향적 목표를 달성하기 위해 필수적인 효율적인 업무 관계와 협력을 구축하는데 초점을 맞추고 있다."는 것을 강조하였다(ANA, 2010b, p. 7).

APRN의 역할은 복잡성이 증가하는 상호 협업 모델의 연속선를 따라 발전하였다(Kuehn, 1998). 만화경이 끊임없이 변화하는 일련의 색과 패턴을 만들어내는 것처럼, 협업은 늘 변화하는 보건의료 실무의 한 측면으로 작은 관심에서 큰 수요로, 좌절에서 성공 또는 때때로 반대로 움직이기도 하였다. 보건의료조직의 구성원들 사이의 상호작용은 매 시간 그룹, 상황, 시간, 환경의 변화에 따라 새로운 그림을 제시한다. 이 장은 역사를 되돌아보고, 협업의 실무에 있어 어러 측면들을 들여다볼 것이다. 또한 이 장에서는 예시를 통해 다학제(multidisciplinary), 학제간(interdisciplinary), 학제내(intradisciplinary), 그리고 범학문적(transdisciplinary) 실무를 비교하고 대조하여 차이점과 유사점을 명확히 한다. 협업 실무의 발전에 의한 가치, 장벽, 전략이 제시되고, 지속적으로 확대되는 협업실무모델을 검토하고자 한다.

변화하는 관계의 역사

우리의 세계는 매우 빠르게 변화하고 있어 변화 그 자체가 하나의 상수가 되었다. 삶의 모든 측면에서 변화에 대한 인식은 1970년에 출간된 '미래충격(*Future Shock*)'에서 Allvin Toffler에 의해 설명되었으며, 미래충격이라는 단어는 너무 많은 변화가 너무 빨리 일어나 생기는 "엄청나게 충격적인 스트레스와 방향 감각 상실"을 설명하기 위해 그가 작명한 것이다. 변화에 대한 우리의 대응은 역사적으로 변화 그 자체보다 더 느렸다. 하지만 오늘날의 빠른 변화의 속도와 함께 변화와 우리의 대응 사이의 간격이 증가하고 있고, 이것이 Senge(1994)가 미래충격이라고 부르는 것이다. 우리 인간 행동의 대부분은 삶의 변화와 싸우거나 수용하는 우리의 능력에서 시작된다. 우리의 삶은 사람, 사물, 장소, 직장, 정보 자체와 단기적인 관계의 연속인 과도기적인 세상이다. 관계의 기간이 짧아지는 상황 속에서, 우리의 현실 감각과 헌신성, 그리고 대응 능력은 매우 심각하게 도전받게 된다. 변화의 흐름은 일직선이 아니며, 우리는 준비되지 않은 새로운 상황에 적응하도록 강요받는다. 우리는 협업, 비용 효율성, 양질의 의료가 필요한 보건의료 사회에 살고 있기 때문에 전문가들 사이의 관계도 빠르게 변화하고 있으며, 유연성과 협력 관계가 요구되고 있다. IOM 보고서 환자안전유지: 간호사의 근무 환경 전환(2004)의 핵심 권고 사항은 보건의료기관이 의사결정 공유에 대한 계층적 접근에서 벗어나 학제간(interdisciplinary) 협력을 강화하는 것이다. 2010년에 도입된 환자보호 및 적정 의료법(Patient Protection and Affordable Care Act, PPACA)은 오늘날 보건의료전달체계에 큰 영향을 미쳤으며, 새롭고 더 협력적인 모델을 발전시키는데 지속적인 영향을 주고 있는 것에 주목해야 한다. 이것은 APN의 수를 증가시키기 위한 노력을 지속함에도 불구하고, 실무를 제한하고 있는 연방 정책과 주 정책 사이의 계속되는 불일치로 인해 APN에 의한 진료전달에 여전히 어려움이 남아 있다(Crthon & Sarik, 2015).

1) 의사-간호사 관계의 변화

1859년 플로렌스 나이팅게일은 간호의 역할을 시대적 사회구조 내에서 의학과 병원 행정에 대한 특정한 관계라고 묘사했다. 간호사의 역할을 의사의 보조역할을 하는 의료제공자로 두는 것은 150년이 지난 지금에도 간호사 역할에 대한 사회의 일반적인 인식을 의사의 역할 내에서 계속 정의하는 역할 구조를 확립하고 공식화했다(Partin, 2009; Workman, 1986). 이런 계층적 역할 구조를 지지하는 2009년 미국의학협회(American Medical Association, AMA) 하원 회의에서 발표된 성명서는 간호사의 역할이 중요함에도 불구하고 반드시 의사의 감독하에 있어야 된다는 점을 강조하였다. ANA와 일부 APRN 기관이 작성한 간호조직의 대응은 APRN에 대한 의사 감독 개념은 시대에 뒤떨어지고 부적절하며 진료접근에 대한 주요 장벽을 만든다고 강조했다(Partin, 2009; Sorrel, 2009). 의사들이 상급간호실무역할의 현실을 이해하고 지지하고 받아들이기 어려워하는 것은 그들이 가진 간호사 역할에 대한 선입견에 도전하는 여러 정보에 대해서 거부하거나 부정하는 "인식적 충돌"의 결과이다.

의사와 간호사 사이의 협력적 경험의 역사적 뿌리를 찾아보면, 1873년과 20세기 사이에 간호사와 의사의 관계는 병원 환경 내에서 더 극적인 관계가 되었다. 의사-간호사-병원 관리자의 삼각관계는 나이팅게일 모델이 예상한 것처럼 평형 상태에서 진화한 적이 없다. 왜냐하면 간호관리자들이 병원책임자에게 별도로 보고하는 시나리오는 실제로 의사와 병원관리자에게 주어진 권위와 학생간호사를 노동력으로 활용한 것 모두에 도전하는 것으로 보여졌다. 의사, 간호사 및 관리자 간의 병원 내 계층적 관계의 지속적인 발전은 간호 자체에서 발생하는 변화에서도 비롯되었다. 간호계는 지속적인 가부장적인 병원의 태도 안에서 그 자체의 엄격한 계층적 관리를 통해 더 전문적인 지위를 얻으려고 했다(Markowitz & Rosner, 1979; Reverby, 1979, 1987). 의료체계를 지탱하는 의사, 병원 및 재단과의 협력 관계는 대공황 기간과 그 이후에 발전하기 시작했는데 다음과 같은 일이 있었다. 미국의과대학 협회의 간호위원회에 의학학회가 참여하여 간호학교의 등급 위원회를 승인한 것이다. 1935년 발간된 미국병원협회(AHA)와 전국간호교육연맹(National League for Nursing Education, NLNE)이 후원하는 병원 간호서비스 행정에 관한 매뉴얼, 그리고 미국정신과학협회(American Psychiatric Association, APA)와 NLNE가 공동위원회 주

최로 정신병원 간호학교를 대상으로 한 조사 등이 그 예이다. 그러나 이러한 예는 개별적인 협력 관계가 아니라 조직의 사례이며, 그 사례들이 흔하지 않다. 또한 의학학회는 승인 직후 간호위원회에서 탈퇴했다(Roberts, 1959).

1950년 미국간호협회의 강령은 간호사와 의사의 관계를 종속적 책임과 독립적 책임의 복잡한 조합으로 정의했다. 로버츠(Roberts, 1959)는 "간호사는 의사의 처방을 지적으로 수행하고, 처방을 정확하게 확인하여 착각하지 않고, 오류를 방지해야 하며, 비윤리적 행위에 참여하는 것을 거부할 의무가 있다."라고 말했다(p. 563) 그러나 모든 간호결정이 다른 전문직의 지시 내에서 이루어져야 한다면, 그 관계는 협력이 될 수 없고, 대신 감독 하의 위임이 된다. Kinlein(1977)은 간호의 딜레마는 환자치료에 관한 의사결정에서 의학적 판단이 가장 중요하고 우선적으로 고려되기 때문에, 간호진단을 하고, 그에 따라 간호행위를 설계하고 뛰어난 실무를 시행하는 간호사의 능력을 차단하는 것이라고 하였다. 따라서 간호학적 판단은 의학적 목표를 목표로 하고, 그 목표에 동의해야 하기 때문에 위임된 의학적 판단이 된다. Kinlein은 한 학생에게 치료요법에 대해 설명하고 있는 간호사로부터 환자 차트를 빼앗는 예를 설명한다. 의사는 "지금 뭐하는 거냐? 무엇에 대해 말하고 있는 거냐? 그것은 당신들이 신경 쓸 것이 아니다. 학생들에게는 환자에게 변기를 가져다 주고 제거하는 방법이나 가르쳐라."(1977, p. 30)라고 말했다. 이것은 간호사나 간호학생 모두 더 많이 배우고 의사가 되거나, 그렇지 않다면 그들의 처방을 단지 수행할 능력만 갖추면 된다는 결론을 내릴 수 있다. Kinlein 은 이 상황에서 간호사는 의사가 지식을 갖추고 있을 것으로 예상하고, 환자는 의사와 간호사 모두 지식이 있을 것으로 예상하며, 의사는 간호사가 지식이 없을 것이라고 예상했다라는 것에 주목했다. 이것은 용납할 수 없는 상황이며, 위계적 감독 관계를 통해 두 의료제공자들 사이에 의사소통이 없고 비협조적이며, 규정에 맞지 않는 관행의 매우 명확한 예이다.

현재 보건의료전달체계는 전문적인 개인주의, 역할분리를 지지하는 것으로 설명되지만, 종종 이것은 방어적, 경쟁적, 중복적, 단편적이거나 연속성이 부족하고, 과다한 비용이 들며, 협력 또는 팀워크의 부족 등이 나타날 수 있으며, 전반적으로 부적절하고 과거의 의사소통 방식 그리고 APRN의 활용도 감소를 초래할 수 있다(Fischman, 2002; Goodman, 2007; IOM, 2011; Norsen, Opladen, & Quinn, 1955; O'Neil & Pew Health Professions Commission, 1998; Spitrey, 2016). 그러나 협력에 대한 요구는 계속 증가하고, 강화되어, 의사, 간호사 그리고 모든 의료 전문가가 협력적인 팀 접근방식을 수립하는데 필요한 관계형성 과정을 통해 일을 시작해야 한다. Pearson(2011)은 "의사 조직과의 지속적인 분쟁에서 역설적인 것은 우리가 우리 간호실무에 대한 의사들의 부적절한 지배적 구조에 맞서 싸우는 동안에도 의료제공자들이 협력할 때 환자가 최고의 진료를 받을 수 있기 때문에 개별 의사와의 업무 관계를 유지하고 강화해야 한다는 것이다."라고 말했다(p. 22). 각각의 전문적 역할에 대한 가치를 인정하고 상호 존중하는 환경에서 팀의 노력이 요구된다. Cooper가 우리에게 상기시켰듯이 "궁극적으로 각 분야의 성공 여부는 얼마나 효과적으로 환자의 요구와 전체적인 보건의료체계의 요구에 부합하는 치료 과정에 참여하였는지에 따라 결정된다"(2001, p. 58).

"협력이 환자를 위한 보건의료성과를 향상시킨다는 신뢰할 수 있는 증거는 각 전문적 역할 이전에 두 직업군이 협력을 우선하도록 요구한다"(Phillips, Green, Fryer & Dovey, 2001, p. 1325). 점점 더 많은 보건의료 연구들은 협업의 필요성과 가치를 지속적으로 확인시켜주며, 효율적인 전달과 양질의 치료는 전문적 의료 제공자들 사이의 협업의 수준에 의해 결정된다는 것을 강조한다(Donald et al, 2009; Hojat et al, 2003; Hughes, 2011; Rice et al, 2010; Zwarenstein & Bryant, 2000). Maier and Aiken(2016)은 세계적으로 간호사의 임상역할의 확대를 검토하면서 "미국에서 연구 및 정책 논의의 초점은 NP가 제공하는 진료가 안전한지, 가장 요구도가 높은 사람들에게 접근성을 최대화하고, 진료전달의 장벽을 감소시키는 방법은 무엇인지를 논의하는 것으로 전환하는 것이다."라고 지적하였다.

2) 상급실무역할에서의 협력적 실무의 현황

APRN 역할의 성장과 수용은 그 역할을 인정하고 지원하려는 전문직 의지에 달려 있는데 이는 상급 교육과 경험을 제공하고, 다른 분야, 정책 입안자, 입법자 및 일반 대중들이 APRN의 정체성과 역할을 명확하게 이해할 수 있도록 해야 한다. 4가지 분야의 APRN-Certified registered nurse anesthetists (CRNA), Certified nurse midwife (CNM), Clinical nurse specialist (CNS), Nurse Practitioner (NP)-실무는 자율성을 지향함에 따라, 의사 단체와 긍정적 관계를 확립하는 것이 핵심 사항이 되었다. Stanley(2005)는 APRN 역할을 수행함에 있어 "고객 만족도와 의사의 지지가 강력한 촉진제였음이 증명되었다."고 말한다. Benner(1984)의 역량과 간호 실무의 영역을 초보자에서부터 전문가 수준의 상급 수준까지 적용하여, Fenton과 Brykczynski(1993)는 추가적 영역과 역량을 찾아내고 APRN의 높은 수준의 전문지식을 확인했다. 그러나 이 전문지식 모델에서 나오는 SOP는 좀더 명확하게 인식되어야 한다. SOP는 모든 APRN의 실무에 매우 중요하지만, 개념적으로 통합되고, 임상실무의 차이를 인정하면서도 그들의 실무에 있어 여러 학제간(interdisciplinary) 초점을 촉진시키는 것이 중요하다(Stanley, 2005). 역할이 명확해지면서 SOP가 만들어지고, APRN의 공통 실무요소를 찾으며, 전문직 동료와 고객으로부터의 지속적인 지지를 받으면 협력적 실무를 확립하는데 직면한 어려움을 상당히 최소화할 수 있을 것이다. 이것은 APRN의 Consensus 모델(2008)의 희망이다(APRN Joint Dialogue Group, 2008). 이러한 기본 구성요소가 없으면 진정으로 기능적인 팀을 만드는 데 어려움이 계속될 것이다.

다음은 역할개발 문제, 성과 및 일차 진료전달에 영향을 미치는 3가지 추가적인 의료제공자(PA, 약사 및 "환자 길잡이") 역할 뿐만 아니라 4가지 APRN 실무의 각각에 대한 협력에 접근방법에 대해 간단한 개요를 제공할 것이다.

(1) CRNA

역할의 명확성과 자율적 실무의 역할과 범위는 마취간호사의 개발 초기에 구축되었다. 1889년에서 1950년 사이 외과에서 외과의와 마취간호사 간의 협력에 대한 연구에서, Koch(2015)는 남북전쟁 동안 마취업무에서 간호사의 성공은 Mayo 병원에서 간호사와 외과의사 간의 공식적인 협력으로 이어졌으며, 미국에서 외과수술을 발전시키는데 도움이 된 길고 지속적인 외과의사와 간호사의 협업의 시작을 이끌었다고 언급했다. 1900년대 초 Mayo 병원에서 일했고 이 분야의 개척자인, Alice Magaw는 전문화된 교육에 대한 인정과 요구의 필요성을 강조하면서, 간호행정서비스로부터 마취간호사의 분리를 지지했다. 2차 세계 전쟁 동안, 그 역할은 군사 분야에서 임상간호의 전문분야로 특정되어 1945년에 정식 국가 인증 절차가 확립되었다. CRNA의 SOP는 전문 보건의료 제공자에게 법적으로 요구되는 협력의 실무로써 미국 마취간호사협회에 의해 기술되어졌다. "법적으로 필요한 협력자"를 언급한 이 설명은 마취간호사의 법적 위치를 의사의 지시 아래 "종속적 기능"으로 간주하게 하였고, 높은 수준의 협력적 실무 모델의 개발에 상당한 어려움을 초래했다(AANA, 2006; Bigbee, 1996; Faut-Callahan & Kremer, 1996; Taylor, 2009). 어떤 주는 마취 기술에 대해 개방적 의사소통을 유지하면서 각각 자신의 전문분야에 대한 책임 관계를 정의하기 위하여 "협력"이라는 단어를 사용한다. 또 다른 주에서는 마취제를 투여하기 위해서 의사나 자격을 갖춘 의료제공자의 동의나 지시가 필요하다. 메디케어와 메디케어 서비스(Center for Medicare and Medicaid Service, CMS)는 메디케어 환자에게는 CRNA에 대해 의사의 감독을 요구한다. 그러나 2001년 말에 연방관보에 발표된 규칙에 따라 주지사의 적절한 승인을 받은 CRNA에 대해서는 의사의 감독 요건을 면제할 수 있도록 했다. 2007년까지 14개 주가 이 연방 요건에서 탈퇴했다(Blumenreich, 2007, p. 93). 최근의 문헌은 의학적 목적의 환경에서 마취과 의사와 함께 CRNA에 의한 실무를 보여주는 마취진료팀(*Anesthesia care team, ACT*)이라는 용어에 초점을 맞추고 있다. Jones and Fitzpatrick(2009)은 현재 미국에서 가능한 4가지 유형의 입원 마취팀을 발견했다: 전원 마취과 의사팀, 전원 마취간호사팀, 의사와 간호사의 혼합팀, 마취과 의사와 마취 보조사팀(p. 431). 이 팀의 구성원 사이 협력에 대한 연구에 의하면, 간호사-마취과 의사 모두 협력에 대해 만족감을 표현했다. 하지만 그들은 역할갈등에 대한 문제는 여전하다고 언급했다; 혼합팀에 있어 역할에 대한 기대감, SOP의 범위가 불분명하거나 또한 의사만 병원위원회에 참여하고 그룹을 대표하는 경우, 병원과 부서, 마취과 그룹에서 간호사들이 제외되는 것들이 그러하다. CRNA의 과제는 의사동료들과 협력하여 마취팀의 각 구성원에 대한 완전한 실무를 달성하는 동시에 외과의 발전을 위해 협력하는 것이다(Koch, 2015).

(2) CNM

미국의 식민지 역사와 개척자 역사에 있어, 조산사는 정착민과 미국 원주민 공동체 모두의 존경을 받는 일원이었다. 그러나 1900년대 초 이후, 여성의 낮은 지위, 불충분한 교육, 종교적 편협함, 그리고 병원 출산이 증가함에 따라 산부인과 의사의 영역이 증가하여 꽤 많은 분야에서 갈등이 발생한 험난한 역사를 가지고 있다. 1921년, 뉴욕 모성센터 협회와 헨리 스트리트 방문 간호사협회는 전문 조산사 육성을 위한 학교를 설립할 것을 제안했다. 그러나 의학계, 간호계, 대중들은 조산사의 부적절함, 교육 부족, 사회적으로 무능하다는 부정적 견해를 가지고 있었기 때문에 강하게 반대하였다. 1925년, 이 역할은 Mary Breckenridge가 Kentucky주에 Appalachian

클리닉을(간호서비스의 개척자) 개설하면서 새로이 인식되고 존중받게 되었다(Dorroh & Norton, 1996).

CNM의 수는 1963년 275명에서 1995년까지 4000명, 2000년에는 7000명 이상까지 증가하였다(American College of Nurse-Midwives [ACNM], 2011). CNM은 학제간 실무를 그들의 실무의 필수조건으로 생각하며, 이러한 입장은 실무표준과 공식적 실무에 대한 정의에서 확인되었다(ACNM/ACOG, 2002). 1971년에는 ACNM, 미국산부인과대학(American College of Obstetricians and Gynecologists, ACOG), ACOG의 간호사협회는 산부인과 팀의 실무에 대한 개념을 지지하는 공동성명을 발표했다. 그러나 이 팀은 "의사에 의한 감독"을 받는 것이었고, 협력적 실무를 발전시키는데 도전 과제를 제기하는 계층적 실무 형태를 공식화하는 것이었다(Bigbee, 1996). 협력적 관리에 대한 ACNM의 성명은 협력을 "CNM 또는 인증된 조산사, 의사가 협력하여 의학적으로, 산과적으로, 부인과적으로 복잡해진 산모와 신생아 치료를 협력하여 관리하는 과정"이라고 정의하였다(ACNM, 1997). 협력에 대한 요구는 법령이나 칙령에 의해서가 아니라 고객의 건강 상태에 의해 나타나게 되었다. 그러나 현재 실행 가능한 실무의 수는 협력에 대한 법적 요건과 주마다 다양한 필수 협력적 실무 프로토콜의 한도 때문에 주마다 상당히 차이가 난다.

의사와 병원의 지원 부족으로 CNM은 종종 실무를 할 수 없거나, 경제적 경쟁과 협력에 대한 의미와 가치에 대한 다른 견해로 인해 그들의 실무가 엄격히 제한된다. 뉴질랜드의 한 연구는 간호조산사가 주도하는 모성 간호가 지배적 모델이고, 뉴질랜드 여성의 75%가 간호조산사를 "주도적 모성 간병인(lead maternity caregiver, LMC)"으로 선택하는 조산간호모델을 제안했다. 간호조산사가 산부인과 의사에게 의뢰했을 때, 74%는 산부인과 의사와 협력하여 계속 치료를 제공했으며 전문가 간의 관계가 만족스럽다고 답했다(Skinner & Foureur, 2010). 이 모델은 굿맨(Goodman, 2007)이 2007년에 발표한 출산의 7%에만 조산사가 참석한 자료를 바탕으로 한 "미국에서 인증된 간호조산사의 한계"에 대한 설명과는 극명한 대조를 이룬다.

경제적 경쟁의 문제는 CNM 실무에 있어 또 다른 장애물이다. 좋은 협력관계를 유지하고 있는 CNM과 산부인과 의사의 대화에서, 의사는 "나는 당신과 개인적으로 아무런 문제가 없고, 나의 실무가 완벽하지 않다는 것은 사실이다. 하지만 나의 실무가 완벽해질 때까지 이 병원에서 권한을 얻는 CNM은 없을 것이다."라고 말했다(Goodman, 2007, p. 616). 상호협력적 관계의 미래를 위협하는 또 다른 경제적 요소는 의료사고 보험비용이다. 예를 들면, CNM/의사 실무 그룹과의 논의에서, CNM은 의료사고 보험비용은 1년 동안 18,000달러에서 40,000달러까지 상승했다는 것과 CNM 그룹은 이 추가비용을 지불할 능력이 없다는 것을 지적했다. 각 개인 CNM들은 모든 방문에 대한 비용을 받지 않았으며, 또한 그들의 보험 비용을 지불할 만큼 충분한 출산에 참여할 수도 없었다. 의사 그룹의 의료비 100% 지원의 부족과 결합된 이 의료비 보상의 불공평함은 CNM이 더 이상 조산업무를 하지 않고, 다른 여성건강서비스를 제공하는 데만 한정되는 결과를 초래하였다.

2002년 10월, ACNM과 ACOG의 공동서명은 30년 동안 5차례 수정되었다. 많은 CNM과 의사들의 계속되는 우려는 다양한 해석이 가능한 이전 문서들의 언어와 추론이었다. ACNM과 ACOG의 리더들은 여성 보건의료체계 내에서 현실 뿐만 아니라 각 전문성의 현 위치를 좀더 잘 반영할 수 있는 진술문을 개발하기로 결정하였다. 2002년 ACNM/ACOG 공동성명서는 "CNM/CM와 [의사]간의 존중과 협력을 증진하고, 환자 개개인의 요구에 부합할 수 있도록 함께 협력할 것을 장려한다."라는 문서로 양 당사자들에 의해 승인되었다(Shah, 2002, p. 2). 아마도 성명문의 간결함은 가장 훌륭한 점일 것이다. 특정 프로토콜이나 책임을 지시하지 않음으로써, 전문적 책임은 마땅히 있어야 할 곳에 있게 된다: "각각의 직업과 각 여성 관리 전문가"(p. 3). ACNM과 ACOG동맹의 가장 최근 공동성명서는 여성 보건에 대한 그들의 공통된 목표를 재확인하고, 언어와 접근법의 단순함을 유지하면서, 의료제공자들간의 의사소통을 증진시키는 보건의료체계에 대한 필요성을 강조하였다(ACNM/ACOG, 2002). 이 성명문의 긍정적 견해이면서 미국에서 CNM에 의해 제공되는 양질의 치료를 확인할 수 있는 Newhouse 등(2011)의 APRN의 성과에 대한 검토와 2012년 CNM/CM 졸업생의 약 50%는 독립적이고 협력적으로 일차진료를 제공하고 있음을 지적한 2012년 미국간호조산사 인증위원회가 제공한 자료는 SOP의 명확성을 강화할 뿐만 아니라 실무환경에서 협력적 접근방식의 개발에 대한 지속적 필요성을 강조하고 있다(Phillippi & Barger, 2015).

(3) CNS

1930년대 말에 시작된 CNS 역할은 간호대학원 프로그램에서 준비되어 Nurse-Clinician으로서 공식화되었다. 이런 과정은 일차 지도자 또는 관리자의 기능적 역할의 선택에서 일반 실무에서 임상 전문분야의 선택으로 대학원 교육의 초점이 이동하는 큰 변화였다. CNS 역할에 의해 나타난 다양한 전공분야 중, 정신의학은 대학원 교육과정으로 이전된 첫 번째 분야이며, 가장 존경받는 분야 중 하나이다. 일부 사람들은 CNS와 의사가 동료로서 서로 더 쉽게 관계형성을 할 수 있게 한 그들의 대학원 수준의 교육 때문에 의사와 함께하는 협력적 활동들이 더 자연스럽게 이루어지는 것 같다고 말했다(Bigbee, 1996). 1990년부터 2008년 사이 CNS에 의해 제공된 진료에 대해 출판된 문헌에서 급성 치료환경에서 재원일수, 비용, 그리고 부작용 발생률을 감소시키는데 있어 CNS의 가치를 뒷받침하는 근거를 제시하였다(Newhouse et al, 2011).

미국중환자간호협회(American Association of Critical Care, AACN, 2007)에 의해 확인된 CNS 실무의 핵심요소는 "학제 내 모범 실무를 제공하기 위해 다른 학제와의 협력"을 포함한다(p. 7). 협력은 급성 치료 병원에서 간호를 제공하는 간호사에게 필수 요소로 간주되는 8개의 CNS 역량 중 하나이다. 환자 치료를 위한 이 역량은 AACN Synergy 모델의 일부로서, 급성기 치료의 임상실무를 위한 지침으로 권장되고 있다. 이 모델은 환자의 특성과 간호사의 역량이 일치할 때 환자의 성과가 최적이다라는 사실에 근거한다(Kaplow, 2007). 한 CNS는 자신의 협력적 실무의 수준을 의료제공자 간 상호 존중과 배려를 수반한 진정한 파트너십으로 설명했다. 각 동반자는 자신감과 개인적 숙달을 바탕으로 한 상호작용을 하며 "항상" 함께 계획했다. 또 다른 CNS는 함께 일하는 의사들이 CNS가 무엇을 할 수 있고, 할 수 없는지에 대한 교육이 필요하다고 지적했지만, 그들은 함께 실무를 함께 수행하면서 이에 대해 알게 되었고, 약 6개월 후에 진정한 편안함을 느꼈다라고 하였다. 7년 동안 성공적인 협력적 실무를 수행했던 혈액-종양 APRN 그룹은 실행 가능한 구조의 확립을 위해서는 효과적인 리더십과 공동의 목표와 의사소통이 필수적이라는 것을 확인했다(Schaal et al, 2008). 종양병동에서 CNS와 간호 관리자 간의 또 다른 협력적 파트너십은 상호수용 가능한 목표를 개발하는 것이 핵심요소이다(Gaguski & Begyn, 2009). 2016년 Spitrey는 재향군인의 진료 접근성을 높이기 위한 수단으로 재향군인 시스템 내에서 근무하는 모든 APRN에 대한 완전한 실무권한을 허용하자는 보훈처 제안에 대한 반응을 발표했다. Spitrey는 안전하고 효과적인 상급간호실무 제공에 대한 실적에도 불구하고 일부에서는 저항이 여전히 강하다고 지적했다. 의사와 다른 의료 전문가들과 함께 일하는 모든 APRN을 위한 긍정적이고, 생산적인 협력적 실무의 미래를 위한 열쇠는 상호 가치를 높여주고 동반자 주도적인 관계이다.

(4) NP

NP의 역할은 공중보건간호사의 역할에서 성장하여, 실무에 있어 높은 수준의 자율성을 가진 일차진료의 혁신적인 역할로 설명된다(Bigbee, 1996). 1960년대에 시작된 이래, 장기 치료와 급성 치료와 같은 반드시 일차 진료가 아닌 여러 영역으로 이동함에 따라 NP 역할에 대한 개념이 상당히 확장되었다. 의과대학 내의 여러 인증 프로그램으로 시작하여 점차 간호 대학원 교육과정으로 옮겨 가면서 역할이 발전하게 된 독특하고 다양한 방법 때문에 협업의 역사는 마치 조각보와 같다. 이런 역할에 대한 지지와 반대는 의사와 간호사 모두에서 나왔다. Martha Rogers(1972)는 의료관행을 존중하여 간호를 비하하는 역할에 반대하였으며, 당시 많은 간호 교육자들로부터 지지를 받았던 이 견해는 NP 교육자들이 그 역할을 강화하고 대학원 수준의 교육으로 옮기기 위해 노력함에 따라 이 견해는 간호계 내에서 심각한 분열을 만들었다. 처음부터 존재했던 의사들의 반대는 실제적으로는 실무의 통제와 경쟁 문제와 더 관련있음에도 불구하고 환자안전이라는 말로 종종 표현되었다. 반대의 근원이 매우 강력했기 때문에 NP 실무의 협력에 대한 초점은 이득과 손실 두 측면을 모두 가지고 있다. 학제 간의 팀의 중요성과 협력적 팀의 발전을 위해 보조하기 위한 NP의 책임감은 계속 강조되고 있다(Buerhaus, 2010; Hanna, 1996). 그러나 몇몇 주에서는 간호 실무 업무행위에서 사용되는 협력이라는 용어는 종종 "감독"이라는 개념을 전달하기 때문에 법적 문서에서 이 단어를 인용하는 사람들이 많다.

협력적 실무에 있어 AC NP(Acute care NP)의 역할을 발전시키기 위해서는 진료영역과 간호영역의 매우 명확한 구분이 필요하다. 간호부에서 ACNP를 강력하게 지지하고, 그리고 더 나아가 ACNP를 간호 부서 내에 배치하면 각 파트너의 역할 구분이 더욱 명확해질 수 있다. 이로 인해 각 파트너가 확고한 직업 정신이 생기고, 다음으로 자율적이고 상호협력적인 팀으로 융합하기 위해서 서로 협력할 수 있는 팀으로 향상된다. 반대로, ACNP가 수련의에 의해 "감독되어"지거나, 의료전문분야에 고용된다면, 의사결정에 있어 동등하게 참여하기가 더욱 힘들어지고, 실무에 있어 완전한 파트너로 인식되기가 어려워지게 될 것이다(Lott, Polak, Kenyon, & Kenner, 1996).

관리의료체계 내에서 NP의 역할은 협업, 조정 및 협상의 과정을 통해 발전했으며, 다양한 직종 간에 새로운 인간관계를 형성해야 한다. 역할협상은 이런 실무수행 방식의 핵심요소이며, 역할 기대의 변화를 위한 전문가들의 상호 작용은 직무 만족도를 향상시키고, 역할갈등은 감소시키며, 좀더 긍정적 팀 관계를 만들어 낼 수 있다(Miller & Apker, 2002). 협업을 촉진하는 전문적인 파트너십은 각 파트너가 고유하고 필수적인 지식과 기술의 집합체를 실무에 적용하면서 경쟁 대신에 동반자 관계로 대체된다. 전문가로서의 고유성을 상실할 것에 대한 두려움은 각 팀원의 전문지식과 고유한 능력이 전체적으로 결합되어 단일 제공자의 노력만으로는 불가능한 높은 수준의 의료서비스를 제공한다는 점에서 실무와 정면으로 충돌한다(Norsen, Opladen, & Quinn, 1995).

NP와 가정의학과 주치의로 구성된 2곳의 온타리오주 시골 일차 진료 실무를 검토한 결과 건강증진 활동과 질병 예방 및 지지치료에 대해 더 관심이 크다는 것도 상당한 관련이 있음이 밝혀졌다. 하지만, 대부분 NP로부터 가정의학과 주치의로 일방향의 의뢰 형태와 함께 치료 및 재활 서비스와 관련해서는 NP가 충분히 활용되지 않고 있다는 것도 보여주었다. 저자들은 이러한 일방향적인 의뢰 절차는 상호보완적인 실무 형태가 요구되는 협업을 반영하지 못한다고 지적했다(Way, Jones, Baskerville, & Busing, 2001). 게다가, 온타리오주 NP들에게 필요로 하는 규제 약물 목록은 안정적인 만성질환자를 위한 약물을 갱신하는 것은 허용되지 않으며, NP의 실무범위를 제한하고, 만성질환 관리를 위해 환자를 지원하는 NP의 능력을 저해한다. 완전한 협업적 실무의 단점에 대한 이론적 논리는 "책임을 분담하는" 능력에 영향을 미치는 불명확한 의료적-법적 문제, 학부 및 대학원 수준 모두에서 학제적 교육의 부족 및 NP 실무범위에 대한 실무경험과 지식부족 등이 포함된다. 미주리주 간호사협회(2011)는 미주리주 농촌지역 주민의 건강관리 접근성과 요구도가 최근 문제가 되고 있고, 이러한 문제를 해결하기 위한 해결책의 하나로 NP와 PA(physician assistant)의 역할 확대에 대해서 고려해야 한다고 보고하였다. 그들은 "미주리주 농촌지역의 미래 경제 안정성과 건강 상태는 (중략)… APN의 전문성 이용의 확대를 얼마나 허용하는냐에 달려있다."고 강조하였다(Becker & Porth, 2011, p. 9). 패널리스트 Charlene Hanson은 "대중적인 수준에서의 의사와 NP는 편안하고 협조적이며 전문적인 관계를 구축해 왔고, 이것은 모두에게 이득이 된다. 하지만 정책적, 조직적 또는 국가적 수준에서의 관계는 좀더 분열적이다."라고 언급하며, NP 실무의 현 위치를 요약하였다(Buerhaus, 2010). 더 나아가 Marshall(2016)은 APRN이 완전한 실무권한을 얻는 것은 연방정부의 어떤 행동에 의해서가 아니라 주 입법 변경에 의해 이루어진다는 것을 강조했다. NP 실무에 대한 도전에도 불구하고, 그들의 가치는 지속적으로 인정받고 있으며, 보건의료전달 과정은 계속 변화하고 있으며 팀워크라는 것에 좀 더 집중해야 할 필요가 있다(Maier & Aiken, 2016).

협업을 위한 프레임워크

1) 개념

협업은 "권력을 공유하는 파트너십을 구축하

기 위한 동적 변혁 과정"이다(Sullivan, 1998, p. 6). 동적 과정으로써, 협업은 지위와 권한 모두에 유연하게 분배되며, 상호 관계 구축과 공유 의사결정이 모두 필요하다. 독특한 대인관계 과정에서 파트너는 그들의 공유된 가치를 인지하고, 문제해결을 위해 건설적으로 상호작용하고, 특정된 목표, 목적 또는 성과를 달성할 것을 약속해야 한다. 참가자가 타협이나 "다수결"처럼 강제되는 것이 아니라 모든 사항에 동의하지 않더라도 승인할 수 있는 합의에 도달하는데 도움이 되는 합의 과정을 사용하면, 높은 수준의 합의와 팀만족도도 촉진된다. 협력적 실무를 위한 핵심요소인 권력분배는 각 참가자의 적극적 기여, 서로의 기여에 대한 존중과 개방성, 서로의 강점을 사용하는 실무에 대한 새로운 접근방식을 형성하는데 있어 합의를 필요로 한다(ANA, 2010a; APRN Joint Dialogue Group, 2008; IOM, 2011; O'Brien, Martin, Heyworth, & Meyer, 2009; Rice et al, 2010).

2) 구성요소

실행가능하고 높은 수준의 협력적 실무는 4개의 필수요소, 즉 개별적 고유 실무영역, 공동목표, 공유권력의 통제, 그리고 상호간의 배려로 쉽게 정의될 수 있다. 표 8.1은 긍정적 실무를 위한 필수요소, 고도의 협력적 실무를 위한 핵심 속성, 그리고 성공을 위한 실무자의 역량 등을 보여준다. 의사와 APRN이 협력에 대해 어떻게 인식하고 설명하는지에 대한 현상학적 연구를 통해 협력에 접근 가능성, 대인관계 기술, 경청 및 의사 전달 능력의 4가지 핵심 행동이 협력에 필수적인 것으로 특정하였고, 각각의 이런 행동들은 O'Brien, Martin, Heyworth, and Meyer 에 의해 알려진 속성이나 역량을 반영한다(2009).

1. **개별적 고유 실무영역** : 의사와 간호사 모두 자신의 개별적이고 고유한 업무의 구성요소와 공통되는 구성요소를 구별해야만 한다. 높은 수준의 협력적 실무는 양방향으로 전원과 의뢰가 이루어지는 것이 표준이

표 8.1

협력적 실무를 위한 구성 요소

필수요소	주요특성	역량
개별적 고유 실무영역 또는 실무 범위 공동목표 공유 권력 통제	자율적이고, 신뢰할 수 있는 관계 파트너의 기술에 대한 자신감 양방향 전원과 의뢰	자기 주장 의사소통 능력 갈등 관리 능력 협조성
상호간의 배려	합의 기반 의사 결정	조정 능력
	공정한 보고 체계와 평가자	임상 실무 능력 상호 존중
	상호 정의된 실무 목표	의사 결정 능력 적극적인 자세
	개방적이고 일상적인 의사 소통 제공자들 간의 동등한 대우(물리적 공간, 업무 부담, 지원 인력) 동료, 지원 인력, 소비자의 긍정적 지원	신뢰 대화에 대한 의지

되는 자율적이고 신뢰할 수 있는 관계를 필요로 한다. 자율성은 각 실무자의 기술과 역량 내에 존재하며, 자신감있는 의사결정을 가능하게 한다. 정의된 실무영역 내에서 독립적인 실무가 가능하도록 권한을 부여하는 것은 팀의 신뢰이다. 한 APRN이 지적하였듯이, "당신은 당신의 업무영역을 확장해야 하지만, 또한 자신의 한계와 자신의 업무영역 내에서 편안하게 할 수 있는 업무의 경계선을 알고 있어야 한다."(Biley & Armer, 1998, p. 243). 양방향의 전원과 의뢰가 이루어지는 것은 파트너 사이에 높은 수준의 신뢰가 형성되어 있음을 의미한다. 일례로 APRN의 의뢰에 대한 의사의 반응은 다음과 같았다. "지금 이것은 당신이 해야 하는 것이 아닙니다. 이것은 내가 추천해야 하는 것입니다. 하지만 최종 결정은 당신의 몫입니다. 왜냐하면 당신 환자이기 때문입니다."(Biley & Armer, 1998, p. 243).

2. **공동목표**: 파트너가 실무 목표를 위한 책임에 동의하면 협력적인 관계로 순조롭게 나아가게 된다. 매우 협력적인 실무를 시행하는 한 실무자는 이렇게 지적하였다. "모든 제공자에 의한 진료는 상호 정의된 실무의 목표를 기반으로 한다."(Biley & Armer, 1998, p. 245). Bailey and Armer에 의해 인용된 모든 참가자들은 환자의 치료결과에 대한 책임은 그들의 협력적 행동의 핵심 원동력임을 강조하였다. 한 APRN은 다음과 같이 말했다. "[내가 치료한] 환자가 전화가 와서 '나는 더 나아지지 않고 있다. 의사는 자신이 나를 치료했다 하더라도 나에게 같은 치료를 했을 것이라고 말했다.'라고 나에게 전했다. 환자는 내가 의사와 함께 일하고 있음을 깨닫게 됨으로써 환자가 안심할 수 있도록 해준다."(p. 245).
3. **공유 권력 통제**: 각 의사 및 간호사 파트너는 합의 중심의 의사결정을 지지하고 실행 내용을 공유할 뿐 아니라 의사결정 과정에 적극적으로 참여하는 것에 대한 공동의 책임과 함께 개별 책임을 진다. 매우 협력적이라고 인식되는 의사에 대해 간호사는 다음과 같이 말했다. "의사와 PA가 그의 환자 치료에 대해 논의하기 위해 나에게 연락을 했을 때 우리는 같이 일하기 시작했습니다. 우리는 함께 환자를 검사하였고, 의사는 우리가 보고 있는 상처에 대해 설명을 하였고, 나는 그 상처 회복을 위한 치료 계획을 생각했습니다. 의사와 PA 팀은 나의 전문성을 인정하고 환자의 치료를 위해 나에게 지원을 요청했습니다." (McGrail, Morse, Glessner, & Gardnet, 2008, p. 201). 지속적이고 일관된 의사소통은 공유 권력 실무를 구축하기 위한 열쇠이다. 의료제공자들은 환자치료, 협력에 대한 문제, 그리고 팀기능에 대한 정보를 공유하는 것에 자유로워야 한다. 협력은 팀을 구성하기 위한 매우 강력한 도구이지만, 의사결정을 공유하지 않는다면 협력은 존재할 수 없다(Gaguski & Begyn, 2009; Maylone et al, 2011; O'Grady & Ford, 2009; Sullivan et al, 1998).
4. **상호 간의 배려**: 상호간의 배려를 확실히 충족시키기 위해서는, 의료제공자들은 자기주장, 협조 그리고 조정의 기술을 가져

야 한다. 자기주장은 확신을 가지고 사실적으로 정확하고 환자의 요구에 초점을 맞춘 관점을 표현하는 능력으로 표현될 수 있다. 팀성공의 핵심적인 측면은 각 구성원의 전문성의 이해와 활용이다. 예를 들면, 외과적 치료 상황에서 의사는 수술을 담당하고; 의사와 NP, 또는 CNS는 함께 수술 후 환자를 치료한다; NP와 CNS는 퇴원 계획을 담당한다; 그리고 어떤 환경에서는 CRNA가 마취에 대해 모든 책임을 지고, 각자 자기 능력에 대한 확신을 가지고 자신이 보고 있는 환자의 치료방향과 환자의 요구에 대해 의견을 내면서 수술팀에 있을 수도 있다. 개인적 신념과 인식을 검토하고 변화시키려는 의지를 유지하면서 다른 사람의 의견과 관점에 대한 인정과 존중은 팀의 실무자들의 상호의존성을 강조하고 진정한 협력의 기반이 된다. 합의적 관계는 계층적 권위를 평등과 공유 의사 결정으로 대체한다. 합의에 의한 의사결정은 각 구성원의 전문성을 기반으로 한다; 정도는 다르겠지만, 이는 항상 환자에게 큰 이익이 된다. 한 APN은 다음과 같이 말했다. "의사는 나에게 '이 환자는 NP 환자입니다.'라는 말을 자주한다. 그리고 사회적 문제를 안고 있는 사람이 있다면 내가 조정할 수 있을 것이고, 잘 된 일이라고 한다. 이것은 간호에 대한 찬사이다. 그는 실제적으로 우리가 하고 있는 것을 배우기도 한다."(Bailey & Armer, 1998, p. 243). 신뢰는 협력의 모든 구성요소를 결합하는 끈과 같다. "신뢰라는 요소가 없다면, 협조는 존재할 수 없고, 자기주장은 위협이 되고, 책임은 회피되고, 의사소통은 방해받고, 자율성은 억제되며, 그리고 조정은 무의미해진다."(Norsen et al, 1995, p. 45).

3) 강도의 연속체

실무 내에서 협력의 수준은 전문적 상호관계의 강도, 단일학제(unidisciplinary), 다학제간(multidisciplinary), 학제내의(interdisciplinary) 그리고 범학문적(transdisciplinary) 실무의 복합성의 연속체를 따라 볼 수 있는 협력적 구조의 유형을 식별하여 찾을 수 있다. 그림 8.1을 참고할 수 있다. 구조가 점점 복잡해지고 더 큰 도전을 시도함에 따라 실무의 상호 복합성은 점점 증가할 것이다. 하지만 이것은 실무에 있어 좀더 긍정적이고 생산적인 결과를 가져올 것이다.

의료기관 내의 전문가들은(NP, RN, 사회복지사, APRN, 의사, 방사선사, 등등) 단일학제(uni-disciplinary)를 기반으로 하고 있다. 학생으로 그들은 학생, 교수, 그리고 교육 프로그램에 따른 실무자와 안정적 환경 속에서 실무의 상호적인 세계를 준비한다. 그들은 전문지식과 기술에 대해 개인적 숙달을 발전시키기 시작한다. 이것은 협력적 실무를 위해 좀더 복잡한 수준의 상호보완적인 관계에서 효과적으로 기능하기 위한 필수요건이다. 다른 직업의 학생들과의 교육 경험은 일반적으로 매우 제한적이고 임상에서의 만남으로 제한되어 있다. 전문가들이 같은 환자 또는 환자군에 대한 책임을 서로 공유하기 시작하면서, 그들은 서로 소통하기 시작하고, 다학제(multi-disciplinary) 실무 모델이 나타나게 되었다. 이것은 계획을 공유한다는 가정없이 단지 정보만 교환하는 수준이다. 각자 학제에 특정된 역할을

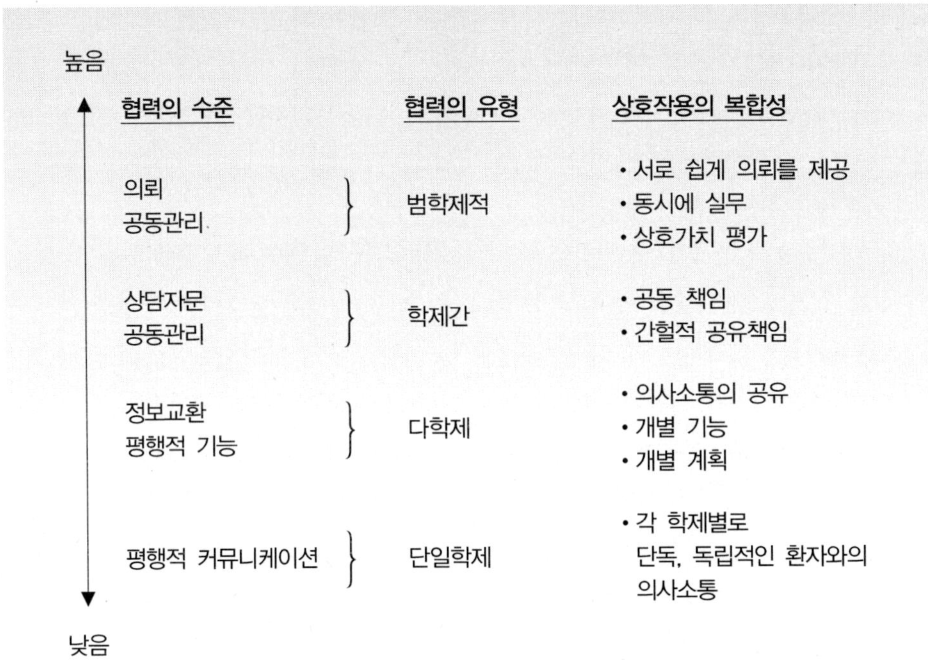

그림 8.1 협력의 강도
(Data from Blais et al, 2002; Kuehn, 1998).

수행하지만, 필요에 따라 다른 직종과 의사소통한다. 그러나 이런 다학제적 프레임워크 내에서, 2명 이상의 구성원이 그들의 공통 비전이나 목표를 향해 역할을 통합하기 시작하면 학제간(interdisciplinary) 상호관계가 발전하기 시작할 수 있다. 공동투자에 대한 인식과 보다 나은 결과를 위해 함께 계획하려는 욕구가 생기기 시작한다. 각 전문가들이 학제에 특정된 전문지식을 공유함에 따라 아이디어의 상호교류가 일어나기 시작하고, 실무의 집단 소유권이 나타나기 시작한다. 실무자 대 실무자 관계를 중심으로 돌아가는 역학관계는 리더십, 권력통제, 표준, 가치, 집단행동, 그리고 의사소통 내에서 갈등과 관련이 있으며, 의사소통, 협력 그리고 갈등 해결 능력이 요구된다. 상호적인 실무의 복잡성의 주요 성장은 높은 수준의 진료를 위한 필수요소로써 학제간(*interdisciplinary*)과 직역간(*interprofessional*)이라는 용어사용의 증가로 알 수 있다(American Medical Directors Association [AMDA], 2011; Donal et al, 2009; Parse, 2015; Rice et al, 2010). Parse(2015)는 비전과 비전의 목적에 전념하는 교육받은 전문가로서 전문적 실무와 연구의 기초가 되는 과학적 지식의 본체로써 학제를 대조하면서 학제간과 직업간의 분명한 차이를 설명한다. 학제간은 교육과정이나 프로젝트에서 두 개 이상의 분야를 결합하는 것을 의미하며, 각 분야의 고유성은 유지하면서 서로 보완적이다. 반대로, 직업 간은 특정 건강 상황에서 각 분야가 제공하는 서비스에 적용되는 고유한 학제적 지식으로 설명한다. "각 전문가들은 학제적 지식을 가지고 상황을 해결하고, 한 직업이 다른 직업을 주도하지 않는다."(p. 5). 간호실무의 두 번째 기본개념(ANA, 2010a)은 "간호사들은 파트너십을 구축함으로써 간호를 조정한다……협력적 직업간 팀계획은 각 학제의 가치, 기여, 상호 신뢰, 존중, 개방형 논의, 그리고 의사결정 공유의 인식에 기반을 둔다."는 것이다(p. 4).

실무가 범학문적(transdisciplinary) 수준에 도달했을 때 상호관계의 강도는 정점에 이르게 된다. 이것은 지식과 실무가 융합되면서 전문적인 경계선이 없는 실무가 된다. 여기서 실무자들은 흡수되는 것에 대한 두려움을 극복하고, 각 개인의 비전은 "레이저빔"과 같은 강도의 공통된 비전이 된다. 환자를 포함하여 모두가 치료 계획을 공유하고, 높은 수준의 환자 진료의 목표는 영역다툼을 초월한다. 참가자의 수가 증가함에 따라, 그 결과로 상호관계 구축의 다양성, 복잡성, 강도는 각 참여자들 자신이 비전을 "소유"하고 있다고 느낄 수 있어야 한다. 협업의 핵심지표는 각 지표의 부분이며, 각각의 부분이며 전체의 가시적인 부분이다. 이런 차원에서는 대화를 통한 의사소통이 성공을 위한 열쇠이다. 타악기(percussion)와 어원을 같이하는 논의(discussion)는 결정을 내려야 하는 필요성으로 앞뒤로 튕기고 제시하며 옹호하는 힘든 생각을 강렬하게 교환하는 것을 의미한다. 대조적으로 대화의 기술은 개인적인 관점을 무시하거나 방어적인 생각없이 아이디어, 이슈, 그리고 혁신을 자유롭게 탐구할 수 있게 해준다. 한 팀이 이 지점에 도달했을 때, 그들은 긴밀하게 협조하게 되어 함께 일할 때 한 팀처럼 행동하고 그것에 대해 생각할 필요가 없는 범학문적(transdisciplinary) 단계의 협력단계에 들어가게 된다. Sange(1994)는 불과 13년 동안 11번의 세계 챔피언십을 우승한 농구팀인 Boston Celtics를 예로 들어준다. 유명한 Celtics 센터 Bill Russell은 그들의 팀플레이를 우정이 아니라 선수들 사이에 동기적인 관계(synchronous relationship)라고 말했다.

> 그는 (p. 234) 경기 중에 때때로 육체적 또는 정신적인 게임 이상이 되도록 뜨거워집니다…… 그리고 마법같습니다. 그것이 일어났을 때 내 플레이가 새로운 수준에 오르는 것을 느낄 수 있었습니다…… 그것은 나와 다른 셀틱스뿐만 아니라 다른 팀의 선수 및 심판조차도 둘러싼 것입니다…… 그 특별한 수준에서의 모든 종류의 이상한 일들이 일어났습니다. 게임은 경쟁의 한 가운데에 있지만, 그래도 나는 경쟁심을 느끼지 않습니다. 그 자체가 기적입니다…… 게임은 매우 빠르게 움직이기 때문에, 모든 페이크, 컷, 패스는 놀라운 것이지만, 아무것도 나를 놀라게 할 수 없었어요. 그 마법의 시간 동안, 나는 다음 플레이가 어떻게 전개될지, 그리고 다음 샷이 어디에 찍힐 것인지를 대부분 느낄 수 있었습니다.

다른 보건의료전문가들과 긍정적인 상호 관계를 발전시키기 위해서, 포괄적 진료는 보건직에 있어서 전통적 지식과 자기인식을 포함한 팀과 공동체 구축, 그룹, 팀 그리고 조직의 업무 역학 등 고도로 발달한 기술을 가진 많은 다양한 전문가의 협력적 기여가 필요하다. 실무자들은 다른 직종의 치료 접근법과 문화에 익숙해져야 하고, 직업 간의 역사적 힘의 불균형에 대해 인식하고, 지역사회 구성원의 전통 사이의 공통점과 차이를 확인하고, 다른 사람의 업무의 가치를 알고, 다른 학문 분야와 전통적 치료법을 가진 사람들과 일하는 경험을 통해 배워야 한다. 팀구축을 위한 핵심은 공유된 사명, 업무, 목표, 그리고 가치에 의한 확신이다(ANA, 2010a; IOM, 2004, 2011; Jehn, Northcraft, & Neale, 1999; Senge, 1994).

4) "빙산" 효과

APRN과 의사 팀이 협업 연속체에 속하는 위치와 관계의 강도는 몇 가지 중요한 요소에 의해 결정된다. 이러한 요소는 눈에 보이고 공개적으로 알려져 있어 빙산으로 시각화될 수 있지만, 협력적 노력의 성공 또는 실패에 미치는 영향은 여전히 매우 크지만 보이지 않거나 인정되지 않은 채로 남아 있을 수 있다(Pearson & Jones, 1994; Plant, 1987).

그림 8.2를 참고할 수 있다.

공식적으로 "보이는" 체계는 조직의 정책, 임상목적, 의사소통 체계 그리고 업무 기술서와 같은 많은 공통요소들이다. 이들은 접근가능하고, 변경가능하고, 개방적이고, 합리적 토론에서 쉽게 다룰 수 있다. 반대로, 권력체계, 가치 그리고 표준을 포함한 "보이지 않는", 비공식적 체계는 접근하기 어렵지만 미묘하게 존재하고, 변경하기 어렵고 종종 손댈 수 없는 느낌을 준다. 협력의 많은 장벽들이 여기에 숨어 있다. 단지 함께 일을 하는 것을 통해 보이지 않는 체계의 영향을 인식하고, 장벽을 제거하여 해결할 수 있다. 실제 파트너가 실행 가능한 팀이 되기 위해 노력할 때 장벽을 먼저 파악하고 인식한 다음 이를 제거하거나 무력화하는 전략을 적용해야 한다(Donald et al, 2009; IOM, 2011; Maier & Aiken, 2016; McCarter et al, 2016; Paradise, Dark & Bitler, 2011).

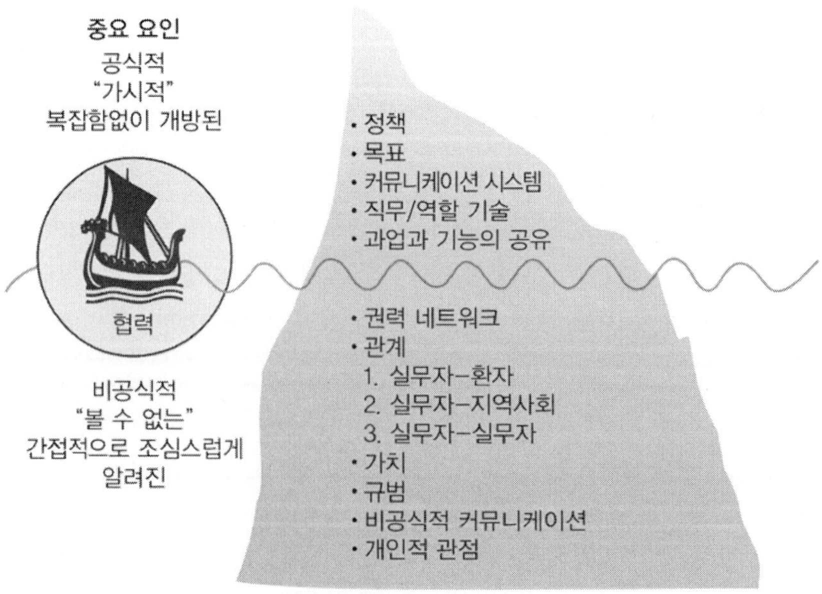

그림 8.2 빙산 요인

(Data from Kuehn, 1998; Pearson & Jones, 1994; Plant, 1987).

협업의 장벽

협업의 장벽은 우리의 보건의료체계의 긍정적 변화와 성장을 방해하고, 팀으로 협업을 하려고 하는 전문가들을 좌절시키고, 보건의료체계의 미래에 악영향을 미칠 수 있다(IOM, 2011; Kubota, 2011; Rice et al, 2010). 협력적 노력에 방해가 되는 핵심 장벽은 교육적 고립, 전문가의 엘리트주의, 조직 내 계층, 인식되지 못한 다양성, 업무 영역 또는 역할의 확대, 언어적 혼란, 부적절하거나 부족한 의사소통 방식, 그리고 전문가 사이의 불협화음 등이 포함된다.

1) 교육적 고립

의료전문가들 사이에서 교육에 대한 학제간 접근성에 대한 요구도가 증가함에도 불구하고, 많은 교육자들은 관료적 조직구조, 표준화된 상호관계와의 역할, 그리고 체계화된 기록 보관, 서비스에 대한 청구와 지불 방법에 대한 전제하에 전통적 교육 접근법을 고수하고 있다. 학제간 교육의 현주소를 조사하는 과거 연구들은 업무 부하에 대한 스트레스 언급, 강도높은 업무 요구량, 학문적 제도적 지원부족, 그리고 종종 임상적 처리 방식만으로는 해결되지 않는 문제들을 언급하며 학제간 교육 프로그램 개발과 관련된 많은 내재적인 문제에 주목해왔다(Kuehn, 1998). 과거에 간호교육자들은 간호인력의 전통적인 개념이 학제간 팀에 의해 제공되는 의료서비스에 대한 요구로 인해 도전받고 있다는 우려를 표명했다(National League for Nursing [NLN], 1997). 그러나 교육 경험을 공유하는 것은 교수진과 학생이 함께 일을 함으로써 그들은 각 전문직들이 실무에 어떤 기여를 하는지를 더욱 잘 이해하게 되면서, 실제적으로 역할을 명확히 하는 것에 도움이 될 수 있다(Glasgow, Dunphy, & Mainous, 2010; Hojat et al, 2003). 직역간(Interprofessional) 보수교육은 각 보건 전문가가 각 상황에 가져올 가치를 인정하는 것을 돕고, 학제적 내용보다는 환자에게 초점을 맞춤으로 인해 팀 구축이나 특정 환자의 간호 문제에 중점을 둘 수 있다(Sauter et al, 2016; Trossman, 2014).

2) 전문직 엘리트주의

교육적 고립은 전문직 엘리트주의를 쉽게 만들 수 있는데 그 이유는 각 전문가들이 중요하고 고유한 가치를 가진 "그들 자신의 것"을 교육하기 때문이다. 전문성은 지식과 서비스에 대한 전문적 이상, 전문 직업과 그것이 제공하는 경력, 업무 자체의 성격 등 세 가지 요소로 구성된다. 경력은 이상을 실현하기 위한 수단이며, 직업 그 자체가 전문적 업무의 성격을 규정한다. 치료와 서비스에 대한 헌신은 직업에 의해 만들어진 공공 서비스와 치료의 정의에 의해 제한된다. 비록 "중요함"과 "가치"가 자아정체성의 가치 있는 측면이지만, 이 접근법을 통해 퍼진 광범위한 전문직 엘리트주의는 각각이 전문가들이 서로 돕거나 환자의 요구를 우선시하는 결과를 만들어낼 수 있다(O'Neil & Pew Health professions Commission, 1998). Friedson(1970)은 고전적인 강론에서 노동의 보건부문에서 의사전문직의 지배적인 지위는 "외부의 영향으로부터 스스로를 강화하고 보호하며 논리나 증거가 정당화하는 것보다 훨씬 더 많은 영역에서 관할권과 통제를 주장하였고 이를 유지하도록 허용하였다."(p.152). Friedson이 경고했듯이 "이런 대단한 의학적 업무를 수행할 수 있을 정도로 훈련된 전문가는… 다소 뛰어나고 비범한 사람임에 틀림없다… 그의 직업과 동료들도 그렇고… 이와 같은 직업적 자부심은 다른 직업의 사람들보다 뛰어나고, 그 자신이 그들과 다르다고 생각하게 한다. 전문적 활동의 요점은 배제될 수 없는 모든 것에 대한 관할권을 추구하면서 직업과 의뢰인을 허용될 수 없는 것으로부터 안전하게 보호하기 위한 장벽을 세우는 것이 사명이 된다."(p.154-155). 직역간(Inter-professional) 협업을 향상시키기 위한 최근의 한 중재 연구에서, 의사들은 협의없이(감독없이) 처방이 수행될 것을 기대한다고 말했다. 하지만 이 연구에 참여한 간호사와 다른 의료전문가들은 이것이 의사들의 기대이며, 많은 협업의 가능성을 제한한다는 것에 동의하였다(Rice et al, 2010).

교육수준과 전문지식의 수준이 다른 간호사들과 관련되거나 다른 의료전문직종의 사람들과 일할 때 엘리트주의, 전문적 우월성과 배타적 태도를 보이는 것에 대해 간호계 또한 책임이 있다는 것을 인식해야만 한다. 이해 부족, 다른 전문직의 역할과 책임을 인정하지 않는 것, 그리고 의료전문가 교육의 고립된 본질은 오늘날까지 만연하고 있는 엘리트주의에 기반하고 있다(Glasgow, Dunphy, & Mainous, 2010; Rice et al, 2010).

3) 조직 계층

의료서비스의 부적절함의 핵심은 의료서비스가 직업적 권위 중심으로 돌아가고, 다양한 다른 "하위 직업"에 대한 단일 직업의 지배적 기본 구조를 갖춘 상황인 "전문적 우위"로 설명될 수 있다(Friedson, 1970). 의학과 보건의료에서의 두 가지 권한은 역사적으로 "사무실"에서의 행정적인 권위와 전문적 기술과 전문지식의 의학적 권위이다. 신념과 신뢰를 바탕으로 다른 사람들에 의해 부여된 제도화된 특권과 권한을 가진 직업으로써 의학전문가는 "전문가 지위"에 기초한 특별한 형태의 법적 "권력"을 가진다. 왜냐하면 그들의 지식과 업무는 매우 복잡하고 일반적이지 않은 것으로 여겨지며, 의료서비스를 전달하는 다른 직업들 사이에서 우월적 지위를 가지기 때문이다. 이것은 정보를 전문적으로 통제하고 그들의 영역 "바깥쪽"에 놓여있는 것에 대한 가치를 의심하거나 무시하는 결과를 초래한다. Friedson(1970, pp. 231, 234)은 이러한 자율성과 지배력은 효과적이고 인간적인 서비스에 대한 책임을 강조하고 환자에 대한 대응력이 있는 행정 구조에 의해 통제되어야 한다고 제안한다:

> 직업이 직업 이상에 충실하려면 구성원들은 일의 조건과 내용에 대한 총체적인 권위와 통제력을 버리고 분업에 유리하도록 하는 총체적인 지배력을 중단해야 한다. 의사는 다른 의료제공자들이 의료의 책임을 맡을 수 있도록 격려하고, 행정적 책임, 환자에 대한 책임, 자율적 동료평가를 통해 자율성과 지배력을 억제해야 한다…… [그러나] 지배적인 직업의 적극적인 협력없이는 다른 의료제공자들을 이용하는 서비스는 가능하지 않다. 의사가 다른 의료전문가들을 신뢰하지 않는다면, 또는 그들을 두려워하고 협력하지 않는다면, 그들에게 환자를 의뢰할 수도 없고, 또한 그들로부터 환자를 정중하게 의뢰받을 수도 없을 것이다. 이것은 단순한 행정적 명령으로는 충분히 해결되지 않을 것이다.

감독(Supervision)은 비판적으로 관찰과 행동, 행동과정을 지시하는 것으로 정의되며, 이것은 계층적 구조의 주축이다. 다른 의료제공자를 감독하는 이유는 문서화된 부적절성, 감독 대상의 지식, 경험 그리고 기술 부족, 법적요건, 감독의 필요성에 대한 법적 제한이 없음에도 불구하고 신뢰와 확신부족, 환자나 의료제공자의 안전요구, 그리고 역사적, 전통적 또는 지역 기관의 정책 등이 포함된다. "감독 하에"와 "실무 결정의 소유권"의 차이를 연구할 때, 그것들을 극과 극의 정반대가 아닌 자율적 실무의 연속성에 따른 협력의 수준이 얼마나 다른지를 보는 것이 가장 도움이 될 것이다. Kinlein(1977)은 한 직업의 일원인 의사가 또 다른 직업의 일원인 간호사가 어떤 행동을 할지 명령으로 결정하면 그 실무는 더 이상 '간호의 본질'이 아니라 간호사에 의해 전달되는 '의학적으로 지시된 치료'가 된다고 강조했다(p. 30). 감독 또는 의학적으로 지시된 치료는 상호관계와 협력에 있어 매우 제한된 강도의 수준을 보이는 다학제적 상호작용이라는 프레임워크 내에 속하는 것처럼 보인다. 감독으로 인해 어느 정도 수준의 협업마저 배제되지는 않지만, "위임"과 같은 사고방식 내에서 가능한 협업의 범위는 매우 의문스럽다.

4) 인식되지 않는 다양성

건강관리팀 내의 다양성은 응집력있는 작업 그룹으로서의 성공과 실패에 막강한 영향을 미칠 수 있다. 이는 유익한 이질성의 풍부함을 가져올 수도 있지만, 그룹 내 큰 갈등의 원인이 될 수도 있다. 문화적 다양성은 쉽게 인식할 수 있고 인정받을 수 있지만, 쉽게 인지되지 못하고, 팀의 노력을 저해할 수 있는 다양성의 복잡한 측면이 많다. 다양성의 세 가지 주요 범주는 정보의 범주, 사회적 범주, 그리고 가치이다(Jehn et al, 1999). 정보의 다양성은 그들의 교육, 경험 및 전문성 수준에서 얻어진 팀 구성원의 지식과 관점의 차이를 반영한다. 사회적 범주의 다양성은 나이, 인종, 성별, 민족성과 관련이 있으며 우리가 문화적 다양성으로 가장 익숙한 측면이다. 가치 다양성은 직면한 업무와 관련된 미션, 목표 및 가치에 대한 구성원의 시각 차이를 반영한다. 다양성이 작업 그룹 성과에 미치는 영향에 대한 연구를 통해 다양성의 여러 형태에 따라 다양한 수준의 팀내 성과를 가져올 수 있다는 것을 발견했다. 높은 정보의 다양성(교육과 경험의 차이)을 갖는 것은 팀이 이용할 수 있는 여러 전문적 관점 때문에 팀을 매우 효과적으로 만들 수 있다. 그러나 높은 가치의 다양성이 수반될 경우, 팀은 하나의 단위로 오작동할 수 있다. 시간이 지남에 따라, 연령, 성별 및 그룹 내 인종 차이의 중요성은 감소되었지만, 가치의 다양성-미션, 목표 및 가치에 대한 이해의 차이-은 갈등 또는 성공의 예측 인자로 더욱 중요한 요소가 되었다. 팀 내 상호관계의 복잡성은 다양성의 수준과 유형에 의해 높아진다. 종종 인식되지 않거나 인정되지 않는 가치 다양성은 팀워크와 협업의 성공과 실패를 가르는 가장 중요한 요소일 것이다(Jehn et al, 1999). 환자보호 및 부담적정보험법(Patient Protection and Affordable Care Act, PPACA, 일명 오바마케어)의 시행은 SOP와 관련된 보건 전문가들 사이의 갈등을 더욱 격렬하게 만들 것으로 보인다. 그리고 Gardner는 "SOP가 확장되기 전까지는 많은 주의 APN이 자신의 교육과 지식, 기술 그리고 경험의 완전한 범위 내의 서비스를 제공할 수 없을 것이다."라고 언급하면서, 가장 가시적인 학제간 갈등은 SOP 확대를 둘러싼 문제라는 것을 강조한다(Gardner, 2010, p. 264). 이후 Gardner는 분쟁은 이익 뿐만 아니라 가치나 전문적인 정체성을 기반으로 한다는 점에 주목한다. 정체성 갈등은 전문가에 대한 존중의 필요성 또는 타협에 대한 어려움과 관련이 있는 것처럼 보인다; 가치 기반 갈등은 예를 들어 일방향적인 의사소통 형태와 같이 한 전문가의 문화와 관련된 가치가 다른 사람과 다를 때 발생한다; 이해상충은 한 전문가가 다른 전문가의 희생으로 더 많은 것(명예, 환자만족도)을 얻어야 한다는 것을 암시하는 것처럼 보인다. 주어진 과제는 중재, SOP를 명확하게 하는 것, 그리고 전문직종 간 교육 등과 같은 전략을 통해 이런 문제들을 해결하는 것이다.

5) 실무영역의 확대

간호 SOP는 임상간호행위, 의사결정, 그리고 주 및 연방법에 의해 승인된 환자관리 책임(즉, 실무의 법적 기반)의 범위이다. 그러나 SOP는 간호교육, 주 및 연방법, 전문 표준 및 지침, 기관의 정책, 간호사의 경험, 지역사회의 요구 변화, 다른 의료전문가(약사같은)들의 SOP의 확대, 그리고 비의료전문가의 역할확대 같은 보건의료전달체계의 새로운 모델 등과 같은 여러 변수들이 변화함에 따라 시간이 지나면서 진화하고 변화한다. Schuiling and Slager(2000)는 SOP를 결정하는 것은 먼저 전문적 실무표준과 핵심역량에 의해 결정된 “고정된 경계”를 먼저 검토하고, 이후 현장 실무조건, 교육, 경력, 협력적 상호관계의 본질, 그리고 지역사회의 요구도 등을 고려한 임상적 현실과 실무의 범위를 조사하는 것이 필요하다고 언급하면서 이를 “한계없는 자유”라고 설명하였다. 이 후자는 유연한 “회색영역”으로 “불변하는” 현행 법률적 관행의 매개변수를 더 잘 정의하고 잠재적으로 변경할 수 있도록 지원한다. 간호의 미래에 대한 IOM 보고서(2011)가 간호의 SOP의 확대를 지지하고 2010년의 ACA는 역할확대를 통해 간호사를 이용한 새로운 의료모델의 길을 열었음에도 불구하고, 교육과 경험을 통한 최대한의 능력을 보여줄 수 있는 APRN의 실무에 대한 역량은 아직도 주 입법자들의 판단에 맡겨져 있다(Marshall, 2016). 간호사는 자신의 교육과 전문지식에 대해 다른 보건 전문가들과 대중들에게 계속해서 교육하고 알려야 한다. SOP의 명확성은 실무자 간의 팀 구성 및 협업과 간호사의 실무 잠재력을 완전히 구현하기 위한 핵심요소이다.

6) 역할과 언어적 혼동

미국 전역에 걸쳐 확인되고 있는 간호실무영역의 지속적인 확대는 주마다 다양하게 사용되는 명칭과 법적 용어의 불일치에 의해 방해받고 있다. 약사는 독립적인 처방권과 지역 약국에서 백신 제공뿐만 아니라 환자교육을 제공하기를 원하며, CNM이 일차 진료를 제공할 수 있도록 법적 승인을 추구하는 것과 마찬가지로 의료제공자들의 역할과 SOP에 대한 명확성에 대한 추가적인 과제가 존재한다(Keely, 2002; Phillippi & Barger, 2015). “일차 진료제공자”의 역할을 검토하면서, Starfield(1992b)는 비의사의료진에 의해 수행되는 3가지 유형의 역할을 확인하였다: (a) 보조, 일반적으로 의사의 지시 하에 기술적인 업무를 수행함으로써 의사의 효율성을 확대; (b) 대체, 일반적으로 의사에 의해 제공되는 서비스를 제공; (c) 보완, 의사가 전혀 하지 않거나, 잘 하지 못하거나, 또는 하고 싶어하지 않는 업무들을 수행함으로써 의사의 효율성을 확대. 이 세 가지 업무가 구별될 수 있을 정도로 비의사의료진들의 역할이 명확해지지 않는 것을 강조하면서 Starfield

는 일차 진료는 주로 의사-주도 노력이라는 결론을 내렸다. 일차 진료가 다른 실무제공자가 참여하는 팀워크없이는 제대로 기능할 수 없음에도 불구하고, Starfield는 팀 실무의 개념을 지지하는 근거나, 단일 실무 접근법보다 언제 어떤 조건에서 팀 접근법이 좀더 효과적인지를 나타내는 연구도 거의 없다고 믿었다. 결론적으로 Starfield는 일차 진료는 의사에 의해 제공되어야 하며, 일차 진료 내에서 팀워크의 개념은 (a) 다른 역할과 상호관계에 대한 표준, (b) 특정 유형의 위임 업무-대체, 보충 또는 보완-를 어떤 유형의 제공자가 어떤 수준까지 수행하는 것이 가장 적절한지를 확인; (c) 일차 진료의 본질이 의사에 의한 진료와 비교하여 비의사 의료진에 의해 얼마나 잘 수행되는가?와 관련하여 연구가 더 필요하다고 주장하였다. Starfield의 일차 진료에 대한 논의를 통해 제기된 우려는 의사를 "함선의 선장"으로 생각하는 전통적 의학적 관점을 고수할 뿐만 아니라 사용하는 언어와 관련이 있었다. 팀이라는 단어의 사용은 매우 형식적이며, 단지 의사의 실무를 수행하기 위해 의사에 의해 모인 개인들의 다학제적 집합을 뜻하는 것으로 간주하였다. 세 가지 업무 유형 - 대체, 보조 또는 보완 - 은 각각 공동진료의 공유요소보다 의사의 효율성을 향상시키는 능력과 관련하여 정의된다. 또한, Starfield(1992a)는 상급실무의 영역과 협력적 역할을 크게 제한하면서 업무와 기능에 따라 비의사의료제공자의 역할을 정형화하였다.

법령에서 자주 사용되는 협업은 규칙이나 규정에서 주로 "감독"으로 해석되는데, 계층적 관계와 협업의 중요한 지표에 대한 모순을 의미한다. 협업이 일관성 있게 평등하고, 합의적인 관계를 의미하기 위해서는, 법률적 언어가 좀더 명확하게 정의되어야 한다(Sullivan, Morgan, Heimerichs, & Scott, 1998). 의사의 참여는 협업, 감독, 지시, 위임, 또는 승인 등의 용어로 표현되며, 각 용어의 의미는 특히 법률적으로 모호할 수 있다.

"위임된" 또는 "감독된" 실무로 분류된 상급간호실무에서 협업을 위한 법적 요건은 여러 차례 검증된 이유로 인해 허용되지 않는다. 만약 실무의 형태가 입법화되면, 법률적 판단은 법적 정의, 실무가 이루어지는 지역이 속한 주의 규칙 및 규정 등의 변수에 의해 제한된다. 개별적 임상 상황에 필요한 유연성은 이러한 법적으로 정의된 변수에 의해 심각하게 손상될 수 있다. 결과적으로, 제한적인 입법, 규칙, 규정 및 상환 정책 때문에 상급간호실무 또한 협력자로서의 의지에 따라 자주 달라지는 반면, 의사에게는 동일한 제한이 적용되지 않는다. "주의회가 언제 어떻게 의사가 환자를 전문의에게 의뢰해야 되는지 정의한다면 의학계의 반응이 어떨지 상상할 수 있을 뿐입니다(ANA, 1998, p. 4)." 법적으로 의무화된 협업은 종종 갈등을 초래한다(Sullivan, 1998). APN의 실무가 공동 이사회의 결정에 의해 통제되는 주에서는, 당사자간의 힘의 불균형 때문에 공동규칙 제정의 협상 과정이 매우 적대적이 될 수 있다. 또한, 간호이사회의 구성원은 간호 각 수준별 대표자들이 포함된다면, 상급간호실무를 경험하지 않는 구성원은 처방권과 같은 상급실무 문제를 논의하기 위해 필요한 지식 기반이 부족할 수 있다. 후속적으로 통과된 규칙은 폭넓은 법적 용어의 의미 속에서 상상하는 것보다 더욱 제한적일 수 있다. Sullivan 등(1998)에 의해 제안된 이러한 상이한 집단이 외부적으로 부여된 권력 공유 파트너십을 달성하는 것에 실패하는 이유는 이해하기 어렵지 않다. 그들은 다음과 같

이 말했다(p. 350),

> 참가자들이 공통목표 또는 비전을 공유하지 않고, 이를 달성하도록 강요받았기 때문에, 어떤 기준으로도 그들이 함께 일을 잘해내거나 만족스러운 결과를 얻지 못하는 것은 조금도 놀라운 일이 아니다. 대표자들은 합의하도록 강요받았고, 그 과정에서 이사회는 예산을 볼모로 잡고 있었기 때문에 어느 정도 합의에 도달해야 할 필요성에도 불구하고, 윈-윈 상황을 만들기 위한 헌신은 거의 없었다. 대신, 각 분야의 대표자들은 그들의 명확하게 다른 전문적 협의 사항을 지키기 위해 노력했다. 협력적인 과정이 아니라 합법적이고 형식화된 협상 과정이 되었다.

협업은 APRN 역할이 급성 치료 환경에서 더 많이 적용되는 "보완적" 역할과는 대조적으로, 일차 의료 환경에서는 "대체적" 역할인 상호의존적이고 학제간 실무로 설명된다(King, Parrinello, & Baggs, 1996). 그러나 대체라는 용어가 '정규직' 실무자가 일을 할 때까지 일시적인 임시방편을 의미하기 때문에 사용에 어려움이 있다. 협업과 학제간 실무에 대한 좀더 동시대적인 관점은 대체적이고 보완적인 언어, 스트레스 파트너십, 각 구성원의 고유한 전문 영역에서 멀리 떨어져 있다(Donald et al, 2009; IOM, 2011). Kaiser Family Foundation은 2015 보고서에서 33개 주는 더 이상 의사의 협업, 지시 또는 감독을 위해 간호실무자에게 법적 또는 규정적 요건을 부과하지 않으며, 자율적인 간호 역할로의 이동을 의미하며, 실무에 대한 팀워크 접근 방식을 촉진한다고 지적했다.

또 다른 언어적 문제는 프로토콜과 임상지침 사용과 관련이 있다. 프로토콜은 "과학적 또는 의학적 실험, 치료 또는 시술의 세부적인 계획"으로 정의된다(*Merriam-Webster's*, 1994). 연구에 있어, 그들은 정확하고 일관적이며, 비교 가능한 정보자료를 가지기 위하여 "문자 그대로" 따라야 한다. 프로토콜에 대한 우려는 사전결정된 기준으로 실무를 제한하는 결정적인 경계로 법령, 규칙 및 규정에 달려있다. 간호에 대한 인식이 의사의 감독 하에 이루어지는 의존적인 실무라면, 상급실무를 허용하기 위해 만들어진 메커니즘은 "협력적인" 의사의 승인을 받아 설계된 프로토콜 시스템을 포함해야 한다. 그러나, 이 "해결책"은 간호 자율성의 개념을 손상시키고, 간호사가 여러 치료법들 사이에서 정확한 선택을 할 수 없음을 암시하며, 간호 의존성을 증가시키는 암묵적인 "스탠딩 처방(standing order)"이 된다(Baer, 1993). 일부 주에서는 전체 진료권한에 대해 프로토콜이나 의사와의 협업 진료 승인이 필요하지 않다. 다른 경우, 처방적 권한이 가능한 경우 의사와의 협업 진료 승인이 필요할 수 있지만 프로토콜은 필요하지 않을 수 있다. 역사적으로 임상지침은 시간이 지남에 따라 축적된 집단적 지혜를 나타내며 자율성에 위협이 되지 않는 것으로 간주된다. 이와는 대조적으로, 오늘날의 지침은 의료제공자의 행동에 영향을 미치거나 "관리"할 수 있다는 우려 때문에 기꺼이 받아들여지지 않을 수 있다. 지침이나 프로토콜이 의료제공자 판단의 실행을 위한 여지를 허용하는 경우, 임상실무지침은 의료제공자의 자율성도 지원할 것이다. AHRQ(Association for Healthcare Research and Quality)는 임상실무지침(clinical practice guideline)이라는 용어를 사용하여 특정 임상조건에 대한 적절한 치료에 대한 실무자 및 환자의 결정을 돕기 위해 체계적으로 개발된 진술을 설명하고 있다. 전문가 의견 뿐만 아니라 문헌 검토에 근거해 광범위하고 매우 상세할 수 있다. 임상실무지침은 민간부문 임상의와 AHRQ가 지원하는 다른 전문가로 구성된 독립적인 다원적 패널에 의해 작성된다. 의료실무자는 의료보험으로부터 상환을 받을 수 있도록 임상지침을 마련해야 하며(Newman, 1996), 때때로 이러한 지침은 기금 기관에 역할에 대한 의사소통을 전달하는 훌륭한 도구로 간주될 수 있다(Way & Jones, 1994). 언어 혼란의 또 다른 하나의 측면은 APRN의 "호칭"이다. 다른 주법에서 발견되는 많은 호칭은 advanced nurse practitioner (ANP), advanced practice nurse (APN), advanced practice professional nurse (APPN), advanced practice registered nurse (APRN), advanced registered nurse practitioner (ARNP), certified nurse practitioner (CNP), 그리고 registered nurse practitioner (RNP) 등이 포함된다. APRN 규정의 APRN Consensus 모델은 상급실무와 각 전문 분야를 정의하고 규제모델을 설명하며 사용할 호칭을 확립하였다. 이 모델은 APRN 실무를 규제하는 법률과 규칙에 관한 국가적 일관성을 위해 규제기관, 간호사 교육자, APRN 인증자 및 다수의 APRN 전문 기관 대표들에 의해 작성되었다. 일부 의사 집단이 여전히 감독을 주장하고 있는 가운데, 언어장벽을 극복하고 치료에 대한 협업 접근 방식을 발전시키기 위한 역할을 명확히 해야 하는 과제가 남아 있다. Pearson 보고서(2011)는 입법가들에게 NP가 능력있고 질 높은 임상가임을 이해시키는 것을 돕고, 상급간호실무에 대한 장벽을 제거하기 위해 NP가 업데이트된 입법 정보를 공유하도록 권장한다. 또한 전문간호박사학위(Doctorate of nurse practice, DNP) 프로그램이 시작되면서 언어적인 어려움도 발생하고 있다. 최근의 간호학박사(ND)는 단계적으로 폐지되었고, 이제 DNP는 모든 APRN에 대한 미래 기대치로 확인되었다. DNP의 기대되는 이점 중 하나는 학제간 팀에 완전히 참여할 수 있는 더 큰 기회이다. 그러나 DNP의 교육 및 임상전공요건은 교수진이 되거나, 리더십 역할을 수행하거나 또는 임상연구를 수행하기 위한 준비에는 부족함이 있다는 개념에 대한 도전이다(Barr, Boschma, 2010; McCuig, Weber, 2008). 또한, 간호사 박사라는 용어는 많은 의사 집단들이 용어뿐만 아니라 개념 자체에 도전하도록 만들고 있다(Landro, 2008). 일부 주에서는 간호사들이 단순히 '의사'가 아니라는 이유로 박사 자격증이 있음에도 불구하고 '박사(닥터)'로 불릴 수 있는 것에 대해 법률적으로 정면으로 이의를 제기하고 있다. 응급실의 협업 실무 개발 보고서에는 "NP는 의사와 간호사의 이중 역할을 수행함으로써 응급실에서 흔히 볼 수 있는 단편적 진료를 제거하였다. 이전 응급실에서는 많은 의사, 간호사 및 직원들이 있지만 지속적인 진료를 제공하는 사람이 없는 곳이었다."라고 보고하였다(Covington, Erwin, and Sellers, 1992, p. 124). APRN이 "의사와 간호사의 이중 역할"을 수행하는 것으로 설명되는 경우 간호사 역할에 대한 잘못된 인식을 초래할 수 있다. 어떤 간호사도 의사의 역할을 맡을 수 없으며, 의사도 간호사의 역할을 맡을 수 없다. 가능한 것은 특정한 책임, 기능 및 기술을 두 제공자가 학습하고 수행하는 것이다. 간호사가 전통적으로 의사가 맡았던 책임, 역할 및 기술 중 일부가 간호사 실무범위 안으로 들어와 간호사가 수행하고 있다면, 그것은 간호 행위이다. 만약 그런 실무들이 간호 실무범위 밖에 있다면,

그것들은 의학적으로 지시된 행동으로 여겨지고, 그 경우에 간호사는 의사의 보조 역할을 하는 것이다. 따라서 의사가 전통적으로 간호사가 맡았던 책임, 역할 및 기술 중 일부를 담당할 경우 간호사가 주도하는 행동으로 간주되며 의사는 간호사의 보조 역할을 하는 것이다.

7) 부적절한 의사소통 형태

의사와 간호사가 정보나 문제점을 공유하지 않거나, 의사소통이 일방통행이거나, 서면 및 구두 의사소통 시스템이 부적절할 경우 환자치료의 질은 저하된다. 열악한 의사소통 방식은 실무 상호관계에 영향을 미치며 협업 시도를 심각하게 방해하며, 종종 혼란과 안전 문제를 일으킬 수 있는 상호 간에 서로 다른 전문적 의사결정을 초래한다(Clarin, 2007; Zwarenstein & Bryant, 2000). 간호사-의사 관계 조사(Rosenstein, 2002)에서 간호사의 투입 및 협업에 대한 존중 수준은 간호사보다 의사들에 의해 훨씬 더 높게 평가되었다. 그러나, 의사들은 의사의 문제가 되는 행동이 간호사의 불만족과 간호사의 자존감을 저하시키는데에 얼마나 크게 영향을 미치는지에 대한 연구결과에서 간호사보다 훨씬 낮게 평가하였다. 이러한 결과는 종종 의사소통이 잘 안 되고 신뢰가 떨어져 오류 빈도가 증가하고, 환자의 안전과 긍정적인 환자 결과가 위협받는 방어적이고 비협조적인 실무 환경을 조성하는 인식의 부조화를 반영한다. 의사와 간호사 간의 협업을 강조하는 Magnet 병원은 환자 결과가 더 우수하고, 인력부족, 이직 또는 남용과 관련된 문제가 더 적은 것으로 확인되었다(Drenkard, 2010; Fishman, 2002).

고려해야 할 또 다른 측면은 보고 책임이다. 밴더빌트 대학 의학 센터의 응급실에 있는 NP 직원의 "fast track"은 NP와 응급실의 의료 책임자가 공동으로 작성한 서면 프로토콜을 사용하여 설계되었다. NP가 응급실 간호 책임자에게 보고하고 의사는 응급실 의료 책임자에게 보고했음에도 불구하고, 이러한 별개의 의료제공자 사이의 확신감과 신뢰감이 증가함에 따라 몇 달 내에 협력 실무가 잘 확립되었다. 그러나 보고서는 병렬 보고 시스템의 효과에 대해서는 언급하지 않았다(Covington, Erwin, and Sellers, 1992). 만약 보고가 각 실무자에 따라 다르다면, 그것이 실무에 부정적인 영향을 미칠까?

8) 직역간 불협화음

다양성이 인지되거나 인정되지 않을 때, 그 결과는 팀워크 능력에 심각한 부정적인 영향을 미치는 직역간 불협화음이다. 언어의 혼란, 서로 다른 의사소통 패턴과 상호작용 방식, 서로의 기술과 역할을 존중하는데 어려움은 피할 수 없다. 중환자실 간호사와 의사의 팀워크 태도에 관한 연구에서, 7개 항목의 "팀워크 분위기 척도"가 개발되었다. 간호사와 의사는 팀워크에 대한 태도가 확연히 다르다는 것을 발견했다. 차이의 근원은 지위나 권위, 책임, 성별, 훈련, 직업적 문화인 것으로 밝혀졌다(Thomas, Sexton, and Helmreich, 2003). 내과 중환자실의 간호사와 의사들을 대상으로 한 연구에서, Baggs and Schmitt(1997)은 시간과 장소가 적절하며, 의사가 간호사는 필요한 지식을 가지고 있고, 신뢰, 존경, 팀워크에 대한 진지한 관심을 가지고 있다고 믿을 때 협업이 일어난다는 것을 발견했다. 예를 들어, 의사는 일반병동 간호사가 내과 중환자실 간호사와 동일한 수준의 질병에 대한 지식을 가지고 있지 않다고 인식했다. 이러한 인식된 지식 수준은 중환자실 간호사와 보다 효과적으로 협업하려는 의사의 의지에 필요한 전제 조건이었다.

Jones(1994)의 연구는 1980년 ANA 사회정책 보고서에서 확인된 간호사-의사 협력의 네 가지 지표(상호 권력 통제, 의료 제공자 관심의 상호 보호, 실무책임 및 실무목표)와 관련된 그들의 인식의 차이와 유사성을 조사하면서 간호사-의사 협력의 본질에 대해 탐구했다. 이 결과는 파트너들의 협력적 관점에 대한 흥미로운 양상을 보여주었다. 비록 간호사와 의사가 권한 조절에 인정했다 하더라도, 대부분은 의사가 간호사보다 더 많은 의사소통을 시작한다는 것이 확인되었고, 이는 상호 권력조절의 부족함을 보여주는 예이다. 의료제공자의 걱정을 조사한 또 다른 연구에서 간호사와 의사는 자신의 주장성과 협력성을 모두 달성한 정도에 대해 평가했으며, 높은 수준의 두 차원은 협업을 나타냈다. 응답의 거의 절반은 걱정에 대한 안전장치로 선호하는 방법으로 경쟁, 타협, 수용으로 반응하였다. 이들은 실무에 대한 책임(간호사, 의사 또는 둘 다)이 누구에게 있는지에 대해 동의하지 않았으며, 24가지 시술 목표 중 단 4가지(예: 배설패턴 유지, 심혈관치료 촉진)에만 동의했다. 결론은 실무 영역과 환자 목표에 관한 의료 제공자의 책임에 동의할 수 없는 간호사와 의사는 낮은 수준의 협업을 반영하였고, 책임영역에 동의한 간호사-의사 팀이 보여주는 만큼의 높은 수준의 협력적 환자 진료를 제공할 수 없을 것이다(Norsen, 1995).

9) 요점

협업의 장벽은 우리의 보건의료시스템의 긍정적인 변화와 성장을 방해하고, 지속적이어서는 안된다. 조직 풍토와 문화는 조직을 하나로 묶는 각 조직의 업무의 측면이 살아있고, 성장하는 측면이다. 직업과 전문직은 멈추어 있는 것이 아니다. 이들은 협업에 대한 장벽을 제거하고 의료 분야에서 새로운 팀업무문화를 조성하기 위해 노력할 수 있고 또 그렇게 해야 한다.

성공을 위한 전략

협업은 일련의 민감하고 섬세한 상호작용을 통해 서서히 나타나는 발달과정이다. 새롭게 형성된 파트너십의 구성원은 자신이 인식하는 공동의 요구가 결합된 노력을 통해 가장 잘 충족될 수 있다는 믿음에 힘을 더한다. 협업의 수준은 능숙하게 실무를 개발하고자 하는 예비 파트너들의 상황, 역량 그리고 욕구에 따라 달라진다. 이 장에서 설명한 협업의 개념적 틀에 기초하여, 성공적인 협업 팀을 개발하기 위한 몇 가지 핵심 전략은 다음과 같다.

1) 협력적 팀 구축

팀워크는 오늘과 내일의 실무현실에 대한 중요한 요건이다. Peters and Waterman(1982년)은 생산성을 달성하기 위한 수단으로 사람들에게 집중하면서 직장 동료들을 파트너로 대우해야 한다고 제안했다. 권위주의적인 명령구조에서 공동의 팀워크로 권력이 이동하는 현실은 혁신, 빠른 대응, 고객의 접근성 향상으로 이어질 수 있다. 그러나, 이는 참여자에게 상당한 사고방식의 변화를 필요로 한다. 협력적 학제간 팀 접근방식을 지원하는 의료서비스 제공모델의 재설계는 이 새로운 모델이 “밖에 있는 것”이 아니라, 학습된 신념과 관점을 직면할 때 각 참여자들 속에 내재되어 있는 것이라는 것을 인정하는 혁신적인 사고방식이 필요하다. 또한, 참여자들은 결코 "끝나지" 않고, 공유된 비전을 계속 진화하는 실무에 전환하는 "학습조직"인 학습 공동체가 되어야 함을 수용하는데 상당한 문화적 변화를 겪어야 한다는 것을 깨달아야 한다(O'Brien, Martin, Heyworth, & Meyer, 2009; Rice et al, 2010; Senge, 1994). 이런 유형의 학습조직의 핵심 특징은 업무의 복잡성과 역동성 때문에 정상의 "대전략가(garand strategist)" 역할을 하는게 어렵다는 것을 깨닫는데 있다. 대신, 각 참여자의 학습 의지와 역량을 활용한다. 선형적 접근법과 달리, 학습조직은 상호 관계와 변화의 패턴에 대한 공유된 이해에 기초하여 발전하므로, 실무에 대한 공통된 약속의 유대를 형성한다.

가치관, 직업적 정체성, 이해관계의 전문직 갈등을 해결하기 위해 대화를 시작하는 한 가지 방법은 중재를 통해서이다. Gardner(2010)는 중재자가 핵심의료 및 간호전문가에게 "핵심적 가치를 인정하고, 양측이 서로 동의할 수 있는 다른 직종의 가치의 다른 측면들을 수용하고, 그 공유된 신념에 기초하는 논의를 촉진"하도록 도전할 것을 제안한다(p. 266). 요약하면, 결코 "끝나지" 않고, 공유된 비전을 계속 진화하는 실무에 전환하는 "학습조직"의 참여자들에게 필수적인 다섯 가지 자질을 제시하고 있다(O'Brien, Martin, Heyworth, & Meyer, 2009; Rice et al, 2010; Senge, 1994).

1. **개인적 숙달** 실무자는 현재 현실의 진실에 전념하면서 개인적인 비전에 충실한다.
2. **멘탈모델의 사용** 우리가 정신적으로 진료 전달을 위한 대안적인 시나리오를 고려함에 따라 학습이 가속화된다. 참여자들은 한 시나리오에 그렇게 집착하지 않는다. 왜냐하면 그것은 그들을 시대에 뒤떨어진 치료 접근법에 대한 유연하지 못한 집착으로 몰아넣을 수 있기 때문이다.
3. **공유 비전** 공유비전은 Senge(1994)에 의해 "상대를 불신했던 사람들이 공동의 정체성과 목적의식을 만들어내면서 함께 일하기 시작할 수 있도록 하는 첫 번째 단계"라고 기술하고 있다(p. 208).
4. **팀 학습** 간호사, 의사, 그리고 팀의 다른 사람들은 복잡한 문제에 대해 함께 생각하는 법을 배우며, 전체는 그 어떤 개인보다 더 위대하다는 것을 인정한다. 그들은 운영상의 신뢰라고 불리는 것을 발전시키고 대화와 토론하는 방법을 완전하게 익힌다. "팀"의 정점은 범학문적(transdisciplinary) 수준에 있다.
5. **체계적 사고** 팀워크에서 기본을 이루는 체계적 사고는 하나로 분리된 역할보다는 협력적 실무의 전체 패턴에 초점을 맞추도록 강요한다. 실무 패턴의 구조나 주요 상호관계는 행동과 의사결정에 영향을 미치며 집단적으로 검토된다.

2) 성장과 발전을 공동 책임으로 인정

협력적 실무의 개념이 성장하고 번창하기 위해서는 의사와 간호사의 가치와 역할을 확인하면서 학문 간 융합 교육이 뒷받침되어야 한다. 교육기관은 학제간 실무에 대한 교육의 가치를 재확인하고, 임상 결과에 대한 협업의 효과에 대한 연구결과를 구현해야 한다. 실제로 양방향 의뢰는 활성화되어야 하며, APRN 업무기술서에는 확장된 APRN SOP와 "기술집합(Skill set)"을 포함해야 한다. 전문가와 대중은 의사와 간호사 파트너 역할에 대해 교육을 받아야 한다. 의사가 의사 학대(physician abuse)를 해결하고 협업을 개선하기 위해 권장하는 전략에는 의사 교육, 무관용 정책, 역할극, 방어적이고 계층적인 업무문화에서 지원적이고 공동적인 업무로의 문화를 바꾸는 것이 포함된다. 문제에 대한 간호사의 책임(행동을 용인하고, 간호사-의사 관계의 불평등이 지속되고, 때로는 폭언으로 맞대응하는)은 교육, 역할극, 책임감의 가정 및 간호 관점을 공유할 수 있는 확실한 능력으로 다루어져야 한다(Buerhaus, 2010; Fishman, 2002; Glasgo, Dunphy, & Maineous,2010).

3) 프로토콜 및 지침 사용

임상실무에서 프로토콜은 종종 임상지침과 동의어로 사용되며, APRN과 협력 의사 사이의 합의문으로 대표된다. 제공자가 두 가지 모두에 대해 수용할 수 있는 진료표준에 동의하는 경우, 해당 지침이나 프로토콜은 질병이나 환자 상태를 진단하고 관리하기 위해 허용가능한 기준에 대해 문서화한 것으로 간주된다. 간호실무자를 위한 환자관리 지침(Hole, Pickard, Ouimette, Lohr, 1999)과 간호 실무자를 위한 노인간호 프로토콜(Brown, Bedford, & White, 1999)과 같은 고전적인 교과서는 간호사를 위한 훌륭한 자원을 제공할 뿐만 아니라 때로는 합의된 치료표준으로서 상호협력 계약에 통합되어서 치료와 처방적 특권을 허용하는 법적 문서의 기초가 되기도 한다. 장기 치료에서 울혈성 심부전 관리를 위한 학제간 프로토콜 개발을 설명하는 Martinen and Freundl(2004)과 "너싱홈에서의 임상실무 가이드라인 사용의 방해요인과 촉진요인"을 연구한 Colon-Emeric 등(2007)에 의한 연구와 같은 임상 프로토콜 개발에 대한 최신 논문들이 점점 더 많이 이용되고 있다.

임상실무 가이드라인 개발은 목표를 달성하기 위해 세 가지 측면이 필요하다. 첫째, 핵심 결정사항과 그 결과에 대해 확인하고 강조되어야 한다. APRN의 경우 언제 의사에게 문의전화를 해야 하는지, 언제 외부 전문의에게 의뢰해야 하는지 등에 대해 결정해야 될 때가 있다. 차트와 처방전을 검토하는 과정이 두 번째 측면이다. 마지막으로, 엄격한 보험정책과 법적 요건 때문에 보험회사로부터의 상환에 대해 정의되어야 한다. 주 및 연방 법규가 특정 청구 실무를 허용할 수 있지만, APN에게 상환 금액을 더 적게 제한하거나 환급이 거부될 경우 해당 실무에 대한 실행가능성이 저해될 수 있다. 다수의 주에서 법적 용어는 용어의 의미, 역할 및 허용된 업무범위, 프로토콜과 임상지침의 실행 가능성에 미치는 영향을 명확히 하기 위해 계속 수정되어야 한다. 명확한 설명과 완전한 SOP에 필요한 입법과 법률적 언어 변경과 관련된 절차가 계속 진행되고 있다. The Pearson Report of 2011은 2007년 19개 주, 2008년 22개 주와 비교하여 2009년 입법 또는 규제 변경을 통해 31개 주에서 APRN의 확대된 SOP에 입법이나 규제변경이 반영되었다고 보고하였다. 2015년, 3개 주는 실무에 대한 협력적 감독모델을 완전히 폐지했다. 이로써 총 22개 주와 컬럼비아 주(DC)는 이제 NP의 완전한 SOP를 허용하게 되었으며, 이는 의사의 승인이 필요하지 않음을 의미한다. 그러나 28개 주는 여전히 처방전 및 상급임상실무를 위한 일종의 합의를 요구하고 있으며, APRN에 대한 완전한 SOP 장벽을 제거하기 위한 작업을 계속할 필요성이 있음을 강조하고 있다(Phillips, 2016). The annual legislative reports of Phillips (2016)는 규제 개혁과 언어 명확성을 위한 벤치마크와 장려책을 제공하지만, 실무자는 제한적인 협업합의 요건을 없애기 위해 나아가면서도 협업에 대한 인식을 배제하지 않도록 주의해야 한다.

4) 자신의 언어 관찰

언어는 관계의 가장 중요한 측면 중 하나이다. 미국 가정의학과 의사(Phillips et al, 2001)의 사설에서, 한 내과 교수는 "나를 '의료제공자'라고 부르는 것은 솔직히 말해 자격이 불충분한 사람들이 우리가 하는 것과 같은 일을 하기를 열망하는 개인들과 함께 내 의사 동료들과 나를 하나로 엮는 것이다…… 이 용어의 사용은…… '정치적으로 정당한' 것임에도 불구하고 전문가로서의 우리를 약화시키는 것이다."라고 언급하면서 의료제공자라는 용어를 사용하는 것을 겨냥하였다(p. 1342). 같은 해 연례 의학 리뷰(*Annual Review of Medicine*)(Cooper, 2001)의 기사 제목은 "21세기 의료인력: 비의사 임상가(Nonphysician Cincian)의 영향." 내가 아는 어떤 APRN도 그들 실무의 개념을 "비의사 임상가"의 실무의 개념으로 긍정적으로 받아들인 적이 없다. 미주리주 간호에 대한 예측 연구(Kuehn & Porter, 1993)에서 델파이 연구의 첫번째 라운드에서 간호사와 비간호사 참여자를 모두 모았다. 한 의사는 그가 비간호사로 불린 것은 이번이 처음이라고 말했고 그것이 다소 모욕적이라는 것을 인식하였다. 간호사와의 상관관계를 비의사라고 부르는 것이 생각나자, 동료의식을 뒷받침하는 두 용어의 어색함에 대해 공감대가 형성되었다. "위임된 의료역할"에서 나오는 Starfield의 의존 언어(1992b)와 극명하게 대조적으로 간호언어는 역할을 설명할 때 기능이나 업무에 의한 정의를 피해야 할 필요성을 강조한다. Orem(1995)은 간호에 대한 업무지향은 사람에 대한 초점을 허용하지 않는다고 강조한다. 자신을 간호사라고 정의하려면 다음 질문에 대답해야 한다.

나는 무엇을 합니까(업무의 범위)?
나는 그것을 어떻게 합니까(실무, 업무 방법)?
나는 누구를 돌봅니까?
그들은 왜 나의 간호를 원하거나 필요로 합니까?

2015년 ANA 사회정책 성명은 실무표준으로서의 협업을 재확인하였다. 상급간호실무에서 협업적 실무의 개념을 일관되게 다루고 있지만, 전문실무에 대한 학부 간호교육 내용에는 역사적으로 협업을 다루지 않았다. 종종 이 단어는 색인에서조차 발견되지 않는 경우가 많은데, 만약 그렇다면, 거의 항상 같은 환경 내에서의 간호사 유형 간에 간호실무와 교육 사이의 협업만을 언급해왔던 것이다. 하지만 이것 역시 변하고 있다. 2002년 전문간호실무 교재의 한 장인 "동료와 협력자로서 간호사"는 "의료모델을 바꾸면서 전통적인 역할의 수정이 필요하게 되었다. 간호사와 의사는 특히 이러한 변화에 영향을 받았고 더 협력적으로 일한다."라고 언급하고 있다(Blais et al, 2002, p. 199).

2001년 봄 보고서인 The Health Care Workforce in Ten States: Education, Practice and Policy(American Federation of Teachers [AFT] Healthcare, 2001)에서 10개의 주에서 의료인력의 상태에 대해 연구했다. 비교된 측면은 데이터 수집 상태와 프로세스, 실무문제, 영향 및 정책이었다. 면허증과 실무규정을 설명할 때, 의사

감독의 범위는 주와 제공자 유형 간에 상당히 달랐다. 한 주에서 APRN 실무는 "독립적인 판단"과 "다른 의료전문가와의 협업적 상호작용"을 동시에 요구했다. 그러나 협력적 상호작용이나 다른 의료전문가들은 모두 실무법에 정의되어 있지 않았다(AFT Healthcare, 2001, p. 50).(연구된 10개 주 중 9개 주에서 언급된) APRN 실무에 대해 강요된 협업과 감독이 미치는 영향에 대해 다루어지지 않았지만, 연구자들(AFT Healthcare, 2001, p. 2)은 다음을 확인했다.

> 보건인력에 영향을 미치는 다양한 환경에 영향을 미칠 수 있는 가장 큰 잠재력은 주 정부 내에 있다. 주정부는 보건직 교육을 관리하고 재정을 지원함으로써 이러한 환경을 형성하는 핵심적인 역할을 한다. 보건의료전문 실무에 대한 허가 및 규제를 하고, 구매서비스를 제공하고, 의료 지원 프로그램(메디케이드)에 따라 지정된 제공자에게 급여를 지급하며, 보건전문가에게 전문 분야 및 실무 장소를 선택하도록 하는 장려책을 제공하는 프로그램의 설계 및/또는 보조금에 대한 책임을 진다.

5) 협업적 상호작용에 필요한 의사소통 기술에 맞게 학생들을 사회화

교육과정에 학제간 팀 구성 과정이 포함되면 협업 실무를 촉진하는 시스템을 만드는 데 도움이 되고 필수적인 의사소통 능력를 활용하는 것이 촉진된다. 한 가지 크게 강조된 점은 학생들을 팀에 통합하기 전에 학제간 팀들이 이미 치료를 제공하고 있고 확실히 긍정적인 실무를 해야 한다는 것이다(Hanson & Spross, 1996; Hughes, 2011; Norsen et al, 1995). Alberto and Herth (2009)는 교육과 실무에서 상호 전문적 협업의 역사, 이점과 과제를 심층적으로 탐구하여 의료교육에서의 협업 경험을 훌륭하게 검토하였다. 학제간 전문교육 계획의 예는 표 8.2에서 볼 수 있다. 그룹 역학, 역할 이론, 조직 이론, 변화 이론, 협상 전략, 팀 상호 작용, 네트워킹, 그리고 학제간 프로그램을 지원하기 위한 조직 리더십의 필요성은 학생들을 준비시키고 실무자들이 협업적 세상에서 기능할 수 있도록 하는 학제간 교육 계획의 핵심요소들이다.

협업모델: 초기 개척자와 새로운 모델

제시된 모델의 다수는 특정 모집단과 특정환경에 구현된 것을 명확하게 밝힌다. 그러나, 이 모델에서 일단 철학과 개념이 도출되고 이해되면 의료가 행해지는 다양한 장소에 적용될 수 있다.

1) 초기 개척자

(1) 1차 간호 모델

국가합동실무위원회(National Joint Practice Commission, NJPC, 1981)가 실시한 국가 프로젝트에서는 100% 면허 간호사 인력 배치, 면허 간호사의 개별 임상 의사결정, 제공자를 동등하게 대표하는 공동실무위원회, 통합적인 환자기록, 환자치료의 공동평가를 보여주기 위해서 1차 간호 모델을 병원들이 실무에 활용하도록 요구하였다. 통합 기록, 공동실무위원회 및 공동진료검토의 구조적 요소는 공동목표, 상호 관심사 및 공유 권력 통제를 반영하는 높은 수준의 협업 실무의 중요한 지표이다(표 8.1 참조). 1차 간호, "면허를 가진 간호사 자신의 간호업무를 타인에게 최소한 또는 전혀 위임하지 않는 임상간호사 기능의 수행"(NJPC, 1981, p. 11)은 간호사가 의사와

표 8.2

학제간 전문 교육 계획

과제 및 모델	임상 영역 또는 지역	목적	문헌
학제간 교육 계획	Vanderbilt University	함께 학습하는 의사, APRN, 약사, 사회사업 학생	Buerhaus, 2010
시뮬레이션 교육	소아과 의사, 펠로우 그리고 간호사 자원봉사자로 구성된 팀을 가진 미남동부에 위치한 Freestanding children's hospital	시뮬레이션 연습을 이용한 소아과 의사-간호사 협업 수준 파악 연구	Messmer, 2008
제안된 분야별 의료, 간호 및 보건 전문가 시뮬레이션 센터	국내외의 다양한 임상 영역에서 테스트 중인 모델의 여러 가지 예	임상 환경 내에서 팀워크의 복잡성에 노출되는 건강 분야, 간호, 보건 분야 및 의학 분야의 학생	Glasgow, Dunphy, & Mainous, 2010
강의실 및 임상환경에서의 지속적인 교육	Baystate Health of Massachusetts	협력적 상호관계 강화	Trossman, 2014
시뮬레이션 실험실	University of Alabama, Birmingham	협력적 상호관계 강화	Trossman, 2014
연례 응급실 "기술 공격" 시뮬레이션 연습	Cone Health of Greensboro, North Carolina	협력적 상호관계 강화	Trossman, 2014

더 나은 협력적 관계를 맺기 위한 필수조건으로 간주된다. 의사결정에 대한 간호사의 책임과 관련된 1차 간호의 역할에 대한 강조는 간호사의 책임성과 직접 관련되며, 공유 의사 결정을 위한 전제조건으로 간주된다-즉, 자신이 갖지 않은 것을 공유할 수 없음(Devereux, 1981; Sullivan, 1998). 4개 참여 병원의 결과는 의사-간호사 의사소통 개선, 의사와 간호사 상호 존중과 신뢰 증가, 의사와 간호사에 대한 직무 만족도 증가, 그리고 환자 만족도 증가 등과 관련하여 매우 긍정적이었다.

(2) 차별화된 실무 모델

최근 몇 년간, 간호인력의 부족 속에서 일차 간호 모델을 달성하려는 제한된 현실을 바탕으로 하여 일차 간호 모델의 비용 효율성에 문제가 제기되어 왔다. 그러나 새롭게 개발된 차별화된 실무 모델은 "일차 간호사" 개념을 특정 환자에 대해 24시간 책임을 지는 환자 치료 조정자(patient care coordinator, PCC) 개념으로 전환하였다. 그러나 PCC가 모든 진료를 개인적으로 제공하는 것은 아니다. 대신, 다른 간호사와 보조 지원팀은 각각 특정한 역할과 책임의 수준을 가진 진료 전달에 대한 주요한 책임을 진다. 각 간호사는 특정 의사 및 환자와 짝을 이루며 간호사와 의사가 함께 일함에 따라 신뢰와 협업이 더욱 쉽게 발전한다. 환자 치료 제공의 이 협업 시스템 모델은 이전에 덜 협력적인 모델에서보다 더 높은 수준의 협력, 비용효과 및 환자와 제공자의 만족도를 보고하였다(Devaney, Kuehn, & Jones, 2002; Koerner & Karpiuk, 1994).

(3) 임상 환경에서 협업적 실무 모델

2000년 초 레바논 베이루트의 한 도심 내 클리닉에서 수립된 협업 실무 모델은 제2형 당뇨병 환자의 진료의 질에 매우 긍정적인 영향을 미쳤음을 보고했다(Arevian, 2005). 연구자는 먼저 모델에 필수적인 네 가지 핵심 요소, 즉 "문제점에 대한 협업의 규명, 공동 목표설정과 계획, 자체관리와 지원 서비스의 지속적 제공, 적극적이고 지속적인 추적관찰 유지"를 파악했다(p. 446). 모델을 개발하는 과정에서 전문팀원들의 철저한 준비가 성공의 필수요소가 될 것이라고 판단했다. 또한, 진료 관리를 위한 표준화된 지침을 포함한 의료제공자 지원시스템을 개발했고, 환자교육에 질병관리 기술을 포함했으며, 단일 팀구성원에 대한 일관된 접근을 제공했다. 팀 내에서 높은 수준의 열정, 협력, 전문성 공유 의지, 다른 동료들의 기술 인정 등을 보고해 개발과정이 매우 효과적인 것으로 입증됐다. 한 의사는 "상호 존중하는 관계 속에서 우리는 서로를 동료처럼 대했다"고 말했고, 또 다른 의사는 "다른 팀원들이 환자치료에 얼마나 잘 기여했는지"에 대해 이해하게 되었다고 말했다(p. 449). 보고된 성과에는 기록의 개선, 신규 환자의 증가, 혈당조절 개선과 의료비용의 감소가 포함되었다. 이 클리닉의 가장 놀라운 측면은 아직도 간호사를 의사의 "하녀"처럼 여기던 중동의 문화에서 서로의 기술과 전문성에 대해 긍정적으로 반응했다는 것이다. 또한, 의사의 권위에 "수동적인 복종"을 장려하던 레바논의 문화에서 환자의 적극적인 참여를 이끌어냈다는 것은 놀라운 일이었다(Arevian, 2005, p. 450). 이 협업실무모델의 개발 프로세스는 클리닉의 훌륭한 본보기가 될 수 있으며, 전문직 간 협업의 가치에 대한 또 다른 증거를 제공한다. 이러한 개념을 바탕으로, PPACA(환자보호 및 부담적정보험법)에 의해 간호사가 관리하는 보건소(Nurse-Managed Health Clinics, NMHCs)는 충분한 서비스를 제공받지 못하는 환자를 위해 설립되었다. 이 보조금 지원프로그램은 학교, 대학, 대학 또는 간호학과, 연방 자격 보건소, 사회 서비스 기관 또는 독립 비영리 보건 기관과 관련된 APN이 병원을 운영하도록 요구하고 있다(Haney, 2010).

(4) 장기 요양 진료에서의 협업

30년 이상 동안 협업실무모델은 장기 요양 진료(Long-term care, LTC)에서도 발전되어 왔다. AMDA(American Medical Directors Association, 이전의 미국병원장협회,) Ad Hoc Work Group(2011)이 설명한 LTC의 협업모델에는 의사, 자영업자 또는 요양원에 고용된 APRN, 전문의사와 협력하는 전문 APRN, 그리고 이료 관리자와 같은 다양한 고용 형태가 포함되었다. LTC에서의 NP-의사 파트너십의 긍정적인 효과는 요양원 시범 프로젝트와 요양원 교육 프로젝트 연구에서 보고되었다. 1980년대에 두 명의 NP가 노약자와 노인 요양원 거주자의 공동 간호에 초점을 맞춘 LTC 관리팀 모델을 개발했다(Kappas-Larson, 2008). 그들은 Evercare 회사를 설립했는데, Everacre는 현재 전국적으로 운영되고 있으며, 그 모델은 지역사회에서 요양원과 간호사-의사 팀이 집에서 독립적으로 생활하고 있는 노인들을 돌보고 있다. Evercare NP의 7가지 구체적인 실무 역할은 협업자, 임상가, 진료 관리자 또는 코디네이터, 코치 또는 교육자, 상담자, 의사전달자 및 지지자이다.

NP는 의사와 간호사 모두 능력있는 파트너인

전문적 진료팀(interprofessional care team)의 중심 역할을 한다. Evercare는 각 NP가 자신의 협업 의사와 긍정적인 상호관계를 맺도록 요구한다. 의사는 NP의 기술과 전문지식에 대해 더 잘 인식하게 되고, 편안해짐에 따라, 그들은 NP 역할을 더 지지하게 된다. LTC 환자진료에 의사의 참여 적극성은 Evercare 프로그램에서 더 높게 나타났으며, 이것은 아마도 NP 파트너에 대한 신뢰도가 증가함에 따라 LTC 진료 참여에 대한 편안함이 증가하였기 때문이다. 의사들은 "Evercare 경험에서 가장 중요한 요소 중 하나는 환자가 Evercare의 NP와 진료관리자의 능력 덕분에 대상자를 개별화하여 대하고 조정도 잘 되고 있다." 라고 말했다(Kappas-Larson, 2008, p. 135).

LTC 시설에서의 협력에는 환자진료에 관여하는 다른 직원들도 포함되어야 한다. 예를 들어, NP가 계획하고 주도한 LTC 시설 내 인증 간호조무사(CNA)에 대한 심부전 관련 최근 교육 프로그램에서는 특히 중요한 거주자 정보를 적시에 인식하고 보고하는 것뿐만 아니라 CNA 임상 교육과 CNA-간호사 의사소통에 중점을 두었다. "CNA 참여를 촉진하고, 합의를 극대화하기 위해" 모든 질관리 개선 프로젝트에 CNA를 포함시켜야 한다(Kim, Ea, Parish, 2016, p. 34)고 강조했다.

2) 전문적 실무를 공유하기 위한 새로운 모델의 등장

(1) 공동 관리

공동 관리는 관리자와 직원이 간호실무와 관련된 문제에 대해 상호의존성과 권력이 균등하게 균형을 이루고 있음을 인정하는 협력적 조직모델(organizational model)이다(Potter-O'Grady, 1992). 종양병동에서 실시된 공동 관리의 최신 모델은 CNS와 간호관리자가 목표에 대해 상호 합의하고 협력에 초점을 맞추고 있다. 이는 전문성 개발, 의사결정 공유, 자율성, 근거기반실무의 수행, 그리고 "역할 모델링, 효율적인 인력 배치, 우수한 표준의 개발을 통해 간호 직원의 탁월한 문화"를 만드는 것에 초점을 둔 접근법으로 묘사된다(Gaguski & Begyn, 2009, p. 385).

Innovative Care Models(www.innovative-caremodels.com)은 2008년에 시작된 프로그램으로 로버트 우드 존슨 재단이 후원한 연구 프로젝트의 일환이다. 급성 진료와 포괄적 사후관리를 위한 24개의 성공적인 협력적 진료 모델을 개발했다. 한 예로, "협력적 환자 관리"가 있다. 이것은 다학제 관리 모델로 인증된 RN PCC와 의사가 공동의장으로 기능하는 실무그룹이며 고위험, 고비용 환자 집단을 대상으로 운영하고 있다.

(2) Accountable Care Organizations (ACOs)

ACO는 환자에게 제공되는 진료의 질과 비용에 대한 공동 책임을 수용하는 일차 진료와 전문 임상의, 병원과 기타 보건전문가 간의 협업이다. PPACA에 따르면, ACO는 의료보험의 비용절감 계획의 한 측면이며, 회원들은 비용절감 목표를 충족함으로써 받은 상여금을 공유한다. ACO는 더 많은 간호리더십과 참여를 격려하고 있지만, CNM과 CRNA는 "실무자" 참여자로 포함되지 않는다. 또한, 파일럿 프로젝트로서 메디케이드와 개인 지불자 모두를 대상으로 모델 테스트를 진행하고 있다. 간호에 대한 주요 혜택으로는 리더십과 협력 기회가 증가하는 것이다(Haney,

2010).

(3) Medical/Health Homes

Patient-Centered Medical Home(PCMH) 모델은 의료서비스 제공자로 구성된 전문적(inter-professional) 팀을 통해 조정된 진료의 제공을 추구하기 때문에 기존의 일차 진료 모델과 차이가 있다. Medical home 개념은 새로운 것은 아니며 특별한 건강 관리를 필요로 하는 아이들을 더 잘 치료하기 위해 1967년 미국소아과협회에 의해 도입되었다. PPACA는 새롭게 부상하고 있는 지역사회 기반의 학제간 및 전문가간 팀을 위한 촉진제 역할을 해왔다. 이러한 팀에는 의사가 포함되어 있어야 하며, 환자 중심의 전인적 지향성을 가져야 하며, 광범위하게 조정된 치료 서비스와 접근성이 확대되어야 하고, 의료의 질이나 비용 효과적이며, 전 연령 범위에 걸쳐 문화적으로 적절한 치료를 제공하여야 한다. 이러한 측면에서 환자의 긍정적인 결과를 증가시키고, 반복 입원을 감소시키며, 개별화되고 효과적으로 적시에 진료에 접근할 수 있도록 촉진하는 것을 목표로 한다. 새로운 모델 및 파일럿 프로젝트는 medical home 개념의 성공 요인으로 "진료 조정"을 강조하고 간호사들에게 간호 실무의 핵심 측면인 "환자 중심 진료"를 제공할 수 있는 훌륭한 리더십 기회를 제공한다(Schram, 2010; Swartwout et al, 2014).

3) 의사결정 공유의 새로운 모델

의사결정 공유(Shared Decision Making, SDM)는 환자가 치료결정에 적극적으로 참여하는 의료제공의 협력모델이다. 이 모델에서는 간호사가 환자, 의사, 간호사 및 기타 의료제공자 간에 상호수용 가능한 치료계획을 찾기 위해 협력하고, 환자와 의료팀 간의 정보교환의 핵심 교육자, 옹호자 및 촉진자로서 중요한 역할을 하게 된다. McCarter 외 연구진(2016)은 이 모델을 종양 간호 실무에서 많이 적용되는 전달모델로 설명한다. 이 모델의 예로는 할렘 병원의 Harold Freeman 의해 개발된 Patient Navigator 프로그램이 있다. 이 프로그램은 암 검진, 진단, 치료 및 지속적인 치료를 결정할 때 소수 집단들이 직면하는 장벽을 제거하는데 도움이 된다. 이것은 종합 병원 또는 개인 의원을 기반으로 한다. 현재 환자 옹호나 조력은 그 자체로 규제되지 않으며, 국가 또는 주 면허증이나 자격증명도 필요 없으며, 조력자가 반드시 간호사는 아니다. 병원에 기반을 둔 조력자들은 종종 병원에서 일하는 간호사들이다. 민간 조력서비스는 보험이나 변론 기금에 의해 지불되거나 지불되지 않을 수 있으며 간호사에 의해 제공하지 않는 경우가 많다. 한 블루그는 조력자를 "질병연구, 보험문제, 의사찾기, 치료 및 치료 옵션 이해, 방문동행, 의료 팀의 코치 및 쿼터백으로서의 역할, 가족 구성원과의 협력 의료인 및 간병인, 자원 동원, 의료 서류관리 및 기타 생각할 수 있는 거의 모든 것들을 포함한 보건 진료의 연속선상의 여러 부분에서 환자와 가족과 협력하는 사람이라고 설명한다."(Russell 2013). 그 역할은 간호와 비슷하게 들리고 더 많은 간호사들과 심지어 의사들도 개인 조력자나 옹호자가 되고 있다. 그러나 문헌에 기술된 많은 모델들은 대인관계 기술과 서비스 지향 분야에서 일부 경험을 가진 비의료적이거나 비전문가를 선호한다고 강조한다(Della Riva et al, 2016; Loskutova et al, 2016). 간호사들은 역할을 이해하고 팀의 비전문가로서 조력자들과 함께 일할 필요가 있다. 또한 옹호자 또는 조력자로서의 접근 방식을 가질 수 있도록 임상적 역할을 재정립하는 방안을 고려해야 한다.

미래 창조

소비자나 보험사가 저비용 고품질 진료를 요구하고 있다. 그러나 아직도 분열되어 있고, 체계적이지 못하고, 비인격적이며, 접근 불가능한 의료서비스가 존재하고 있다. 수많은 보고서와 위원회들이 협업을 권하고 있으며, 일부 인증기관의 협업요구 등으로 인해 협업에 대한 필요성은 가속화되고 있다(Bodenheimer, 2008; IOM, 2011; Maier & Aiken, 2016; Marshall, 2016; Zwarenstein et al, 1998). IOM 위원회는 환자의 요구를 더 잘 충족하는 21세기의 새로운 보건의료시스템의 설계를 촉구하면서, 박스 8.1에 열거된 10가지 새로운 "규칙"에 따라 보건의료 프로세스를 재설계할 것을 권고했다(IOM, 2001). 규칙은 지속적인 치료관계, 환자와 지식 공유 및

박스 8.1

진료 재설계 및 개선을 위한 10가지 새로운 규칙

권고사항 4: 민간 및 공공 구매자, 의료기관, 임상의 및 환자는 다음 규칙에 따라 보건의료 프로세스를 재설계하기 위해 협력해야 한다.

1. **지속적인 치료 관계를 기반으로 한 관리.** 환자가 필요할 때마다, 그리고 여러 가지 형태로 치료를 받아야만 하는 것이지, 대면 방문만 하는 것이 아니다. 이 규칙은 의료시스템이 항상 대기상태여야 하며(하루 24시간, 매일) 직접 방문 외에 인터넷, 전화 및 다른 방법으로 의료에 대한 액세스를 제공해야 함을 의미한다.
2. **환자 요구 및 가치에 기반한 사용자 맞춤.** 진료시스템은 가장 일반적인 유형의 필요를 충족시키도록 설계되어야 하지만 개별 환자의 선택과 선호에 반응할 능력이 있어야 한다.
3. **통제의 원천은 환자.** 환자에게 필요한 정보와 자신에게 영향을 미치는 의료 의사결정보다 선택한 통제 정도를 행사할 수 있는 기회가 주어져야 한다. 보건의료시스템은 환자 선호도의 차이를 수용하고 공유 의사결정을 장려할 수 있어야 한다.
4. **공유된 지식과 자유로운 정보 흐름.** 환자는 자신의 의료 정보와 임상적 지식을 무제한으로 이용할 수 있어야 한다. 임상의와 환자는 효과적으로 의사소통하고 정보를 공유해야 한다.
5. **근거에 기반한 의사결정.** 환자는 가능한 최고의 과학적 지식을 바탕으로 치료를 받아야 한다. 치료는 논리적으로 임상의사마다 또는 장소에 따라 달라지지 않아야 한다.
6. **시스템 속성으로서의 안전.** 환자는 관리시스템으로 인한 손상으로부터 안전해야 한다. 위험을 줄이고 안전을 보장하려면 오류를 예방하고 감소시키는데 도움이 되는 시스템에 더 많은 주의를 기울여야 한다.
7. **투명성의 필요성.** 보건의료시스템은 환자가 건강 플랜, 병원 또는 임상시험을 선택할 때 또는 대체 치료법 중 하나를 선택할 때 결정을 내릴 수 있는 정보를 환자와 그 가족에게 제공해야 한다. 여기에는 안전, 근거기반실무 및 환자 만족에 대한 전체적인 효과를 설명하는 정보가 포함되어야 한다.
8. **요구도 예측.** 보건의료시스템은 단순히 현재의 현상에 반응하기보다는 환자의 요구를 예상해야 한다.
9. **낭비의 지속적 감소.** 보건의료시스템은 자원이나 환자 시간을 낭비해서는 안 된다.
10. **임상가 간의 협력.** 임상가와 기관은 적절한 정보교환과 진료의 조정을 보장하기 위해 적극적으로 협력하고 의사소통해야 한다.

의사결정, 적극적인 협업과 소통이 반영된 전문 의료제공자 간 협조에 초점을 맞춘 진료 전달시스템을 말하며, 전문적 특권과 역할보다 환자진료에 대한 협력을 강조한다. 이러한 팀워크에 대한 강조는 IOM 보고서인 간호의 미래(2011)에서 반복적으로 나온다. 협력은 전문적 실무와 "필수적 건강관리"의 표준인 간호에 내재된 것으로 간주된다(Sulliban, 1998, p. 62). 복잡한 시스템에서 의료가 점점 더 많이 제공됨에 따라, 다양한 의료제공자와의 상호작용은 필연적일 뿐만 아니라 고품질 전인적 진료에도 필수적이다. 그러나 의료 및 간호 실무의 기본 정의에 대한 합의는 제공자 집합 간의 협업의 필수요소이다. 1990년대 중반, 포괄적인 연방 의료 개혁에 관한 국가적 논쟁 가운데, AMA와 ANA의 지도자들은 다음과 같은 공동 협력의 정의에 대한 초안을 작성했다(ANA, 1998, p. 2):

> 협업은 의사와 간호사가 동료로서 함께 계획하고 실무를 하는 과정으로, 개인, 가족 및 지역사회를 돌보는 데 서로의 기여에 대해 가치를 공유하고, 서로 인정하고 존중하며, 실무 범위 내에서 상호 의존적으로 작업하는 과정이다.

1994년 ANA 이사회가 이 정의를 채택했지만, AMA는 아직 채택하지 않았다. 성공적인 협업을 위한 전략을 고려할 때, 주 별로 의료 및 간호 조직의 실무위원회와 함께 상호 발전된 이 정의를 다시 검토하는 것은 의미있는 공유 실무 관계의 감각을 위한 근거를 제공할 수 있을 것이다. 주 별로 APRN 합의모델을 채택하기 위한 지속적인 작업은 이를 지향하는 방향으로의 긍정적인 과정이다(O'Grady & Ford, 2009).

제 9 장

전문간호사의 의료보험체계와 질관리 계획에 참여

Rita Munley Gallagher

학습 목표

이 장의 결과로 기대되는 학습 결과

- APN이 환자경험과 건강보험의 수익성을 모두 개선할 수 있는 잠재력을 지원한다.
- 관리의료(managed care) 환경에서 APN이 성공하기 위해 필요한 기술을 권장한다.
- APN에 대한 가치기반 가격책정 전략의 관련성을 설명한다.
- 질관리 보고 프로그램 참여의 이점을 보여준다.
- 건강전달체계에서 APN의 자율적 실무 수행의 장벽을 설명한다.
- APN에 대한 가치 기반 구매(value-based purchasing, VBP) 전략의 관련성을 설명한다.
- 질관리에 참여하는 국가조직을 지원하고, 질향상 관리에 참여한다.
- 모든 수준에서 전문적인 간호실무에 측정을 도입할 때의 이점을 보여준다.
- 서비스에 대한 소비자 지원에 데이터를 이용할 것을 제안한다.
- 마케팅 기술의 필요성을 옹호한다.

서 론

Health Plans(HP) 제공자 패널에 APN이 없다는 부분이 지속적으로 주목받고 있다. 또한, 국가의 질관련 기업 활동에 대해서도, 그들의 노력이 충분히 인정받지 못하고 있다. APN이 고용된 근로자 지위 때문일까? 일차의료 제공자로서의 완전한 책임을 수용하기를 꺼려하거나, 자신을 위해 소비자의 지원을 동원하는 것을 두려워하기 때문일까? 아니면 보다 더 근본적인 문제가 있는걸까? 존중의 문제? 이러한 여러 의문이 제기된다.

오늘날 발전하는 의료환경에 따라 많은 의료서비스가 제공되고 보상받는 방식이 바뀌었다. 의료서비스 제공에 대한 접근방식은 계약과 상환의 양쪽 메커니즘에서 큰 변화를 이루었다. 각 진료별 지불방식(fee-per-service)은 더 이상 주요 가격 설정원이 아니며, 지불, 글로벌 가격, 자본금, 가치기준 구매(VBP)를 대체하고 있다. 이러한 변화는 의료제공자의 재무 리스크를 큰 폭으로 증가시키고 있다. 서비스 제공자는 서비스 제공 비용뿐 아니라 이용 수준에 대해서도 책임을 지게 함으로써, 서비스 제공자는 역사적으로 보험사 역할을 담당해 왔다. 또한 의료의 질에 대한 실무 책임의 입증은 의료서비스 제공의 최전선으로 이동했다. 26만을 넘는 APN(국가간호위원회, National Council of State Board of Nursing, 2012)의 수는 증가하고 있으며, 안전하고, 효과적, 환자 중심, 시기적, 효율적, 공정한 의료를 제공하는데 있어서 더 큰 역할을 창출하고 있다. 이 장에서는 Health Plan 내에서 그리고, 국내 의료 질을 담당하는 기관 내에서의 APN의 참여에 초점을 맞추어 양쪽 내부에서의 APN의 가시성을 높이기 위한 제안을 하려고 한다.

APN은 다양한 환경에서 실무를 수행할 수 있도록 교육을 받았으며, 전문적인 임상지식을 가지고 있다. APN의 전문성은 의료분야의 다른 직역의 실무를 보완하는데 도움이 되어 왔다. "NP (nurse practitioner)는 우수한 의료제공자임이 증명되어 왔으며, 40년 이상의 연구결과를 통해 NP가 양질의 비용효과적인 개별화된 실무를 제공하고 있다는 것이 밝혀졌다. NP의 양질의 실무에 대한 일련의 근거는 적어도 의사의 실무와 동등하다는 생각을 뒷받침하고 있다. NP의 진료를 의사 등의 다른 의료제공자의 진료와 비교했을 때 NP가 담당했던 환자들은 치료과정에 더 만족하며, NP는 뛰어난 건강관리를 제공하는 것 외에도 건강 조언을 제공하는 데 탁월하다고 말한다."(American Academy of Nurse Practitioners, 2010). 그럼에도 불구하고 아직은 NP는 의료보험 체계 내에서 충분히 활용되지 않고 있다.

Health Plans (HP)[1)]

HP는 대부분의 미국인을 위한 건강관리 서비스의 감독 및 관리자가 되었다. HP는 거의 어디서나 볼 수 있으며, 미국 전체에서 제공되는 의료서비스의 대부분을 관리하고 통제하고 있다. 2014년에는 미국 인구의 거의 90%가 HP에 가입되어 있었고, 대다수(55.4%)는 사보험에 가입되어 있었고, 약 35%는 메디케어 또는 메디케이드에 가입되어 있었다(Smith & Medicala, 2015). (Smith & Mediia, 2015).

HP의 리더들은 더 많은 APN들을 HP에 포함시켜 환자 경험과 건강계획의 수익 모두를 개선시켜야 하는 위치에 있다. APN은 비용효과면에서 매우 효율적이며, APN의 진료는 병원 입원율을 감소시키고, 치료 프로토콜 준수율을 높이며, 환자 예후의 개선으로 이어졌다(Swan et al, 2015). APN 수는 의사인력의 부족으로 인해 특히 의료혜택 소외지역에서 증가하고 있으며, 또한 이미 다수의 취약한 환자집단을 진료하고 있다(Buerhaus, DesRoches, Dittus, & Donelan, 2015).

이러한 결과를 고려할 때, HP 제공자 패널에 상당한 수의 APN을 포함하지 않은 이유를 이해

1) 미국 국민이 가입하는 의료보험체계를 총칭함

하기 어렵다(Miller, 2014). 거의 모든 HP는 건강관리 비용을 통제하는 데 도움이 되는 일종의 관리의료(managed care) 프로그램을 가지고 있다. 관리의료는 "의사와 환자가 비용이 적게 드는 치료 형태를 선택할 수 있는 경제적 인센티브, 특정 서비스의 필요성을 검토하기 위한 프로그램, 수익자 비용 분담 증가, 입원 환자와 재원일수에 대한 통제, 입원 기간, 외래 수술에 대한 비용 분담 인센티브 설정, 의료서비스 제공업체와의 선택적 계약, 고비용 의료 사례 집중 관리 등의 내용을 담고 있는 다양한 메커니즘을 통해 불필요한 의료비용을 줄이기 위한 프로그램"을 포함한다(National Library of Medicine, 2011). 최소한 이론상으로 관리의료는 특정 인구집단의 건강을 효과적이고 적절하며 효율적으로 모니터링하도록 설계되었다. 관리의료의 의료진은 의료제공자가 구체적으로 정의된 인구집단의 건강관리 요구에 대한 책임과 의무를 지는 동시에 그 책임을 수행하는 데 내재된 재정적 위험을 수용하기로 동의하였다. 관리의료 시스템에서, 보험사는 서면 표준에 따라 의료서비스의 필요성을 결정하고, 가장 비용 효율적인 방식으로 양질의 의료를 제공하기 위해 가장 적절한 환경으로 진료를 지시한다. 이익을 조절하기 위해, HP는 특정 서비스의 사전 승인, 청구 지불에 대한 신중한 검토, 공급자 네트워크 유지 관리를 요구한다. 이러한 각 관리 기능은 이익을 면밀히 관리하여 치료 비용을 낮추는데 기여한다(Richards, 2010). 에모리 의과대학 보건정책 부학장이며, 응급의학과 교수인 Arthur Kellermann 교수는 "미국에서는 의료서비스를 엄격하게 제공하고 있으며, 우리는 몇 년 동안 그것을 해왔다. 그러나 다른 부유한 나라들과는 대조적으로, 우리는 필요나 예상되는 이익에 근거하여 의료서비스를 제공하지는 않는다. 미국에서는 주로 지불 능력에 따라 제공한다. 그리고 특히 미국에서 보험에 가입되지 않은 사람들의 어려움을 조사하면 이것은 좀 더 명백해진다."(Horsley, 2009)

관리의료에서는 위험부담이 분담된다. 보험회사가 더 복잡하고 비용이 많이 드는 치료를 필요로 하는 가입자의 재정적 위험과 부담을 맡는 기존의 보장계획과 달리, 다양한 인센티브 계획과 상환제도는 APN, 의사, 정신건강 제공자, 기타 개업의와 같은 관리의료 사업자에게도 위험 부담을 부과한다(Managed Care, 2008). 접점 서비스(Point-of-Service, POS) 계획 외에도, 독점 제공 조직인 Health Maintenance Orgainzation(HMO)과 Preferred Provider Organization(PPO)이다. 이들 모두는 회원/월 당 정해진 비율의 특정 등록자 코호트에 대한 관리를 제공한다. 박스 9.1을 참조한다.

관리의료의 초기 목표는 비용을 통제하면서 예방서비스를 증가시킴으로써 의료의 질과 공중보건을 향상시키는 것이었다(Chernof, 2013). 이 임무는 실무에서 항상 명백하거나 모든 HP가 반

박스 9.1

관리의료 계획의 유형(Types of Managed Care Plans)

- HMO는 일반적으로 네트워크 내 치료 비용만 지불한다. 등록자는 대부분의 등록자 치료를 조정하는 1차 주치의를 선택합니다.
- PPO는 일반적으로 등록자가 네트워크 내에서 치료를 받는 경우 더 많은 비용을 지불하지만 등록자가 네트워크 외부에서도 PPO는 여전히 일부를 지불한다.
- POS 보험을 통해 등록자는 치료가 필요할 때마다 HMO와 PPO 중에서 선택할 수 있다.

드시 공유한 것은 아니었다. 그러나 관리의료 시스템이 계속 발전함에 따라, 그 목표는 결과분석, 실무 지침의 개발, 다수의 실무자가 있는 제공자 패널의 작성, 제공자 간의 서비스 제공 조정 등에 초점을 맞추는 것으로 확대되었다(Medicaid and CHIP Payment and Access Commission [MACPAC], 2011).

주정부는 HP의 규제를 강화하기 위해 노력하고 있다. 많은 주에서는 치료 접근성 보장, 내부고발자 조항을 포함한 POS 옵션 요구, 제공자 적법절차 보호 등을 포함한 환자의 권리를 확대하는 법률을 통과시켰다. 그러나 일부 사보험 HP는 사보험 직원 건강급여 제도라는 주장을 바탕으로 직원 퇴직소득 보장법(Employee Retirement Income Security Act, ERISA)에 따른 주 건강보험 규정에 이의를 제기하는 데 성공했다. 따라서 이러한 유형의 계획에는 임의 제공자와 차별금지조항과 같은 규정이 많은 주에서 면제되었다(Berkery & Vann, 2013).

APN은 석사 수준의 전문분야에 대한 자격증과 환자 교육에 대한 배경지식을 갖추고 있어, 비용효율적인 환경에서 양질의 진료를 제공할 수 있다(American Academy of Nurse Practitioners, 2010). 그러나 APN은 HP 제공자 패널에 과소평가되어 등록자가 서비스에 이용하는데 제한을 받게 된다. 이는 APN 뿐 아니라 간호 전반에 대한 존중이 부족한 것은 아닌지 의심하게 된다. 관리의료는 모든 의료전문가의 삶의 방식이 되었으며 APN이 포함되어야 한다.

1) 관리의료 환경에 필요한 역량

관리의료는 확실하게 남아있어야 한다. 그러나 관리의료의 목표인 건강증진과 질병예방은 APN의 목표와 일치하지만 HP는 종종 경쟁이 치열한 시장에서 “기본 수익”을 강조한다. 이런 곳에서 APN의 역할을 발전시키기 위해서는 몇 가지 기술이 필요하다. 일반적인 기본 간호교육과정의 구성요소가 아닌 마케팅, 광고, 재무 등이 포함되어야 한다.

최적의 관리의료를 구성할 수 있는 시스템을 형성하기 위해서는 새로운 전문실무 패러다임이 필요하다. ‘새로운 시스템’에서 APN은 전통적인 치료의 초점을 개별 피보험자의 건강을 관리하는 능력과 통합할 수 있어야 한다.

적절한 자격취득 외에도 관리의료에서 성공하기 위해 다음과 같은 기술을 갖추어야 한다.

- 임상적 책임
- 의사소통 기술
- 리더십 기술
- 팀구성 능력
- 협상과 갈등관리 기술
- 질관리 활동에 참여할 수 있는 능력
- 재정적 통찰력

이러한 역량을 보유하고 있다고 생각하는 APN은 다음을 수행하여 HP와의 계약에 협상가능성을 높일 수 있다.

- 의사소통에 집중; 기록을 향상; 계약의 모든 측면에 익숙해져야 함
- 약속을 이행할 준비가 되어 있음
- 서비스의 가치(품질 가치와 효율성 가치 모두)에 대해 HP를 교육
- 재정 및 관리 시스템 역량 향상
- 창의적이고 유연하며 HP와 기꺼이 협력하여 상호 목표 달성

HP 환경에서 성공적으로 운영하기 위해서는 APN이 사례 관리자와 협업하여 메울 수 있는 서비스 격차를 파악하며, 등록자를 대신하여 필요한 편익을 확보할뿐 아니라 HP와의 계약에 성공하기 위해 필요한 기술을 연마(이전 목록 참조)하는 것이 중요하다(Centers for Medicare and Medicaid Services [CMS] Medicare-Medicaid Coordination Office, 2013).

HP는 환자의 특성이 반영된 상호 참조된 재무와 비용 정보를 제공하는 제공자의 능력에 관심이 있다. 이러한 특성에는 임상적 복잡성, 자원 활용, 치료 및 약제 사용, 입원 기간 및 결과 기준이 포함된다. 더욱이 APN은 진료 질 개선과 활동의 결과를 보장하기 위해 수립된 프로세스를 상세히 기술할 수 있어야 한다. 행정 전문지식이 필요하고 품질과 재무보고 메커니즘이 갖춰져야 한다. 실무 수행 평가와 함께 효능과 결과 측정 기준에 초점을 맞춘 운영 기준도 HP(Anthema Blue Cross, 2015)에 의해 면밀히 검토되고 있다. 최소한 계약 체결을 준비하는 모든 당사자는 자발적으로 그리고 의도적으로 문서를 읽으면 완전히 이해한 것으로 간주한다. 계약서를 비판적으로 읽지 않고 변호사의 검토를 받지 않을 경우, 추후에 APN에게 심각한 문제가 발생할 수 있다.

2) HP와의 계약

건강관리서비스를 제공하는 데는 몇 가지 과제가 있다. HP와 계약을 체결하기로 결정한 것은 특히 매력적이긴 하지만 잠재적으로 어려움을 겪을 수도 있다. 이러한 어려움으로 인해 상당수의 APN이 전통적인 병원이나 요양원 대신 HP를 고용주로 두고 있음에도 불구하고 직원의 역할을 지속하게 한다. 미국 Nurse Practitioner 협회(AANP, 2015) 보상조사 응답자 중 74.7%가 봉급생활자였고, 22.5%는 시급, 2.8%는 자영업자였다.

APN이 HP와 계약을 체결하는 것을 고려할 때 수많은 질문이 발생한다(Jones & Mills, 2006) : HP는 지역에 추가 APN이 필요한가? HP가 APN의 전문 분야를 많이 활용하는 고용주 그룹에 지원할 계획인가? HP와 그 구성원에게 도움이 되는 고유한 서비스를 제공하는가? HP 시스템에 계약 통합하기 전에 APN에서 이러한 문제와 기타 관련 문제를 명확히 해야 한다. 분명히 HP와의 계약을 준비하기 위한 의사결정 프로세스에서 전향적인 계획은 매우 중요하다. 박스 9.2를 참고한다.

박스 9.2

HP와 계약에 있어 조언

다음은 건강보험(HP)과의 성공적인 계약을 위한 6가지 조언이다

1. 숙제를 하십시오! 계약 협상을 시작하기 전에 계획에 대해 최대한 많이 알고 있어야 한다. 가능하다면 이미 제공자 패널에 있는 다른 제공자와 상의한다.
2. 강인하지만 공정한 협상가가 되고 일단 서명하면 팀 플레이어가 된다. 계약을 변경하려면 서명 후가 아니라 서명하기 전에 한다.
3. 보험사의 "태도"를 평가하고 직원들과의 관계를 구축한다. 계약이 이뤄지고 난 후에는 보험이 개선해줄 것을 기대하지 않는다.
4. 모호한 언어를 명확히 한다. 서명 후 실질적인 변경 사항을 협상하기보다는 사전에 문제를 개선해야 된다. 협상할 때 덜 중요한 문제부터 시작한다. 원하는 것과 한계를 아는 것이 중요하다.
5. 환자 이송과 관련하여 HP에서 요구하는 특정 프로세스에 특히 주의한다(Buppert, 2008).
6. 마지막으로 계약상 위험을 피하기 위해 HP가 하듯이 유능한 법률 자문을 구한다.

APN은 자신이 협상하고 있는 HP가 다음과 같은 일을 하는지 여부를 알아야 한다:

- 고객에게 적절한 치료를 제공해야 하는 현실을 직시
- 적극적인 연구 개발 프로그램 지원
- 건강 교육과 질병 예방 촉진
- 관련 등록자 그룹의 관점을 강력하게 통합함
- 협업 진료 촉진
- 환자 참여 지원
- 정확한 데이터 수집과 배포
- 1차 진료비를 보다 효율적으로 지원하는 금융 개혁 지원
- 심리 사회적 요인에 대한 철저한 업무 수행
- 필요한 경우 완화 치료를 사용
- 건강한 생활 습관의 장점에 대한 대중 교육
- APN이 받는 위험에 상응하는 보상

3) 상환

1965년 사회보장법 개정으로 메디케어와 메디케이드가 처음 제정됐을 때 독자적으로 사업을 하는 NP가 거의 없어 직접 지급을 위한 조항이 마련되지 않았다. 1989년 옴니버스 예산 조정법(Omnibus Budget Reconciliation Act, OBRA)은 family NP와 pediatric NP에 의한 서비스에 대해 메디케이드가 보장되었으며, 전문 요양 시설의 NP에 대한 Medicare Part B 보장 범위가 확대(CNS가 제공하는 서비스에 대한 규정은 없음)되었으나, 지불금이 NP에게 직접 지급되는 것이 아니라 시설에 지급된다. 메디케어 Part B 보장범위는 OBRA '90에 의해 비 수도권 지역(즉, 농촌 지역)에서 NP나 CNS가 제공하는 서비스로 확장되어 NP 및 CNS를 메디케어 공급자로 설정했다. 1990년대에는 미국간호사협회(ANA) 등이 APN 서비스에 대한 보장범위를 확대하려는 시도가 여러 차례 있었는데 클린턴 대통령이 1997년 균형예산법(Balanced Budget Act, BBA)에 서명하면서 절정에 달했다. APN에 대해 지리적인 또는 실무의 제한을 제거하여 보험지불의 기회가 확대되었다(ANA, 2016). 그러나 의료전달체계 내에서는 APN이 자율적이고 완전하게 진료를 하는데 중요한 장벽이 확고하게 자리잡고 있다. 연방법(및 많은 주) 법률은 정책 입안자, 건강관리기관, 보험회사 또는 HP가 만든 APN에 대한 지불 장벽을 제거하기 위한 적절한 지원을 제공하고 있지 않다. 이러한 장벽에는 제3자 지급자의 청구권 거부가 포함된다. 선호하는 제공자 패널에 APN을 포함시키지 않는 것; APN의 진료로 제공되는 치료와 혜택의 질에 대한 객관적이고 정확한 평가를 방해하는 기관 및 공급자 정책, HP와의 계약을 포함하여 APN 업무 범위(SOP)에 대한 제도적 및 제공자 제한 등도 여기에 포함된다. BBA는 지리적 위치나 진료 환경에 관계없이 NP나 CNS가 제공하는 서비스에 대해 직접 메디케어 지불을 허용했지만, 메디케어가 의사에게 환급한 금액의 85%(CNS의 경우 80%)에 불과했다. 이러한 불평등으로 인해 APN 서비스에 대한 지속적인 지급(즉, APN이 제공하는 서비스를 의사가 현장에 있을 때 100% 요금제로 청구하고, 필요한 경우 상담을 받을 수 있도록 허용)이 APN을 시스템에서 "투명인간"과 같은 위치에 놓이게 만들었다.

또한 의료의 질보다 양적으로 보상해 왔으며 의료서비스의 질을 개선하기 위한 인센티브나 지원을 제공하지 않는 메디케어의 지불 시스템도 관련이 있다. 반대로, 현재 VBP(value-based purchasing) 시스템은 제공된 의료의 질에 더 직접적으로 연결한다. 이 전략은 양질의 효율적인

임상 진료를 제공한 사업자에게 보상을 함으로써 지불 시스템을 변화시켰다. 메디케어와 메디케이드 서비스 센터(CMS)는 병원, 의사 사무실, 요양원, 가정 의료 서비스 및 투석 시설에서의 여러 공공 보고 프로그램, 시연 프로젝트, 파일럿 프로그램 및 자발적인 노력을 통해 VBP 이니셔티브를 시작했다. VBP에 대한 행정적 지원이나 근거도 있다. 고비용이 양질의 의료와 동일하지 않으며, VBP는 의료의 질을 개선하고 불필요한 비용을 줄이기 위해 노력하고 있다.

2006년에 의회는 CMS가 병원 취득 조건 조항(DRA 섹션 5001[c])에 조건을 추가한 2009 회계연도부터 시작되는 의료보험 병원 서비스에 대한 VBP 계획을 CMS가 개발할 수 있도록 승인한 2005년 적자 감소법(Deficit Reduction Act, DRA) 109-171을 통과시켰다. 병원 입원 환자 VBP 프로그램의 점수는 의료인이 선택된 측정치와 관련하여 확립된 성과 표준을 충족하는지 또는 초과하는지 여부에 기초한다. 이 프로그램을 채택할 때, CMS는 해당 조치에 대한 데이터를 단순히 보고하는 것이 아니라 실제 질 성과에 따라 병원에 보상을 제공한다(Department of Health and Human Services, 2011, 5월 6일). 따라서 CMS(및 여러 다른 제3자 지불인)는 입원 당시 존재하지 않았던 수술 합병증이나 병원 획득 감염과 같은 선택된 조건에 대해 더 이상 더 높은 지급액을 지불하지 않는다(CMS, 2012).

초기 VBP 전략은 병원에만 집중되었지만, APN과 특히 관련이 있어야 하는 자원 사용과 관련된 것을 포함하여 가정 건강 관리나 practitioner와 관련된 측면도 있다. 2006년 12월 20일, 공공법(Public Law) 109-432, 2006년 조세 구제 및 의료법(Tax Relief and Health Care Act, TRHCA)이 서명되었다. 중분류 B, 제목 I, 법 제101조는 CMS에 의한 의사 질 보고 프로그램의 설립을 승인했다. 의사 질 보고 시스템(Physician Quality Reporting System, PQRS)(초기의 의사 질 보고 계획[Physician Quality Reporting Initiative, PQRI])은 APN이나 그룹 실무를 포함한 개별적으로 적합한 전문가(Eligible professionals, EP)가 의료보험에 의료 질에 대한 정보를 보고하도록 권장하는 질 보고 프로그램이다. PQRS는 환자에게 제공하는 진료의 질을 평가할 수 있는 기회를 제공한다. 또한 APN은 PQRS 질 측정치에 대한 보고를 통해 특정 질 측정기준을 얼마나 자주 충족하는지 정량화할 수 있다. 2015년에, 이 프로그램은 지난 2013년에 제공된 메디케어 파트 B 의사 진료비 일정(Physician Fee Schedule, MPFS) 적용 전문 서비스에 대한 질 측정 데이터를 만족스럽게 보고하지 않은 사람에게 마이너스 지급을 조정해서 적용하기 시작했다. 2016년 프로그램을 만족스럽게 보고한 APN은 2018년 PQRS 마이너스 지급 조정을 피할 것이다(CMS, 2016).

환자 보호 및 부담적정보호법(Patient Protection and Affordable Care Act, PL 111-14, 일명 오바마 케어)은 지불을 환자 결과의 질과 연계하고, 부분적으로 VBP를 통해 의료전달체계를 혁신하여 의료의 질과 효율의 개선을 촉진할 것을 요구한다.

"의사와 NP가 직접 지도하는 가정 기반의 일차진료체계는 지출 감소와 건강 결과 개선을 위해 고안되었으며, 이를 활용할 때 지불에 대한 인센티브를 제공하고 서비스 제공 모델을 시험하는 것은 프로그램 시행의 한 예에 불과하다. P.L. 111-148은 또한 NP와 CNS가 병원 퇴원 후 연장

진료 서비스를 처방할 수 있도록 허용하고 있다. 조산사가 제공하는 진료에 대한 접근성은 조산사의 서비스에 대한 보상을 증가시킴으로써 개선되었다. NP는 환자들이 호스피스 서비스를 계속 받을 수 있도록 처방할 수 있는 권한을 갖게 될 것이다(Gallagher, 2010)."

상환에 대한 잠재적 영향 외에도 보건의료를 향상시킬 수 있기 때문에 질향상 활동에 참여하는 것이 중요하다. APN을 포함한 의료인은 CMS가 후원하는 활동을 포함하여 여러 질향상 활동에 참여할 수 있다. CMS 프로그램은 보건의료 전문가와 그룹 실무는 양질의 의료에 전념하고 있음을 나타내는 자발적인 활동이다. Hospital Compare 외에도 CMS 질향상 프로그램에는 다음이 포함된다.

- 의사 질 보고 시스템(PQRS)
- 인증 프로그램 인센티브를 통한 PQRS 유지
- PQRS에 대한 의료제공자 및 시스템 소비자 평가(Consumer Assessment of Heal-thcare Providers & Systems, CAHPS)
- 전자건강기록(EHR) 인센티브 프로그램
- Million Hearts®(심정지와 뇌졸중을 예방하고자 하는 국가 사업)

양질에 대한 의지를 보여주는 것이 양질의 의료를 달성하는 첫 번째 단계이다.

4) APN의 보건 정책 참여

최근 몇 년 동안 APN을 의료서비스를 제공하는 독립적 실무자로 확립하는 데 큰 진전이 있었다. 의료 소비자들은 APN의 진료를 이전보다 더 폭넓게 받아들이고 있다. APN이 양질의 의료 서비스를 제공하는 기록을 수립하고 구축했다는 연구결과가 오랜 세월 동안 계속되어 왔다. 이러한 사실에도 불구하고, APN은 HP 제공자 패널에 대한 완전한 접근이 안 되는 것을 포함하여 의료시장에서 상당한 장벽에 직면하고 있다는 징후가 계속되고 있다. 2012년에 의료인의 자격 증명 프로세스를 단순화하기 위해 설계된 Council for Efficient Quality Health Care Universal Provider Datasource가 창설되었음에도 불구하고, APN은 HP를 통한 자격 증명 프로세스, HP 제공자 패널에 포함 및 HP 제공자 디렉토리에 등록하는 데 있어 상당한 장벽을 지속적으로 경험하고 있다. 이러한 장벽은 의료인에 대한 소비자의 선택을 제한한다. 더욱이 APN의 역할은 대부분의 다른 종류의 실무자들의 경우와 마찬가지로, 독립 계약자의 역할과는 반대로 많은 경우에 고용인으로 밀려난다. 보험사와 고용주는 HP 제공자 패널에 포함되는 것에 대한 장벽 외에도 의사의 감독이나 불필요한 환자기록 보관요건 추가와 같이 APN의 진료에 임의의 제한을 추가했다. 그러나 이러한 요구사항은 반드시 주 실무법을 준수하는데 반드시 필요한 것이 아니고, APN의 서비스 비용을 증가시킴으로써 고용주와 소비자가 APN을 사용하는 것을 꺼리게 한다.

두 번째 문제는 HP에서 APN의 역할에 관한 정보 수집이 거의 없다는 것이다. 대부분의 HMO에는 비의사 의료제공자 치료를 추정하고 보고하는 공식적인 방법이 없으므로 APN을 이용, 효율성, 질 및 자격 증명을 추적하기가 어렵다. 처방전 표식의 차이로 인해 APN 처방 형태를 추적하는 것도 마찬가지로 어렵다. 이러한 장애로 인해 APN은 "보이지 않는 의료인"이 되어 많은 환자를 돌보고도 노력을 인정받지 못하면서 수익을 창출하였다(O'Grady, 2008).

공인된 국가의 실무 환경은 HP 정책에 영향을 미친다. APN SOP의 법적 정의, 요구되는(또는 필요하지 않은) 의사 협력 유형, 처방전 작성 권한 및 주 보험법은 모두 APN의 상환과 사용에 영향을 줄 수 있다. 의료서비스 절달체계가 점점 더 많은 주의 HP로 발전함에 따라 APN에 영향을 미치는 절차와 정책이 항상 명확한 것은 아니다. 경우에 따라 여러 주의 사업을 하는 기업은 주법을 따르지 않고 자체 규칙을 설정하도록 선택할 수 있다. 여러 주의 정책은 별도의 주에서 APN 실무범위의 사용을 감소시키는 경향이 있으며, 때로는 더 엄격한 의사 협력 정책을 대체하거나 간호사의 처방 권한을 HP 처방집으로 제한하기도 한다. 그러나 주 보험법의 일관성 없는 적용과 해석은 상환과 HP에 APN을 포함하는데 부정적인 영향을 미칠 수 있다. 적합성을 강화하고 규제 준수를 단순화하기 위해서 HP는 일반적으로 서비스를 제공하는 주 중에서 가장 엄격한(따라서 가장 제한적인) 규칙을 적용한다. ACA의 "보건의료 차별금지" 부분(섹션 2706)에 따르면 보험사는 "해당 주법에 따라 의료인의 면허 또는 인증 범위 내에서 행동하는 모든 의료인의 보험 또는 보상범위에 따른 참여와 관련하여 차별할 수 없다."고 명시하고 있다. 이 조항의 목적은 환자가 NP를 포함한 의료인을 차별없이 접근하고 선택할 수 있게 하는 것이다. 이를 준수함으로써 HP는 환자의 최선의 이익뿐만 아니라 HP의 이익을 위해 행동하고 있다(Miller, 2014). APN은 계속해서 다른 주에서 이러한 법률을 제정하고, HP가 APN의 가치를 인정할 수 있도록 노력해야 한다. APN이 HP의 직원으로 일하거나, HP의 공급 업체 패널과 계약을 맺어 포함시키려는 경우 소비자의 지원을 받는 기반을 개발해야 한다.

문제는 APN의 역량이나 APN이 제공하는 의료질에 대한 것이 아니다. 수십 년간의 보고서들은 NP 진료에 대한 높은 질을 입증해 왔다(AANP, 2013). 간호사들은 갤럽의 정직과 윤리 순위에서 1999년 1위에 오른 이후 매년 1위를 차지했다(9.11 테러 공격 직후 소방관이 일회성 목록에 포함된 2001년은 예외다. 소방관은 이 조사에서 90%의 정직과 윤리 등급을 기록했다). 85%의 정직과 윤리 등급(높은 점수를 가짐)을 받은 간호사들은 갤럽순위에서 대적할 경쟁자가 없다(Gallup Organization, 2015). 그러나, 간호사들은 APN 뿐만 아니라, 모든 간호사들도 보건 의료에서 두드러져 보이지 않는다(Davis, 2012). 그러나 그 관점은 변하고 있다. 존슨앤존슨이 의뢰한 2002년 여론 조사에 따르면 설문조사에 참여한 사람 중 25%만이 NP에 대해 들어 본 적이 있는 것으로 나타났다(Johnson & Johnson Poll, 2002, p. 14). 반대로 이후 설문조사에 대한 대부분의 응답자(90%)가 NP에 대해 알고 있었고, 대다수는 치료과정에서 NP를 보았다고 응답하였다. NP 이용자의 82%는 다른 의료제공자의 만족도인 70%에 비해 자신이 받은 치료에 만족하거나 매우 만족했다(Brown, 2007). 그럼에도 불구하고 많은 APN의 능력은 충분히 활용되지 못하고 있다.

ANA와 주 간호사 협회는 APN이 임의의 장벽없이 자신의 업무범위 내에서 완전히 진료할 수 있는 권리를 계속 옹호해오자 의사들은 APN의 실무를 제한하기 위한 노력을 강화해왔다. 수십 년 동안 organized medicine[2]는 APN과 의

2) organized medicine은 개업의, 젊은 의사, 전공의와 의학과 학생으로 구성된 단체

사 사이의 감독되고 협력적인 관계가 필요하다고 포괄적이고 저변을 넓히는 언론 캠페인을 장려해 왔으며, APN의 업무의 확장과 독립적인 실무에 대한 대중의 반대를 증가시켜 왔다(Mukherjee, 2013).

최근 organized medicine에서 공격한 것 중 하나는 보훈처(Veterans Affairs, VA)에서 진료하고 있는 APN을 겨냥한 것이다. APN이 VA 고용 범위 내에서 활동할 때 APN은 완전한 진료 권한을 부여하는 규칙을 적용받는다. 전체적인 진료권한은 APN이 진단 테스트를 평가, 진단, 처방 및 해석할 수 있도록 허용함으로써 VA 의료에 대한 접근을 최적화하는 데 도움이 될 것이다. 이 조치는 1차 보건의료 및 기타 관련 보건의료 서비스를 제공할 권한이 있는 자격을 갖춘 보건의료 전문가 인력범위를 의사의 임상 감독없이 퇴역군인에게 교육, 훈련 및 인증의 전체 범위까지 확대할 것을 제안했다. 모든 VA APN은 현재의 국가 인증을 획득하고 유지하도록 요구된다. David J. Shulkin 보건부 차관에 따르면, "최종 규칙은 VHA 정책을 통해 시행될 것이며, 이 정책을 통해 4개의 APN 역할[certified registered nurse anesthetist(CRNA), certified nurse midwifery(CNM), CNS, certified nurse practitioner(CNP)] 중 어느 역할을 수행할 것인지 여부를 명확히 해야 한다. 현재 VA는 CRNA의 역할에 대한 VHA 정책의 변경을 모색하고 있지 않지만, 조건의 변경이 필요할 때, 완전한 실무 권한을 활용하기 위한 향후 정책 변경을 고려할 것이다."(VA, 2016). 의학계는 이 제안을 비난했는데, 왜냐하면, 미국의사협회(AMA)에 따르면, "의료의 질 개선을 위한 최선의 접근법인 의사 주도 팀 기반 진료에 역행하는 것이다."라고 했기 때문이다(Lowes, 2016). 2016년 말, 보훈처는 CNP, CNS, CNM 등 특정 APN이 기관 내 교육과 훈련의 전 과정에서 진료를 할 수 있도록 하는 최종 규정을 발표했다. 다른 조항들 중에서, 이 규칙은 간호직 종사자의 실무 기준과 일치하는 3개의 APN 역할에 대한 완전한 진료 권한의 범위를 규정했다. 이 규칙은 CRNA를 제외하지만 접근 문제나 기타 고려되지 않은 상황이 향후 규칙 제정에 CRNA를 포함시킬 수 있는지에 대하여 의견을 요청하였다(American Hospital Association [AHA], 2016).

Organized medicine에 의해 제시된 또 다른 전략은 독점금지법의 완화를 옹호하는 것이었다. 또한 연방과 주정부 차원에서 보건의료 전문가들에게 단체교섭권을 제공하기 위한 법안이 도입되었다. 국가노동관계법에 따라 비관리자로 간주되는 직원들만이 단체교섭권을 인정받지만, 이러한 입법안은 의사들이 보험회사와의 공동협상을 통해 지급약정, 임상실무조건 등을 해결할 수 있는 권리를 제공할 것이다. 그러한 활동은 현재 주 및 연방 독점금지법에 따라 금지되어 있으며, 경쟁자들 간의 반경쟁적 협력으로 간주되고 있다. 어떤 경우에 법원은 가격과 시장 접근에 대한 그러한 협력이 불법적인 거부운동이라고 주장해왔다. 의사단체가 옹호하는 법률의 변경은 협상을 허용할 뿐만 아니라 APN이 의사 경쟁자들에 의한 독점 금지 위반을 증명할 수 있는 능력을 약화시킬 것이며, 따라서 APN이 제공하는 의료의 질과 상관없이 경쟁적인 관리의료 분야에서 동등하게 참여할 수 있는 APN의 능력을 무시하게 될 것이다.

다른 장벽의 예로는 Schedule II[3]의약품을 30일 동안만 처방할 수 있는 권한 등 처방권한에 대한 제한과 APN 대 의사 비율 제거에 대한 반대와 같은 규범적 권한에 대한 제한이 있다. "APN 규제에 대한 주 전체의 이러한 높은 수준의 편차는 규제가 대중에게 서비스를 제공하고, 공공 안전을 촉진하며, 환자의 진료 접근에 불필요한 장벽을 제시하지 않도록 해야 할 필요성을 부각시켰다."(O'Grady, 2008, p. 8).

국가적 질 관리 노력

지속적인 "양질의 의료 추구"와 함께 오류나 환자 안전에 대한 대중의 우려가 환자 치료 결과에 대한 새로운 책무과 책임을 만들었다.

400개 이상의 단체(여러 간호 단체 포함, 그 중 첫 번째 ANA)와 연방 및 주 정부 및 민간 부문 단체로 구성된 민간, 비영리, 자발적, 합의된 표준 설정 기구인 National Quality Forum(NQF)가 국가 품질 분야에서 두각을 나타내고 있다. NQF는 보건서비스 소비자, 구매자, 제공자, HP, 보건서비스 연구의 전문가들을 대표하는 이사회의 지배를 받는다. NQF 이사회는 또한 4개의 연방기관, 즉 AHRQ, 질병관리본부, CMS, 보건자원서비스국(Health Resources and Services Administration, HRSA, 2016b)의 대표를 포함한다.

NQF의 임무는 다음과 같은 방법으로 평가하여 건강과 건강관리의 질을 향상시키기 위한 국가적 협력을 이끄는 것이다.

- 공공 및 민간 부문의 주요 지도자를 소집하여 안전한, 효과적, 환자 중심적, 시의적절한, 효율적인, 공평한 의료서비스를 달성하기 위한 국가 우선순위와 목표를 수립
- NQF가 승인한 표준이 미국보건의료의 질과 효율성에 대한 측정과 보고를 하는데 사용되는 기본 표준이 되도록 하기 위한 작업
- 미국보건의료 질의 지속적인 질 향상을 위한 주요 원동력이자 촉진자 역할(NQF, 2016c).

간호는 운영위원회, 기술 자문 패널(국가 우선순위 파트너십, CSAC(Consensus Standards Advisory Committee) 및 NQF 이사회)에 대한 NQF 노력의 모든 측면에서 활발히 활동하고 있다. NQF의 주요 활동은 "자발적" 합의 표준으로서의 성과 측정을 승인하고, 건강관리 품질 연구와의 차이를 확인하는 것이다.

자발적인 합의 표준은 의료 분야에서 비교적 새로운 것이지만 다른 산업에서는 새로운 것이 아니다. 또한 1995년 국가 기술이전 및 발전법(공법 104-113)이 통과된 이후, 자발적 합의 표준이 법적 근거가 되었다. 기간과 투명성에 대한 엄격한 요구 사항에도 불구하고 자발적 합의 프로세스는 연방규칙 제정 과정보다 시의적절하다. 이 법안의 핵심 요소 중 하나는 연방정부가 자발적인 기존 합의 표준을 사용하여 연방정부가 NQF 프로세스에 참여하도록 장려하는 것이다. NQF에 대한 연방기관의 참여는 공공 및 민간 구매자, 인증 기관, 실무자 및 공급자, 일반 대중 모두가

3) Schedule II는 약물, 대체제, 화합물은 남용될 수준이 높고 사용했을 때 심각한 심리적 또는 신체적 의존현상을 유발할 수 있다.

참여하도록 장려한다.

NQF는 건강 관리 품질에 대한 간호의 가치를 인정한다. NQF 간호 수행 성과평가 프로젝트는 급성기 치료 병원의 간호 수행의 성과 평가를 위한 일련의 근거에 기반한 측정에 대한 합의를 이루었다(NQF, 2007). 또한 간호와 환자 결과를 개선하기 위해 의료기관 내에서 이러한 조치를 구현하고 공개 보고할 수 있는 결과의 하위 집합을 지정하였다(예 : ANA가 주최가 된 HQA (Hospital Quality Alliance, 병원 질 협회)에 의해 개발된 웹 사이트 Hospital Compare와 같은).

Hospital Quality Alliance(HQA)는 병원의 질에 대한 정보를 대중에게 제공하기 위해 Hospital Compare[4]를 개발하고 출시했다. HQA는 병원의 공개보고에 대한 자발적인 참여를 늘리고 보고되는 품질 측정세트를 확대하기 위해 노력했다. Hospital Compare에 대한 정보는 환자가 개별로 병원에 도착했을 때 심장마비 환자에게 아스피린을 제공하는 것과 같이 특정 조건에 대해 대부분의 환자가 받아야 하는 특정 치료를 얼마나 자주 제공하는지 결정하는 데 도움이 된다. Hospital Compare에는 제한된 수의 간호 조치만 포함되어 있지만 간호사의 수와 간병에 대한 우선 순위는 환자경험과 얻을 수 있는 결과에 기여하는 정도를 측정하는 강력한 이유이다(NQF, 2007). 박스 9.3 참조.

Joint Commission은 간호사가 제공하는 환자 치료의 질을 향상시킬 수 있는 기회를 확인하고 이를 전국적으로 사용될 수 있는지 여부를 결정하기 위해 "NQF 간호 중심 성과 측정에 대한 포괄적인 측정에 참여했다. 이 프로젝트는 로버트 우드 존슨 재단의 보조금으로 지원되었다. 통합된 측정 세트를 검증하여 기술적인 특별 사항을 만들었다. NQF 조사를 받은 측정도구는 다시 NQF에 의해 대부분은 보증되었다. 이제 전국 병원에서 사용할 수 있으며 CMS 및 / 또는 The Joint Commission에서 사용하는 질 관리 계획에 포함된다"(Hill, 2007). 소비자 의사결정을 지원하는 데 사용할 수 있는 정보(예 : Hospital Compare에서 제공됨)는 NQF가 승인한 간호－민감 결과를 전체 포트폴리오에 포함함으로써 크게 향상될 것이다. 박스 9.4 참조.

1) APN의 질관리 계획에 참여

NQF가 제공하는 간호 민감 결과 외에도 미국의사협회(AMA)가 10여 년 전에 소집한 성과 개선을 위한 의사 컨소시엄(Physician Consortium for Performance Improvement, PCPI)에 의해 개발된 측정을 포함하여 다른 임상의사 수준의 의료 질 측정은 APN과 관련이 있다. 목표는 다음을 통해 환자의 건강과 안전을 향상시키는 것이다.

- 환자 진료의 질을 높이고 책암감을 강화하는 근거기반 임상성과 측정, 측정 자원의 확인 및 개발
- 효과적이고 적절한 임상성과 개선활동의 구현 촉진
- 임상성과 측정과 개선의 과학적 발전

---

4) Hospital Compare는 각 병원이 환자에게 권장되는 치료를 얼마나 잘 시행하고 있는지에 대한 정보를 제공하는 소비자 지향의 웹사이트이며, 이 정보를 통해 소비자가 자신이 치료받고자 하는 병원을 선택하는데 도움이 된다.

박스 9.3

간호 행위 측정의 가치(The Value of Measuring Nursing Care)

간호 민감 측정을 통해 환자에게 제공되는 정보의 가치를 높이기 위해 이해 당사자는 다음 사항에 초점을 맞춰야 한다.

1. 간호사는 가장 큰 단일 의료 전문가 그룹을 대표한다.
   - 등록된 간호사들은 2014년에 약 280만 개의 일자리를 가졌다(Bureau of Labor Statistics, 2016).
   - 간호 민감 진료에 대한 자발적인 합의 표준을 처음에 지지하면서, NQF(National Quality Forum, NQF)는 간호사가 미국 의료시스템의 주요 최전방 의료제공자로서 환자의 의료 경험에 엄청난 영향을 미친다고 지적했다(NQF, 2004).
2. 수십 년 간의 증거를 통해 간호가 안전하고 효과적이며 환자 중심적이며, 시의 적절하고 효율적이며 공평한 치료 제공한다는 것을 보여준다.
   - RN은 환자 안전에 대한 위협을 조기에 감지하고 신속한 치료 중재를 위해 병원 시스템에서 역할을 한다(Dubois et al., 2013).
   - 1차 진료환경에서 NP가 관리하는 환자의 혈청 지질 수준이 더 우수함을 나타내는 높은 수준의 근거를 보여주었다(Stanik-Hutt et al., 2013).
   - 진료 만족도, 건강 상태, 기능 상태, 응급실 방문 및 입원 횟수, 혈당, 혈압 및 사망률에 대한 환자의 결과는 NP와 MD의 경우와 유사하다(Stanik-Hutt et al, 2013).
   - RN 인력의 증가는 불필요한 사망을 줄이고 재입원수를 줄임으로써 비용을 절감하고 환자 관리를 개선할 수 있다(Stone et al., 2007).
   - 간호사에게 배정된 환자 수가 10% 증가하면 감염, 투약 오류 및 기타 부상과 같은 부작용도 28% 증가한다(Weisman, 2007).
   - 병원 중환자실에서 RN이 부족하면 환자감염, 특히 폐렴이 증가한다(Hugonnet, Uçkay, & Pittet, 2007).
   - The Joint Commission(2005)에 따르면, "간호사와 간호 중재가 치료 과정의 질과 환자 결과에 미치는 영향을 정량화하는 것이 근거기반 인력배치 계획을 지원하고, 간호사 부족의 영향을 이해하며, 치료 결과를 최적화하기 위해 점점 더 중요해지고 있다."
3. 의료 질 측정이 완전히 개발되어 사용 중이며, 이전에 검증되었다. NQF가 간호 민감 측정항목을 승인함으로써 간호의 측정을 표준화하는 초기 단계였으며, 의료의 질(및 효율성)과의 관계를 상세히 기술했다
   - 간호민감지표는 CMS, Patient Care Link, Magnet Recognition Program(Erickson, 2011)에 의해 의료 질관리의 지표로 널리 이용된다. 종합적으로, 측정은 "소비자에게 입원환자의 병원 치료에 대한 간호사의 기여도의 질을 평가할 수 있는 방법을 제공하고, 제공자가 간호 인력에 의해 직접적으로 영향을 받는 지속적인 개선에 대한 중요한 성과와 치료 과정을 인식할 수 있도록 한다." (NQF, 2004).
4. 간호 질에 대한 정보를 요구하는 대중적인 요구가 있어 왔다.
   - 추가 측정 항목의 포함을 통해 초기 간호 민감 항목을 강화하면 전체적인 가치가 증가할 것이다.
   - 소비자가 진료에 대한 의사결정을 할 때 간호 관리의 영향과 관련된 정보로부터 이익을 얻을 수 있다.
5. 공개보고가 의료의 질 향상과 선택을 촉진한다는 증거가 있다.
   - 수행능력에 대한 정보를 공개하면 임상 영역에서 질과의 개선을 가져온다(Hibbard, Stockard, & Tusler, 2005).
6. 보건의료 질에 관한 정보를 측정하고, 공개적으로 보고하는 것은 환자를 위한 양질의 진료를 가능하게 한다(MN Community Measurement, 2015). NQF가 승인한 간호민감 측정항목은 국가 및 주 병원 성과 측정 및 보고 활동에 통합되어야 한다는 다양한 보건의료 이해관계자들 간의 동의가 있다.
   - NQF에서는 간호에 민감한 측정항목에 대한 관심을 기울이고, 사용여부를 결정하기

위해 거의 36여명의 국민 건강관리, 병원 및 간호 책임자, 간호 성과 측정 노력의 주체, 병원 대표 등을 대상으로 인터뷰가 실시되었다. 이 인터뷰로부터 수집된 데이터로부터 도출되어 NQF(2007)가 발표한 권고사항은 여러 가지를 지적하였다.

의료 이해관계자가 병원 성과측정을 개선하고, 의료 품질에 있어 간호사의 주요 역할에 대한 집단 이해를 가속화하기 위해 공동으로 수행할 수 있는 보완 및 추가 조치. 이러한 권고안 중에는 간호에 민감한 측정 항목을 국립 및 주 병원 성과 측정 및 보고 이니셔티브에 완전히 통합해야 한다는 보건의료 지도자들에게 "요청"이 있다(NQF, 2007; USDHS, 2012).

박스 9.4

NQF 인정 간호 민감 진료를 위한 자발적 합의 표준

환자중심 결과 측정:

1. **중증의 치료 가능한 합병증(PSI 4)이 있는 외과 입원 환자의 사망** : 중증의 치료 가능한 합병증(심부정맥 혈전증 / 폐색전증, 폐렴, 패혈증, 쇼크 / 심정지 또는 위장 출혈 / 급성 궤양)이 있는 18세에서 89세 사이의 환자 또는 산과 환자 중 1,000회 수술 퇴원 당 병원 내 사망. 각 합병증 유형에 대한 퇴원 횟수에 대한 메트릭스를 포함한다. 급성 치료 시설로 전원된 사례는 제외한다.
2. **욕창 유병률(병원 획득)** : 유병률 측정 당일 병원에서 획득한(원내) 범주 / II단계 이상의 욕창 환자의 총 수
3. **환자낙상률** : 해당 병동의 분기별 부상유무와 상관없이 기록된 모든 낙상
4. **부상을 동반한 낙상률** : 분기별 해당병동 유형에 따라 경미한 부상 이상의 낙상 기록(1000환자일당 부상을 동반한 낙상)
5. **억제대 적용률(조끼나 사지)** : 해당 유병률 측정 당일 조끼나 사지 억제대(상지 또는 하지 또는 모두)를 적용한 총 환자 수
6. **National Healthcare Safety Network 카테터 관련 요로감염(catheter-associated urinary tract infection, CAUTI) 결과 측정** : 의료 관련 표준 감염 비율(SIR), CAUTI는 레벨 II 또는 레벨 III 신생아중환자실(NICU)을 제외하고 입원환자를 대상으로 계산된다. 여기에는 급성 치료 종합병원, 장기 급성 치료 병원, 재활 병원, 종양 병원 및 행동 건강 병원(behavior health hospitals)이 포함된다.
7. **요로감염 보유율(장기 보유)** : 이 측정 값은 평가 전 30일 동안 UTI에 걸린 장기 보유 환자의 비율을 보고한다. 이 측정은 선택한 분기 동안 최소 데이터 세트(MDS 3.0) OBRA, PPS 또는 퇴원 평가의 데이터를 기반으로 한다. 장기요양시설 입주자는 요양시설 간호 누적기간이 101일 이상인 경우
8. **위험 조정한 수술 후 요로감염 결과 측정** : 수술 후 18세 이상 성인의 위험 조정된 케이스 믹스 조정 UTI 결과 측정
9. **요로감염 입원율(PQI 12)** : 18세 이상 인구 100,000명당 요로감염을 주요 진단으로 받은 입원. 신장 또는 요로 질환 입원, 면역 저하 환자의 다른 감염으로 인한 입원, 산관 입원 환자 및 전원된 환자는 제외한다.
10. **국가 의료 안전 네트워크(National Healthcare Safety Network, NHSN) 중심정맥관 관련 혈류 감염(central line-associated bloodstream infection, CLABSI) 결과 측정** : 의료 관련 SIR, CLABSI는 입원환자 중 감염 수로 계산된다. 여기에는 급성 치료 종합병원, 장기 급성 치료 병원, 재활 병원, 종양 병원 및 행동건강 병원이 포함된다. 간호 중심 중재 측정 - 시스템 중심 측정:
11. **기술 조합(등록 간호사[RN], 공인 직업/실무 간호사[LVN/LPN], 무면허 보조 인력[UAP], 계약** :
    - NSC-12.1 - RN(직원 및 계약직)이 근무한 총 생산 간호 시간의 백분율(병원 단위별 환

자 치료 책임)
- NSC-12.2 – LPN / LVN(직원 및 계약직)이 근무한 총 생산 간호 시간의 백분율(병원 단위별 환자 치료 책임)
- NSC-12.3 – UAP(직원 및 계약직)가 근무한 총 생산 간호 시간의 백분율(병원 단위별 환자 치료 책임)
- NSC-12.4 – 병원 단위에서 직접 환자 치료 책임이 있는 계약 또는 기관 직원(RN, LPN/LVN 및 UAP)이 근무한 총 생산 간호 시간의 백분율

12. **환자 일당 간호시간**:
    - NSC-13.1(환자 일당 RN 시간) – 각 달의 입원 환자 병동의 환자 일당 직접적인 환자 관리 책임이 있는 RN이 근무한 생산 시간 수
    - NSC-13.2(환자 일당 총 간호 시간) – 각 달의 입원 환자 병동의 환자 일당 직접적인 환자 간호 책임이 있는 간호 직원(RN, LPN / LVN 및 UAP)이 근무한 생산 시간 수
13. **실무환경 척도(Practice Environment Scale-Nursing Work Index, PES-NWI)(5개의 하위척도로 구성)**: PES-NWI는 간호사가 작성하는 간호실무환경에 대한 조사척도로 지표 하위 척도의 평균 점수와 모든 하위 척도 점수의 종합 평균을 포함한다.

컨소시엄 활동은 특정 조건의 근거기반 임상 지침에서 성과를 측정할 수 있노록 개발하기 위해 각 전문 분야 간에 설립된 작업 그룹을 통해 수행된다. 건강관리 질개선 또는 환자 안전에 전념하고, 성과 측정과 측정 자원의 개발, 검토, 배포 또는 구현에 참여하는 조직이나 개인에게는 회원 자격이 개방되어 있다. PCPI는 새로운 측정항목 개발, 유지 관리, 향상, 사양, 측정 테스트 및 구현 간에 작업 노력의 균형을 맞춘다. 새로운 측정 주제는 치료에 있어서 설명되지 않는 수준 편차, 치료 격차 해소, 질개선, 환자안전, 치료의 적절성, 현재 의료환경의 주요 우선순위를 포함한 기준에 따라 검토되고 선택되었다. 측정항목 개발을 위한 다단계 프로세스는 증거를 검토하고 작업 그룹을 선택하는 것으로 공개 의견과 회원 투표를 통해 계속되었다. EHR에 구현하기 위해 사양과 eMeasures(허용되는 표준 건강 품질 측정 형식으로 지정된 표준화된 성능 측정)가 개발되었다. 관련된 모든 의학분야의 실무자와 APN을 포함하여 진료 분야가 자신의 SOP 내에 있는 다른 의료 전문가들도 각 측정 작업 그룹에 참여하였다(Kmetik, 2007). PCPI eSpecification은 측정값을 작성하고 계산하기 위한 요구 사항을 제공하였다. 전자 환경에서 사람이 읽을 수 있는 형식을 포함하며 PCPI eMeasures는 eSpecifications를 컴퓨터가 읽을 수 있는 형식으로 변환하였다. PCPI는 자체 소집한 테스트 네트워크를 통해 실현 가능성, 신뢰성, 유효성 및 의도하지 않은 결과에 대한 성능 측정의 많은 부분을 테스트한다(AMA, 2016). PCPI는 47개 임상 영역과 예방 치료 및 350개 이상의 개별 측정에 대한 측정 세트(AMA, 2016a, 2016b)를 포함하는 포트폴리오를 위한 유일한 개발자 또는 협력 당사자이다. 박스 9.5 참조.

간호사는 모든 건강관리 환경에서 일차적인 간호제공자이다. 간호사는 양질의 의료를 제공하는 데 매우 중요하다. 간호사가 질 향상에서 수행하는 역할과 간호사가 직면한 과제에 대해 보다 심층적인 이해를 한다면 병원이 환자 치료의 질을 개선하기 위해 자원을 최적화할 수 있는 방법에 대한 중요한 통찰력을 얻을 수 있다"(Draper, Feland, Liebhaber, & Melichar, 2008). 모든

박스 9.5

Physician Consortium for Performance Improvement: Quality Measures Relevant to APNs

PCPI (Physician Consortium for Performance Improvement) 측정 설명 및 사양은 다음 48개의 임상 주제 및 조건에 대해 사용할 수 있다.

1. Acute otitis externa (AOE)/otitis media with effusion (OME)
2. Adult sinusitis
3. Anesthesiology and critical care
4. Asthma
5. Atopic dermatitis
6. Atrial fibrillation and atrial flutter
7. Care transitions
8. Chronic obstructive pulmonary disease
9. Chronic stable coronary artery disease (Updated as of April 2016)
10. Chronic wound care
11. Community-acquired bacterial pneumonia
12. Dementia (Updated as of December 2015)
13. Diabetes-adult
14. Emergency medicine
15. Endoscopy and polyp surveillance
16. Eye care I and II(Updated as of August 2015)
17. Gastroesophageal reflux disease
18. Geriatrics
19. Heart failure (Updated as of April 2016)
20. Hematology
21. Hepatitis C (Updated as of June 2016)
22. HIV/AIDS
23. Hypertension
24. Kidney disease-adult
25. Kidney disease-pediatric
26. Major depressive disorder-adult (Updated as of September 2015)
27. Major depressive disorder-child and adolescent (Updated as of December 2015)
28. Maternity care
29. Melanoma
30. Nuclear medicine
31. Obstructive sleep apnea
32. Oncology (Updated as of September 2015)
33. Optimizing patient exposure to ionizing radiation
34. Osteoarthritis
35. Osteoporosis
36. Outpatient parenteral antimicrobial therapy
37. Palliative care
38. Pathology
39. Pediatric acute gastroenteritis
40. Percutaneous coronary intervention
41. Perioperative care
42. Prenatal testing
43. Preventive care and screening (Updated as of April 2016)
44. Prostate cancer (Updated as of September 2015)
45. Radiology
46. Rheumatoid arthritis
47. Stroke and stroke rehabilitation
48. Substance use disorders

간호사는 철저한 근거기반의 지식을 가지고 있어야 하며, 간호를 통해 환자가 경험하는 결과에 간호가 미치는 영향이 얼마나 중요한지 인식하여야 한다. 측정은 APN의 진료를 포함한 모든 수준의 전문직 간호실무에 통합되어야 하며, 단순히 별도의 활동으로 간주되어서는 안 된다.

인식과 소비자 지원

APN은 다음을 수행하는 건강관리 전문가이다(The University of Tennessee Health Science Center College, 2016):

- 양질의 건강관리 서비스 제공
- 광범위한 건강문제의 진단과 치료

- 고유한 접근법을 사용하여 치료와 치유 모두를 강조함
- 건강증진, 질병 예방, 건강 교육 및 상담에 집중
- 환자가 현명한 건강과 생활 방식을 선택할 수 있도록 지원

간단히 말해, APN은 환자가 추구하는 많은 진료 실무에 관여한다. APN은 주로 건강증진과 질병 예방에 초점을 맞추고 있으며, 이는 기존의 1차 진료 제공자가 자주 간과하는 요인이다. APN은 급성 및 외래 진료 분야에서 중요한 경험을 가지고 있으며, 이러한 능력은 APN의 사례 관리 기술 보유와 결합되어, 단순히 고용된 직원으로서만이 아니라 HP 제공자 패널의 완전한 자격을 갖춘 구성원으로서 HP에 관여하는데 이상적이다. 그렇다면 HP는 왜 서비스에 참여할 것을 요구하지 않는가? APN은 서비스에 대한 HP의 수요를 어떻게 증가시킬 수 있을까? 간단히 말해서 APN은 HP와 등록자 모두에게 자신(상급 실무 역할)을 어떻게 마케팅할 수 있는가?

의료의 질에 지속적으로 중점을 두고 있지만 비용 절감에 대한 관리의료의 초점은 종종 다양한 제공자에 대한 접근을 제한하여 등록자의 혜택이 제한되는 일종의 "관리 경쟁(managed competition)"을 초래했다. 바로 이 부분이 APN이 자주 걸리는 함정이다. 관리의료 환경에서 성공하기 위해서는 APN이 HP와 등록자에게 자신을 마케팅해야 한다.

마케팅은 "고객"의 기대, 요구, 그리고 기대치에 대한 조사로 시작되는데, 관리의료에서 고객은 가입자이다. 이 정보를 철저히 조사한 APN은 요구 사항을 충족하는 계획을 구성해야 한다. 대부분의 APN은 전문 분야에 종사하기 때문에 마케팅 계획은 시장 부문으로 알려진 관련 서비스 제공에 초점을 맞춰야 한다. APN은 단일 질환을 가진 인구(예: 인슐린 의존성 당뇨병을 가진 개인), 특정 등록자 필요(예: 절단 후 재활) 또는 특정 인구(예: 노인)에 초점을 맞출 수 있다. 일차적 결정은 단일 인구, 다양한 인구 또는 모든 등록 계획자에게 서비스를 제공할 것인지에 초점을 맞춘다. 마케팅 원칙은 제품(product), 가격(price), 판매촉진(promotion), 유통경로(place)(NetMBa, 2008)의 "4 Ps"라고 부르기도 한다. 첫 번째 'P', 제품은 APN이 제공하는 건강증진과 질병 예방 기술로 확대되는 전문진료서비스를 말한다. APN의 제품은 자명하다. 두 번째에 대한 철저한 이해가 필요한 "P"인 가격은 HP내에서나 독립적인 서비스에서 모두 APN의 성공에 필수적이다. 비록 시장 자체가 APN의 서비스 수요 뿐만 아니라 얼마를 지불할 의향이 있는지에 상당한 영향을 미치지만, APN은 가격에 관한 최종 결정권자다. APN은 개인 보상 뿐 아니라 제공되는 서비스의 모든 구성요소의 비용을 충분히 알고 있어야 한다. APN뿐 아니라 많은 간호사들이 참여하기 가장 어려운 'P'는 판매촉진이다. 간호사들은 보통 "자신의 뿔을 뽑는다"는 것에 뛰어나지 않다. 자기 홍보, 또는 마케팅은 대부분의 간호사에게 생소하다. 간호사들은 일반적으로 모든 의료제공자가 양질의 진료를 제공하기 위해 최선을 다한다고 생각하고 있다. 소비자 또는 등록자 지원뿐만 아니라 인지도를 높이기 위해 APN은 자신이 제공하는 안전하고, 효과적이며, 환자중심적이고, 시의적절하고, 효율적이며, 공평한 관리에 주의를 기울여 알릴 필요가 있다. 마지막으로, APN은 마지막 "P" 유통경로, 즉 직원으로서,

독립적 실무자로서 또는 HP의 계약상 파트너로서 돌봄 제공에 관여할 것인지 여부에 대한 정보에 입각한 결정을 내려야 한다.

결 론

보험회사와 의료체계 간의 합병이 증가하고, 제공자와 HP의 편향된 정책이 있는 오늘날의 의료서비스 전달체계는 APN으로 하여금 상당한 장벽을 경험하게 하는 환경이다. 미국간호협회, 구성회원 협회, 기타 국가 APN 조직, 개별 APN, 소비자의 협력과 노력을 통합하기 위한 전략이 필요하다. APN을 배제하려는 행동과 관련된 추세를 파악하고, 반 경쟁적 정책과 관행을 해결하기 위해 효과적인 다각적 접근방식을 지속적으로 개발하여야 한다.

간호사들은 의료시장에서 자신들의 완전한 참여를 가로막는 관행으로부터 해방되고자 독점금지법을 찾아 왔다. CNM과 CRNA는 불매 운동을 제한하고 시장 점유율을 확대하기 위해 연방 독점 금지법을 사용했다. The Federal Trade Commission (FTC)는 간호사의 반경쟁적 조치의 토대를 제공하는 의견을 내놓았다. 법무부와 FTC는 이러한 집행 기관의 조치를 촉발할 가능성이 있는(그렇지 않은) 관행에 대한 일반적인 지침을 제공하는 의료 산업의 독점금지 집행을 위한 공동 지침을 발표했다.

주 차원의 제한적 정책은 주 기반의 반경쟁적 행동을 더 잘 정의하고 대항하기 위해 포괄적인 주 기반 전략으로 다루어져야 한다. 그러한 전략에는 법을 집행하고 반경쟁적 활동에 도전하기 위한 주 보험 위원회, 간호위원회, 소비자 및 규제 기관이 포함되어야 한다.

일반적으로 간호사와 특히 APN은 자신이 제공하는 양질의 비용 효율적인 진료를 인정을 받기 위해 노력하는 것이 중요하다. 미국간호협회와 기타 간호 그룹은 APN의 효과성에 대응하고 있는 organized medicine의 주와 연방 활동을 감시하는데 최선을 다하고 있다. Organized medicine이 과장된 주장과 입법 전략을 사용하더라도 입법을 반대하거나 지지하는데 노력을 집중하는 한, 간호에 사용할 수 있는 주요 선택은 의학계의 그러한 노력에 반대하고 입법자와 대중이 APN의 실무에 대한 진실에 귀 기울이도록 보장함으로써 그것에 대응하는 것이다.

APN은 HP 제공자 패널과 국가 품질 기업에서 계속해서 두드러지게 배제되고 있다. 이는 부분적으로 APN 대부분이 고용 상태이기 때문일 수 있다. HP와 독립적으로 계약을 체결하는 과정에서 APN은 관리의료 제공자로서 전적인 책임을 질 수 있다. 또한 APN은 제공하는 치료의 질과 관련된 측정을 수행하여 데이터 수집과 보고에 참여할 수 있다. 이러한 자료는 간호실무를 알리는 것 외에도 구매자와 소비자가 양질의 효과적이고 효율적인 치료를 제공받을 수 있는 곳을 결정하는 데 도움이 될 수 있다. APN은 데이터를 사용하여 서비스에 대한 소비자 지원을 동원하여 자신과 간호 전반에 대한 존중을 높일 수 있다. 개별 APN, 전문직 간호, NQF 및 양질의 의료서비스 제공(또는 수령)에 관심이 있는 모든 사람이 협력하고 조정된 방식으로 품질을 향상시킬 수 있다. 결국, 건강 관리의 질은 정말 예술이다... "하키보다 발레에 더 가깝다"(Crosby, 1979).

제 10 장

공공정책과 전문간호사

Marie-Eileen Onieal

학습 목표

이 장의 결과로 기대되는 학습 결과

- 의제 설정 및 정책 설계를 이해한다.
- 정책과 관행의 상호의존성을 설명할 수 있다.
- 의료 정책을 수립하는 데 있어 정치적 프로세스의 중요성을 설명할 수 있다.
- 사회학적, 경제적, 정치적 관점을 보건 정책 문제의 이해에 통합할 수 있다.
- 정치와 경제가 보건의료전달체계에 미치는 영향에 대해 설명하고 토론할 수 있다.
- 현재의 의료 정책 환경이 APRN(Advanced Practice Registered Nurse) 실무에 미치는 영향을 분석한다.
- APRN 실무에 영향을 미치는 정치적 결정에 참여한다.
- 정책 및 의료 커뮤니티 내에서 APRN을 옹호한다.

서 론

정책에 관한 이 장을 시작하기 위해서는, 우선 정책의 정의와 관련하여 많은 모호함이 있다는 것을 이해해야 한다. 도시 국가라는 뜻의 그리스어 단어 *polis*에서 유래한, 사회는 공동체 의식과 정부, 종교 숭배, 국방, 경제 복지에 참여하고 그것의 신성하고 관습적인 법을 따라야 하는 의무로 특징지어진다(Merriam-Webster online; Encyclopædia Britannica® Online). 정책은 또한 특정 목적을 위해 도출된 원칙이나 행동으로도 정의된다. 간단히 말해서, 정책은 일반적인(종종 복잡한) 목표를 달성하기 위한 합리적인 시도이다. 모든 정책이 정책을 만드는 사람들의 가치를 반영한다는 것을 아는 것이 중요하다.

공공정책은 목표 내에서의 충돌이나 갈등에도 불구하고 공동체로서 무언가를 성취하려는 공동체에 관한 것이다(Stone, 1997). 이것은 "공익"이 될 수 있는 목표와 우선순위에 대해 사회 전체 또는 사회의 한 부분이 하는 선택을 포괄한다. 그 구조에는 개인적 이익과 공공성이라는 두 가지 측면이 있을 수 있다. 그럼에도 불구하고, 정책의 토대는 지역사회(또는 공동체)의 이익을 위한 것이고, 어떤 경우에는 보호를 위한 것이다.

공공정책은 해당 사업의 관할권 내에서 주 또는 연방 차원에서 정부의 입법부, 행정부 또는 사법부에서 이루어지는 권한이 있는 결정의 집합이다. 다른 사람의 행동을 지시하거나 행동에 영향을 미치도록 의도된 결정은 법률, 규칙 또는 운영 기준이 될 수 있다. 공공정책은 사회의 문제를 해결하기 위한 정부의 해결책이다(Harrington & Estes, 2008). 정책결정 과정의 구성요소는 문제의 공식화와 가능한 해결책을 확인하는 것이다. 대안 분석에 기반한 해결책 선택이 정책을 형성한다.

APRN

미국간호대학협회(American Association of Colleges of Nursing, AACN, 2004)는 상급간호실무를 "개별 환자의 직접 간호, 개인과 집단에 대한 진료, 간호와 보건 조직의 행정 업무, 그리고 보건 정책의 개발과 시행 등을 포함한 개인과 집단의 보건의료 성과에 영향을 미치는 간호 중재의 모든 형태라고 폭넓게 정의한다"(p. 2). 상급실무간호사(advanced practice registered nurse, APRN) 명칭은 공인 NP(certified nurse practitioner, CNP), 간호조산사(certified nurse midwife, CNM), 마취 전문간호사(certified registered nurse anesthetist, CRNA), 임상전문간호사(clinical nurse specialist, CNS)의 4가지 역할로 구성된다(National Council of State Boards of Nursing [NCSBN], 2008).

APRN의 역사는 의료에 대한 접근 장벽이 증가하고 있던 20세기 중반으로 거슬러 올라간다. 베트남에 배치되었던 간호사와 의사 수가 감소하고 인구가 증가한 것이 결합해서 보건의료 제공자 공동체로 주목받았다. 동시에 미국인들은 의료가 특권이 아닌 기본권이 되어야 한다고 아우성쳤고, 1차 의료 제공자(primary care provider, PCP)의 필요성이 점점 증가하였다. APRN은 빠르게 PCP의 필요성을 충족시키기 시작했으며, 특히 의료서비스의 접근성이 부족한 빈곤층과 저소득층이 의료서비스를 충분히 받지 못하는 시골 지역에서 더욱 그러했다.

APRN은 그들보다 앞선 간호 지도자의 결과물이다. Florence Nightingale, Lilian Wald, Margaret Sanger와 같은 선구자들은 특히 소외계층을 위한 의료 개선의 이유를 대변했다(Piren & Reinhard, 2009). 이러한 선구자들의 뒤를 이어, Loretta Ford는 사회의 보건의료 요구를 충족시키기 위해 NP(Nurse Practitioner) 역할의 길을 개척했다. 1965년 Loretta Ford (EdD, RN, PNP) 그리고 Henry Silver(MD)는 아이들을 더 잘 돌볼 수 있는 접근성이 개선되어야 한다고 생각했으며, 간호사에게 상급간호실무 역할을 교육하는 첫 번째 교육 프로그램을 시작했다. 이것을 시작으로 전문성은 성장했고, 보건의료의 새로운 패러다임을 가져왔다. 상급실무간호 역할의 탄생은 1960년대 중반에 직면했던 의료 접근성 위기를 해결하는 데 중요한 역할을 했다.

간호 역사를 통틀어 사람들은 간호사를 "사회에 봉사하기 위한 별도의 구별되는 집단"으로 여겼다(Sellew & Neusse, 1951, p. 391). 또한 대중은 지역사회 봉사와 리더십을 간호사에게 기대했으며(Dock & Stewart, 1929, p. 361), 간호사는 사회에 대한 도덕적 의무를 가지게 되었다.

이러한 의무는 역량의 확인, 환자의 건강에 대한 우려, 무결성, 책임감을 더하여 사회적 계약의 형태를 구성하여 공공정책에 참여해야 한다는 책임감을 가지게 하였으며, 이는 APRN의 실무범위 뿐만 아니라 PCP 및 보건의료팀의 필수 구성원으로서 APRN 접근성에 영향을 미쳤다.

1) 정책과 APRN

1985년, Edward Kennedy 상원의원은 "간호사는 미국의 가장 거대한 보건 전문가들이지만, 보건 정책 계획이나 수립에 있어 그 규모에 비례하는 만큼의 역할을 한 적이 없다"고 지적하였다(Mason & Talbot, 1985, p. 21). 그는 모든 미국인은 의료서비스를 받을 수 있는 기회를 가질 자격이 있다고 강하게 믿고 있었고, 이를 주장하는데 지칠 줄 모르는 지지자였다. 게다가 Kennedy 상원의원은 이러한 의료적 접근성을 현실화하는데 있어 간호사와 특히 APRN이 하는 역할을 이해하고 지지했다.

사회의 의료 요구를 충족시키기 위해 노력해야 할 책임은 모든 APRN에 있다. 전문 직종의 일원으로서, 모든 APRN은 공공의 건강이 보장되고 증진되도록 공공정책과 보건정책 모두에 영향을 미치는 윤리적, 도덕적 의무(사회적 계약)를 가지고 있다. 과거에는 "적극적 정치활동"에 대한 생각은 많은 APRN들에게 두려움을 주었다. 아마도 그들은 정책 차원에서 어떻게 행동할 것인가에 대해 관여할 능력이나 자신감이 부족했거나 방관하는 것을 선호했을 것이다. 오늘날에는 APRN 교육과정에서뿐만 아니라 모든 간호교육과정에서 보건정책과 리더십이 필수적인 과정으로 되어 있어, 정책개발의 적극적인 참여자가 되기 위한 장벽은 줄어들고 있다. APRN은 정치적 행동을 통해 보건정책의 발전에 기여할 수 있는 잠재적인 책임을 인식하고, 이에 따라 사회 계약의 의무를 이행하는 것이 필수적이다.

APRN은 오랫동안 의사결정에 도달하기 위해 정책결정 프로세스를 사용해 왔다. 이것은 공식적 또는 비공식적으로 원하는 결과를 얻기 위해 일련의 브레인스토밍(brainstorming)과 같은 정신적 작업을 거치고, 다른 대안과 비교하고, 그리고 목표를 달성할 가능성이 가장 높은 것을 선택함으로써 당면한 문제를 해결하기 위해 다른 대안을 모으는 과정이다. 이러한 정책 입안 과정에서 공공보건 영역이나 APRN의 실무에 영향을 미치는 정책결정 과정에 APRN이 참여하는 것은 매우 중요하다. APRN 역할이 모든 정책 논의 과정에서 거론되는 것도 이런 이유 때문이다. – 종종 "당신은 테이블에 있지 않더라도 메뉴에는 있습니다."라는 말을 듣게 된다. 대안 논의에 참여하면 APRN에게 발언권이 주어지며, APRN, 환자 또는 의료서비스에 대한 접근에 잠재적으로 영향을 미칠 수 있는 주 및 국가 입법 문제에 대해 발언권이 보장된다. 전문직으로서의 발전에 영향을 미치는 문제로 분명한 관심사이며, 특히 APRN이 의사와 협력하여 실무를 시행해야 하는 일부 주에서는 더욱 그러하다.

전 세계의 전문간호기관은 간호사가 정책개발에 어느 정도 참여할 수 있도록 의무 사항과 절차를 가지고 있다. 2015년 간호사 윤리강령(American Nurses Association, ANA, 2015)의 조항 7은 모든 역할과 환경에서 간호사가 연구 및 학술조사, 임상표준개발, 간호 및 보건 정책의 수립을 통해 역할을 발전시킬 것을 요구한다. 이것은 기관, 지역, 주, 또는 글로벌 시민 또는 조직정책수립위원회(Lachman, Swanson, & Windland-Brown, 2015)를 이끌거나 역할을 수행해야 하는 간호사의 책임을 강조한다. 그 구성 요소로서 APRN은 리더가 되어야 하며, 자신의 실무 환경에서 다른 사람을 위해서 정책 위원회에서 봉사하고 멘토링해야 하며, 지역 및 주 대표들에게 보건의료 자문 역할을 해야 한다. 또한 APRN 프로그램을 인증하거나 해당 프로그램에 대한 지침을 제공하는 단체들은 또한 교과과정에 정책 분야에서 APRN이 능력을 갖출 수 있도록 훈련하는 내용을 포함하도록 의무화했다. 이러한 기관(National Organization of Nurse Practitioner Faculties [NONPF], Commission on Collegiate Nursing Education [CCNE])들은 정치적 활동과 정책개발에 대한 의무가 전문간호 실무의 중심 요소라는 것을 인식하도록 했다(Ehrenrich, 2002). 정책개발 과정에 참여하기 위해서는 의료서비스 전달체계와 성과를 개선하기 위해 정책 입안자에게 영향을 미칠 수 있는 능력까지도 갖추어야 한다. 이런 과정의 참여에 있어 필수적인 요소는 APRN이 관련 주 입법 안건을 확인하고 그것이 APRN의 실무 범위에 어떻게 영향을 미치는지 이해하는 것이다.

정치적 역량은 (1) 의료의 광범위한 사회경제적 및 환경적 결정요소에 개입하고, (2) 문화적으로 다양한 사회에 효과적으로 개입하며, (3) 인간적인 의료체계의 개발에 협력하며, (4) 간호사의 가치를 정책 논의 과정까지 전달할 수 있는 것이 필요하다(Warner, 2003). 2007년, ICN은 APRN의 정책결정 역할을 설명하고, APRN이 보건 환경을 결정하는 중요한 요인과 관련된 공공정책에 기여해야 한다고 주장했다(Carnegie & Kiger, 2009). APRN이 정치적 활동에 참여해야 하는 이유 중 하나는 개인적 환자로서의 의료 불평등의 경험을 지역사회로 초점을 옮기는 것이다. APRN은 정치적 차원에서 그리고 지역 사회의 역할 내에서 지지와 시민권이 있는 곳에서 참여해야 한다.

APRN은 자신의 자율권을 보호하고, APRN이 제공하는 의료의 경제적 가치와 사회적 가치에 대해 입법자들이 인식하도록 하며, 국회의원들이 APRN의 실무에 대한 장벽을 제거하도록 설득하기 위해 노력해야 한다. APRN은 정책 수립에 좀 더 적극적으로 참여해야 하며, 이것은 의료전달 과정에 영향을 미치게 된다. 전문가 협회는 전통적으로 "사회와 계약을 체결"하고 의료 정책에 영향을 미치기 위해 개인 회원들을 대신하여 중요한 역할을 수행해 왔다(Dollinger, 2000, p. 28). 각각의 APRN은 접근성, 공정성, 그리고 경제성을 향상시키고 촉진하는 정책을 지지하는데 적극적인 역할을 의무적으로 해야 하며, 이 모든 것은 실무에 대한 장벽을 제거해야 가능하다.

2) APRN 규정 : Consensus 모델

2008년 7월 APRN 규정의 합의모델이 발표되었다. APRN Consensus 모델을 위한 근거는 지속적으로 변화하는 기대와 함께 역할을 수행하는 APRN의 수가 증가함에 따라 환자 안전에 대한 우려를 완화하기 위해 면허, 공인, 인증 및 교육과정을 조정하는 것이었다.

이 모델은 Advanced Practice Nursing Consensus Work Group과 NCSBN(National Council of State Boards of Nursing) APRN 위원회에 의해 이루어진 수년간의 상당한 노력의 산물이다. 위원회의 과제는 국가공인 교육표준, 국가공인 역할, 역량 및 국가공인 전문역량을 개발하고 검증하는 것이었다. 합의체 구성원은 41개의 간호 조직을 대표했다. 이 문서는 APRN 실무를 정의하고, APRN 규제모델(regulatory model)을 기술하며, 사용하게 될 호칭을 식별하고, 특수성을 정의하며, 새로운 역할과 모집단의 출현을 설명하고, 업무 실행 전략을 제시하고 있다.

APRN 규제에 대한 Consensus 모델은 APRN Consensus Work Group과 APRN Joint Dialogue Group에 참여한 간호기관들에 의해 대부분의 권고 사항(2008)에 만장일치로 동의하여 승인되었다. 여기에는 다음과 같은 필수 요소가 포함된다. 면허, 공인, 인증 및 교육(LACE).

- **면허**(Licensure)는 실무에 대한 권한을 부여하는 것이다.
- **공인**(Accreditation)은 간호 또는 간호 관련 프로그램에 대한 학위 또는 인증 프로그램의 공식적인 검토 및 승인이다.
- **인증**(Certification)은 전문가들에 의해 확인된 표준을 달성하여 입증된 지식, 기술 및 경험에 대한 공식적인 인정이다.
- **교육**(Education)은 대학원 또는 대학원 프로그램에서 APRN들의 공식적인 준비 과정이다.

Consensus 모델 내의 권고사항은 APRN 규제의 명확성과 표준화를 증가시키는 목표를 가지고 건전한 모델을 달성하기 위한 규정 기관 간의 협력의 필요성과 의도를 반영한다. 또한, 이 단체는 간호 교육, 실무, 자격 증명과 관련된 문제들을 지속적이고 정기적으로 논의할 필요성을 인식했다. 모델은 변화하는 사회적 요구와 APRN이 제공하는 진료에 무제한으로 접근하려는 소비자의 욕구에 대응하기 위해 쉽게 갱신될 수 있는 활성화되어 있는 문서로 남아 있어야 한다. 또한 이 모델은 상급실무간호에 관심이 있는 주요 이해관계자 간의 투명하고 정렬된 커뮤니케이션을 허용하는 공식적이고 지속적인 의사소통 기전을 제공한다.

APRN 규제모델에 대한 권고안의 실행은 점진적으로 이루어지도록 의도되었고(NCSBN, 2008), 2015년까지 완전히 실행되었다. 현재 승인 후 9년이 지난 이 모델은 40% 이상의 주에서 제정되었다. 이 21개 주에서는 APRN에 대해 완전한 실무권한 면허와 APRN을 위한 실무법을 채택하였다. 이 법에 따라 APRN은 독립적으로 실무를 시행하며, "지식과 경험의 한계를 인식하고, 전문지식을 넘어서는 상황 관리를 계획하며, 환자와 상담하거나 적절한 다른 의료 전문가에게 환자를 의뢰하는 것"에 대해 책임을 갖게 된다(Fairman, Rowe, Hasmiller, & Shalala, 2011). 이제 충분한 수의 주들이 주요 Consensus 모델 요소를 제정함으로써 나머지 주들이 함께 갈 수 있도록 유도할 탄력적 추진력을 만들어야 한다. Consensus 모델 요소에 대한 지속적인 관심과 지속성은 완전한 실무 권한이 APRN 실무에 대한 장벽을 제거할 수 있음을 보여준다.

APRN에 대한 전체 실무 권한의 구현에 대한 사회적 이점은 환자에게 APRN이 제공하게 될 모든 서비스에 대해 완전하고 직접적인 접근성을 환자에게 제공하는데 있다. APRN에 대한 전체 실무 권한에 대한 필요성은 여러 기관의 연구 보고서에서 밝혀지고 있다. 특히 규제 장벽을 겨냥하는 Institute of Medicine (IOM)과 함께 Macy Foundation과 같은 조직은 보다 광범위한 실무 범위의 경계를 지지하고 있다. 가장 큰 소비자 그룹 중 하나인 AARP (American Association of

Retired Persons)도 2차 및 3차 의료기관에서 제공되는 관리뿐만 아니라 일차 진료에서 APRN의 역할 확대를 지지하고 있다. 경제적 이익 관점에서, APRN의 역할을 확대하여 일차 진료에 대한 접근성을 강화하는 것은 더 낮은 비용으로 일차 진료의 이용 가능성을 확대할 수 있다. 또한, 이는 접근성의 장벽 때문에 치료받지 못했던 질환과 이런 질환과 관련된 후유증의 발생을 줄일 수 있는 잠재력을 가지고 있다. 한 연구에서는 매사추세츠 주에서만, APRN이 10년 동안 42억 달러에서 84억 달러의 비용을 절감했으며, APRN에 의해 운영되는 일차 진료 클리닉을 확대할 경우 60억 달러를 절감할 수 있다는 것을 보여주었다(Eibner et al, 2009).

1960년대 이후 APRN은 지역 보건소의 확장을 가능하게 했다. 2011년까지 전국에 7,354개의 보건소가 있어 1,600만 명 이상을 돌보았다(Aiken, 2011). 또한, 수백만 명의 미국 가정이 주로 APRN에 의한 1,100개 이상의 1차 진료 클리닉에서 치료를 받아 응급부서(ED)의 부담을 개선하였다. 게다가 여러 의료개혁의 계획들은 일차 진료, 예방 및 진료 조정에 있어 다양하고 새로운 역할들의 범위를 APRN들이 어떻게 충족시키는지의 여부에 따라 결정되었다(Aiken, 2011).

3) 건강보험법과 APRN

환경이나 상황에 관계없이 의료서비스에 접근할 수 있도록 하는 것은 소비자와 정부 모두에게 오랜 관심사였다. IOM Primary Care Reports는 지속적으로 의료 접근 가능성을 치료의 초석으로 정의하고 있다(IOM, 1978, 1993, 1996). 2000년 IOM 보고서인 'America's Health Care Safety Net: 완전하지만 위험에 처한 미국'은 미국이 취약계층을 위한 의료서비스에 시기적절하고 온전한 접근성을 제공하지 못하고 있음을 인정하고 있다.

2010년 3월, Obama 대통령은 포괄적 의료개혁인 환자 보호 및 건강보험법(Patient Protection and Affordable Care Act, ACA, 일명 오바마케어라고 하기도 함)에 서명했다. 이 법은 건강보험에 가입된 미국인의 수를 늘리고 의료비를 줄이기 위해 고안되었다. 이 법의 제정은 포괄적 건강보험을 제정하려는 수십 년간의 시도 끝에 이루어졌다. 충분한 계획이나 준비없이 너무 빨리 시행되고 너무 많은 비용이 소요되는 것을 거론하면서 이 법안이 통과되기 전부터 그 이후로도 비판적 논쟁이 지속적으로 제기되어 오고 있다. 많은 사람들은 또한 이 법이 "사회 의료 보장 제도"로 가는 단계라고 폄하하는 반면, 또 다른 사람들은 이 법이 역사적으로 불신받는 문제해결 접근방식인 "큰 정부"를 장려한다고 경고한다.

건강보험법에 대한 접근성 향상과 의료서비스 확대는 ACA의 주요 목표 중 하나이다. 건강보험법의 제정과 함께 1965년 메디케어 및 메디케이드 프로그램의 개발 이후 볼 수 없었던 미국의 의료체계에 광범위한 변화가 일어났다. 이러한 법으로 인해 미국은 의료체계를 혁신하고 그 어느 때보다 더욱 질 높고, 더 안전하고, 더 저렴하고, 더 쉽게 접근할 수 있는 의료서비스를 제공할 기회를 갖게 되었다. 즉, ACA의 비전을 완전히 실현하려면 특히 APRN과 관련된 의료제도의 많은 측면을 혁신해야 한다(Cella & King-Jensen, 2011).

ACA의 제정으로 APRN이 제공하는 서비스에 대한 접근성이 개선되었지만, 완전한 실현에 대한 장벽은 여전히 존재한다. 다음은 그런 사례

중의 하나이다. APRN은 1998년부터 파트 B 메디케어 제공자로 승인되었다. 이러한 승인에도 불구하고, 가정의료서비스가 필요한 환자를 관리하는 APRN은 여전히 APRN이 진료 자격을 문서화하기 위해 필요한 대면 인증 검사를 수행했음을 입증하기 위한 의사가 필요하다. APRN은 환자의 필요에 따라 대면평가를 제공할 수 있지만, 의사가 만남을 문서화해야 하는 요구사항은 여전히 존재한다. 이러한 요구사항은 비용을 증가시키고 필요한 치료를 지연시키며, 이것은 이런 권한 부여의 의도에 반하는 것이다.

ACA가 완전히 시행된 이후, 1,800만 명의 비보험자가 건강보험 혜택을 받았다(기획평가담당차관[ASPE], 2015). ACA는 또한 APRN을 PCP로 인정하는 차별금지 조항을 근거로 하여 NP에 의해 제공되는 의료서비스에 대한 접근성을 개선했다. 일차 치료의 정기적인 원천에 접근할 수 있는 것은 예방 서비스의 보다 효과적인 제공과 만성질환의 관리 개선과 관련이 있다. 보건복지부(Department of Health and Human Services, HHS)는 1,050만 명의 보험에 가입되지 않은 또 다른 미국인들이 공공 보험 교환을 통해 보험 혜택을 받을 수 있다고 추정하며, 이들을 등록하는 방안을 추진할 예정이다(Pear, 2015). 이러한 요인과 고령화 및 인구증가는 일차진료 수요에 기여한다. 일부 지역에서 심각한 PCP 부족 현상이 앞으로 몇 년 동안 크게 증가할 것으로 예상된다. 이것은 좀더 호의적이고 공정한 상환 정책을 가지고 APRN에 대한 완전한 실무 권한을 지원해야 하는 확실한 이유이다.

IOM의 획기적인 2011년 보고서인 '간호의 미래(Future of Nursing: 선도적 변화, 건강증진)'에 따르면, APRN의 교육 및 임상 준비의 범위에서 국가의 건강 관리 요구와 실무를 충족시키는 능력은 연방법과 규정에서 상당한 장벽으로 인해 계속 제한되고 있다. 또한 이 보고서는 APRN의 적응력, 환자와의 친밀도, 치료과정의 과학적 이해 등을 포함한 간호 직업의 고유한 속성을 인정하고 있다.

*Healthy People 2020*은 건강에 대한 다양한 결정요소들에 대해 서술하고 있으며, 여기에는 "정책 결정, 사회적 요인, 의료서비스, 개인의 행동, 생물학 및 유전학적 요소" 등이 포함된다(HHS, 2011). APRN은 *Healthy People 2020*(Pericak, 2011)의 권고에 따라 건강에 영향을 미치는 사회적, 경제적, 환경적 요인을 고려하여 개인에게 대처하도록 교육받는다. 또한, APRN이 이미 미국의 일차 진료 제공에서 상당히 크게 성장하고 있다는 증거를 통해 매우 설득력 있게 보여진다(Pohl, Barksdale, & Werner, 2015).

4) 각 주별 비교

각 주마다 nurse practitioner (NP), advanced nurse practitioner (ANP), advanced registered nurse practitioner (ARNP), clinical nurse practitioner (CNP), 그리고 registered nurse practitioner (RNP)를 포함한 advanced nurse practice nurse (APN)에 대해 다양한 직함을 채택하고 있다. 각 주의 명칭의 다양성은 APRN 역할에 대한 혼동을 증가시킨다. 이렇게 명칭에 일관성이 없는 것은 대중들에게 매우 혼란스러운 것으로 입증되었다(Fotch, 2016). 또한, 인증기관이 APRN에 인증정보(즉, FNP-C, CPNP)를 명시하도록 지시하는 방법의 차이는 혼란을 가중시킨다. 주 전체에 걸쳐 APRN의 일관된 규제모델은 없다. 합의모델은 그러한 통일성의 결여를 제거하기 위한 단계이지만, 각 주는 APRN의 법적 실무범위, 인정된 역할, 상급 실무 진입 기준, 그리고 신입 APRN 역량 평가를 위해 받아들여진 인증시험 등을 독립적으로 결정한다. 이 모든 것들은 APRN이 주 간에 쉽게 이동하는데 있어 상당한 장벽을 만들어냈으며, 환자진료에 대한 접근성을 감소시켰다.

ACA는 APRN을 협업이나 감독 요건에 대한 언급없이 보조금 및 일차 진료 보너스 지급을 받을 수 있는 PCP로 인정하고 있다(그림 10.1). APRN을 PCP로 인정하는 것이 ACA의 성공에 가장 중요하다. 그러나 APRN이 독립적으로 실무하는데 대한 장벽은 지속되고 있다. 실무범위에 대한 제한은 노동력 공급과 경쟁을 제한하며 서비스 비용을 증가시킨다. APRN을 그들의 모든 지식과 역량범위까지 활용하는 것은 의료의 패러다임을 확장한다. APRN은 더 나은 보건의료 성과를 달성하기 위해 미국에서 의료서비스를 재설계하는데 있어 의사 및 기타 의료 전문가와 완전한 파트너로 인정되어야 한다.

실무 권한 구성에는 전체, 축소 및 제한의 세 가지 범주가 있다.

APRN 역할이 초기 단계에 있을 때 PCP에 대한 필요성이 가장 큰 주, 특히 시골 지역이 넓은 주는 법적 및 규제 장벽을 완화하기 더 쉬웠다. APRN은 전 범위 실무 면허를 통해 환자를 평가하고 진단, 진단 테스트를 처방하고 해석하며, 그리고 약물을 처방하는 것을 포함하여 치료를 시작하고 관리할 수 있다. 이는 해당 주에서 전체 실무에 대한 권리는 다른 보건 분야와의 규제된 협력 계약이 아니라 주 간호 위원회의 독점적 면허 권한에 따라 이루어지기 때문에 중요하다. 이것은 IOM과 NCSBN이 권장하는 모델이다. 오늘날, 미국의 50개 주와 영토 중에서, 21개 주와 워싱턴 DC의 ARNP는 그들이 교육받은 전 범위의 실무를 시행할 권한을 가지고 있다.

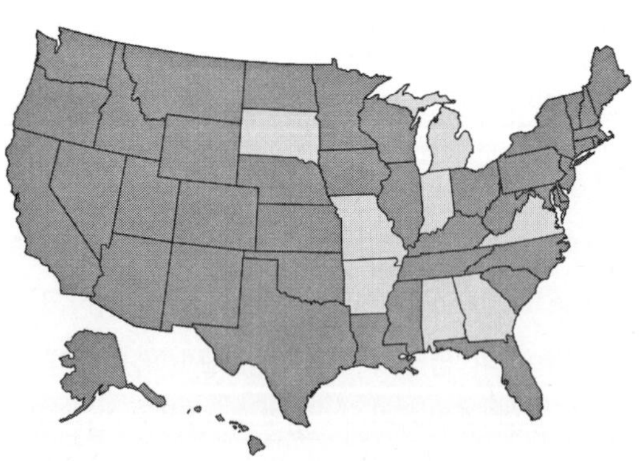

범례

■ Yes: 42개주
(메디케이드 또는 다른 보험법 내에 안정을 포함할 수 있다)

□ No: 노골적으로 인정하지 않음:
8개주 + DC

*모든 주가 APRN에 완전한 실무권한을 부여하는 것은 아니다.

그림 10.1 주 법에서 ARNP를 일차진료 제공자로 인정하는 주

5) 상환

CMS (Centers for Medicare and Medicaid Services)는 연방에서 지원하는 보험 프로그램을 규제한다. 메디케어는 65세 이상 노인, 특정 장애를 가진 65세 미만 환자, 말기 신장질환(투석이나 신장이식이 필요한 신장 장애)을 가진 모든 연령대의 환자에게 보험을 제공한다.

메디케이드는 가장 취약한 개인과 가족들에게 건강보험을 제공한다. 주정부와 연방정부가 공유하는 프로그램인 메디케이드는 다른 보험사와 다르게 규제된다. 각 주는 자격, 서비스 및 상환에 대한 자체 지침을 설정한다(CMS, 2016).

1998년 1월부터, 일차 진료를 담당하는 ARNP에 의해 제공되는 서비스는 메디케어에 의해 보상받을 수 있게 되었다. 비록 보상률이 의사들에 비해 5% 낮았지만, 이것은 지급에 기초한 진료에 대한 접근 장벽을 완화하는 돌파구였다. 이러한 성과에도 불구하고 APRN에 대한 상환 문제는 여전히 존재한다. 메디케어와 메디케이드 외에도 관리형 진료기관이나 다른 상업적 보험사와 같은 많은 제3자 지급인은 APRN을 자격을 갖춘 의료 제공자로 인정하고 있다. 그러나 상환 및 상환정책의 차이는 광범위할 수 있다. 이 난제는 다른 여러 의료제공자의 직접적 상환 및 감독 요건과 관련된 주 및 정책 내에서의 제약뿐 아니라 메디케이드와 기타 민간 보험사의 제약에 의해 더욱 복잡해지고 있다. 각 기업은 자체적인 청구 기준을 가지고 있으며 그 안에 APRN에 대한 과제가 존재한다.

APRN이 환자의 치료에 참여할 자격이 있고 환자에게 직접 접근할 수 있도록 모든 지급인에 대한 상환 정책을 반드시 개정해야 한다. 또한 상환은 질 높은 의료서비스 제공과 관련된 실제 비용을 반영해야 하며, 의료서비스 제공 인력의 효과적이고 효율적인 활용을 촉진해야 한다(Nurse practitioner 라운드테이블, 2010). IOM(2011)이 모든 제3자 지급인이 실무 범위 내에서 서비스를 제공하는 APRN에 대한 직접 상환에 참여하라는 권고는 APRN 커뮤니티의 정서를 반영한다.

많은 주에서 협업 동의에 대한 요구사항은 APRN이 자치 면허(self-governing license)를 가질 수 있는 능력을 제한한다. 여러 주에서 일관된 상환이 이루어 지지 않아 APRN은 대부분 보이지 않게 되었으며, 현재 제공하는 진료의 양과 질도 최소화되었다. 또한 이미 낮은 APRN의 의료서비스에 대한 의료보험료 상환액을 더 감소시키는 것은 재정적인 지불 능력을 더욱 어렵게 만든다.

2016년 7월, APRN이 제공하는 진료에 직접 영향을 미치는 50개 주 및 지역의 입법부에는 683개의 법안이 있었다. 112개의 추가 법안은 일차진료를 직접적으로 다루었다. 각 법안에는 APRN이 환자중심 의료원이나 기타 일차진료 전달의 또 다른 모델의 리더와 PCP로서의 역할을 수행하는 것을 어렵게 하는 장애물을 제거하라는 권고안이 담겨있다. 그러한 장벽에는 상환정책, 실무범위 및 제한적인 약물 처방 권한, 다른 의료 제공자에 의한 감독 요구, 개별적 건강관리 계획에 의한 차이 등이 포함되었다. 주 및 국가 규제 및 상환정책은 NP가 모든 의료전달 모델에서 PCP 역할을 하기 어렵게 하는 장벽을 제거하도록 수정해야 한다.

결 론

수년간, 많은 연구결과들은 APRN이 모든 의료환경에서 모든 계층의 모든 연령의 환자에게 양질의 비용 효율적인 의료서비스를 제공한다는 것을 일관되게 보여주었다. 의료의 실제 비용을 반영하고 지속 가능한 실무를 촉진하기 위한 상환정책과 의료체계를 다시 설계하는 것이 중요하다.

APRN은 정치에 참여할 준비가 되어 있어야 한다. APRN은 미국 대중들에게 양질의 의료서비스를 제공하는 주요 주체로서 APRN을 포함하는 정책개발을 장려하기 위해 국가적 및 지역적 맥락에 초점을 맞추어야 한다. 양질의 합리적인 치료를 제공하기 위해 지역사회에 대한 책임감을 가지는 것은 사회적 계약의 구성요소이다.

1965년 설립된 APRN 역할이 간호 전문직 전

체와 비교하면 상대적으로 짧은 역사를 가지고 있다는 사실을 잊기 쉽다. 비교적 짧은 역사에도 불구하고, APRN은 의료계에서 가장 중요한 역할 중 하나로 성장하였다. APRN은 환자와 대중에게 효과적이고 필수적인 의료를 제공한 풍부한 경험을 가지고 있다. 미래를 내다볼 때, APRN들은 상대적으로 짧은 시간 동안, 상당히 훌륭한 성과를 만들어 낸 것에 대해 축하하고 격려해야 한다. 그리고 모든 APRN은 정치 과정에 계속 적극적으로 참여해야 한다.

제 11 장

자원관리

Eileen Flaherty, Antigone Grasso, and Cindy Aiena

학습 목표

이 장의 결과로 기대되는 학습 결과

- 손익(P & L) 계산서를 해석할 수 있다.
- 영업 수익의 원동력(drivers)을 설명할 수 있다
- 환급과 지불자 조합 간의 관계를 구별할 수 있다.
- 급여, 비급여 및 감가상각 등 비용 유형을 설명할 수 있다.
- 예산 작성시 기본적인 고려 사항을 이해한다.
- 수익을 극대화하기 위한 전략을 권장할 수 있다.
- 비용 억제 전략을 설명한다.
- Advanced practice registered nurses (APRN) 실무가 수익 창출 및 자원 지출에 미칠 수 있는 영향을 설명할 수 있다.

서 론

어떤 환경에서든 APRN은 조직의 환경에 영향을 주고 영향을 받는다. 조직은 APRN이 임상 진료 목표를 추구할 수 있는 구조를 제공한다.

모든 조직은 가치 있는 제품 또는 서비스(성과)를 생산하기 위해 조직이 존재한다라는 기본적인 가정을 가지고 있다. 결과적으로 산출물이 가치가 있기 때문에 수익을 창출하고, 생성된 수익은 소비된 자원(투입)의 비용을 충당하고 일정 수준의 이익을 제공할 것이라는 가정이다. 조직이 지속적인 생존을 보장하기 위해선 이익이 필요하다. 예를 들면 기존 시설을 업그레이드하고, 오래된 장비를 교체하고, 서비스를 확장하거나, 새로운 프로그램을 추가하고, 영리 조직의 투자자나 소유주에게 수익을 제공하고 지속적인 투자를 장려하기 위해서 이익이 필요하다. 이익이 발생하지 않으면 조직은 살아남지 못할 것이다. 미션을 성공적으로 수행하려면 조직은 적절한 우선순위를 지정하고 자원을 효과적으로 활용하여 재

정적 생존 가능성을 확보해야 한다.

조직의 결정은 APRN 업무의 내용과 방향 모두에 영향을 미치거나 실제로 APRN이 조직 내에서 업무를 수행할 수 있는 정도를 결정할 수 있다. 임상의(clinician)의 효과적인 투입이 없으면 임상의에게 부적절하거나 비효과적인 기대를 초래할 수 있다. 마찬가지로 임상의의 결정은 조직의 건강과 힘을 약화시키는 의도하지 않은 결과를 초래할 수 있다. 따라서 APRN은 조직의 비즈니스 및 재무 구조와 시스템을 이해해야 한다. "APRN의 업무가 수익 창출 및 자원 지출에 어떤 영향을 미치는가?" "비즈니스 및 재정 정책이 임상 실무를 어느 정도 향상시키거나 제한하는가" 등이 그 예이다.

구 조

미션을 완수하기 위해 조직은 재무 시스템을 통해 추적하고 관리하는 일련의 거래를 수행하게 된다. 이러한 거래들은 거래를 구성하는 매트릭스 구조인 계정과목표(the chart of accounts)[1]에 따라 분류된다. 매트릭스 한 축인 계정 코드에는 유형에 따른 거래들이 집계되어 있다(예; 환자 치료 수익, 급여, 사무용품, 유지보수 계약). 다른 축인 전체 비용, 전체 수입, 또는 전체 책임은 기능에 따라 거래를 집계하고 서비스 영역(심장센터, 암센터)이나 물리적 장소(병동, 외래), 활동 영역(혈액은행, 투석실)에 따라 구분할 수도 있다. 계정과목표의 세부적인 목표는 각 조직에 따라 다르므로, 더 나은 정보와 관리를 위해 거래를 집계할 뿐만 아니라 조직과 내부구조에 대한 그림도 제공한다. 집계된 거래는 손익(profit and loss, P & L) 또는 손익계산서(income and expense, I & E)라고 하는 영업 명세서로 요약되며, 여기에는 숫자로 세분화된 운영 마진 또는 득과 실(수입대비지출)이 적혀 있다(그림 11.1 참조).

대부분의 의료기관은 재무제표를 작성 시 발생주의 회계(accrual accounting)를 사용한다. 발생주의 회계는 어떠한 서비스를 제공하고 자원이 사용됨에 따라 발생되는 비용이 보고될 때 수익이 인식되도록 지정하는 방식이다. 매칭 기본원리는 어떤 수익이 보고될 때 관련 비용 또는 매칭되는 지출도 보고되어야 한다. 따라서 어떠한 활동에 대해 보고된 수익은 해당 수익을 생성하기 위해 사용된 지출과 매칭된다. 그리고 보고된 기간 안에 그 행위와 자원의 활용이 어떻게 이루어졌는지 실제적인 서비스에 관련된 돈이 어떻게 얻어지고 자원에 지출이 어떻게 지급되었는지 적혀 있다.

수 익

수익은 단체가 얻는 수입을 뜻하며 운영과 비운영 2가지로 분류된다. 운영수익은 조직의 가장 주요 활동을 통해 얻는 것을 포함한다. 병원의 경우 운영수익은 환자 수익, 소매 활동(소매약국, 주차장, 카페테리아)과 연구-관련 수익 등이 포함된다. 비운영 수익은 투자나 기부와 같은 활동을 통해 얻는 수익을 뜻한다.

1) 운영수익

운영수익이란 단체가 매일같이 하는 주요 활

1) 회사의 재무회계 시스템에서 기표가 이루어지는 계정과목/계정코드들을 모아 놓은 표

손익계산서 2017년 회계연도(단위: 천달러)				
	실질	예산	차액(variance)	차액 비율(%)
전체 환자 수익				
– 병동	$515,994	$496,843	$19,151	3.9%
– 외래	$341,769	$332,764	$9,005	2.7%
총 전체 환자 수익	$857,763	$829,607	$28,156	3.4%
수입에서 제외할 항목				
계약 수당	$498,732	$479,560	–$19,172	–4.0%
기부금	$23,760	$22,230	–$1,531	–6.9%
환자 서비스 순수익	$335,272	$327,818	$7,454	2.3%
간접 연구 비용비	$31,555	$30,951	$605	2.0%
기타 운영비	$16,089	$15,126	$964	6.4%
총 운영비	$382,916	$373,894	$9,022	2.4%
비용				
임금	$152,628	$151,908	–$720	–0.5%
직원 복지비	$26,517	$26,726	$209	0.8%
사무용품비	$58,682	$56,421	–$2,261	–4.0%
공과금	$9,503	$10,187	$685	6.7%
기타	$81,249	$77,487	–$3,762	–4.9%
감가상각비	$27,300	$27,468	$168	0.6%
대손 충당금	$8,758	$10,126	$1,368	13.5%
이자	$4,956	$5,485	$529	9.6%
총 운영비	$369,592	$365,806	–$3,786	–1.0%
운영 수익(손실)금액	$13,324	$8,088	$5,237	n/a
전체 수입 총액의 비율(%)	3.5%	2.2%		

차액이 양의 값은 예산에 있어 좋은 것이고, 음의 값은 예산에 있어 좋지 않다.

그림 11.1 손익계산서 샘플

동으로부터 얻는 이익을 뜻한다. 의료기관의 경우, 주요 활동 수익은 환자와 고객 서비스와 관련이 있으며 연방정부(메디케어, 군인 및 퇴역군인 혜택 프로그램), 주정부(메디케이드, 다른 주정부 프로그램), 기타 보험사들(Blue Cross, Blue Shield, 건강관리조직(HMO), 건별 지불 보험계획), 또는 서비스를 받는 환자(자기 부담) 등 다양한 지불자들로부터 발생할 수 있다.

수익 또는 소득은 제공된 서비스에 대해 받는 돈을 말하며 조직의 생산량을 반영한다. 각 특정 서비스나 활동, 물량에 정해져 있는 금액을 내는 것이다. 이것은 총 환자 서비스 수익이라 불리운다. 의료기관의 명세서(organization's charge master)는 청구된 각 금액이 적혀 있으며, 관련 비용뿐만 아니라 일부 이익 마진을 반영하기 위한 것이다. 하지만 이러한 금액은 포괄수가제로 정해져 있거나 할인되기도 하고, 자선 치료로 면제되거나, 지불하지 않을 것으로 예상되는 사람(불량부채)에게 징수되지 않을 수 있다. 따라서 청구 금액은 환자에게 제공된 서비스로부터의 실제적인 이익(순 환자 서비스 수익)을 반영하는 것은 아니다(Gapenski, 2012).

메디케어 수입은 각 개별 서비스에 대한 요금이 아니라 각 치료의 의료행위별로 정해진 수가를 받는 고정 진료비 지불제도(prospective payment system)로 정해진다(Cleverly, Song, & Cleverly, 2011). 내원 환자가 어떤 명목으로 입원해서 치료를 받았는지에 따라 퇴원 시 진단명(DRG)에 따라 금액이 결정되며 환자의 소득수준, 지방 혹은 대도시, 의료기관의 등급에 따라 지급이 조정된다. 비용 또는 재원 기간에 대한 약간의 조정을 제외하고, 각 DRG에 대해 기관에 지급하는 금액은 발생 비용과 상관없이 일정하다. 고정진료 지불제도는 정신과, 재활의학과, 어린이 병원과 암병원, 장기요양병원에는 적용되지 않는다. 이 경우 메디케어에 적용되는 환자에 한하여 사용된 비용에 근거하여 제한된 범위에서 환급을 받는다. 외래 환자를 위해, 메디케어는 자원 요구 사항과 임상적으로 비슷한 서비스들을 통합한 외래포괄수가제(ambulatory payment classification groups, APCs)를 사용하여 유사한 고정 진료비 지불제도를 개발하였다. 메디케어는 APC에 정해진 고정 요율에 따라 서비스 제공자에게 비용을 상환한다(Rimler, Gale, & Reede, 2015).

메디케어와 다른 주(state) 후원 지불 프로그램은 프로그램의 의도뿐만 아니라 주정부의 정치적, 재정적 환경도 반영하므로 주마다 각기 다르다. 각 주는 보상 대상과 수준을 결정하며, 치료에 대해 전액 또는 일정금액으로 지급하거나, 특정 서비스 제외, 특정 요금 할인 또는 목표 지출 상한에 대해 지급을 제한할 수 있다.

많은 비정부 제3자 지불자들은 의료기관과 직접 계약을 협상한다. 이러한 계약에는 DRG와 같은 포괄수가제, 할인 또는 조정된 요율, 정해진 모든 치료에 대해 가입자당 월정액만 지불하는 방식과 같은 위험-공유 계약, 사전 승인 요구사항, 또는 지불자에 대한 비용을 최소화하여 요금에서 수익을 떨어뜨리는 기타 메커니즘이 포함될 수 있다. 주로 의료기관을 관리하는 지불자들은 보상 시스템에 소비자가 함께 지불하는 코페이[2], 치료 건당 일정 금액, 최소자기부담금(deductibles)[3]과 환자가 연간 보상받을 한도 금액을 정하거나 자기부담 공제액을 포함한다. 행위별 수가제(Fee-for-Service)에서 보험 지불자는 협상된 금액의 백분율을 바탕으로 상환하지만, 코페이, 최소자기부담금, 최대 지불 한도 또는 제외되는 서비스로 인해 보험가입자에게 부담이 넘어가는 경우가 있다. 어떤 경우이든 행위별 수가 보험은 의료기관의 수익의 작은 비율만 제공한다. 의료비를 감당할 수 있는 자기 부담 환자의 비율은 더 적다. 연방, 주, 또는 민간 보험에 접

2) Copayment의 줄임말, 병원이나 의사를 방문할 때마다 환자가 부담해야 하는 금액으로 기본 진찰료 정도로 이해할 수 있다. 보험에 따라 금액이 달라지며 비싸고 좋은 보험일수록 코페이 금액이 없거나 낮다. 보통 $5에서 $30 정도로 책정된다.

3) 최소자기부담금(Deductble): 본인부담금의 일종, 보험회사가 의료비 지불을 시작하기 전에 가입자가 매년 먼저 내야 하는 고정 금액이다. 일단 가입자가 디덕터블을 지불하면 나머지 의료비용은 건강보험회사가 전액 또는 가입자와 나누어 내게 된다.

근할 수 없는 무보험 환자들은 많은 의료기관에서 자선 의료를 양산한다. 그러나 주의할 점은 2010년부터 도입된 Affordable Care Act로 인하여, 보험이 없는 미국인들의 숫자는 점차 줄어들고 있다. 예상 수익의 감소는 제공된 서비스가 보험 신청 자격 요건에 적합하지 않다고 결정한 보험사나 최소자기부담금이나 코페이 지불을 해야 하는 환자가 지불을 이행하지 않는 지불 거부와 대손(불량채권)으로부터 발생한다. 의료비용이 증가함에 따라 모든 당사자가 비용에 대해 더욱 민감해졌으므로, 의료제공자들이 규칙을 이해하고 제공된 모든 서비스에 대해 보상을 확실하게 받을 수 있도록 모든 수급 조건을 충족하는 것이 중요해졌다.

현재 존재하는 많은 상환 방법 외에도 새로운 지불 방법들이 계속해서 등장하고 있다. 예를 들면 많은 지불자들은 서비스의 질, 결과, 활용방안 등을 상환과 관련된 인센티브와 연결하고 있으며, 이는 행위별 수가제 또는 건강저축계정 제도(shared saving program)[4]와 관련된다. 이러한 프로그램들의 의도는 모든 의료환경에서 제공되는 의료서비스의 질을 지속적으로 향상시키면서 비용 관리를 하도록 장려한다. 이러한 조건에서, 의료기관과 의료서비스 제공자들은 서비스에 대한 전액 상환을 받기 위해 확립된 질적 표준을 달성할 뿐만 아니라 불필요한 비용을 줄일 책임이 있다. 인구집단 건강관리(population health management, PHM)와 메디컬 홈에 대한 노력은 이러한 조치의 성과를 향상시키기 위해 고안되었다.

의료의 질과 상환을 연계하는 다른 예로 2008년 메디케어 메디케이드 서비스 센터(Center for Medicare and Medicaid Services, CMS) 상환 정책으로 환자 입원할 때 없었던 병원-획득성 질환(hospital-acquired conditions, HAC)에 대해 메디케어 환급을 거부하였다: HAC의 목록은 2013년에 수정되었다(박스 11.1 참조). CMS는 이러한 의학적 오류는 어떠한 환자들에게도 일어나지 않았어야 했기 때문에 "절대 없어야 하는 사건(never events)"이라고 명명했다. 의료기관은 예방 가능한 합병증의 비용적인 결과에 책임을 져

박스 11.1

병원-획득질환 목록(Hospital Acquired Conditions Lists)

- 수술 후 체내 이물질 잔류
- 공기색전증
- 혈액형 불일치 혈액의 수혈
- 3, 4단계 욕창
- 낙상과 손상
- 부적절한 혈당관리로 인한 특정 증상
- 카테터 관련 요로감염
- 정맥카테터 관련 감염
- 관상동맥우회술 수술부위 감염, 종격동염
- 비만수술 후 수술부위 감염
- 정형외과 수술 후 수술부위 감염
- 심장삽입전기장치 수술부위 감염
- 정형외과 시술 후 심부정맥 색전증/폐색전증
- 정맥 카테터 삽입과 관련된 의인성 기흉

* "Hospital-Acquired Conditions." Centers for Medicare and Medicaid Services, 2016.

---

4) 미국에서는 건강저축계정(Health Saving Accounts: HSA)이 의료보험 체계 내에서 새로운 모델로 부상하고 있는데, 이는 높은 본인부담금을 가지는 의료보험상품(high-deductible health plan)과 연계하여 제공되고 있다. 2007년에 본인부담금(deductible)이 높은 보험(개인 1,010달러, 가족 2,200달러)에 가입할 경우 본인부담 의료비 지출에 사용하기 위한 HSA계좌에 저축하는 금액에 대해서는 소득세액이 면제된다.

야 함에 따라 의료오류를 줄이는 데 간호사가 할 수 있는 리더십 역할이 더욱 강조되었다. 구체적으로는 욕창, 환자 낙상과 같이 '절대 없어야 하는 사건'이 간호에 민감한 경우가 많아 환자 보호와 수익 확보에 있어 수준 높은 간호가 중요하다는 점을 더욱 강조하고 있다. 환자안전 개선을 위해 병원에 동기를 부여하기 위해 CMS는 주 메디케이드 프로그램이 메디케어의 선례를 따르도록 권장하고 있다. 또한 많은 상업적 건강보험사들은 그들의 지불 계획안에 "never events"에 대해 병원으로 하여금 금전적 책임을 지도록 강구하고 있다(Austin & Pronovost, 2015).

환자 서비스로 인한 수익 외에 주차비 또는 식당가 수입, 또는 간접적 연구수익으로 운영수익을 창출할 수 있으며, 연구 후원자로부터 장소 대여비, 연구 프로젝트 관련 행정 지원을 위해 받은 간접 운영 수익도 창출할 수 있다. 총 운영수익은 환자 서비스 수익과 운영 및 연구수익이며 병원이 운영으로 얻는 실제적인 금액에 총 보상액을 반영한다.

2) 영업 외 수익

병원은 제공된 서비스와 직접적으로 연계되지 않는 영업 외 수익을 창출할 수 있다. 영업 외 수익은 영업 수익과 달리 별도로 보고되고 관리된다. 이 수익은 일상적인 운영 재무 장부에는 포함되거나 영업 이익에 포함되지 않는다. 이자성 수입은 현금 또는 투자 항목에서 발생한다. 병원의 목적적 행사나 계획에 맞추어 비영리 단체에 제공되는 선물이나 기부를 할 수 있다. 증여가 기부금 형태인 경우에는 원금을 투자하고 투자금에 대한 이자 수익만 사용할 수 있다.

비 용

서비스를 제공할 때 드는 원가가 비용이다. 임금 및 급여 비용은 조직 내에서 관리 및 기타 활동을 제공하는데 필요한 인력에 들어가는 비용이다. 급여는 조직에 의해서 결정되며, 최저 임금에 관련된 법규, 공정한 노동 관행에 관한 규정 및 일부 병원의 경우 노동조합 계약 등을 고려해서 결정된다. 여기에는 기본 임금에 더하여 차등 임금, 보험료, 상여금 그리고 기타 금전적 보상들이 포함된다. 복리 후생은 실업 수당, 산재 보상과 같이 법으로 규정된 것과 건강보험 및 연금수당과 같이 조직에 특화된 것으로 두가지 경우로 나눈다. 비용이 발생하는 다른 혜택들은 병원의 직원 정책에 따라 다르며, 예를 들어 병가, 휴가, 공휴일, 다른 유급 휴가가 여기에 속한다. 유급휴가를 받는 직원의 봉월급에 더하여 대체자에 대한 임금 비용이 발생한다. 만약에 그 직원의 일이 전체적으로 대체가 되지 않는다면, 그 일과 관련된 생산성 비용과 이익이 현실화 될 수 없다. 실제로, 실무자가 효율적으로 일을 하는 경우 유급휴가로 인하여 한 명의 실무자가 자리를 비웠을 때 환자를 보지 못하게 되어 생기는 이익의 손실 또는 그 실무자의 임시 대체 비용을 증가시킨다. 유급휴가의 경우 이러한 점이 연관되어 있음을 기억해야 한다. 무급휴가는 임금이 지불되지 않으므로 대체자를 그 비용으로 고용할 수 있어 실제적인 이익에는 영향을 미치지 않는다.

비급여 비용은 소모품, 소규모 장비, 서비스 제공과 관련된 활동에 대한 비 인적 비용이다. 이중 일부는 의약품, 의료기기, 혈액제제 등 환자 의료서비스와 직접적으로 연관이 있다. 그 외 진료 과정(사무실 집기, 전화요금 등), 환경(유지

관리계약, 기타 공공요금), 직원(세미나 등록, 상담료) 또는 대출 이자에 대한 지원과 관련이 있다.

다른 형태의 비용은 감가상각 또는 주요 자산에 들어가는 원가에 대해 인식하는 것이다(Gapenskki, 2012). 주요 자본 비용은 설비, 장비, 기계 같은 내구성 자산에 대한 주요 투자를 뜻한다. 자본 자산은 소규모 설비 자산에 비하여 더 큰 가치와 내용연수(useful life)가 높을 것으로 예상된다. 무엇에 투자할지에 대한 임계값은 그 조직에 의해 설정되고 일반적으로 금적적 가치와 기대 수명을 모두 설명한다. 예를 들어 자본의 임계치는 약 5,000달러 이상이고 유효 수명이 3년 이상인 장비일 수 있다. 이러한 지침에 따르면 100달러의 IV pole(통화 임계값) 또는 1,000달러 상당의 교육용 비디오 테이프(수명 임계값)는 자본으로 간주되지 않을 것이다.

자본 자산은 장기간에 걸쳐 사용될 것이므로, 총 물품 구입 금액은 구입 당시 운영 비용에 포함되지 않는다. 내용연수 기간을 고려하여 자산의 사용 정도나 감가상각을 반영하여 손익계산서(I&E) 보고서에 작성한다. 예를 들면, 자본 구입에 12,000달러가 들고, 사용 가능한 수명이 10년일 경우, 매년 가치의 1/10 이 사용될 것이 예상되므로 재무제표에는 연 1,200달러 또는 매달 100달러의 감가상각으로 기재한다.

원가 개념

다양한 원가 개념은 자원 관리의 이해와 관련이 있으면 장기 계획과 관련된 의사결정할 때 활용된다(Cleverly et al, 2011).

1) 변동비와 고정비

변동비는 업무량이나 업무의 변화량에 따라 변한다. 고정비는 일의 변화에도 불구하고 변화가 없다. 직원의 경우, 일반간호사는 변동적이다. 병상 점유율이 75% 일 때 비하여 95% 일 때 일반간호사가 더 필요하다. 반면에 CNS와 간호관리자는 고정적이다. 환자 수와 관련없이 병동 또는 부서에 한 명이 정해져 있다. 마찬가지로, 의료공급 비용은 환자의 수와 정확성(계약서의 항목에 따른)에 따라 변동하는 반면 유지보수 계약 비용은 계약 조건에 따라 고정될 수 있으며 양에

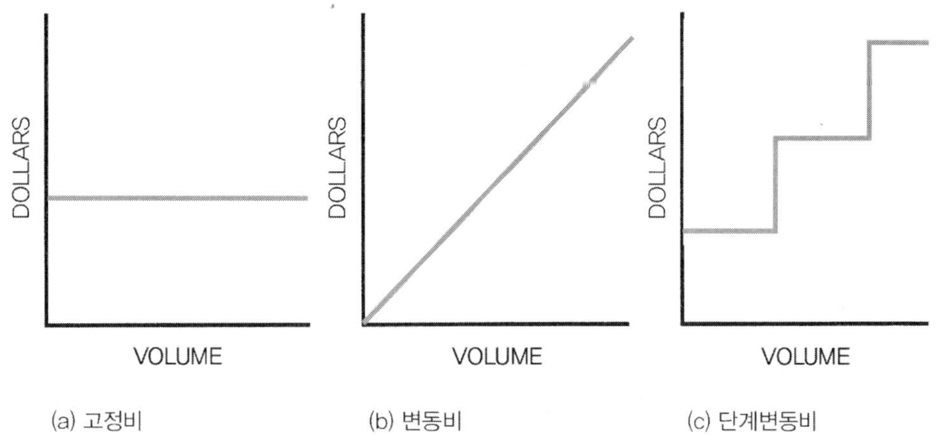

그림 11.2. 변동비 대 고정비

따라 변동되지 않는다. 일부 비용은 단계적 변동 즉, 짧은 범위에 걸쳐 고정되고 긴 범위에 걸쳐 변동될 수 있다. 예를 들어, 한 명의 비서가 최대 4명의 임상의와 함께 시술하기에 충분할 수 있지만, 임상의가 1명이라도 추가될 경우 두 번째 비서가 필요할 수 있다. 이 경우 임상의 수가 8명 이상으로 늘지 않으면 비서 수가 2명으로 고정된다. 일반적으로 단기적으로 고정되는 모든 비용은 장기적으로 변동할 수 있다.

2) 직접비와 간접비

직접비는 제품이나 서비스를 생산하는 과정과 관계가 있다. 간접 비용은 과정을 지원하는데 필요한 것이다. 실제로 직접비인지 간접비인지 확인하는 것은 그 내용에 달려있다. 각 환자의 의료제공자-간호사, 치료사, NP-는 직접비인 반면, 리더십과 지원인력-비서, CNS 또는 리더 간호사들-은 간접비이다. 임상적 치료 병동별로 집계한 환자군을 고려할 때, 치료 병동의 전체 직원은 직접비로 간주하는 반면, 지원 부서인 인사과, 환경관리부서, 회계팀 등은 간접비로 본다.

3) 총원가와 단위원가

총원가는 주어진 시간 안에 모든 행위에 대한 비용을 모두 합친 것을 말한다. 단위원가는 한 단위에서 양으로, 총원가를 총 단위 양으로 나눈 값이다. 한계 비용은 더 많은 단위를 추가 생산하는데 드는 추가 비용이다. 총원가는 변동원가와 고정원가를 포함하며, 바뀌지 않는 고정 비용에 기반하여 양을 늘리고 비용을 증가시킴으로써 경제규모를 달성한다. 예를 들어, 병동에서 점유율을 높일 수 있는 경우, 직적접으로 치료를 제공하는 직원에 더 많은 비용을 지출하지만, 고정원가가 더 많은 환자에 걸쳐 분산되므로 환자 입원 일당 비용은 감소할 것이다. 각 추가 환자에 대한 한계 비용은 변동적인 직원 및 환자에 대한 공급 비용은 같다.

4) 증분원가와 기회비용

증분원가는 어떤 행위 행동을 했을 때 더해져서 발생하는 비용으로 그 행동이 발생하지 않았다면 없었을 비용이다. 이런 비용은 고정적이거나 변동적일 수 있다. 하지만, 이는 현재 발생하는 비용을 포함하지 않는 새로운 행위에서 발생하는 새로운 비용이다. 예를 들어, 만약에 CNS가 소아 심폐소생술에 관련된 일련의 수업을 가르치고자 한다면, 증분원가는 시연 마네킹, 시청각 자료, 책, 기타 정보물과 실제적으로 사용할 수 있게 돕는 자료들을 포함한다. 이런 것들은 이 프로그램의 목적을 위해 특별히 발생하는 비용이므로 모두 증분원가가 될 수 있다. 만약에 그들이 보통 받는 시급이나 월급 이상으로 이 프로그램에 참가하여 받게 된다면, 참가자들의 월급은 증분원가가 될 수도 있다. 만약에 이 프로그램이 참가자의 정규 근무시간 안에 설정되었다면 그 수업을 커버하기 위해 추가적으로 직원이 제공될 필요가 있다면, 대체 비용 또한 증분원가가 될 수 있다. 가르치기 위해 준비하는 시간, 가르칠 공간, 시설은 증분원가가 아닐 수 있다. 수업을 행하지 않더라도 CNS 월급과 시설을 유지하는 비용이 여전히 발생하기 때문이다. 학생 수, 프로그램이 지속된 기간에 따라서 증분원가가 계산된다.

기회비용은 어떠한 자원이 특정한 목적을 위해 사용되는 것이 아니라 차선책으로 사용할 때 없어지는 비용을 측정하는 것이다. 앞에 설명한 프로그램들이 시행 승인을 받은 경우, CNS는 이 프로그램을 도입시키기 위해 어떤 활동을 포기해야 하는가? 참가자들이 본인들이 일하는 시간 안에 이 교육과정을 이수하고 대체인력이 필요하지 않다면, 그들이 실제로 하지 않았지만 할 수 있었던 것은 무엇인가? 증분원가가 이 프로그램에 할당되지 않았다면, 그 돈은 어떻게 사용되었을 것인가? 이러한 질문들에 대한 답이 기회비용을 설명한다. 기회비용의 확인과 정량화는 우선순위를 설정하고 대체 방안을 분석하는데 중요한 정보를 제공한다(Finkler, Jones, & Kovner, 2013).

예산 세우기

효과적인 관리는 조직이 계속 존재할 수 있게 계획을 세우고 그들이 경험할 제품 또는 서비스를 만들어 내는 과정, 그러한 활동을 이루기 위해서 자원을 어떻게 사용할 것인가를 예상하는 것이다. 예산은 이러한 계획을 실제 수치와 돈으로 환산한 것이다. 예산의 기반이 되는 개념적 계획은 회사 전체나 일부 특정 부분에 대한 전망 또는 활동에 대한 예측을 설명할 수 있으며, 시간계획과 세부사항을 포함한 예산의 크기를 결정할지 알려준다.

1) 예산의 종류

전략적 계획은 한 단체가 향후 3-5년 이상 어떤 방향으로 나아갈지를 보여주는 장기예산으로 바뀔 수 있다. 이러한 종류의 예산은 양과 자원에 대한 예측은 총 매출 및 비용의 추정치와 함께 높은 수준에 있지만 매우 상세한 수준은 아니다. 이러한 양과 자원의 주요 동력으로 환자 구성의 변화, 메디케어 환급률, 치료 프로토콜, 인플레이션 비용 증가, 새로운 프로그램 또는 새로운 서비스 절차 또는 병원 규모 증가 등이 포함되고 설명되며 수량화된다. 다른 요인들은 현재 가지고 있는 종합 경험치에 의해 예측될 수 있다. 계층적 계획과 장기 예산은 어떤 단체가 어느 방향으로 나아갈지에 대한 개요일 뿐 세부적인 청사진은 아니다. 그 조직이 지향하는 방향으로 계속해서 나아감을 확실하게 하기 위해 또한 의료환경의 중요한 변화에 답하기 위해서는 일정한 기간 동안 재평가하고 재설계해야 한다.

반면에 운영예산(operational budget)은 조직의 세부적인 일상 활동을 다룬다. 이러한 유형의 예산은 예정된 양과 자원, 그리고 정해진 기간 동안 관련된 수익과 비용을 자세히 검토한다. 운영예산은 조직의 12개월 회계주기인 회계연도를 바탕으로 세워진다. 예산은 해당 기간 동안 조직의 특정 운영 목표와 계획을 기반으로 예상되는 활동들을 설명하고 수익과 비용에 영향을 미칠 가정(예: 보상 변화, 인플레이션으로 인해 공과금이나 공급품의 비용 상승 등)을 통합한다. 예산은 각각의 비용 내 계정에서 상세한 수준으로 준비된다. 회계연도 동안, 매월 예산과 회계연도 내 누적된 예산과 실제 실행된 것이 보고되며, 각각의 비용 및 계정 코드(account code)[5]에 대해 보고된다. 그러나 회계연도의 운영예산은 해마다 독립적이다. 차액과 쓰지 않은 예산이 다음 회계연도로 이월되지 않는다. 계획으로서 운영

5) 재무 활동과 잔액을 분류하는 데 사용되는 6자시 숫자 필드로, 첫째 자리가 1이면 자산, 2는 부채, 4는 영업 매출 등으로 구분된다.

예산은 세부 수준, 일이 행해질 때, 활동과 자원이 관리되어야 하는 수준에서 가치가 있다. 조직 수준에서 예산과 실제 수익과 비용을 집계하는 것도 조직 전체에 대한 전반적 방향과 평가를 제공하기에 상당히 유용하다.

자본예산(capital budget)은 주요 내구성 장비의 구입 또는 시설 개선에 필요한 예상된 지출을 반영한다. 자본예산을 위한 자금은 운영 또는 대출에서 발생하는 이득으로 이루어지며, 이는 운영으로 이익을 창출하는 조직의 생산성에 달려 있다. 자본예산은 연간 주기로 준비될 수 있지만, 운영예산과는 달리 예산연도 보다는 프로젝트의 운영 기간에 따라 작성된다. 자본예산은 리모델링 공사나 장비 교환을 위해 몇 년 동안의 회계연도 안에 할당될 수 있으며, 운영예산과는 달리 매해 이 금액이 이 사업이 끝날 때까지 연계된다. 자본예산은 어떤 단체의 계획이나 전망에 기반을 두며 시설 확충이나 장비 개선의 문제를 해결한다. 여기에는 심전도 기기 및 초음파장비와 같은 신규 또는 추가적인 임상 장비, 주요 소프트웨어(전자의무기록, 처방 입력 시스템), 시설 개선(보수 또는 리모델링) 등에 대한 필요성을 포함한다. 자본예산은 유지 관리의 필요성을 해결해야 하므로, 기존 장비교체(예: 수명이 다한 인공호흡장비) 또는 시설 유지(예; 난방, 환기, 에어컨 시스템)도 포함한다. 마지막으로 자본예산을 준비할 때 자본 자산을 사용할 때 발생하는 운영 비용을 생각해 보는 것이 중요하다. 예를 들어, 명백한 자본 비용인 모니터링 시스템 구입에 있어 전극, 프로브(probe), 전지 또는 심전도 기록지의 교체 등의 형태로 운영비용이 발생할 수 있으며, 모니터를 보거나 모니터 자료를 정리하는 인력들의 월급 형태로 발생할 수 있다. 이러한 비용들은 연관된 운영예산에 포함되고 확인되어야 한다.

조직들은 종종 새로운 활동, 기존 시설들의 확장 또는 현존하는 장비 교체 등을 고려한다. 프로그램 예산은 이러한 목적에 유용하다. 이 예산은 전체 조직의 활동으로부터 하나의 활동 혹은 프로그램으로 분리시켜서 그것의 효율성을 평가한다. 프로그램 예산의 기초는 프로그램의 개념적 계획 또는 프로그램 제안이며, 이는 또한 예산에 대한 기간과 비용의 종류(예; 총 원가, 증분원가, 기회비용)를 결정한다. 예를 들어, 기존 시설과 장비를 사용하여 응급실의 서비스 시간을 늘리는 계획은 현재 회계연도에서 증가분, 자원, 수익과 비용만을 고려하는 프로그램 예산에 적절히 기술될 수 있다. 계획의 재정 실행 가능성을 평가하면 증분수익이 증분비용을 초과하는 정도를 고려할 수 있다. 이전에 단순 정기 진료와 중간수준의 치료만 제공했던 서비스에 신생아 중환자실을 추가하려는 계획은 더 광범위한 프로그램 예산이 필요하다. 활동에 대한 정량화는 잠재적 양(신생아 수와 임상 상태 모두)과 지불자의 혼합 및 상환 비율을 기반을 한 예상 수익을 확인해야 한다. 자원 요구 사항에는 설비 및 주요 장비에 대한 자본 지출, 인력, 공급품, 소형장비, 공공요금 및 다른 간접비에 대한 운영비용이 모두 포함된다. 이러한 프로그램을 설정하는데 필요한 시간 때문에 처음 시작부터 최대 인원 수용과 최대 사용할 시점까지 시간이 필요하므로 프로그램의 계획은 장기간에 걸쳐 이루어진다. 그런 다음 인플레이션의 영향, 상환 제도의 변화에 따라 재정 추정치를 조정해야 한다. 프로그램의 평가는 손익분기점 계산, 즉 프로그램 도입 후 총 수입의 평균이 총 비용과 동일해지는 지점이

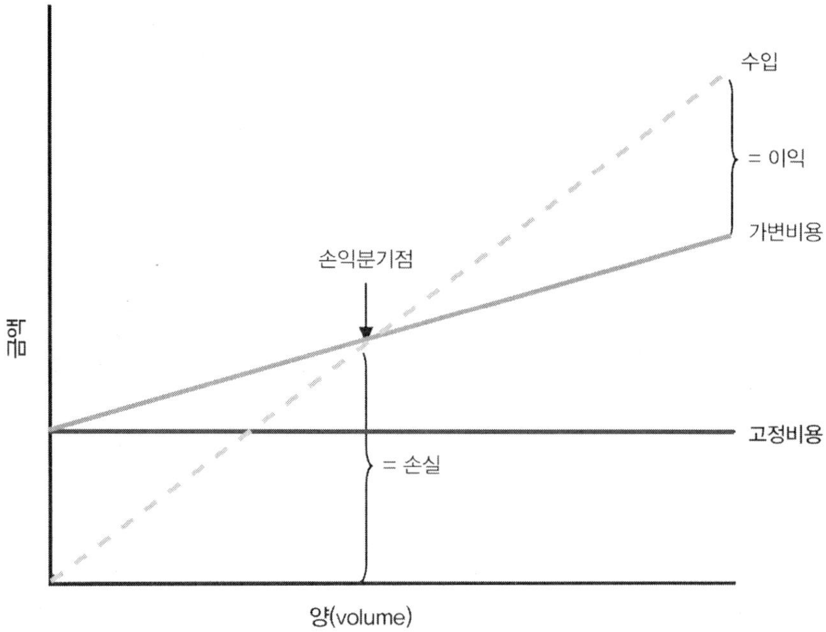

그림 11.3. 손익분기섬

포함되어야 한다. 손익분기점에 미치지 못하는 프로그램 도입은 손해가 나는 것을 말하며, 손익분기점을 넘는 프로그램은 수익이 발생함을 말한다(그림 11.3 참조).

프로그램의 가치의 결정은 예를 들어, 기회비용, 사회적 이익과 비용, 홍보적 가치와 같은 재정이익 이상을 고려한다. 이러한 요소는 프로그램 제안서에는 포함되더라도 정량화하기 어려우므로 프로그램 예산에는 포함되지 않는다. 프로그램 예산이 승인되고 실행되면 실행기간 및 후속 연도 동안 운영예산의 일부가 된다. 그러나 원래 프로그램 예산에 대해 실질적인 성과를 평가하는 것도 유용하다.

현금 예산의 예측은 조직의 생활에서 매우 중요하다. 다른 유형의 예산에서 일정한 기간 안에 발생한 수입과 지출을 일치시키는 것이 기본 원칙 중 하나이다. 즉, 특정기간에 발생한 활동에 대한 수입과 해당 기간에 발생한 활동과 관련된 비용을 확인하는 것이다. 그러나 실제로 수입의 실제 수령과 비용 지불은 같은 기간 안에 발생하지 않는다. 서비스에 대해 제3자 지급자에게 청구서가 발행되고, 실제 수익은 몇 주 또는 몇 달 후에 지불된다. 소모품들은 주문되고 배달되고 사용되지만 며칠에서 몇 주 후에 청구되고, 이 청구서는 30일, 60일, 90일 지불 주기에 따라 지불될 수 있다. 따라서 운영예산의 특정 회계주기 안에 예상되는 수익과 지출은 해당 주기의 현금 흐름, 조직에 들어오고 나가는 실제 현금을 반영하지 못할 수 있다. 현금 예산은 회계연도 동안 월급을 충분히 지급하고 물품 대금을 지급하고 대출을 상환할 수 있는 충분한 돈을 단체가 충분히 보유하고 있음을 보여준다.

2) 예산 과정

예산 과정은 조직의 개념적 계획, 목적과 목표를 기반으로 한다. 첫번째 단계는 수익을 창출하고 자원활용도를 높이는 활동을 식별하는 것이다. 의료체계 안에서 활동량을 정량화 하는데 사용되는 대표적인 양적 통계(입원, 퇴원, 환자 일수, 환자 방문, 시술과 검사 등)가 있다. 그러나 전체적으로 이러한 측정값은 수익과 비용을 정확하게 예측하는데 필요한 정밀한 수준이 아니다. 수익을 예측하기 위해 지불자(payer), 서비스, 제품 라인, DRG, 검사 혹은 시술 코드 별로 지급기준을 반영하도록 이러한 통계량을 좀더 추가로 정의해야 한다.

수익과 대조적으로, 자원 활용을 예측하기 위해 필요한 다른 범주가 필요할 수 있다. 예를 들어 DRG 지급은 환자의 의학적 조건과 중재를 반영하지만 환자가 필요한 간호에 대해서는 명확하게 반영하지 못한다. 그러므로 같은 DRG의 환자들은(같은 수익을 창출해내는 환자) 연령, 신체 기능 수준, 의사소통 문제 또는 교육요구도에 따라 다른 수준의 자원활용을 발생시킨다. 다른 간호가 필요할 수 있으며, 지급 시스템은 총액지불제(global fees)(예, 정상 임신과 분만) 또는 인두제(이용한 서비스와 상관없이 매월 환자 1명당 병원이나 의사가 받는 비용)에 기반한다. 이것은 치료를 받아야 하는 각 개인의 차이점과 필요한 자원을 반영하지 않는다. 그러므로 자원의 필요성을 확립하는 업무량 측정기준을 개발할 필요가 있다. 자원의 필요성이란 자원의 활용성을 만들어 내는 중요한 활동과 필요성 안에서 개인의 다양성을 설명할 수 있는 요소이다. 예를 들어, 암병원 주사실에서 주요 업무량 측정 기준은 내원 환자 수 또는 치료 지침이다. 그러나 자원활용도는 신환 또는 재진 환자, 치료 기간, 치료에 따른 환자 반응, 또는 환자 내원 시 발생하는 다른 문제점이나 관심에 따라 달라질 수 있다. 그리고 이러한 다른 점들에 따라 아주 세부적으로 해결하는 것은 불가능할 수 있으나, 각 환자별로 혹은 자원 필요성을 모아 절차를 만드는 것은 가능하다. 같은 의학적 상태의 환자들이나 같은 치료를 받는 환자들에 있어 나이, 치료 단계, 기능적 활동 수준, 다른 지표에 기반하여 이런 변수들을 자원 이용에 확립하는 것은 가능하다. 이러한 지표를 사용하여 환자 방문과 치료에 관련된 주요 지표를 사용하여 대상 환자군을 설명할 수 있고, 필요한 인력과 자원에 대한 정확한 예측을 할 수 있다. 환자들은 비슷한 자원 필요성에 따라 그룹으로 나눠질 수 있고, 이런 그룹들은 서로 각기 사용되는 평균 자원에 따라 비교될 수 있다. 예를 들어, 특정 사례에서 특정 중재를 받는 환자는 임상의의 15분의 진료시간이 필요하다. 그러나 재진 환자는 10분이 필요할 것이고, 신환은 40분이 필요할 것이다. 하지만 모든 환자들은 서류작성에 5분이 필요하고 경과 추적에 5분이 필요하다. 따라서 치료받는 환자는 평균 25분 정도 소요될 것이고, 나머지 환자는 각각 20분, 50분이 소요된다. 만약 환자를 1.0으로 기준하였을 때, 재진 환자는 0.8(20/25(1.0))로, 신환은 2.0(50/25(1.0))으로 볼 수 있다. 환자 종류와 적절한 가산치는 단순 내원만 가지고 예측하는 것보다는 더 정확한 예상된 업무량 수치를 보여준다.

비슷하게, 환자들에게 적절한 치료를 확립할 수 있는 간호사 대비 환자 비율이 의무적으로 고려되고 있지만, 이 비율은 간호를 필요로 하는 환자들의 차이점들을 무시한다. 간호 요구를 규명하고 측정하는 것은 간호자원을 관리하고 배분하는데 중요한 정보가 될 수 있다. 많은 상급의료기관들이 간호요구도를 정량화하기 위한 방법으로 환자분류체계를 사용한다. 이러한 시스템들은 간호(일상생활 수준, 투약, 입원, 신체사정 또는 중재, 의사소통 지지, 투약 준비)의 필요에 따라 환자를 분류하는 것으로 조직이 실제 간호 업무량을 파악하고 업무 시간과 연장 업무 시간의 관계를 들여다 보면서 간호 생산성을 측정할 수 있게 한다. 이러한 방법은 자원관리를 좀더 간편하게 하는 면모를 제공할 뿐만 아니라 입원일수, 환자 입원일당 간호 시간에 관련된 업무의 보편적 방법을 보여준다(Finkler et al, 2013).

다양한 인력과 물적 자원의 필요성은 예상 업무량에 기반한다. 과거 및 현재 데이터를 사용하여 그 업무의 크기에 따른 자원 비율(인적 근무시간 또는 들어가는 자원)을 만드는 것이 가능하다. 업무시간은 직접 치료시간보다 더 많이 포함되며, 이는 새 직원에 대한 오리엔테이션, 현재 직원에 대한 지속 교육, 각 부서의 회의, 교육 또는 프리셉터 교육, 또는 다른 병원의 활동 같은 그 해에 필요한 간접적인 시간이 포함되기 때문이다. 이에 더하여, 업무시간은 직원 복지와 관련된 영향도 반영해야 하며 여기에는 업무에 참여할 수 없는 병가, 휴가, 연가 등을 포함해야 한다. 그러므로 직원 예산은 첫번째로 업무시간에 실제 치료시간을 비율에 기반하여 구성하며, 이는 예상 업무량에 업무 단위당 필요한 시간을 곱한 값으로 구성되어야 한다. 간접적 시간이 이에 더해져야 하는데, 그 해의 업무를 위해 배정된 특정 시간 또는 현재의 직접 시간에 비한 간접 시간의 비율을 더한다. 예를 들어, 의료인이 현재 직접 환자 치료활동으로 주 평균 36시간을 보내고, 병원활동에 있어 주 4시간을 보낸다면, 이는 11%(4/36)가 직접 업무 시간에 더해져 전체 업무량을 예측한다. 같은 방법으로 유급휴가도 더해지며, 유급휴가 일수도 계산하여 예측할 수 있고, 또는 변동성이 있다면, 현재 유급휴가 일수를 전체 근무 일수의 백분율로 계산해야 한다.

다양한 자원을 현 업무 이용률을 사용하여 예견할 수 있다. 그리고 미래의 똑같은 비율을 예견할 수 있다. 이러한 접근방식은 미래의 이용률이 현재의 이용률을 반영할 것이라는 추측에서 온다. 절차, 치료, 제품들의 변화가 여기에 영향을 미칠 수 있지만, 이러한 변화의 폭이 정량화될 수 있다는 가정하에 이러한 비율을 조정하는 것이 가능하다. 변화에 따른 현재 이용률은 기대되는 이용과 다시 계산된 이용률로 대체될 수 있다. 그리고 정량화되지 않은 인적, 물적 자원들은 그들의 기능과 현 이용률의 분석에 따라 예견된다. 장기 계획 아래 모든 고정된 자원들도 변할 수 있으므로 전반적인 수치와 업무의 증가가 지금 정해진 자원이 그 수준에 맞춰 충분한지를 결정하는 것이 중요하다.

활동과 자원의 예상이 완성되면 돈으로 환산될 수 있다. 총 수입의 간단한 정의는 수량 곱하기 금액이다. 그러나 이는 지불자와 앞서 언급한 계약상의 변동에 따라 조정되어야 한다. 인건비는 각 직책에 따른 급여에 기준하며, 이는 차액, 보험료, 복리후생 비용을 포함한다. 비급여 지출은 예상된 자원들의 가격인상, 전반적인 인플레이션을 포함한다. 병원의 수입과 지출을 계산하여 이익이 확인된다. 이익이 없다면, 지출이 수입을 능가할 때 또는 그 회계연도 안에 목표하고 있는 바를 달성하지 못하여 바라던 이익을 창출하지 못했을 때(예; 대출 상환, 현금으로 자본지출), 병원은 예산 단계에서 협상 단계로 들어간다. 이는 전체 절차에서 힘든 단계이며 이유는 병원이 가지고 있는 목표를 검토하고 이 문제를 해결하는데 있어 필요한 단계를 확립하는 단계이기 때문이다. 처음시작부터 병원이 개념적 계획과, 목적, 예산의 목표가 잘 세워지고 명확히 기술되었다면, 그에 따른 활동, 예견된 자원과 계획에 따른 정량화가 잘 되었다면, 협상 단계는 병원과 그 미션에 가장 이득이 되는 예산안을 만들 수 있을 것이다. 각각의 참가자들은 특정 부서 또는 프로그램의 필요성과 우선순위를 이야기할 뿐만 아니라 전체 병원과 다른 분야의 필요와 관련하여 평가해야 한다.

예산 계획에 가장 중요한 마지막 단계는 평가를 수반한 도입이다. 계획은 다른 모든 단계와 같이 세워지고 정제되어 – 새로운 계획, 실무 변화, 생산성 개선과 새 프로그램 혹은 프로그램의 확장 – 조직의 실행 단계로 이어진다.

지속적 분석은 실제 수행과 계획된 예산이 매칭이 되는지 확인하기 위해 시행된다. 따라서 기관은 전체 결과에 영향을 미칠 수 있는 예상치 못한 사건에 대해 필요에 따라 조정할 수 있다. 실제 성과와 예상된 성과에 대한 분석은 고정되거나 유동적일 수 있다. 고정 예산 분석은 실제 수익과 비용을 계산된 예산과 비교한다. 차액은 예산에 호의적이거나(예상했던 것보다 수입이 더 많고 지출이 적은) 또는 예산에 비호의적일 수 있다(예상한 만큼 좋지 않은, 적은 수입 또는 많은 지출). 차액과 병원에 전반적으로 미치는 영향 간의 관계를 이해하는 것도 중요하다. 예를 들어, 비호의적인 지출(직원의 증가)은 호의적인 수익(환자 수 증가)과 관련 있을 수 있다. 하나의 요소만을 보는 것 보다 이러한 두 개의 연결성이 호의적인지 비호의적인지를 확인하는 것이 중요하다.

이러한 유형의 분석의 한계는 예산 추정이 어떤 사건이나 활동에 의해 전혀 영향을 받지 않는다는 가정하에 예산을 세운다는 것이다. 변동적 예산분석은 예산이 더 역동적일 수 있다고 가정하고, 새로운 정보가 더해졌을 때, 고정된 예산과 비슷한 개요를 유지한다. 예를 들어 고정된 예산에서 직원 배치는 환자 입원일수에 맞춰 조정된다. 즉, 환자 입원일수가 증가하면 직원수가 늘어날 것으로 예상된다. 변동적 예산은 변화된 사실을 반영하여 예산을 변경하지만 이러한 관계는 유지된다. 예를 들어, 6명의 중환자실 환자 당 4명의 간호사가 필요하다면 환자 대 간호사 비율은 3:2로, 환자가 9명이면 6명의 간호사가 필요하다. 고정 예산분석에서는 더 많은 환자를 돌보면 수익이 더 많기 때문에 예산에 있어 호의적이다. 그러나 투입은 예상보다 더 많은 인력이 들어갔고 이것은 지출을 많이 한 것으로 예산에 비호의적이다. 변동성 예산분석의 경우, 수입과 지출의 3:2 비율이 지속되고 성과는 예산을 반영한다. 만약 9명의 환자가 5명의 직원을 필요로 할 경우, 인력비는 3:1.8이고 실제 성과는 변동성 예산 평가에 호의적이지만, 결과와 지출로 보면 고정 예산에는 비호의적이다.

예상된 성과와 실제 성과를 대비하여 평가할 때 두가지 형태의 분석이 모두 필요한 지점이 있다. 비용 개념에서 언급하였듯이, 긴 안목으로 봤을 때 모든 비용은 변할 수 있다. 짧은 계획안에서 어떤 비용은 변동적이고 어떤 비용은 고정된다. 그러므로 고정 예산분석을 사용하여 고정된 비용을 계산하고, 변동성 예산분석을 이용하여 변동성 비용을 평가하는 것이 적절하다(Finkler et al, 2013).

자원 관리

재무 관리의 목적은 기관이 경영을 유지하기에 충분한 이익을 창출하는 것이다. 지속적인 예산 분석의 목적은 병원이 주어진 기간 동안 특정 프로그램이나 활동을 통하여 목표를 얼마나 달성했는지 확인하고 성과를 수정하거나 개선하는 것이다. 신중한 경영진은 병원의 수익을 극대화하고 이익이나 마진을 생성하기 위해 비용을 억제할 것을 요구한다. 수익과 지출 모두 서비스를 제공하는 의료인들에 의해 발생하므로 전문간호사를 포함한 모든 의료인이 병원 재정 건전성에 자신들이 기여하고 있음을 이해하는 것이 중요하다. 이런 맥락에서 재정적 고려가 병원의 활동을 주도하지는 않는다는 점을 강조할 필요가 있다. 방향과 활동을 결정하는 것은 미션, 비전, 목표이다. 그러나 재무 구조는 이러한 활동의 기틀을 제공하고 병원의 장기적 생존을 보장한다.

1) 수익 극대화

수익은 서비스 양(제공된 서비스의 회수)과 가격(각 제공된 서비스로 벌어들인 수입)으로 구성되어 있다. 효율적인 병원은 가능한 수입을 많이 창출하는 것을 말한다. 제공되지 않는 서비스에 금액을 요구하거나 필요 없는 비싼 서비스를 제공하는 것과 같은 사기성 있는 일은 확실하게 피해야 한다. 그러나 수익 극대화를 위한 윤리적 전략을 사용할 수 있고 서비스 양이나 가격 문제와 관련될 수 있다.

병원이 손익분기점–지출과 수익이 같은 지점–을 지나면, 모든 것이 동등하다는 전제 하에 더해지는 양이 이익을 창출한다. 그러므로 개별 의료인들이 의료행위를 통해 얼마나 많은 의료서비스와 수익을 만들어내는지 강조하는 것은 놀랍지 않다. 사실은, 큰 병원 내 인센티브 관행에서 의료인에 대한 금전적 보상은 서비스(의료행위) 양과 생산성에 따라 결정된다. 각 의료인의 병원에 대한 기여를 확인하기 위한 가장 흔한 방법은 지불된 의료서비스 청구서에 기반한다. 많은 환경에서 요구되거나 각 의료인에게 바라는 바는 각 의료인들이 수익을 충분히 만들어 그들의 월급을 충족하고 이익에 기여함을 보여주는 것이다. 이는 청구권을 보장하기 위해 전문간호사들의 매우 합당한 노력을 불러일으킨다(좀더 세분화된 환급 관련 논의는 6장 참조). 그러나 이러한 직접적인 청구가 모든 의료 환경이나 모든 지불자에게 이용 가능한 것은 아니다. 이것이 가능한 경우에도, APRN의 행위에 대해 직접적으로 청구하는 것이 유리하지 않을 수도 있다. 그럼에도 불구하고, APRN의 실무에 대한 기여를 입증하고, 수익을 창출한 정도를 평가하는 데 사용할 수 있는 실무 양과 활동을 측정할 방법을 개발하는 것은 필요하다. 이러한 측정은 병원 내부적인 것이겠지만 실무에 대한 전반적 성공과 관련해서 주기적으로 보고되고 평가되어야 한다. 이러한 조치는 간호 진료 지불 시스템이 청구 시스템을 통해 APRN이 진료를 위해 수행한 활동량을 정확하게 반영하지 못하는 다른 상황에서도 필요하다.

다른 의료기관 상황에서 의료서비스의 양은 특정한 시술, 검사, 서비스에 대한 청구에 의해 측정될 수 있다. 이는 종종 의료인이 수익을 극대화하고 동시에 수익이 증가함에 있어 그들의 영향력을 보여주고자 다양한 활동에 대해 청구할 수 있는 새로운 방법을 찾도록 만든다. 행위별 수가제의 감소 추세로 청구가 증가해도 상대적으로 아주 적은 비율의 지불자에게서만 수익 잠재력이 증가한다. 보험사가 정해놓은 제외 기준이나 지불 한도 때문에 이마저도 현실화되지 않을 수 있다.

따라서 청구에 집중하기 보다는 APRN은 지불에 기초가 되는 활동량에 영향을 미치는 시스템 또는 실무에 집중하는 것이 더 효과적이다. 예를 들면, 메디케어 예상 지불 체계 아래에서 지급은 특정 DRG 내에서 퇴원한 환자수에 기반한다. 각 퇴원 환자 당 입원기간을 줄일 수 있으면 더 많은 환자가 입원할 수 있다. 환자의 치료와 상관없이 입원기간을 연장시키는 시스템이나 실무적 이슈는 무엇인가? 입원기간을 줄일 수 있는 입원 전 혹은 퇴원과 관련해서 필요한 서비스는 무엇인가? 병원에 오는 환자를 늘리기 위해서 어떤 서비스가 제공되어야 하는가? 이러한 질문들에 대한 고려는 다른 여러가지의 접근 방식으로 이끌고 의료서비스 양을 증가시키는 것으로 나타났다. 예를 들어, 수술환자의 입원 당일 사전 검사 및 평가; 전화 트리아지와 경과 추적 또는 가정 방문 프로그램; 임상 경로(critical pathway), 사례관리 및 퇴원계획 프로그램; 원내감염 또는 욕창 같은 입원 관련 합병증의 조기발견 및 예방 지침; 심장내과 또는 종양내과 같은 특정 서비스를 확장하고 강화하는 것 등이 있다. 입원 병동에서 APRN은 의료서비스 양에 영향을 미칠 수 있는 고유한 위치에 있다. APRN은 기존 시스템의 분석과 접근 또는 모범사례 연구를 통한 접근으로 문제를 규명할 수 있다. APRN은 다학제팀의 일원으로서 프로그램과 프로토콜을 개발하는데 중요한 역할을 할 수 있다. APRN은 임상 평가, 상담 및 교육을 통해 변화를 이끌어 낼 수 있다. 마지막으로 특정 프로그램이나 활동을 관리함에 있어 APRN들은 가장 적절한 의료인일 수 있다.

다른 수익을 늘리고 환자에게 제공된 서비스의 수준을 반영하는 방법은 모든 서비스들이 적절한 비용으로 청구서에 반영되도록 하는 것이다. "청구 기록(charge capture)" 또는 청구한 모든 서비스를 기록하는 것은 시간 소모적이고 행정적인 부담이 될 수 있다. 정확하게 서비스를 기록하는 것은 단기간 안에 환급을 향상시킬 뿐 아니라 외부기관으로 하여금 환급률에 영향을 미치고, 품질과 정확도에 대해 계산하고 정보를 게재할 수 있게 한다. 이러한 추가적인 서비스는 제공되는 치료 수준에 대한 자원 분배를 정확하게 반영하는데 핵심이 된다.

양적 증가에 더하여, 수익은 환급률 증가에 의해 늘어날 수 있고, 이는 각 제품이나 서비스에 대해 병원이 실질적으로 받는 금액이다. 그러나 이러한 아주 간단한 전략들은 정책적, 계약적, 경제적 고려사항에 의해 제한을 받는다. 가격 투명성 요구 증가 추세로, 여론 또한 제제 요소가 될 수 있다. 실제 환급은 정부정책, 계약 협상 또는 병원 정책에 따라 결정된다. 메디케어나 메디케이드 같은 정부의 환급 정책은 병원 별로 다르지 않으며, 공동 로비 활동으로 약간의 영향을 미칠 수 있지만 변경 가능성은 제한적이다. 병원은 예를 들어 직접 의료 교육 혜택에 대해 일정 수준의 환급을 받을 자격이 있다는 증거를 제시할 수는 있지만, 그렇지 않으면 환급 수준에 영향을 미칠 기회가 거의 없다. 환급률은 계약 협정에 의해 정해지고 변화될 수 있는 큰 가능성을 가지고 있지만 공개 계약 협정 기간 안에만 가능하다. 협상 결과가 양측 모두에게 만족스러워야 하고, 양측이 사업단체로서 그들의 이익을 극대화하는데 관심이 있으므로, 한 당사자의 환급률 증가를 다른 당사자가 수용할 수 있도록 협상해야 할 수 있다. 병원에서 청구되는 비용은 늘어날 수 있지만, 관련 환급률은 가격 인상과 관련된 계약 조건에 따라 변경되지 않을 수도 있다(Finkler et al, 2013).

수익을 극대화하려면 병원은 기존 규정, 계약 의무 및 가격 구조에 따라 받을 수 있는 모든 수익을 받을 수 있도록 전략을 성공적으로 구현해야 한다. 서비스에 대한 지불은 병원이 실제로 관련 서비스와 제품을 제공했음을 입증하는 것에 달려있다. 지불자마다 청구 처리 방식, 사용 양식, 특정 자료 등에 대한 요구사항이 다를 수 있다. 그러므로 무엇이 필요한지, 어디에 기록해야 하는지, 지불자에게 어떻게 제공되는지 이해하는 것이 중요하다.

모든 지불자들은 제공된 서비스에 관련된 세부사항을 요구한다. 이는 입원 기간 또는 특정 기간 동안 제공된 치료 또는 관련 청구 코드에 대해 청구 가능한 모든 요금에 대한 항목별 명세서 형식일 수 있다. 의료행위코드(Current Procedural Terminology, CPT)와 자원기준상대가치(Resource-Based Relative Value Scale, RBRVS)는 미국의사협회(AMA)에서 개발한 코딩 시스템이며, 의료인이 제공한 치료나 서비스에 관한 비용을 확립하기 위해 정부가 받아들인 것이다. 국제질병분류 10판(ICD-10)은 WHO가 개발했고, 연방정부에 의해 미국에서 도입하여 사용하고 있다. 질병이 분야 또는 시스템으로 분류되고(예, 혈액 장애, 악성 신생물, 감염질환), 다른 분류 시스템과 함께 사용되거나 단독으로 사용될 수 있다. 앞에서 논의한 DRGs와 APCs는 입원환자, 외래 환자에 대한 메디케어 청구와 선별된 비정부 지급자에 대한 의료보험 청구에 사용된다.[6] 특정 지불자들은 특정 시술, 치료나 의뢰에 대한 사전승인 증가를 요구할 수도 있다. 많은 실무 현장과 외래에서 근무하는 의료인은 제공된 서비스에 합당한 코드를 확인하는데 더 직접적으로 관여할 수 있으며, 코딩 시스템과 제공된 서비스와 제공된 코드의 관계에 대해서 철저히 이해해야 한다. 어떤 세팅에서는 의료인이 직접 코딩을 할 필요는 없을 수도 있다. 오히려 의료인이 제공한 정보에 기반하여 코딩이 결정된다. 코딩을 위한 중요한 서류와 청구서는 환자의 의무기록이다. 의무기록 서류는 지불자에게 청구된 서비스가 제공되었고 병원이 청구함을 정당화한다. 부정확하거나 불완전한 서류는 만약 코드를 읽는 사람이 제공된 서비스를 확인할 수 없거나 합당하게 청구할 수 있게 모든 제공된 서비스를 확인할 수 없는 경우 수입 손실을 가져올 수 있다(Finkler et al, 2013).

상환은 지불자의 거부 또는 연기에 의해 부정적인 영향을 받을 수 있다. 지불자들은 보장되지 않는 서비스(환자정책이나 병원과의 계약에 따라 환급에서 제외되는 경우) 또는 승인되지 않은 서비스(지불자 또는 지정된 의료인으로부터 필요한 사전 승인이 없는 경우)에 대해 지불을 거부할

---

6) 언급된 분류체계는 정부와 비정부 지불자에 의해 의료기관의 환급에 사용된다: Home Health Resource Groups (HHRGs)와 가정간호에서의 outcome and Assessment Information Set (OASIS); 장기 요양을 위한 Minimum Data Set (MDS) and Resource Utilization Groups (RUGs) for long-term care(Cleverly et al, 2011).

수 있다. 부적절한 진단, 의학적으로 불필요하거나 적절한 타당성이 없는 서비스에 대해 지불이 거부될 수 있다. 일별 병원 진료비로 환급하는 지불자의 경우 검사 또는 상담 일정 지연, 퇴원과 전원 계획을 세우고 추가되거나 피할 수 있는 입원일이 발생한 경우 해당 입원일의 환급이 제외될 수 있다. 지급자로부터 청구에 대해 이의를 제가받았을 때 청구된 서비스가 실제로 제공되었다는 증빙 문서가 의무기록에 나타나지 않는 경우 지불 거부로 이어질 수 있다. 지불자는 지불이 이루어진 후에도 청구된 서비스에 대해 타당성이 있는지 기록을 감사한다. 만약 근거 자료가 부적절하면 보상 뿐만 아니라 추가적인 경제적 벌금에 대한 위험을 안게 된다.

코딩에 대한 결정을 내리기 전에 추가적인 정보를 수집해야 한다면 불충분한 서류로 인해 청구가 지연될 수 있다. 지불자의 제출 요건을 준수하지 않으면 지급이 거부될 수 있다. 최초로 클레임이 발생하면 클레임에 대한 타당한 근거를 추가하여 다시 제출할 수 있다; 그러나 이로 인해 업무를 다시 하거나 연기될 수 있다. 게다가 대부분의 지불자들은 유효한 청구서에 대해 병원이 환급받을 수 있도록 기간을 지정하는 청구 한도를 둔다. 미완성 서류와 관련되거나 다른 시스템 문제로 인해 청구서 처리 및 제출 및 환급 발생이 지연될 경우 기관의 소득 기회가 줄어드는 것으로 이어질 수 있다. 병원이 받은 돈은 이자 소득을 창출하기 위해 투자를 할 수도 있다. 미수금(즉, 예상되지만 아직 받지 못한 수익)은 조직에 추가 수익이 되지 않는다.

APRN은 실무환경에서 APRN의 임상 활동에 대한 직접 또는 간접청구의 필요성과 어떻게 청구되고 어떤 서류가 필요한지, 청구 기간은 어떻게 되는지 등의 청구 시스템에 대한 이해가 필요하다. 이러한 요건을 준수함으로써, APRN은 시기 적절하고 정확한 소득 창출에 직접적으로 기여할 수 있다. APRN은 병원 환급 체계를 이해하고 정확하고 완벽한 의학적 서류를 만들고, 청구 기간 안에 지연을 만드는 시스템 문제를 확인하고, 수익을 극대화할 수 있는 가능성을 향상시키는 업무를 지원함으로써 간접적으로도 기여할 수 있다. 예를 들어, 입원환자의 경우, 여러가지 기저질환을 가지고 있는 복잡한 환자를 돌보는 APRN은 각 환자의 문제와 중재를 기록하고 평가함으로써 환급을 증가시킬 수 있다. 환자의 DRG만 다루면 환불이 제한될 수 있으며, 추가적인 치료 요구로 발생하는 비용을 인식하지 못할 수도 있다.

2) 비용 억제

생산되는 제품 또는 서비스의 양이 조직의 총비용을 주도한다. 이러한 비용은 강도 또는 각 볼륨 단위에 필요한 자원의 범위 규모와 가격 또는 개별 자원 단위 조직에 대한 비용 모두의 함수이다. 비용 억제는 서비스와 제품을 생산하기 위한 인적, 물적 자원을 공급하기 위해 최소 비용 대체 방안을 확인하는데 초점을 둔다. 비용 억제에 있어 병원은 총 지출 측면뿐만 아니라 조직의 다른 측면에 미칠 수 있는 영향과 관련하여 대안을 평가한다. 적은 임금을 지불하는 것이 비용이 덜 들겠지만, 만일 임금이 그 시장에 있어 경쟁적이지 않다면 결과적으로는 인력부족과 높은 이직률로 이어진다. 비용이 적게 드는 열등한 제품들은 처음에는 돈을 절약할 수 있지만 장기적으로는 교체, 재 작업, 고객만족도 저하, 고객 감소로 추가적인 비용이 더 들게 된다. 따라서 바람직한 대안은 병원의 미션 및 목표와 일치하는 최소비용의 대안이라 할 수 있다.

임금 지출은 병원 지출의 상당한 부분을 차지한다. 시장의 힘, 정책 요건, 윤리적 인사관리는 임금 지출에 대한 기본 틀이 된다. 그러나 이러한 구조 안에서 병원이 사용되는 인적자원의 강도와 비용을 유연하게 제어할 수 있다. 강도는 주어진 환자 집단을 관리하는데 필요한 직원의 근무시간을 설명하는 것이다. 환자의 양과 종류, 환자 치료 요구도(환자에 의하여 발생된 업무량)는 필요한 인력 자원을 주도한다. 필요한 인력 자원을 측정하고 업무의 변동성을 관리하면 비용 절감 기회를 얻을 수 있다. 예를 들어, 일별, 주별 또는 계절별 업무량의 변화를 고려하여 직원 근무시간 계획을 짜면 일이 중단되는 시간(down time)을 줄이고, 바쁜 시간 대에 부적절한 직원 배치로 인한 직원의 불만을 최소화할 수 있다. 이를 위해서는 업무부담 패턴과 반복되는 변화를 식별하기 위한 경향에 대한 지속적인 분석이 필요하다. 예기치 않은 변화는 초과 근무 또는 외주 직원을 고용하여 해결할 수 있다. 이 두 가지 대안은 모두 통상적 인건비보다는 비싸지만 예측 불가능한 업무량의 변동에 대해서는 합당하다. 그러나 지속적인 활동 증가를 위해서는 업무를 관리할 수 있는 일관된 계획이 필요하다. 만일 예정된 시간보다 늦게까지 환자를 만나고 그로 인해 초과 근무 및 기타 비용이 증가하는 경우, 변동의 원인을 분석할 필요가 있다. 시스템 비효율성은 환자 처리량을 지연시킬 수 있으며, 그로 인해 피할 수 있는 불필요한 지출을 만든다. 환자 예약 패턴의 변화로 인해 오전에 환자가 적게 예약되어 진료 중단이 늘어난다면, 환자 선호도에 맞춰 직원 근무시간을 조정할 필요가 있음을 시사한다. 그러나, 이러한 변동성은 환자와 방문객 숫자의 증가에 따른 것일 수 있다. 만약 그렇다면, 회계연도의 수익 증가와 비용 증가의 재정적 영향을 분석하면, 늘어난 활동을 커버하기 위해 정규직 직원을 추가하는 것이 초과근무를 계속 사용하는 것보다 비용-효율적이라는 것을 보여줄 수 있다.

인력 자원의 활용도의 강도는 비효율적인 병원 활동과 관련 있을 수 있다. 분석이나 근거기반연구에 기초하기 보다 우리는 이렇게 해왔다 식의 관행에 기초하는 일상적 업무, 시술과 프로토콜은 원하는 성과에 도움이 되지 않고, 많은 시간이 소모되는 활동들이 포함될 수 있다. 투약 시간을 어떻게 정할 것인가? 각 환자가 요구하는 일상생활 활동에 대한 지원 수준을 정하는 지표는 무엇인가? 수술 후 환자의 활력징후 모니터를 얼마나 자주 해야 할지? 어떤 경우에 격리가 우선되며 어떤 경우에 격리가 해제되어야 하는가? 검사를 준비하는데 표준 지침이 효과적인가? 표준 환자 교육 도구나 프로그램이 환자 학습으로 이어지는가? 혈액 채취 시간이 환자 식사와 투약 시간 또는 기타 치료 시기와 관련해서 적절한가? 이러한 것들은 동일한 상태의 환자가 다른 간병인이나 다른 환경에서 받는 치료를 평가하여 치료의 차이가 결과의 차이를 가져다 주는지 결정하는데 도움이 될 수 있다. 어떤 상황에서는 가치를 더하지 않지만 더 많은 자원 집약이 있을 수 있는 특정 업무는 조정하거나 제거할 수 있음이 확연하다.

인력 자원의 경우, 비용은 일반적으로 월급과 복지 비용과 같다. 월급이나 복지를 줄이는 비용 억제는 현 시장 조건과 오늘날의 인력의 유동성에 근거하여 불가능하다. 하지만 주어진 환경 아래 가장 최소한의 비용이 들어가는 자원을 확립하는 것은 가능하다. 예를 들어, 초과 근무는 인력을 사용하는 비싼 방법이다. 이는 때때로 예상하지 못한 업무량 증가에 효과적이지만 광범위하고 지속적인 초과 근무가 발생한다면 그 원인을 규명하고 대안을 찾아야 한다.

업무량 증가에 더하여, 실무의 변동성 또는 시스템의 비효율성, 초과 근무는 그 일과 관련된 직원의 능력과 관계가 있을 수 있다. 예를 들어, 복잡한 환자의 문제 또는 조직력의 개발과 관련하여 경험이 없는 직원은 도움이 필요할 수 있다. 그리고 경험이 있는 직원도 익숙하지 않은 시술이나 환자의 상태에 따라 힘들어할 수도 있다. 이러한 직원을 위해서 교육과 멘토링을 통하여 그들의 능력이나 효율성을 증가시킬 수 있고 궁극적으로 초과 근무를 줄이게 된다. 직원을 섞어서 배치하는 것으로는 부족하거나 총 직원 수가 업무에 충분하지 않을 수도 있다. 이러한 경우, 좀더 숙련된 직원을 배치하거나 초과 근무를 지속하는 것 보다 정규 직원을 더 고용하는 것이 비용이 덜 들 수 있다.

한가지 방법은 인력을 섞어서 배치하는 것으로 전문 직원의 수를 줄이고 비용이 덜 드는 무면허 지원인력(unlicensed assistive personnel, UAP)을 배치하는 방법이 있다. 어떤 상황에서는 이러한 방법이 효과적일 수 있으나 급성 환자가 증가함에 따라 이러한 대체 방안은 비생산적일 수 있다. 응급 상황에서 환자는 복잡한 치료를 필요로 한다. 이러한 치료는 무자격 직원에게 위임할 수 없다. 게다가 전문직원들을 UAP를 감독하고 지시하는 책임이 있기 때문에 무자격 직원들은 전문 직원들의 업무량을 증가시킨다. 직접적 치료에 있어 자격이 있는 직원의 비율이 높고 전반적인 직원수를 줄이는 것이 전체 직원수가 증가하면서 자격증이 있는 직원 비율이 낮은 것보다 비용이 절감될 수 있다. 그러나 전문인력들이 비용이 적게 드는 직원에게 적절히 위임할 수 있는 서류 업무나 환경 작업을 위임하는 경우, 이러한 지원을 제공하는 것이 비용 관리 방법으로 효과적일 수 있다.

비용 억제를 위한 노력은 인력 관리에 숨은 비용을 찾아 낼 수 있다. 이직률은 신입 직원을 모집, 채용, 교육하는데 있어 상당한 비용을 창출한다. 공석에 대해 초과 근무나 외주로 커버될 경우, 새로운 직원이 일을 시작하기 전에 추가적인 비용 발생이 포함될 수 있다. 직원의 근속을 촉진하는 프로그램은 이직률과 이와 관련된 비용을 줄일 수 있다. 결근도 비용이 될 수 있다. 어느 정도의 병에 의한 예기치 못한 결근은 예상할 수 있다. 그러나 직원의 불만족, 관리 불가능한 업무, 빈번한 초과 근무 또는 근무 중 발생한 손상은 결근을 증가시킬 수 있다. 빈번한 초과 근무나 외주에 있어 대체 인력의 필요성에 따라 비용이 증가할 수 있다. 더하여 산재보험 비용은 병원에서 보고된 클레임 수와 직접적으로 연관이 있다. 결근과 산재를 유발하는 요인들을 밝히고 확인함으로써 비용을 줄일 수 있다(그리고 잠재적으로 직원 만족도와 효율성이 증가한다).

임금과 유사하게, 자재와 장비에 대한 비용도 시장 문제와 정책 요건에 따라 영향을 받을 뿐만 아니라 제공되는 서비스의 양과 강도에 따라 영향을 받는다. 강도의 의미는 이러한 서비스에 사용된 물자의 종류와 숫자를 말한다. 비용 억제는 제공된 서비스에 비용적으로 가장 최소한의 대체제를 찾는 것이다. 이는 두 단계로 볼 수 있다. 특정 치료, 프로토콜, 서비스를 함에 있어 필요하고 정확한 재료와 장비는 무엇인가? 더하여 정확한 이러한 물적 자원이 필요하다고 여겨질 경우, 이용 가능한 대체제 중 최적의 제품은 무엇인가? 첫번째 질문과 관련하여 업무를 살펴보고 어떻게 달성하는지를 보는 것이 중요하다. 서비스를 위해 필요하다고 여겨지는 재료가 더 이상 필요 없고, 가치가 없거나 서비스에 아주 작은 부분에만 소용이 있는 부적절한 항목일 수 있다. 서비스에 필요한 재료가 확인되면 이용 가능한 특정 항목을 선택하는데로 초점이 이동한다. 제품 평가는 의료인과 병원 내 다른 사람의 참여가 필요하다. 특정 서비스에 필요한 항목인지 확인하기 위해서는 그 항목의 그 목적과 사용 방법을 확인해야 한다. 제품 평가에서 주요 관심사는 검토 중인 여러 제품이 이러한 기준을 얼마나 잘 충족하는가이다. 제조자의 가용성, 보관 및 유지 요건과 같은 다른 기준 또한 고려되어야 한다. 제품이 모든 임상 기준을 충족하지만 시간 내에 생산과 배달이 어렵거나 유지비용이 높다면 덜 특이하고 더 가능성이 있고 신뢰할 만한 제품보다 선호되지 않을 수 있다.

재료의 가격과 공급은 판매자들 사이의 협상이다. 병원은 대량 구매 또는 공동구매를 통한 협상 과정에서 비용억제의 기회를 가진다. 표준화와 맞춤화 사이에서의 강도를 관리해야 하는 문제가 증가한다. 서비스 제공에 있어 재료와 장비의 표준화는 특정한 제품을 구입, 저장, 분배와 사용에 있어 비용을 줄이는데 큰 장점이 있다. 의료인이 활용할 수 있는 제품의 정도가 한정되어 있지만 제품과 친숙해지기 위한 시간을 줄여주면서, 사용하는데 있어 편리하게 해주고, 다양한 상황에 사용 가능하게 해준다. 하지만 어느 정도의 쓰레기를 만들 수도 있는데, 예를 들어 특정한 시술을 위한 표준화 재료팩은 대부분의 상황에서 사용되지만 모든 상황에 사용할 수 없는 재료를 포함하고 있다. 반면에 맞춤화는 제품을 환자, 의료인, 상황에 각각 특별하게 맞추어 준다. 이것은 원하는 결과를 달성하거나 폐기물의 가능성을 줄이는데 더 효과적이라는 장점이 있다. 그러나 맞춤화는 때때로 환자에게 가치를 두기보다는 각 의료인의 선호가 더 문제가 된다. 특정상황에서 표준화 또는 맞춤화에 대한 장단점을 평가해서 최소한의 금액이 들어가는 방법을 확립하는 것이 중요하다. 일반적으로 가격과 생산성의 이점 뿐만 아니라 서비스 제공에서 일관성을 향상시키기 때문에 다양한 상황에 사용되는 제품이나 절차에서 표준화가 더 선호된다. 표준화에 대한 대체 방안은 맞춤화의 한계 비용 이익이 표준화의 연간 운영 이익보다 더 뛰어날 때 세심하게 평가한 후에 받아들여진다.

앞의 논의에서 언급하였듯이, 비용을 억제하는 적절한 방법은 결과와 동떨어져서 평가해서는 안된다. 비용효과성은 결과를 달성하기 위해 필요한 최소한의 소비를 말한다. 비용효과성은 병원의 미션과 목표와 일관되는 성과를 얻는데 필요한 최소한의 비용이다. 그러므로 비용효과성은 비용효과성에 내재되지 않은 요소를 포함한다. 수술 후 상처 치료에서 진공 보조 창상 드레싱은 전통적인 창상 드레싱보다 훨씬 비싸며 오직 상처가 낫는데 까지 드는 비용만 고려해서 분석하면 비용이 효과적이라고 할 수 없다. 그러나 상처 치료를 촉진시키기 때문에 이러한 중재법은 입원기간을 줄이고 수술 후 추가적인 진료 방문을 줄여준다. 이런 면에서 이 방법은 환자와 병원 모두에게 장점이 있으며 확실히 비용효과성이 있다. 특정 상황에서 비용효과성의 정확한 방법이 행해질 수 있는 질적인 방법은 충분히 개발되지 않았다. 그러나 어느 정도의 이러한 방법들이 이용가능하거나 추정 가능하다고 보고 평가에 포함되어야 한다.

비용효과성과 효율성은 전형적으로 생산성 측정 또는 비용편익분석을 통해 분석된다. 생산성은 활용된 자원과 제품 또는 서비스의 생산이라는 투입과 산출의 관계이다. 생산성의 관계는 비율로 나타내고 투입이나 산출에 집중될 수 있다. 산출에 집중했을 때 나타나는 질문은 "결과를 생산하기 위해 무엇이 들어가는가?"와 산출에 대한 투입의 비율이거나 자원을 제품과 서비스로 나눈 것이다. 산출에 초점을 맞추어 생산성을 측정하는 방법의 예로는 환자 수당 시간, 시술 대비 비용, 치료 대비 외래 방문 수를 포함한다. 투입에 집중한 질문으로는 "자원이 얼마나 잘 사용되었는가?"이며, 이는 투입 대비 산출 비율 또는 제품 또는 서비스를 자원으로 나눈 것이다. 투입에 집중한 생산성 측정의 예는 외래 방문자수 대비 정규직 수(full time equivalent, FTE)[7], 직원 근무시간 당 검사 수, 방 사용 시간당 사례에 소요되는 시간 등이 포함된다. 투입이 감소하고 산출은 같을 때, 또는 투입은 같고 산출이 증가할 때 생산성이 증가한다. 산출이 같고 투입이 증가하거나, 투입은 같으나 산출이 감소하면 생산성이 감소한다. 독립적으로 생산비는 가치가 감소한다. 예산 계획, 역사적 경험과 경향, 내부 또는 외부 벤치마크의 목표를 설정하기 위한 생산비의 비교가 분석에 유용하며 비용 효과와 효율성을 향상시키기 위한 기회가 된다.

비용편익분석은 특정 프로그램이나 프로젝트를 평가하고, 프로그램과 접근방법, 자원 분배를 위해 경쟁하는 활동들을 비교하는 데 자주 사용된다. 이런 분석은 프로그램으로 인해 발생하는 순 이익(수입 빼기 비용) 또는 이익과 비용의 비(수입 나누기 지출)를 비교한다. 병원에서 프로그램의 가치에 대한 결정은 단지 비용 또는 경제적 이득의 평가로만 결정되지 않는다. 사회적 이득과 비용, 기회비용, 홍보적 가치, 유인책(loss leader)[8]기회와 같이 숫자화하기 어려운 수익이나 비용은 병원에서 비중 있는 중요도를 가지며 특정 프로그램이나 프로젝트를 수행하고 지속하기 위한 결정에 영향을 미칠 수 있다.

생산성은 종종 인력 사용에 집중되어 있지만 물적 자원과 전반적인 서비스의 이용에도 이 개념을 적용해야 한다. 예를 들어 입원기간 또는 입원 일수는 치료(산출)와 치료를 제공하기 위해 필요한 자원(투입)을 대표하는 환자 입원일 사이의 관계를 확인하는 생산성의 측정 방법으로 고려될 수 있다. 주어진 시간 또는 주어진 시간의 합에서 환자 또는 환자 그룹 사이에서 비교가 이루어지며, 내부적 외부적 벤치 마크 대비하여 비교가 이루어진다. 같은 수준의 활동에 있어 입원기간(지출과 관련된)이 감소할 때 생산성이 개선된다.

비용편익분석을 통해 병원의 생산성 개선 효과를 확인할 수 있다. 순이익에 대한 기본 평가(수입 빼기 지출)는 수익 폭을 규명한다. 생산성

---

7) 임의의 업무에 투입된 노동력을 풀타임 노동자 수로 나누는 방법이다. FTE는 노동자 수뿐만 아니라 노동시간도 고려해서 노동을 측정하는 방식이며, 1명이 주 40시간 일하는 것을 1FTE로 정의하면, 1명이 주 20시간이라면 0.5FTE가 되며 1명이 각각 주 20시간 일하면 1FTE가 된다.

8) 의도적으로 특정 상품의 수익을 포기함으로써 다른 쪽으로 매출을 극대화 하는 전략으로 "유인 상품", "미끼 상품"으로 불려지기도 한다.

의 개선은 각 치료에 있어 줄어든 비용(그러나 지속되는 수입의 유지)에 의해 이익의 폭이 증가하는 것을 목표로 한다. 더욱이 입원 기간이 감소하면 추가적으로 환자를 더 입원시킬 수 있다. 늘어난 환자 수는 추가적인 지출 뿐만 아니라 추가적인 수익을 만들 것이다. 지속된 환자 수를 생각해보면, 비록 치료 당 이익이 같을지라도 치료에 들어가는 비용이 같다면 총 수익은 증가할 것이다. 그러나 치료 당 비용이(고정 비용이 여러 치료에 걸쳐 있는 경우) 감소할 것이고 총 수익과 치료 건당 수익 모두 증가할 것이다. 비용편익분석은 생산성 개선 노력의 잠재적인 음성적인 측면 또한 보여준다. 입원 일수가 감소하는 것은 좋은 의료서비스와 함께 가야 한다. 조기 퇴원은 의학적으로 시기 상조이며, 지속적 치료를 위해 재입원하는 결과로 이어질 수 있다. 분명히 이러한 결과는 환자에게 있어 바람직하지 않은 결과이고 그러므로 비용 효과적이라고 할 수 없다. 이런 경우는 많은 지불자들 특히 사례당 비용을 환급해주는 지불자들이 최초 입원과 연결되어 재입원하는데까지 소요된 시간을 확인하기 때문에 비용적으로도 효율적이라 할 수 없다. 추가 비용이 발생하지만 이어지는 입원이 환급의 이유에서 하나의 사건으로 생각되어 추가적인 지급이 거절될 것이다(Finkler et al, 2013).

결 론

비용억제와 관련된 인센티브와 환급 수준은 지불자들이 주도하고 있다. 행위별수가제와 같은 환급 시스템은 서비스를 제공하는 병원에 비용억제를 위한 인센티브가 거의 없다. 소수의 지불자들을 통해 환급은 전체 또는 미리 협상된 비율로 청구금액이 지불되므로 의료 사용의 증가가 수입의 증가로 이어진다. 그러나 대부분의 지불자들은 지불 억제를 위한 인센티브를 그들의 환급시스템에 도입했다. 환자 방문 당 환급 비율은 자원의 활용도를 줄이고, 환자 방문 당 효율성을 늘리기 위한 유인책이다. 사례 별 환급(예, 포괄수가제)은 입원 시의 자원 활용도뿐만 아니라 입원의 감소를 위한 유인책이 포함되어 있다. 인두제는 입원 또는 외래의 환자 치료 수를 줄이기 위한 장려책이 포함되어 있다. 각 지불자들의 다양성은 의료제공자와 소비자들에게 더 복잡하게 느끼게 만든다. 예를 들어 몇몇 지불자들은 소아천식환자 또는 성인 당뇨 환자와 같은 특정 환자군에서 특정 임상의 질적 결과를 달성했을 때 추가 지급금을 제공하기도 한다. 기타 서비스 수준에 따라 소비자의 코페이가 다른 특정 혜택에 대한 지불 계층이 있을 수 있다(브랜드 약품 VS 제네릭 약품)(Finker et al, 2013).

그러나 의료진은 일반적으로 환불의 조건에 각 환자를 위한 의료적 결정을 맞추지 않으며 “지불자를 모르는 채로(payer-blind)” 치료를 제공하는 것을 선호한다. 그러나 의료진은 일하는 병원의 생존 뿐만 아니라 의료 자원의 활용과 배분에 효율성을 향상시킬 책임이 있다. 의료비용이 치솟음에 따라 보험이 있는 환자들의 비용도 치솟을 위험이 있으며, 이에 보험사가 책임을 인정하고 지출을 책임지기 전에 몇 백 달러가 아닌 몇 천불의 기초 공제액이 포함된다. 사회 정의 측면에서 한정된 자원이 신중하게 고려되어 모든 사회구성원에게 의료 가용성이 최대한 보장될 수 있어야 한다. 게다가 비용과 관련된 투명성과 중요성이 증가하면서, 환자들은 의학적 분야뿐만 아니라 비용에 대해서도 선택하고 있다. 그러므로 의료인으로 가정 적절한 접근방법은 지불자와 상관없이 모든 환자들에게 비용 효율성과 효과성이 있는 치료를 제공하는 것이다.

다행히도 대부분의 상황에서, 비용을 억제하려는 노력은 이익을 목표로 하는 최소한 불이익을 포함하지 않는 지불 양식에 맞추어 개발되었다. 지불 방법론의 구조 때문에 입원 기간을 줄이는 프로그램, 생산성의 향상을 위한 노력, 대부분의 비용 효과적인 제품을 확인하기 위한 분석, 모범 사례를 확인하기 위한 벤치마킹들이 시작될 수 있다. 그러나 장점은 이러한 보험 형태의 환자들에게만 한정되어서는 안된다. 자원은 무제한이 아니기 때문에 다른 상황에는 다른 선택이 필요하기 때문이다. 병원은 모든 자원 요청에 거의 반응할 수 없고 종종 경쟁적인 중요도 사이에서 가장 필요하거나 가치가 있는 것을 선택해야는 위치에 있다. 병원이 심장 프로그램이나 소아과 프로그램을 늘리는 경우; 중환자실의 인공호흡기를 교체하거나 심초음파실에 초음파 기기를 교체하는 것 또는 추가적으로 외래 시설이나 입원시설을 증축하는 것. 이러한 결정은 절충과 동의 그리고 병원뿐만 아니라 가장 중요한 환자, 관련 직원들을 위한 이익에 대한 명확한 이해를 필요로 한다. APRN은 의학적인 투입을 제공하고 환자를 옹호하기 위한 지식과 전문성을 가지고 있다. 이러한 결정 과정에서 신뢰할 수 있는 목소리를 가지기 위해, 전문간호사들은 사업에 대한 확실한 이해와 자원 관리와 배분에 영향을 미치는 회계 문제에 대한 이해가 필요하다.

제 12 장

보건의료인과의 협력과 중재자 역할

Thomas D. Smith, Maria L. Vezina, Mary E. Samost, and Kelly Reilly

학습 목표

이 장의 결과로 기대되는 학습 결과

- Advanced Practice Registered Nurse(APRN)로서 다른 보건의료인과 협력하는 관계 메커니즘을 찾을 수 있다.
- 6개의 APRN 핵심 역량을 실무에 적용한다.
- APRN 협업 모델을 비교하고 대조할 수 있다.
- 전문가 간 팀에서 APRN 리더십 역할을 발휘할 수 있다.
- 전문간호 연결을 조정하는 프레임워크를 개발할 수 있다.

상급간호실무와 파트너십

상급간호실무 역할로 확립된 certified nurse practitioner (CNP), clinical nurse specialist (CNS), certified nurse-midwife (CNM), certified registered nurse anesthetist (CRNA)는 지난 50년간 간호 직업과 간호 실무가 크게 발전했음을 반영한다. 의료 팀에 대한 역할 개발의 진전 및 APRN 통합은 긍정적인 결과를 낳았지만, 업무범위(scope of practice, SOP)와 관련된 장벽은 지속된다. APRN Consensus 모델은 APRN의 네 가지 역할에 대한 역할 정의와 업무범위의 일부 문제를 다루고 있다(National Council of State Boards of Nursing [NCSBN], 2008). APRN Consensus 모델의 구현 메커니즘은 면허, 공인, 인증 및 교육(LACE)이다(Stanley, 2009). LACE는 APRN 업무범위를 표준화하고, 접근성을 늘리고, 국가 의료시스템 내에서 APRN에 대한 더 큰 가치와 이동성을 촉진하는 목적을 가진다(Rounds, Zych, & Mallary, 2013). 또한 미국의학연구소(Institute of Medicine, IOM)의 *The Future of Nursing: Leading Change, Advancing Health* (IOM, 2011) 보고서의 권장 사항 중 하나인 업무 범위 장벽을 없애고자 하는

것을 지지하고 있다(Stubenrauch, 2010). IOM의 간호사의 권고사항 구현에 대한 진행상황 평가 위원회는 간호의 미래(*The Future of nursing*) 보고서에서 전체 실무가 가능한 주가 8개에서 21개로 증가하는 등 업무범위의 제한이 감소하는 방향으로 상당한 진전을 보였음을 확인했다(IOM, 2015). 간호사회정책성명서(Nursing's Social Policy Statement)(American Nurse Association [ANA], 2010)에 따르면, 이러한 역할은 전문화, 확장, 발전 및 자율성을 수반하며, 인력, 조직 및 치료 환경을 관리하는데 필요한 기술과 연관이 있다. IOM (2011년)에 따르면 25만명 이상의 간호사가 석사나 박사 학위를 소지하고 국가인증시험에 합격한 APRN이다. APRN은 일차의료, 급성기 의료서비스, 홈케어 외에도 다양한 유형의 의료서비스를 제공한다. 예를 들어, 그들은 환자들에게 자신의 건강 문제를 이해하고 건강 향상을 위해 무엇을 할 수 있는지를 가르치고 상담하며, 환자들을 위해 복잡한 의료시스템 속에서 치료를 조정하고 환자를 지지하며, 환자를 의사와 다른 의료인들에게 의뢰한다."(P.52) 특히, CNS(APRN) 역할은 문헌에 명시된 대로 모범 사례의 합성, 통합, 변형 및 번역에 중점을 둔다(National Association of Clinical Nurse Specialists [NACNS], 2007). Davies와 Hughes(1995)는 "상급간호실무라는 용어는 역할 이상으로 확장된다. 이것은 역할의 구성이 아닌 임상적 지식을 바탕으로 세상을 바라보고 생각하는 방법이다."(P.157). 이러한 세계관은 환자와 다양한 의료서비스 제공자 사이의 직접 또는 간접적인 파트너십을 강조하는 상호작용 프로세스이다. 임상적 역량과 더불어 상급 실무의 다양한 측면은 협업, 자문 및 임상 리더십의 기초가 되는 사회화와 대인관계 기술이 필요하다. 상급간호실무 역할은 법적으로 보장된 자율성과 권한이 필요하지만, 환자 및 병원의 성과를 달성하는 능력은 상호 의존적이며 다학제적인 관계를 관리할 수 있는 파트너십에 달려있다. 실제로 NACNS(2007)는 "세팅에 상관없이 의사소통 능력이 뛰어나고 집중된 치료 환경에서 전문가 팀과 일하면서 이끌어 나가고 조정하는 일의 시너지는 앞으로도 실무의 특징이 될 것"이라고 결론 내렸다(p.8). Bleich(2011년)에 따르면 APRN은 "석사 또는 박사로 준비된 임상 학자로서 고급 연구 방법과 통계 기법에 대한 공식적인 교육의 정도는 아닐 수 있지만, 그럼에도 불구하고 조직 맥락 내에서 치료 시점에 중요한 환자 평가 및 근거 중심 의사 결정에서 중요한 역할을 한다. 그들의 임상 전문지식과 간호실습에 대한 상급지식은 연구기반 박사학위로 준비된 간호사와 제휴하여 활용될 수 있다. APRN은 환자, 가족 및 집단에게 제공되는 치료의 질에 영향을 미치고 개선하기 위해 연구, 근거 기반 실무, 성과 개선, 교육 및 학습과 이를 파급하기 위한 광범위한 학술 활동에 참여해야 한다(Pape, 2000). 전문직 간 또는 전문직 내 연결은 치료 과정에서 중개 전문가로 과학적 지식 생성을 연결하는 시너지를 통해 간호사의 건강증진에 미치는 영향을 최적화한다. 이러한 시너지는 간호 업무를 다른 의료 전문직과 더 잘 연계시켜 의사결정 포럼 및 정책 테이블에서 간호사에게 더 강력한 목소리를 제공하는 데에도 도움이 될 수 있다"(Bleich, 2011, pp. 169–170).

핵심역량

APRN은 직접 관리를 제공하고 의료 문제를

진단 및 관리하며 서비스를 조정하고, 환자와 가족을 교육하고 환자를 옹호하며, 모든 차원에서 의료시스템을 관리하기 위해 근거기반 지식을 사용하는 임상가(clinicians) 역할을 한다. 케어에 대한 이러한 접근방식은 질병 예방, 건강 유지 및 기능 문제 해결에 지속적으로 초점을 맞출 수 있도록 지원한다(IOM, 2004). 간호학의 미래: 선도적인 변화, 진보하는 건강(*The Future of Nursing: Leading Change, Advancing Health*)에서, IOM(2011)은 "간호사들은 적용범위와 접근 사이의 격차를 줄이고, 더 다양한 대상자에게 복잡한 치료를 조정하고, 일차 의료 제공자로서 교육과 훈련에서 잠재력을 최대화하며, 간호 실무와 환자 안전 및 의료의 질의 근본적인 개선과 연결된 증거의 증가를 고려한 시스템 전반의 변화를 구현하고 의료환경 전반에 걸친 자신들의 경제적 가치를 포착하기 위해 새로운 역량을 개발하고 있다"(pp. 53-54).

이에 따라 그림 12.1과 같이 6개의 핵심역량이 세부적인 상급 간호 업무로 정의된다. 이러한 역량은 지속적으로 상급간호실무의 필수적인 특징으로 확인되어 왔다(미국간호대학협회, 1996; Davies & Hughes, 1995; NACNS, 2004, 2010; 전국간호위원회, 2006):

1. **코칭**: 환자, 가족, 환자 그룹, 기타 의료제공자 및 간호 전문직을 개선하기 위한 숙련된 지도 및 교육
2. **자문**: 문제 해결을 위해 전문지식이 활용되는 전문가 간의 환자, 직원 또는 시스템 중심 상호작용
3. **연구 기술**: 해석, 중개, 증거의 사용, 임상실무의 평가, 그리고 연구 수행과 적극적인 참여
4. **임상 및 전문적 리더십**: 변화를 관리하고 시스템 내부 및 전반에서 의료 실무 및 정치 프로세스에 영향을 줄 수 있는 능력

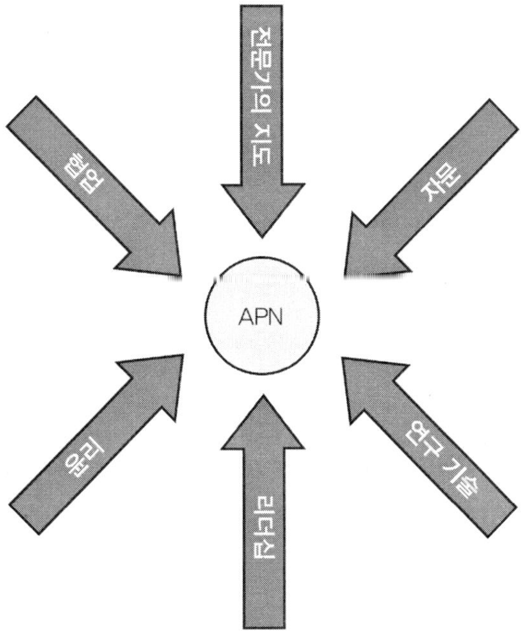

그림 12.1 상급간호실무의 핵심 역량

5. **협업**: 환자 및 가족 목표를 최적화하기 위해 학내 및 학제 간 팀과 협력
6. **윤리적 의사결정 기술**: 환자, 가족, 제공자, 시스템, 커뮤니티 및 공공 정책 수준에서 윤리적 문제를 식별, 설명 및 조치

핵심역량에 대한 이러한 개요를 고려할 때, 의료 분야 내에서의 관계에 대한 주제는 명백하다. 다른 사람과 함께 일하는 능력은 이러한 역량에 내재되어 있으며, 결과적으로 실무를 위한 튼튼한 기초임을 나타낸다. 상급간호실무의 정의에 명시적으로 언급되지는 않았지만, APRN은 환자, 가족 및 기타 의료 팀 구성원과의 파트너십이 핵심요소임을 인지하고 능숙하다는 것을 전문가팀 내에서 알고 있다. 진료 제공을 위한 대인관계 전략 관리는 경쟁적인 의료 환경에서 독립적인 의료서비스 제공자로서 성공을 위해 매우 중요하다. 예를 들어, 이전에 병원에서 APRN에 의해 제공되던 의료서비스가 급성기 세팅에서 지역사회로 옮겨가고 있으며, 따라서 다른 의료인들과 성공적으로 함께 일하며 맡은 바 책임을 다하기 위해서 APRN은 자신의 강점을 평가할 필요성이 증가하고 있다. IOM(2004)에 따르면, 현재 의료 환경에서 제시된 기회는 임상 실무, 전문적 지식 및 엄격한 대학원 교육의 강력한 기반을 통해 충족될 수 있다.

6가지 핵심역량과 관련하여 다음과 같은 몇 가지 대인 관계 주제가 나타난다:

1. 환자, 가족, 기타 치료 제공자 및 간호직의 코칭, 숙련된 지도 및 가르침은 APRN의 공식적 및 비공식적 역할이다. 멘토로서 APRN은 사람들이 치료 방법을 공유하거나 치료를 주도할 수 있도록 돕는다. 교육자로서 의료서비스 제공의 품질을 결정하고 개선하는 데 APRN은 근거기반실무를 적용하고 평가하는 것을 돕는다.
2. 자문은 다른 NP가 직접 참여하여 결과, 진단 및 치료 계획을 확인할 필요성을 의미한다. 그러나 치료에 대한 책임은 primary practitioner에게 있다. 추가 의견을 위해 동일한 전문 분야 내에서 중복되거나 치료에 대한 다른 견해 또는 선호에 대해 전문가와의 토론이 필요할 수 있다. 어떤 상황에서든 최적의 환자 치료와 문제 해결 및 치료 관리에 대한 신중한 접근을 위해서는 파트너십이 필요하다.
3. 실무 분야의 연구는 체계적이고 학술적인 조사, 해석, 임상 실무에서의 근거 사용 및 질 향상이 포함된다. 연구를 실무로 변환하고, 새로운 지식을 기반으로 혁신을 설계하거나, 질적 근거를 통합하는 데 있어 APRN 역량은 최적의 결과를 달성하는 데 핵심적인 요소이다(Riley & Omery, 1996). 의료 전문가들이 함께 모여 임상 실무를 재설계할 때 혁신적인 변화가 가능하다. APRN은 또한 정확하고 신뢰성 있고 윤리적인 연구 수행을 통해 연구 참가자를 돌보는 데 기여한다. 또한 APRN은 지속적인 의료 환경에서 임상 연구를 구현하기 위한 정책 및 절차 및 치료 표준을 만드는 데 참여하고 기여해야 한다(National Institutes of Health [NIH], 2010).
4. 임상적, 전문적 및 시스템 리더십은 다학제간 방식으로 접근할 때 강력하다. APRN의 리더십 역량은 인구, 의료시스템, 규제 요건 및 의료 재정에서 간호 실무 및 환자

결과를 평가하고 영향을 미치기 위해 필요하다. 개별 전문가의 고유한 역할이 개별 역량 틀 내에서 유용하지만, 환자 치료에서 팀 리더십은, 특히 의료시스템에 대한 접근이 제한적인 환자와 복잡한 치료가 필요한 환자에게 도움이 되는 경험이다. 전문 분야 문제가 아닌 특정 환자에게 초점을 맞추려면 리더십과 조직을 변화시키는 기술이 필요하다. 이런 부분에서 역할의 모호함은 종종 해가 되지 않고 도움이 된다.

5. *Merriam-Webster's Collegiate Dictionary*(2003)에 따르면, 협업은 특히 공동으로 지적 노력을 함께 하면서 일하는 것을 의미한다. ANA(2015)의 간호사회정책 지침서(Guide to Nursing's Social Policy Statement)는 공통의 초점, 타 전문가의 인식, 사상과 지식의 대학 교류와 같은 협력의 질을 언급하며, 간호사들이 사회의 건강 요구를 해결하기 위해 더 광범위한 대화에 독특하게 기여한다는 것을 인정한다. Hamric, Spross 및 Hanson (2005)은 협업을 "두 명 이상의 개인이 문제를 해결하기 위해 진실하고 건설적으로 상호작용하고 확인된 목표, 목적 또는 결과를 달성하기 위해 서로에게서 배우는 역동적인 대인관계 프로세스"라고 한다(p.318). 따라서, 정의상 협업은 관계 파악과 대인 관계 과정을 포함한다. 관계의 초점은 긍정적이어야 하며, 관련 당사자들 간의 상호 의존성을 만드는 문제 해결 접근법에 기초해야 한다. 협업은 많은 APRN 역할의 초석이기는 하나 일부 임상가는 제외된다. 그 결과, 관계를 구조화하고 협력 관계의 과정을 안내하는 데 도움이 되는 협업 모델이 등장했다.
6. 윤리적 의사결정 기술은 효과적인 상급실무의 핵심 요소이다. Thompsom과 Thompson(1985)에 따르면, "전문직이 되는 것은 윤리적이어야 하고, 윤리적으로 실천하는 것은 윤리, 가치 그리고 자신에 대한 이해를 필요로 한다." 윤리적 실천의 목표는 올바른 이유로 옳은 일을 하는 것이다(Thompson, Kershbaumer, & Krisman-Scott, 2001). 비록 개인의 가치와 자기 표현에 기반을 두고 있지만, 윤리적 의사결정에 그 팀을 포함시키는 것은 환자들의 전체적 보살핌의 핵심이다. 윤리적 임상적 관행은 신뢰, 상호 존중, 투명성, 그리고 비판적 사고와 추론에 대한 헌신의 분위기를 요구한다. 이러한 분위기를 조성하기 위해, 관리자로서 APRN은 다른 사람들과 포용적인 방식으로 협력하여 가치, 감정, 신념과 지식을 표현하는 능력이 윤리적으로 장려되고 보장할 수 있는 팀을 구축해야 한다.

협업모델

협업의 기본은 모든 치료 제공자의 기여를 포함함으로써 양질의 환자 치료가 달성된다는 믿음이다. *The Future of Nursing: Leading Change, Advancing Health* 보고서에서, IOM(2011)은 "완전한 파트너가 되는 것은 간호직업의 모든 수준을 초월하며, 다른 보건 전문가들과 협력하여 적용되어야 하는 리더십 기술과 역량이 필요하다"고 밝혔다(p.35). Macy Foundation(2010)은 "산학 연구 결과에 따르면, 간호사, 의사 및 기타 의료 전문가들이 팀을 이루어 제공하는 의료서비스가 품질을 향상시킬 뿐만 아니라 환자 치료 성과의 향상, 환자 만족도 향상, 효율성 향상 및 의료 전문가 직업 만족도 향상으로 이어진다는 것을 알 수 있다"(p.2). 협업은 종종 개인의 활동 범위를 넘어서는 모든 계획의 "성공의 열쇠"로 언급된다. 그러므로 협업은 효과적인 환자 치료의 기초가 된다. Arcongelo, Fitzgerald, Carroll와 Plumb(1996)에 따르면 성공적인 협력을 위해선 다양한 대인관계 속성들이 필요하다. 여기에는 신뢰, 지식, 공동 책임, 상호 존중, 긍정적인 커뮤니케이션, 협력, 조정 및 낙관주의가 포함된다(p.107). 그림 12.2를 참조하라. 저자들은 이러한 속성을 다음과 같이 정의한다.

- 모든 당사자들 간의 신뢰는 양질의 업무관계를 구축하며, 당사자들이 더 많이 알게 되고 규범을 확립함에 따라 시간이 지남에 따라 발전한다. Hamric, Hanson, Tracy 및 O'Grady(2014년)에 따르면 신뢰 역시 임상적 역량에 달려 있다(p.306).
- 지식은 신뢰의 발전에 필요한 요소이다. 지식과 신뢰는 감독의 필요성을 없앤다.
- 책임 분담은 조직 내에서 책임 있는 실무뿐만 아니라 양질의 환자 진료 및 치료 성과를 위해 공동으로 의사결정을 함을 시사한다.
- 팀 구성원 모두의 전문지식에 대한 상호 존중이 성공적인 협업의 핵심이다. 이 상호 존중은 환자에게 전달된다.
- 계급적이지 않고 양방향 의사소통은 환자 정보와 지식의 공유를 보장한다. 동등한 사람들 간의 양방향 의사소통은 어려운 대화를 위한 기본 틀 역할을 한다. 어느 한쪽 동료의 케어 접근법에 대한 질문은 비판으로 해석하는 방식으로 전달되면 안되며, 지식을 향상시키고 환자 케어를 개선하기 위한 것이어야 한다.
- 협력과 조정은 모든 팀 구성원의 기술 사용을 촉진하고, 노력의 중복을 방지하며, 실무에서 생산성을 향상시키고, 환자의 관리 경험을 개선한다.
- 낙관주의는 관련 당사자가 협력이 양질 치료를 촉진하는 더 효과적인 수단이라고 믿을 때 성공적인 팀워크를 촉진한다.

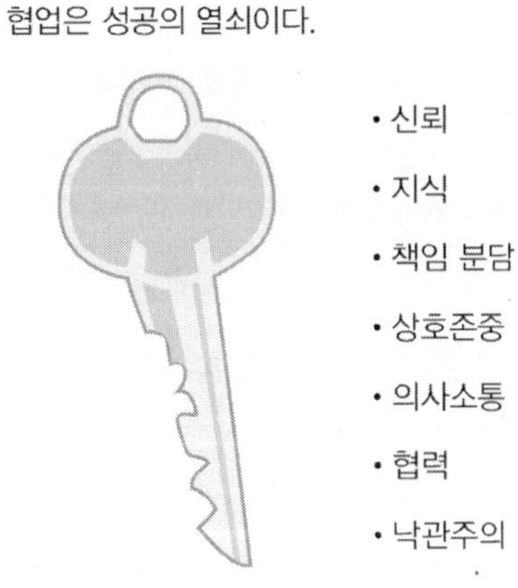

그림 12.2 협업 속성

이러한 속성은 모든 협업 관계에서 핵심이지만 성공적인 결과를 결정하는 것은 주로 각 팀 구성원의 고유한 기여이다.

협력적 실무에는 몇 가지 모델이 있지만, 두 가지 질문에 대한 답변으로 구분되는 경우가 많다:

1. 각 팀원의 전문지식은 어떻게 최대한 활용되고 있는가?
2. 의사결정과 환자진료를 담당하는 사람은 누구인가?

표 12.1

실무협업모델

	병렬모델	순차모델	공유모델	협업모델
환자치료에서 APN의 역할	안정적인 환자 관리	섭취 평가 수행	의사가 덜 복잡하다고 정의한 환자의 관리	모든 수준의 환자 관리
환자치료에서 의사의 역할	의학적으로 복잡한 환자 관리	진단과 환자 관리	초기 환자 스크리닝 복잡한 환자 관리	불안정한 기간동안 함께 관리 APN과 의사가 치료 계획 수립에 협업

표 12.1에는 일차 진료에서 일반적으로 사용되는 세 가지 의료 사례 모델(Strumpf & Whitney, 1994)과 다양한 의료 환경에서 채택되고 있는 한 가지 협업 모델이 요약되어 있다(Arconelo et al, 1996; Matthews & Brown, 2013).

1. 병렬모델
2. 순차모델
3. 공유모델
4. 협업모델

병렬모델에서 APRN은 안정적인 환자를 관리하고 의사는 의료적으로 더 복잡한 환자를 돌본다. 순차모델에서 APRN은 섭취 평가를 수행하고, 의사는 차등 진단 및 관리에 대한 책임을 지거나, 의사가 모든 환자를 선별하고 APRN에게 덜 복잡한 것으로 확인된 환자의 관리를 위임하여 패턴을 역전시킬 수 있다. 공유모델에서 APRN과 의사가 교대근무 일정에 맞춰서 교대로 환자를 돌본다. Arcongelo와 동료들(1996)은 문제의 복잡성과 관계없이 APRN을 일차 진료 제공자로 포함하는 네 번째 모델인 협업 모델을 규명했다. APRN과 의사는 양질의 질병 치료를 위한 의료서비스를 평등한 파트너십에 기반을 두고 협력하는데, 이때 APRN은 독특한 전문가적 시각, 팀 기반 의료의 전문성 및 환자와의 파트너십과 같은 모든 능력을 활용한다(Matthews & Brown, 2013). 이 모델에서 의사 소통은 계속 진행하게 되는데, 불안정하거나 복잡한 기간 동안 공동 관리 방식으로 전환될 수 있지만, 항상 치료 계획을 수립하는 데 두 전문가의 의견이 필요하다. 이 방식의 결과 중 하나는 APRN이 복잡한 환자 관리 영역 내에서 자신의 지식과 기술을 확장하고 복잡성을 관리하면서 컨설팅 팀원과 긴밀한 관계를 구축할 수 있다는 것이다.

실무협업모델과 관계없이 신뢰와 긍정적인 업무 관계는 매우 중요하다. 협업 관계는 융통성 없는 기대나 경계로 인해 촉진되는 것은 아니고 “진행 중인 작업”이다. 시간이 지남에 따라 전문지식의 상호 표현은 파트너 간의 성장하는 기술, 신뢰 및 자신감의 반영과 같은 성공적인 관계의 접착제와 같이 보이지 않는 패턴을 기반으로 한다.

협업의 이점은 APRN과 의사가 어떤 환자나 어떤 조건을 가장 잘 관리하는가에 대한 관련 전문가간 협상에서 시작된다. 이 과정은 유능하고 성공적인 APRN에게 장애물로 보일 수 있지만 데이터, 성과 지표(재정적 및 임상적 지표 모두)

및 업무 수행의 성숙함으로 무장한 APRN에게 협력적 의사결정과정은 치료의 효율성을 향상시킨다. 예를 들어 만성 질환 관리에서 APRN은 더 적은 약물을 처방하고, 더 적은 검사를 처방하고, 덜 비싼 치료를 선택하면서, 환자와 더 많은 시간을 보내는 경향이 있다(Fitzgerald, Jones, Lazar, McHugh, & Wang, 1995). 병원 급여 조사에 따르면 APRN 비용은 종종 의사의 50% 이하이다. 그 후 효과적인 APRN/의사 협업을 통해 의사는 더 복잡한 건강 요구를 가진 환자와 더 많은 시간을 보낼 수 있을 뿐만 아니라, APRN은 환자가 복잡한 질병을 관리하는 데 있어 더 안정적인 환자의 관리에 초점을 맞출 수 있다.

모든 의료 환경에서 아프고 연약한 환자들이 가능한 최고 수준으로 기능할 수 있도록 지원할 수 있는 지속적인 감시와 사례 관리를 제공하는 것은 점점 더 어려운 과제가 되고 있다. 노인들을 대상으로 한 연구에서 Naylor(1994) 등은 ACNP가 퇴원 후 합병증과 재입원을 줄일 수 있다는 것을 발견했다. 기존 환자의 급성질환 관리 역시 합병증과 비용은 감소하면서 환자의 삶의 질을 극대화했다. 의사는 전문적인 의료의 임상적 의사결정과 개입이 필요한 상황을 처리할 수 있다. 미래의 의료 개혁 및 공공 보고 추세는 모든 환자와 효과적이고 효율적으로 관계를 맺기 위한 전략으로 모든 의료 사업자의 협력과 역할인식을 더 많이 필요로 한다는 것이 점점 더 분명해지고 있다.

협업에 대한 장벽이 지속되지만, 전문직 간 실무에서는 진전이 있었다. APRN은 여러 분야의 팀을 이끌고, 일차 진료의 접근성 개선, 취약 모집단 관리, 환자 및 인구집단의 치료 성과를 개선시키고 있다(IOM, 2015). 협업에 대한 장벽은 성 역할 고정관념에서부터 지식과 기술 습득에 대한 부적절한 기대에 이르는 "의사-간호사 게임"의 많은 전통에 뿌리를 두고 있다. 이러한 개념에는 의료시스템의 문화적, 사회적, 심리적 및 재정적 복잡성과 밀접하게 관련되어 있다. 그럼에도 불구하고 의료에 대한 환자 중심 접근법이 보장되고 전문직 간 교육과 팀 기반 협업 실무 모델이 채택될 경우 협력적인 관계, 기술 및 실무 등의 중요한 측면이 드러난다. 다양한 의료 분야 사이에서 환자 중심 접근방식이 완전히 적용되는 기회는 시간이 지남에 따라 자명해진다. 즉, 의사와 간호사 관계의 측면은 기본적으로 환자 돌봄의 질과 관련이 있다(Brandt, 2001). 이러한 관찰만으로도 의료전달시스템과 임상가들에게 전문직 간의 효과적인 관계를 장려하여 서로 협력할 수 있는 기회를 인식할 수 있는 주된 동기를 부여한다.

임상적 관계

상급 실무의 특성상 대부분의 환자 치료는 역할 내에서 APRN의 기술과 지식으로 인해 관리될 수 있는 것이다. 그러나 각 APRN들은 시기적절하고 효과적인 방법으로 사용된 상담 및 의뢰의 중요성을 인정한다. 파트너십에는 건강 관리 팀 내 관계, 의사소통 스타일, 신뢰 및 계급적 틀 없는 임상 관계 내에서 상호 작용할 수 있는 능력이 포함된다. 많은 APRN이 그들의 업무범위 내에 공식적인 자문(협업) 관계를 가지고 있지만, 일부 APRN은 그렇지 않다. 또한 이러한 공식적인 협업구조는 주 위원회의 다양한 지침에 따라 주 및 의료기관마다 다르다. 업무범위의 장벽을 제거하고 APRN 서비스에 대한 보상을 높이기 위해 국가적 노력이 진행 중이지만 아직 구현되지 않았다(IOM, 2015). 따라서 이러한 변화는 환자의 안전과 치료의 질을 향상시킬 뿐만 아니라 상당한 비용을 절감하고 접근성을 높일 수 있다. 법률과 법규를 제쳐두고, 자문과 의뢰 모델 내에서 일할 수 있는 능력이 필요하다. 건강 관리 팀의 각 구성원은 다른 사람에게 제공할 지식과 기술을 가지고 있으며 파트너십은 종종 실무 변화에 영향을 미치고 혼자 관리하기 불가능한 환자 치료 결과에 영향을 미칠 수 있다. 많은 자문 실무는 전문성과 일차 진료가 명확하게 구분되는 환경의 영향을 받는다. 이러한 상황에서 자문 관계는 치료 과정을 개선하는 데 필수적이다.

종종 자문과 의뢰 활동은 감독, 공동관리(함께 복잡한 사례 관리를 하는 것), 직접 감독과 혼동된다. 이런 상황에서 실무에 대한 책임감이 사라지고 역할이 모호해진다. 실무 전문지식의 한계나 조언에 대한 필요성은 보완적인 것으로 봐야지, 결함이나 '업무 인계'의 개념이 아니다. 자문과 의뢰에 내재되어 있는 전문적인 상호작용은 치료 변경이 필요하다는 상호 확인된 결정이 있을 때까지 자율성을 유지하면서 타 분야와 협력하는 APRN의 능력으로 이어진다. 비록 공동관리와 의뢰(일시적 또는 영구적 치료 양도)는 다른 주제이지만, 돌봄의 목적은 여전히 파트너십 방식 안에서 달성된다. Hamric, Spross 및 Hanson (2005)은 APRN 자신들도 종종 그 차이점을 혼돈한다고 한다. 그들은 협업에 대해 "두 명 이상의 개인이 확인된 목표, 목적 또는 결과를 달성하기 위해 서로 진실하고 건설적으로 상호작용하고 서로에게서 배우기로 약속하는 역동적이고 대인 관계적 과정이다. 개인은 이러한 헌신을 가능하게 하는 공유 가치를 인식하고 분명하게 표현한다."라고 보다 의미 있게 정의하였다(p. 318). 이러한 협력 틀 내에서, 다양한 상담, 의뢰 또는 공동관리의 과정은 고품질의 환자 진료 제공에 필요한 복잡성을 지원하면서 각 구성원이 수행하는 역할을 인정하는 치료적이고 전문적인 관계의 추가 차원을 가정할 수 있다. 지식, 기술 및 임상 전문지식이 모두 일상적 실무의 핵심 요소이지만, 이러한 협업 방식으로 각자가 함께 일하는 것이 모범적인 실무를 만들어 낼 것이다.

전문가 간 팀 구성 (INTERPROFESSIONAL TEAMING)

통합 의료팀의 필요성은 환자 안전, 특히 노인 인구가 증가하면서 환자 요구의 복잡성 증가, 다양한 의료 제공 모델에서 의료서비스의 연속적 확대, 통신 및 정보 네트워크의 고도화, 변화 의료 제정 및 환급 규정 방법의 변화 등 여러 요인들에 의해 더 증가하고 있다. 또한 의사, APRN, 간호사, 사회복지사 및 기타 임상가 등 전문가 간 의료팀 구성원들이 동일한 환자나 환자군에 대한 서비스를 제공할 때 종종 서로 관련이 없는 것처럼 독립적으로 업무를 수행하거나 치료를 제공하고 있다는 것이다. 이렇게 업무가 조정이 되지 않으면 갈등이 많은 환경을 조성하여 환자와 가족이 치료에 참여할 수 있는 목소리를 더 내지 못하게 할 수도 있다. 비효율적인 팀워크와 의사소통은 미국에서 세 번째 사망 원인인 의료 오류의 주요 원인이다. 의료 오류로 인한 의료비용 손실 총 추정치는 연간 171억 달러 이상이며 질 보정수명(quality-adjusted life year [QALY], 의료 개입에 대한 돈의 가치를 평가하기 위한 경제 평가)을 고려해 산출하면 연간 최대 735억에

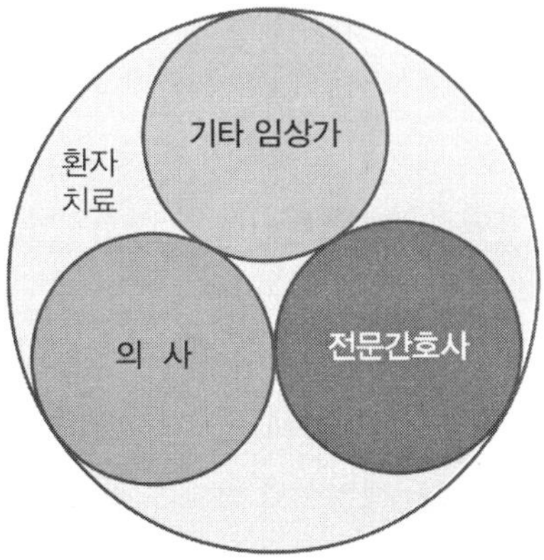

그림 12.3 환자 치료의 다학제적 접근

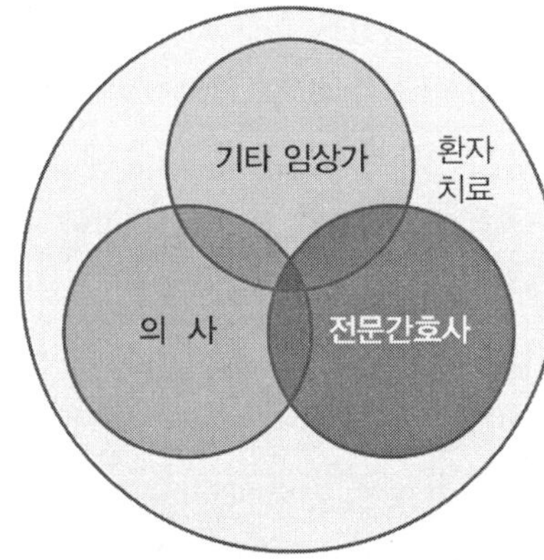

그림 12.4 환자 치료의 전문가 간 협업

달한다(Andel, Davidow, Hollander, & Moreno, 2012; 국립 환자안전재단[NPSF, 2015]).

전문가 간 팀 구성은 다학제적 접근법과는 차이가 있는데, 이는 활동이 제한된 아이들의 병행놀이와 교차활동을 하는 아이들의 병행놀이와 비교되기도 한다(Clark, 1994). 그림 12.3을 참조해보자. Cronenwett과 Dzau(2010)는 환자, 가족, 지역사회 및 인구집단이 원하는 치료를 제공하고 의료비용을 통제하기 위한 요구를 충족하기 위해서는 전문가 간 교육과 팀 구성이 매우 중요하다고 하였다.

현재 전문가 간 협업(interprofessional collaboration)으로 언급되는 학제간 팀 구성(interdisciplinary teaming)은 수십 년 전에 대체 치료 모델로 제안되었다(Peiffer, 1998). 학제간 팀 구성에서는 의료 팀의 구성원이 환자의 치료 요구에 따라 자신의 분야 일을 통합하고 함께 치료 계획을 수립해야 한다. 이러한 형태의 팀워크, 학제간 관리는 "환자의 서비스와 건강문제 해결을 위해 서로 다르지만 상호 보완적인 기술을 병합하는 의료 제공자 간의 상호작용하면서 상호의존적인 특별한 형태"로 정의된다(Tsukuda, 1990). 그림 12.4를 참조하라.

보완이라는 용어는 팀 접근방식을 정의한다. 그러나 같은 생각을 가진 사람들의 집합이 자동적으로 학제간 팀을 만드는 것은 아니다. 이러한 팀 구성 특성상 팀 활동에 대한 명확한 목적, 목표 및 접근방식, 효과적인 커뮤니케이션(예: SBAR 의사소통[1])을 보장하는 공유 문구, 그리고 각 팀 구성원의 상호 책임성이 팀 전체 성과에 중요하다는 가치와 이해가 있어야 한다. 이러한 유형의 팀의 주된 목적은 환자를 위한 또는 환자와 함께 협업하는 의사결정이다. 이 모델의 의사결정은 통합된 타임라인에서 이루어진다. 다학제적 팀 접근 방식에서 순차적 타임라인은 모든 것을 하나로 묶는 "리더" 멤버가 최종 결정을 내리는 종속 프로세스로 경험되는 경우가 많다. 이러한 유형의 의사결정은 보완적 활동이 필요할 때 제한적이며 잠재적으로 비효율적이다.

APRN의 경우, APRN이 명확한 역할과 책임,

1) SBAR(Situation-Background-Assessment-Recommendation) 의사소통: 의료현장에서 의사와 간호사의 구조화된 의사소통 도구

공유 가치를 지니고 모든 업무가 가능한 업무범위에서 실무를 할 때 학제간 팀의 영향력이 막강하다. 환자를 돌보는 팀 전체가 기획, 의사결정, 문제해결에 적극적으로 참여할 수 있고 환자와 가족을 진료에 포함시킬 수 있을 때 창의적 팀워크를 이룰 수 있다. 그러나 실무 규범을 바꿔야 할 수도 있다. 학제간 팀은 개인의 임상 전문지식의 중요성을 인식하면서 다른 사람들과 협력하는 전형이다.

학제간 팀 관계를 구현할 때 고려해야 할 몇 가지 차원이 있다. Howe, Cassel 및 Vezina (1998)에 따르면, 이러한 차원은 다음을 포함한다.

1. **기술**
   - 갈등 해결
   - 팀 상호작용
   - 의사소통
   - 리더십
   - 결과 중심의 관리
   - 성과 향상(PI)
2. **태도**
   - 다른 분야에 대한 존중
   - 환자 및 가족정보에 대한 존중
   - 환자 관리 및 환자 중심 진료에 대한 존중
   - 결과 기반 실무에 대한 인식
3. **지식**
   - 각 분야의 역할, 책임과 업무범위(SOP)
   - 확장된 팀의 역할
   - 그룹의 역동(group dynamic)
   - 분야간 임상 개념 및 질 측정 방법 적용
   - 의료 환경, 정책 및 기술에 대한 최신 지식

이러한 학문 간 기본 틀에 내재된 협업은 팀 개념 내에서 일상 업무 분야를 뒷받침한다. Tsukuda와 Stahelski(1990)에 따르면, 협업은 다른 사람들과 협력에 가담하는 것으로, 환자의 결과는 지속적으로 다른 사람들의 노력에 의존해야 하기 때문에, 이러한 상호작용 방식에서 필수적인 요소로 신뢰가 필요하다. 팀원으로서 당신은 다음과 같은 질문을 할 수 있다:

- 나의 목표와 팀 목표가 일치하는가?
- 팀 구성원에게 이익이 되는 문제에 대한 해결책을 지지하는가?
- 합의를 위해 노력하고 성과와 측정 가능한 결과에 초점을 맞추고 있는가?
- 다른 팀원의 활동에 협력하는가?
- 그룹 업무량을 공정하게 공유하여 수행하는가?
- 그룹 구성원의 공동 결과에 대해 개별적 책임을 느끼는가?
- 나의 기여를 그룹의 소유로 보는가? 그룹의 결정에 따라 사용할 것인가 혹은 사용하지 않을 것인가?
- 팀원의 말을 궁극적으로 존중하는 태도로 듣고 있는가?
- 팀 회의 및 과제에 적극적으로 참여하는가?

돌봄을 위한 학제간 팀 접근법의 옹호자들은 건강과 질병에 정신적인 영향이 많다는 것을 깨닫는다. 이는 의사소통 기법과 협업 치료 모델을 기반으로 하는 관계 중심 치료(Tresolini & The Pew-Fetzer Task Force, 1994)와 환자 중심 치료(Coles, 1995)의 중요성을 강조한다. 새로운 핵심 역량이 필요하고 성공적인 전환을 위해 역할 모델링이 필요하기 때문에 의료 팀의 모든 구성원에 대한 패러다임 전환이 필요할 수 있다. APRN은 종종 이러한 팀의 구성원이며 실무에서 보다 협력적이고 환자 중심적인 접근법으로의 전환을 시작할 수 있는 위치에 있다. APRN은 종종 환자 진료 제공의 이러한 변화를 소개하고, 교육 분야 간 접근방식의 핵심 역량에서 팀이 성장하고 발전하는 것을 돕기 위한 중재자 역할을 맡는다.

APRN은 팀 개발 단계에 영향을 미치는 리더십 역할을 수행할 수 있다. 그들의 역할은 다양한 의료진 구성원과 쉽게 연결되어 APRN이 각 분야와 연계하는 이점을 제공하고, 각 구성원의 역할과 기여도의 유사성과 차이를 명확히 표현한다. 이러한 공통의 토대가 마련되면 팀의 구성과 개발이 이루어질 수 있다.

Tuckman(1965년)는 팀 개발을 위한 네 가지 단계에 대해 언급하였다:

- 형성
- 스토밍
- 표준
- 수행

단계에서 알 수 있듯이, 팀의 생성 및 유지보수는 모든 팀 구성원이 전문적으로 조정해야 하는 인력 집약적인 작업이다. 성공적인 결과는 또한 다음 네 가지 조건을 충족함을 의미한다. 업무는 팀워크에 적합하고, 팀은 업무를 수행할 수 있는 적절한 임상 기술을 포함해야 하며, 팀 구성원은 자신의 자원을 효과적으로 결합하고 조직은 팀을 위해 지원 정보를 제공해야 한다(Dow et al, 2013). 역할과 관계에는 어려움이 따르겠지만, 팀은 또한 비범한 성과와 향상된 환자 관리가 이루어질 수 있는 새로운 단계로 나아갈 것이다. 이런 맥락에서 관계 중심의 보살핌을 강하게 강조하는 전문가들간의 팀워크는 21세기에 필수적인 기술이다.

전문적 간호 연계

간호사의 역할 확대는 초창기 마취, 수술실, 산부인과 간호 전문화부터 시작해서 한 세기에 걸쳐 성장과 발달이 이루어졌다. 그럼에도 기초 간호 교육에 필요한 지식과 기술은 상급간호실무 플랫폼의 토대가 된다. 공통적인 기술과 역량에는 환자 평가, 건강증진 및 유지 관리, 건강 교육, 옹호, 돌봄, 책임, 지속성 및 다른 의료 팀 구성원과의 협업 등이 포함된다. 이러한 중복 및 기술 공유는 간호사와 APRN 간에 업무 연계를 형성하여 전문적인 간호 연계를 형성한다.

이 두 그룹이 파트너십을 통해 어떻게 함께 움직이는가? 바라건대, 그들은 각 역할의 가치를 존중하고 협력하여 각 전문가의 전문지식을 효과적으로 사용하는 동시에 노력의 중복을 피하고 진정한 협력 관계를 도모하고자 한다. 이러한 연결은 의료서비스의 범위를 넓히고 간호사와 APRN 모두에 대한 전문적인 만족을 얻을 수 있다.

그러나 공통점과 무관하게 각 상급실무전문분야는 다른 간호사들의 반발을 야기하였는데, 이는 상급 역할이 종종 간호 시설과 전반적인 의료체계의 현상 유지를 뒤흔들 수 있는 실무상의 혁신을 의미하기 때문이다(Bigbee & Amidinouri, 2000). 경직된 경계로 인해 인정과 수용을 위한 투쟁이 발생하기도 했다. 그러나, 조직적이고 집중적인 교육 및 정치적 노력을 통해 긴장이 완화되고 관계도 향상되었다.

간호사와 APRN의 역할은 때때로 환자 치료

제공을 위한 리더십의 맥락에서 충돌한다. 일단 전문지식과 전문지식에 대한 이해가 명확하게 파악되고 전달되면, 각 역할의 기여도를 인정할 수 있으며 의료에 대한 보완적 접근방식을 정의할 수 있게 된다. 또한 평가 연구는 상급 간호 관리가 양질의 환자 결과에 미치는 영향을 설명하는 데이터를 제공함으로써 이러한 인식 및 교육 프로세스를 지원한다. 이로써, 간호사와 APRN 사이의 전문적인 연결은 강화되고, 직업적 갈등으로 희석되지 않을 수 있다.

간호사와 APRN 간의 공통점은 의료 제공에 강력한 힘을 발휘한다. 두 그룹 사이에 존재하는 전문적 유대감은 치료의 공동 리더로서 간호사와 APRN의 이미지를 강화한다. 간호사–APRN 팀은 함께 일함으로써 서로의 강점과 전문성을 인식하는 치료 접근방식을 설계할 수 있으며, 이를 통해 계층이 없는 역동적인 업무 분야를 만들 수 있다.

모범 사례: 상급간호실무 역할의 수행

APRN, CNS, CNM 및 CRNA의 상급실무간호 역할 제정은 다음의 예제에 제시된 내러티브를 통해 가장 상세하게 설명된다. 다음의 본문에 열거된 인터뷰 질문의 표준 세트를 이용하여, 이러한 제정은 기존의 실무 설정과 관련이 있다. 박스 12.1~12.6을 참조하자.

1) 전문간호사 인터뷰 질문

선택한 APRN 그룹의 인터뷰 과정을 안내하기 위해 다음 질문들이 각 그룹에 대해 일관되게 사용되었으며, 각 그룹별로 역할, 기대 및 실무에 미치는 영향을 평가하였다.

(1) 귀하의 역할을 어떻게 설명하시겠습니까?
(2) 의사, 다른 간호사 및 기타 의료팀 구성원과의 업무 관계를 어떻게 설명할 수 있습니까?
(3) 진료 의뢰는 당신에게 어떤 의미입니까?
(4) 상담은 당신에게 어떤 의미입니까?
(5) 다른 분야의 회원들은 당신에게서 직접 의뢰나 상담을 받는 데 있어서 얼마나 개방적입니까?
(6) 이러한 상황에서 그리고 자신의 역할에서 어느 정도의 권한을 경험하십니까?
(7) 실무 영역에 더 높은 수준의 지식과 변화를 가져왔음을 알고 있습니까?
(8) 특히 다른 사람을 통한 업무와 관련하여 자신의 역할에 대한 모범이 될 수 있는 상황에 대해 논의할 수 있습니까?

박스 12.1

The Acute-Care Nurse Practitioner

종양내과 입원 병동에서 일하는 ACNP는 환자의 질병 경험 관리에 적합한 역할을 설명한다. 환자의 진단 검사는 종종 입원하기 전에 외래세팅에서 시행된다. 따라서 입원환자의 경우 급성 질환의 관리와 치료를 목표로 치료 선택에 초점을 맞추게 된다. ACNP는 자신들의 관점이 다차원적이라고 말한다. 간호사로서의 배경을 활용하여 항상 전체적인 방식으로 환자를 본다. 상급 임상 실무 역량은 의료의 복잡성에 대해 환자와 가족을 사례관리하고 안내하는 능력을 활용한다. 이 프레임워크 내에서 ACNP와 의료팀과의 관계가 중요한 열쇠이다. 왜냐하면 의학적 치료에 대한 논의, 자원 분배, 증상 관리, 타과 회신에 대한 통합, 제3지불자의 제제에 대한 의료체계에서 대안 확인 등에 상당한 시간을 투자하기 때문이다. 활동 범위를 고려할 때, 이 ACNP 그룹은 주로 의학, 간호 및 사회 사업과 같은 다양한 다른 분야와 지속적으로 관련된다.

이 그룹은 자신들의 자율성을 다음과 같이 설명한다. "우리의 공통점은 환자를 돌보는 것이다. 우리는 환자를 위한 일상적인 관리를 결정하고 급성 또는 심각한 상황에 대해 종종 독립적으로 업무를 진행하게 된다. 중대한 사건의 경우 의사가 보다 적극적인 역할을 수행하는 시기일 수 있지만, 이것이 반드시 '직무 인수'의 필요성으로 이어지지는 않는다. 목표는 서로 협력하는 것이지, 각자 피하며 일하거나 별개로 일하는 것이 아니다." ACNP는 일반적으로 환자와 가족 구성원과의 긴밀한 관계, ACNP의 치료 일관성의 장점, 의사와 ACNP 간의 잘 정의된 협업 등 여러 가지 요인 때문에 치료의 선두주자이다.

ACNP는 간호사와의 관계에 대해 "능력 있는 간호사와 일하는 것보다 더 좋은 것은 없다. 이런 관계가 일어나면 질에 방해가 될 수 있는 것은 절대 없다고 굳게 믿을 정도로 끈끈한 유대감이 형성된다."고 말했다. 반면에, ACNP는 일부 간호사가 ACNP와 함께 일할 때 환자 치료에 더 소극적일 수 있다고 언급한다. 간호사는 ACNP 역할을 "간호사"로 인식하기 때문에, 간호사는 환자 관리 또는 평가에 대한 자신들의 책임 측면을 ACNP에게 넘기려 한다. 이러한 전이는 간호사-의사 관계 내에서 거의 발생하지 않는다. 따라서 전문간호사는 ACNP-간호사 관계의 특성을 신중하게 평가하여 상급 실무를 구축할 때 다른 사람이 작업할 수 있는 능력을 위태롭게 하지 않도록 해야 한다.

ACNP 역할로 영양사, 사회복지사, 약사, 물리치료사 및 가정 간호 서비스에 대해 ACNP에게 의뢰하는 것은 흔하다. 의사는 종종 ACNP의 전문화, 전문성 및 치료의 일관성을 인정하여 ACNP에게 환자를 의뢰한다. 입원 세팅에서 상담은 보다 비공식적으로 이루어진다. 그러나 응급 환자 상황이 발생하면 임상 상담이 일반적이다. ACNP는 "통증 조절, 항암요법의 부작용, 메스꺼움, 구토, 변비 또는 완화 치료와 같은 증상 관리에 중점을 둔 임상 상담에 참여하지 않는 날은 하루도 없다."고 말한다. 이러한 유형의 상담은 거의 항상 구두로 이루어지는데, 이는 "의사가 병원 경험 내에서 서면 상담 과정을 계속 통제하고자"하는 것으로 보인다. ACNP는 종종 다른 임상 분야의 전문가인 다른 ACNP에게 일반적으로 구두 또는 대면방식으로 타과 의뢰를 할 수 있다.

간호 분야의 권한 정도는 ACNP에 의해 다양한 방식으로 설명된다. ACNP는 환자에 대한 의사결정에 필수적이며 제공되는 간호에 상당한 영향을 미친다. 전문적 접근방식을 사용하여 ACNP는 임상 후유증 및 의미에 대해 가르칠 기회를 가질 수 있는 장점이 있다. 한 ACNP는 "나는 종종 환자 침상에서 환자에게 무슨 일이 일어나고 있는지 교육하고 간호사들이 가지고 있는 질문의 유형이 무엇인지 주의 깊게 본다. 이것은 직원들의 성장을 관찰하고 그들의 능력 향상을 평가하는데 도움이 된다. 그건 내게 정말 보람찬 경험이다"라고 말한다. ACNP는 간호사와의 회진을 통해 환자 이야기를 명확히 하고 팀 구성원 간 환자에 대한 의사소통 촉진자 역할을 하는 기회도 갖는다. ACNP는 자신의 역할을 "편집 역할 수행"이라고 명시하며, 환자 이야기의 중요한 요소를 구별하고 환자에게 필요한 것을 얻기 위해 필요한 데이터를 보다 간결하고 적절한 방법으로 전달한다. 한 ACNP는 "학제간 팀 내에서 우리의 역할은 의사소통 유형과 당면한 관점을 모니터링하는 것이다. 우리는 정보를 들을 필요가 있는 팀원들에게 신속하고 명확하게 이해할 수 있는 관련된 간결한 언어로 번역해준다."라고 말한다.

이 그룹에 따르면 ACNP의 개념은 건강관리 팀 내의 많은 관계를 포함하며 다음과 같은 주요 구성 요소로 구성된다.

1. 문지기
2. 상황의 복잡성에 대한 해독기
3. 치료 감독, 역할 및 대응 설명
4. 문제 해결사, 장벽 발생 시 대안 제시
5. 일반 간호사가 질문하고 학습할 수 있는 안전한 환경의 제공자
6. 환자 치료 경험을 지시하고 해야 할 일, 시기와 이유의 원동력을 제공하는 안내자

이러한 구성요소의 핵심은 다른 의료인과 협력하고, 의료 팀 내에 내재된 많은 역할을 인식하고, 팀의 의견과 기여를 소중하게 여기며, 다른 부분에 영향을 미치는 것은 항상 양질의 환자 치료라는 통합된 목표에 초점을 맞춰야 한다는 것을 인식하는 능력이다.

박스 12.2

The Clinical Nurse Specialist

CNS는 그들의 역할을 다기능적이라 설명하며, 실무 구조를 의학보다는 간호 모델에 더 초점을 맞춰 정의한다. CNS는 그들의 역할을 임상 영역과 전문 영역의 두 가지 주요 영역으로 분류한다. 임상적으로 CNS들은 복잡한 환자의 치료를 촉진하고 영향을 주기 위해서 주요 교육을 시행하고 직접적 임상 실무를 하는 역할로 설명한다. 이러한 기능은 역할 모델링, 멘토링, 직원이 '다음 단계'에서 수행할 수 있도록 코칭을 하면서 일상에서 변화와 더 높은 지식을 이끌어내기 때문에 서로 얽히는 경우가 많다. 또한 최적의 환자 치료를 위해 치료 활동 과정을 변경하거나 충돌을 해결하기 위한 임상적 권고를 하기 위해 의료 팀 내에 개입한다. 전문적으로 CNS 또한 정책, 절차, 프로토콜 및 치료 표준의 개발에 대한 주요 책임을 진다. 이런 맥락에서 건강증진 및 유지 관리의 환자 교육이 핵심이다. 치료의 표준은 환자의 신체적, 정신적, 정신적 요구를 포괄하는 전인적인 특성을 띤다. 간호사들의 요구 또한 매우 중요하다. CNS는 간호사의 전문적 성장을 장려하고, 종종 진로 상담을 제공하며, 간호사들 사이의 전문지식을 구체적이고 개별화된 방식으로 구축하도록 지시한다.

CNS는 전문적 환자 치료 관리에 중점을 두고 의사와의 역할을 기술하며, 특정 환자군(예: 당뇨병)에 대한 의뢰를 받거나 죽음이나 사망과정, 사별과 같은 상황을 자주 경험한다. CNS는 질병과 병태생리학에만 초점을 맞추는 것이 아니라 환자의 질병에 대한 반응에 초점을 두는 "큰 그림"을 바라보는 시각을 유지한다. CNS는 자신의 역할은 환자 치료를 중심으로 동지애를 갖는 존재로서 다는 간호사와 관계에서 속신자 역할이라고 설명한다. 또한 CNS는 환자 안전을 보장하기 위해 치료와 관련된 문제들에 대해 임상적, 전문적, 법적 설명을 제공한다.

자율성에 대한 질문을 받았을 때, CNS 그룹은 다른 사람들과 함께 일하는 데 있어 중요한 요소로 자기주도성과 동기화를 꼽았다. 여러 가지 전략을 사용하여 다른 사람들을 변화에 참여시키고 궁극적으로는 최신의 유효하고 효과적인 치료 방법을 제공한다:

1. 벤치마크 자료와 국가 표준을 사용하여 직원이 실무를 변경하거나 수정할 수 있도록 지원한다.
2. 의료진이 환자 진료 환경에 의문을 제기하고 근거기반실무 및 학술적 질의를 통해 높은 수준의 성과와 연계할 수 있도록 개발 및 교육한다.
3. 다양한 수준의 환자 돌봄 프로젝트에 직원을 참여시키고 변화를 함께 진행한다.
4. 문헌 및 모범 사례의 모든 프로젝트를 근거로 하여 근거에 기초한 결정을 내리고 (치료)과정에 대한 신뢰도를 제공한다.

CNS 역할은 성공을 보장하고 성과가 지속적으로 유지될 수 있는 이러한 전략 안에서 포괄적인 접근방식으로 관여한다.

의뢰는 복잡한 사례에서 일반적이다. CNS는 종종 의료 팀의 다른 구성원들에 대한 의뢰의 시작점이지만, 문제를 해결하기 위해 팀 구성원들이 함께 모이도록 하는데 필수적이다. 포괄성은 CNS의 실무 영역의 핵심 요소이며 타 분야 의료인과 함께 환자 치료를 할 때 효과성을 보여주는 특징이다.

반면, 상담은 CNS의 임상 전문 지식 수준과 관련이 있으며, 종종 의료 팀의 다른 구성원, 즉 의사, 간호사 및 사회복지사에 의해 시작된다. 귀납적으로 사고하는 자로서 CNS는 환자의 치료 경험에 대한 명확한 관심을 가지고 있다. CNS는 실무와 변화(표준, 안전 및 윤리)라는 신조를 이용하여 환자의 치료계획을 정의하고 돌봄제공자가 치료계획에 참여하도록 하며, 다른 사람들이 환자의 적절한 질병여정을 추정할 수 있도록 힘을 실어준다.

치료 통합자로서 CNS는 학문 간 관계가 환자에게 얼마나 긍정적인 결과를 보장하는지 보여주는 전형적인 예이다. CNS는 교사, 임상 전문가, 치료 제공자, 사례 발견자, 역할 모델, 멘토, 환자 옹호자, 코치, 팀 구성원, 정책 입안자, 프로젝트 리더, 혁신가, 사례 관리자, 경력 상담원 및 변경 요원이다. 모범 사례에 대한 비전을 치료의 기반으로 삼고 있으며, CNS는 자신의 역할의 성공에 있어 중요한 요소로서 의료 팀 내에서 전문지식과 역동적인 업무 관계의 가치를 가지고 있다.

박스 12.3

The Midwife

외래 및 병동에서 조산사는 저위험 산부인과 치료, 건강증진, 웰빙, 가족 중심 치료, 위험 평가 및 관리, 일반적인 질병 및 급성 상태에 중점을 두고 생애 주기에 걸쳐 여성의 일차 돌봄제공자가 자신들의 상급 실무 역할이라고 설명한다. 임상적으로 이 그룹은 환자 교육과 건강증진에 중점을 둔 직접적인 치료를 중심으로 자신의 역할을 본다. 건강관리 팀의 다른 구성원과의 관계는 이러한 초점을 중심으로 이루어진다. 조산사는 독립적으로 환자 사례를 돌보고 종종 의사와 더 심각한 상태를 공동 관리하거나 의사를 자문상담으로 고용한다.

의뢰와 관련하여, 이 실무에 참여하는 조산사들은 그 과정이 공식화되어 있고 종종 상담과 상호 호환된다고 설명한다. 그들은 시간이 지남에 따라 환자의 특수한 필요로 인해 의사의 진료로 이송하는 의뢰를 많이 작성한다고 정의한다. 다른 분야에 대한 지속적인 의뢰 또한 일반적이며, 대개 사회복지사업과 가정 의료서비스에 관여한다. 이러한 경우, 조산사는 환자에 대한 일차 진료 책임을 유지한다. 상담과 함께 그 과정 또한 형식을 갖춘다. 서면 의사소통 방식으로 상담 의사와 상담에 대한 의사결정 지침을 규정한 필수 실무 프로토콜을 통해 상담이 제공되는 경우가 많다. 이러한 협력 관계 내에서 조산사는 환자 상태가 보증될 때 환자를 전원할 수 있다. 이는 관리 대상 약정 또는 다른 돌봄제공자에게 진료 책임을 의뢰함으로써 이루어질 수 있다. 진료 계획의 전달과 참조되는 환자의 궁극적인 후속 조치에 관여할 것으로 기대하고 있다. 조산사는 "나의 실무에 있어 의사와의 관계는 필요한 것이고 많은 책임을 공유함을 의미한다. 나는 우리 둘은 주어진 상황에서 환자를 안전하게 관리하기 위해 협력해야 하기 때문에 우리 관계가 상호의존적인 틀 안에 있다는 것을 알고 있다. 즉각적인 피드백과 중재를 위한 주치의와 컨설팅 계약을 맺고 있으며 동료이자 덜 급박한 상황에 고용된 다른 의사와의 컨설팅 계약을 맺고 있다. 하지만 나는 역시 내 환자들을 위한 내 일차 진료 역할을 유지할 필요가 있다."고 말한다.

간호 직원과 함께 일하는 것은 상호 의존성을 수반한다. 치료 계획을 촉진하고 환자의 평가와 교육에 필수적인 간호사의 필요성이 중요하다. 한 조산사는 "일단 내 역할이 받아들여지고 이해되면, 긍정적인 관계가 따르고 환자에 대한 의사소통이 촉진된다는 것을 알게 된다. 궁극적으로 좋은 환자 치료를 위해 간호사가 필요하다는 것을 인정한다. 나 혼자서는 모든 것을 할 수 없다"고 말했다. 조산사를 일차 돌봄제공자로 찾는 간호사 등 건강관리 팀원들은 협업 모델과 역할 이해가 이루어지므로 궁극적으로 환자 경험을 개선한다. 한 조산사는 특히 개정된 업무범위(SOP) 법률과 제3자 환급의 변경으로 인해 지난 10년 동안 조산사 역할에 대한 인식이 크게 개선되었다고 말한다.

자율성과 실천에 대한 권한에 대해 물었을 때, 조산사들은 치료 과정에 대한 그들의 영향력이 다른 사람들에 의해 인식된다는 것을 강하게 느낀다. 이러한 영향을 미치는 주된 이유는 대중들의 역할 및 서비스에 대한 존경, 수용 및 요구 때문이다. 그들은 이 권한이 외래 환경에서 더 강하고 더 유연하며, 특히 의료 레지던시 프로그램과 관련하여 병원 기반의 산부인과 병동에서 자율성이 감소할 수 있다고 덧붙인다. 이러한 환경에서 학제간 경쟁은 환자와의 관계 외에도 인식된 권한과 조산사와 다른 의료진과의 협력 관계에도 영향을 미칠 수 있다.

간호사와 그들의 관계를 논할 때, 조산사들은 간호사들이 여성 건강 분야에서 자신이 맡은 역할들에 대해 조산사들에게 넘기지 않는다는 점을 분명히 했다. 간호사들은 종종 치료의 접근방식에 의문을 제기하고 치료를 보완하기 위한 아이디어를 교환하며, 팀 구성원으로 수행한다. 여성 건강의 전문성은 질병 중심에 특화된 것이 아니라 건강 증진 또는 건강 유지의 틀 안에 있기 때문에 팀 접근방식이 활성화 되도록 한다. 다양한 측면의 환자의 요구에 대한 팀의 기여를 존중함으로써 조산사가 다른 사람과 효과적으로 협력할 수 있도록 한다. 한 조산사가 자신의 역할을 다음과 같이 요약하였다: "간호를 위한 우리의 계획에서 같은 페이지에 있는 것은 이 상급 실무 역할 안에서 쉽게 설명된다. 따라서 협업은 자연스러운 결과이다. 존중이 중요하며 일단 얻으면 협력적 실천으로 나아가는 길을 열어준다."

박스 12.4

The Primary Care Nurse Practitioner

PCNP 그룹은 자신의 역할을 환자에 대한 종합적이고 전인적인 건강 관리 경험 제공자로 본다. PCNP는 독립성과 자율성을 바탕으로 의료의 모든 신체, 정신, 사회 및 재정적 요소 내에서 다양한 공통 또는 만성 질환을 평가, 진단 및 관리해야 하는 세 가지 책임을 가진다. "나의 환자 사례 건수"는 일반적으로 기준점이며, 이는 병원 경험에만 국한된 것이 아니라 치료의 연속성이라는 측면에서 시간이 지남에 따라 환자에 대한 NP 그룹의 책임성을 설명한다. 일차진료에서 NP는 매일 제공되는 환자 치료의 효과를 지켜보는 제3의 눈으로 감시 기능을 제공하므로 실무에서 리더십 역할을 한다. 시스템과 임상 결과를 평가하기 위한 필요성은 역할에 필수적이다.

이러한 유형의 실무에서 팀 접근방식은 기본적이며 관리에 대한 학제간, 참여적 접근방식을 포함한다. 환자를 독립적으로 또는 의사와 함께 관리하거나 진료 연속선 내에서 의뢰한다. 의료팀의 모든 구성원들과 효과적으로 관계를 맺어야 할 필요성이 끊임없이 제기된다. 다학제적 선택권은 학제간 틀 내에서 공존하며, 직원, 환자 및 가족 구성원 간의 치료적 관계를 위한 많은 기회를 창출한다.

일차 진료 업무에서, 간호사는 모든 임상 운영의 "심장"이다. 간호사는 특히 환자 교육, 환자 모니터링 및 데이터 수집 영역에서 APN 역할을 보완한다. 역할이 강하게 기술되는 경우가 많지만 건강관리팀 구성원 간의 임상 활동 공유는 필수적이다.

일차 진료 집중도 때문에 전문의에게 의뢰하는 경우가 흔하다. 다만 한 NP가 설명했듯이 "전문의에게 환자와 일차적인 관계를 잃는 것은 우려할 만한 일"이라고 말했다. 전문가가 제공하는 정보와 통찰력 덕분에 환자가 일차 진료 제공자로부터 받는 보살핌이 향상된다. 또한 전문의와 일차 진료 제공자가 장기간에 걸쳐 환자의 의료 관리에 협력하는 경우도 있다. 환자를 가장 잘 관리할 수 있는 방법에 대한 피드백은 예상되는 결과이다. 한 NP는 "우리는 환자들이 치료를 위해 우리에게 돌아와 전문의의 전문지식과 평가로부터 혜택을 받을 수 있기를 기대한다"고 말했다.

반면, 다른 돌봄제공자들에 의해 자주 상담이 이루어진다. 성숙한 일차 진료 업무 내에서, 다학제 팀 접근방식이 개발되는 경우가 많다. 공식적인 상담은 일반적으로 실무에서 이루어진다. 동일한 전문가나 다른 전문가들과 "길가(curbside)" 또는 "복도(hallway)" 상담을 할 기회도 있다. 이런 유형의 상담은 종종 비공식적이다. 이 실무의 NP들은 모든 유형의 성공적이고 효과적인 상담을 위한 핵심 기준에는 긍정적인 관계의 개발, 관리 계획의 명확한 방향 및 팀 구성원들 간의 포괄성 모델이 포함된다고 인용했다.

PCNP는 환자에게 충분한 전인적 일차 치료를 제공할 수 있는 자율성과 지식 기반을 유지할 수 있는 자신의 역할이 성공할 수 있는 필수적인 부분이 권한이라고 설명한다. 의사 및 기타 NP와 나란히 실무를 하면 조언이나 상담을 공유할 수 있는 기회가 생긴다. 이 실무 환경에서 환자 치료를 선도하는 것은 이 APN 그룹에 매우 만족감을 주며 힘을 부여한다. 그러나 동시에 이러한 통제감과 만족감은 다음과 같은 작업을 통해 학제간 팀워크가 달성될 때만 발생한다.

1. 다른 사람의 말을 경청하기
2. 다른 사람을 가르치기
3. 긍정적이고 창의적인 방법으로 APN 역할 시연
4. 개방적인 태도로 의사소통하기
5. 전문성 입증하기

팀 내 다른 구성원들의 존중을 통해 PCNP는 치료를 효과적으로 촉진하고 이끌 수 있다. 이러한 실무의 틀 안에서 같은 사명을 나눌 때, 학습과 변화의 진보가 일어난다. 모든 수준의 직원에게 권한을 부여하고 교육함으로써, "과제"라는 장벽이 제거되고 환자의 질병 경험에 대한 "연결"로 대체된다. 직원들이 진료의 근거를 이해할 수 있도록 돕는 것은 변화와 높은 수준의 성과를 시작하는 결정적인 방법이다. 또한 PCNP는 종종 자신의 임상 전문성과 전문지식을 보여주며, 이는 진료에 대한 다른 관점을 제공할 수 있어 직원의 지식을 증진시킨다. 교육자로서, NP는 다른 사람들을 통해 일할 수 있으며, 임무에 대해 직원들의 관심을 유도하여 당장의 일을 할 수 있다. 지식은 힘이고, 이 힘은 효과적인 실무로 이어진다.

박스 12.5

Rural Health Nurse Practitioner(RHNP)

이 NP 그룹은 의료서비스에 대한 접근이 제한된 환자가 있는 고립지역이나 서비스가 부족한 지역에서 일한다. 일부 RHNP는 전체 지역사회에 대한 일차 치료제공자이다. 시골지역 환자들은 더 많은 인구 밀집지역에 비해 만성질환 발생률이 높고 메디케어 및 메디케이드 이용률이 더 높다. 전문의를 보기 위해 평균 20~60마일을 주행해야 하는 환자도 있으므로 RHNP는 전문의가 쉽게 접근할 수 있는 대규모 의료기관의 NP에 비해 더 광범위한 치료를 제공한다.

RHNP의 역할은 건강 장애 진단 및 치료, 건강증진 및 질병예방, 건강교육 및 상담 제공이다. 그들은 이러한 관행을 "매우 자율적이고, 관계 기반이며, 매우 보람 있는" 것으로 묘사한다. 거리, 구식 기술 및 통신 장벽 때문에 전문가 간 협업에 문제가 발생한다. RHNP가 환자진료에서 리더십과 관리 역할을 맡고, 기술 활용을 통한 소통과 후속조치를 지원하고, 지역 문화를 이해할 때 진료의 질이 향상된다.

RHNP는 전문적 실무에 필요한 역량을 다음과 같이 인용한다:

1. 이동 부담을 줄이고 건강 규정을 준수하며 환자의 건강 결과를 개선하기 위한 일차 가정 진료
2. 기술과 관계를 통한 환자 진료팀 조정
3. 다음을 포함하지만 이에 국한되지 않는 양질의 의료에 대한 접근을 개선하기 위한 원격 의료 상담과 디지털 커뮤니케이션
   A. 급성 치료
   B. 방사선학
   C. 약국
   D. 정신과적 서비스
   E. 라이프스타일 코칭
4. 돌봄제공자의 대처 능력 향상 및 스트레스 감소 지원
5. 창의성과 지략을 통해 해결책을 만들고 과제를 극복하기 위한 문제 해결 및 혁신
6. 직업간 학습 및 교육

가정 내 복잡한 사례를 관리하는 RHNP의 능력은 환자가 의료 문제를 식별하고 가능한 해결책을 논의하며 함께 행동 계획을 개발하고 구현하는 데 파트너가 될 수 있도록 장려한다. "저는 수요일 오후에 조앤이 제게 전화하기를 기대하고 있습니다. 3시가 되면 전화 근처로 가서 전화를 받을 준비를 해야죠. 그런 다음 그녀에게 모든 번호를 알려줍니다. 그녀는 나와 통증이 있는지, 일주일을 어떻게 보냈는지, 괜찮은지 등을 확인할 겁니다"라고 재향군인인 오스카 부르노가 말했다(retrieved from http://dph.illinois.gov/topics-services/life-stages-populations/rural-underserved-populations).

RHNP는 위험요소(예, 흡연과 영양, 운동, 약물 준수 및 스트레스 관리 등)를 논의하는 것이 건강증진을 촉진하고 환자 치료에 지역사회 조직을 참여시킨다는데 동의한다. 환자가 입원할 때는 연결망을 만들고, 진료 목표를 파악해 퇴원할 때 가정을 방문하며 최적의 건강으로 복귀하기 위한 지속적인 전략을 펼쳐야 한다. RHNP는 시골지역 인구의 건강을 향상시키기 위해 자신의 완전한 SOP를 개발하고 실행해야 한다. 한때 고품질 의료 제공에 걸림돌이 되었던 SOP 장벽과 구식 기술은 이제 성장하는 직업 내에서 기회와 강점이 되고 있다. RHNP는 Affordable Care Act 이전과 그 후 몇 년 동안 양질의 농촌 의료서비스에 대한 접근성을 높이고, 이 나라의 시골지역 및 소외된 인구를 돌볼 충분한 수의 제공자가 있는지 확인하기 위해 많은 주에서 저렴한 비용으로 시골지역 의료서비스에 대한 접근을 증가시키고 NP SOP에 대한 장벽을 제거하기 위해 몇 년 동안 성공적으로 로비를 해왔다. "환자와 그 가족을 포함한 모든 의료 팀의 구성원들과 전문적인 대인 관계를 강화하고, 개인, 가족, 지역사회, 인구에 질 좋은 의료를 제공하면서 낮은 생활비와 높음 임금에 대한 만족도가 높다. (대도시의 PCNP 와 비교하여) 이러한 모든 것들이 매우 보람 있는 직업으로 만든다."

박스 12.6

The Nurse Anesthetist CRNA

병원 실무에서 CRNA의 역할은 역할 확장을 원하는 간호사들에게 많은 벤치마크의 대상이 되어 온 다사다난한 역사를 가진 강력한 상급전문실무로 설명된다. 마취 제공자로서 CRNA의 목표는 미국마취과의사협회(ASA) 분류 상의 "건강한 자"에서부터 "심각한 질병/임박한 죽음"에 이르는 모든 연령의 환자들에게 치료 연속선 상에 걸친 여러가지 유형의 모든 수술 절차에서 안전하고 편안한 마취를 제공하는 것이다. 특히 CRNA는 주 규정과 고용된 의료기관의 요건에 따라 의사의 직접 감독 없이 마취 관리를 할 수 있기 때문에 이 넓은 역할 정의를 논의하면서 독립의 개념도 명확하게 표현된다. 예를 들어, CRNA는 실무에서 마취 전문의가 CRNA와 함께 지정된 비율로 실무를 해야 하며, 마취 전문의가 일반 마취 유도 시작 시 수술방에 있어야 한다고 진술했다.

CRNA와 마취과 전문의 사이의 임상적 관계는 열린 의사소통을 통해 신뢰하고 하나의 동료로서 분명하게 설명된다. 다만 임상 분야 밖에서는 두 분야 사이의 정치적 긴장감이 오랜 논쟁과 직업 간 투쟁과 경쟁의 역사를 지닌 채 존재한다. 그러나 전문지식이 입증됨에 따라 환자 및 의료기관 환경에서 품질 관리를 중심으로 긍정적인 커뮤니케이션 패턴과 관계가 발전하였다. 따라서 일상적인 운영 틀은 전문적 수용 및 동료 관계 측면에서 시간이 지남에 따라 발전을 보여주었다.

수술실 내에서 수술 팀은 활발한 상호 의존적 구조를 가정한다. CRNA는 "팀워크는 수술실 환경에서 기대된다. 간호사, 외과의사 및 외과 의료기사들과의 관계는 개별 환자와 당면한 시술에 매우 중점을 두고 있으며 때로는 이러한 집중적인 주목으로 인해 다소 고립된 관계라고 설명할 수 있다."고 진술한다. CRNA와 간호사의 관계에 관해서는 외과의나 의료기사와 같은 다른 팀원과 비교할 때 중요하지만, CRNA의 역할에 미치는 영향은 적은 것으로 설명된다. 외과의와의 관계는 마취의 전문화에 대한 존중의 하나로 설명되며, CRNA는 종종 심각한 상태의 변화가 발생할 때 환자 안정화 노력을 주도하기 때문에 수술 과정에 의존적이다.

마취전문분야에서 CRNA는 일반적으로 의뢰를 하지 않지만 다른 제공자의 의뢰를 받는다. 통증 관리와 같은 일부 전문 서비스를 제외하고, CRNA는 환자가 외과의와 일차적인 관계를 맺기 때문에 자체 환자 사례는 없다. 반면, 상담은 마취 실무의 주요 구성 요소이다. 상담은 임상적, 법적, 의료적 측면의 치료 계획을 반영한다. 외과의들은 수술의 위험을 평가하기 위해 이 전문지식과 전문성을 존중하여 CRNA에 상담을 요청하는 경우가 많다. 이러한 노력에서 외과의는 마취전문간호사의 전문지식에 의존한다. 이러한 활동에서 CRNA는 일차 환자와 가족의 접촉을 통해 환자 가족 관계를 수립한다.

마취분야에서 실무에서의 권위는 중요하다. "다른 많은 분야들은 이 전문분야에서 공통점을 공유하지 않습니다. 그러므로 환자 치료에서 저의 역할은 독특합니다." 실무에서 CRNA는 고유한 전문지식을 통해 자신의 역할에 대한 독립성과 영향력이 유지됨을 확인한다고 언급하였다. "다른 의료팀원들은 저의 능력을 인정하고 있습니다. 이는 저의 자율성과 권위에 직접적인 영향을 미칩니다. 저는 다른 사람들의 환자에 대한 임상 평가뿐만 아니라 레지던트 및 마취간호 학생들의 전문적인 지식과 기술의 발전을 돕도록 요청 받았습니다. 이런 폭넓은 영향력으로 권위의식이 높아졌습니다."

수술 및 마취 실무 영역에서 높은 수준의 지식과 변화에 영향을 미치는 CRNA의 능력은 실례를 통한 가르침, 역량의 시연과 전문적 행동에 대한 역할 모델링을 통해 의료팀 내 모든 구성원에게 강하게 영향을 준다. 이러한 프레임워크를 사용하여, 실무에서 CRNA는 학문적 접근보다는 임상적 접근방법에 의존하여 전문지식과 변화에 영향을 줄 수 있다는 것을 알고 있다. 그러나 많은 실무에서 CRNA들은 전국의 다양한 수준의 교육 프로그램 내에서 공식적인 교수 역할을 맡기도 한다.

건강전문가의 역할로서 타 직종과의 협업이 기대되지만, 학제간 노출은 종종 CRNA에 있어 더 제한적이며, 잠재적으로 더 고립시킬 수 있다. 학제 간 관계는 외과의사, 마취과 의사, 간호사 및 의료기사로 구성된 수술팀에서 가장 강하다. 이 관계를 다른 의료진과 가족 구성원으로 확장하는 것은 어려운 일이다. 또한 CRNA는 종종 의료시설 또는 실무에서 별도의 관리 구조 내에 배치되는데 이는 특히 다른 전문간호사 동료들과의 격리로 이어지기도한다.

상급실무 맥락에서 CRNA의 목표는 간호를 향상시키고 안전하고 질 좋은 환자 치료 경험을 보장하는 것이다. 가장 초기의 상급 실무 역할이었던 CRNA는 의료분야에서 강력한 입지를 성공적으로 구축했다.

결 론

의료 분야에서 상급간호실무와 다른 팀 역할 간의 파트너십과 상호 의존성의 역동적인 상호작용은 전문적인 기회이다. 다른 사람들과 협력하는 것이 의료팀의 성공적인 참여의 초석이며 시간이 지남에 따라 상급 실무의 존재를 보증한다.

제 3 부

상급실무 역량

제 13 장

근거기반실무

Deborah C. Messecar and Christine A. Tanner

학습 목표

이 장의 결과로 기대되는 학습 결과

- 실무 결정을 위한 임상적 판단과 최상의 근거 사용 간의 관계를 설명한다.
- 실무에 대한 근거를 제공하는 데 중요한 연구방법의 요소를 규명하고 분석한다.
- 다양한 유형의 근거의 장점과 제한점에 대하여 논의한다.
- 정보에 접근할 수 있는 능력을 보여주고 실무 환경과 관련된 근거의 질을 평가한다.
- 실무 개선에 가장 적절한 근거를 찾기 위한 도구와 전략을 설명한다.
- 다른 사람에게 검색 전략을 전달한다.
- 임상 환경에서 연구방법과 결과 해석에 영향을 주는 주요 요인(윤리적, 법적, 정치적, 문화적, 논리적, 경제적)을 규명한다.

서 론

근거를 실무로 변환하는 것은 APN의 핵심 기술이다. 지식 전환에 대한 관심이 증가하고, 연구를 실무로 구현하며 지식을 실천하는 과정은 실무자가 임상적 전문성, 환자의 고유한 가치와 상황, 연구 근거의 통합을 기반으로 실무 결정을 내리는 근거기반실무(evidence-based practice, EBP) 접근방식에 더 많이 참여한다는 것을 의미한다(Straus, Glasziou, Richardson, & Haynes, 2011). EBP는 체계적인 검토와 개별 연구결과에서 수집한 지식을 사용하는 프로세스를 기반으로 하지만 의사결정자의 근거, 추론의 산물, 실무 경험으로부터의 임상 지식, 환자 선호도 등 훨씬 더 많은 것을 포함한다(Melnyk & Fineout-Overholt, 2014; Melnyk, Fineout-Overholt, Gallagher-Ford, & Kaplan, 2012). 근거와 지식 전환 기술에 대한 비판적 평가 교육의 중요성은 몇 가지 이유로 APN 프로그램에서 특히 강조되었다. 첫째, EBP는 종종 치료의 표준이 아니다. 많은 경우 환자가 권장하는 표준 치료를 받지 못하거나 잠재적으로 유해하거나 입증되지 않은 치료를 받고 있다

(Fink, Thompson, & Bonnes, 2005; McGlynn, Asch, & Adams, 2003; Melnyk, Grossman, et al, 2012; Sung et al, 2003). EBP로 이동하는 두 번째 주요 원동력은 고부가가치 의료서비스를 지원하는 과학적 근거의 성장과 이용 가능한 근거를 실무 지침에 신속하게 통합하는 방법의 개발이다(Arnoff, 2011). 정보 기술은 이 정보에 접근하는 우리의 능력을 크게 향상시켰다. 세 번째 요인은 정보의 미디어 보급으로 환자들은 적용 가능한 다양한 치료법에 대해 잘 알게 되고, 자신들의 질병과 치료에 대해 더 많은 정보에 입각한 질문을 할 수 있게 된 점이다(Amante, Hogan, Pagoto, English, & Lapane, 2015; Cohen & Adams, 2011). 넷째, 임상 치료를 개선하기 위해 근거를 사용하는 것이 시급하다는 사실은 간호의 미래에 대한 의학연구소 보고서(IOM, 2011)와 건강 관리에서 무엇이 효과가 있는지 발견하고 아는 것 뿐만 아니라(IOM, 2008, 2011) 질 관리 및 안전에 대한 보고서(IOM, 2001, 2004)에서 강조되었다. 전문적인 임상 판단과 함께 적용된 엄격한 EBP 기술은 APN이 연구와 실무 간의 격차를 좁히고 치료의 품질과 안전성을 향상시키는데 도움이 될 수 있다.

이 장의 목적은 임상적 판단의 관점과 임상적 추론의 다양한 패턴 및 근거를 실무로 변환하는 것과의 관계를 제시하는 것이다. APN 교육에서 임상적 판단과 비판적 사고를 키우는 것의 중요성은 Carnegie Report (Benner, Sutphen, Leonard, & Day, 2010)에서 강조되었다. APN 교육에서 임상적 판단을 강조하는 것은 환자의 상황과 선호도를 고려하여 특정 상황에서 진행된 연구에서 파생된 일반적인 사실을 적용하는 복합적인 과정을 지식 전환에 포함해야 한다는 인식과 일치한다(Tanner, 2009). 임상적 판단에 대한 연구는 간호사가 환자를 평가할 때 추론 패턴을 사용하고, 임상 단서를 선택적으로 수용하고, 자료를 해석하며, 반응하거나 중재하고, 근거 전환이 과정에 어떻게 부합하는지 설명하기 위해 제공된다. 맥락의 역할, 간호사의 지식과 경험 배경, 그리고 이러한 추론 과정에서 환자에 대한 이해의 효과도 설명된다. 임상 판단에 대한 연구 기반 모델(Benner, Tanner, & Chesla, 2009; Tanner, 2006)은 APN이 시간이 지남에 따라 새로운 기술과 함께 개발된 임상의사결정 기술을 어떻게 활용할 수 있는지 이해하기 위한 기틀을 제공한다. 이 모델은 당면한 질문과 관련된 과학 문헌 및 지침과 APN이 평가, 해석 및 조치를 지원해야 하는 근거가 임상의사결정에 적용할 유용성과 관련성 여부에 대한 판단을 안내하는 데 도움이 된다. 또한 APN의 POC (Point of Care) 결정의 질을 개선하기 위해 연구 근거에 접근하고 평가하는 방법에 대한 팁이 제공된다.

근거기반실무 및 지식 전환의 진화

역사적으로 EBP는 보건 전문직 실무의 새로운 패러다임으로 제시되었다(Tanner, 1999). 이러한 접근방식은 경험을 바탕으로 내리는 임상의견을 사용하거나 일반적인 과학적 근거의 사용에 대한 가치를 지양하고 대신 임상 연구에서 나타난 근거의 검토를 강조했다(Bergus & Hamm, 1995). 이러한 방식으로 정의된 EBP의 목표는 개별 임상가의 실무에서 발생할 수 있는 변화를 줄이고 최악의 실무를 제거하고 모범적인 실무를 강화함으로써 비용을 절감하고 질을 향상시키는 것이다. 이 목표와 근거에 대한 가정은 많은 임상가에게 문제점으로 인식되었다(Dearlove, Rogers, & Sharples, 1996; Mitchell, 1999; Rycroft-Malone et al, 2004; Smith, 1996). 이들의 우려는 전문적인 임상적 판단이 의사결정에 대한 요리책 접근방식으로 대체될 것이라는 점이었다. 이러한 비판에 대응하여 근거기반의학의 정의는 근거로 간주되는 것과 환자 치료에 관한 결정에 어떤 것을 고려해야 하는가에 대한 관점에서 보다 포괄적으로 수정되었다. 근거기반의학은 개별 환자치료에 대한 결정을 내릴 때 최고의 연구 근거를 사용하는 것이다. 근거기반의학을 실행하기 위해 임상가는 개인의 임상 전문지식과 체계적인 연구에서 얻은 최상의 근거, 환자 평가, 성과 관리와 질향상 자료와 같은 자료를 환자 고유의 가치와 환경의 맥락 내에서 적용하는 방식으로 통합해야 한다(Melnyk, Gallagher-Ford, Long, & Fineout-Overholt, 2014; Rycroft-Malone et al, 2004; Sackett, Rosenberg, Gray, Haynes, & Richardson, 1996; Straus, Glasziou, Richardson, & Haynes, 2011).

이러한 변화되고 개정된 견해는 개별 임상가가 임상 경험과 임상 실무를 통해 습득한 숙련도와 판단력으로 정의되는 개별 임상 전문지식을 유효한 근거 소스로 인식해야 한다는 것이다. 전문성 향상에는 보다 효과적이고 효율적인 진단뿐 아니라 환자의 치료에 대한 임상 결정을 내릴 때 개별 환자의 어려움, 권리 및 선호도를 보다 신중하게 식별하고 동정적으로 사용하는 것이 포함된다(Sackett et al, 1996; Straus et al, 2011). 흔히 이용이 가능한 외부 임상 근거는 기초과학 연구를 포함할 수 있지만 진단검사(임상검사 포함), 중재의 효과와 안전성, 예후 지표의 중요성에 초점을 맞춘 환자 중심의 임상 연구에서 우선적으로 사용되는 임상관련 연구로 정의되었다. 외부 임상 근거를 사용하는 것은 이전에 승인된 진단검사 및 치료보다 더 강력하고 정확하며 더 효과적이며 안전하고 새로운 것으로 대체해야 한다는 것이다. 이러한 전문지식을 통해 임상가는 외부 근거가 개별 환자에게 적용되는지 여부와 해당 근거가 임상 결정에 통합되는 방법을 결정할 수 있다. 대조적으로, 내부 근거는 일반적으로 그것이 생산되는 환경에서 임상 치료를 개선할 목적으로 수행되는 결과 관리 또는 질 관리 프로젝트와 같은 실무 이니셔티브를 통해 생성된다(Melnyk, Gallagher-Ford, et al, 2014).

EBP와 지식 전환(knowledge translation)이라는 용어는 서로 관련이 있으며 때로는 같은 의미로 사용된다. 그러나 지식 전환은 EBP보다 더 크고 포괄적인 개념이며, 건강을 개선하고 효율적이고 효과적인 의료서비스를 제공하기 위해 지식을 종합하고 탐구하는 맞춤형 보급을 포함하는 절차로 정의된다(Straus, Tetroe, & Graham, 2009). 지식 전환에는 새로운 지식의 생성과 적용 사이의 모든 단계가 포함된다. 여기에는 실무기반 근거 평가, EBP 촉진, 공동 실무 조사 참여가 포함된다. 이 장에서 EBP에 대한 논의는 실제 연구결과의 검색, 합성 및 구현과 이것이 APN의 임상 판단 사용과 어떻게 연결되는지에 초점을 맞추고 있다. 이 관점에서 EBP는 문헌, 지역 진료 데이터, 국가 표준 또는 인정받은 전문가의 의견, 환자 선호도에 대한 정보와 같은 여러 종류의 근거를 기반으로 한 진료 실무에 대한 의사결정 및 실행을 포함한다. APN은 임상 경험을 양심적이고 명시적이며 현명한 연구 근거 사용과 통합하여 임상 판단을 알리고 환자의 웰빙을 극대화하는 결정을 내릴 것으로 기대된다.

임상적 판단과 근거기반실무와의 관계에 대한 연구

임상적 판단이란 무엇일까? 대부분의 의료 전문가는 임상적 판단을 필수 기술로 간주한다. 간호학에서 임상의사결정(clinical decision) 또는 문제 해결(problem solving), 보다 최근에 비판적 사고(critical thinking)라는 용어는 동일한 현상을 지칭하기 위해 상호 교환적으로 사용되었으며, 이는 문제 해결이나 명확하게 정의된 성과를 향한 개별적이고 분석적이며 객관적인 절차로 간주되었다. 그러나 전문가 실무에 대한 연구는 임상적 판단이 훨씬 더 복잡하고(Benner, Tanner, & Chesla, 2009; Tanner, 2006) 참여형 실제 추론과 유사한 기술을 포함하고 있음을 시사한다. 간호사가 환자의 임상 상태나 기타 드러난 정보의 미묘한 변화를 조율하여 패턴을 인식하고, 명확한 사전숙고없이 상황에 대한 직관적인 임상 파악이 이루어질 때 참여형 실제 추론이 발생한다(Benner, Tanner, & Chesla, 2009; Tanner, Benner, Chesla, & Gordon, 1993). 임상 상황을 파악하는 이 유연하고 미묘한 능력은 진행 상황을 해석하고 적절하게 대응하는 데 중요하다. 환자와 가족 모두의 질병 경험 뿐만 아니라 신체적, 사회적, 정서적 강점과 약점에 대한 지식은 질병의 임상적 특징 만큼이나 중요하다.

따라서 임상적 판단은 환자의 필요, 염려 또는 건강 문제에 대한 이해 또는 추론으로 정의되며, 이어서 행동(또는 행동하지 않음), 표준 접근방식 사용 또는 수정, 또는 환자가 적절하다고 간주하는 새로운 접근방식을 즉석에서 수정하기로 결정하는 것이다(Benner, Tanner, & Chesla, 2009; Tanner, 2006). 임상적 판단과 달리 임상적 추론은 임상가가 판단을 내리는 사고 과정이며, 대안을 생성하고 근거와 비교하고 가장 적절한 조치를 선택하는 과정을 포함한다(Benner, Tanner, & Chesla, 2009 ; Tanner, 2006). 임상적 판단은 다양한 이론적 관점(Benner, Tanner, & Chesla, 2009; Brannon & Carson, 2003; Kosowski & Roberts, 2003; Ritter, 2003; Simmons, Lanuza, Fonteyn, Hicks, & Holm, 2003; White, 2003), 다양한 임상 초점(Mc-Carthy, 2003) 및 다른 연구 방법(Benner et al, 2009; Kosowski & Roberts, 2003; McDonald, Frakes, Apostolidis, Armstrong, Goldblatt, & Bernardo, 2003; Ritter, 2003; Simmons et al, 2003; White, 2003)으로 연구되었다. 임상적 판단에 관한 이러한 선행연구 문헌에서 몇 가지 일반적인 결론이 도출되었다.

1) 임상가의 배경이 임상적 판단에 대한 객관적인 자료보다 더 영향력이 있다

임상가의 배경은 주어진 객관적인 자료보다 주어진 임상 상황에서 임상 판단에 더 많은 영향을 미친다. 임상적 판단에는 추상적이고 일반화 가능하며 많은 상황에 적용할 수 있는 지식이 필요하다. 임상적 판단에 필요한 지식은 과학과 이론에서 파생되며, 과학적 추상화가 실제로 충족됨에 따라 경험과 함께 성장한다. 이 지식은 종종 암묵적이며, 임상가가 임상 상태를 즉각적으로 인식하는 데 도움이 되는 중요한 요소이다.

임상가의 배경에는 특히 개인적인 임상 경험에서 얻은 경험적 학습이 포함된다. 임상가가 주어진 상황을 인식하는 데는 이론적 지식, 실용적 지식, 연구기반 지식이라는 세 가지 유형의 지식이 역할을 하게 된다. 과학적으로 도출된 지식과 이론에 대한 이해를 통해 습득한 이론적 지식은 특정 상황에서 추상적인 규칙이나 원리가 특정하게 적용되는 것이다. 신체 사정과 관련하여 흉부와 폐를 검사하는 기술에 대한 설명은 임상가가 개별 환자에게 적용할 수 있는 이론적 지식의 사례이다. 임상 경험, 지식이라고도 하는 실용적인 지식은 많은 환자와 함께 근무하면서 습득된다. 자신의 과거 경험이나 타인의 경험을 바탕으로 앉을 수 없는 환자를 위해 흉부 및 폐 사정 방법을 수정하거나 변형하는 것이 실용적인 지식의 한 예이다. 이론적이든 실제적이든 지식은 종종 특정 상황에서 중요한 것이 무엇인지를 결정한다. 연구기반 지식은 위험 평가를 위한 임상가의 전반적인 지식 기반에 기여할 수 있다. 지식은 임상가가 선택적으로 관찰하는 데 도움이 된다. 간호사가 고민하는 현상을 설명하기 위한 연구는 특정 문제와 밀접한 관련이 있는 단서에 대한 정보를 제공하는 데 도움이 된다. 간호사는 이러한 지식을 기반으로 환자가 겪을 수 있는 문제를 결정하는 데 관련된 자료를 선택할 수 있다. 지식은 또한 행동을 안내하고 임상가의 중재 목록 구성에 기여한다.

임상적 판단에 필요한 지식의 추가 필수 요소는 개별 환자를 아는 것의 중요성과 이러한 이해를 바탕으로 개별 환자의 반응을 더 잘 예측하고 예상할 수 있다는 것이다(Benner et al, 2009; Peden-McAlpine & Clark, 2002). 임상가는 무엇이 좋고 옳은지에 대한 자신의 관점을 가지고 임상 상황에 접하게 되며 이러한 가치는 그들이 참여하는 것, 사용을 고려하는 조건 및 궁극적으로 그들이 실행하기로 결정한 것에 큰 영향을 미친다(Benner et al, 2009; Ellefsen, 2004). 임상가의 견해는 옳고 그름에 대한 개별 개념에 의해 결정되는 것이 아니라 실무 분야에서 다른 사람들과의 상호작용을 통해 개발된다. 예를 들어, 환자와 가족에 대한 정보 공개와 관련된 윤리 또는 임박한 죽음에 직면할 때 편안함의 중요성 등은 주어진 임상적 선택 상황에서 필요한 사항을 설정하고 임상가가 대응하는 방식을 형성한다. 고정 관념과 편견도 지각에 영향을 미칠 수 있다.

2) 좋은 임상적 판단은 환자를 알고 환자의 염려 사항에 대응하는 것을 포함한다

이론적, 실제적 지식 외에도 환자의 전형적인 반응을 알고 환자를 사람으로 인식하고 환자의 특성에 대한 지식은 좋은 임상적 판단의 핵심이다. (Haynes, Sackett, Guyatt, & Tugwell, 2006; Tanner et al, 1993). 임상가가 전형적인 반응 패턴을 알게 되면 상황의 특정 측면이 두드러지고 다른 측면은 중요성이 줄어든다. 현재 사진을 환자의 이전 사진과 비교하면 임상가는 환자의 상태가 어떻게 변했는지 여부에 대해 중요한 정보를 얻게 된다. 환자를 아는 것은 개별화된 치료 제공을 용이하게 한다.

환자를 아는 것은 환자와 함께 일하고, 질병 경험에 대한 설명을 듣고, 환자를 면밀히 관찰하고, 일반적으로 반응하는 방식을 인식함으로써 환자를 이해하는 것으로 정의된다(Tanner et al, 1993). 임상가가 외부 관찰자에게 완전히 설명할 수 없는 이 암묵적 지식은 공식 평가에서 얻을 수 있는 것 이상이다. 전형적인 반응 패턴을 알면 환자 상황의 특정 측면이 두드러지고 동일한 환자 상황의 다른 측면에 대한 중요성이 줄어들 수 있다. 이 환자가 이러한 상황에서 어떻게 반응하는지 이해하는 것은 IOM의 질향상 보고서(2001)에서 요구하는 개별화된 치료의 기본이다.

환자에 대한 관여 정도는 임상가가 문제 해결에 참여하는 방식, 과정의 결과 및 임상가의 만족감에 영향을 미친다(Benner et al, 2009). 건전한 임상의사결정의 핵심은 환자를 사람으로 인식하여 대응하고, 존엄성을 존중하며, 인격을 보존하는 방식으로 환자를 돌보는 것이다. 적절한 수준의 참여에 대한 감각을 개발하는 것은 경험을 통해 배우게 되는 기술이다. 숙련된 임상가는 익숙한 패턴과 개별적인 패턴을 모두 인식하는 좋은 임상적 이해력을 지니고 있다. 간호사의 행동에 대한 환자의 반응을 관찰하고 환자의 반응에 따라 간호사의 반응을 수정한다(Benner et al, 2009; Tanner, 2006). 따라서 임상적 이해와 임상적 반응은 불가분의 관계이다.

3) 임상적 판단은 치료가 발생하는 맥락으로부터 영향을 받는다

대부분의 합리적인 의사결정 모델에서는 일반적으로 맥락이나 감정이 설명되지 않았다. 맥락, 감정 및 개인의 경험을 무시하는 의사결정 모델은 임상적 판단에서 이러한 요소를 중요하게 볼 가능성을 제거한다. 그러나 Benner와 동료(2009)의 작업을 통해 우리는 간호사가 상황에 정서적으로 조율될 때 특정 상황의 맥락에서 판단이 발생한다는 것을 알고 있으며, 의미있는 측면이 중요한 것으로 인식되면서 특정 상황에 대한 해석에 따라 간호사가 반응하게 된다. 특정 상황에 대한 간호사의 해석에 따라 검사 및 치료 결정에 영향을 미치는 실천의 맥락에는 정치적, 사회적 환경(Benner et al, 2009; Tanner, 2006)과 사회경제적 지위와 같은 환자 요인(Scott, Schiell, & King, 1996)이 포함될 수 있다. 또 다른 관점은 환자에 대한 사회적 판단이나 도덕적 평가가 환자의 특성과는 무관하게 사회적으로 내재되어 있으며 주어진 환경에서 임상가의 보편적인 규범과 태도의 기능이라는 것이다(McDonald et al, 2003).

임상가에게 의료서비스는 점점 더 높은 책임감의 맥락에서 실행되고 있다(Klardie, Johnson, McNaughton, & Meyers, 2004; Vincent, Hastings-Tolsma, Gephart, & Alfonzo, 2015). APN은 임상적으로 그리고 비용 효과적인 치료를 제공할 수 있음을 입증할 것으로 예상할 수 있다(DeBourgh, 2001; Facchiano & Snyder, 2013; Vincent et al, 2015; Youngblut & Brooten, 2001). 이 환경에서 개별 환자의 요구와 선호도를 통합하면서 고품질의 비용 효율적인 치료를 제공하는 것이 APN이 노력해야 하는 부분이다(Klardie et al, 2004).

4) 임상가는 다양한 임상 추론 패턴을 단독으로 또는 조합하여 사용한다

의학적 의사결정 분야에서의 업무는 임상 추론의 본질이 이해 수준을 초월함을 보여준다(Sox, Blatt, Higgins, & Marton, 2007). 지난 20년 동안 간호사를 대상으로 실시한 연구결과는 간호사가 다양한 추론 패턴을 단독으로 또는 조합하여 사용함을 시사한다(Benner et al, 2009; Tanner, 2006). 사용되는 추론의 패턴은 상황의 요구, 실무의 목표, 유사한 상황에 대한 임상가의 경험, 그리고 훌륭한 실무를 만드는 것에 대한 인식에 따라 다르다. 사용된 추론 패턴은 간호사의 지식, 편견 및 가치와 환자와의 관계, 임상 상황의 다른 요인에 의해 영향을 받는다.

(1) 분석 과정

분석적 추론 패턴은 초보자의 수행 능력 부족이나 경험이 많은 임상가가 난처했을 때에 나타나는 특성이다. 분석적 추론은 대안의 생성, 근거에 대한 가중치 및 가능한 행동 과정 평가를 포함하는 의식적이고 합리적인 사고가 특징이다. 분석적 추론은 편견과 고정 관념의 영향을 받을 수 있다. 진단적 추론은 분석적 사고의 한 예이다. 이는 임상가가 징후 및 증상(단서)을 제시하고, 단서에 대한 대체 설명(진단 가설)을 생성하고, 가능한 설명을 배제하거나 배제하는 데 도움이 되는 추가 자료를 수집하고, 각 설명을 체계적으로 평가하는 과정이다. 환자의 건강상태에 대한 진단 또는 추론에 도달한다. 충분한 자료가 수집되면 가설 평가 과정이 시작된다.

(2) 직관

직관은 임상 상황을 즉시 파악하는 것이 특징이며 유사한 경험에 대한 친숙함이 가능하는 것이다(Benner et al, 2009). 직관은 근거없는 판단이다. 연구자들은 직관은 실무자가 전체적으로 인식하면서 의식적 또는 선형적 분석 과정을 통해 도달하지 않는 단서를 포착하는 패턴 인식의 한 형태라고 추측한다. 경험이 풍부한 임상가는 유사한 상황에 대한 과거의 경험으로 인해 주어진 임상 상황의 중요한 측면을 인지하는 센스가 개발되어 있다. 이러한 형태의 추론을 사용하기 위해 합리적 계산이 필요하지 않다. 그러나 심의적 합리성은 직관에서 파생된 결론의 확고함을 확인하는 데 사용될 수 있다. 직관적인 추론 패턴의 역할과 선호도는 간호 문헌 내에서 계속해서 논란이 되고 있다.

직관은 과학을 대체할 수 없는 것으로 비난받아 왔다. 이러한 관점에서 직관은 무의식적이고 접근할 수 없는 합리적 과정을 사용하는 추론의 특별한 경우에 지나지 않는 것으로 평가절하된다(Crow & Spicer, 1995; English, 1993). 그러나 일차 진료 및 EBP의 적용에 대한 연구에 따르면 직관은 매우 가치있는 추론의 형태이며 임상의사결정에서 중요한 역할을 한다(Tracy, Dantas, & Upshur, 2003).

(3) 서술적 사고(Narrative Thinking)

근거는 내러티브가 임상적 추론의 중요한 부분임을 시사한다(Bruner, 1986; Kleinman, 1988). 환자 이야기는 우리에게 건강과 질병의 경험을 이해할 수 있는 기회를 제공한다. Brunor는 인간의 동기, 의도 및 의미가 내러티브 사고를 통해 이해된다고 주장하며, 논리 규칙에 부합하는 패러다임 사고와 대조된다고 하였다. 패러다임적 사고는 명제적 주장을 통한 사고이다. 내러티브 사고는 이야기를 말하고 해석하며 생각하는 것이다. 이 두 가지 유형의 사고의 차이점은 인간이 보는 것을 이해하고 설명하는 방법과 관련이 있다. 명제적 주장은 특정 유형을 일반적인 유형의 사례로 간주하여 이해하는 것이다. 서술적 사고는 특정 사례를 이해하려고 한다. 이를 통해 개인의 가치와 개인적인 경험이 근거기반에 정보를 제공하는 중요한 지식원임을 인정할 수 있다(Rycroft-Malone et al, 2004). Kleinman은 환자의 이야기가 질병의 생물학적 세계뿐만 아니라 인간의 의미, 가치 및 관심 세계에도 주의를 집중하는 데 도움이 될 수 있다고 주장하면서 질병의 이야기 구성 요소를 이해하는 것의 중요성을 확인하였다. 따라서 환자 내러티브는 임상가가 환자의 질병문제 뿐만 아니라 특정 환자에 대한 질병의 의미와 질병이 환자의 생활 방식과 대처 방법에 미치는 영향에 주의를 집중하는 데 도움이 된다. 질병 경험에 대한 설명을 들으면 환자의 전반적인 상황에 대한 이해가 향상될 뿐만 아니라 분리된 분석적 추론을 통해 명시할 수 없는 문제해결 우선순위를 식별하는 데 도움이 된다. 의사(Borges & Waitzkin, 1995; Hunter, 1991)와 간호사(Benner et al, 2009; Zerwekh, 1992)에 대한 선행연구는 내러티브 추론이 환자의 깊은 배경에 대한 이해를 만들어 낸다고 설명했다. 결과적으로 임상가의 판단은 이러한 배경에서만 이해할 수 있다.

임상 내러티브는 다른 의료제공자로부터 가르치고 배우는 방법이며, 자신의 관행을 반성하고 이해하는 방법이다. 서로 다른 유리한 지점을 가진 다른 사람들과 대화하면 협소한 시야를 줄이고 판단력을 빠르게 하는 데 도움이 되는 임상 상황에 대한 지식을 얻을 수 있다. 내러티브를 다른 의료제공자와 의사소통하는 방법으로 사용하면 특정 환자집단의 징후와 증상을 더 잘 식별하는 방법을 배우고, 특정 환자를 잘 파악하게 되며, 환자가 반응하는 방식을 인식하는 방법을 알게 되고, 상담할 수 있는 임상전문가를 구분하는 데 활용할 수 있다(Benner et al, 2009). 경험이 풍부한 임상가와 함께 관찰 결과와 자료에 대해 논의하면 임상 판단력이 향상된다. 숙련된 간호사라도 동료와 상담하고, 그들의 관점을 끌어내고, 다른 임상가의 통합된 경험으로부터 혜택을 받을 수 있다. 임상 내러티브와 숙련된 임상가의 다양한 관점이 과학 및 기술과 협력하여 누적되고 신뢰할 수 있는 지식을 창출한다.

임상 추론에는 참여된 실무적 추론(engaged practical reasoning)으로 특성화될 수 있는 과정도 포함될 수 있다. 참여된 실무적 추론에는 패턴 인식, 직관적인 임상적 이해 또는 사전에 예측하지 않은 반응이 포함된다. 불확실성의 조건은 임상가가 새로운 지식을 찾고, 평가하고, 구현하도록 촉구한다. 불확실성은 취해야 할 최선의 조치 또는 최선의 결정이 명확하지 않을 때 발생한다. 현재 사용되는 치료 방법과 다르고 더 효과적인 치료 방법이 있을 수 있다는 사실을 받아들이는 개방성은 기대, 규범 또는 표준에 대한 근거를 평가하는 원동력이 된다.

5) 실무에 대한 성찰은 종종 임상적 판단의 붕괴에 의해 촉발된다

성찰은 경험에 의해 촉발된 문제에 대해 생각하고 탐구하는 과정으로 정의된다. 예를 들어, 임상가는 잘 진행되지 않는 환자와의 만남에 종종 어려움을 겪는다. 경험의 의미를 되돌아보고 이해하고 자신과 세계에 대한 자신의 관점에 통합하는 것은 일상생활의 일부이다. 성찰은 임상가가 미래의 만남에 도움이 될 수 있는 새로운 정보나 대안적 관점을 식별하도록 촉구한다. 성찰에 참여하기 위해 임상가는 환자의 반응과 결과를 특정 임상 처치와 연결할 수 있어야 한다. 내러티브는 성찰의 중요한 도구이다. 임상가로서 자신의 경험을 이야기하고, 이는 경험을 실용적인 지식으로 바꾸는 데 도움이 된다(Aström, Norberg, Hallberg, & Jansson, 1995; Benner et al, 2009; Rycroft-Malone et al, 2004). 성찰의 사용은 시간이 지남에 따라 길러지고 개발될 수 있는 습관이자 기술이다. 자신의 행동을 환자 결과에 연결하는 내재적 과정을 통해 성찰은 새로운 지식을 창출할 수 있는 잠재력을 가진다 (Kuiper & Pesut, 2004; Ruth-Sahd, 2003).

6) 임상 판단 모델

1998년 Tanner가 개발하고 2006년에 개정한 근거기반 임상 판단 모델이 그림 13.1이다. 모델에는 네 가지 주요 단계가 있다. 첫 번째는 임상가가 당면한 상황에 대한 지각적 파악(perceptual grasp)이 개발되는 “알림”이다. 이 단계에서 상황에 대한 임상가의 기대는 환자에 대한 지식에 기인하여 형성된다: 유사한 환자에 대한 임상적 또는 실제적 지식, 교과서 및 근거기반 지식. 임상 상황의 맥락은 상황의 초기 파악에 더 많은 영향을 미친다. 모델에 묘사된 두 번째 단계는 “해석(interpreting)”이다. 이 단계에서 임상가는 하나 이상의 추론 패턴을 사용하여 상황을 이해한다. 임상가가 적절한 대응을 뒷받침하는 해석에 도달할 때까지 가설을 배제하기 위해 평가나 추가 데이터를 수집할 수 있다. “대응(responding)” 단계에서 임상가는 상황에 따라 행동하거나 행동하지 않을 수 있다. “반영(reflecting)”은 임상가가 취한 조치에 대한 환자의 반응을 관찰할 때 발생한다. Reflection-in-action(행동 반영)은 환자가 행동에 어떻게 반응하는지를 보고 해당 평가를 기반으로 치료를 조정할 수 있는 임상가의 능력을 의미한다. 행동 반영은 대부분 암묵적이며 분명하지 않다. 후속 임상 학습과 함께 행동 반영으로 주기가 완료되며, 임상가가 경험에서 얻은 것은 지속적인 임상 지식 개발과 임상 판단 능력에 기여한다는 것을 보여준다.

7) 요약

제시된 임상 판단 모델은 APN이 사용하는 임상 판단의 품질을 개선하기 위한 기틀을 제공한다. 첫째, 모델은 임상 추론 과정에서 외부 근거로 얻을 수 있는 지식을 적용할 수 있는 지점을 보여준다. 둘째, 이 모델은 EBP의 원래 지지자들이 처음에 설명하지 않은 임상 진문지식의 가치를 인정한다. 셋째, 모델은 환자의 반응에 영향을 미칠 수 있는 더 광범위한 맥락적 요인을 인식하기 때문에, 타당한 것으로 간주되는 연구 유형을 더 포괄적으로 함유한다. 넷째, 이 모델은 임상 추론 과정에서 환자를 인지하는 가치를 포함하기 때문에 환자 중심 치료 모델을 지원한다(IOM, 2001).

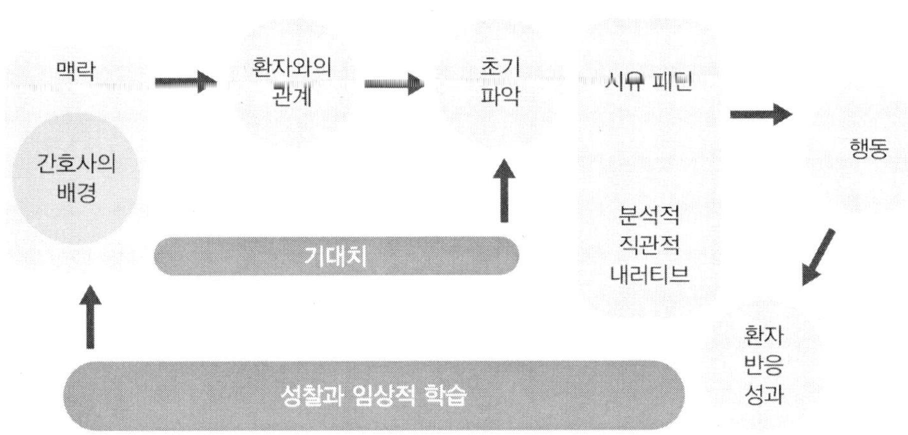

그림 13.1 임상 판단을 위한 모델

임상적 판단을 개선하기 위한 연구 근거 접근과 평가

근거기반 1차 진료 및 병원 진료를 위해 연구 문헌을 사용하는 데 몇 가지 문제가 있다(Gorman, 2001; Melnyk & Fineout-Overholt, 2014; Shapiro, 2007, 2010). 임상가는 최신 상태를 유지하고 연구에 근거하여 진료를 더욱 확고하게 해야 한다는 압력을 받고 있지만 이를 수행하는 데 필요한 시간이나 기술이 있거나(Melnyk & Fineout-Overholt, 2014; Melnyk et al, 2012) 또는 이를 지원하는 조직 문화에서 일하고 있다고 느끼는 사람은 매우 적을 것이다(Melnyk, Gallagher-Ford, et al, 2014).

역사적으로, 전체 연구 문헌의 극히 일부만이 근거기반의학의 기초를 형성하는 임상실무의 효능에 대한 연구이다(Haynes, 1993; Shapiro, 2010). 건강관리 개혁의 적절성, 의미 및 실행 가능성을 다룬 연구는 거의 없다(Shapiro, 2010). 최근 연구에서 인용된 연구 근거 사용의 장벽은 이 출처에서 사용할 수 있는 정보가 부족하다는 것이다(Melnyk et al, 2012). 이것은 연구 문헌이 임상 실무에 제한적으로 적용되고 있음에 불만을 가진 많은 임상가가 있음을 의미한다(McAlister, Graham, Karr, & Laupacis, 1999; Melnyk et al, 2012; Rycroft-Malone et al, 2004).

과거에 대부분의 임상가는 연구 문헌을 관리할 수 없다고 생각했다(Gorman, 2001; Melnyk et al, 2012; Melnyk & Fineout-Overholt, 2014; Rycroft-Malone et al, 2004; Shapiro, 2007, 2010; Williamson, German, Weiss, Skinner, & Bowes III, 1989). 이러한 어려움 외에도 많은 임상가가 자신이 찾은 연구의 통계 결과를 해석하는 방법을 알지 못한다(Melnyk et al, 2012; Rycroft-Malone et al, 2004; Windish, Huot, & Green, 2007). 임상 연구가 임상 치료를 개선하기 위한 것이라면, 관련성이 높고, 질이 높고, 접근 가능해야 하며, 임상가는 이를 사용하는 데 필요한 기술을 갖추고 있어야 한다. 이러한 어려움을 해결하기 위해 APN은 치료 결과에 초점을 맞추고 명확하고 연구 가능한 질문을 형성하며 문헌에 접근하고 연구 문헌고찰의 최신성을 유지하기 위한 전략을 개발하고 관련성을 해석하는 기술을 구축해야 한다.

임상 접촉 시점에서 가능한 최상의 근거에 접근하기 위해 임상가는 EBP를 지원하는 다양한 역량 개발을 위해 노력해야 한다.

1) 근거기반실무를 지원하는 역량

(1) 결과 및 맥락에 초점 맞추기

근거기반의학은 임상 결과를 개선하는 수단으로 널리 홍보된다. 의료 의사결정의 결과에 초점을 맞추기 위해 Bergus and Hamm(1995)와 Sox 및 동료(2007)는 임상가가 다음 4단계 절차를 사용할 것을 제안하였다. 첫째, 임상가는 의사결정 작업을 위하여 마음속으로 기틀을 마련하여 잠정적인 치료 옵션과 결과를 요약한다. 다음으로 서로 다른 결과 간의 차이를 추정한다. 환자 및 가족과 협력하여 잠정적인 결과의 가치를 검토한다. 그런 다음 평균적으로 최상의 결과를 얻을 수 있는 처치 과정이 선택된다. 과학적 근거(기본 발생률 정보, 민감도, 특이도, 양성예측도, 특정 중재에 의해 긍정적인 영향을 받는 모집단 비율)는 다양한 행동 과정에서 다양한 결과를 달성할 가능성을 추정하는 데 필요한 정보들

표 13.1

임상 결과 예측에 필요한 정보와 해석

핵심 개념	정의	해석
기본 비율 정보: 유병률 (Prevalence)	특정 인구에서 특정 질병을 앓고 있는 사람의 비율	• 건강 서비스 계획에 유용하다. • 사용 가능한 유일한 비율일 수 있다. • 유병률 연구는 진단 및 치료에 대한 결정에 특히 유용하다. • 환자가 질병에 걸릴 확률을 아는 것은 진단 검사의 사용과 해석에 영향을 미친다.
기본 비율 정보: 발생률 (Incidence)	지정된 기간의 새로운 사례	• 발생률은 (a) 다른 인구집단의 질병 발생을 비교할 때, (b) 가능한 원인과 질병 사이에 관계가 있는지 확인할 때 사용한다. • 특정 원인과 관련하여 질병 발병 확률이 인구 또는 기간에 따라 다른지를 확인할 수 있다.
민감도 (Sensitivity)	질병에 걸린 사람들 중 검사 결과가 양성인 비율	• 질병에 걸린 사람들을 정확하게 식별하는 검사의 능력을 결정한다. • 검사가 더 민감할수록 음성 결과가 질병을 배제한다는 확신이 더 커진다.
특이도 (Specificity)	질병이 없는 사람들 중 검사 결과가 음성인 비율	• 질병이 없는 사람들을 정확하게 식별하는 검사의 능력을 결정한다. • 검사가 더 특이할수록 질병에 대한 양성 결과가 질병이 있음을 더 확신하게 한다.
양성 결과의 양성 예측값(Positive predictive value of positive tests)	양성 검사 결과일 때 질병이 있을 가능성	• 민감도와 특이도는 검사 자체의 특징이다. 그러나 예측도는 질병이 얼마나 흔한 지에 따라 영향을 받는다. • 유병률이 낮은 질병의 경우 양성 검사의 예측값이 급격히 떨어진다.
절대 위험 감소 (Absolute risk reduction)	대조군과 실험군의 이상반응률의 차이	• NNT*를 계산하는 데 필요하며 치료의 임상적 중요성을 결정하는 데 사용된다.
치료에 필요한 수 (Number needed to treat)	한 명의 나쁜 결과를 예방하기 위해 치료해야 하는 환자 수	• 1을 절대 위험 감소로 나누어 계산한다. NNT는 치료의 임상적 영향을 나타낸다.
신뢰구간 (Confidence interval)	양쪽의 값 범위	• 99% 신뢰구간은 모집단 값이 있다고 99% 확신할 수 있는 값의 범위의 추정치로 해석한다.
P 값(P value)	통계적 유의성 측정	• 근거의 강도를 지정한다.

*NNT, number needed to treat.

이다.

Straus, Glasziou, Richardson 및 Haynes (2011)는 근거기반의학의 실무 및 교육에 대한 가이드북에서 진단 검사의 정확성과 정밀도, 예후 지표, 그리고 예후 지표에 대한 환자 중심의 임상 연구로서 최상의 연구 근거를 정의하였다. 결과 예측에 사용되는 이러한 근거 요소는 표 13.1에 정의되고 설명되어 있다. 표에 있는 핵심 개념의 정의를 검토하면 몇 가지 실질적인 의미를 얻을 수 있다. 예를 들어, 검사의 예측값을 결정하기 위해 임상가는 환자의 질병 유병률 또는 확률에 대한 적절한 추정치를 필요로 한다.

진단 검사 및 중재에 대한 접근방식(Jennings, 2000)은 주변의 다양한 중요 이슈를 포함하는 간호의 관점에서는 제한점이다(Rycroft-Malone et al, 2004). 질적 탐색 연구의 근거는 일반적으로 근거기반의학에 대한 교과서에 포함되지 않지만 이러한 연구는 상급 실무에서 의사결정을 안내하는 데 도움이 된다. Evans (2003)와 Joanna Briggs Institute (2008)에 따르면 적절성과 의미는 환자의 경험, 건강과 질병에 대한 이해, 건강에서 달성하고자 하는 결과와 관련된 치료의 심리 사회적 측면을 다룬다. 이러한 차원의 케어는 정량적 방법과 정성적 방법을 포함한 비실험적 연구설계에서 가장 잘 해결된다(Shapiro, 2010). 의료서비스 제공 환경이 변화하므로 효과와 적절성에 대한 근거만으로는 문제를 극복하기에 충분하지 않을 수 있다. 무작위대조시험(RCT), 체계적 고찰, 관찰 연구 및 해석 연구와 같은 높은 수준의 근거의 일반적인 출처 외에도, 특히 조직 문화의 측면에 대한 부분도 새로운 실무에 대해 설명하고 이를 가장 잘 구현하는 방법을 결정하는 데 도움이 된다(Evans, 2003). 이러한 연구는 환자의 반응을 더 잘 이해하도록 도와줌으로써 의사결정에 도움이 된다. 환자 반응을 이해하는 것은 임상을 통한 배움에 성찰을 사용하는 중요한 조건이다.

(2) 대답할 수 있는 질문하기

초점을 맞춘 정확한 임상 질문을 할 수 없다는 것은 EBP의 주요 장애가 될 수 있다. 초점을 맞춘 임상 질문을 하는 기술을 구축하려면 질문의 특이성 수준과 질문이 적용되는 대상, 고려 중인 중재 및 관심 결과에 따라 질문을 분류하는 것이 도움이 된다.

임상 질문은 배경 지식과 사전 지식에 대한 요구로 분류할 수 있다(Melnyk & Fineout-Overholt, 2014; Straus et al, 2011). 조건이나 문제에 대한 경험이 제한적일 때 배경 지식이 필요하다. 배경 질문은 누가, 무엇을, 누구를 위해, 왜, 어디서, 언제, 얼마나 잘하는지 묻는다. 배경 질문을 구성하는 것은 일반적인 문제에 대해 질문하기 때문에 비교적 쉽다. 배경 질문에 답하기 위한 정보를 찾는 것도 비교적 쉽다. 이러한 질문에 대한 답변을 제공할 수 있는 정보 출처에는 교과서, 약물 가이드 또는 기타 참고 서적, 내러티브 리뷰 기사(현장 전문가가 작성한 영역 또는 주제 요약)가 포함된다(McKibbon & Marks, 2001).

임상가의 경험이 증가함에 따라 환자 관리의 구체성(foreground)에 대한 질문이 증가하고 있다. 구체적 질문은 특정 임상 상황에 대한 정확한 정보의 필요성에 의해 촉발된다. 구체적 질문을 구성하는 기술은 질문을 구성 요소로 나누어 향상시킬 수 있다. 관련된 주제 또는 그룹, 사용 중인 중재 및 관심의 결과가 무엇인지 생각해 본다. 구체적 질문의 네 가지 핵심 요소는 환자 또는 문제, 중재 또는 치료, 비교 중재 또는 치료 및 관심 결과이다(Melnyk & Fineout-Overholt, 2014; Straus et al, 2011). 구체적 질문은 일반적으로 답변을 적절하게 제공하기 위해 더 많은 정보원을 필요로 한다(McKibbon & Marks, 2001). 예를 들어, 치료 효과에 대한 질문은 RCT 설계로부터의 근거로 가장 잘 해결되는 반면, 환자의 질병 경험에 대한 감정과 인식에 대한 질문은 질적 설계를 사용한 연구에서 더 잘 해결된다.

(3) 임상 문헌 사용

임상 문헌은 정기적인 확인 또는 최신 상태 유지 및 문제 중심 검색에 사용할 수 있다. 정기적으로 검색을 수행하려면 임상가가 효과적인 검색 기술과 서지 데이터베이스에 쉽게 접근할 수 있어야 한다. 답변 가능한 질문이 확인된 후 모집단/문제, 중재, 비교, 결과, 시간(PICOT) 형식을 사용하여 문헌 검색의 틀을 잡는다(박스 13.1). PICOT 형식은 초심자가 전자 데이터베이스 검색을 구성하는 데 특히 유용한 기틀이다(Craig & Smyth, 2007; Melnyk & Fineout-Overholt, 2014; Shapiro, 2007, 2010; Shapiro & Donaldson, 2008).

두 가지 유형의 전자 데이터베이스를 사용할 수 있다. 첫 번째 유형은 서지이며 사용자가 임상 문헌에서 관련 인용을 식별할 수 있도록 한다. MEDLINE과 Cumulative Index to Nursing and Allied Health Literature는 이러한 첫 번째 종류의 데이터베이스의 예이다. Google Scholar (http://scholar.google.com)는 점점 더 인기를 얻고 있는 새로운 데이터베이스이다. 두 번째 유형의 데이터베이스는 근거 요약에 초점을 맞추고 사용자를 관련 임상 근거의 1차 또는 2차 간행물로 직접 안내한다. 이 두 번째 유형의 데이터베이스의 예로는 Cochrane Database of Systematic Reviews 및 American College of Physicians (ACP) Journal Club, ACPs-American Society of Internal Medicine의 간행물이 있고, 이 저널은 진단, 예후, 치료, 진료의 질, 의료 경제학에 대한 문헌을 요약한다. ACP 데이터베이스는 임상가가 임상 질문에 대한 답변을 보다 쉽게 검색하고 가장 높은 평가를 받고 가장 많이 접근한 기사에 집중할 수 있도록 구성되었다(Haynes, 2008, 2009). 이러한 데이터베이스는 도서관과 기관에서 인터넷을 통해 온라인으로 제공된다.

연구 및 임상 문헌에서 현시성을 유지하기 위해 몇 가지 전략을 사용할 수 있다(Vincent, Hastings-Tolsma, Gephart, & Alfonzo, 2015). 많은 저널과 도서관 데이터베이스를 통해 확인된 주제나 저자에 대한 새로운 논문 또는 요약이 나타날 때 정기적인 경고 알림을 설정할 수 있다. 선택한 저널에서 목차 알림을 받을 수도 있다. RSS (Real Simple Syndication) 피드는 웹 사이트가 최신 콘텐츠로 업데이트하는 파일이며 PubMed 및 Web of Science와 같은 많은 데이터베이스와 여러 저널 및 뉴스 사이트에서 사용된다. RSS 피드 어그리게이터를 사용하면 Feedly 및 Feed burner와 같은 RSS 리더 앱을 열고 한 위치에서 여러 사이트의 새로운 기능을 모두 볼 수 있다. 또 다른 좋은 옵션은 National Institutes of Health의 여러 기관에서 제공하는 것과 같은 Listservs를 사용하는 것이다. PDF 및 서지 참조를 구성하고 저장하는 데 여러 모바일 앱을 사용할 수 있다. Mendeley는 참조 및 기사를 저장한 다음 검색하여 다양한 유형의 장치에서 접근

박스 13.1

PICO 형식

P 관심 인구 또는 문제
I 관심 실무 또는 중재
C 비교 중재 또는 실무–일반적으로 현재 수행되는 것
O 중재 또는 실무의 결과
T 결과가 예상되는 시간 프레임

할 수 있는 무료 애플리케이션이다. 임상가는 또한 전자 진료 뉴스 레터를 구독할 수 있다.

(4) 연구를 통한 근거 평가

근거가 검색된 후 다음 단계는 근거의 타당성과 임상적 유용성에 대한 근거를 평가하거나 비판하는 것이다. 평가는 임상가가 검색된 연구 문헌이 유용한 지침을 제공할 만큼 신뢰할 수 있는지 여부를 결정할 수 있도록 하기 때문에 중요하다. 몇몇 출판된 보고서는 임상 질문에 답하기에 충분히 신뢰할 수 있는 방법론적 엄격함이 부족해서 임상 논문을 평가할 만한 전문지식이 없는 임상가를 지원하기 위해 문헌 평가 지침이 개발되었다.

박스 13.2는 치료에 관한 기사를 평가하기 위한 일반적인 비판적 평가 질문 세트를 보여준다. 이러한 질문은 여러 출처에서 합성되었다(EBP HealthLinks 및 CEBM 웹 사이트; Badenoch & Heneghan, 2006; Straus et al, 2011). 질문이 상식을 반영하는 것처럼 보이지만 바로 답하기는 어렵다. 임상가가 특정 문헌과 개별 환자에게 이를 적용하려면 약간의 도움이 필요하다. Evidence-Based Medicine Toolkit (Badenoch & Heneghan, 2006)은 그들이 특별히 추천하는 평가 질문에 답하는 방법에 대한 지침을 제공한다. 예를 들어, "연구 참여자가 '맹검(blinded)'이었습니까?"라는 질문에 텍스트는 임상가에게 블라인딩이라는 용어의 정의를 제공하고 임상가가 평가 중인 연구가 이 기준을 충족하는지 여부를 결정하는 데 도움이 되는 예를 제공할 수 있다. Evidence-Based Medicine Toolkit은 치료 문헌을 평가하기 위한 가이드를 제공하는 것 외에도 진단, 예후 및 위해(특정 질병 또는 상태에 대한 위험)에 대한 기사를 평가하기 위한 질문을 제공한다. Evidence-Based Medicine Toolkit은 초보자를 위한 훌륭한 자료원이다. 다른 기술과 마찬가지로 경험과 속도는 연습이 필요하다. 근거가 환자 치료를 자동적으로 지시하지는 않지만 결정을 내릴 수 있는 사실적 근거를 제공한다.

> **박스 13.2**
>
> **치료 문헌 평가**
>
> 치료 문헌을 평가하는 데 사용되는 비판적 평가 질문 :
>
> - 연구가 타당합니까?
> - 명확하게 정의된 연구 질문이 있었습니까?
> - 치료에 환자 할당이 무작위로 지정되었고 무작위화 목록이 숨겨졌습니까?
> - 결론에서 모든 환자가 설명되었습니까?
> - "치료 의도(intetion-to-treat)" 분석이 있었습니까?
> - 연구 참가자가 "맹검(blinded)"이었습니까?
> - 그룹이 전체적으로 동등하게 취급되었습니까?
> - 무작위 배정이 시험 시작 시 비슷한 그룹을 생성했습니까?
> - 결과가 중요합니까?
> - 치료 효과는 얼마나 됩니까?
> - 임상시험 결과가 얼마나 정확합니까?

APN이 문헌에 대한 비평적 평가 기술을 구축하기 시작하면 여러 웹 사이트에 접근하여 이러한 기술을 더욱 개선할 수 있다. 워싱턴 대학의 EBP (http://guides.lib.uw.edu/friendly.php?s=hsl/ebp) 도서관 가이드에는 문헌을 찾고, 평가하고, 평가하기 위한 수많은 자원이 포함된 EBP 섹션이 포함되어 있다. 이 사이트 외에도 CEBM (Center for Evidence-Based Medicine)에는 CATmaker 비평적 평가 도구(http://www.cebm.net/index.aspx?o=1157)가 있고, APN이 치료, 진단, 예후, 병인/위해, 치료에 대한 체계적인 검토를 위해 접하는 주요 문헌에 대한 CAT (Critically Appraised Topics)를 만드는 데 도움이 되도록 다운로드할 수 있다.

2) 1차 임상 및 연구 문헌의 출처

MEDLINE은 많은 사이트에서 인터넷을 통해 무료로 제공되며, 이들 중 하나인 PubMed (http://www.ncbi.nlm.nih.gov/pubmed)에는 임상 실무에 가장 관련성이 높고 타당한 연구를 선택하도록 설계된 검색 전략도 포함되어 있다. MEDLINE은 메릴랜드 주 베데스다에 있는 국립의학도서관에서 제작하며 색인된 의학 문헌의 가장 잘 알려진 서지 데이터베이스이다. MEDLINE은 저자, 저널, 제목 및 키워드뿐만 아니라 의학 주제 제목과 부제목으로 검색할 수 있다. MEDLINE이 다루는 저널은 전반적인 신뢰성과 높은 질로 유명하다. 그러나 문헌은 근거로서의 유효성과 질을 위해 신중하게 면밀히 조사되어야 한다. 최근의 저널을 직접 검색하는 것은 여전히 새로 출판된 정보를 찾는 가장 좋은 방법 중 하나이다. 그러나 이것은 근거 검색에 시간이 많이 소요되고 노동 집약적인 접근방식 중 하나이다. 선택한 저널의 최신 목차에 대한 전자 메일 알림을 사용하면 시간 소모를 줄이고 보다 효과적으로 사용할 수 있다.

3) 평가 요약 사용

메타 분석은 통계 기법을 사용하여 연구결과를 결합한다. 통합 검토는 결과를 특성화하기 위해 요약, 논리적 종합 및 설명에 의존한다. 근거기반 지침은 특정 환자집단의 치료를 중심으로 하며 좋은 결과를 나타내는 치료 과정을 안내한다. HealthLinks와 CEBM 웹사이트에는 여러 요약 소스에 대한 링크가 제공된다. www.uptodate.com의 UpToDate는 매일 업데이트되며 많은 임상 주제에 대한 요약을 제공한다. www.clinicalevidence.com의 BMJ 임상 근거는 정기적으로 업데이트되며 명확하게 설명된 검토 기준을 게시하고 있다.

(1) 메타 분석

메타 분석에서 유효한 결론을 제공하기 위해 공통성을 가진 충분한 연구가 필요하다. 즉, 연구가 동일한 결과와 동일한 중재를 적용했는지 확인이 필요하다. 메타 분석은 여러 연구가 수행되었지만 결과가 결정적이지 않을 때 자주 사용된다. 메타 분석은 여러 연구의 통계 결과를 하나의 통계로 결합하여 치료가 관심 결과에 미치는 영향의 크기를 측정하는 데 사용할 수 있다. 이를 위해 먼저 검토 중인 연구에서 관심있는 각 결과에 대해 효과 크기를 계산한다. 그런 다음 모든 결과에 대해 통합된 효과 크기가 함께 계산된다.

메타 분석의 통계 기법과 가정에 대한 논란이 있다. 연구 선정에 결함이 있거나 객관적인 과정을 사용하여 방법론적으로 불량한 연구를 제거하지 않은 경우 통합 분석의 편향이 생길 수 있다. 특히 연구가 설계, 표본 크기, 결과 유형 및 사용된 독립 변수의 형태가 충분히 유사하지 않은 경우 데이터 풀링에 내재된 문제가 있다. 이러한 종류의 체계적인 검토에서 취약점을 식별하는 것은 Evidence-Based Medicine Toolkit (Badenoch & Heneghan, 2006)의 지침을 사용하거나 HealthLinks 또는 CEBM 사이트에서 유사한 가이드를 사용하여 수행할 수 있다. 분석의 주요 구성요소를 확인한 후에는 양질의 분석인지, 결과가 타당한지를 판단할 수 있다.

(2) 통합 연구 검토

통합 연구 검토는 통계 기법을 사용하여 연구 결과를 요약하지 않는다. 오히려 이는 연구자의 논리적 비교와 종합에 의존한다. 통합 연구 검토 방법은 임상 치료 저널의 대부분의 리뷰 기사에서 사용하는 연구 종합 접근방식이다. 이러한 검토의 질과 그에 따른 결론은 비판적 평가에서 검토자의 기술에 훨씬 더 많이 좌우된다. 질적인 평가를 위해 연구가 선택되는 방법과 전반적인 근거를 판단하는 데 사용된 규칙을 명시한다. 검토자는 일부 연구가 다른 연구보다 가중치가 더 높았는지 여부를 설명하고 그렇게 하는 이유를 제공해야 한다. 일부 연구가 평가절하된 경우 이에 대해서도 설명해야 한다. 현재 통합 연구 검토는 동일한 주제를 다루는 질적 연구를 살펴볼 수 있는 유일한 방법이다.

(3) 실무 지침

실무 지침에는 전문가 기관이 제시한 공식 임상 프로토콜, 실무자 그룹이 형성한 임상 경로, 메타 분석 또는 통합 연구 검토의 결론을 임상 실무 결론으로 변환하는 연구 기반 권장 사항이 포함될 수 있다. 실무 지침은 지침의 기능과 다루지 않는 내용, 대상이 되는 환자 그룹, 각 결정 지점에서의 옵션, 권장되는 조치 및 각 조치 과정과 관련된 결과를 명확하게 설명해야 한다. 뒷받침하는 근거와 수집 및 평가 방법에 대한 명확한 설명이 있어야 한다. 문헌은 항상 진화하고 있기 때문에 실무 지침은 그것이 얼마나 최신인지 명시해야 한다. 지침의 포괄성도 설명해야 한다. HealthLinks 사이트에는 진료 지침 비평적 평가 도구가 있는 EBM 도구 키트에 대한 링크가 있다.

(4) 요약 소스 찾기

Ovid (wwww.ovid.com)는 EBMR (Evidence-Based Medicine Reviews)이라는 통합 문헌 서비스를 출시했다. 이 웹 기반 서비스에는 Cochrane Database of Systematic Reviews, Best Evidence, MEDLINE 및 전문 저널이 포함된다. 이 리소스에는 EBMR 및 ACP Journal Club에 게시된 의학 문헌 전체의 임상 관련 문헌에 대한 전체 텍스트 리뷰와 Cochrane Collaboration에서 게시한 Cochrane Database of Systematic Reviews에 게시된 전체 텍스트 주제 개요가 포함되어 있다. Ovid 데이터베이스와 EBMR 사이의 링크를 통해 사용자는 리뷰된 논문의 원문으로 연결한 다음 논문에서 참조한 다른 문헌으로 연결할 수 있다.

British Medical Journal (BMJ) 출판 그룹과 ACPs-American Society of Internal Medicine은 최신 근거기반 교과서를 제공하기 위한 첫 번째 주요 시도인 Clinical Evidence를 만들었다(www.clinicalevidence.com). 가입자는 Clinical Evidence Handbook이라는 제목의 핸드북을 통해 온라인 서비스를 받거나 핸드북과 온라인의 조합, PDA 리소스를 통해 서비스를 받을 수 있다. 잠재적인 사용자가 서비스의 유용성을 탐색할 수 있는 기회를 제공하기 위해 무료 평가판이 제공된다.

의료 연구 및 품질 기관(The Agency for Healthcare Research and Quality, AHRQ) 국가 지침 정보 센터(National Guidelines Clearinghouse)는 의료 결과에 대한 근거기반 정보를 제

공한다; 질; 비용, 사용 및 접근. 건강 관리에서 효과가 있는 것과 효과가 없는 것을 조사할 때 AHRQ의 임무는 연구결과를 더 나은 환자 치료로 전환하고 정책 입안자 및 기타 건강 관리 리더가 중요한 건강 관리 결정을 내리는 데 필요한 정보를 제공하는 것이다. EBP 센터에서 수집한 보고서는 다양한 주제에 대해 제공되며 특정 상태에 대한 여러 치료법을 다룰 수 있다. 브라우저의 "찾기"기능을 사용하여 주어진 주제를 빠르게 찾을 수 있다.

Cochrane Collaboration은 RCT에 대한 양질의 체계적인 고찰에 대한 구조화된 데이터베이스를 생성한다. 영국에서 설립되었으며 현재 여러 국가의 수많은 센터로 구성되어 있다. 고찰에는 특정 주제에 대한 모든 RCT(발표 및 미발표)에 대한 광범위한 검색이 포함된다. 데이터베이스의 한 가지 한계는 진단 주제에 대한 리뷰가 점점 더 많이 개발되고 있지만 리뷰가 주로 치료에 초점을 맞추고 있다는 것이다. 연구는 표준화된 방법론과 메타 분석을 사용하여 분석된다. 현재 Wiley가 관리하는 Cochrane Library에는 의료 의사결정을 가이드하는 양질의 독립적인 근거가 포함되어 있다. 여기에는 Cochrane 및 기타 체계적 고찰, 임상 시험 등의 신뢰할 수 있는 근거가 포함된다. Cochrane 리뷰는 세계 최고의 의학 연구결과를 통합한 결과를 제공하며 근거기반 건강 관리의 표준으로 인정받고 있다.

근거 검토를 위한 간호 관련 리소스도 개발되었다. 호주에 기반을 둔 Joanna Briggs Institute (JBI, www.joannabriggs.org)는 전 세계적으로 근거 전환 및 사용에 전념하고 있다. JBI는 근거 요약을 작성하고 실제 근거 적용에 대한 지침을 제공한다. Online Journal of Knowledge Synthesis for Nursing은 의료 분야에서 EBP의 과학적 발전을 위주로 하는 동료 검토 온라인 저널이다. 이 저널은 근거기반실무를 위한 이슈, 방법, 임상 실무 및 교육 전략에 대한 임상 결정과 지속적인 토론을 알려주는 최신 과학적 근거를 제시한다. 각 논문은 단일 주제에 대한 연구논문의 종합으로 작성되었으며 실무 적용의 측면에서 결론을 내린다.

(5) 임상적 의의 및 평가 절차

타당하고 관련성이 있는 근거를 확인한 후 근거 사용의 다음 단계는 환자에게 근거를 적용하는 것에 대한 판단을 내리는 것이다. 박스 13.3은 임상가가 연구결과의 임상 적용에 대한 판단을 내리는 데 사용할 수 있는 질문 목록을 제공한다. 결과를 적용하려면 환자가 연구 참여자와 충분히 유사한지 확인해야 한다. 일반화 가능성에

박스 13.3

임상적 중요성 평가 절차 : 사고를 유도하는 질문

- 실무에 적용할 수 있는지 확인하려면 다음 질문에 답하시오.
- 피험자가 현재 또는 미래에 치료를 제공할 수 있는 환자와 유사했습니까?
- 이 외부 근거의 결과에 근거하여 중재할 수 있습니까?
- 귀하가 식별할 수 있는 중재가 귀하의 실무 범위 내에 있습니까?
- 조사의 동기가 된 일반적인 질문에 대해 근거의 본문은 무엇을 말합니까?
- 근거 자료는 어떤 조치를 보장합니까?

영향을 미칠 수 있는 중요한 요소에는 인종, 연령 및 성별과 같은 인구 통계가 포함된다. 고려해야 할 다른 요소는 제시된 중재, 진단 검사 등의 실행 가능성과 관련된다. 임상가가 근거의 임상적 사용을 평가하고 실행이 타당하거나 바람직하다고 결정한 후에는 이를 환자의 치료에 직접 실행하거나 프로토콜 및 지침을 개발하는 데 사용할 수 있다.

근거기반실무와 태도

이 장은 EBP의 원칙을 배우기 위한 독립형 자원으로 간주되어서는 안 된다. 다른 사람의 도움과 좋은 자원 없이는 효과적으로 검색하고 효율적으로 평가하는 방법을 배우는 것은 거의 불가능하다. 그룹으로 작업하는 것이 이러한 기술을 습득하는 가장 좋은 방법이다. 다른 사람들과 검색하고 평가하는 작업을 공유해야 한다. BMJ 출판 그룹에서 개발한 Best Evidence 텍스트와 같은 보조 출판물을 사용할 수 있다. 작업을 저장하고 다른 사람들과 공유하기 위한 체계를 개발하여야 한다. 전자 정보 저장 및 검색 시스템은 빠르게 발전하고 있으므로 사용 가능한 기술에 대한 지속적인 업데이트가 필요하다. 근거가 임상적 판단을 알리는 데 사용되는 경우 APN은 새로운 지식 개발을 활용하여 치료를 보다 개별화하고, 효과적이며, 간소하게, 역동적으로 할 수 있다.

제 14 장

전문간호사와 옹호

Andrea Brassard

학습 목표

이 장의 결과로 기대되는 학습 결과

- 소비자, 가족 및 공공 정책 변화를 옹호하는 데 필요한 기술을 시연한다.
- 옹호 모델로서 건강 및 웰니스 코칭에 대해 설명한다.
- Advanced practice registered nurse(APRN)의 옹호 사례를 안다.

서 론

의료서비스 제공 시스템은 많은 문과 문지기가 있는 복잡한 서비스 미로이다. 소비자들이 종종 이 위협적인 미로를 통해 길을 가는 데 도움을 필요로 하는 것은 놀라운 일이 아니다. APRN은 필요한 의료서비스를 구하는데 장벽과 직면한 개별 소비자 및 가족을 옹호할 수 있는 좋은 위치에 있다. APRN은 또한 장벽을 제거하기 위한 시스템적 변화를 지지할 수 있다. 이 두 가지 수준을 모두 옹호하려면 교육, 정교함, 그리고 결단이 필요하다. 이 장은 옹호와 옹호 교육의 맥락을 제공한다. 개인, 가족 및 소비자 중심의 시스템 수준 옹호 사례 뿐만 아니라 옹호 및 건강 코칭에 대해서도 설명하려고 한다. 네 가지 APRN 역할 모두에서 옹호자 역할은 강조된다. APRN 옹호를 위한 웹 기반 자료가 제공된다.

옹호를 위한 맥락

간호의 선두주자인 플로렌스 나이팅게일, 소저너 트루스, 릴리안 월드, 그리고 마가렛 생어는 특히 우리 중 가장 취약한 사람들을 위한 의료서비스의 개선을 옹호해 온 간호의 역사적 뿌리에 대한 증거이다(Mason, Gardner, Volor, & O'Grady, 2016). 이러한 개척자들은 인권, 동정심 있는 보살핌, 그리고 지속적인 사회적 변화의 개념을 발전시켰다.

옹호는 증거를 제시하기 위해 소환하는 사람이라는 뜻의 라틴어 *Adovatus*에서 기원한다(Gates,

1995). Advocate는 옹호하다, 대변하다, 변호하다는 뜻의 명사와 동사로 사용된다. 옹호(advocacy)는 정보제공, 조언, 상담으로서 설명된다(Gadow, 1980, 1989; Kohnke, 1982; Mitchell & Bournes, 2000).

미국간호사협회(ANA)의 2015 간호사를 위한 윤리강령 안내서에서 옹호는 "행동의 원인이나 과정에 대해 권고하거나 지지 또는 변호하는 과정 또는 행위이다. 옹호는 사람을 위한 또는 문제에 대한 것일 수도 있다"라고 정의한다(ANA, 2015, p. 37). ANA 윤리 강령은 간호사에게 환자의 권리, 건강 및 안전을 증진하고, 옹호하고, 보호할 것을 요구한다. 옹호는 인간의 존엄성, 자기 결정권, 환자의 이익의 우선성에 대한 기본원칙에 기초한다(ANA, 2015).

간호 지도자, 연구원 및 교육자는 옹호(Curtain, 1979), 필요한 기술(Connolly, 1999), 교육과정(Jones, 1982)을 위한 철학적 기초를 설명했다. 옹호는 매우 바람직하며, 실무의 우수성을 나타내는 지표이며, 상급간호실무의 영역이다(Benner, 1984; Gadow, 1980; Millette, 1993). 간호사는 소비자 및 의료시스템 사이의 중간 지점을 차지하며, 중재를 위한 최적의 위치에 있다(Bishop & Scudder, 1990; Stein, Watts, and Howell, 1990).

소비자의 힘이 늘어나면서 우리의 옹호의 정의에 영향을 미쳤지만, 역사적으로 옹호론은 환자의 잠재적 무능함과 연관되어 왔다(Hewitt, 2002). 옹호론은 가부장주의(paternalism)와 소비자주의(consumerism)와 구별되어야 한다(Schroeder & Gadow, 2000). 가부장적 윤리는 전문직 종사자가 도움이 필요한 사람을 대신하여 전문지식을 적용할 의무가 있기 때문에 고객을 위해 결정을 내리는 의무이다. 전문가들은 종종 어려움에 처한 사람이 이성적인 판단을 할 능력이 없다고 가정한다. 이와는 대조적으로 소비자주의는 고객의 결정에 관여하지 않겠다는 약속을 포함한다. 어려움에 처한 사람들이라도 이성적인 판단을 할 수 있고 그들의 자기 결정권은 존중되어야 한다고 여긴다(Schroeder & Gadow, 2000).

옹호와 코칭

새로운 환자 옹호 모델은 건강과 웰니스 코칭이다. APRN 및 웰니스 코치인 Eileen O'Grady는 고객이 자신의 건강에서 능동적인 역할을 수행할 수 있도록 지원한다(Gardner, 2014). 코칭에는 고객이 복잡한 의료시스템 내에서 자기 관리를 옹호하는 것을 가르치는 것이 포함된다. 간호 실무의 자연스러운 확장이다(Hess, Dossey, Southard, Luck, Schaub, Bark, 2013). 건강 코칭은 환자 교육을 넘어서는 것으로, 코치는 고객이 건강 목표를 설정하고 유지할 수 있도록 지원한다(Swarbrick 등, 2011). 건강 코치는 고객이 자기관리의 전문가라고 인식한다(Hess, Dossey, Southard, Luck, Schaub, Bark, 2013). 건강 코치 및 옹호자들은 개인이 무엇을 위해 노력하고 있는지 인식하고, 목표와 가치를 확인하며 개인의 선택을 존중한다(Thrasher, 2002). 건강 코치는 고객이 자신의 삶을 통제할 수 있도록 이용할 수 있는 선택권을 늘린다. 건강 코치는 종종 고객이 복잡한 의료시스템을 수용할 수 있도록 돕는 옹호 기술을 사용하는 의료 코디네이터이다.

옹호의 수준

환자와 가족 중심의 옹호 또는 공공 정책 중심의 옹호로 정의되는 두 가지 수준의 옹호가 APRN에게 제시된다. 옹호의 고객 중심 정의는 고객의 자율성을 강화하고 고객이 자신들의 가치에 대해 말할 수 있도록 도와주는 것임을 강조한다(Connolly, 1999). 환자 및 가족 수준에서 APRN은 일련의 기술을 사용하여 사람들이 자신의 요구를 파악하고 서비스를 받을 수 있도록 지원하고 이러한 요구를 충족할 수 있도록 코칭 기능을 제공한다. 공공 정책 중심의 옹호는 궁극적으로 공공 보건을 개선하고자 하는 목표를 가지고 입법자와 정책 입안자가 법률 또는 정책을 변경하도록 영향을 미치고자 한다(Taylor, 2016). 공공 정책 수준에서 APRN은 개인/가족 수준 및 일부 새로운 수준에서 필요한 많은 동일한 기술을 사용하여 의료 전달 시스템 자체의 변화를 지지한다.

1) 개인과 가족 수준의 옹호

고객 중심의 옹호의 정의는 개별 환자와 환자 가족에게 초점을 맞춘 환자 옹호와 관련이 있다. 환자 옹호를 위한 가장 지배적인 모델은 상담 패러다임에서 나온다. 1960년대와 1970년대 시민권과 여성운동을 촉구하면서 간호사들은 기존의 의사와 병원에 복종하던 방식을 넘어서 환자와 직접적인 관계로 옮겨 갔다. 이러한 관계에는 간호사가 일반인이 완전히 접근하기 어려운 과학적 지식체를 주장할 수 있는 권리를 가졌다는 인식이 내재되어 있다(Abbot, 1988). 간호사의 윤리적 책임은 가능한 한 많은 지식을 환자에게 전달하고 그 사람이 정보에 입각한 선택을 할 수 있도록 지원하는 것이다. 환자 옹호는 교육, 개인의 선택에 대한 비판단적 지지, 그리고 선택에 대한 행동을 돕는 것이다(Hanks, 2010).

상담 모델은 개인과 가족 수준에서 상급간호 실무의 주축이다. 보다 현대적인 "소비자 임파워먼트" 모델은 대부분의 사람들이 전문가의 지속적인 상담을 원하지 않거나 필요로 하지 않음을 상기시켜준다. 소비자들은 의료 전문가들이 환자를 "보호"하는 가장 좋은 방법을 알고 있다고 가정하는 의료 모델 지향에서 벗어나고 있다. 옹호를 주로 환자를 보호하는 것으로 정의하는 간호사(Foley, Minick, & McKee, 2002)는 소비자 자기옹호라는 현대의 원칙에 어려움을 느낄 수 있다. 소비자는 가부장적인 보호를 추구하지 않는다. 그들은 옹호자를 "시스템을 알고 조언을 해줄 중개인"으로 정의하며, 자신들이 시스템을 탐색하는 것을 돕고 소비자와 가족들에게 높은 우선순위를 두는 전문가를 찾는다(Connolly, 1999, p. 390).

APRN이 환자를 옹호하기 위해 필요한 기술과 역량은 공감적 경청, 자신감, 주장, 협상, 협업, 의사소통, 신체 사정, 정신 상태 평가, 위기개입, 사례 관리, 의료기관의 변경 및 교육을 포함한다(Connolly, 1999). 분명히 이 모두 기술들은 APRN의 업무 범위와 교육 안에 포함된다. 그러나 환자 옹호의 성공에 있어서 가장 중요한 것은 특히 취약하고 질병이나 장애로 고통받는 개인은 존중과 존엄이 필요하고 자신들의 삶의 문제를 결정할 권리가 있는 고유한 인간이라는 철학적 기초이다. 개인과 가족에 대한 옹호는 간호 과정의 기초적인 부분이다.

(1) 개인과 가족 수준에서의 옹호의 예

APRN이 개인과 가족 차원에서 옹호할 수 있는 방법은 여러 가지가 있다. 다음의 사례는 하나의 예를 보여준다.

협상이 어렵고 연계되지 않은 아동 보호 시스템에서 아이를 그들의 가족으로부터 분리하여 입양 서비스에 보내는 복잡한 문제는 APRN이 옹호자로서 역할을 입증할 수 있는 많은 기회와 풍부한 기반을 제공한다. 과중한 업무량과 분리된 제도는 보호팀의 구성원들이 자녀 양육권을 되찾으려는 개인의 복잡성을 이해하는 것을 어렵게 한다. 여러 측면에서 개인은 혼자서 의사소통할 시간이 거의 없는 아동을 대변하는 전문가그룹에 맞서야 한다. 시스템 협상은 복잡하고 어려운 작업이다. 개인과 가족 수준의 옹호는 이러한 시스템을 알아보고자 하는 개인에게 가치가 있을 수 있다. 가난하거나 보험이 없는 자, 학대 피해자, 미혼모, 발달 장애 또는 정신 질환이 있는 개인과 같은 취약한 인구는 특히 옹호 서비스가 필요하다. 이러한 개인은 종종 의료 관련 결정에 참여하는 것이 금지된다(Schroeder & Gadow, 2000). 전문가들은 자신을 권위 있는 전문가로 인식하여 개인의 힘을 약화시키고 개인과 전문가 사이의 동등한 또는 상호적 관계 가능성을 파괴한다. APRN 옹호자들은 개인의 자율성과 자기 결정에 참여를 강화함으로써 이 가부장적 시스템의 영향에 대응할 수 있다(Schroeder & Gadow, 2000).

마리아의 사례

이 사례 연구는 가정법원 시스템에 대한 마리아와 그녀의 개입을 설명하고 APRN이 다면적인 시스템 내의 장벽을 어떻게 확인하고, 서비스를 계획, 조정, 감시하고 시스템 내의 다른 지지자들과 후속 조치를 취할 수 있는지를 설명한다.

마리아는 올해 서른 살로 네 아이를 가진 미혼모이다. 그녀의 법원 관여는 몇 년 전 별거 중인 남편이 큰딸을 학대하면서 시작됐다. 마리아 자신도 또한 그 학대의 희생자였다. 딸의 학대 직후 남편을 떠났지만, 4명의 자녀 중 3명은 위탁 양육에 들어갔다. 넷째 아이는 마리아의 어머니가 길렀고, 마리아는 이 딸의 일상에 온전히 참여했다. 마리아는 온전한 가족과의 친밀하고 사랑스런 관계를 누렸고, 그 가족에는 여동생이 포함되어 있었다.

마리아는 가정법원에서 세 위탁 자녀의 장래를 계획하는 아동 복지 중재 과정의 일환으로 정신과-정신 건강 APRN에게 의뢰되었다. 동시에 APRN은 대학 로스쿨, 법원이 지정한 중재자, 다양한 아동 보호 사건 관리자, 마리아의 변호사와 협력했다. APRN은 고객과 간호사가 확인한 서비스로의 연결 뿐만 아니라 역량 기반 사례 관리 서비스(Sullivan, 1991년)와 상담, 법원 중재 회의 시 지원을 마리아에게 제공했다.

APRN은 6개월 동안 매달 열리는 중재 청문회에 참석하는 것 외에도 매주 마리아를 만났다. 마리아는 조용하고 수줍음이 많은 젊은 여성으로 발달과 언어장애를 보였다. 그녀의 감정은 우울했고 그녀는 좌절과 절망감을 표현했다. 사실 법원은 그녀의 4명의 아이들 중 3명이 입양될 것이라고 결정했다. 반면 마리아는 가족과 재회하고 싶다는 강한 바람을 나타냈다. 특히, 마리아는 큰딸의 양육권을 되찾기를 원했다.

APRN은 그녀를 평가하는데 강점 기반 사례 관리 모델(Sullivan, 1991)을 사용했다. 마리아는 몇 가지 강점을 가지고 있었다. 그녀는 젊고 비교적 건강했으며, 가족 지원이 견고함을 확인할 수 있었다. 그녀는 아이들을 돌보고 싶은 열망을 표현했고, 어렵고 고통스러운 문제들을 기꺼이 토론하고자 하는 의지를 보여주었다. 비록 그녀는 때때로 그렇게 하는 것이 어렵다는 것을 알고 있지만, 법원의 권고를 따르겠다는 강한 바램을 표현했다. 가족을 재회하는 것 외에도, 그녀의 개인적인 목표는 고등학교 졸업장을 따고 운전면허증과 자동차를 소유하는 것이었다. 그녀는 1시간도 채 걸리지 않는 곳에 위치한 바다를 보기 위해 처음으로 아이들과 함께 해변으로 차를 몰고 가는 꿈을 꾸었다.

처음에 마리아는 APRN과 눈을 마주치지 않았고 신중하게 생각한 후에야 질문에 대답했다. 간호사는 이런 반응을 마리아가 간호사가 듣고 싶어하는 대답을 찾고 있다는 뜻으로 해석했다. 그녀의 무력감과 절망감은 첫 중재 회의에서 간호사가 방 안에서 아무도 마리아에게 말을 걸지 않았다고 언급하면서 부각되었다. 그들은 그녀와 그녀 주변에 대해 이야기했다. 마리아는 조용히 앉아서 가족의 미래에 대한 토론을 듣고 있었다.

학대의 희생자는 임파워먼트와 옹호가 필요하다(Shea, Mahoney, & Lacey, 1997). 치료적 돌봄 관계를 만들고 유지하는 것, 자기결정을 격려하고, 환자 결정을 지지하는 것이 필수적이다(Shea, Mahoney, & Lacey, 1997). APRN은 고객의 임파워먼트와 독립성을 촉진하기 위해 성공에 대한 현실적인 기대를 수립하면서 희망감을 전달할 필요가 있다.

학대자들이 희생자에게 가지고 있는 강압적인 통제를 깨기 위해서 간호사들은 학대의 순환을 영속화하는 희생자에 대한 추가적인 통제의 성격을 가지는 중재를 피해야 한다(Shea, Mahoney, & Lacey, 1997). 옹호자들은 그들의 서비스를 필요로 하는 사람들의 요구와 욕구를 이해하는데 주의를 기울이면서 가부장적인 관계를 경계하고 피해야 한다(Mitchell & Bournes, 2000).

마리아가 자녀들의 양육권을 되찾는 것을 막는 주된 문제는 그들의 안전이었다. 마리아와 별거 중인 남편은 마리아나 자녀와의 모든 접촉을 금지하라는 명령이 있었음에도 불구하고 마리아에게 계속 연락을 취해 왔다. 마리아는 무력감을 느꼈고 이 일이 일어났을 때 어떻게 반응해야 할지 확실히 몰랐다. APRN과 대학 로스쿨의 옹호자들은 마리아가 금지명령의 사본을 제공받은 적이 없다는 것을 발견했다. 대학 로스쿨 지지자들은 명령서 사본을 입수했고 마리아에게 그 시행에 관한 명확하고 간결한 지시를 내렸다. 게다가 그들은 마리아가 폭력피해 여성 보호소에서 무료 휴대전화를 받을 수 있도록 주선하여 위급한 상황이 발생했을 때 911에 전화할 수 있게 했다. 추가적인 보안을 위해 APRN과 마리아는 안전한 집을 찾아 탈출 계획을 세웠다.

이 경우 APRN 간호사와 대학 로스쿨 지지자들에게 몇 가지 다른 문제가 나타났다. 첫째로, 간호사와 로스쿨이 참여하기 전 그 과정 내내 마리아의 유일한 옹호자는 매우 자상했지만 과중한 중책을 맡은 법원 지정 변호사였다. 비록 그가 마리아를 돕기 위해 할 수 있는 모든 것을 했지만, 마리아에 대한 인지적 결손을 평가할 능력과 시간이 부족했다. 반면에, 아이들은 개별적인 사건 관리자와 청소년 가족 서비스 부서, 법무차관, 아동 옹호자, 개인 치료사, 그리고 그들을 대신하여 일하는 수많은 사람들이 있었다. 법정과 중재 과정이 왜 마리아에게 위협적인지, 그리고 그들이 어떻게 그녀의 절망과 무력감에 기여했는지 쉽게 이해할 수 있었다. 마리아의 옹호 필요성에 영향을 준 두 번째 이슈는 마리아와 관련된 많은 사람들이 마리아를 위해 필요한 시간이나 돈을 고려하지 않고 그녀의 약속 시간을 중복으로 잡았다는 것이다. 게다가 마리아는 읽는 데 어려움을 겪었는데, 이 사실은 그녀의 사건에 관련된 어떤 사람에게도 알려지지 않았다는 것이다.

APRN은 이 모든 장벽을 극복하는 것을 도와야 했다. 자신의 장점을 강화하고, 그녀는 마리아가 현실적인 기대감으로 마음을 가라앉히고 희망을 찾도록 도왔다. APRN은 그녀에게 접근 금지 명령, 휴대전화, 탈출 계획 등으로 무장시키는 것 외에도 그녀가 약속을 지키는 것을 돕기 위해 읽을 수 있는 시내버스 이용권과 색깔로 부호화된 달력을 얻도록 도왔다. 또한 마리아가 일반 고등학교 수준에 해당하는 교육 과정에 등록할 수 있도록 도와주었다. 이러한 일련의 지지적 개입은 마리아를 위해 즉각적이고도 장기적인 자기역량강화를 하는데 도움을 주었다.

결국 법원은 입장을 바꿔 마리아에게 큰딸의 양육권을 주었다. 두 어린 아이들은 몇 년 동안 거주했던 위탁 가정에 입양되었다. 비록 마리아는 상실감에 당황했지만, 아이들의 삶에 계속 관여할 수 있도록 그녀를 초대한 가족을 만날 수 있었다.

이 사례 연구에서 APRN은 설리반의 강점 기반 사례 관리 모델을 사용하여 그녀의 옹호 노력을 이끌어갔다. 그녀는 시스템의 강점과 격차를 파악하고 간과된 문제에 실용적인 해결책을 적용했다. 그 개입은 마리아가 가진 강점을 바탕으로 이루어졌고, 그녀의 자율성을 지지하고 궁극적으로 그녀의 자존심을 높여주었다. 아동 보호 서비스 및 사건에 관련된 다른 사람들과 협력함으로써, 옹호자들은 의미 있는 개입을 제안하고 오랫동안 팀이 간과해왔던 마리아에게 선택의 폭을 넓힐 수 있는 기회를 찾아내는 환경을 조성했다.

2) 제도 수준의 옹호

제도 수준의 옹호란 인구 또는 지역사회 수준에서 간호 업무를 수행하는 것이다. 공중보건 간호사들은 이것을 "상위적 생각"이라고 생각한다. 예를 들어, APRN은 납 중독 어린이를 치료하고, 아이와 가족에게 사례별 전문 클리닉과 납 중독 방지 프로그램으로 안내할 수 있다. 그러나 보다 상위적인 옹호적 접근법은 엄격한 예방 정책과 모든 집에서 납 페인트 퇴치 프로그램을 통해 납 중독을 예방하는 것일 것이다. 소비자는 두 가지 수준을 모두 필요로 하며 APRN은 서로 다른 강도로 두 수준에 모두 관여할 수 있다. 모든 APRN이 정책 차원의 옹호 역할을 원하는 것은 아니지만, 환자를 대신해 간호 동료가 추진하고 있는 정책과 프로그램을 지원할 수 있다.

APRN이 개인과 가족을 위해 성공적으로 옹호하는 데 필요한 옹호 기술은 제도 수준의 지지를 위해서도 필요하다. 이 수준에서 옹호하는 것은 보통 새로운 정책, 프로그램 또는 규정을 개발하거나 최소한 간호사들이 봉사하는 사람들에게 변화를 줄 수 있을 만큼 일을 하는 오래된 방식을 바꾸는 것을 포함한다. 의사소통 능력은 매우 중요하다. 적극적 경청 능력은 언어 능력만큼 중요하다. 실제로 말하기보다 듣기에서 더 많은 통찰력을 얻는다. 문제에 대한 통찰력은 보다 창의적인 문제해결과 시스템 솔루션 협상을 위한 아이디어로 이어진다. 일반적으로 정책 및 프로그램을 옹호할 때 더 많은 이해관계자가 참여하기 때문에 개인 및 가족 수준보다 시스템 수준에서 협상이 더 복잡하다. APRN은 변화에 대한 저항을 극복할 수 있을 만큼 적극적이어야 하고, 옹호의 목표를 발전시키는데 도움을 줄 수 있는 다른 사람들을 만들거나 참여시킬 수 있을 만큼 충분히 협력할 필요가 있다.

제도 수준에서 가장 효과적이기 위해 APRN은 프로그램과 정책 개발을 이해해야 한다. Hanley(2002)가 설명한 단계 순차적 모델이 이 과정을 잘 설명하고 있다. 첫 번째 단계는 정책 문제를 식별하고 해당 문제를 적절한 포럼(예: 주 또는 연방 입법부, 행정기관, 자금 지원 조직 등)의 정책 토론 및 행동 의제에 배치하는 것이다. 그 다음 예산, 인프라 및 규정을 지원하는 정책 옵션 개발이 이어진다. 프로그램 구현과 평가가 마지막 단계이다. 이러한 단계를 진행하려면 변화에 대한 비전을 만들고 유지하고, 변화에 대한 저항을 예측하여 대처하며, 광범위한 지원 기반을 개발하고, 타협 기술을 이해하는 데 있어 기술 개발과 함께 일반적으로 변경 과정에 대한 이해가 필요하다. 제도 수준의 옹호에는 결단력과 끈기가 필요하다.

이런 제도적 옹호를 이끌기로 선택하는 APRN은 거의 없다. 하지만 많은 사람들이 그것을 지지하거나 저항하기를 선택할 것이다. 최소한 APRN은 제도적 옹호를 이해해야 한다. 제도적 옹호에는 시민권과 우리의 삶과 우리가 봉사하는 사람들의 삶에 영향을 미치는 결정에 대한 참여 요구가 포함된다(Joel, 1998; Paquin, 2011).

(1) 소비자 중심의 제도 수준의 옹호

간호사는 전문가로서나 소비자로서나 제도적 옹호 노력을 주도할 수 있다. 한 가지 예는 American association of retired persons (AARP)에서 나온 것이다. 이 예는 소비자 단체에서 일하는 간호사와 간호사 옹호자들에 의해 주도되며, 다음을 포함하여 옹호에 관한 문헌에서 여러 주제를 설명한다.

- 옹호 활동은 보건의료의 한 분야가 소유하지 않는 활동이다.
- 소비자는 전문가이다.
- 옹호란 소비자와 전문가 간의 파트너십이다
- 옹호론자들은 창조적 전략 개발을 요구한다.

옹호 사례: CARE 법

AARP 공공 정책 연구소와 '나홀로 집에: 복잡한 만성 환자 돌봄을 제공하는 가족 보호자'라는 제목의 통합 병원 기금에 의한 획기적인 연구에 따르면, 대부분의 가족 간병인(보호자)들은 지침이 거의 없이 복잡한 의료/간호 업무를 수행한다(Reinhard, Levine, & Samis, 2012). AARP는 전국의 가족 보호자들을 대상으로 그들이 제공하는 도움의 종류를 조사했고, 그들이 많은 사람들이 생각했던 것보다 훨씬 더 복잡한 치료를 하고 있다는 것을 알아냈다.

- 거의 절반이 일종의 의료/간호 업무나 약물 관리를 수행하고 있었다.
- 대부분은 이러한 작업을 수행하기 위한 교육을 받지 못했다.
- 대부분의 관리 대상자는 의료 전문가의 가정 방문을 받지 않았다.
- 의료/간호 업무를 수행하는 가족 간병인은 자신의 실수에 대한 스트레스와 걱정을 가장 많이 보고하였다.
- 절반 이상이 지난 2주 동안 기분이 처지거나 우울하거나 절망적이라고 보고했으며, 1/3 이상이 좋지 않거나 나쁜 건강상태를 보고했다. 이러한 부정적 영향은 진료받는 사람의 만성질환 수에 따라 증가했다(Reinhard, Levine, & Samis, 2012).

가족 돌봄제공자들은 환자가 자주 입원했음에도 불구하고 의약품 관리, 부상 치료 또는 의료 장비 작동과 같은 의료/간호 업무에서 공식적인 교육을 거의 받지 못했다고 보고하였다. 선정된 병원, 요양원, 가정간호기관 등의 간호사들을 대상으로 가족 돌봄제공자들을 얼마나 잘 교육했는지를 조사했을 때 대부분이 매우 긍정적으로 답했다. 그러나 동일한 환경에서 퇴원한 환자의 가족 돌봄제공자들은 동의하지 않았다(Levine, Halper, Rutberg, & Gould, 2013). "직원이 실제로 가족 돌봄제공자들에게 정보를 제공했을 수 있지만, 가족 돌봄제공자들이 이해하고 사용할 수 있는 방식으로는 제공하지 않았다."(Levine et al, 2013, p. 20).

AARP는 '나홀로 집에' 보고서에 대응하여 가정간호사가 종종 수행하기로 예상되는 복잡한 의료/간호 업무를 수행하는 데 필요한 인식, 정보 및 지침을 얻을 수 있도록 입법 모델을 개발했다. 간병인 자문, 기록, 활성화(CARE)법은 병원들이 환자에게 간병인을 지정하도록 요청하고 퇴원 전 간병인에게 통지하도록 했으며, 간병인이 수행할 의료/간병인(가족 돌봄제공자들을 돕기 위한 새로운 주법)을 교육하도록 했다. 의료/간호 업무에 대한 간병인의 교육에는 훈련 제공과 절차를 다시 시연해보는 기회를 포함시켰다.

병원 환경에서 CARE 법의 구현은 평탄하지 못했다. 병원이 입원 서류에 대해 가족 돌봄제공자들을 식별할 수 있지만, 특히 친족인 경우, CARE 법의 한 부분인 퇴원 시의 적절한 통보의 시행은 더 어렵다. 의료/간호 업무에 대해 간병인을 교육하는 것은 "구두"로만 구성될 수 있다. 병원 직원이 아닌 다른 사람이 병원 환자에게 의료·간호 업무를 수행하지 못하도록 하는 병원이 많아 재 시연의 기회가 없다. 병원 환경에서 APRN은 간병인이 입원 중인 가족이나 파트너에게 인슐린 투여나 기관지 절제술 등의 절차를 수행할 수 있도록 제도적 정책 변경을 옹호할 필요가 있었다(Personal communication, Sincere McMillan, June 7, 2016).

APRN의 실무와 건강관리에서 장벽을 제거하기 위한 옹호

6장 "APN과 처방권한"은 APRN 실무와 치료에 대한 법적 및 규제 장벽을 설명한다(Towers, 2017). 2011년 의학 연구소(IOM)의 획기적인 보고서인 *The Future of Nursing: Leading Change, Advancing Health*의 첫 번째 권장사항은 APRN이 교육 및 훈련의 전폭적인 실무를 할 수 있도록 업무 범위의 장벽을 제거하는 것이다(IOM, 2011). 보고서가 공개된 이후 APRN 실무 및 건강관리에 대한 주 및 연방 장벽을 제거하는 데 상당한 진전이 있었다.

*Campaign for Action*은 AARP Foundation, AARP, Robert Wood Johnson Foundation (RWJF)의 법안 발의인 Center to Champion Nursing in America를 통해 조정된다. AARP는 캠페인의 옹호 활동을 주도한다. 몇 년 전 AARP는 간호의 미래 보고서의 주요 권고안을 승인하고 정책 안을 변경하여 "APRN이 교육 및 인증을 받은 직무를 수행할 수 있도록 현행 면허법을 개정해야 한다"고 권고했다(AARP Policy Book, 2016). *Campaign for Action* 웹사이트는 APRN, AARP 주 사무소 및 기타 옹호자들의 노력을 통해 APRN 실무와 건강관리에 대해 주정부 및 연방정부의 장벽을 제거하기 위해 행해왔던 과정에 대해 자세히 설명하고 있다.

간호사가 옹호를 학습하는 방법

개인과 가족을 옹호하든 그들을 더 잘 지원할 시스템 변화를 옹호하든 APRN은 옹호 기술을 개발할 필요가 있다. 이러한 기술 개발에는 연습이 필요하다. 전문간호사는 간호 커뮤니티의 다른 구성원, 환자, 환자 가족 및 기타 임상의사와의 정기적인 대화를 통해 옹호 역할을 학습해야 한다(Benner, 1991). 새로운 APRN은 이러한 역할을 담당하기 위해 육성 및 관리 지원이 필요하다(Foley et al, 2002).

간호의 기본은 각 개인을 고유한 인간으로 이해하고 질병이나 상태로 인해 발생하는 요구를 이해하는 것이다. 이 지식은 간호사-환자 관계를 통해 습득되므로, 간호 지식도 분명히 습득할 수 있다. 스스로 결정을 내릴 수 있는 사람이 전문가가 아니라 개인이라는 인식은 지식의 합성을 요구하고 "자유, 존중, 그리고 진실성은 우리가 한 인간으로서 완전히 발전하는데 필수적이다"라는 이해를 요구한다(Foley et al, 2002, p. 3).

이러한 철학의 적용은 학습 과정보다 가치 체계에 더 깊이 뿌리를 두고 있을 수 있다(Foley et al, 2002). 연구에서 Foley와 동료들은 타인을 옹호하는 것이 학습 과정이 아니라 실천의 자연스러운 중요한 측면임을 발견했다. 옹호의 가치는 가족과 지역사회의 경험에서 비롯되며 그(간호사)가 사람으로서 존재하는 데 필수적이다. 옹호의 가치를 가르칠 수는 없지만 교수진은 환자 치료와 관련하여 옹호를 정의해야 할 수도 있다"(Foley et al, 2002, p. 185).

간호사는 다른 간호사가 환자 및 돌봄제공자와 상호작용하는 것을 관찰하고 멘토와 함께 일하면서 어떻게 옹호하는지를 배울 수 있다(Foley et al, 2002). 역할 모델링과 대화는 긍정적인 학습 경험의 기회를 제공한다. 전문가인 APRN은 옹호 개발에 필요한 사례와 의사소통 전략을 제공할 수 있다. 간호사가 환자를 옹호하는 데 필요한 신뢰를 얻으려면 역할 모델링 및 멘토링 과정 전반에 걸쳐 검증 및 지원 환경이 필요하다(Foley et al, 2002). 새로운 APRN은 그들의 업무와 판단이 정확하다는 확증을 요구받는다. 새로운 APRN이 자신의 지식 부족을 드러내는 데 있어 위험을 인식한 경험이 풍부한 APRN 프리셉터는 긍정적인 학습경험을 만들고 옹호 실무 개발을 위한 기반을 지원한다. 일대일 멘토링은 신규 APRN이 옹호하는 방법을 의식적으로 배우는 데 도움이 될 수 있다(Foley et al, 2002).

석사교육의 필수 구성요소인 옹호

옹호는 미국 간호 대학원 석사학위 필수 과목 중 하나이다. 석사 교육은 APRN을 "보건의료와 간호 직업을 개선하는 정책"을 옹호하도록 준비한다(AACN, 2011, p. 21). 학습 전략에는 효과적인 옹호자가 되기 위해 필요한 역할, 임파워먼트 및 가치 명확화가 포함된다. 추가적인 학습 전략에는 정치적으로 실현 가능하고 경제적으로 실행 가능한 해결책을 옹호하는 정책 문제에 대한 입장 보고서 준비가 포함된다. 더 많은 APRN이 박사 수준에서 교육을 받으면 옹호에 대한 공식 교육이 늘어날 것이다. Dotor of nursing practice (DNP) 졸업생은 "의료에서 사회 정의 및 형평성 문제를 해결하는 건강 정책을 설계, 구현 및 옹호"할 수 있다(AACN, 2006, p. 13). 또한 DNP 졸업생은 정치 활동에 참여함으로써 제도적 수준의 옹호에 참여하도록 교육을 받는다(AACN,

박스 14.1

APRN의 역할 중 옹호 사례

- **노스캐롤라이나 주의 소아 비만 감소를 주장하는 Family Nurse Practitioner**
  Sandy Blizzard Tripp(DNP, FNP-BC)는 노스캐롤라이나 주 동부 지역에서 소아과 일차 진료 서비스를 제공하고 있다. Tripp 박사는 학교 급식에 더 건강한 선택권을 제공하기 위해 정치 지도자들, 학교 관계자, 어린이 영양 감독들, 그리고 농부들과 협력함으로써 높은 유아 비만율을 감소시키고자 지원하고 있다. Tripp 박사는 또한 동기부여 인터뷰와 건강 코칭을 통해 아이들과 부모들을 옹호한다(Reardon, 2015).

- **사전연명의료의향서 증가를 지지하는 Clinical Nurse Specialist(CNS)**
  Mehan(2009)은 사전연명의료의향서 과정의 제도적 변화를 옹호하기 위해 심장 수술 분야의 CNS의 노력을 기술하였다. CNS는 보건 조직의 변화를 주도하는 리더이며 환자와 가족의 역할 모델, 교육자 및 전문적 의사소통가이다. CNS는 환자, 간호 및 시스템 영역의 사전연명의료의향서 과정을 개선했다(Meehan, 2009).

- **여성을 옹호하는 Certified Nurse-Midwives(CNMs)**
  CNMs는 간호사, 코치 및 옹호자로서 동등한 역할을 수행하는 것으로 설명된다(Cleveland Clinic, 2014). Callister와 Freeborn(2007)은 직접 진료(micro 수준)와 복잡한 의료시스템(Macro 수준)에서 여성을 옹호하는 내용을 설명한 유타 주의 CNM 10명을 인터뷰했다. 임신 결과를 개선하는 것으로 입증된 조산사 치료에 대한 접근성을 높이려면 옹호하는 것이 필수적이다(ACNM, 2012).

- **중재적 통증 관리를 옹호하는 Certified Registered Nurse Anesthetist(CRNA)**
  W. Keith Barnhill (CRNA, phD, ARNP)는 2015년 미국 간호사 마취과 협회에서 우수 전문가 옹호로 Ira P. Gunn을 수상하였다. Gunn 박사는 통증 관리를 담당하는 CRNA의 십자군이다. "그의 일상 생활은 그의 직업을 효과적으로 옹호하기 위한 수업이다"(AANA, 2015 I).

박스 14.2

APRN을 위한 옹호 자원

- American Association of Colleges of Nursing
  - AACN's Advocacy at Work for You http://www.aacn.nche.edu/government-affairs/AACN -Advocacy-Brochure.pdf
  - APRN Advocacy http://www.aacn.nche.edu/government-affairs/aprn-scope-of-practice
  - State Advocacy http://www.aacn.nche.edu/government-affairs/state-advocacy
- American Association of Critical-Care Nurses-Advocacy 101 Tool Kit https://innovations.ahrq.gov/qualitytools/implementing-abcde-bundle-bedside
- American Association of Nurse Anesthetists-Advocacy http://www.aana.com/advocacy/Pages/default.aspx
- American Association of Nurse Practitioners-Advocacy Center https://www.aanp.org/legislation-regulation/advocacy-center
- American College of Nurse Midwives-Advocacy http://www.acnm.org/Advocacy
- American Nurses Association
  - Policy and Advocacy http://nursingworld.org/MainMenuCategories/Policy-Advocacy
  - Advanced Practice Nurses http://nursingworld.org/EspeciallyForYou/AdvancedPracticeNurses
- Future of Nursing: Campaign for Action
  - Lessons Learned: Gaining Full Practice Authority in Nebraska http://campaignforaction.org/resource/lessons-learned-gaining-full-practice-authority-nebraska/
  - Lobbying Basics http://campaignforaction.org/resource/lobbying-basics/
  - Lobbying for Action Coalitions http://campaignforaction.org/resource/lobbying-considerations-action-coalitions/
  - The Evidence Shows: Better Laws Mean Better, More Accessible Care http://campaignforaction.org/resource/evidence-shows-better-laws-mean-better-accessible-care/
- National Association of Clinical Nurse Specialists- Advocacy and Policy http://nacns.org/professional-resources/toolkits-and-reports/
- National Association of Pediatric Nurse Practitioners -Advocacy https://www.napnap.org/advocacy

2006). APRN 역할 및 리소스의 예는 박스 14.1 및 14.2를 참조.

결 론

옹호는 APRN의 중요한 역할이다. APRN 교육자와 프리셉터는 APRN 학생들에게 옹호하는 방법을 가르쳐야 할 책임이 있다. APRN 조직은 APRN 업무 및 관리에 대한 주 및 연방 장벽을 제거할 것을 주장한다. 모든 역할과 환경에서 APRN은 고객, 직업 및 대중을 대표하여 지지할 기회와 책임이 있다. 옹호가 핵심이다.

제 15 장

상급간호실무와 사례관리

Denise Fessler* and Irene McEachen*

학습 목표

이 장의 결과로 기대되는 학습 결과

- 사례관리의 과거 배경에 대해 논의한다.
- 사례관리의 특성을 Advanced practice registered nurse(APRN)의 현재 역할과 연관시킨다.
- 간호사 사례관리의 진화와 중요성을 설명한다.
- 현재 가치 기반 의료 환경에서 사례관리의 중요성을 설명한다.
- 사례관리 역할 책임, 기술 세트 및 다양한 의료 환경에서 사용되는 도구를 설명한다.
- 사례관리 역할에 맞는 APRN을 준비하기 위해 다양한 수준의 교육 및 교육 기회를 고려한다.

역사적 배경

사례관리와 상급간호실무는 미국에서 오랜 역사를 공유하고 있다. 비록 이러한 개념은 지난 20년 동안의 간호 문헌에서만 나타나지만(Tahan, 1998), 그들의 뿌리는 이미 1860년대에 간호 역사에서 찾을 수 있다(Kersbergen, 1996). 건강관리와 간호 역사의 기록을 보면 전문적인 임상지식을 가진 간호사의 진화과정을 알 수 있다. 2010년 PPACA (Patient Protection and Affordable Care Act of 2010)의 통과로 이러한 발전은 지속되며 더욱 빠른 속도로 진행되고 있다.

사례관리 프로세스는 1860년대 이민자와 가난한 사람들을 위한 초기 정착촌에서 사용되었다. 가족의 요구에 대한 정보를 수집하고, 필요한 서비스를 확인하고 제공했으며, 적절성과 연속성을 보장하기 위해 경과 추적 시스템이 설계되었다(Reynolds & Smeltzer, 1997). 1901년 사회복지 서비스의 선구자인 Mary Richmond는 주요 관심사로 고객과의 사례 조정 모델을 발표했다. Richmond의 주 관심사는 고객이 시스템 안에서 이동할 때 소통과 조정의 부족으로 종종 발생하는 서비스의 중복에 관한 것이었다(Weil & Karls, 1985).

미국의 공중보건간호는 19세기 말에 Lillian Wald에 의해 설립되었다. 공중보건간호사의 업무는 사회에서 가장 큰 위험에 처한 집단(즉, 임대주택에 거주하는 새로운 이민자)의 요구에 대응하고 질병을 줄이고 건강을 증진시키는 방법을 제공하는 것이었다(Wald, 1915). Wald는 공중보건 분야의 선구적인 활동을 했을 뿐만 아니라 전국적인 가정 기반 의료보험 시스템을 구축하고 공중보건간호사의 독립성과 업적을 인정한 데 있어 선구자로 여겨졌다. 흥미롭게도 1900년대 초의 공중보건간호사는 의사의 명령을 받지 않았으며 건강 교육자이자, 웰빙 촉진자로 자리 매김했다(Frachel, 1988). 다음 인용문은 비록 1919년에 공중보건간호사에 대해 *The Public Health Nurse*의 사설로 작성된 것이지만, 오늘날 APN을 언급할 때 자주 인용된다(Profession of Promoting Health, 1919, p. 12):

> 모두 함께 과감하게 나서서 건강증진 활동을 직업적으로 할 권리를 주장하는 것이 어떨까요? 최고의 교육을 받은 간호사들은 질병 치료와 과학적 예방을 위해 준비하는 의사들만큼 직업적인 훈련을 하는데 수년을 보냅니다.

공중보건간호사는 자율적이고 창의적으로 일하기 때문에 간호분야에서 엘리트로 인식되었다(Reverby, 1987). 공중보건간호사의 임상적 전문성은 선입견이나 판단을 제외한 내러티브 연구방법을 통해 역사적으로 설명되어 왔다(Palmer, 1969년). 공중보건간호사의 몇 가지 역량은 역사적 일화에서 흔히 나타났다. 공중보건간호사의 활동은 "질문하기, 명확한 근거를 찾기, 한결같은 꾸준함, 사람들이 스스로를 도울 수 있도록 돕기, 교육하기, 설명하고 시범보이기, 가족구성원을 결합하고 가정을 형성하게 돕기" 등이 포함된다(Zerwek, 1992, p. 85). 요컨대 이는 오늘날의 APN에 대한 설명일 수 있다. 지역사회 기반 의료에 대한 Wald의 초기 실험이 남긴 풍부한 자산은 오늘날의 의료 환경에서도 여전히 적절하다. 그녀의 연구는 우리가 (a) "부가가치" 또는 고객 요구에 대한 보완으로서 의료기관과 효과적으로 연계하는 공공 및 민간 혼합 프로그램을 만들고, (b) 비용 대비 효과를 문서화하기 위해서 근거기반실무를 사용하고, (c) 바람직한 결과를 도출하기 위해 실무에 대한 충분한 통제력을 확립하고, (d) 복잡한 치료를 관리할 수 있는 충분한 교육과 능력을 갖춘 전문적인 실무자를 보유할 것을 제안하였다(Buhler-Wilkerson, 1993).

Wald의 결과는 CMSA(Case Management Society of America)가 개발한 사례관리의 학제간 정의와 유사하며, 사례관리를 "고품질의 비용효과적인 성과를 위해 가용 자원과 포괄적 의사소통을 활용, 개인 및 가족의 건강 요구 충족을 위한 선택, 서비스에 대한 평가, 계획, 촉진 및 옹호의 협력 과정"으로 정의한다(CMSA, 2016, p. 8). Wald의 공중보건간호사들의 역사적 일화는 개인과 집단의 치료 관리를 한 전문간호사의 일을 보여주었다. 이러한 간호사들은 사례관리의 핵심 기능은 평가, 계획, 연결, 모니터링, 옹호 및 홍보 활동을 하였다.

1900년대 초, 지역사회 기반 공중보건간호사의 역할 확대로 연방 정부는 미국 공중보건서비스 기관에 지역사회를 고객으로 하는 사례관리 시스템을 개발하도록 명령했다. 그들의 초기 임무는 위생과 전염병의 예방과 통제와 같은 더 큰 환경

문제 조정에 있었다. 1920년대에는 가정 폭력과 학대 아동에 대한 돌봄에 대한 조정을 맡는 사회복지공동모금회와 기타 사회보장계획기관(간호 제외)이 발달하는 양상을 보였다. 같은 기간 동안, 서비스의 중복 또는 단편화를 방지하기 위해 다학제 팀 계획(간호 포함)을 위한 어린이 안내 센터가 시범적으로 만들어졌다(Kersbergen, 1996). 이러한 활동 지원 기금을 제공하는 1935년 사회보장법이 통과되기 전에는 미국 공중보건서비스에서 개인의 문제를 해결하려는 움직임은 없었다(Shonick, 1988).

제2차 세계대전 이후 재향군인회는 로스앤젤레스에 "원스톱" 의료의 첫 모델이었던 참전군인복지센터를 설립했다. 이것은 지속적인 치료를 위한 지속적인 모델의 시작이었다(Weil & Karls, 1985).

1960년대와 1970년대에는 시민권 운동과 존슨 대통령의 "가난과의 전쟁"(Weil & Karls, 1985년)으로 인해 인적 서비스의 확산이 나타났다. 그러나 새롭게 개발되는 프로그램들이 증가하면서 대중들이 탐색하기 어려운 단편적이고 중복되거나 조정되지 않은 서비스가 발생하였다. 사례관리를 통해 고객은 제공되는 서비스의 적극적인 참여자가 될 수 있었다. 정신질환자와 정신장애인을 위한 추가 프로그램과 군 보건서비스 법제화는 서비스의 통합과 지속적인 돌봄의 발전을 장려했다. 1970년대 시범 프로젝트에서 고객을 위한 시스템 자원을 조정하고 이러한 활동의 성공을 책임지는 "시스템 관리자"의 역할을 만들었다(Intagliata, 1982).

1980년대 포괄수가제(diagnosis-related groups, DRG)[1]에 따른 보상을 포함한 사전 지불 제도가 시작되면서 사례관리 서비스는 공중보건, 정신질환자 및 보훈병원 입원 서비스를 넘어 급성기 병원 서비스로도 확산되었다. 이와 동시에 건강보험 회사들은 입원 기간을 단축하고 비용이 많이 들거나 치명적인 질병을 앓고 있는 환자들을 위한 서비스를 조정하고 관리하기 위해 사례관리를 시작했다(Brault & Kissinger, 1991; Mollica & Gillespie, 2003). 사전 지불 의료서비스 제공 보험 상품인 건강관리조직(HMOs)과 선호제공자조직(PPO)[2]의 진입으로 비용 제어 및 품질 관리 제공에 대한 열풍이 가중되었다. 민간 부문과 공공 부문 모두에서 사전 지불 또는 사례별 지불 시스템이 표준이 되면서 1980년대 후반까지 서비스와 비용 통제를 위한 노력은 대다수 의료 소비자들에 영향을 미쳤다. 21세기 초 HMO와 PPO는 책임의료조직(ACO)[3]과 메디컬 홈[4]에 자리를 내어 주고 있다(Watson, 2011). 비용 통제는 재정 생존을 위한 주요 요소로 남아 있으며 간호 사례관리는 이 분야에서 중추적인 역할을 계속하고 있다.

---

1) 환자의 진단군 분류에 따라 평균진료비 금액을 책정하여 환자에게 수행한 검사, 치료 항목에 상관없이 건당 정해진 평균진료비만을 환급해주는 지불방식

2) Health maintenance organizations (HMOs), Preferred provider organizations (PPO) : 대표적인 미국 민간 의료 보험 종류 중 하나임

3) 책임의료조직(Accountable Care Organizations, ACO)은 환자에게 제공되는 서비스의 질과 비용에 대해 공동 책임을 지는 일차의료 의사, 병원, 전문의 및 다른 보건전문가 사이의 연합조직이다.

4) 의료 홈 또는 보건 홈은 다양한 의료, 보건, 복지, 사회 서비스 제공자 사이를 연계하고 서비스를 조정하는 책임을 진 전문가의 지도하에 만성질환을 가진 환자 또는 특정 자격을 가진 환자에게 통합적인 서비스를 제공하는 기전

2010년 3월 23일, 오바마 대통령은 일명 오바마케어[5]로 알려진 환자 보호 및 부담적정보험법(Patient Protection and Affordable Care Act, PPACA)에 서명했다. 이 법의 목적은 모든 미국인의 93%가 고품질의 저렴한 의료서비스에 접근할 수 있도록 보장하는 것이었다. 이 법의 목적은 포괄적인 의료를 전달하면서 비용을 억제하는 것이었다. 이 법은 복잡하고 여러 주들에서 위헌에 대한 논란이 있었다. 2012년 6월 28일, 미국 대법원은 오바마케어가 합헌이라는 판결을 내렸다. 다수 의견으로 PPACA의 개별 권한 부분(사건의 중심 부분)의 합헌성은 유지되었다. 이 개별적 의무는 모든 미국인이 보험에 가입하거나 미가입 시 벌금을 내도록 한다. 벌금에 대한 개념은 위헌으로 간주되었고, 이후 정부가 부과할 헌법상의 권한을 가진 세금으로 재정의되었다; 오바마케어는 그 근거로 살아남았다.

메디케어 메디케이드 서비스 센터(CMS)는 오바마케어의 규정에 의해 ACO를 만들었다. ACO는 전문 의료 제공자와 병원을 포함한 치료 시설들의 네트워크이다. 각 네트워크는 최소 5,000명의 환자(kaiserhealthnews.org)의 수요를 처리한다. ACO는 장소가 아니라 사업 구조에 포함된 개념이다. ACO 전문가에는 의사, NP, PA 및 CNS가 포함된다(HealthCare.gov, 2012).

오바마케어가 NP의 역할에 미친 영향의 예는 섹션 5501(오바마케어, 2010, p. 534)에 포함되어 있는데, 메디케어는 일차 의료 실무자(NP, CNS, PA 포함)와 의료인 부족지역에서 진료하는 일반외과 전문의에게 회계연도 2011~2016년에 10%의 상여금을 제공했다. 또한 이 법으로 인해 메디컬 홈이 주목받게 되었다. 메디컬 홈의 개념은 2002년 Future of Family Medicine 프로젝트에서 발전하여 모든 미국인이 종합적인 의료서비스를 받을 수 있는 "개인 메디컬 홈"을 가질 것을 권고하였다. 메디컬 홈 모델은 환자 중심의 의료서비스를 개선하기 위해 설계되었다. ACO와 유사하게, 메디컬 홈은 제공자의 팀 전체를 활용하여 환자의 신체적, 정서적 필요를 충족시키기 위해 일차 의료를 조직하는 개념이다. 또한 다학제 팀은 가족과 다른 가정간호 제공자와 협력하여 모든 사람에게 교육을 포함한 종합적이고 조정된 의료서비스를 제공한다.

간호사 사례관리의 수준 차별화

역사적으로 사례관리자로 간호학사 수준(baccalaureate)[6]의 간호사로 고용할 것인지 석사 수준의 상급간호실무 수준으로 할 것인지가 논란의 중심이 되어왔다(Cesta & Tahan, 2003; Connors, 1993; Mann & Spross, 1996; Tahan & Treiger, 2017). 미국간호사협회(ANA, 1992)는 간호사 사례관리자가 되기 위해서는 최소 관련 경력 3년 이상의 학사학위가 필요하다고 주장하였다. 그러나 병원마다 석사학위가 없거나 심지어 간호학 학사(BSN)도 없는 간호사(RN)를 포함하고 있는 등 사례관리자 역할을 하는 간호사들의 임상경력과 학력이 각각 달랐다. 또한 임상 현장에 따라 역

---

5) 차상위계층에게 정부가 의료보험을 제공하고, 그 외의 국민에게는 사보험을 의무가입하게 하여 전국민 의료보험을 시행하려는 제도

6) 미국은 간호사(RN)가 되는 경로가 매우 다양해서 간호 학사학위 소지자가 아니어도 간호사(RN)가 될 수 있어서 간호학 학사학위(baccalaureate)를 별도로 구분해서 설명하기도 함

할 및 책임도 상당히 다양하며 다양한 방식으로 정의된다. Tahan과 Huber 연구(2006)는 1990년대 중반에서 2000년대 초반 사이에 5년 동안 사례관리 실무에서 발생한 변화를 분석하였는데, 최근 가장 필요한 활동, 관계, 지식 및 기술을 강조하고 있다.

Connors(1993)는 사례관리자가 지속적으로 다양한 수준의 관리 서비스를 제공하기 때문에 사례관리를 받는 모든 환자들이 복잡하거나 위중한 상태는 아니라고 하였다. 그는 석사학위가 있는 간호사들이 사례관리자 자리에 가장 적합할 수 있지만, 현장의 요구를 감안할 때 이것이 항상 가능한 것은 아니라고 지적했다. 한 가지 접근방법은 학사 출신의 간호사가 일반적인 환자들을 더 많이 관리하고 APN은 더 복잡한 요구를 가진 사례를 관리하도록 하는 것이다. 즉, 간호사의 전문지식은 “역할을 이행하는 데 필요한 상황의 복잡성과 자율성의 크기와 일치해야 한다”(Connors, 1993, p. 196).

특히 고위험 또는 고비용 환자 집단에서 APN 사례관리자 역할을 지지하는 문헌들이 기록되어 있다(Connors, 1993; Cronin & Maklebust, 1989; Hamric, 1992; Krichbaum, 1999; Naylor et al., 2010). APN은 환자 집단에 대한 성문화된 표준과 절차에 대한 전문지식을 가지고 있으며, 환자 전체를 보고 치료 연속선 상에서 환자들을 이해한다. 게다가 APN은 결과에 대한 책임이라는 추가적인 요구조건을 가진다(Krichbaum, 1999).

만성질환자의 사례관리에서 APN이 많이 활용되고 있다. APN은 교육과 임상 기술 덕분에 만성질환의 다차원적 특성에 집중할 수 있다. 병원 기반 클리닉 그룹은 APN이 당뇨병 환자의 임상 결과를 성공적으로 개선한 팀 활동에 동참할 것을 요청했다(Bobille, Saran, Salem, & Clough, 2007). Bodenheimer와 Bauer(2016)는 NP의 활용도가 미진한 상태로, NP가 여러 보건의료환경의 많은 서비스에서 팀 리더로 독립적으로 일할 때 경제적 및 임상적 이득은 발생할 수 있다고 주장하였다.

마찬가지로 Mahn과 Zazworsky(2000)는 APN이 전문 교육, 자율성, 광범위한 사정을 수행할 수 있는 능력, 치료 요법을 시작하고 수정할 수 있는 능력 때문에 복잡한 환자 군을 위한 사례관리를 수행하는 데 적합하다고 언급했다. 이 저자들은 APN 역할과 역량을 간호사 사례관리자의 역량에 비추어 설명하기 위해 Connors(1993), Hamric(1992), Lamb(1992) 및 Mahn과 Spross(1996)의 연구결과를 인용했다. Umbrell(2006)과 Curtis, Lien, Chan, Grove, Morris(2002)는 외상 관리에서 APN의 효과를 입증했다. APN은 특정 환자 군을 위한 “직접 진료, 상담, 연구 활용/지속적인 질 개선, 협업, 데이터 분석 및 정보 관리, 기관 변경, 윤리적인 의사결정 및 전문가 지도 및 코칭”을 제공하기 위한 전문지식을 보유하고 있다(Mahn & Zazworsky, 2000, p. 568). 이러한 역량은 모두 간호사 사례관리자의 역량과 일치한다.

작지만 일부에서는 기존 전문간호사 석사과정에 사례관리 내용을 늘리는 것과 별도의 사례관리 대학원 과정에 대한 주장도 제시되었다(Falter, Cesta, Concert, & Mason, 1999; Sowell & Young, 1997). 한 가지 주장은 전문간호사 석사과정 출신의 NP와 CNS는 복잡한 의료 요구를 가진 고객을 돌보는데 필요한 상급 임상지식을 보유하고 있으며 임상에서 고위험 환자 군과 효

박스 15.1

간호학 학사학위, APN 석사학위, 사례관리자 석사학위 출신의 사례관리자 사이의 차이점

사례관리 수준

- **간호학 학사 면허간호사(RN)** – 사례관리자는 간호에 대한 기본 이론 및 임상지식을 가지고 있다. 이러한 간호사들은 종종 임상경로(critical pathway; CP)의 도움을 받아 덜 복잡하고 예측 가능한 환자의 진료를 관리할 수 있다. 이러한 간호사는 석사 수준의 준비된 APN 사례관리자 또는 석사 수준의 준비된 간호사 사례관리자와 협력할 수 있다.
- **APN 석사** – 사례관리자는 특정 환자 집단에 대한 건강 및 건강증진과 질병 개입 모델에 대한 임상전문지식과 고급 지식을 보유하고 있다. 이러한 간호사는 고위험, 취약 인구 및 높은 자원 소비를 요구하는 환자 등 복잡한 건강 요구를 가진 환자를 관리할 수 있다. 아울러 이들 간호사는 사례관리 실무, 질병관리, 임상결과 등과 관련된 연구를 진행할 것으로 예상된다.
- **사례관리자 석사학위** – 사례관리자는 사례관리 모델, 프로세스 및 도구, 의료 금융, 보상, 결과 모니터링 및 측정에 대한 전문지식과 기술을 보유하고 있다. 이들 간호사는 진료 조정 시스템을 설계와 모니터링을 하고 사례관리 서비스를 제공할 수 있으며 사례관리 실무 및 임상결과와 관련된 연구를 수행할 것으로 기대된다.

과적으로 협력할 수 있다는 것이다. 반면, 사례관리자 석사 졸업생들은 사례관리 모델, 시스템 및 도구, 의료 금융, 보상, 지역사회 자원 사용에 대한 깊이 있는 지식과 기술을 보유하고 있다. 이러한 간호사는 사례관리 서비스를 제공하고 의료기관의 의료 조정 및 품질 관리 시스템을 설계할 수 있는 리더십을 제공할 수 있다. 두 종류의 석사과정 졸업자는 사례관리 실무, 행정, 교육, 연구에 크게 기여할 수 있다(Cesta & Tahan, 2003, Tahan & Treiger, 2017). 학사 및 석사 학위를 가진 간호사들의 효과를 입증하는 연구가 더 필요하다. 또한, 간호학 학사, 전문간호사 석사과정(NP 또는 CNS)과 사례관리 석사과정에서 준비된 간호사들 간의 구별이 중요하다. 간호사 사례관리 관행의 수준에 대한 설명은 박스 15.1을 참조하라.

간호사 사례관리 실무 교육

학교 교육과정이 아닌 곳에서 사례관리에 대한 교육은 보수교육 과정, 기관 및 현장교육을 통해 이루어질 수 있다. 학교 교육과정에서 사례관리 개념은 학사 및 석사 수준의 커리큘럼에 통합되거나 필수 과정 또는 선택 과목에서 가르칠 수 있다. 또한 대학원 수준에서는 사례관리를 위한 석사과정이 있다. 또 다른 모델은 사례관리를 학생들이 임상 전문분야나 행정분야의 교육과정에 필수 과목으로서 집중적으로 제공하는 것이다.

이러한 형식으로 콘텐츠 만을 제공하는 것은 사례관리자의 기능을 이해하는데 필요한 필수적인 지식을 모든 간호사에게 제공할 수 없기 때문에 현장 훈련 또는 단기 훈련 코스는 적절하지 않을 수 있다. 관리의료 환경 내에서 사례관리 실무를 수행할 수 있도록 간호사를 잘 준비시키기 위해서 간호 커리큘럼에 사례관리를 통합하는 체계적인 접근법을 채택할 것을 교육자에게 권고한다. 이러한 콘텐츠를 통합하기 위한 접근방식은 다른 곳에도 기술되고 있다(Mundt, 1996; Powell & Tahan, 2008; Sinnen & Schifalaqua, 1996; Sowell & Young, 1997).

간호학 학사 수준에서 사례관리를 핵심 커리큘럼으로 간주하고 학부과정 전체에 걸쳐 다루어야 한다. 핵심 대학원 및 전문과정 외에도, 대학원 수준에서 전문 실습 교육과정은 사례관리, 의료 연속선 상에서의 전반적인 치료 조정, 지역사회 자원 이용과 의료수가, 의료 금융을 포함한 관리의료[7] 개념과 관련된 이론 및 임상 경험을 포함해야 한다. 간호 사례관리자들은 진료 계획에서 다른 의료 전문가의 기술을 고려해야 하기 때문에 다학제간 교육과정도 매우 중요하다.

CMSA(Case Management Society of America)가 후원하는 커리큘럼은 교육의 필수적인 요소를 명기하고 있다. 여기에는 관리의료, 관리의 이용, 법적 및 윤리적 문제가 포함된다. 또한 변화는 지속적이며, 사례관리자는 의료시스템의 변화를 따라잡아야 한다고 언급한다(Powell & Ignatavicius, 2001).

마지막으로 간호사 사례관리 전문가를 준비하기 위한 대학원 프로그램이 필요하다. 사례관리를 위한 석사 프로그램에는 사례관리 모델, 전략, 도구, 질 관리, 의료 금융 및 의료수가 시스템, 관리의료, 임상 결과, 대상자 교육, 지역사회 자원, 사례관리 및 역할과 관련된 전문화된 교육 내용이 포함해야 한다. 특정 집단에 대한 임상 경험과 교육과정이 적극적으로 권장된다. 더욱이 이러한 교육과정은 졸업생들이 입원 및 외래 세팅 및 보험 회사와 같은 장소에서 사례관리를 실습할 수 있도록 준비해야 한다. 사례관리자 석사과정과 사례관리 통합 APN과정은 간호 사례관리 서비스를 제공하고 의료 조정 시스템을 만들고, 질적 결과를 반영하는 정책을 수립할 수 있는 실무자를 만들어 낼 것이다.

APN을 위한 새로운 마지막 학위 과정인 dotor of nursing practice(DNP)는 APN의 사례관리 역할을 더욱 강화하기 위해 많은 새로운 지식과 기술을 제공한다. 질, 안전 및 결과를 개선하기 위한 근거기반실무를 설계, 전달 및 평가에 있어 간호 과학, 상급 수준의 체계적 사고와 책임을 통합하면 환자 경험이 크게 증가하고 비용이 절감된다. 환자 주도형 보건정책의 개발과 시행을 위한 새로운 리더십 기술과 간호와 타분야의 효과적인 협력을 위해 건강요구에 문화적 역량을 증진하여 환자가 자신의 건강상태에 적극적으로 참여할 수 있는 가능성을 높일 수 있다.

사례관리자의 책임과 기술

1860년대 이후 초기 인보관(鄰保官)[8], 공중보건간호, 연방 및 주 법률, 관리의료의 개입의 영향으로 제한된 자원의 효율적 사용과 의료의 질은 사례관리의 특징이 되었다. 누가 과정을 주도하든(예: 제공자, 보험 회사, 고용주, 연방 정부 또는 민간 기업가) 결과 기대치는 비슷하다. 질과 효율의 정의는 출처에 따라 다를 수 있지만 모든 모델에는 사례관리자의 기술과 지식을 필요로 한다. 사례관리자의 실무 환경, 모델 설계 및 환자

7) 관리의료(Managed care)란 미국 의료시스템에서 사용되는 말로 '예방적 방법 등을 통해 건강을 증진시켜 의료서비스의 수요를 근본적으로 줄여서 의료비 지출을 최소화 하자'라는 원칙에서 시작해서 다양한 방법을 통해 불필요한 의료비용을 줄이고 의료의 질을 높이기 위해 개발된 의료의 관리 기법을 말함

8) 인보관(settlement house): 인보관 운동(settlement house movement)은 지역사회 문제를 해결하기 위해 문제를 갖고 있는 지역사회에 직접 나가 빈민과 함께 생활하면서 지역사회 환경 개선 및 개혁, 빈민의 도덕적 교화에 힘써야 한다는 믿음을 가진 사람들에 의해 주도된 운동이다. 미국에서는 1889년 시카고 빈민가 지역에 Jane Addams가 미국의 대표적인 인보관인 Hull house를 세워, 모든 사람들이 기관에서 함께 숙식하며 생활하면서 주택문제, 공공위생문제, 고용착취문제 등에 관심을 가지고 사회개혁을 시도하였다.

표 15.1

간호사 사례관리자의 기술과 역량

기술 또는 역량	목표
환자 옹호	환자의 자율성과 자기 결정권을 가지도록 지원
비밀 유지	존엄성과 사생활 보호
사례 선택의 전문가	사례관리 대상자 식별
치료 조정자	서비스의 중개와 조달: 매끄러운 연결
문제 사정과 재 평가	문제 확인과 해결, 결과 평가
퇴원 계획	진료의 연속성 안에서 이동을 촉진
후속 관리	이용 가능한 자원 내에서 최적의 관리
관리	자원을 적절하게 이용함
보험 구조 및 편익에 대한 지식	환자가 사용할 수 있는 자원 해석
비용 편익 분석(재정 옹호)	관리에 대한 사례관리 효과(대개 금전적) 입증
협상	환자가 건강 목적으로 필요로 하는 것을 구함
임상전문지식*	적절한 중재, 결과 개선
비판적 사고	창의적 해결책을 찾고 사례관리자의 자율성을 높이기 위해 독창적으로 생각함
유능한 전문가(책임, 실무 표준 지식, 법률 문제 및 연구 능력 포함)	올바른 이유를 위해 적절한 시간에 올바르게 일함
결과 관리	결과를 평가하고 관리함
대인 관계(커뮤니케이션, 자기 주장, 협업, 재치 또는 외교)	정보와 적절한 자원을 위한 통로를 수집
조직적(시간 관리, 마케팅 또는 네트워킹, 우선순위 지정 및 보고서 작성기)	시간과 인적 자원을 현명하게 사용함

*사례관리모델 및 설정에 따라 다르다.

Sources: More, P. K., & Mandell, S.(1997). Nursing case management: An evolving practice. New York, NY: McGraw-Hill; and Powell, S. K.(2000). Case management: a practice guide to success in managed care. Philadelphia, PA: Lippincott Williams & Wilkins.

집단에 따라 필요한 전반적인 지식 기반과 임상 전문성이 결정된다. 국가적인 질적 아젠다는 간호사 사례관리자의 참여로 뒷받침될 것이다. 모든 보건의료 환경에서 사례관리자는 환자에게 제공되는 의료의 질 평가의 중요성과 관리의 적절성에 주의를 기울여야 한다(White, 2004).

성공적인 간호사 사례관리를 위해서는 다양한 관리 기술과 임상 기술이 필요하다. 대표적인 관리 기술로는 위임, 갈등 해결, 협업, 위기 개입, 조정, 방향, 협의, 재정 책임 등이 있다. 임상 기술 요건은 모델마다 다르며 2–3년제 diploma 학위부터 관련 석사 수준까지 교육을 받은 간호사를 포함할 수 있다. 이 장에서는 제안된 실무 영역에서 다양한 교육 수준(간호학 학사부터 석사까지)에 대해서도 설명한다. 학위/관련 학위 수준에서 교육을 받은 간호사들은 종종 박스 15.1에서 설명한 간호학 학사 취득 간호사 사례관리자와 유사한 간호사 사례관리자로서 자신의 위치를 발견한다. 간호 사례관리자의 가장 일반적인 기술과 역량에 대한 요약은 표 15.1에 나와 있다. 이 표는 기술과 역량의 전체 목록을 의미하는 것이 아니라 다양한 상황에서 간호 사례관리자가 필요로 하는 내용을 요약한 것이다.

간호사 사례관리가 간호학 내로 계속 통합되면서 많은 사람들이 사례관리자의 직무 범위에 나열된 "임상 전문성" 문제를 검토하였다. Calkin (1984)은 간호사 사례관리자와 APN 사례관리자의 전문성을 구별하기 위해 전자를 경험에 의한 전문가로 정의하고 후자를 임상 경험과 교육의 조합으로 준비된 전문가로 정의했다. 상급간호실무 사례관리자는 경험에 기반한 직관을 그대로 사용하지만, 더 복잡하고 예측할 수 없는 개인과 집단을 관리하기 위해 추가적인 학업과 임상 경력을 이용한다. 상급 사례관리자의 초점은 여전히 직접적인 환자 치료를 제공하는 데 있지만, 그들은 또한 다원적 치료의 조정을 위해 상당한 기여를 한다. 사례관리자 역할로서 상급 실무자는 지속적인 환자 관찰, 옹호 및 조정을 할 수 있으며 지역사회 기반 및 개인 진료 기반 치료를 지원하는 프로그램과 시스템을 개발할 수 있다(Erickson, 1997).

모든 사례관리자가 동일한 상급 수준에서 환자 치료를 관리하는 의무와 책임을 이행하는 것은 아니다. 간호 사례관리자들이 더욱 복잡한 사례에 참여함에 따라, 전문 교육의 필요성이 분명해진다. 이러한 복잡성의 증가는 APN이 사례관리자 반열에 합류해야 하는 결과를 가져왔다(Stanton, Swanson, Sherrod, & Packa, 2005).

도구와 전략

APN은 임상전문지식, 연구 과정에 대한 지식, 의사소통 기술, 비판적 사고, 의사결정 및 리더십 기술의 개발을 통해 다양한 의료 환경에서 사례관리와 만성질환 관리에 영향을 미칠 수 있는 고유한 자격을 갖추고 있다. 의료 팀과의 의사소통 및 협업을 개선하기 위해 사례관리 역할에서 APN의 전략적 이용은 사례관리의 성공과 만성질환 중재에 일차 진료 NP가 참여하는 것이 중요하다는 점을 감안할 때 효과적인 도구이다. 근거기반 중재와 표준화된 결과 측정은 의료서비스의 질을 개선하기 위해 만성질환 관리 프로그램에 사용되는 중요한 전략이다. CMSA는 사례관리자와 프로그램 설계자가 사례관리를 위한 효과적인 도구와 근거기반 지침을 확인하고 사례관리 중재 결과의 평가를 표준화하는 데 도움을 주기 위해 1996년에 CCMA(Council for Case Management Accountability)를 만들었다(CMSA, 2002). CCMA는 전문 사례관리 연구원과 실무자의 활용을 통해 사례관리 효과가 있는 것으로 생각되거나 입증된 다음과 같은 다섯 가지 관리 영역과 결과를 확인했다.

- **환자 지식**: 사례관리 환자는 건강 편익 및 서비스에 대한 지식, 건강상태에 대한 지식, 치료 계획에 대한 지식을 포함한 여러 가지 측면에서 적절한 지식이 필요하다. 성공적인 사례관리로 환자 지식이 개선된다.
- **환자의 치료 참여**: 의료는 협력적인 노력이며, 환자는 비용 효율적이고 고품질의 치료에 중요한 역할을 한다. 성공적인 사례관리에는 환자의 자가 관리 결정과 중재 참여가 들어가 있다.

- **환자 권한 부여**(empowerment) : 사례관리는 환자가 자신의 건강을 관리하는 능력과 의료시스템과 성공적으로 협상할 수 있는 능력에 대한 자기 효능감을 형성하도록 도와야 한다.
- **환자 순응** : 비용 효율적인 의료는 환자가 자신의 치료 프로그램을 일관되게 고수하는 것을 전제로 한다. 성공적인 사례관리로 인해 환자 순응도가 향상된다.
- **치료 조정** : 사례관리자는 중복과 낭비를 제거하면서 지속적으로 일관성 있는 치료를 제공한다(CMSA, 2002).

이러한 영역은 특히 건강 관리에 대한 환자 및 가족 참여의 강조와 관련이 있다. 환자 활성화 측정 PAM®(Hibbard, Stockard, Mahoney, and Tusler, 2004)과 같은 평가 도구의 사용은 APN 등이 환자의 활성화 수준의 중요성을 이해하고 그에 따라 맞춤식 사례관리 중재를 제공하는데 있어 점점 효과를 나타냈다.

현재까지 환자 결과에 영향을 미치는 데 필요한 간호의 양 또는 유형에 대해 알려진 것은 거의 없다. 이러한 지식은 사례 및 만성질환 관리 중재에 적용하는 데 필요하다(Brooten & Naylor, 1995). 예를 들어, 심부전이 있는 노인 의료보험 가입자의 사례관리자로서 APN의 효과를 강조하는 몇 가지 연구가 발표되었다. 문제는 APN이 일차 진료소나 병원 또는 가정에서 직접 환자와 상호작용하거나 접촉할 필요가 있는가? 아니면 이 집단에 원격의료 접근방식을 사용하는 것이 효과적인가? APN의 사용이 고위험 만성질환 관리에 적용되어야 하는가? 아니면 APN이 건강 교육 및 홍보 전략에 포함되어야 하는가? 가장 효과적이고 질 좋은 치료, 만족도 및 재정적 결과를 제공하는 중재는 무엇인가? 새로운 지불 및 전달 모델에 대한 지속적인 평가와 지원이 간호 "투여량"의 규모와 시기를 조명하기 시작했다.

양질의 효과적인 사례관리 과정과 결과를 보장하기 위해 사용되는 또 다른 전략은 관리 평가, 계획 및 결과 추적 기능을 갖춘 전자의료기록 및 데이터베이스 시스템의 개발이다. 비정상적인 생체 데이터나 근거에 기반하지 않는 치료요법과 같이 의료 팀에 치료 격차를 경고하는 시스템은 환자 결과도 개선한다. CMS와의 가치 기반 구매 계약에서 집단의 보건 관리와 재무 결과에 대한 책임을 지게 되면서 의료제공자와 지불자가 서로 다른 시스템간의 데이터를 공유하게 된 것이 주요 강조 사항이다.

마지막으로, 가장 중요한 것은 의사소통 및 관계 구축에 초점을 맞춘 뛰어난 사례관리 서비스와 중재로 가장 많은 이익을 얻을 수 있는 개인을 식별하는 데 사용되는 도구가 매우 중요하다. 만성질환 고위험 환자의 기록을 생성하는 예측 모델과 알고리즘은 의료비용의 50%를 차지할 수 있는 인구의 5%를 확인하는 데 중요한 도구가 되었다. 이들은 사례관리 서비스로부터 가장 많은 혜택을 얻을 수 있는 개인이다(Forman & Kelliher, 1999). 동기부여상담과 내적 코칭과 같은 기술에 대한 추가 교육과 개발은 개인의 선택 능력을 향상시키고, 자신의 인생 목표와 직접 관련된 건강 변화를 만드는데 관련성과 가치를 추구하는 사례관리자의 능력을 향상시킨다(Miller & Rollnick, 2002).

간호사 사례관리 모델

문헌 검토 결과는 다양한 유형의 사례관리 모델과 특정 분야에서의 각각의 기여한 바를 제시하고 있다. 이러한 모델의 일반적인 측면은 옹호, 서비스 중개, 위험 관리, 치료 조정 및 이러한 목표를 달성하기 위해 설계된 과정이다(Huber, 2000). Knollmueller(1989)는 사례관리의 7가지 모델을 밝혀냈다: (a) 사회적, (b) 일차 진료, (c) 의료적/사회적, (d) HMO, (e) 독립성, (f) 보험, (g) 조직내부(in-house). Stempel, Doerge, Van Mie와 Combs(1997년)는 (a) 임상 사례관리, (b) 지급인 기반 사례관리, (c) 프로그램 사례관리 및 (d) 커뮤니티 사례관리의 네 가지 유형으로 설명한다. 보다 최근에 Daniels and Ramsey (2005)는 (a) 임상 사례관리, (b) 협업 사례 모델, (c) 모집단 모델, (d) 기능 모델 및 (e) 임상 자원관리 모델의 다섯 가지 주요 사례관리 모델을 사용할 것을 제안했다. 이러한 모델에 대해 언급하면서 Zander(2008)는 일부 병원이 APN을 사용하여 사례관리 기능을 단독으로 채우거나 다른 사례관리 담당자와 협력하고 있다고 언급했다. Johns Hopkins Bloomberg School of Public Health의 다학제 팀은 만성질환이 있는 노인들에게 더 좋은 케어를 위해 Guided Care Model을 설계했다. 이 모델에서는 만성질환 치료에 준비된 일차 진료 간호사가 2~5명의 의사 및 의료팀의 구성원과 협력하여 환자 중심적이고 조정된 비용 효율적인 진료를 제공한다. 그들의 연구는 Guided Care Model이 여러 질환을 가진 노인의 만성 건강 관리에 대한 자가 보고가 개선되었음을 보여주었다(Boyd et al, 2009).

다양한 모델 내에서 간호사의 사례관리자 실무에 대한 문헌은 간호사의 사례관리자 역할의 목적, 범위 및 기능에 관한 몇 가지 딜레마를 반영한다. 비록 많은 일화적인 이야기들이 있지만, 이 분야의 연구는 연구에서 외부 변수의 효과를 제어하고 간호에 민감한 결과를 개발하기 위해 여전히 노력하고 있다. 간호사 사례관리 실무에 대한 질적 설명은 모든 간호사 사례관리 실무에 걸쳐 몇 가지 공통 주제를 언급했다. 여기에는 (a) 위험에 처한 개인, 가족 및 집단과 협력하는 것, (b) 질과 비용 결과를 향상시키기 위한 간호과정을 적용하는 것, (c) 둘 이상의 환경에서 개인 및 가족에게 접근하는 것, (d) 전체에 걸쳐 통합된 조정 및 옹호가 포함된다(Lamb, 1995).

Hellwig, Yam와 DiGiulio(2003)는 간호사 사례관리 실무를 위한 옹호 모델을 제안했다. 저자들의 질적 연구에서, 병원 기반 간호 사례관리자들은 옹호는 환자와 환자의 가족의 요구, 지불자 문제 그리고 옹호를 위한 기회와 장벽에 기초한다고 설명했다. 연구 참가자들은 옹호에 대한 장벽으로 시간 제약을, 옹호의 기회로 의사 지원, 보험 회사와의 관계 형성, 팀접근 방식 활용 등을 꼽았다(Hellwig 등, 2003).

오늘날 실제로 사용되는 간호사 사례관리 모델은 개인, 가족, 그리고 그들이 봉사하는 집단만큼 풍부하고 다양하다. 많은 기관에서 병원 기반 모델 하에서 현재 실무는 주로 임상 사례관리자 역할에서 강력한 퇴원 계획 모델로 전환되었다. 반대로, 병원 대 지역사회 기반 및 지역사회 기반 모델은 사례관리자의 높은 수준의 임상 전문지식과 지역사회 자원 및 의료 보상 방법론에 대한 전통적인 지식의 필요성이 증가하고 있다. 실질적인 요구와 환경 변화에 맞춰 모델이 계속 발전해오고 있는데, 21세기의 모델은 APN이 지역사회 기반 실무 모델에서 수행할 수 있는 역할을 지속적으로 포함시키고 강화해야 한다. Zander (2008)에 따르면, 병원에서 경영진 수준에서 검토되는 사례관리 모델은 매우 비싼 것으로 간주된다. 이를 고려하여 사례관리 노력과 모델에 대한 비용 편익 연구가 더 필요하다.

CMS는 "사회보장법에 따라 새로운 결제 및 서비스 제공 모델을 개발하는 혁신 센터 홈"을 만들었다. 또한 ACA(Affordable Care Act) 및 추가 법률도 포함하였다. CMS는 다음과 같은 7가지 범주로 모델을 정리했다.

1. 책임의료조직
2. 에피소드 기반 지불제도
3. 일차의료의 변형/메디컬 홈
4. 메디케이드와 아동 건강 보험 프로그램(CHIP)에 초점을 맞춘 계획
5. 메디케어-메디케이드 등록자에 초점을 맞춘 계획
6. 새로운 결제 및 서비스 제공 모델의 개발 및 시행을 가속화 하기 위한 계획
7. 우수사례 적용의 가속화를 위한 계획

개별 사례관리 모델은 너무 많아서 자세히 설명할 수 없지만, 초기에는 "within the walls"와 "beyond the walls"로 분류되었다. 오늘날의 의료서비스 제공업체는 자체 사례관리 모델을 개발하면서 Tahan이 제안한 모델과 같은 사례관리 모델에 영향을 미치는 요인을 고려한다. 내용에는 진료 환경(급성, 장기 등), 진료 받는 환자 수, 환급 방법 및 필요한 진료 제공자 등이 있다(Tahan & Campagna, 2010). 기타 모델로는 포괄적인 사례관리 및 지원 사례관리(health.ny.gov/diseases)로 설명되는 AIDS연구소의 사례관리 모델이 포함된다.

사례관리 또는 치료 조정 모델은 시간이 지남에 따라 진화한다. 복잡한 요구를 가진 환자의 경우 진료 이행에 초점을 맞춘 모델을 더 많이 볼 수 있다. 이 이행 모델(transition model)은 퇴원 후 30일 이내에 재입원 위험이 있는 노인에 대한 관리를 개선했다. 이 모델의 일부 변형에서는 노인 NP를 활용하여 입원부터 가정 또는 장기 진료 시설까지 진료를 관리한다(Hirschman, Shaide, Pauly, 2015). ACA에서는 "질을 개선하고 비용을 절감하기 위한 다양한 과도기적 치료 프로그램과 서비스가 구축되었다"(Naylor, Aiken, Kurtzman, Olds, and Hirschman, 2011).

TCM(Transition Care Model)[9]과 환자 중심 메디컬 홈(PCMH)은 환자 및 가족 보호자와 함께 통합된 다학제 팀을 포함하는 모델을 통해 노인들의 건강 관리 요구에 초점을 맞춘다. 이러한 모델의 운영은 변화를 선도하기 위한 간호사들의 노력의 중요성을 다룬 '간호의 미래: 선도적 변화, 건강증진' 보고서(IOM)에서 지원을 받고 있다. 대부분의 TCM 모델은 간호사가 주도하며 항상 분야 간 조정을 포함한다. 사회복지사는 사례/치료 관리 모델의 성공을 위한 핵심적 역할을 하며, 일부 의료시설에서는 새로 설계된 치료 모델의 주역이 되기도 한다.

만성질환 관리와 APN의 역할

APN은 급성 및 만성적인 치료 관리, 특히 급

9) Transition Care Model : 노년층의 만성질환 환자의 건강관련 합병증과 재입원을 막기 위해 고안된 모델로서 포괄적인 퇴원계획과 추후 가정방문을 제공한다.

성 및 지역사회 관리 환경에서 사례관리자로서의 적극적인 역할을 수행해 왔다. 연구는 사례관리 역할에서 APN을 사용함으로써 얻을 수 있는 임상전문지식, 지역사회 의사와의 향상된 접근성 및 커뮤니케이션 등과 같은 많은 이점을 찾아냈다. 특정 질병에 대한 전문적 임상지식과 더불어 향상된 접근과 의사소통을 통해 질병 관리 프로그램에서 치료를 받은 개별 환자에게서 관찰 가능한 개선된 결과를 가져 왔다.

Watts 등(2009년)에 따르면, APN의 관리 기술 덕분에 다학제 팀이 환자 자가 관리, 의사 결정 지원 및 전달 시스템 설계에서 상당한 성과를 거둘 수 있었다고 한다. APN은 전체적인 시각에서 팀 구성(계획된 관리를 구현하는 요소)을 하고 환자를 교육하고 동기를 부여하도록 교육받았기 때문에, 만성질환자의 요구를 해결하기 위해 노력하는 PCMH 또는 ACO와 같은 다학제/그룹 기반 실무에 특히 필요하다((Dancer & Courtney, 2010; Naylor & Kurtzman, 2010; Watts 등, 2009).

APN의 만성질환자 관리에서 비용 효율성에 대한 연구가 일부 수행되었다. Paez와 Allen(2006)은 관상동맥 심장질환 환자의 혈중 지질 수치를 낮추기 위한 APN 사례관리의 비용 효과를 평가했다. 그들의 연구결과는 "APN에 의한 사례관리가 심혈관 질환 환자의 관리를 개선하기 위한 관리의료에서 비용 효율적이고 치료적으로 효과적인 전략이라는 것을 시사한다"(p. 439)(Bobille et al, 2007).

1) Advanced Practice Nurse : 만성질환 관리의 예

예1: 관리의료 환경에서 APN의 프로그램 개발 역할

K는 관리의료 환경 내의 일반적인 APN 치료 관리자이다. 그녀는 종양학에 주요 임상적 배경을 가지고 있다. K는 최근 관리의료 부서에서의 역할의 일환으로 새로운 관리의료 프로그램 개발을 위한 전략 계획에 참여하라는 요청을 받았다.

관리의료를 위한 성공적인 치료 관리 중재의 개발에 있어 전문가의 임상지식과 이 지식을 적용하는 능력이 중요하다. 특정 질병 과정에 대한 지식은 질병 관리 중재의 적용 가능성을 확인하는데 필수적이다. 예를 들어, 대부분의 경우 특정 질병에서 예방 가능한 합병증의 높은 유병률이나 비용이 질병 관리의 잠재적 목표로 여겨진다. 그러나 모든 질병이 질병 관리 프로그램 원칙을 사용하여 효과적으로 관리될 수 있는 것은 아니다. 이러한 프로그램의 특징은 의료서비스의 조정과 자가 관리 방법을 개선하는 것이다. APN의 특정 질병 상태에 대한 전문적인 임상지식과 의료시스템 내에서 제공되는 관리에 대한 그들의 지식은 질병 관리 중재가 가장 효과적일 수 있는 중요한 시점을 식별하게 한다.

암은 인구집단 사이에서 만연해 있으며 고비용의 질병이다. 그것은 또한 관리하기 어려운 질병으로 여겨진다. K는 항암제의 부작용 때문에 암에 걸린 많은 사람들이 병원에 입원한다고 지적했다. 교육과 향상된 자기 관리 방법을 통해 이러한 입원을 피할 수 있을까? 이것이 피할 수 있는 비용을 관리하는 데 있어 중요한 분기점이 될 수 있을까? K는 암을 잠재적인 질병 관리 대상으로 평가하면서 임상지식과 의료시스템 내에서 제공되는 치료에 대한 지식을 모두 사용했다. 그리고 나서 그녀는 빈혈 예방에 있어 탈수증과

식이 요법을 위한 입원을 막기 위해 항암요법을 받는 환자들을 위한 사전 수분 섭취에 초점을 맞춘 교육과 전화 홍보 프로토콜의 설계를 계속 권고했다. 그녀는 국가 암 치료 프로토콜과 몇몇 지역 자원 및 지원 그룹에 대한 일반 검토를 위해 평판이 좋은 웹사이트를 포함하는 교육용 꾸러미를 설계했다. K는 질병 과정에 대한 지식과 향상된 치료의 기회를 통해 질병 관리 중재에 초점을 맞추는데 중요한 연결고리를 알아냈다. 항암요법의 합병증, 특히 탈수와 빈혈에 대한 입원율은 이 프로그램의 성공을 결정하는 임상 결과 지표이다.

또한 의사의 치료 계획을 지원하고 환자의 프로그램 참여를 유도하기 위해 종양 전문의와의 협업이 매우 중요하다. APN은 건강 플랜의 의료 책임자와 협력하여 이 목표를 달성하는 데 도움을 줄 수 있다.

예2: 질 향상 및 성과 향상에서의 APN의 역할

M은 호스피스 의료 분야에서 폭넓은 경험을 가진 APN이다. 상당수 암 환자들이 성공적으로 치료를 받지만, 또다른 많은 암들은 말기 상태가 된다. 호스피스 돌봄의 평균 체류 기간은 2주 이하였으며, 말기 질환이 있는 많은 환자들은 호스피스 돌봄의 혜택을 받지 못했다. 병원의 새로운 집단 기반 건강관리(population health care) 프로그램에 새로 고용된 APN으로서 M은 이러한 추세를 주목하고 말기 환자 관리에 대한 평가를 제안했다. 이러한 상황에서 제공되는 의료의 질 향상은 특히 조기 치료 계획 수립, 통증 관리, 환자와 가족의 임종 경험의 지원 등을 통해 급성 치료 목적의 입원 감소와 삶의 질 향상을 가져올 수 있다. 이 예는 집단 기반 건강 관리 개발 과정에서 APN은 지속적으로 질병 관리 중재와 개선을 위한 영역을 찾아야 함을 보여준다. APN은 문헌을 자주 검토하고 경향을 관찰함으로써 관리 솔루션을 자주 확인하고 계획하며 실행한다. APN은 새로운 집단기반 건강관리 팀의 일원으로서 시장의 힘과 동향에 반응하기보다는 고객에게 지속적인 개선과 서비스를 제공할 영역을 계속해서 모색한다. 이 지적 자산을 이용하는 건강 관리 체계는 의료비용의 증가, 의료 질의 다양성에 직면한 환자들에게 (판단)가치를 제공할 뿐만 아니라 다른 경쟁자들과 차별화 할 수 있는 건강관리에 대한 해결책을 제공한다.

예3: 환자 중심의 메디컬 홈에서의 고위험군 관리를 위한 APN의 역할

J는 환자 중심의 메디컬 홈 모델을 사용하는 일차 진료에서 가정의학 분야의 전문 APN이다. 이 업무는 ACO 협약에 참여하기로 동의했으며 지난해 메디케어 행위별 수가 수혜자라는 특정 집단에게 일차 의료 서비스를 제공하기로 합의한 바 있다. 계약의 일부는 특정 품질, 만족도 및 비용 대책에 있어 절감 효과를 가져온다. 초기 결과에서는 이 업무는 낮은 연간 웰니스 방문 완료율과 함께 임상 품질 및 비용 조치의 목표를 충족하지 못하는 것으로 나타났다. 따라서, 일차 의료 실무 책임자는 J에게 이 집단의 결과를 개선하기 위해 평가 및 실무 변경을 하도록 할당했다.

집단을 평가할 때, J는 인구의 적은 비율(5%)이 집단의 비용을 주도하고 있다고 지적했다. 상위 5%에 대한 추가 분석에서 이 코호트의 구성원은 유사한 개요를 가지고 있었는데, 즉 빈번한 악화와 급성 치료 서비스에 대한 의존도가 높은 만성질환, 낮은 연간 건강 검진 완료율, 사전 치료 계획의 이득이 없는 말기 환자 치료였다. 건강 행위 문제도 사람들 사이에서 확인되었다. 일반적으로 이러한 환자 수는 펜실베이니아 시골에 있는 사무실에서 간헐적으로 발견되었는데, 이는 약물 변화가 필요하거나 문제가 있을 때만 볼 수 있었다.

집단 기반 건강관리와 메디컬 홈에 대한 경험이 있는 의사와 함께 APN이 새로 고용되었다. 그들은 함께 병원을 자주 입원하는(연간 2회 이상) 고위험 군이 필요하거나 원하는 경우 NP의 진료를 보도록 권장하는 시스템을 고안했다. 병원 입원, 연간 웰니스 평가 완료율, 사전의사결정서(advance directives) 비율, 만족도와 총 치료 비용이 J에 의해 계산되었다. 이 집단은 얼마나 자주 병원을 치료 거점으로 사용한 빈도를 고려하여 "잦은 비행 동호회"라고 불렀다. 일차 진료에 대한 접근성이 높아지면서 입원율이 감소했고 짧은 기간(6개월) 내에 연간 웰니스 방문과 사전의사결정서 비율이 크게(50% 이상) 증가했다. 전체 위험 집단에서 1년 후에 품질과 비용 메트릭스 개선이 실현되었다.

알차 진료에 APN을 추가하면서 집단 관리 개선과 함께 일차 진료 서비스에 대한 접근성 증가라는 두 가지 목표가 달성되었다. 환자 중심의 메디컬 홈 케어의 목표는 환자와 가족이 일차 진료 현장에서 개선된 자기 관리를 위한 지원과 치료 조정을 추구하는 것이다. 집단에 대한 APN의 더 잦은 방문은 이 환자와 가족의 신뢰와 자가 관리 능력뿐만 아니라 건강정보 이해 능력(Health-care literacy)도 증가했다. 또한 APNs은 이 환자와 가족들을 잘 알고 강력한 신뢰와 치료적 관계를 발전시켰다. 환자를 알게 됨으로써, APN은 치료 제공을 위한 더 좋은 장비를 갖추게 되었다. APN을 알게 되면서, 환자들은 의료기관을 효율적으로 사용할 뿐만 아니라 스스로를 더 잘 돌볼 수 있게 되었다.

사례관리 실무의 보험급여와 마케팅

의사의 current procedural terminology(CPT) 코드는 포괄수가제에서 사례관리 서비스의 보험급여를 위해 사용될 수 있다. 그러므로 일반적으로 의료서비스 청구에 CPT 코딩 체계를 이용하는 의사와 APN은 외래 환자 진료에서 사례관리 서비스를 제공한 시간에 대해 청구할 수 있다. CMS와 책임 의료조직은 만성질환 관리, 치료 이행, 환자 접근성, 비용 효율성 중심으로 개선의 기회를 제공하고 비용절감공유(shared-savings)를 하는 일차 의료와 관련된 ACOs와 ACAs를 구축하기 위한 개선 비용을 지불하기 시작했다. 더 많은 의사 그룹이 비용절감공유, ACOs, ACAs, 성과별 지불 방식에 참여함에 따라, 예측 모델과 사례관리 서비스(간호사 네비게이션, 치료 조정, 지역사회 관리 등)가 의료비 지출의 큰 부분을 주도하는 소수의 환자들의 건강 위험을 관리하기 위한 해결책이 되었다. 또한 사례관리가 의료 개혁 및 새로운 환급 모델의 영향을 받거나 동기를 부여받은 병원 및 관리의료조직을 위한 수익 창출 옵션/서비스 라인이 되는 것은 드문 일이 아니다. 사례관리 서비스와 이러한 활동을 지원하는 데 사용되는 시스템 또는 도구의 수요가 높아지고 있다. 따라서 사례관리 기술과 경험이 뛰어난 APN은 가치가 있다.

치료 전반에 걸친 연속성상에서 사례관리 솔루션의 인기와 사용에 대한 단점은 사례관리 서비스의 조정이 부족하다는 것이다. 예를 들어 퇴원 당시 환자를 위해 병원(특히 ACO의 일부로 환자의 치료 결과에 대한 위험을 감수하는 병원)에서 환자 상태에 특화된 질병 담당 병원 사례관리자(보통 NP)와 집단 기반 사례관리자를 함께 두는 것은 드문 일이 아니다. 이러한 병원은 병원 소유 PCP 사무소에 간호사 네비게이터를 운영하는 병원이다. 만약 환자가 전문요양시설 또는 가정간호 제공과 같은 급성기 치료 후 돌봄 시설로 퇴원하는 경우, 이러한 환경에서 전형적으로 사례관리자를 배치하게 된다. 의료의 단편화를 줄이고 치료의 조정을 개선하기 위해 사례관리자의 역할이 확립된 것은 역설적이다. 여러 직책과 교육적 배경과 경험을 갖춘 다수의 사례관리자들은 환자의 혼란을 야기했을 뿐만 아니라 중복을 증가시켜 치료 비용의 상승을 초래했다. 따라서 사례관리자의 역할 정의와 설명은 효과적인 집단 관리 사례관리 모델 및 솔루션에서 중요한 고려사항이다.

결 론

본 장에서는 사례관리자 역할의 역사적 뿌리, 간호 사례관리자를 위한 실무 수준, 다양한 사례관리 모델, 사례관리 역할 및 기술, APN에 대한 만성질환 사례관리를 포함한 도구와 전략, 그리고 의료급여(보상), 마케팅 및 실무 교육과 같은 문제에 대해 살펴봤다. 지금은 사례관리 실무 속으로 APN으로 자리잡기 위한 흥미롭고 어려운 시기이다. 역할과 기능을 성공적으로 파악한 사람은 미래의 의료 과제를 해결하는 시발점이 될 것이다. 또한 이것은 간호사가 성장하고 발전하면서 국가에 혁신적인 치료 모델을 제공함으로써 간호를 위한 자리를 보장해줄 것이다.

제 16 장

전문간호사와 연구

Beth Quatrara and Dale Shaw

학습 목표

이 장의 결과로 기대되는 학습 결과

- 연구를 상급실무의 역할 구성요소로 통합한다.
- 연구역량 개발단계를 설명한다.
- 교육 및 실습에서 예상되는 결과를 설명할 수 있다.
- 결과 측정을 명확히 한다.
- 공동연구의 이점을 지원한다.
- 임상환경 내에서 실행 가능한 연구를 채택한다.
- 연구 멘토링을 구축한다.
- 임상연구 문화를 확고히 한다.
- 임상연구를 지원하는 자원과 구조를 확립한다.
- 성공적인 임상연구에 기여하는 요소를 식별한다.

서 론

APN은 연구의 소비자, 촉진자, 공동 연구자 및 연구 주도자이다. APN은 다른 사람들의 연구에 대한 태도를 향상시키고, 연구결과를 임상실무에 통합함으로써 근거기반실무(Evidence-Based Practice, EBP)를 발전시킬 수 있다. APN은 과학적 방법을 임상문제 해결에 적용하고, 연구를 수행하면서 리더십을 발휘할 수 있다. 수년동안 "연구수행"이라는 개념이 APN 핵심역량으로 간주되지 않았지만 이에 대한 태도가 바뀌고 있다. 이 장에서는 연구활동을 실무에 통합하기 위한 APN 연구역량, 연구활동, 실질적인 방법에 대해 설명하려고 한다. 성공을 위한 전략 외에도 APN 연구 역할에 대한 수용과 장벽에 대해서도 논의할 것이다. 이 장에서 가장 중요한 점은 APN이 근거를 수용하고 연구를 "매일 하는 일의 일부"로 간주하는 실무환경을 개발하는 것에 대해 논의하고자 한다.

전문간호사의 핵심역량으로서의 연구

대학원 교육을 받고 실무기반 임상가로서 APN은 교육과정에서 간호지식에 기여하도록 교육받는다. APN의 교육과 전문성은 새로운 지식을 환자별 상황과 고유한 진료 환경에 적용하여 미묘한 차이를 이해하고, 동시에 연구의 소비자가 될 수 있는 잠재력에 영향을 준다. 그들은 연구를 실무로 전환하고, 양질의 치료를 제공하기 위해 그 결과를 실용적으로 적용한다. APN은 지식과 기술 습득을 통해 근거기반실무를 촉진시킴으로써 임상환경을 저해하는 이론-연구-실무로의 전환에 대해 존재하는 격차를 줄이는데 도움이 된다(Melnyk, Fineout-Overholt, Gallagher-Ford, & Kaplan, 2012). 연구는 실무 환경이나 특정 실무에 관계없이 중요한 구성요소로써 계속 강조되는 APN 역할의 오랜 핵심역량이다(American Association of Colleges of Nursing [AACN], 1995, 2011; American Nurses Association [ANA], 2010; Hamric, Hanson, Tracy, & O'Grady, 2014). 이것은 특정 지역에서 진료를 하는 몇몇 APN에 국한되는 것은 아니다.

오늘날, 연구자로서 APN의 역할은 APN 교육과 실무의 필수 요소로 강조되고 있다. 간호 석사 교육 과정의 필수 요소(*The Essentials of Master's Education in Nursing*)에서 APN은 학문을 실무로 전환하고 통합할 수 있는 지식과 기술을 가지고 졸업할 것을 요구한다(AACN, 2011). 석사과정이 있는 간호대학에서는 APN이 실무환경에서 연구결과를 적용하고, 실무문제를 해결하고, 변화 촉진자로 역할을 하며, 결과를 확산시키도록 교육하는 것을 입증해야 한다(AACN, 2011). 마찬가지로 전문간호박사(Doctor in Nursing Practice, DNP)에서는 APN이 의료전달체계 모델을 검증할뿐 아니라 실무를 개선하고 혁신하는데 초점을 맞춤으로써 학문적 실무를 유지할 것으로 예상된다고 강조한다(AACN, 2006). DNP는 "특정 실무환경, 시스템 또는 보건과 보건결과를 개선시켜야 하는 특정 집단에 있어서 실무변화의 혁신, 근거의 실무로의 전환, 그리고 질 향상 과정의 실행을 통해 새로운 지식을 창출하도록 준비되어져 있다"고 명시하며, 실무에 초점이 맞추어져 있는 PhD와 구분된다고 기술되어 있다(AACN, 2015, p. 2). APN은 "건강관리 실무개선을 위해 임상 연구(clinical inquiry)를 촉진"할 뿐 아니라, "현재의 실무, 지식, 이론, 기준, 창조적 접근법을 발견, 검토, 평가하는 연구 및 기타 근거를 수행하거나 통합하여 간호지식에 기여"하고, "출판, 자문 및 저널 클럽과 같은 활동을 통해 연구결과를 확산"해야 한다. ANA's Scope and Standards of Practice(2015)에서 APN에게 요구되어지는 역량을 입증하는 것 외에 연구결과를 실무에 통합한다는 것이 명시되어 APN의 연구역량을 강조하였다(ANA, 2010, p. 58). 이러한 교육 요건과 실무에 대한 설명은 연구에서의 APN 실무 역할을 명확히 하고 강화한다. 연구의 소비자이며, 기여자로서 연구에 대해 APN의 고유한 기여는 여러 측면에서 인정받고 있다.

APN의 연구역량

APN의 다른 핵심역량과 마찬가지로, 연구는 시간이 지남에 따라 만들어지고 강화되는 기술이다(Hamric, Hanson, Tracy, & O'Grady, 2014).

APN의 연구 역할이 발전함에 따라 세 가지 역량 단계를 거치게 된다(De Palma, 2009). 첫 번째 단계는 연구결과를 해석하고 실행하는 데 중점을 둔다(De Palma, 2009). 이 기간 동안 APN은 근거기반실무를 도입하여 연구에 대한 자신감과 숙련도를 얻게 된다. APN은 간호사를 포함한 임상의와 관리자에게 근거기반실무에 대해 소개함으로써 연구의 적용을 용이하게 한다. APN은 임상질문에 응답할 때, 문헌을 참고하도록 지시하고, 연구결과를 평가하며, 연구결과에 자신들의 실무를 적절하게 적용하는 방법을 알려준다. APN이 실무환경에 제공해야 하는 핵심자질은 환자, 간호사, 과학에 관심을 가지고 실무에 연구를 효과적으로 통합하는 것이다. APN은 변화를 위한 준비, 필요한 자원, 교육요건을 고려하여 근거기반실무 변화를 주도하고 치료의 질에 영향을 주기 위하여 교육, 경험 및 임상권한을 사용하게 된다. APN은 연구역량을 보여주기 위하여 역할모델, 저널클럽, Grand Rounds, 임상실무 모임 등과 같은 다양한 형태의 포럼을 이용한다. 두 번째 연구 역량 단계에서 APN은 실무평가를 시작한다(De Palma, 2009). APN은 연구결과를 이용하여 근거기반실무 지침을 환자 치료에 적용한 효과를 조사하거나, 연구결과를 사용하여 질지표 개선을 위한 연구를 조사한다(De Palma, 2009). 이 역량 수준에서 APN은 측정 기준을 정의하고, 문서화된 결과의 관점에서 중재를 평가하기 시작한다. 변화의 효과를 판단하기 위한 결과 측정은 연구에서 필수적이다. 연구결과는 변화유지 또는 중재보류 여부와 프로세스의 재평가 등의 최종 결정을 내리는 데 사용된다. 변화를 수행하기 전에 결과지표에 대한 정의를 하면 변화의 효과를 얻기 위한 필수조건이다. 구체적인 측정 방법, 데이터 수집 방법 및 데이터 수집 책임자를 결정하면 평가과정이 용이하다. 평가 포인트는 정확한 중재에 특정되지만, 임상결과, 만족도, 시간 및 비용과 같은 다양한 지표를 포함할 수 있다. 여러 결과 도구가 이미 존재하며 *APN Data Collection Toolkit*과 같은 자원을 평가과정에서 도움받을 수 있다(Vohra & Bryant-Lukosius, 2009).

APN은 임상실무평가 외에도 자신의 역할에 대한 효과를 평가하여 실무를 검증할 의무가 있다. 실무결과와 유사할 수 있는 APN 특정 성과(specific-outcome)는 APN의 역할 효능을 보여주고, 연구역량을 입증하고, 환자 치료에 대한 고유한 기여를 검증하기 위해 측정된다. APN이 자신의 결과를 측정하고 결과를 모으는 것은 결코 간과할 수 없는 중요한 실무의 부분이다(Bryant-Lukosius et al, 2016).

세 번째 연구역량은 새로운 지식을 협력적으로 생성하는 것이다(De Palma, 2009). 연구역량의 마지막 단계에서 APN은 간호실무에 영향을 미치는 연구를 설계하고 실행하기 위해 전문직종간 팀원과 협력한다. 이러한 공동연구의 이점에는 전문지식 공유, 학문적 영향력, 임상 집단에 대한 접근, 효율적인 데이터 수집, 연구 관련성 향상, 환자 치료에 학문적 적용을 촉진하는 환경 조성이 포함된다(Burman, Hart, & McCabe, 2005; Mercer, 2008; Schramp, Holtcamp, Phillips, Johnson, & Hoff, 2010; Hutchinson, East, Stasa, & Jackson, 2014).

APN 동료들과의 공동연구에도 또 다른 이점이 있다. 예를 들면, 협력적 APN research network(APRNet)는 6개 간호대학에 의해 설립되었으며, 일차진료를 담당하는 APN들 사이에서 만든

Healthcare Research and Quality 연합 연구를 위한 기관에 의해 지원을 받을 수 있다(Deshefy-Longhi, Swartz, & Grey, 2002). NetHaven과 같은 네트워크를 통하여 APN은 각 주를 넘어서 정보를 공유하고, 임상요구를 충족하고, 간호 지식을 향상시키기 위한 연구를 설계한다. 2000년 이후, 이 APN 실무기반 연구네트워크는 여러 APN 실무중심 연구의 발전에 기여해 왔다(Deshefy-Longhi, Swartz, & Grey, 2008; McCloskey, Grey, Deshefy-Longhi, & Grey, 2003; Olsen, Dixon, Grey, Deshefy-Longhi, & Demarest, 2005). 현재는 소아비만 및 청소년 흡연 치료와 같은 관리 요구를 조사함으로써 그 노력을 지속적으로 확대하고 있다(Yale Center for Clinical Investigation [YCCI], 2015). APN은 연구과정과 출판 및 발표 같은 전파 노력에 있어 협업을 통해 이익을 얻는다(Christenbery, 2011). 동료와의 협업을 통해 원고를 작성하고, 편집자의 요청에 대한 대응기술을 쌓아가는 것은 연구역할에 있어 APN의 전문적 성장을 가져온다. 동료 집단과 함께 작업을 하면 지원과 격려를 받을 수 있다.

De Palma(2009)는 APN이 두 가지 수준에서 세 가지 연구역량을 운영할 것을 제안한다. 기초적인 수준에서 APN은 대학원에서 이러한 기술을 배우고 적용한다. 좀더 확장된 수준에서는 실제 연구에 참여를 통하여 이 기술을 쌓아갈 수 있다. 경험이 많지 않은 APN이 강의실 연구 기술을 순조롭게 시행하기 어렵다는 것은 의심할 필요가 없다. 그러나 실제적인 조사 경험은 임상 문제해결, 연구결과 발표, 질관리 프로젝트 참여, 결과평가 및 변화의 필요성을 위한 근거를 위한 실무 프로토콜 검토 등 다양한 활동을 통해 달성될 수 있다. APN은 연구의 촉진자에서 연구의 지휘자로 성장함으로써 APN의 연구역량이 개발된다. 팀원으로서의 초기 연구 경험은 팀 리더로서의 기술 개발에 도움이 된다. 프로토콜 테스트나 출판물 작성과 같은 연구과정에서의 기술 습득은 적극적인 참여, 멘토링된 지침 및 팀워크에서 비롯된다.

적용에서 연구수행까지: 진행 단계

앞에서 기술한 것과 같이 APN은 대학원에서 연구를 평가하고 수행할 수 있는지에 대한 학문적 준비를 하지만, 실제 졸업 후 실무 현장에서 연구프로젝트를 이끌 수 있도록 충분히 준비되었다고 느끼는 APN은 거의 없다. APN은 실제 임상현장에서 연구를 수행하려고 하면 학교에서 배운 많은 원칙을 적용하기 어렵다는 것을 알게 된다. 그러나 성공적으로 APN의 연구역량을 통합할 수 있는 실무적인 단계가 있다. 연구에 대한 격차를 좁히기 위해 근거기반 과학적 접근법이 수용되어야 하며, APN은 그러한 철학을 촉진하는 환경을 개발해야 한다(Burns, 2010; Kleinpell, 2008; Melnyk, Fineout-Overholt, Gallagher-Ford, & Kaplan, 2012). APN은 임상환경에서 과학적 환경을 성공적으로 조성하기 위해서는 문제해결, 변화 촉진자, 멘토링, 리더십, 다학제팀과의 협업과 같은 행동을 선택해야 한다.

1) 문제해결과 실무에 근거 적용하기

APN은 임상문제에 대한 해결안을 자주 요청받는다. 성공의 필수요소는 결과를 개선하는 것이다. 이상하게도 강력한 근거가 있다고 해도 실무의 변화는 느리거나 거의 나타나지 않는다. 예를 들면, 흡인 전에 기관내관에 생리식염수를 점적하는 아주 일반적인 간호 실무가 있다. 생리식염수의 점적이 비효과적이며, 잠재적으로 유해하다는 강력한 근거가 지속적으로 나오고 있음에도 불구하고, 이 실무는 수 십년 동안 일반적인 실무가 되었다(Makic& Rauen, 2016). 따라서 임상연구를 수행하거나 논리적이고 창의적인 접근하는 능력을 가지면 임상실무에서 연구가 필수적이고 중요하다는 환경을 만들어낼 수 있다.

APN은 일반 간호사가 근거기반실무의 의미를 이해하도록 도움을 주면서 시작할 수 있다. 우선 간호사는 실무에 존재하는 근거와 그 근거의 강도를 알고 있어야 한다. 전문단체나 규제기관은 체계적 고찰을 통해 선택된, 특히 고위험 시술이나 실무의 근거를 결정한다. 실무지침은 이러한 고찰을 통해 개발되며, 일반적으로 가장 낮은 단계(전문직 단체의 합의된 진술)에서 가장 높은 단계(즉, 무작위 대조 시험의 메타 분석 [RCT])까지의 각 권고 사항에 대한 과학적 근거의 수준을 확인할 수 있다. 지침을 실행하기 위한 결정은 특정 관심집단에 대한 실무 변경의 목적 적합성과 발생할 수 있는 "의도하지 않은 결과"의 가능성까지 고려하여 내려진다. 근거기반실무 변경은 규제 기관에서 요구할 수도 있으며, 이럴 경우 병원은 반드시 따라야 한다. APN은 종종 근거기반실무의 수행을 책임지고 있다. 억제대의 사용을 예를 들면, 의료기관에서는 억제대를 신중하게 사용하고, 적절하게 적용하고, 그 사용을 엄격하게 모니터링해야 한다. 또 다른 예는 중심정맥관 관련 혈류감염에 영향을 주는 새로운 기법의 실행이다. 새로운 기법이 감염을 줄이거나 또는 잠재적으로 패혈증의 위험을 유발한다면 APN은 새로운 기법을 실행한 후 기법에 대한 장애물을 엄격하게 확인하고 추후 평가, 또는 결과 추적 프로세스를 만들어야 한다. 심각한 부작용이 나타날 수 있는 위험이 있다면 평가 프로세스의 강도가 높아지며, 반대로 전통적인 방법 대신 "bagged bath"와 같이 위험이 낮은 중재의 경우는 노련한 APN이나 상처장루간호사의 주기적인 감시나 감독만 필요할 수 있다.

근거기반실무를 변경하는데 도움이 되는 권위있는 기관의 지침이 없다면 전문기관의 합의된 진술도 이용가능하고 유용하게 쓸 수 있다. 이러한 진술은 체계적인 고찰을 기반으로 이뤄진다. 지침과 마찬가지로 이렇게 합의된 진술문은 사용자가 근거의 수준을 이해하여 주의깊게 적용할 수 있도록 한다. 참고로 사용할 수 있는 자원으로는 clinical updates, practice alert가 있다. 이들은 전문기관에 의해 출판되며, 일반적으로 비위관 튜브에 파란색 식용색소 사용을 피하거나, 수술 전에 클로헥시딘 목욕을 하는 것과 같은 특정 실무에 좁게 초점을 맞추고 있다. 마지막으로 관심 주제에 대한 문헌 고찰은 실무 변경 또는 질문에 답변하기 위한 임상연구의 필요성을 결정하는 데 있어 APN이 간호사를 안내하는 데 도움이 될 것이다. 일부 근거기반실무의 변화는 기존의 연구를 통해 시작할 수 있지만, 기존 실무 전통의 대부분은 그 효과를 과학적으로 검증할 수가 없다. 예를 들어 미국 질병통제센터나 정맥주입간호사회가 중심정맥관을 고정하고 안전하게 유지할 수 있도록 선택한 특정 드레싱의 타이밍에 대해 권장을 하고 있으나 두 단체 모두 상업적으로 사용 가능한 특정 제품을 언급하지는 않는다. 이와 관련된 질문인 어떤 드레싱이 오래 밀착되는지, 어떤 제품이 피부에 좋은지, 특정 카테터와 잘 맞는 드레싱은 무엇인지에 대해서는 아직도 답을 하지 않고 있다. 이러한 경우의 그 답을 찾기 위해 임상연구를 설계하고 수행하는 것이 APN의 역할 중 합리적이고 기대되는 부분이다.

APN은 임상실무의 변화를 위한 권고사항을 구체화하기 위해 많은 영역의 근거를 통합하고 문화와 지원시스템에 대한 경험적 지식을 결합한다(Profetto-McGrath et al, 2007). 실무의 질문에 대한 답을 위해 임상연구가 필요하다고 결정하면, APN은 우선, 연구의 실현 가능성을 검토하는 것이 필수적이다. 면밀히 검토되고 초점을 좁히고, 잘 설계된 연구는 임상의의 승인을 위해 필수적이다. 사실 프로젝트를 선택할 때, 특히 첫 프로젝트의 경우는 '빠른 승리'를 위해 신중하게 수행되어야 한다. 간호사와 APN이 임상연구 수행에 있어 더욱 정교해지고 서로의 역량에 대한 자신감이 높아짐에 따라 더욱 어려운 프로젝트가 뒤따를 수 있다. 다음은 임상연구 수행의 잠재적인 실행 가능성과 이에 따른 성공여부를 판단하는데 도움이 되는 질문이다.

1. **제안된 연구가 간호사에게 관심있는 주제인가?** 연구주제에 대해 간호사의 관심이 없으면 연구는 진행되지 않는다. 사실 간호사나 병동 주체의 연구라기 보다 "APN의 프로젝트"인 연구로 보일 수 있다.
2. **타당한 시간 내에 연구수행을 마칠 수 있는가?** 이것은 특히 첫 프로젝트에는 매우 중요하다. 프로젝트는 관심이나 열정이 감소되기 전에 몇 개월 사이 완성될 수 있어야 한다. Winfield, Davis, Schwaner, Conaway, and Burns(2007)에 의하면 마취회복실에서는 말초정맥관을 가장 잘 고정할 수 있는 방법에 의문을 가지게 되었다. 한 달에 충분한 말초정맥관 수를 확보할 수 있었기 때문에 그들은 약 3개월에 연구를 완료할 수 있었다. 상대적으로 자료 수집기간이 짧았기 때문에 연구에 대한 관심을 유지할 수 있었다.
3. **진료일 동안 자료를 수집할 수 있는가?** 질적 연구가 임상간호사에게 매우 중요하고 매력적이긴 하지만 시간이 많이 소요되고, 임상환경에서 시행하기 어렵다. 반면에 양적 연구는 수행하기 수월하며 간호사들은 자료수집에 익숙하다. 만일 연구가 앞에서 언급한 정맥주사처럼 임상문제에 초점이 맞춰져 있다면 환자간호를 제공하는 과정 중에 많은 자료를 수집할 수 있다. 더욱이 일상적으로 수집할 수 있는 자료는 간호중재를 평가하는데 기여할 수 있다. 특히 자료가 통합되고, 분석되어지면 최고의 실무를 확립할 수 있을 것이다(Resnick, 2006). 전자의무기록을 활용하면 환자 치료의 대부분의 요소가 이미 문서화되어 있고, 분석을 위한 기록에 통합될 수 있기 때문에 자료수집을 적시에 용이하게 하는데 도움이 될 수 있다.
4. **연구의 사전동의가 필요한가?** 중재의 효과를 평가하거나 이미 확립된 실무 표준이나 정책을 바꾸려는 연구들은 사전동의가 필요하다. 실무 관점에서 볼 때 임상연구를 처음하는 연구자에게는 사전동의가 필요없는 연구를 설계하는 것이 바람직하다. 사전동의를 얻기 위해 소요되는 시간은 정상적인 책임을 넘어서는 것이며, 환자가 동의여부를 표현하기 어려워 가족을 접촉해야 되는 경우는 더욱 복잡해진다.

   사전동의가 필요하지 않는 연구는 상대적

으로 일반적이고 연구를 처음 시작하는 사람들에게는 더 좋은 선택이 될 수 있다. 위에서 예를 들었던 4가지 정맥주사 고정방법 연구는 무작위로 배정되고, 비교할 수 있다. 표준방법을 위반한 것이 아니기 때문에 동의절차가 생략되었다(기존에 표준화된 고정방법이 없었다).

5. **기금지원을 필요로 하는 연구인가?** 정맥주사 연구와 같은 많은 임상프로젝트는 기금이 필요하지 않다. 연구에 사용하는 제품들이 환자간호 과정에서 사용되는 것이며, 복잡한 분석도 필요하지 않다. 그러나 재정적인 지원이 필요한 연구도 있으며, 이 경우는 연구시작 전에 검토되어야 한다. 기관이나 병동의 예산을 지원받을 수 없다면 다른 통로를 탐색해야 한다.

   소량의 자금은 쉽게 구할 수 있으나 시간과 열정을 필요로 한다. 기관의 질보장 기금이나 전문직 단체에서 작은 프로젝트용 자금(100달러~500달러)을 구할 수 있다. 또 다른 출처는 병원 기금이다; 관리자나 관리부서에 사전에 협의하여 가능여부를 판단해야 한다. 또 다른 대안으로는 연구 초기부터 프로젝트 팀의 일원으로 학술 전문가나 통계학자와 협업을 하는 것이다. 자금의 출처를 불문하고, 실현 가능한 자금의 지원은 프로젝트의 개발과 초기부터 고려해야 한다. 각 프로젝트마다 통계분석과 같은 지원을 받을 수 있는 인프라를 갖추는 것이 바람직하다.

6. **근거를 적용하는데 장애가 있는가?** 어떤 조직문화에서는 APN이 실무를 변경하려는 노력에 저항이 있기도 하다. 좀더 공식적이지 않은 방법으로 연구결과를 전달 수 있는 전략을 개발할 필요가 있다. 일부 구성원은 일대일 코칭, 재직교육, 직원회의, 그리고 위협적이지 않는 학습방법을 선호한다. 연구 초기부터 다른 사람들을 참여시켜 이 업무가 APN만의 업무가 아니라는 전제를 강화할 필요가 있다. 그럼에도 불구하고 연구결과를 적용하는데 모든 사람이 성공하는 것은 아니다. 이 과정은 강력한 비판적 사고와 촉진기술을 필요로 한다. APN은 초기 학습요구를 충족시키고, 전문성을 교환하며, 연구과정의 참여를 자극함으로써 간호사들이 성장하도록 도울 수 있다(Burns, 2010; Ferguson, Milner, & Snelgrove-Clarke, 2004; Kennel, Burns, & Horn, 2009). 이러한 전략과 다른 성공적인 전략에 대해서는 뒤에서 다룰 것이다.

2) 멘토링 및 리더십

직원들이 연구가 일상업무에서 필요하다는 철학을 받아드리도록 격려하기 위해 APN의 멘토링 능력은 크게 작용한다. 이 진술은 다소 명백해보이지만, 그렇게 되기는 쉽지 않다. 많은 사람들이 프로젝트의 구상에 능하고, 다른 사람의 참여를 독려한다. 불행하게도 연구프로젝트의 모든 단계가 미리 정해진 방식으로 완전하게 완료되도록 하는 APN의 능력은 성공과 관련되어 덜 인정받고 있다. 프로젝트의 진행과정에서 다른 사람을 지원하고, 지도하고, 멘토링하는 것은 고된 일이며, 헌신적인 결단이 필요하다. 과거의 성과가 이러한 능력을 말해주며, APN은 프로젝트를 완료하고, 다른 사람들을 멘토링했던 이전의 경험을 현실적으로 평가하는 것이 필수적이다. 임상이나 서비스라인 프로젝트에서 임상간호사와 같이 일하는 APN은 참여하는 개인이 모두 할당된 과제를 모두 독립적으로 성취할 수 있다고 가정해서는 안 된다. 프로젝트를 진행 중인 임상간호사들은 임상연구 방법을 배우기 위해 프로젝트를 선택했을 수 있다. 그러나 그들은 문헌고찰을 어떻게 수행하는지와 같은 과정의 일부 단계에 대해서는 경험이 부족할 수 있다. APN은 이를 예상하고 이 과정을 완료하도록 도와주어야 한다. 일대일 교육을 통하여 과정을 이해하기 쉽게 알려주고, 장애를 해결해주며, 과정을 진행할 수 있도록 해서 성공할 수 있게 해줄 수 있다. APN에 의해 제공된 지원과 교육은 APN에 대한 신뢰도를 높이고 다른 사람들의 발전을 보장해준다.

APN의 열정적인 리더십은 연구과정에 대해 다른 사람들을 기대감을 갖게 하는데 영향을 미친다. 이러한 리더십은 문제인식에서부터 적용하는데까지 임상프로젝트의 모든 측면으로 확대될 수 있다. 프로젝트에서 가장 중요한 것은 재미이다. 이전에도 언급했지만 임상에 있는 간호사들은 연구는 다른 사람의 영역(박사과정 학생)이라고 느끼고, 연구와 유사하게 보이는 프로젝트에 참여하는데에 두려움을 갖기도 한다. 모든 간호실무와 마찬가지로 유머감각은 연구를 수행하는데에 대한 두려움을 없애주고, 성취의 즐거움을 느끼게 할 수 있다.

3) 변화촉진자와 체계적 접근

APN의 가장 중요한 행동 중 하나는 자신이 근무하는 실무환경을 탐색하는 것이다. 적절한 변화를 실행하기 위해서 시스템에 대한 이해는 필수적이다. 기존 실무에서 변화의 요구와 실무의 변화 효과를 확인할 수 있어야 한다. APN의 임상지식과 임상환경에서 실무 수행 방법에 대한 이해는 양질의 의료를 유지하는데 도움이 된다. 이를 위해 APN은 기관에 대해 임상과 시스템에 초점을 맞춘 계획을 평가할 책임을 가진다. 사실 이러한 계획들은 연구가 우리가 하는 일의 일부분임을 보여주는 또 다른 방법이며, 실무에 대한 광범위한 과학적 접근법의 개발에 필수적이다. 출판된 무작위 연구에서 도출된 특정 치료지침을 적용하고자 하는 계획이 그 예가 될 수 있다. 이 지침은 근거에 기반을 하고 보증될 수 있는 것이다; 그러나 기존 치료 과정과 변화에 대한 장벽을 고려하지 않고 세심한 배려 없이 수행된다면 예상치 못한 부정적인 결과를 만들어낼 수 있다. APN은 치료과정에 대한 지식을 가지고 있어야 하며, 새로운 프로토콜이 얼마나 잘 적용되고 있는지를 확인하고 이해하고 있어야 프로토콜의 결과에 미치는 영향을 확실히 파악할 수 있다. 문제에 대한 이와 같은 과학적 접근법은 임상과 재정적인 지표에 부정적인 영향을 줄 수 있는 실무의 변이를 전향적으로 피할 수 있게 한다.

어떤 경우는 시스템 변화의 지침이 될 수 있는 정보가 존재하지 않기도 한다. APN의 역할은 시스템 변경과 관련된 결과를 평가하여 필요에 따라 계획을 조정하거나 긍정적인 결과를 유지되도록 하는 것이다. 이런 종류의 프로젝트는 질관리 또는 개선활동이라는 이름으로 진행된다. 설계나 수행방법에서 다소 엄격하지 않다는 점에서 연구와는 약간 다르지만 임상에서 일반적인 프로젝트가 될 수 있다. 선택적 대장항문수술을 받는 환자의 회복을 강화(enhanced recovery, ER)하는 프로토콜의 수행으로 수술 예후가 얼마나 개선되었는지 그 여부를 판단하기 위한 프로젝트가 그 예가 될 수 있다. 이 환자군에 대한 임상 및 재무 결과를 개선해야 할 필요가 있었기 때문에 임상의와 기관이 프로젝트에 관심을 가졌다. 다학제팀은 ER 프로토콜에는 환자가 참여하는 마취과 상담, 마약성 진통제를 최소화하는 통증 조절법, 수술 중 특별한 수액요법, 수술 전 탄수화물 추가 식단, 수술 후 즉각적인 운동이 포함되어 있는 ER프로토콜을 시행하였다(Theile et al, 2015). 이 프로젝트는 환자만족도의 향상, 재원일수와 합병증 예방, 그리고 비용감축을 가져왔다. 이 프로토콜의 결과로 인해 병원은 이 프로토콜을 표준치료로 채택하였고, 다른 수술환자 그룹에서도 이 프로토콜의 적용을 장려하였다. APN의 속성에 더하여 이전에 논의되었던 활동은 임상현장에서 연구를 시행하는데 있어서 APN의 효과를 결정하게 된다. 그러나 성공을 방해하는 장애물도 있다(Higgins et al, 2010; Poghosyan et al, 2013). 연구 환경 발전에 가장 일반적으로 거론되는 장애물은 환자집단에 임상적인 접근, 임상의의 "승인", 행정적인 지원, 자원(돈, 시간) 확보, 연구결과를 완료하고 게재하는 것 등이다. 이러한 장애물과 해결책은 다음 섹션에서 다룰 것이다.

4) APN 연구활동에 대한 장애물 제거

과거에는 근거를 실무에 적용하는 것이 APN의 역할 기대였지만 임상연구의 실제적인 수행은 강조되지 않았다. The Joint commission과 같은 규제 기관이나 American Nurses Credentialing Center(ANCC), Magnet Recognition, American Critical Care Nurses(AACN) Beacon Award와 같이 근거기반간호를 시행하는 병원에 시상하거나 보상하는 단체에서는 연구수행이 인정의 요건이 되고 있다. 이러한 단체는 간호가 근거에 기반했을 때 임상결과가 개선되었음을 확인했다(AACN, 2011; ANCC, 2011; Steele-Moses, 2010). 임상연구와 APN 참여는 전문직으로서 매우 중요하다. 이를 위해서는 임상적으로 관련된 연구활동을 수행하는 데 있어 APN의 역할을 촉진하고 장벽을 제거하기 위한 다양한 방법이 필요하다.

(1) 임상적 접근 및 임상간호사의 승인

연구를 수행하기 위해 환자집단을 선택하는 것은 일반적으로 어렵지 않다; 연구질문이나 APN이 일하고 있는 실무환경이나 실무에서 선택하게 된다. 임상연구가 유용하고 실무의 현실적인 부분이 되기 위해서는 실무와 관련이 있어야 함을 기억하는 것이 중요하다. 관련된 참여자의 상호관심과 협력이 있을 때 승인이 더 잘 일어난다. APN은 탐구정신을 함양시키고, 연구가 일상의 여정이라는 생각을 강화시킬 수 있다. 임상 회진, 직원교육을 통하여 근거를 공유하거나 실무의 변화를 시범 보임으로써 실무에 영향을 줄 수 있는 임상적인 매개체로 작용할 수 있다. 이러한 방법으로 APN은 이론과 임상실무의 간격을 연결하는 역할을 하게 된다(Hutchinson et al, 2014).

연구가 임상실무에 중요하지 않다고 판단되면 연구를 위하여 임상에 접근하는 것이 거부될 수도 있다. 간호사가 관여하고 참여도가 높을 경우 환자에 대한 접근은 문제가 되지 않는다. 불행하게도 APN이 자신의 연구관심사만을 추구할 경우, 임상간호사의 지원을 받을 수 없다는 것을 쉽게 알 수 있다.

연구철학이나 참여를 격려할 수 있는 전략은 저널클럽 등과 같은 전통적인 해결책이 포함된다. 실제로 저널클럽은 몇 번의 회의만으로 지속되는 경향을 보이며, 임상현장에서 먼 곳에서 개최되는 경우가 많고, 많은 경우 영감을 주지 못하기 때문에 참석률이 저조하다. 이런 것들이 연구의 초점을 실무에 개입시키는 하나의 방법이 될 수는 있지만 완벽한 해답이 되지 않는다. 대신 실무위원회 회의나 임상적 딜레마에서 만들어지는 임상질문과 연결될 때 과학적 논문의 평가에 대해 훨씬 수용적이고 관심을 갖게 할 수 있다.

위에서 논의했던 것처럼 임상간호사는 자신의 실무에 직접적으로 적용할 수 있는 연구에 관심이 있다(Chulay, 2006; Gawlinski & Miller, 2011). 병동 기반 연구팀의 실행에 대해 심장외과 중환자실 간호사에 의해 수행된 연구의 평가는 간호연구에 기여하고, 환자의 결과를 개선하는 것으로 밝혀졌다. 임상간호사들은 연구가 자신의 임상실무에 얼마나 중요한지를 인식했다.

(2) 행정적 지원

돈과 시간이 필요한 임상 프로젝트에 대한 행정적인 지원은 APN이 이전에 성취한 성과에 따라 결정된다. 일반적으로 프로젝트가 성공하기 위해서는 많은 동일한 속성(인내심, 후속조치, 세부사항에 대한 주의 등)이 필요하다. 커뮤니케이션은 APN과 행정가 사이의 신뢰와 상호존중을 바탕으로 파트너십을 만드는데 필수적이다. 프로젝트의 진행상황, 프로세스의 장애물 인식 및 연구결과 배포 계획에 대한 업데이트는 행정적 이해와 향후 지원을 보장하는 데 도움이 된다.

연구기반의 실무를 개발하기 위한 목표를 위해 초기부터 APN과 행정가가 토의하는 것이 도움이 되며, 대화를 통해 APN의 연구가 성공하기 위해 일련의 논리적 단계를 설계할 수 있다. APN과 행정가가 프로그램의 철학과 경계(연구결과를 기관 외부에 발표할 수 있도록 회의 시간, 통계 분석, 교육과 재정적인 지원과 같은 다양한 측면의 지원)에 대해 정의하고 상호 동의하는 것이 중요하다.

마그넷 인정 프로그램(Magnet Recognition Program)이 확대됨에 따라 많은 병원이 임상간호연구의 역할을 확립하는데 전념하고 있다. 연구를 위한 보다 공식적인 체계는 APN이 임상연구에 참여하고 이끌 수 있는 기회를 향상시킨다. 경력관리체계나 특정시점에서 직원의 성과평가에서 연구를 하나의 평가요소로 채택할 수 있다.

(3) 시간과 비용

현재의 실무환경에서 실무변화 여부를 결정하기 위해 연구를 수행하거나 기존 연구를 평가할 수 있는 시간이 있다는 것은 믿기 어렵다. "우리는 바쁘다", "시간이 더 있을 때 하겠다."는 불평은 일상적인 것이다. 연구활동을 정상적인 업무시간의 일부로 수행할 수 있음을 보여주는 것은 APN의 성공을 보장하는데 필수적이다. 사실 이전 논의와 마찬가지로 연구프로젝트나 근거기반 실무 변경의 가능성을 고려할 때 임상환경의 현실적인 평가가 우선되어야 한다. 가능성을 평가할 때는 프로젝트에 소요되는 비용, 관련된 잠재적 재정적인 결과가 포함된다. 실현가능성과 재무적 해결책은 모두 이 장에서 다루었다.

연구 완료("마무리짓기")

연구과제의 성과를 주요 이해당사자들에게 제시함으로써 '마무리짓기'를 하는 것이 진정한 학문 표식이다. 일부 경우, 이는 병동 수준이나 또는 일반화가 가능하다면 다른 환자간호 영역에 연구결과를 요약해서 업데이트하는 것을 의미할 수 있다. 연구결과들은 지역이나 국가단위의 회의에서 발표되거나 논문으로 게재될 수 있을 것이다. 불행하게도 많은 APN들이 연구를 기반으로 하는 실무의 변화나 연구를 훌륭하게 수행하지만 그 결과를 확산시키지 못하고 있다.

연구자료를 어떻게 발표하는지를 배우는 것은 실무를 개선할 수 있는 중요한 기술이다. 우선 APN은 발표나 출판 경험이 있는 멘토를 찾을 필요가 있다. 글쓰기나 발표 기술은 APN의 초기에는 어려울 수 있지만 이러한 부분에 대한 노력을 과소평가해서는 안 된다. APN의 연구에 대한 발표나 출판물에 대한 관심을 갖는 기관은 임상의 직원들이 자신의 연구결과를 출판하거나 발표할 수 있도록 도울 수 있는 자체의 지원 시스템을 고려하는 것이 현명한 방법이다. 이러한 구체적인 멘토링은 APN에게 학문적 활동을 가르치는 데 도움이 된다. 더욱이 지원 약속은 연구결과를 확산시키고, APN과 병원이 간호학적 지식에 공헌한다는 인정을 받을 수 있는 기회를 보장할 수 있어서 매우 실질적인 도구이다.

임상연구에 대한 접근법: 두 기관의 경험

이 장에서 논의한 바와 같이 APN의 역량 수준이 시도하는 임상연구의 범위를 대부분 결정한다. 천천히 소규모로 시작하는 것이 필수적이다; 초기에는 병동 연구에서 시작하는 것이 적절하며, 이어지는 프로젝트는 임상 실무현장 수준이나 두 병동 이상의 병동을 대상으로 연구를 시도해보는 것이 좋다. 마지막으로 병원차원의 연구프로젝트를 시작할 수 있다. 수준에 관계없이 병원의 지원과 원활한 커뮤니케이션과 팀접근법이 필요하다. 성공적인 임상연구프로그램의 필수 요소를 보여줄 수 있는 두 병원의 경험을 공유하고자 한다.

1) 병동 기반 연구팀 – 간호연구프로그램

로널드 레이건 캘리포니아 대학교 로스앤젤레스(UCLA) 메디컬 센터에서 병동 기반 연구팀에 속하는 간호사의 멘토링을 강조하는 연구소가 설치되었다(Gawlinski & Miller, 2011). 간호사들은 임상연구팀의 리더인 APN과 협력적으로 연구를 진행하였다(Gawlinski & Miller, 2011). 연구소에서는 경쟁과정을 통해 1~5개의 연구팀을 모집하였다. 각 팀은 4~5명의 일반 간호사와 한 명의 팀리더로 구성되어 있다. 연구소장은 연구소를 관장하는 박사학위를 가진 연구자로서 일반간호사와 팀리더의 연구 멘토(research mentor, RM)가 되었다. 연구팀은 한 달에 2회씩 미팅을 가지면서 연구질문 선정, 연구계획서 작성, 문헌고찰, 자료분석 등의 연구과정과 프로젝트의 전반적인 측면을 확인하였다. 연구결과는 병원 내부와 외부(국가적인 수준)까지 공유되었다.

연구에 참여한 사람들은 모두 훌륭한 경험이었다고 보고하였으며, 동료에게 이 과정을 추천하겠다고 하였다. 이 프로그램은 간호연구 개발에 있어 간호사의 참여를 지원하고 촉진하였다.

2) 전문직 간호사조직의 연구프로그램

버지니아 대학의 The Professional Nursing Staff Organization(PNSO)는 생산적이고, 병원 내에 널리 보급되며, 지속 가능한 임상간호연구 프로그램을 수립하겠다는 목표를 세웠다. 이러한 목표를 달성하기 위하여 PNSO는 병원 APN 중 병동 기반의 임상연구 경험이 있는 한 명의 도움을 요청하였다(Burns, 2010). 이 프로그램의 철학은 임상연구가 간호실무에 필요한 부분이고 모든 수준의 임상직원이 참여해야 한다는 것이었다. 이를 위해서 병원 차원의 연구환경을 만드는 것은 필수적이었다. 전문직 간호사를 위해 설계된 공식적인 병원의 연구프로그램이 중요한 요소였다.

PNSO 프로그램이 성공적이고 지속되기 위하여 이 프로그램의 초점은 임상의 연구자들의 성장이었다. 이 프로그램 책임자의 역할은 선별된 연구자를 한 단계씩 연구를 가르치는 것이었다. 공식적인 교육을 열어서 연구에 대한 측면을 교육하고 그들이 자신의 팀과 함께 연구를 발전하는데 필요한 부분을 지속적으로 도와야 하기 때문에 이러한 관리 감독은 시간과 노력을 집중시킨다.

임상연구자는 신중하게 선정되었다. 이들은 RM으로 불리웠는데, 그 첫 번째 이유는 프로그램 책임자로부터 프로젝트를 수행하는 모든 측면에서 팀을 어떻게 가이드하고 멘토링할 것인지를 배운다. RM이 학습하는 멘토링 기술은 리더십의 다른 측면으로 이전 가능하며, 이는 APN역할의 핵심이기도 하다. 두 번째 이유는 프로그램의 주요 목표 중 하나는 지속가능한 프로그램을 개발하는 것이다. RM의 첫 연구가 완료된 후, 그들에 대한 기대는 책임자로부터 집중적인 감독과 지침이 덜 필요한 2세대 연구를 개발하는 것이었다. RM 프로그램은 연구역량을 구축하고 조직과 연구수행을 위한 지속 가능한 구조를 만드는 가장 좋은 방법 중 하나이다. 이러한 성공적인 모델은 대중화되었고, 현재 400여명 이상의 임상간호사가 프로젝트에 참여하고 있다(Burns, 2010). 연구주제는 매우 광범위하지만, 연구완료가 가능하도록 상당히 좁게 초점이 맞춰져 있다. 이 개념을 설명하기 위해 다음 3가지 예를 보여준다.

(1) TCV 수술 후 소아환자에서 일회용 심전도 케이블과 다회사용 심전도 케이블 사용에 있어 ATP 결과 비교

소아중환자실에서 종격동 감염률이 목표치를 초과하였다. 이 병동의 간호사들은 감염의 잠재적인 위험요인을 탐색하고, 감염을 줄이기 위한 전략을 수행하는데 관심을 가지고 있었다. 오염된 ECG lead가 깨끗한 종격동 수술부위의 잠재적인 감염원이라고 생각하고, ECG lead의 ATP 수준을 검사하기 위한 연구를 설계하였다. 연구의 목표는 PICU의 흉부외과 수술환자에게 사용된 일회용 lead와 다회사용 lead의 ATP수준에 대한 자료를 모으는 것이었다(Addison et al, 2014). 연구는 일회용 lead와 다회사용 lead 그룹을 무작위 배정하였다. 이 연구는 소아흉부외과 수술 후 다회사용 lead와 비교했을 때 일회용 lead가 통계적으로 유의한 수준의 ATP수준이 감소하였음을 보여주었다. 이 연구를 통하여 병원에서 입원환자와 당일수술센터에서는 다회사용 lead를 일회용으로 대체하였다. 이 결과는 다양한 전문포럼에서 발표되었고, 동료 평가 학술지에 게재되었다.

(2) 간호사 주도 전략은 심혈관 클리닉 성인 환자의 폐렴구균 예방접종률을 향상시키는가?

심혈관센터의 간호사는 폐렴구균백신 가이드라인에서 권고하는 접종률보다 낮은 결과에 주목하였다. 각 간호사들은 기존에 확립된 연구도구를 사용하여 백신 접종에 대한 자신의 장벽을 평가했다. 결과를 검토한 후 간호사들은 예방접종에 대한 몇 가지 장벽에 주목했다. 이전에 시행된 연구도구를 다면적 중재 프로그램의 구현이 적격 환자들 사이의 예방접종 비율을 증가시킬 것인지에 대해 의문을 가졌다(Turndusrer et al, 2014). 연구결과는 이 중재 프로그램이 백신 접종률을 높이는데 효과적이었음을 보여주었다. 연구팀은 모든 외래간호사가 환자를 평가하고 매일의 실무에서 백신을 조언하고, 투여하는 것이 일상 업무에 적합해야 하며, 치료의 기준이 되어야 한다고 결론지었다. 이 연구를 통하여 병원에서는 백신의 접종률을 높일 수 있는 전략을 개발하는 태스크포스를 설치하였으며, 연구결과는 다양한 전문직 학회에서 공유되었고, 저널에 게재하게 되었다.

(3) 내과계 중환자실에서 욕창발생에 영향을 미치는 요인은 무엇인가?

욕창은 통증, 불편감, 감염위험, 의료비용 상승, 재원일수의 연장과 같은 좋지 않은 결과를 초래한다. 내과계 중환자실 간호사는 욕창발생 위험을 평가하는 도구가 중환자실(Intentive Care Unit)과 급성기 성인환자와 구별되지 않는다는 것을 알게 되었다(Lahmann et al, 2012). 내과계 중환자실 내에 욕창발생과 관련된 요인을 밝히려는 연구팀이 구성되었다. 15개월간 욕창 환자를 후향적으로 조사한 결과 vasopressor의 투여와 재원일수가 욕창발생의 가장 중요한 요인임을 밝혔다. 연구결과를 통해 중환자실 환자의 특성을 반영한 중환자실 욕창발생 사정도구가 필요하다고 제시하였다. 이 연구는 전문직 포럼을 통해 공유되고 저널에 게재되었다.

(4) 연구 프로그램의 성과

이 임상연구 프로그램은 첫 5년동안 목표를 달성하였으며, 다음은 프로그램별 목표에 따른 예시이다(Burns, 2010).

- **선발된 임상직원의 교육과 훈련을 통해 연구기반의 간호문화 개발**
  52명 이상의 간호사가 훈련을 받았으며, 32개 병동의 400명 이상의 간호사가 프로그램 임상연구자가 진행하는 프로젝트에 참여하고 있다. 매년 경쟁과정을 통해 새로운 지원자를 선발하고 관심과 열정은 매우 높다.
- **간호연구프로그램과 임상연구를 수행하는 간호사의 성장과 발전을 지원하는 기반 시설의 발전**
  PNSO 연구책임자와 부책임자가 조직도 내에 명시되어 있으며, 그들의 역할은 명확하고 가시적이다. 행정과 사무적 지원이 있으며, 연구활동이 가능하도록 재정적인 지원도 명시되어 있다.
- **연구결과를 확산함으로써 간호실무를 개선함**
  간호실무위원회 절차를 통하여 병원 내에 연구결과를 적용한다. 많은 연구결과가 지역, 국가적으로 발표가 이뤄지고, 16개의 연구가 게재되었거나 게재가 검토 중이다.
- **간호연구의 업적을 인정하고 축하함**
  연구프로그램과 그 결과는 직간접적으로 마그넷이나 비콘상, 언론미디어(지역 TV 방송국, 웹게시물, 뉴스기사[뉴욕타임즈])와 같은 채널을 통하여 인정받게 되었다. 연구결과와 프로젝트는 병원 내 매년 열리는 '근거기반실무의 날'을 통해 내부적으로 수상할 수 있도록 하여 기억되도록 하였다.

결 론

상급간호실무에 있어서의 탁월성은 지속가능하고 적극적인 근거기반실무를 만드는데 달려 있다. APN이 실무를 지도하고 구체화하기 위해서는 연구는 APN자신의 실무에 통합되어야 한다. 과학적 보고서의 결과를 읽고, 적용하는 연구의 소비자가 되거나, 또는 임상질문에 대한 답을 찾기 위해 실제 연구를 수행하던지 연구는 일상 실무의 중요한 요소라는 것은 명백하다. RM과 리더로서의 APN의 역할은 근거기반실무를 실무에 통합하고 확산하는데 필수적이다. 그래야 연구가 진정 "우리가 하는 일의 일부'가 될 것이다.

제 17 장

총체적, 보완적, 통합적인 건강 접근

Carole Ann Drick

학습 목표

이 장의 결과로 기대되는 학습 결과

- 국립보완대체의학센터(National Center for Complementary and Alternative Medicine, NCCAM)를 국립보완통합건강센터(National Center for Complementary and Integrative Health, NCCIH)로 개명한 결과에 대해 논의한다.
- 전문 간호에 대한 확장된 이론적 기반으로서 전인적 구조를 예시한다.
- 보완적/통합적인 건강(CIH) 개발의 진행상황을 평가한다.
- 전인적 접근법의 NCCIH 분류를 설명한다.
- 건강 관리 개혁이 전인 간호의 미래에 미치는 영향에 대해 논의한다.
- 전문 간호에 대한 보조로 간호사 코칭을 설명한다.
- CIH 연구 확대를 위한 요구를 지원한다.
- 전인 간호와 CIH의 관계를 보여준다.
- 전문간호실무 이슈와 CIH를 구별한다.
- 전인 간호의 윤리적 문제에 대해 논의한다.

서 론

소비자들이 인터넷으로부터 건강과 질병 정보에 접근하는데 더 많은 지식을 갖게 되면서 지난 35년 동안 "자연 치유법"과 동양 의학 및 민간요법에 대한 관심이 높아졌다. 역사적으로 대체의학으로 알려진 분야는 서서히 보완대체의학(complementary-alternative medicine, CAM)으로 진화했다. "이제 최근 국립보완대체의학센터(National Center for Complementary and Alternative Medicine, NCCAM)에서 국립보완통합건강센터(National Center for Complementary and Integrative Health, NCCIH)로 명칭이 바뀌었으며, 환자를 돌보는 입장으로서 간호사는 환자의 건강 지식 결정에 도움을 주기 위해 새롭게 부상하는 용어에 익숙할 필요가 있다. NCCIH는

'보완적'을 전통의학과 함께 사용하는 실무로 정의하고, '대체적'은 전통의학 대신 사용하는 비주류적 실무를 말한다. '통합적' 의료는 전통적인 접근법과 보완적 접근법의 조정을 포함한다. 대체의학에서 통합적 의료로의 초점 변화는 오랫동안 통합의학의 챔피언이었던 전인간호의 역할을 뒷받침한다"(미국전인간호사협회[American Holistic Nurses Association, AHNA], 2016). 차례로 NCCIH는 보다 간결한 유형의 보완적 건강 접근법을 개발했다(표 17.1).

상급간호를 위해서는 보완적이고 총체론적이라고 일컫는 두 용어가 바람직하다. 왜냐하면 모두 양식보다 더 큰 철학적 체계를 의미하기 때문이다. 보건의료의 더 큰 그림을 위해서는 통합 건강이라는 용어가 더 적절하다. 본 장에 제시된 데이터 중 일부는 명칭 변경, 재정의 전 관행 및 연구문헌을 반영하기 때문에, CAM이라는 용어가 가끔 사용된다. 그러나 CAM은 철학적인 접근보다는 형식성에 중점을 두고 있음을 시사한다. 본 장에서 CAM, 보완 및 총체론 등의 용어는 "보완적 양식의 생체의학적 치료 모델에 포함된 것을 반영하는 통합적 건강이라는 용어와 간호실무의 통합적 특성"을 반영한다. 접근이라는 용어는 이제 양식, 치료법 또는 요법을 대체한다. 이것은 서양의 생물의학 의료시스템의 철학적 기반을 총체적 돌봄의료 철학에 기반하는 것으로의 변혁의 첫번째 단계이길 바란다.

역사적으로 간호사는 총체적인 관리와 보완 및 통합 건강(CIH) 양식의 개발에 앞장서 왔다. 플로렌스 나이팅게일(1859/1969)의 초기 통계 및 임상연구에서는 보건의료계에 건강과 치유에 있어 환경과 영성의 중요성에 대해 가르쳤다. 나이팅게일은 간호사가 환자를 자연적으로 치료되기 가장 좋은 상태로 관리하는 것이 모든 질병으로부터의 본질적인 '회복 과정'이라고 믿었다. 아프고 다친 사람들의 치유를 돕기 위해 청결, 신선한 공기, 색상, 신선한 음식, 그리고 애완동물의 존재를 강조하는 포괄적인 접근을 주장했다. 또한 영성을 강조했다.

기본적인 간호학 문헌에 전인적, 생물-심리학-

표 17.1

CIHA 및 전인 간호와 관련된 용어

용어	정의	출처
총체적 돌봄	신체, 정신, 감정, 정신 등 온전한 사람의 욕구를 다루는 접근과 개입을 말한다.	미국전인간호사협회[American Holistic Nurses Association, AHNA]의 보완적 통합적 건강 접근법 [Complementary and Integrative Health App- roaches, CIHA 2016]을 적용하는 간호실무에 대한 입장
보완적 접근	관행상 전통의학과 함께 사용된다.	국립보완통합건강센터(National Center for Com-plementary and Integrative Health, NCCIH)
대체적 접근	전통 의학 대신 사용되는 비주류 관행을 의미한다.	국립보완통합건강센터(National Center for Com-plementary and Integrative Health, NCCIH)
통합적 건강관리	기존 및 보완적 접근방식의 조정을 포함한다.	국립보완통합건강센터(National Center for Com-plementary and Integrative Health, NCCIH)

사회적-정신적-문화적 모델이 소개되었다. 간호사는 치유과정에서 대인관계의 역할에 가치를 두고 환경적 영향과 문화의 역할을 포함한다. 간호사는 준비된 출산 교육, 수술 프로그램 준비, 부드러운 마사지의 사용 등 편안함을 증진시키는 정신-신체 접근법의 통합에 있어 선구자였다. 이완, 이미지, 치료적 관계와 의사소통의 육성, 치료적 접촉(theapeutic touch, TT)과 치유적 접촉(Healing touch, HT)의 발달은 수십 년 동안 우리의 총체적 간호 어휘의 일부였다. 편안함을 고취하고 치유를 강화하기 위해 많은 병원과 외래 환경에서 간호사들은 이제 또 다른 "미묘한 에너지(Subtle Energy)" 접근법인 기 치료(Reiki)를 실행하고 있다. 그러나 1981년에 정식으로 시작된 총체적 간호 기반은 우리의 전문성 발전 과정 내내 흥망성쇠를 거듭했다. 1960년대 후반에 전문간호사(NP) 운동이 전개되면서 간호사들은 더욱 '의료화' 초점과 실무 양쪽에 특화되었다. 결과적으로, 많은 간호사들은 환자의 총체적 욕구를 충족시키기 위해 조금 준비되어 있거나 전혀 준비되지 않았다. APN은 그들 자신이 의료적인 측면에만 초점을 맞추고 있다는 것을 알고 있으며, 더 높은 직업 만족도와 더 적은 과부하를 촉진하는 보다 총체적인 접근방식의 풍부함을 재발견한다.

APN은 집단-특화된 지식과 기술(예, 아동, 여성, 정신건강 환자)에 더욱 전문화 됨에 따라, APN은 통합된 전체로서가 아니라 개인이나 집단으로서의 일부분에 몰두하게 되었다(Ericson, 2007). 이에 대해 Kubsch와 동료들(2007)은 환원주의적 기준 프레임(즉, 현재의 동종요법 의료시스템 및 일부 NP 프로그램의 특징)에서 보완적 접근방식을 포함하는 전체론적 철학을 반영하는 것으로 패러다임 전환을 주장했다. 이러한 변화에서 건강은 웰빙과 동의어다. 그러나 이러한 패러다임의 변화가 일어나고 있는 가운데 의사, 간호사, 소비자 사이에 긴장이 지속되고 있다. 고객 만족과 비용 절감 및 기관 실무자 생산성 할당의 균형을 맞추려는 시도에서 긴장은 더욱 고조되었다.

전체론과 전인적 간호 (HOLISM AND HOLISTIC NURSING)

자신들을 "전인적"이라고 여기는 많은 간호사들은 보완적/통합적 건강접근법(CIHA)을 설립했다. 미국전인간호사협회(AHNA)에 따르면 전인간호는 전체론의 두 가지 관점을 인식한다. (a) 개인의 생물-정신-사회-영적 차원 간 상호관계를 식별하는 것, 즉 전체가 그 부분들의 합보다 크다는 것을 인식하는 것, (b) 환경과의 상호 과정에서 개개인을 하나의 단일 조직으로 이해해야 한다. 두 가지 관점은 모두 중시되며, 간호 목표는 어느 한 틀 안에서든 달성할 수 있다(AHNA, 2013). 전체론적 철학은 CIHA의 전문간호실무와 전인간호실무에 대한 이론적 기반과 일치한다. 이러한 전체론의 강조가 본 장의 틀이다. 그러므로 접근법(보완적 또는 관습적)은 실무자의 전체론적 의도보다 덜 중요하다. APN의 위험은 실천을 위한 이론적, 철학적 기초보다는 접근방식에 너무 큰 중점을 두는 데 있다. 이러한 기초는 전체론적 간호학의 과학과 예술로도 볼 수 있다.

치유는 간호 실습의 기본이며, 전인간호 및 보완적 양식과 함께 자주 사용되는 용어다. 그것은 종착점이라기 보다는 과정이다. 전체론은 치료법을 포함할 수 있지만, 그것은 산산조각 나거나 조각난 느낌에서 새로운 또는 총체적인 회복을 의미한다. 인간은 인생 경험에 대한 인식의 변화를 알게 되고, 새로운 의미를 찾으며, 종종 새로운 행동으로 발전한다(Zahourek, 2009).

제1회 미국 Samueli 심포지엄(2002년 통합의학을 중심으로 한 학술 보건소 컨소시엄)에서는 6명의 간호 지도자들을 포함한 패널들이 치유에 대한 정의와 연구 문제를 놓고 고심했다. 그들은 연구와 실무의 기초로서 "치료 관계"의 과정과 잠재적 결과에 대해 논의하였다(Quinn et al, 2003). 이 관계는 "치유를 촉진하는 치료를 행하는 자와 치료를 받는 자의 상호작용의 질과 특성"이며, "감정, 배려, 사랑, 따뜻함, 믿음, 자신감, 신뢰, 정직, 기대, 예의, 존경, 소통"을 포함한다(Dosey, 2003, p. A11). 그 기간 동안 Donnelly(2006)는 "전인적 간호중재는 항상 사람, 지역 또는 가족의 관점에서 비롯되었다"고 설명했으며, 전인적 간호가 오늘날의 의료시스템을 변화시키는데 도움이 될 수 있음을 시사했다. 전인적 간호란 "전체 치유를 목표로 하는 모든 간호실무"이다(AHNA, 1998).

1) 미국전인간호사협회(AHNA) 정보

전인간호는 전통적, 보완적, 총체적 접근방식을 통합하여 전체로서 인간의 신체적, 정신적, 정서적, 관계적 건강을 개선하는 데 초점을 맞춘다. 간호사의 자기관리, 자기반추, 존재감을 키워 양질의 사람 중심의 진료를 강화한다. 1981년 설립 당시, AHNA는 간호사, 기타 보건의료 전문가, 일반인들 사이에 인지도를 높이고 교육을 촉진함으로써 전인적 의료의 발전을 주요 임무로 채택했다. 이 전문간호단체는 일반 간호사(RNs)와 전 세계의 다른 전인건강 관리전문가들을 위한 전인간호에 대한 결정적인 목소리가 되고 있다.

2007년, AHNA는 ANA에 의해 자체의 범위와 표준화된 실무가 있는 전문 분야로 인정받았다(AHNA & ANA, 2007; Mariano, 2007). 2013년 AHNA 범위 및 실무 표준이 개정되었으며(AHNA & ANA, 2013) 2018년에는 제3판을 이용할 수 있게 된다.

전문 분야로서 전인적 간호는 "철학, 지식체계 그리고 인간의 총체, 신체의 상호 연계성, 정신, 에너지, 사회/문화적 관계 맥락, 환경을 인식하는 실무에 철학, 지식 체계와 선진적인 간호 기술이 적용되었다. 철학적으로 그것은 단순한 양식만이 아니라 세계관이다."(Mariano, 2007, p. 166). 이 명확하고 간결한 요약문은 오늘날에도 여전히 유효하다. Practice는 다양한 치유 시스템에서 도출되고 CIHA를 통합하고, "조건 없는 존재 의도"를 통해 치유 환경을 조성하며, 자기 관리와 자기 책임은 필수적인 요소다. 전인적 간호 접근은 어떤 관습적인 관행에도 통합될 수 있다.

1985년 이전에는 수십 년 동안 간호사들이 현재는 이름이 바뀐 NCCIH에 의해 명확하게 정의된 전인적 접근법을 사용했다. 그 중에는 휴식, 예술, 안내 이미지, 움직임, 마사지, 명상, 음악, 음향 치료, 기도 등이 있다. 간호사들은 다양한 임상환경에서 치료적 접촉(Therapeatic touch, TT)과 치유적 접촉(Healing touch, HT), 아로마요법, 레이키(Reiki)와 같은 미묘한 에너지 치료법을 업무에 포함했다(Dossey & Keegan, 2016).

보완 및 통합 건강 개발의 이정표

보완적 건강 접근법을 위한 연구 기반은 계속해서 증가하고 있다. NCCIH는 1999년 대체의학국의 발전으로 국립보건원(NIH)에 설립되었다. 그들의 임무는 엄격한 과학적 조사를 통해, CIH 중재의 유용성과 안전성을 규정하는 것과 보건과 의료의 발전에 있어 그들의 역할을 정의하는 것이다.

가장 최근(2012)의 (미국)국민건강설문조사(NHIS)와 지속적인 연구는 미국 성인의 약 33.2%가 보완적 건강 접근법을 사용한다고 보고하였다(NCCIH, 2016b). NCCIH는 260개 이상의 기관에 연구자금을 지원하고 실무자, 연구원 및 소비자를 위한 정보를 제공한다. 인터넷에서 얻을 수 있는 정보를 포함하여, 접근법과 보충물에 대한 최신 연구 편집, 연구 블로그, 페이스북, 트위터, 유튜브, 전용 포털을 통해 의료서비스 제공자에 대한 지속적인 교육 시리즈 및 지원을 제공한다.

NCCIH는 최근 CIHA의 천연 제품, 심신 요법, 조작 가능한 신체-기반 실무, 전체 시스템 접근법, 기타 범주를 천연물과 심신 요법이라는 2개 하위그룹으로 분류하고, 2개의 큰 하위그룹 중 하나에 배타적으로 맞지 않는 접근방식에 대해 다른 하위그룹으로 분류했다. 이러한 변화는 TT, HT, 레이키 또는 다른 에너지 요법을 실무에 적용하는 많은 간호사를 만족시키지 못할 것이다. 왜냐하면 그것들은 사례에서 누락되었기 때문이다. 마찬가지로 에너지 치료법이란 용어도 생략되었다(박스 17.1).

이전의 웹사이트(NCCAM)에 따르면, 일부 CAM 업무는 건강에 영향을 미치는 다양한 에너지 분야를 다루는 것을 포함한다. 그러한 분야는 실제(측정 가능) 또는 추정(측정할 수 있는)으로 특징지어질 수 있다. 검증가능한 에너지 형태에 기반한

박스 17.1

국립보완통합건강센터 분류시스템

대부분의 보완적 건강 접근법은 천연 제품 또는 심신요법이라는 2개의 하위그룹 중 하나로 분류된다.

천연제품

이 그룹은 허브(식물이라고도 함), 비타민 및 미네랄, 유산균과 같은 다양한 제품을 포함한다. 그것들은 널리 판매되고, 소비자들에게 쉽게 구할 수 있으며, 종종 건강 보조식품으로 판매된다.

심신요법

심신요법은 훈련된 전문직 종사자나 교사가 관리하거나 가르치는 크고 다양한 절차나 기법을 포함한다. 2012년 국민건강보험공단은 요가, 척추지압 및 정골 치료, 명상, 마사지 요법이 성인들이 가장 많이 사용하는 심신요법 중 하나라는 것을 보여주었다. 요가의 인기는 최근 몇 년 사이 극적으로 증가해 2002년에 비해 2012년엔 거의 두 배나 많은 미국 성인들이 요가를 하고 있다.

그 밖의 심신 치료법으로는 침술, 이완법(호흡 운동, 유도 영상, 진행성 근육 이완법 등), 태극권, 기공치료, HT, 최면요법, 운동요법(Feldenkrais법, Alexander법, 필라테스, 롤핑 구조 통합, Trager 정신물리학 통합 등) 등이 있다. 심신요법에 대한 연구는 실무 정도에 따라 크게 다르다. 예를 들어, 연구자들은 침술, 요가, 척추 도수치료, 명상에 대해 많은 연구를 했지만, 몇몇 다른 실무에 대한 연구는 미흡하였다.

기타 보완적 건강 접근법

앞에서 논의한 2개 영역인 천연제품과 심신요법은 대부분의 보완적 건강 접근법을 수용한다. 그러나 전통 치료법, Ayurvedic 의학, 전통 한의학, 동종요법 및 자연요법 등과 같은 일부 접근방식은 어느 한 영역에도 완벽히 들어맞지 않을 수 있다.

Adapted from National Center for Complementary and Integrative Health. Retrieved from nccih.nih.gov.

박스 17.2

국립보완 및 통합건강센터에서 사용 가능한 자원

NCCIH 웹사이트는 공공 영역에 광범위한 정보를 포함하고 있으며 복제 유포를 장려한다.

- 보완적, 대안적, 통합적 건강상태: 이름에는 무엇이 있는가?
- 식이요법 및 허브제 보충제
- 약초 한 눈에 보기
- 사용통계
- 안전정보
- 건강 주제 A-Z 또는 건강 정보: 가장 자주 보는 건강 주제: 침술, 관절염, 촛대 승마, 암, 킬레이트화, 카이로프랙틱스, 식이보충제, 우울증, 에키네이셔, 마황, 은행, 인삼, 글루코사민, 동종요법, 약초, 명상, 갱년기, 성요한초
- 임상시험 및 연구
- 정부보조금 및 자금 조달
- NCCIH Clearing House-NCCIH 또는 모든 보완적 건강 접근법에 대한 정보. 전화: 888-644-6226, FAX: 866-464-3616, 이메일: info@nccih.nih.gov; 서면: NCIH 클리닝하우스, PO 박스 7923, Gaithersburg, MD, 20898-7923.
- 연락방법: 이메일, 업데이트, 소셜미디어 팔로잉, 전문가와의 라이브 채팅 또는 다양한 이메일 업데이트 구독
- 치료 정보: 상태 항목 A-Z에서 조건으로 나열되고 다시 라벨링되어 사용가능. https://nccih.nih.gov/health/atoz.htm에서 이용 가능
- 국립보건원 컨센서스 개발 프로그램: 2013년에 질병예방국은 공식적으로 이 프로그램을 중단했다.

국가보완 및 통합건강센터로부터 각색. nccih.nih.gov에서 검색됨

실무에는 전자기장 분야(예: 자석 요법 및 빛 요법)를 포함된다. 추정 에너지 분야(바이오필드라고도 함)에 기반한 실무는 일반적으로 인간에 미묘한 형태의 에너지가 주입된다는 개념을 반영한다. 그러한 중재에는 기공(Qigong), 레이키(Reiki), TT, HT 등이 포함된다. 이러한 양식에서 실무자들은 멀리서 또는 그 사람에게 손을 얹거나 그 사람 근처에 있는 사람에게 보편적인 에너지를 전달하는 의도로 사용한다. 불행하게도, 이러한 광범위한 설명은 더 이상 2016년 이후 현재의 웹사이트에서 찾아볼 수 없다. 그러나, 이제는 훨씬 더 심층적인 연구와 출판 목록이 있다. 한때 설명이 필요했던 것이 이제는 더 일반화되어 받아들여지고 있다.

많은 보완적 건강 접근법은 개인 또는 자가 관리 활동(예: 운동, 명상, 기도), 천연 및 허브 제품(예: 처방전 없이 살 수 있는 건강보조식품, 허브, 메가비타민, 그리고 프로바이오틱스) 또는 전문직 종사자(예: 침술사, 지압사, 한의사)가 제공하는 치료법이다. 일부 실무는 문화와 전통에 기반을 두고 있으며, 다른 실무들은 기존의 간호 중재(TT와 HT)이다.

보완적 건강 접근방식으로 간주되는 양식은 연구가 그 메커니즘, 효능 또는 안전성을 뒷받침하기 때문에 특정 실무가 더욱 표준화됨에 따라 계속 변화한다. 침, 지압, 아로마요법, 바이오피드백, 척추지압, 식이요법, 운동, 심상요법, 일부 한방 의학, 일부 동종요법, 유머, 최면, 자석, 마사지, 명상, 음악, 기도, 이완 기술들 모두 현재 상당한 연구에 기반을 두고 있다; 이러한 양식에 대한 보고서는 현재 NCCIH 웹사이트(http://nccih.nih.gov/health)에서 확인할 수 있다. NCCIH를 통해 제공되는 다양한 자료는 박스 17.2를 참조한다.

1) 2016 NCCIH 전략적 계획

NCCIH는 2016년 2월 전략적 계획인 '보완적 · 통합적 건강의 과학탐구: 제4차 전략 계획 2016-2020'을 발표했다. 이 계획은 3개의 과학적인 목적과 2개의 공동목표 하에서 목적과 목표를 요약하고 과학적 차이와 기회를 고려한다. 이 계획의 과학적 목표는 *NIH-Wide Strategic Plan, Fiscal Years 2016-2020:* Turning Discovery Into Health (https://www.nih.gov/about-nih/nih-wide-strategic-plan)의 목표와 일치한다는 점에 유의하여야 한다. 이 전략 계획 내에는 각각 2~3개의 전략적 목표가 있는 5개의 목적이 있다. 전문간호사와 관련하여 중요한 세 가지 목표는 다음과 같다:

1. 기초과학과 방법의 발전
2. 관리가 어려운 증상에 대한 관리 개선
3. 건강증진 및 질병예방 육성

(1) 목표 1: 기초과학과 방법의 발전

사람들은 허리나 목 통증, 관절염이나 기타 근골격계 통증, 불면증 등 치료가 어려운 질환과 질환의 증상을 관리하기 위해 보완적 건강 접근법을 흔히 사용한다. 최근의 증거는 일부 보완적 건강 접근법이 이러한 증상들을 완화하는데 도움이 된다는 것을 시사한다; 어떤 경우에는 그들은 고통과 감정 관리에 관련된 선천적인 생물학적 과정들에 관여한다. 그러한 중재가 기존 접근방식을 증가시키는지 여부와 어떻게 증가시키는지를 이해하고 관련 생물학적 메커니즘을 식별하기 위해 더 많은 연구가 필요하다.

(2) 목표 2: 관리하기 어려운 증상에 대한 관리 개선

많은 상급 실무전문가는 사람들이 더 건강한 생활방식을 채택하고 지속하도록 동기를 부여하기 위해 아로마요법, 명상, 휴식, 운동 치료, 요가 등과 같은 보완적인 건강 접근법을 사용한다. 건강증진을 위해 건강 보조식품이나 허브와 같은 천연 제품도 사용된다. 그 근거는 보완적 건강 접근법을 사용하는 사람들이 더 나은 건강 추구 행동을 할 수 있다는 생각을 뒷받침한다.

(3) 목표 3: 건강증진 및 질병예방 육성

NCCIH는 활동과 예방을 다루는 연구를 지속적으로 완전하게 지원하며, 이를 지원하는 보완적 건강 접근법에 대한 근거기반 정보를 전문인과 일반 대중 모두에게 제공한다. 2016년 계획에서 계속적인 실현과 강조는 임상 실습의 "실생활"에 적용되고 생성되는 연구를 위한 것이다. 보완적 건강 접근법과 관련된 생물학적 과정을 연구하기 위한 기초 연구는 계속될 것이다. 실무에서 보완적 건강 접근법의 결과 연구와 효과성은 환영받고 있으며 적절한 추가 사항이다.

2011년 보건의료 개혁

4년간 건강보험개혁법(ACA)의 많은 부분들이 시행되고 원래 보험에 가입할 수 없는 약 4,860만의 사람들이 보험 가입 후에도 여전히 APN에게 영향을 미치는 많은 조항이 남아 있는데, 여기에는 건강유지, 예방, 만성질환 및 관련 증상의 더 나은 관리에 중점을 두고 있다. 예를 들어, 미국인들, 특히 어린이 비만을 다루는 것은 APRN이 보완적 건강 접근법을 포함한 다양한 접근법을 사용할 수 있는 기회를 제공한다. 이러한 건강관리 문제는 보완적 건강 접근법에 잘 대응하는 경우가 많다. APN은 자신의 업무 범위와 기준 안에서 준비가 되어 있고 매우 능력이 있지만, 지속된 간호사와 의사 부족은, 이미 혹사를 당하고 있는 보건의료시스템에 큰 문제점을 야기하고 있다. 마찬가지로 중요한 것은 간호사들이 면허의 전체 범위까지 행할 수 있는지에 대한 이슈이다. 다음의 의학연구소(IOM) 보고서는 이 상황을 더욱 조명한다.

2010년 의학연구소 미래 및 2020년 간호 목표에 관한 경과보고서

IOM 보고서 '간호의 미래'(2010)는 미국이 보건의료시스템을 변화시켜 양질의 진료를 제공함으로써 간호사가 중요한 역할을 하는 가운데 건강 결과 개선을 이끌어내는 것으로 보았다. 비록 APN의 확대된 역할이 정밀하게 검토되고 있지만, 1차 진료에서의 이러한 역할은 다수의 복잡하지 않은 일반 질병에 대한 진단/관리와 만성질환 관리 및 예방 서비스를 제공함에 있어 중요하다고 여겨졌다. APN이 받은 교육과 훈련을 바탕으로 할 수 있는 것과 주 및 연방 규정에 따라 할 수 있는 것 사이의 갈등은 그들이 더 원활하고 알맞은 질 높은 진료를 제공할 수 있도록 해결되어야 한다(Fairman, Rowe, Hassmiller, & Shalala, 2011). 모든 주에서 업무범위 규정은 간호사 뿐만 아니라 각 직업의 교육 및 훈련의 전체 범위를 반영할 필요가 있었다. 협력적 팀워크에 초점을 맞춘 모든 직업에 대한 장벽을 제거하면 국가 전체의 관리를 극대화하고 개선할 수 있다.

IOM 보고서, NCIH의 2010년 전략 계획과 건강보험계혁법의 강령들은 모두 예방, 만성질환의 관리, 삶의 모든 단계에서 안락의 증진은 우리 사회가 열망해야 할 목표라고 주장했다. 이러한 강령들은 건강한 생활방식을 촉진하기 위한 비침습적이고 보다 자연스러운 개입과 기존의 의료행위에 잘 반응하지 않는 만성질환 관리에 초점을 맞춘 많은 보완적 건강 접근방식에 반향을 가져왔다.

2015년 IOM은 2020년 간호 목표에 대한 경과 보고서를 내놓았다(Lynch, 2015). 구체적인 권고사항은 의료와 돌봄의 장벽을 없애고, 교육을 혁신하며, 협력하고 선도하며, 다양성을 증진하고, 데이터를 개선하는 분야에 있었다. 위원회는 "단일직종, 혼자 일하는 어떤 직업도 환자와 지역사회의 복잡한 요구를 충족시킬 수 없다"고 결론지었다. 간호사는 리더십과 혁신에 대한 기술과 역량을 지속적으로 개발하고 의료 제공 및 보건의료시스템 재설계에서 다른 전문가와 협력해야 한다. '간호계'의 이행과 진화하는 건강관리 환경의 변화를 계속 진전시키기 위해서는 캠페인을 포함한 간호계 내외의 이해관계자들과 연합을 구축하고 강화해야 한다.

최근 5년간 다음과 같은 진전이 이루어졌다.

- 많은 간호사들이 고등교육을 위해 학교로 돌아가고 있다; 많은 기관과 지역사회와 일부 주는 간호사의 80%가 학사 학위 가지는 목표에 도달했거나 도달하게 될 것이다.
- 의료전문가는 의료법 제정 범위를 현대화하는데 지속적인 장벽이 되고 있다. 의사, 소비자 및 다른 이들과의 협력을 개선하기 위해 노력하면 APN은 인정받게 되고 APN의 모든 업무 범위를 행할 수 있다.
- 이제 간호사들은 "그들"과 "그들"이 아닌

"우리들"과 "우리들"이라는 용어로 말한다. … 다른 이들과의 협업을 통해 우리 공동체에 건강 문화를 형성하는 새로운 방법을 찾고 새로운 기회를 창출하는 것이다.

- 간호리더십 육성 캠페인; 21개 기관이 공동으로 2020년까지 공공보건, 자선사업, 기업 및 정부 이사회를 포함한 다양한 조직 이사회에 1만 명의 간호사를 배치하기 위해 노력하고 있다.

코칭 운동

1990년대 중반 이후, 보건, 건강, 생활 코칭의 역할은 여러 분야에 걸쳐 수적으로 증가하고 있다. 의료 개혁의 일부는 의료원 설립이다. 이 용어는 원래 1967년 소아과 아카데미에 의해 1차 진료의사를 위해 사용되었다. 이 의료원은 보건의료의 '거점'으로 여겨졌다. 현재는 1차 진료 시 질병예방과 건강유지에 중점을 둔 다학제적인 팀으로 구상되고 있다. 보건 코치는 건강 계획의 일부로 간주된다(Jonas, 2009).

이와 동시에 시그마테타타우와 함께 국제간호사회는 간호 코칭 문서(Donner & Wheeler, 2009)를 만들어 자체적인 범위와 역량을 확립하고 건강과 웰니스 코칭과 간호 사이의 관계를 기술했다. 코칭이 처음 개발될 때는 혼란을 피하기 위해 ANA가 작성한 표준보다 역량이라는 단어를 선택했다.

Hess(2011)는 전인적 코칭을 "전인의 건강과 복지를 증진하기 위한 목적으로 등록된 간호사가 숙련되고 목적의식을 가진 결과-지향적이고 고객과 체계화된 관계-중심의 상호작용"(p.16)으로 정의한다. 그것은 치료나 상담이 아니다. 목표는 건강한 행동과 생활 방식의 변화를 창조하는 것이며, 그 관계는 수많은 보완적 건강 접근법을 적절하게 사용할 수 있는 기회를 제공한다. 간호코칭의 뉘앙스와 다양성은 통합간호사코칭(Dosey & Luck, 2015) 또는 자아초월적 코칭(Schab & White, 2015)과 문화다양성 코칭의 이론(Southard, 2015)을 통해 심혈관계 건강 클리닉(Stuart-Mullen et al., 2015)에 도입되고 있음을 알 수 있다.

1) 간호사 코치로서의 국가 인증

American Holistic Nurses Credentialing Center (AHNCC)는 전문적 실습을 강화하고 간호사 코치를 위한 역량에 기여하는 가치에 전념하고 있다. 간호사 코치로 자격을 받은 사람은 다음을 수행할 수 있다.

- 보건, 건강 및 웰빙을 향상시키는 장기간의 지속 가능한 라이프스타일 변화를 초래하는 건강한 선택을 할 수 있도록 개인에게 용기를 북돋운다.
- 고객의 세계관, 문화, 우선순위 존중
- 인식에 도전하고 장벽을 검토하는 대화형 파트너십 구축
- 자체 식별된 목표 선택 및 여정 지원

건강 관리가 보건, 건강, 그리고 웰빙의 초점으로 이동함에 따라 APN이 이 분야에서 리더십을 발휘하는 것이 핵심요소이다. 인구나 환경에 관계없이 개인의 가장 큰 건강상태와 삶의 질을 촉진시키는 것을 기본으로 하는 전인 간호는 전인간호 자격증이 있거나, 전문 전인간호학에 또는 간호사 코칭에 대한 인증을 받은 간호리더들이 가장 잘 해낼 것이다. AHNCC 간호사 코치 자격

증 시험은 매년 봄과 가을(www.ahncc.org)에 실시된다.

보완 및 통합적 건강 이용에 관한 연구

지난 25년 동안 수많은 국가 조사 결과 CAM 사용이 지속적으로 증가했음을 보여주었다. 2012년 12월에 발표된 NCCIH의 가장 최근 조사에 따르면 18세 이상 미국 성인의 약 33.2%, 어린이의 약 11.6%가 일종의 CAM을 사용하고 있는 것으로 나타났다(NCCIH, 2016b). 최초의 획기적인 활용도 조사(Eisenberg et al, 1993)는 미국인의 약 33%가 전 년도에 하나 이상의 비전통적인 치료법(therapies)을 사용했다는 것을 입증했다. 후속 연구에서 Eisenberg와 동료들(1998)은 미국인의 42.1%가 하나 이상의 CAM 접근법을 사용했다는 것을 발견했다. 2004년 5월에 공개된 NCCIH 보고서는 질병관리본부(CDC)에 있는 미국보건통계센터(National Center for Health Statistics, NCHS)의 안내에 따라 현재까지 미국인을 대상으로 한 가장 큰 조사결과를 발표했다. 이 연구는 성인 31,044명을 대상으로 조사했으며, 55%가 CAM이 특히 기존 치료법과 병행했을 때 유익하다고 생각했으며, 36%는 일종의 CAM을 사용했으며, 기도하는 것이 하나의 양식으로 포함되었을 때 최대 62%가 CAM을 사용했다는 것을 발견했다. 기도가 포함되었을 때는 심신 영역이 가장 많이 사용되었고, 기도가 제외되었을 때는 생물학적 토대의 접근(22%)이 가장 보편적이었다(심신치료: 17%). 기도와 영적 지도를 구하는 것은 특정한 건강문제에 가장 흔히 사용되는 접근법이었다. 모든 전염병학 연구에 따르면 기도 외에도 가장 많이 사용되는 접근법은 심신중재, 약초, 보충제, 동종요법, 침술, 마사지, 척추 지압, 스트레스 관리 절차, 레이키(Reiki)와 TT와 같은 에너지 작업 등이다(NCCAM, 2008).

이전 보고서를 천연제품, 심신 치료 및 기타 보완적 접근법으로 새롭게 발전된 하위 그룹을 가진 NCCIH 2012 보고서와 비교하였다. 이 보고서 개요에는 다음과 같은 내용이 수록되어 있다.

- 가장 일반적으로 사용되는 보완적 접근법은 천연제품(비타민 및 미네랄 이외의 영양보충제)의 사용이었다. 연구에 따르면 성인 17.7%, 4~17세의 미성년자 4.9%가 천연제품을 사용했다.
- 사람들이 종종 보완적 건강 접근법을 사용하는 조건인 '통증'은 미국 성인들에게 흔하다. 조사 전 3개월 동안 절반 이상이 어떠한 통증을 느꼈다.
- 미국 성인은 특정 건강상태를 치료하기보다는 건강함을 유지하고자 하는 이유로 천연제품(비타민, 미네랄 이외의 영양 보충제)을 복용하거나 요가를 하였다. 이와는 대조적으로 척추 도수치료를 받는 사람들은 건강보다는 치료상의 이유로 치료를 받는 경우가 많았다.
- 척추지압요법(카이로)을 사용한 의료보험 응답자 중 약 60%가 이에 관련한 보험을 가지고 있었지만 침술(25%)과 마사지(15%)의 비율은 훨씬 낮았다.
- 약 5,900만명의 미국인이 보완적 건강 접근법에 돈을 지출하고 있으며, 그들의 총 지출은 연간 302억 달러에 달한다.

흥미롭게도, CIHA에 지출되는 비용에 대한 이 보고서는 Eisenberg 외 연구진(1998)의 추정치인

360억~460억 달러보다 적다. 지속된 연구는 보완적 건강 접근법의 이유와 목적이 그것을 사용하는 소비자만큼 다양하다는 것을 보여줄 수 있다.

소비자는 자신의 통합 건강 플랜을 설계할 때 보완적 접근법을 포함한다. 이러한 계획의 성공은 CAM 치료법과 전통의학을 모두 사용하는 응답자의 79%가 "조합하는 게 둘 중 하나만 하는 것보다 우월하다고 여겼다"는 결과를 통해 입증된다(Eisenberg et al, 2001, p.1). Jonas(1997)는 소비자의 보완적 치료 사용이 반드시 전통의학에 대한 불만족(p. 34)을 의미하는 것은 아니라고 결론지었다. 그러나 한 가지 추측하자면, 그의 기사 이후 몇 년 동안 단순히 저녁 뉴스를 듣는 것만으로도 건강관리 접근성, 비용, 품질에 대한 불만이 계속되어 왔다는 것을 알 수 있다. CAM 사용에 대한 새로운 통계는 현재는 알 수 없다.

모든 다른 설문조사에서 가장 눈에 띄는 한 가지 발견은 응답자의 절반 이상이 자신의 의료인과 CAM 사용법을 공유하지 않는다는 것이다. 이러한 비공개 사유는 의료인이 아는 것이 중요하지 않다고 느끼는 것, 의료인이 묻지 않는 것, 환자가 의료인의 일이 아니라고 생각하는 것, 또는 의료인이 이해하지 못할 것이라는 생각에서 비롯되었다. 1998년에 1차 의료 제공자는 보완적 건강 접근법의 사용에 대해 환자에게 질문하고 정보를 영구기록지에 기록하도록 의무화되었다(미국 보건부[USDHS], 1998).

1) 자원으로서의 국립보완통합건강센터

NCCIH는 CAM 치료법(therapies)의 연구상태에 대한 정보를 제공하는 데 있어 보건의료 전문가와 소비자에게 매우 중요한 연결고리다(박스 17.2). 자료들은 이제 직접 다운로드하거나 온라인에 가입해서 업데이트를 하거나 또는 구독하여 쉽게 접근할 수 있다.

근거기반 연구는 NCCIH 웹사이트에서 더욱 중요해지고 있으며 쉽게 접근할 수 있다. NCCIH (nccih.nih.gov)가 후원하는 최근 발표된 연구의 하이라이트와 함께 이들이 진행하고 후원한 연구 목록을 쉽게 확인할 수 있다.

소비자들이 보건 전문가가 안내하든 아니든 보완적 건강 접근법에 관여하고 있다는 것은 점점 더 명백하다. 소비자들은 자신의 건강을 책임지고 싶어하며, 그들의 웰빙에 대해 더 많은 책임을 지고 있다. APN은 고객이 최선의 요법을 선택할 수 있도록 보완 요법의 안전성과 효과에 대해 잘 알고 있어야 한다.

보완 및 통합건강과 상급실무 전인적 간호

전인전문간호사(advanced practice holisitic nursing, APHN)의 중요한 역할 중 하나는 환자가 보완적 건강 접근방식을 선택할 수 있도록 지원하고, 권고하고, 적절할 때 안전하고 효과적인 보완 접근법을 제공하는 것이다. 전인과 사람의 가치, 그리고 삶에서 중요한 것이 무엇인지 볼 수 있는 것은 효과적인 질적 간호의 중요한 부분이다.

1) 문헌에서의 CIHA(보완 통합건강 접근) 예시

Eisenberg와 동료들의 획기적인 연구(1993)가 나오기 몇 년 전부터 간호사들은 CAM 접근법을 행하고 출판하고 있었다. Snyder(1985)는 CAM 접근법(예: 이완, 이미지, 마사지)을 포함한

*Independent Nursing Interventions*라는 책을 완성했다. Clark(1986)는 *Wellness Nursing*을 썼고, Dossey와 Keegan의 *Holistic Nursing: A Handbook for Practice*가 1988년에 처음 출판되었다. Clements와 Martin은 *Nursing and Holistic Wellness*(1990)를 썼다. Zahourek은 통증을 동반한 최면술의 사용에 관한 초기 논문(1982a, 1982b)과 임상적 근거를 바탕으로 한 두 권의 책인 *Clinical Hypnosis and Therapeutic Suggestion in Nursing*(1985)과 간호사를 위한 *Relaxation and Imagery*(1988)를 저술했다. Delmar는 *The Nurse as Healer*, Keegan이 *CreativeImagery in Nursing* 같은 주제에 대해 편집한 일련의 작은 책들(Shames, 1996)과 *Awareness in Healing*(Rew, 1996)을 발행했다.

McCloskey와 Bulechek(1992)이 Eisenberg의 보고(1993) 전 해에 이와 같은 여러 치료법을 간호중재로 분류한 것도 역설적이다. 국립간호연구소가 후원한 7년간의 연구과제는 *Nursing Interventions Classification*(NIC)의 발표로 절정을 이루었다. 연구-기반 간호중재의 포괄적인 표준 분류(McCloskey & Bullechek, 2000)에는 "단순 심상 안내"(p.595), "단순 마사지"(p.596), "단순 휴식 치료"(p.598)가 포함되었다. 그 이후 문헌은 꽃을 피웠고 이제는 전인적 접근과 간호사의 CAM 참여에 대한 약간의 규칙성이 있는 글들이 등장했다.

*American Nurse*와 *American Journal of Nursing*과 같은 일반적인 실무 저널과 전문 저널(예: *Journal of the American Psychiatric Nurses Association*), *Nursing Science Quarterly*와 같은 이론 학술지와 *Nursing Research*, *The Journal of Holistic Nursing* 같은 연구 학술지는 모두 CAM 실습과 관련된 기사를 게재한다. 또, 편집자 Barbara Dossey와 Lynn Keegan이 2016년에 발표한 *Holistic Nursing: A Handbook for Practice* 제7판도 있다. 이러한 간행물은 전인적 간호이론 개발과 전인 간호사가 시행하는 수많은 CIHA에 대한 최신 연구와 사고를 제공하는 데 귀중한 자료다.

2) 천연제품

NCCIH는 대부분의 보완적 건강 접근법이 두 하위그룹 중 하나에 속한다고 인지했다. 다음 섹션들 또한 천연물과 심신 연습의 하위그룹에 포함될 것이다. 천연제품 하위그룹에는 식물성 제품이라고도 하는 약초, 비타민, 미네랄, 프로바이오틱스가 포함된다. 널리 판매되고 소비자들에게 쉽게 구할 수 있지만, 그것들은 종종 건강 보조식품으로 판매된다. 2012년 NHIS는 미국인들의 보완적 건강 접근법 사용에 대한 종합적인 조사를 포함했는데, 지난 1년 동안 미국 성인의 17.7%가 비타민과 미네랄이 아닌 식이 보조제를 사용하고 있는 것을 발견했다. 가장 많이 사용된 천연물은 피쉬오일(fish oil)이었다.

천연제품은 규제되지 않지만 식품의약품안전청은 현재 건강보조식품에 대한 우수제조관리기준(GMP)을 발전시키고 있다. 새로 시판되는 제품은 사전 시장 승인이나 감시의 대상이 아니다. 미국인들은 전반적인 건강을 증진시키고, 기능과 에너지를 향상시키고, 우울증을 치료하고, 감기나 독감과 같은 질병을 치료하고 예방하기 위해 보충제와 허브를 사용한다. 새로운 연구가 우리의 지식 기반을 변화시키기 때문에 독자들은 NCCIH와 Cochrane Review 웹사이트를 참조하게 되는 데, 이 웹사이트에서는 대규모 국가 연구와 천연 제품에 대한 체계적인 리뷰를 통해 업데이트된 연구결과를 찾을 수 있다(nccih.nih.gov).

학술지 *Holistic Nursing Practice*에는 약초와 보충제에 대한 정기 칼럼이 실려 있다. Stephanie Ross의 전인 간호 실천에 관한 정기 기사로는 골관절염에 대한 아르니카 젤(2008)과 여성 건강의 한약(2011)이 있다. 주제에는 요로 감염에 크랜베리 사용, 심혈관 건강을 위한 초콜릿 사용, 수면을 위한 발레리안(valerian, 쥐오줌풀) 사용, 가벼운 우울증에서 보통 정도의 우울증을 위한 성요한초 등이 포함됐다. *American Nurse Today* (Fitzgerald, 2007)는 6가지 허브(feverfew, 은행나무, 붉은 효모 쌀, 톱야자, 성요한초, 쥐오줌풀)와 이들의 잠재적인 약물-허브 상호작용에 대한 내용을 포함한 약초의 사용에 대한 지속적인 교육 기사를 게재했다. Rosenfeld(2008)는 인기 잡지 *Parade*에서 인삼, 마늘, 에키네이셔(Echinacea, 가새풀), 카모마일, 성요한초, 은행나무, 쥐오줌풀, 생강, 톱야자, 산사나무, 블랙 코호쉬(black cohosh, 승마), feverfew의 안전성과 효능을 검토했다. 그의 정보는 이것들과 다른 약초와 보충제의 연구, 사용 및 부작용을 검토하는 건강보조식품 오피스의 자료표와 일치했다. 현재 갱년기 증상에 대해서는 블랙 코호쉬, 뼈 건강을 위한 비타민 D에 대해서는 더 많은 연구가 진행되고 있다. 우울증 환자에 대한 오메가-3 지방산의 건강 영향과 나이와 관련된 신경퇴행성 질환에 대한 비타민 B와 베리의 건강 영향 또한 NCCIH와 코크란 리뷰 웹사이트에서 보고되고 있다. NCCIH는 허브와 보조식품에 관한 몇 가지 웹 페이지를 운영하고 있다. "Herbs at a Glance" 페이지에는 블랙 코호쉬, 크랜베리, 마황(ephedra), 생강, 은행나무, 카바(kava), 큰엉겅퀴, 녹차 등 접근 용이한 42가지 인기 허브가 나열돼 있다. 효과와 약물-허브 보충 상호작용에 대한 최신 정보는 NCCIH 웹사이트를 참조한다.

많은 환자들이 복용량, 효과 또는 잠재적인 부작용에 대해 알지 못한 채 보충제를 사용할 수 있기 때문에, APN과 특히 처방권한을 가진 사람들은 한방치료와 보충제에 대한 정확한 정보에 접근하는 방법을 알아야 한다. 수 세기 동안 그리고 많은 문화에서, 약초는 우리가 제조한 약품만큼 효과적일 수 있었다. 따라서, 같은 주의사항들이 존재한다. NCCIH가 열거한 약초 및 보충제에 대한 주의사항에는 다음 사항에 대한 주의사항이 포함된다.

- 약초 또는 보조제를 기존 의약품으로 대체했는지 여부
- 보충제가 환자의 전반적인 상태에 미치는 잠재적 영향
- 보충제 또는 허브와 기타 의약품 간의 잠재적 상호작용
- 당뇨병, 고혈압, 우울증 등 정신건강상의 문제가 있는 사람과 외과 시술에 직면한 사람의 경우 특정 위험
- 임신 중이거나 아이를 치료하는 경우

많은 연구에서 환자들이 의료인들에게 어떤 보충제나 약초를 복용하고 있는지 알려주지 않는 것으로 나타나기 때문에, 비록 그 물질이 처방전 없이 살 수 있거나 천연제품이거나, 혹은 순한성분으로 보여도 환자에게 물어보는 것이 필수적이다. 보조제와 약초에 대해 잘 교육받은 의료인은 환자들에게 유용한 리소스가 될 수 있다.

(1) 아로마요법(Aroma Therapy)

인기 있는 천연제품 아로마요법은 사람 전체를 치료하는 전인적 철학에 바탕을 두고 있다(Smith & Kyle, 2008). 간호학 박사인 Jane Buckle은 1995년 간호에 아로마요법을 도입했다. 기본적으로 식물(흔한 약초)에서 유래한 에센셜 오일은 사람 근처의 솜(cotton) 위에 놓거나 증기 증류기에 넣는다. 아로마요법은 통증, 불안, 경련, 불면증, 감염 등에 대한 기존의 치료법과 함께 자주 사용된다(Buckle, 2015, 2016). 약초나 보충제와 마찬가지로 시술자는 잠재적인 부작용과 상호작용을 인식할 필요가 있다(Tisserand & Young, 2014). 이러한 오일은 약초 자체보다 몇 배나 강하기 때문에 체내에 절대 사용해서는 안 된다(Buckle, 2016).

아로마요법 연구는 요양원, 병원, 응급실에서의 긍정적인 효과를 설명하는 입증되지 않은 보고서로부터 시작되었다(Garner, 2007). 이제는 훨씬 더 정교한 연구 덕분에, 아로마요법은 환자의 건강 관리에 흥미로운 추가 요소가 되고 있다. 한가지 예로, Canella 등(2012)은 페퍼민트 아로마요법의 사용이 제왕절개 후 여성의 구역질 치료에 도움이 됨을 명확히 보여주었다. 아로마요법은 메티실린 내성인 포도상구균(MRSA)과 결핵(Sherry & Warnke, 2002), 치매의 행동 문제(Fung et al, 2012), 신장염(Aayan et al, 2013), 상처 치유(Carding Chinchell, 2013)의 치료 대안으로 유칼립투스(Eucalyptus), 티트리(Tea Tree, 물레나무) 등이 다양한 조건에서 도움을 주는 것으로 기록되어 있다.

3) 심신 접근과 상급실무간호

이 섹션의 제목이 '몸과 마음'이 아닌 '마음과 몸'이라는 점에서 NCCIH가 정신이 육체를 능가한다는 것을 인지하고 있음을 알 수 있다는 점이 흥미롭다. 그들이 말을 매우 신중하게 고른다는 것을 안다면, 이것은 실수가 아니다. 이러한 인식의 변화가 주로 건강의 생물학적 모델에서 벗어나는 것을 보는 것은 흥미롭다.

2012년 NHIS에 따르면 가장 일반적인 10가지 보완적 건강 접근법은 다음과 같다: 천연제품 17%; 심호흡 10.9%; 요가, 태극권 또는 기공 10.1%; 카이로플락틱 또는 도수치료 8.4%; 명상 8.0%; 마사지 6.9%; 특별식 3.0%; 동종요법 2.2%; 점진적 이완 2.1%; 심상 안내 1.7%이다. 상위 10개 항목 중 절반인 50%(심호흡, 요가, 태극권 또는 기공, 명상, 진행적 이완, 심상 안내)는 전인적 간호사들이 알고 있고, 많은 이들이 스스로 실천하고 있으며, 종종 환자의 관심을 바탕으로 치료 계획에 통합된다는 점에 유의한다.

마약(narcotics) 남용의 증가와 관련된 현재의 우려와 함께, 대안에 대한 근거를 제공하기 위한 연구가 싹트고 있다는 것은 놀랄 일이 아니다. 호흡, 명상, 휴식, 그리고 심상 안내는 통증 완화를 돕기 위한 표준 접근법이 되었다. NIH News in Health(2013)는 연구원들이 이완 기술과 스트레스의 효과를 탐구하고 있으며 심신을 진정시키기 위해 호흡과 초점주의(focused attention)를 병행하는 경우가 많다고 보도했다. 이완 기법에는 진행적 이완, 바이오피드백, 유도적 이미지, 자기 최면증, 심호흡 운동 등이 있다. 전인적으로, 그들은 충분한 영양섭취, 규칙적인 운동, 그리고 강력한 사회적 지원 시스템과 결합할 때 훨씬 더 잘 작용한다.

Kitko(2007)는 리듬 호흡이 쉽게 배울 수 있는 통증 완화를 위한 중재라고 설명한다. 간호사는 환자가 활동(예: 의도적인 호흡)에 집중할 수 있도록 도와줌으로써 이완 반응을 강화한다. Busch 등(2012)은 심호흡(deep and slow breathing, DSB)이 통증 지각, 자율 활동, 주의를 기울인 DSB를 이용한 감정 처리와 추가변수로서 이완시키는 DSB를 동시에 연구함으로써 심호흡에 관한 지식을 심화시켰다. 그들의 결과는 호흡법이 자율과 통증 처리에 결정적으로 영향을 미친다는 것을 시사한다. 또한, 그들은 DSB와 이완을 공감과 통증, 지각 변조의 필수적인 특징으로 식별했다.

Good과 연구진(2010)은 턱과 입의 이완 과정(relaxation process), 느린 호흡과 말로 생각하기를 멈추는 이완 과정을 사용했다. 복부 수술 후 환자들을 대상으로 이러한 이완 프로세스가 결합된 음악 치료를 일반적인 음악 치료와 비교했다. 세 그룹 모두 대조군과 비교되었다. 이완 프로세스와 음악치료 그룹에서 첫째 날과 둘째 날 즉각적인 통증감소 효과를 발견하였다. Sand-Jecklin과 Emerson(2010)은 급성환자 치료 병원에서 계획되지 않은/응급 입원을 한 환자들을 대상으로 한 라이브 음악이 미치는 영향에 대한 탐색적 연구에서 비슷한 결과를 얻었다. 이러한 환자들은 근육의 긴장과 통증, 불안감이 높을 것으로 추정되었다. 본 연구의 참가자들은 통증, 불안, 근육의 긴장이 현저하게 감소했다고 보고하였고, 라이브 음악이 이러한 증상에 큰 도움이 된다고 평가했다. 또한 수축기 혈압과 호흡의 현저한 감소도 있었지만 심박동 또는 맥박수에서는 그렇지 않았다. 아마도 명상의 가장 흔한 종류는 안내된 명상일 것이고 지금은 가장 인기 있는 마음챙김 명상일 것이다. Melville 등(2012)은 전형적인 사무 공간에서 수행된 급성(15분) 요가 자세와 안내된 명상 연습이 스트레스의 생리학적 및 심리학적 표식(markers)에 미치는 영향을 비교했다. 20명의 참가자들에게 사무실에서 행해지는 요가 자세나 명상은 스트레스의 생리학적, 심리학적 표지를 급격히 개선시켰다. 생리학적 적응은 일반적으로 중재 후 기준선으로 회귀하였다. Zeidan 등(2016)은 명상, 통증 완화, 내인성 아편(endogenous opioids)에 대해 언급했다. 대상자는 아편 길항제나 생리식염수 플라시보(saline placebo) 중 한 가지를 정맥 투여하고 고통스러운 열 자극을 받으면서 명상을 하거나 명상을 하지 않는 건강한 성인 78명이었다. 이 연구결과는 명상이 아편 신경전달물질 메커니즘과 별개로 통증을 감소시킨다는 것을 보여준다. 결과는 아편 신호에 의존하는 명상 기반 접근법과 약물학적/비약물학적 통증 완화 접근법을 결합하는 것이 통증을 치료하는 데 특히 효과적일 수 있음을 시사한다.

NCCIH는 암 환자에 대한 심신 중재에 대한 연구를 검토했으며 이러한 중재가 항암치료로 인한 메스꺼움, 구토, 통증 개선뿐만 아니라 기분, 대처, 삶의 질 향상에 도움이 된다는 근거를 발견했다. 이 보고서에 따르면 이러한 기법이 관상동맥질환 치료에도 효과적이며 심장 재활을 강화한다는 강력한 근거가 존재한다. 인터넷 사이트 구글 학술검색(scholar.google.com)을 통해 몇 가지 체계적인 고찰이 가능하다. 이런 검토는 대부분 2012년 이전에 완료됐으며 섬유 근육통(fibromyalgia), 통증, 생활습관 변화 및 관리 등 구체적인 조건이 대부분이다.

(1) 플라시보 효과(Placebo Effect)

플라시보 효과는 중재(알약, 시술, 주사)가 도움이 될 것이라는 기대에서 비롯되는 예상치 못한 유익한 심신 반응이다. 임상의의 소통 방식, 청진기와 같은 특정한 상징, 그리고 특정한 의식 절차 또한 특정 치료와 무관하며 상호작용하는 동안 쉽고 의식적으로 사용된 긍정적인 반응을 가져올 수 있다.

심신 반응으로서의 플라시보의 메커니즘과 가치에 대한 주요 보고서는 NIH 뉴스레터(2007)의 CAM에서 확인할 수 있다. 이 소식지에서는 플라시보 효과를 연구 문제라기 보다는 잠재적으로 긍정적인 치료 도구로 취급하고 있다. 긍정적인 제안을 사용하는 것은, 어떤 방식이든, 의사소통이 부정적이거나 중재에 대한 미흡한 대응을 조장하는 경우보다 성공 가능성이 더 크다. “이것은 아플 것이다”(부정적) 또는 “이것은 약간의 짧은 불편함을 야기할 수 있지만 우리는 그것이 당신을 더 낫게 할 수 있다는 것을 알고 있다”(긍정적)라고 말하는 것은 둘 다 “플라시보” 반응을 일으킬 수 있지만 반대 방향의 반응을 일으킬 수 있다.

Kaptchuk와 연구진(2010)에 따르면, 속임수 없이 투여된 플라시보들은 과민성 장 증후군(IBS)의 증상을 개선했다. 그러나 Kahn과 연구진(2014)은 플라시보 스타킹과 비교했을 때 탄성 압박스타킹이 첫 근위부 정맥혈전증후군을 예방하지 못한다는 사실을 속였다. 이 연구결과는 심정맥혈전증 후 탄성 압박스타킹의 일상적인 착용은 유의하게 나타내지 못했다. 어쩌면 플라시보의 효과는 단순히 속임수를 쓰거나 속임수를 쓰지 않는 것보다 더 많은 요인에 의존하고 있는지도 모른다.

(2) 심상요법(Guided Imagery)

인간의 이미지는 “시각 사진뿐 아니라 소리, 냄새, 촉감, 움직임, 맛 등 상황과 경험에 대한 기억까지 포함하는 현실과 환상의 다차원적 정신 표현”으로 묘사되는 전인적 현상이다(Zahourek, 2002, p.113). 심상은 이완 기술과 제안도 포함하는 최면술의 다층적 과정의 일부다(Jackson, 2016, p.833). 행동 시연을 위한 심상, 즉흥적인 심상, 생물학을 기반한 심상, 상징적이고 은유적인 심상 등 다양한 형태의 심상이 있다(Schaub & Dossey, 2009). Ashen(1977)은 여전히 관련성이 있는 심상 이론을 개발했다. 이미지와 신체 반응, 그리고 그 의미를 포함하는 경험적 단위로 마음속에 이미지가 저장된다. 이런 맥락에서 이미지는 변화를 위한 불안, 고통, 행동 시연을 돕는 치료 도구로 사용된다.

심상은 종종 인지 행동 요법과 결합되어 외상 후 스트레스 장애를 치유하는 데 사용된다. 출산 준비, 수술 등 수많은 급성 질환을 치료하는 데 사용되며, 약물치료 및 치료를 증대시키고 부작용을 최소화하는 데 사용된다. 슬픔의 해결은 부분적으로는 심상 과정이다. 왜냐하면 사람들은 자신의 상실과 자신을 강하고 극복하는 것으로 상상하도록 안내 받을 수 있고, 그 후에 그들의 경험에서 의미를 찾을 수 있기 때문이다. Reed(2007)는 임상에서의 몇가지 심상을 사용한 중재그룹이 훨씬 통증 완화가 더 많이 되었으며, 진통제 사용량도 적었다고 설명했다. Eslinger(2000a, 2000b)는 CRNA에게 “환자의 편안함과 만족도를 크게 향상시키는”(2000a, p.159) 몇가지 기술을 통합하도록 권장하였다. Eslinger(2000b)는 혈우병, 편두통 환자를 돕기 위해 최면술에 심상요법을 결합한 사례연구도 제시한다.

벨기에의 최근 연구들(Macrae, 2011)은 최면술이 수술 후 회복된 유방암 여성들에게 미치는 긍정적인 영향을 기록하였다. Menzies과 Jallo(2011)는 피로의 치료를 종속변수로 하여 심상을 이용한 8개 연구를 검토했다. 이 메타분석에서 25%는 지시적 심상요법 사용 후 피로가 현저하게 감소하는 것으로 나타났다. 경험적 보고들은 심상요법의 효과를 보고하였지만 이 연구들의 대상자 수는 적었고, 지시적 심상요법의 교과에 대한 연구근거가 부족하다는 것을 보여주었다(Jackson, 2016, p.833).

4) 에너지 접근법과 전인간호실무

인간 에너지 분야는 요가, 침술, 태극권, 지압, 레이키(Reiki), 치료적 접촉(TT)과 치유적 접촉(HT), 그리고 많은 다른 것들을 행하는 사람들을 포함한 전인적인 간호사와 다른 의료진들의 실무의 기초가 된다. "에너지 영역의 불균형"은 더 높은 수준의 기능을 위해 신체에 재조정이 필요하다는 평가가 드러났을 때의 간호 진단이다(NANDA, 2005). 에너지 치료법에는 사람의 바이오 분야에서 작용하는 비접촉 치료법과 접촉 치료법이 모두 포함된다. 간호사들이 가장 많이 사용하는 에너지 요법으로는 TT, HT, 레이키(Reiki)가 있다. 이 치료법은 사람의 신체적 그리고 에너지적인 균형을 촉진하고 질병의 증상들과 질병 그 자체를 줄인다고 알려졌다. 에너지 접근방식은 현재 지속적으로 교육이 되고 있으며, 전인적 간호 프로그램과 코스에서 가르치고 있다. Denner(2009)는 에너지 치료법의 과학을 "통신 네트워크"로서 고대 동양과 샤머니즘 치유법 뿐만 아니라 양자물리학의 개념과 관련지어 논한다. 중심적인 것, 집중하는 것, 명상적인 것, 의도적인 것이 이러한 치료법을 위한 기초가 된다. 일반적으로, 시술자는 특정한 결과보다는 그 사람에게 가장 큰 이로움을 주기 위한 의도를 가진다. 에너지 흐름과 균형에 대한 시술자의 질적 감각은 이러한 치료법의 기본이다.

(1) 치료적 터치, 힐링 터치, 레이키(Reiki)

1970년대 초 간호사인 Dolores Krieger와 치유사 Dora Kunz는 편안함과 치유를 위해 TT를 개발했다. TT 효과에 대한 연구의 메타분석(양적, 질적, 혼합적 방법 연구 포함)에 따르면, TT는 불안감을 줄이고 편안함을 증진시키는데 유용하다(Peters, 1999; Winsted-Frie & Wijeck, 1999). Madrid 등(2010)은 뇌혈관조영술을 받는 환자가 있는 수술 환경에 TT를 도입할 수 있는 가능성을 살펴보았다. 프로토콜은 성공적이었지만, 작은 표본 크기 때문에 TT의 치료적 영향이 통계적으로 유의하지 않았다. 그러나 TT는 수술 환경에서 긍정적인 환자 경험에 기여할 수 있는 가능성을 보여주었다. TT가 상처 치유에 미치는 영향에 대해서도 일부 연구가 진행되었지만 이러한 효과는 일관성이 없었다. 바이오필드 에너지 양식인 HT는 1980년대 초 TT에서 진화했으며 2002년 Janet Mentgen에 의해 훈련 프로그램으로 더욱 광범위하게 개발되었다. HT는 TT와 마찬가지로 다른 이론과 실무를 통합하고 있으며, 신체가 치유와 웰빙에 대한 타인의 의도에 영향을 받을 수 있는 복잡한 에너지 시스템이라는 생각에 기초하고 있다. Wardell과 Weymouth(2004)는 HT에 대한 30개 이상의 연구를 검토한 결과 스트레스, 불안, 고통을 줄이고 치유 시간과 삶의 질을 향상시키는 긍정적인 결과를 보고했다고 밝혔다. 그러나 연구의 결과가 일반화될 수 없는 질적으로 낮은 수준이었다. Wardell은 힐링터치 인터내셔널 웹사이트(http://healing

touch.net)에서 이용할 수 있는 주석 달린 참고문헌을 편집했다.

HT연구는 계속 꽃을 피우고 있다. Tang 등(2010)은 HT에 있는 학술적 의료기관에서 간호리더를 양성하는 것이 주관적이면서 객관적인 스트레스 측정의 현저한 개선과 관련이 있다고 결론지었다. Decker 등(2012)은 지속적인 통증이 있는 노인들에 중재로서 HT를 사용했으며, 흥미로운 결과를 보였다. 두 연구에서 중재 그룹들은 통증 점수의 개선을 보여주었고, 이것은 통증을 가진 노인들을 위한 HT와 간호 케어 모두에 영향을 미쳤다. Wake Forest Medical Center는 HT를 배우는 간호사들에게 HT를 적용했을 때 스트레스, 우울, 불안, 이완, 웰빙, 수면 등이 현저하게 개선되었음을 보고했다(Kemper, 2016).

원래의 관습적인 헬스 케어 이외에 일본의 영적 프렉티스인 레이키는 점점 더 인기있는 방법이다. 레이키는 시술자의 진동 에너지가 보편적인 소스[예: chi, qi, prana(프라나)]에 연결되어 치유 대상자에게 전달되는 에너지 기반 치료법이다(Miles & True, 2003). 복부 자궁절제술 후 통증 감소(Vitale & O'Conner, 2006), 간호사를 위한 자기관리(Vitale, 2009), 정형외과적 통증(DiNucci, 2005) 감소에 대해 추가적으로 보고되고 있다.

레이키는 HT, TT와 비슷하지만, 이러한 양식은 실질적으로 더 많은 연구가 이루어졌으며, 간호 이론과 실무에 기반을 두고 있다. Baldwin과 동료(2010)는 3개 팀을 모아 레이키에 대한 연구를 수집하고 체계적으로 검토했다. 메타분석에서 26편의 레이키 관련 논문들은 장단점을 검토했다. 연구의 결과와 계속 성장하는 데이터베이스는 웹사이트 www.centerforreikiresearch.org에서 접근할 수 있다. 12개 논문만 탄탄한 실험 설계를 기반으로 하고 적절한 결과 측정 방법을 사용했다.

Janin과 Mills(2010)의 검토에서, 연구자들은 TT, Qigong, Reiki, HT, Johari 및 기타 기법에 대한 66개 연구를 특정 비판적 검토 체크리스트를 사용하여 평가하기 위해 최상의 근거 종합 접근법을 사용했다. 대부분의 연구는 무작위화, 대조군 사용, 통계적 방법에서 질적으로 최소부터 평균 정도의 수준이었다. 결과 측정들은 통증과 관련이 있었다. 통증 강도가 낮아지고 전반적인 기능이 증가했다는 강력한 증거가 발견되었다. 불안과 우울의 관련 장애와 장기적인 이득은 불분명했다. Fazzino와 연구진(2010)은 1980년부터 2008년까지 에너지 치유와 고통에 대한 또 다른 문헌 검토를 마쳤고 레이키, HT, TT 등이 포함되었다. 이러한 양식에 대한 향후 연구를 위한 권고안을 제시했지만 불안과 통증이 포함된 연구에서는 어느 정도 감소하는 것으로 나타났으며, 진통제의 양과 빈도가 감소했다고 결론지었다.

(2) 감정자유기법 (Emotional Freedom Technique)

감정자유기법(EFT)은 1990년대 Gary Craig에 의해 시작되었으며 심리적 지압의 일종이다. 전통적인 침술에서 5천년 이상 신체적, 정서적 질환을 치료할 때 사용했던 것과 동일한 에너지 경혈을 이용하지만 바늘로 신체를 뚫지는 않는다. 대신 손끝으로 가볍게 두드리면서 머리와 가슴의 특정 경혈에 운동 에너지를 입력하는 데 사용되며, 환자는 외상성 사건, 중독, 통증 등 자신의 특정한 문제를 생각하고 긍정적인 확언의 목소리를 낸다.

에너지 경혈을 두드리고 긍정적인 확언을 하는 이러한 조합은 신체의 바이오 에너지 시스템에서 "합선(short circuit)" 즉 감정적 차단을 제거하는데 효과가 있다. 이것은 최적의 건강과 신체 질환의 치유를 위해 필수적인 심신의 균형을 회복시킨다. EFT는 신체를 통해 흐르는 전자기 에너지를 기반으로 하며 우리의 건강을 조절한다. 최근에야 서양에서 인정받고 있다.

과민증 관련 불안과 관련하여 Salas 등(2011)은 EFT를 사용한 후 과민증 관련 불안과 두려운 자극에 접근하는 능력이 현저히 감소했음을 발견했다. Church 등(2012)의 대학생 우울증 연구 결과는 EFT가 짧고 비용 효율적이며, 효과적인 치료로서 임상적 유용성을 가지고 있다는 결론을 내렸다. Dawson 등(2013)은 PTSD를 치료하는 데 있어 EFT가 PTSD와 합병증 증상 및 장기적 효과에 대해 다른 발표된 보고서와 일치하는 결과를 발표하였다. EFT는 치료 용도가 많고 쉽게 가르칠 수 있으며 환자의 가족, 고객, 지역사회는 물론 간호사의 자조 도구로도 매우 유용하다.

(3) 양자물리학(Quantum Physics)

1세기 이상 물리학자들 사이에서 양자물리학 분야가 연구되어 왔다. 이 간략한 토론은 건강과 치유의 다음 단계로서 양자물리학의 가능성과 추가적인 탐구에 대한 인식을 일깨우기 위한 것이다. 비록 양자 수준에서 일어나고 있는 것과 세포 수준 사이의 급증이 수량화될 수 있다고 보여지지만, 확실히 변화하고 있는 것은 우리의 이해력의 차이다.

뉴턴 물리학이 작용하는 객관적 현실은 존재하지 않는다는 사상을 Heisenberg가 최초로 발표한 것이다(Heisenberg, 1958). 즉, 양자물리학은 고형 물질이나 "물질"이라는 개념을 불완전하게 만들었다. 양자의 비지역형성 이론은 동기화되고, 연결되며, 거리 없이 방정식의 일부가 되는 물체들 사이의 연결을 암시한다. 이 원거리 작용 이론은 물체가 빛의 속도보다 더 빨리 전달하는 방법을 보여준다(Shields & Wilson, 2016). 또한, 이러한 아이디어들은 거리에 상관없이 즉시 다른 사람에게 행동할 수 있는 보편적인 연결성을 제안한다.

오늘날의 의식은 세상의 인식과 같이 많은 서술들을 가지고 있다. Watts(1960)가 제시한 하나의 견해는 의식이 육체적 신체 내부로부터 뇌의 한 기능으로서 사람이 "밖을 쳐다봄"과 비슷하다는 것이다. 양자물리학과 비교해보자면 양자물리학은 우리가 우리 자신 밖에 있는 이 세상에 대해 무해한 관찰자 이상이라는 것을 시사한다. 의식은 원자보다 적은 정보의 집합체라고 생각하고, 뚜렷한 방식으로 움직이며, 물질과 상호작용한다. 이와 대조적으로, 전통적인 뉴턴 물리학은 세계를 무(無)의 공백으로 분리된 물질로 설명한다(Shields & Wilson, 2016).

심리학자 Carl Jung과 물리학자 Wolfgang Pauli는 동시성의 개념이 자연과학과 주관적인 경험 사이의 연관성을 구축할 수 있을 것이라고 함께 제안했다. 그들은 동시성을 무관해 보이지만 사람들이 의미를 부여하는 "해프닝(happenings)"으로 보았다. 또한, 동시성은 우연의 사건 사이의 거리에 영향을 받지 않는 것처럼 보이는 연결성으로 우주에 대한 근본적인 패턴을 드러낸다. 결과적으로, 세계는 무작위적인 사건의 연속이 아니다. 오히려 우주는 질서 의식이 깊다(Shields & Wilson, 2016).

현재 양자물리학의 이론적 개념과 치료와의 관

련성에 대한 합의가 이루어지지 않고 있다는 점에 유의해야 한다. 어떤 사람들은 미세한 파장의 층이 너무 작아서 더 큰 거시 세계에 영향을 미칠 수 없다는 것을 확인한다. 그러나 근거들은 쌓이고 있다. Semmelweis의 세균론이 받아들여지기 전인 1800년대에 당시의 '현대 과학자들'은 '효과는 너무 작다'거나 '사람의 눈이 보기에도 너무 작은 것은 병을 일으킬 수 없기 때문에 손 씻기는 미신적인 의식이다(Thompson, 1949)'와 같은 것들을 선언했음을 생각해 보자. 그리고 현미경이 개발되어 세균이론을 확증하였다.

여기서 우리는 다시 우리의 이해와 생각의 잠재적 돌파구, 즉 의식의 양자적 전환의 끝에 있다. 아마도 우리는 이 아원자 세계와 그것이 생물체에 미치는 영향을 확실히 보여줄 새로운 현미경이 필요할 것이다.

5) 영성(Spirituality)

CIHA의 가장 자주 보고되는 구성요소 중 하나는 기도와 영성(spirituality)이다. 기도에 대한 효능 연구가 상반되기 때문에 논란은 계속될 것으로 보인다. 그러나 환자의 정신적 요구, 그리고 우리 자신의 것을 다루는 일은 중요하다. 급변하고 점점 더 기술적으로 발전하는 이 세계에 대처하는 것은 많은 사람들에게 단절감과 소외감이라는 실존적 위기를 초래하고 있다. 지구온난화, 전쟁, 재정위기로 인한 황폐화 위협이 뉴스를 지배하고 있어 불안감을 허무함으로 더하고 있다. 병이나 부상이 발생하거나 사랑하는 사람이 죽으면 위안의 필요성과 연관성, 목적, 의미 등이 더욱 커진다.

북미간호진단협회(NANDA)는 정신적 고통을 진단으로 인정하고, ANA의 윤리강령(2015년)은 간호사가 개인의 가치체계와 종교적 신념을 반드시 고려해야 한다고 규정하고 있다. Burkhardt와 Nagai-Jacobson(2002)은 간호에 있어서 영성에 관한 초기 작업을 했다. 영성은 종교와는 다르다; 그것은 "우리 존재의 본질'이다. 그것은 관계 속에서 우리의 삶에 스며들어 우리가 누구고 무엇이며, 존재에 대한 우리의 목적과 우리의 내적 자원에 대한 우리의 펼쳐지는 인식을 불어넣는다(Burkhardt & Nagai-Jacobson, 2015, p. 135).

실제로 영성은 능동적이고 의도적인 경청 및 존재와 관련이 있다. 그것은 다른 사람들이 고통 속에서 의미를 찾도록 돕는 것을 포함할지도 모른다. 환자와 함께 있고, 치유 환경을 조성하며, 환자들의 이야기로서 "반영을 불러들이는" 것은 고통을 개선시킬 수 있다(Deal, 2011). 예를 들어, 나이 든 어른들은 진심으로 관심이 있는 누군가에게 자신의 인생 이야기를 회상하고 들려주는 데서 의미감을 얻는다.

상급간호실무와 고령화 인구

65세 이상 노인의 수는 급증하고 있다. 쇠약해지는 만성질환을 앓고 있거나 죽어가는 노인들의 요구를 충족시키기 위한 시설과 인프라가 충분하지 않다는 것은 분명하다. 게다가, 우리의 의료제공자인 의사와 간호사들은 자신들의 죽음은 말할 것도 없고, 죽어가는 사람들을 다루는 것에 훈련되지도 않고 편안하지도 않다. 대부분의 메디케어 기금이 삶의 마지막 달에 사용되면서, 이러한 개인들을 돌보는 비용이 통제할 수 없을 정도로 급증하고 있다(Kegan & Drick, 2011). 미국에서 죽음의 폭풍우가 점점 다가오고 있으며 우리는 지금 행동해야 한다(www.GoldenRoomAdvocates.org).

APN은 "노인 돌봄"에 능숙할 뿐만 아니라 자신의 죽음에도 편안해야 한다. 이것은 무리한 주문인 것 같지만 우리가 가지고 있지 않은 것을 줄 수는 없다. 우리의 연민은 우리가 편한 곳까지만 행할 수 있다. 이를 이해한 Keegan과 Drick(2013)은 대중들을 위한 두 번째 책(*The Golden Room: A Practical Guide for Death With Dignity*)을 저술해 자신, 가족, 친구들과 토론을 시작하는데 도움을 주었다.

죽음과 죽어가는 것은 대부분의 어른들이 구체적으로 이야기하기 어려워하는 주제이고, 강요되지 않는 한 화제 바꾸기를 선호하는 경우가 많다. APN은 환자들이 이 어렵지만 매우 중요한 주제에 대해 말할 수 있도록 돕고 죽음, 죽어가는 것, 그리고 생의 말기(end of life)라는 단어를 부드럽게 사용할 수 있는 길을 안내할 기회를 갖고 있다.

국가 차원에서는 2011년 110여 명의 회원이 가입한 가운데 가장 규모가 크고 다양한 연합체로 C-TAC(Control for Transformation Advanced Care)가 설립됐다. 그들은 미국에서 진행성 질병을 앓고 있는 사람들을 위한 보건의료전달체계를 변화시키는데 헌신하고 있다. 진행된 질병과 발달된 의료(Advanced illness & advanced care)는 그들의 표현인 생의 끝과 죽음을 뜻하는 말이다. 그들은 국내의 전문가들을 모아 최상의 진료 모델을 확인하였다. 그들은 효과적인 지역사회-보건시스템 파트너십을 확립하기 위해 이 정보를 사용하였으며, 미국의 선진적인 의료법과 정책을 개선하기 위해 연구결과를 전파하였다. 2015년에 C-TAC는 *A Roadmap for Success: Transforming Advanced Illness Care in America*를 출판하였다. 큰 그림, 개혁의 핵심 요소, 이것을 앞으로 나아가기 위한 행동단계를 살펴본다는 것이기에 진짜 로드맵이라고 할 수 있다. C-TAC는 워싱턴 DC에 위치해 있으며, 보다 진보적이고 적극적인 생의 종말(end of life) 관련 조직 중 하나이다.

2014년 9월 IOM은 새로운 보고서인 *Dying in America: Improving Quality and Honoring Individual Preferences Near the End of Life*를 발표하였다. 이 보고서는 "생의 말기 돌봄에 대한 환자중심, 가족중심의 접근방식이 국가적으로도 높은 우선순위가 되어야 하며 이러한 환자에 대한 동정심, 경제적, 효과적인 돌봄이 달성 가능한 목표"라고 결론지었다.

보건의료 환경에서의 간호사의 자기 관리

간호사들은 주변에서 무슨 일이 일어나고 내부적으로 그것을 어떻게 느끼는지 잠시 멈추고 숙고함으로써 자신의 영혼(spirits)을 길러야 한다. 상황이 불편할 때 깨닫는 것이 균형을 유지하는 첫걸음이다. 잠시 멈춰서 성찰하고 이 순간에 있고자 하는 의도를 설정하고 고객에게 이와을 가져오게 하여 편안하게 만들며 환자와 함께하게 된다. 간호사는 종종 방에 들어가기 전에 문 앞에 멈춰 서서 호흡에 집중하기 위해 3~4회 느리고 가벼운 숨을 들이쉬는 것이 환자의 필요에 완전히 주의를 기울이면서 방에 들어가는 데 도움이 된다는 것을 발견한다. 이러한 호흡, 재충전, 설정 의도를 가지면서 다른 환자를 만나기 위해 손을 닦을 때도 시행할 수 있다. 자주 자아

성찰(self-reflection)과 중심화, 의도 설정 등은 긴장을 풀고 과로를 방지하는 한편, 환자와 당면한 과제에 더욱 완전히 주의를 집중시키는 방법이 될 수 있다. 즉시 실행될 수 있고 추가 시간이 필요 없는 간단한 첫 번째 단계들이다. 오히려, 그것들은 일상에 포함되고 우리가 이미 하고 있는 것이다.

미국간호사협회(ANA)는 1년간 '안전문화운동, 안전 360'으로 2016년을 집중 조명했다. 이것은 ANA의 Healthy Nation 2020 이니셔티브의 일환이다. 비록 우리가 환자를 위한 안전 문화를 만들 수 있지만, 우리 자신, 즉 돌봄제공자들을 위한 안전 문화를 만드는 것도 중요하다. 간호사로서 우리는 종종 이 부분을 잊는다. 해석적 서술이 있는 간호사를 위한 ANA(2015) 윤리 강령은 환자와 간호사의 안전에 대해 언급하고 있다. 이러한 안전문화를 조성하는 중요한 방법 중 하나는 주의를 기울이고 유념하는 것이다. 간호사가 온전히 순간에 집중하고, 잘 알아차리고 인식하고 있다면 인간의 생명에 미치는 결정은 정확하고 적절할 것이다(Drick, 2016a).

자기 관리는 오늘날의 복잡하고 빠르게 움직이는 사회와 마찬가지로 요구되는 건강 관리 환경에서는 어려운 일로 보인다. Drick(2016b)은 자기관리를 별도의 시간을 추가하지 않고 바쁜 직업생활에 통합할 수 있는 간단한 효과적인 방법을 제안한다. 간호사들은 현재 건강관리시스템이 아무런 도움도 제공하지 않고 있기 때문에 스스로 자기관리와 치유를 촉진할 수 있는 창의적인 해결책을 찾아야 한다.

1) 치유 환경 조성

현대의 의료시설은 치유 환경 조성의 필요성에 대해 더 잘 알고 있다. 새로운 병원들은 대개 쾌적한 전망으로 밝은 1인실을 두고 있다. 환자 방에는 가족을 위해 더 많은 공간이 제공된다. 소음과 향기의 영향을 고려한다. 일부 전향적인 기관에서는 직원용 낡은 라커룸을 스트레스 해소, 기대는 의자(리클라이너, recliners)가 있는 평화로운 공간, 부드러운 조명, 직원들이 쉴 수 있는 음악 등이 있는 공간으로 교체하고 있다.

차분하고 휴식을 취할 수 있는 힐링가든, 명상 공간, 동물과 어항, 색채와 공간 활용 등이 일반화되고 있다. McCaffery(2007)는 경증의 우울한 노인에게 서로 다른 환경전략을 사용한 연구를 시행하였다. 중재로는 아름다운 일본 정원에서 걷는 것, 지시된 심상요법을 하면서 산책하기, 그리고 예술 치료다. 포커스 그룹을 이용하여 그녀는 세 그룹의 증상이 모두 호전되었다고 판단했다. McCaffery와 연구진(2010)은 우울증이 있는 65세 이상 성인을 대상으로 정원 산책과 성찰 저널의 효과를 설명했으며 우울증 증상과 느낌이 현저하게 감소하였다. Matuszek(2010)의 종합 문헌 검토에서는 동물을 이용한 치료가 건강관리에 어떻게 사용되었는지, 특히 간호 실무에서 어떻게 행하게 되었는지를 검토하였다. 전인적 간호 모델과 일관되게, 동물 치료는 대부분의 간호 교육의 일부는 아니지만 유익하다는 것이 입증되었다.

AHNA는 2015년 12월 치유 환경의 중요성을 깨닫고 간호사들의 친환경 시작: 친환경적인 장소는 건강한 장소임에 몰두하였다. Koenig(2015)는 간호사를 우리의 건강과 식량 시스템의 관리자로, 지지자로 내세웠고 지구와 우리의 식량 공급원과의 연결을 통해 자연과의 연결을 아울렀다. Shields(2015)는 우리의 마음이 아프더라도

이 행성에 일어나는 일에 눈을 크게 떠야 한다고 하였다. 그리고 나서 우리는 우리의 공감을 경험하게 된다. 왜냐하면 우리의 심장이 열렸을 때 그것은 우주 전체를 지탱할 것이기 때문이다. Case(2015)는 간호사들이 자연과 건강한 환경에 시간을 들여 환자들의 웰빙을 위해 무엇을 할 수 있는지 상상하는 삽화를 그렸다. Reid(2015)는 설립자인 Usuri의 레이키 5원칙을 전인 간호와 양봉과 관련된 것으로 묘사했다. Bennett(2015)은 기후변화 대화로 장애물을 제거하고 미래를 계획하며 우리가 지속가능하게 살 수 있도록 변화를 위한 개방성을 유지하는 탄력성의 맥락 안에서 재구성했다.

APN과 CIHA에 대한 실무 이슈

사회의 변화 속에서 건강관리의 필요성에 대한 APN의 책임은 APN의 사회정책 성명(2010)을 통해 해석될 수 있다. 본 문서에서 확장성은 "새로운 실무 지식과 기술을 습득하고 의료 실무의 전통적 경계와 겹치는 실무 영역 내에서 역할 자율성을 정당화한다"고 언급하고 있다. 확장에는 전문화가 포함되며 "이론적, 연구 기반적, 실무적 지식의 통합(대학원 교육의 일부로서)"(p. 4)이 포함된다. APN에 대한 전인적 및 보완적 접근법과 관련된 새로운 실무 지식과 기술에는 CIHA 과학, 간호학, 연구 기반 간호 개입 및 통합적 또는 전인적 실무에 대한 지침이 포함될 수 있다.

RN과 APN에 대한 활동은 전인 간호: 실무 범위 및 기준(ANA/ANA, 2013; 현재 개정 중)에 요약되어 있다. 16개의 전인 간호 기준 각각은 준비된 전인적 간호사와 APN에 대한 추가 역량을 기술한다. 기준 중 두 가지는 APN에 특정된다.

- 기준 5C : 협진은 APN에게만 "식별된 계획에 영향을 미치고, 다른 사람의 능력을 향상시키고, 효과 변화에 영향을 미치기 위한 협진"을 제공한다(p. 62).
- 기준 5D : 처방권 및 치료는 APN에만 "주 및 연방 법률 및 규정에 따라 처방 권한, 절차, 의뢰, 치료 및 치료법을 사용할 수 있다"(p. 63)고 규정하고 있다.

1) APN에 대한 Consensus 모델과 시사점

약 2005년 이후, 사회의 주요한 변화는 자격증명의 초점을 전문지식의 검증에서 의료의 변혁에 대한 리더십 역할에 대한 요구로 이동시켰다. 간호사의 대응은 정규 간호의 표준화, 정규 간호 업무 법률체계 제공, 표준화된 교육 지침 제공 등을 목적으로 하는 Consensus 모델을 개발하는 것이었다.

AHNCC는 법제화와 교육을 가이드할 수 있는 간호대학원을 위한 구조를 만들어야 할 필요성을 인식했다. AHNCC는 또한 의료 개혁이 전인적 치유에 대한 지식과 기술에서 간호사를 필요로 한다는 것을 인정했다. 전인간호에서는 자신의 보살핌과 자신이 치유 도구가 될 수 있는 전문가로 인식한다. 공인된 정규 전인간호사들은 특유의 형태로 국가 리더의 역할을 맡을 준비가 되어 있다. AHNCC는 AHNA의 승인을 얻어 다음과 같은 적극적인 입장을 취했다. 처방권한이 있는 경우와 없는 경우 모두 전문 전인간호를 Consensus 모델에 포함해야 한다. 간호학의 생체 의학 모델과 전인적 간호 모델의 철학, 지식 및 기술을 구분하고 합의 모델에 포함을 요청하는 여러 입장문(2005~2013) 초안을 작성하고 배포하여 AHNCC

웹사이트에 게시했다. 2015년 11월 공인 전인 간호사(AHN-BC)와 공인 전인 전문간호사(APHN-BC)의 인정과 대학원 수준의 전체론적 간호 교육의 초안 작성을 선언하면서 AHN-BC와 APHN-BC의 고유한 역할을 규정하는 주요 백서가 배포됐다. 모든 문서는 AHNCC 웹사이트(ahncc.org)에서 확인할 수 있다.

2) 전인간호와 CIHA를 위한 교육적 고려사항

보완적이고 통합적인 접근법을 사용하고 안전하고 효과적인 전인 간호 서비스를 제공하기 위한 계획에서 환자를 지원하기 위한 교육과 경험을 갖춘 APN을 준비하는 것은 간호 교육자, 지속적인 교육 제공자, 관리자 및 인증 기관에게 어려운 일이다. 비록 전인적이고 보완적이며 통합적인 건강 접근법이 의학 교육에 포함되었지만, 그것들은 간호 학부 및 대학원 프로그램에 훨씬 더 자주 제시된다. 대학원 및 학부 간호 커리큘럼에 전인 간호와 보완적이고 통합적인 접근법을 포함시키는 것은 모든 간호사들이 현재와 그들의 실무에 정통하기 위해 필수적이다. Burman(2003)에 따르면 대부분의 임상 간호사 프로그램에는 일부 CAM 교육이 포함되어 있다. Sok, Erlen과 Kim(2004)은 간호 교육과 전문 간호 프로그램에 CAM 자료가 접목된 것을 평가하고 대학원 프로그램이 CAM 학습의 인정된 과정을 개발할 것을 제안했다. 그들은 CIHA CAM의 기본에 관한 내용을 포함하는 임상 간호사를 위한 2년제 프로그램을 제안했고, 그 다음 해에는 2년 간의 집중적인 전문화를 제안했다. Fenton과 Morris(2003)는 CAM의 통합 학위를 결정하기 위해 간호 학교 학장들에 대한 전자 웹 조사를 완료했다. 125개 학교의 표본에서 60%는 전인적 간호실무의 정의를 교과과정에 사용했으며 84.8%는 보완 양식을 포함한다고 결론지었다.

30년 이상 동안, AHNA 회원들은 그들의 업무를 확대하려는 간호사들의 자원을 개발하는데 전념해왔다. AHNA는 정규 교육에서 커리큘럼 개발을 다루는 적극적이고 잘 발달된 교육 위원회를 두고 있다. 또한 전인간호와 CIHA의 지속적인 교육 프로그램을 감시하고 지지한다. 현재 11개의 교육 프로그램이 AHNA의 승인을 받고 있다. 승인은 AHNA 이사회의 엄격한 공동 심의 과정과 승인 후에만 이루어진다(박스 17.3).

교육 기회와 전인간호 및 노인학 과목의 기초와 같은 온라인 모듈은 AHNA 웹사이트(ahna.org)에서 이용할 수 있다. 지속적인 교육 기회로는 월간 시사 주간지 웨비나, 격월간 잡지 비기닝스에 실린 기사, 분기별 참고 자료인 전인간호 저널에 실린 기사 등이 있다. 전인간호: 실무의 범위와 표준, 전인간호에서의 핵심 커리큘럼과 같은 지식의 범위에 접근하기 위한 현재 리

박스 17.3

2016년 8월 미국전인간호사협회 인증 프로그램

- 전인 및 통합 보건 인증
- 정신, 건강, 치유에 관한 자격증
- 의료 종사자를 위한 임상 아로마테라피
- 그레이트 리버 두개 천골 치료 연구소 양성 프로그램
- HTI—힐링 터치 인증 프로그램
- 힐링 터치 프로그램(HIP)
- 의료 종사자를 위한 전인 코치 교육
- 통합형 아로마테라피 인증 프로그램
- 통합반사학 프로그램
- RN 환자 옹호 강화 학습
- 보건교육 수료증

박스 17.4

미국전인간호사협회 리소스

- 전인간호 : 실무 범위 및 기준(미국전인간호사협회 및 단체 및 미국간호사협회)
- 전인간호 : 실무용 핸드북(Dosey and Kegan)
- 전인간호(Helming, Barree, Avino 및 Shields)를 위한 핵심 커리큘럼
- 미국전인간호협회(AHNA)의 공식 저널인 Sage 출판사에서 발행한 전인간호 저널
- AHNA에서 발행하는 뉴스레터인 Beginnings 월간 eNews
- AHNA 웹사이트 : www.ahna.org
- AHNA에서 승인한 지속적 교육 프로그램 인증서

소스는 오피스에서 유료로 이용할 수 있다(박스 17.4 참조).

3) 미국전인간호 인증기관

국가 인증은 많은 미국전인간호사(AHN)가 수행하기로 선택한 중요하고 가치 있는 과정이다. AHNCC는 두 가지 유형의 미국전인간호사 시험을 제공한다. 첫째는 공인 전인 간호에 대한 대학원 수준의 요건을 충족하는 간호사를 위한 것이고, 둘째는 처방 수준에서 실무하기를 원하는 AHN을 위한 것이다. 두 그룹 모두 핵심적인 졸업 수준을 숙달해야 하며, 두 번째 그룹은 처방 실무에 대한 대학졸업 수준을 숙달해야 한다. 첫 번째 국가 자격증은 AHN-BC이고, 두 번째 자격증은 APHN-BC이다. AHN에 대한 국가 인증은 국가 공인 대학원 간호 프로그램을 졸업해야 하며, 전인 간호에 대한 48시간의 지속적인 교육 시간, 그리고 고급 총체적 간호에 대한 300시간의 실습이 필요하다. 자세한 내용은 해당 사이트(www.ahncc.org)를 참조한다.

국가 인증은 개인 및 직업적 이유 모두를 위해 추진된다. 개인적 이유로는 수명이 다 할 때까지 성장하고 배우고자 하는 욕망, 성취의 확인, 직업적 성취와 관련된 개인의 역량 강화 등이 있다. 전문적으로, 인증은 고유한 역할을 수행하는 데 필요한 지식과 기술을 보유하는지 검증하고, 지역사회와 이해관계자에게 습득한 전문지식을 증명하며, 급여 인상과 직업 승진과 같은 전문적 진보를 위한 기본 요건을 충족하며, 국가 리더십 역할의 가정을 용이하게 한다. 국가 인증에 대한 전문적인 이유는 지난 몇 년 동안 AHNCC의 주요 초점이 되었다.

(1) AHNCC 학교 인증 프로그램

2000년에, AHNCC는 간호 교육을 통한 전인 간호의 발전을 촉진하기 위해 학교 승인 프로그램을 고안했다. AHNCC는 AHNA 전인 간호 철학, 이론 및 개념에 근거한 커리큘럼이 AHNA 전인 간호 철학: 실무 범위 및 표준(AHNA & ANA, 2013)에 부합하는 대학 기반 학부 및 대학원 간호 프로그램을 승인한다. AHNCC의 의도와 목표는 현재와 미래의 건강관리 동향에 부합하는 전인 간호를 진척시키는 커리큘럼 개발을 지원하고 촉진하는 것이다. 이러한 프로그램에 대한 승인은 대학을 졸업하는 간호사들을 통해 질병과 질환의 하나에서 건강증진, 건강함, 웰빙으로 건강관리 패러다임을 바꾸는 데 초점을 맞추고 있는 변혁적 리더라는 것을 보여준다. 이들 프로그램의 수료자는 NCLEX 합격 후 RN 면허를 취득한 후 전인 간호학 자격증을 취득할 수 있다(표 17.2).

4) 전인간호 및 CIHA의 간호업무규제

CIHA 실무자와 APN에 대한 교육훈련, 면허

표 17.2

2016년 8월 승인 프로그램, 미국 전인 간호사 인증 기관

대학	대학 위치	프로그램
Capital University	Columbus, OH	Baccalaureate, Accelerated, Bachelor of Science Completion, and Master of Science in Nursing Programs
Eastern University College of Nursing	Richmond, KY	Baccalaureate, Accelerated BSN, Entry Level
Master's, Graduate, DNP Florida Atlantic University	Boca Raton, FL	BSN, Accelerated BSN, RN-BSN Programs, MSN, PhD, and DNP
Metropolitan State University	St. Paul, MN	RN-BSN Program, Entry-Level Master of Science
MGH Institute of Health Professionals	Charleston, MA	Postgraduate: Certificate of Advanced Mind Body Spirit, Nursing Certificate of Completion in Mind Body Spirit Nursing
Northern New Mexico College	Espanola, NM	RN to BSN Program
New York University, Department of Nursing	New York, NY	Holistic Nurse Practitioner
Quinnipiac University	Camden, CT	Baccalaureate and Master's Programs
The University of Texas at Brownsville	Brownsville, TX	Baccalaureate Program
The University of Texas Medical Branch	Galveston, TX	Baccalaureate Program, Generic and Flexible Option Program
Western Michigan University Bronson School of Nursing	Kalamazoo, MI	Baccalaureate Program
Xavier University	Cincinnati, OH	Baccalaureate, RN to MSN, and MIDAS Programs

및 변제에 대한 요건은 각 개별 주에 의해 규제된다. 간호사와 다른 의료인들의 자격과 실무 영역을 이해하는 것이 전인 간호 및 통합 건강 접근법의 기초가 된다. 전인 간호학은 소아과나 의학적 수술과 유사한 ANA 인정 전공이기 때문에, 모든 주 간호위원회(BON)는 비록 그들이 그들의 실무를 제한하기로 선택할지는 몰라도 전인 간호학을 인정해야 할 의무가 있다.

Sparber(2001)는 주 BON을 조사하여 RN의 보완 치료제 사용에 관한 정책을 식별했다. 당시 "BON의 47%는 간호사들이 다양한 보완적 치료법을 행할 수 있도록 허용하는 입장을 취했고, 13%는 이 문제에 대해 논의하는 과정에 있었으며, 40%는 비록 그들이 이 주제에 대해 공식적으로 언급하지는 않았지만, 이러한 실무를 굳이 막지는 않았다."(p. 1) 1991년 애리조나 BON은 CAM에 대해 공식 자문을 낸 첫 번째 주 중 하나였다. 이어 켄터키, 매사추세츠, 펜실베이니아 등이 TT, HT, 마사지 요법의 에너지 요법을 인정했다(현재 25개 주에서 인정되고 추가 7개 주에서 검토중). 매년 AHNA는 해당 주의 간호사들이 수행하는 전인 간호 및 CIHA에 대한 미국 주 BON

에 대한 간호 실무법(NPA) 분석 보고서와 이사회의 연락처를 준비한다. 2015년 보고서는 AHNA 웹사이트(ahna.org/Resources/Publications/State-Practice-Acts)에서 확인할 수 있다. 2014년 NPA 분석 이후 변경된 사항의 주요 내용은 다음과 같다.

- 매사추세츠 BON은 주요 업데이트를 한 유일한 주였다. 이는 2015년 9월 매사추세츠 BON이 '전인간호 및 보완적 통합 건강 접근법'의 자문 의견을 수정·변경하고, CIHA의 통합과 CIHA로 간주되는 사항에 대해 주의 RN과 LPN에 대한 실천 범위를 확대하면서 발생했다.
- 4개 주는 각각의 NPA에 전인을 언급하거나 전인간호를 전문 분야로 인정하는 직접적인 참조를 가지고 있다(IL, NV, OR, TX).
- 17개 주(州)는 전인 또는 전인적 접근법, CIHA에 대한 NPA의 참조 또는 입장문을 통합했다. 모든 BON이 입장문을 채택할 권한이 있는 것은 아니다.

다음은 전인 관련 참고자료를 통합한 17개 주에 대한 ANA의 조사 결과를 요약한 것이다.

- 모든 CIHA 약식(AR, FL, MN, NC, CA, ND, NY, TX, VT)
- 효소 요법, 건강보조식품, 식품첨가물, 동종요법 또는 마사지(AK, MA, VT)
- CIHA 또는 전인적 실무를 제공하는 기업에서 간호사의 역할(KY, LA, MA, NH, NV, PA, TX, VT)

Sparber가 앞서 언급한 2001년 보고서는 업데이트되지 않았다. 보다 최근에 Denner(2007)와 Radzyminski(2007)는 간호사와 CIHA의 법적 한도를 검토했다. APN이 CIHA의 적절한 사용을 고려하는 데 도움을 주기 위해 사용할 수 있는 다섯 가지 법적 질문이 있다(박스 17.5 참조).

Kranlich(2014)는 CIHA의 사용이 증가함에 따라 환자와 가족들이 이러한 접근법을 급성 진료 환경에 도입하고 있음을 반영했다. 간호사와 특히 APN은 환자의 관리 계획에 접근방식을 안전하게 통합하는 것을 촉진하고 신뢰받는 동시에 환자를 옹호할 수 있는 고유한 위치에 있다. CIHA를 사용하는 모든 APN에 적용되는 AHNA 웹 사이트에는 전인간호사를 위한 법적 FAQ가 유지된다.

박스 17.5

APN을 위한 법적 질문

1. 접근법이 간호실무의 범위 안에 있는가, 아니면 면허 없이 의료를 행하고 있는가? 이는 상급간호실무가 역할과 기능이 중복되는 의료 행위에 유사하게 보이기 시작함에 따라 특히 문제가 되고 있다. 여기서 간호 이론과 진단에 대한 확고한 근거가 명확성을 더할 것이다.
2. 보완적 및 통합적 보건 접근방식에 대한 관리 표준은 기존 실무보다 명확하지 않을 수 있다. 기관 및 주 NPA의 위험관리 지침을 고려한다.
3. 간호실무에서 NPA의 지침과 일치하는 접근법인가?
4. 접근법이 다른 규율에 국한되었는가? 일부 학문에는 자체적인 허가가 있다(예: 지압술은 간호사의 두개골 치료를 제한할 수 있다).
5. 간호사는 전통적으로 고객에게 영양과 보조세에 대해 조언한다. 간호사가 진료하는 주에서는 처방전 없이 살 수 있는 약초와 보약 처방을 제한하거나 금지하고 있는가? 대부분의 경우 처방 권한을 가진 APN은 그러한 약물을 처방할 수 있는 유일한 간호사들이다.

5) APN, 전인간호 연구 및 CIHA

전인간호 및 CIHA 연구 기반이 최근 몇 년간 크게 성장했다. 대학원 간호 프로그램은 이론 개발과 양식에 대한 평가에 초점을 맞춘 연구를 지원해 왔다. Enzham-Haedorn과 Zahourek(2007)은 이론적 모델과 전인간호에 관한 모든 측면에 대해 광범위한 연구 차트를 제공한다. 이 리뷰를 업데이트하면서, 2016년에 AHNA 연구위원회는 2018년에 출시될 *Holistic Nursing: Scope and Standards* 제3판에 대한 배경 자료와 정보의 일부로서 전인 간호학의 모든 측면에 대한 참고 문헌에 주석을 달고 5년 간의 검토를 완료했다.

APN은 다양한 연구 접근방식에서 도출된 증거와 주의사항을 숙지하여 모든 양식 사용이나 고객들에게 동일한 작업을 하도록 권장하는 정보에 입각한 선택을 해야 한다. AHNA 웹 사이트에는 기사, 웹 라이브러리, 용어집 및 전인간호연구(wwwww.AHNA.org/research)를 원하는 사람들을 위한 많은 다른 자료들이 포함된 연구 섹션이 계속 늘어나고 있다. 구체적인 사례 연구는 온라인에 있는 참고문헌을 참조한다.

6) 전인적 및 CIHA 실무자로서 APN을 위한 수단과 모델을 통한 역할 개발

비 전통적이고 전인적 개입은 일반적인 전문간호사 실무다. 더 많은 간호사들이 독립적인 CIHA 또는 전인적 의료인이 되고 있다. 6월(2016) *Beginnings*는 전인 전문 간호사 간호 커리큘럼 작성(Shields & Weaver, 2016), 핵심 가치 구현의 선도자(Rosa & Lubansky, 2016), AHN의 최근 역할(Hines, 2016), 환자 건강 결과 증가(Willie, 2016), 전문간호의 미래 계획, 전문 간호 인증(Hines & McCaffrey, 2016), 전인 전문 간호 인증(Erickson & Sandor, 2016), 전문간호사 코칭(McEligott, 2016)의 주제로 전인 간호 선진화에 초점을 맞췄다. 2013년 8월호 *Beginnings*는 통합적인 건강관리에 전념했다. 2011년과 2015년 8월 *Beginnings*는 전인적 건강 코칭에 전념하면서 건강 코칭조차 전인간호사의 실무 범위와 기준을 갖춘 역할이 됐다. 2013년 2월, *Beginnings*는 Healthy people 2020에 초점을 맞췄다. 2008호는 머리맡 음악, 아로마요법, 완화의료, 그리고 개인 실무를 제공하는 약초, 홈 케어, 호스피스 등 다양한 실무 환경을 설명했다. 휴식, 이미지, 음악을 통합한 간호사에 대한 수많은 보고서가 존재한다. 2006호의 *Beginnings*는 개인 실무를 발전시키는 전인간호사에 쏠렸다. 간호사들은 HT, 마사지, 상담, 라디오 쇼, 심장학연구, 그리고 아로마요법, HT, 레이키를 병원, 사무실, 지역사회 환경에서 전통적인 치료에 통합할 수 있는 업무를 기술했다. CIHA 실무요강을 개발하거나 전인적 간호 개입을 수행하는 데 관심이 있는 전인간호사는 필요한 교육, 경험 및 (적절한 경우) 인증을 획득하는 책임을 져야 한다. *Beginnings*는 APN이 CIH 접근방식에 대해 최신 정보를 제공하고 변경 및 개발 이슈에 대해 최신 정보를 유지할 수 있도록 지원하는 예외적인 자원이다.

APN은 환자가 관습적인 의료인과 전인적 또는 CIHA 의료인 중에서 선택할 수 있는 상황에 관여할 수 있다. APN이 CIHA를 권고하는 경우, 특정 환자의 치료 계획에 안전하고 효과적인 접근법을 알려야 하지만 환자의 상태에 대해서는 여전히 인지하고 있어야 한다. 박스 17.6에는 APN이 CIHA를 추천하는 가이드로 사용할 수 있는 질문이 수록되어 있다. 많은 접근방식은 선택적

박스 17.6

CIHA를 권장하는 APN의 질문 가이드

- 증상이나 초기 치료의 관리를 위해 접근법을 사용하였는가?
- 접근법이 안전하고 효과적이라는 연구 증거가 있는가?
- 접근법이 환자에 적합한가?
- 접근법이 효과가 있기를 원하거나 기대하나?
- 접근법을 제공하는 데 숙련된 제공자가 있는가?
- 환자가 보완적 접근법에 대한 이전 또는 현재 경험을 가지고 있는가?
- 환자의 문화 그룹이 가장 자주 사용하는 방법은 무엇인가?
- CIH-케어 제공 업체에 환자를 의뢰할 때 제공자의 자격 증명 및 면허 요건, 실무자의 자격 증명 및 역량 증빙을 알고 있는가?
- 보완적 접근법을 사용하기로 결정함에 있어 환자에 대한 상담에는 치료 비용에 대한 고려도 포함된다. 보험 회사가 일부 보완적 접근법(예: 지압, 최면술, 마사지)을 보장하지만 대부분의 접근법은 개인이 지불하고 종종 상당히 비싸다.
- 인터넷에서 약초 및 보조 식품에 대한 접근에 대해 환자에게 자문을 한다. 어느 것이 합법적이고 비용은 합당한가?

이며 환자와 가족이 자신의 상황에 대한 편안함과 숙달감을 높일 수 있도록 돕기 위해 기존의 치료방법으로 통합될 수 있다. 박스 17.7은 CIHA를 기존 의료에 통합하는 데 도움이 되는 APN이 해야 할 요소를 설명한다.

NCCIH 홈페이지는 "건강정보" 섹션의 여러 주제에 대한 지침을 제공한다. 여기에는 "의료인을 찾는 방법", "건강 주제 A부터 Z까지", "정보를 가진 소비자가 되기"와 같은 문제가 포함된다. NCCIH와 건강보조식품 오피스는 최신 리뷰와 연구의 메타 분석에서 계속 귀중한 자원이 되고 있다. 특정 보완적 의료인에게 의뢰하기 전에 환자의 질병 과정과 특정 치료법에 대한 충분한 이해가 필수 요건이다. CIHA 의료인과의 지속적인 협업이 종합적인 관리를 제공하는 데 유용하다.

박스 17.7

기존 의료 분야에서의 CIHA 확대 및 발전

CIHA를 기존 의료에 통합하고 고객이 이용 가능한 모든 접근방식 중 최상의 혜택을 누릴 수 있도록 하기 위해 APN에는 다음과 같은 요소가 포함되어야 한다.

- CIHA 및 전인간호실무에 통합된 접근방식을 포함하여 전인간호실무에 대한 현재의 지식과 역량 확보 및 유지
- 간호 개입, 연구결과 및 기타 확실한 증거와 일치하는 접근 방법을 통해 개인에게 관리 및 지침 제공
- 자신과 타인의 존엄성과 존엄성을 보존하고자 하는 전문 윤리 및 치유 강령을 준수한다.
- 끊임없이 변화하는 환경에서 몸과 마음이 함께 하는 정신을 가진 각자를 전인으로 인식한다.
- 적절한 관습적 접근법과 전인적 접근법을 사용하여 환자를 전인적으로 평가한다.
- 가능한 한 독립적이 되도록 건강증진, 회복, 복구 또는 평화로운 죽음에 초점을 맞춘 문화적 배경, 건강신념, 성적 지향, 가치관과 선호와 일치하도록 환자와 그들의 중요한 다른 이들과 협력하여 치료 계획을 수립한다.

출처: 미국전인간호사협회(2016). *AHNA: Position on the role of nurses in the practice of complementary and integrative health approaches (CIHA)*. Prepublication copy from Holistic Nursing: Scope and Standards of Practice(2018).

7) 전인적 윤리적 고려사항

APN은 환자가 받는 진료에 대한 환자의 선택을 발전시킬 의무가 있으며 간호사를 위한 ANA 윤리 강령(*ANA Code of Ethics for Nurses With Interpretative Statements*) 내에서 기능해야 한다(ANA, 2015). 또한 AHNA는 *Holistic*

Nursing: Scope and Standards of Practice (ANA/AHNA, 2013) 부록 D에 전인간호 윤리에 대한 입장문을 갖고 있으며, 이 보고서는 전인 간호사의 윤리적 책임을 개괄적으로 설명한다. 타인에게 서비스를 제공하기 위해, 전인 간호사는 다음과 같이 약칭한 본인, 의뢰인, 동료, 간호실무, 간호업무, 사회, 환경에 대한 책임을 갖는다.

- **간호사와 본인**: 건강관리 행동을 모델화하고 자신의 삶에서 조화를 이루며 이를 위해 노력하는 다른 사람들을 돕는 책임
- **간호사와 의뢰인**: 간호 돌봄이 필요한 의뢰인에게 일차적인 책임이 있다. 의뢰인 전체를 보고 전문적으로 적절하고 문화적으로 자상한 관리를 제공하는 것. 비밀리에 상호 존중에 의해 인도된 관계
- **간호사와 동료**: 협력 관계를 유지한다. 서로를 육성하고 팀으로서 도움을 줄 책임이 있다. 동료에 의해 경력이 위태로워지면 적절한 조치를 취한다.
- **간호사 및 간호실무**: 실무에 대한 개인적인 책임과 지속적인 역량 유지. 모든 적절한 간호중재를 사용할 권리. 모든 간호 조치의 효과와 안전성을 결정할 의무. 적용 가능한 연구결과를 실습 지도에 활용한다.
- **간호사와 전문직**: 간호실무, 교육, 연구의 바람직한 기준을 결정하고 실행하는 데 역할을 한다. 직업의 전인적 실무 철학으로 이끌기 위한 지도적 위치를 맡는다. 전인 지향적 간호 이론의 간호 연구와 개발을 지원한다. 공평한 사회적 경제적 노동 조건의 확립과 유지에 참여한다(pp. 178-197).
- **간호사와 사회**: 다른 시민들과 함께... 책임감... 모든 사회의 건강과 사회적 필요를 충족시키기 위한 행동 개시 및 지원
- **간호사와 환경**: 대상자 환경 조성에 힘쓴다. 즉, 치유가 이루어질 수 있도록 평화, 화합, 돌봄 등 모든 사람의 건강, 안전, 평화에 대한 필요성과 관련하여 생태계 건강을 고려한다(pp. 177~179).

본질적으로, 전인간호사들은 그 사람이 자신의 건강 경험의 권위자라는 윤리를 더욱 인정하고 존중한다. 전인간호사는 "옵션 제공자"로, 다양한 건강 및 치료 옵션의 대안 및 시사점에 대한 이해를 증진시키는 데 도움을 준다. 전인간호사들은 돌봄과 치유의 직업적 윤리를 받아들인다. 자신과 타인의 존엄성과 존엄성을 보존하고자 하는 윤리이다(ANA/AHNA, 2013, pp. 10-11).

전인적 윤리 안에는 통합의 근본적인 개념과 모든 사람과 자연에 대한 필수적인 완전함이 있다. 이 필수적인 완전함은 자아와 인간 내부에서 통일성과 완전함을 찾아냄으로써 식별되고 추구된다. "행위는 법, 판례 또는 사회적 규범을 위해 행해지는 것이 아니라, 증거, 확인 및 통합에 기여하기 위해 자유롭게 선을 행하려는 욕구의 수행"을 주목하는 것이 매우 중요하다(ANA/AHNA, 2013, p. 89).

결 론

전인적 철학, 근거기반 간호과학, 경험기반 학습이 통합적 의료의 체계적인 개발을 촉진한다. 전인주의(holism)는 개인 내적 환경과 점점 더 큰 외부 환경과 상호작용하면서 각 개인의 선천적인 전체를 인식하고 이에 반응한다. 오늘날의 바쁜

세상에서는 간호사와 환자 모두에게 전인적 초점을 맞추어야 하는 과제가 남아 있다. 간호사를 위해 건강한 전체를 유지하는 것은 이 전인적 균형에서 중요한 부분이다. 간호사들은 다른 사람들에게 진정 어린 보살핌을 주기 위해 그들 자신을 돌봐야 한다. 예를 들어, 규칙적이고 충분한 수면이 없다면, 간호사가 커피를 아무리 많이 소비하더라도 모든 에너지는 몸을 깨어 있게 하고 기능을 발휘하기 위해 쓰인다. 다른 에너지로 확장할 수 있는 여분의 에너지는 거의 없다. 이는 사실로 알려져 있다. 자신이 잘 기능할 수 있다고 착각하게끔 자신을 속일 수 있지만 환자와 다른 사람들은 그 차이를 쉽게 보고 느낄 수 있다.

다른 간호사들과 전문 의료인들을 위한 역할 모델로서, APN은 전인 건강관리 시스템에 영향을 미칠 수 있다. 전인적 철학에서의 간호학의 유산으로 인해, APN은 전인간호와 CIHA 분야에서 많은 것을 제공한다. 현재 건강 접근법으로 알려진 양식과 치료법, 현재는 건강 접근법이라고 알려진 치유방법들은 중요하지만 그들은 전인주의에 대한 강한 헌신에 기초했을 때 환자와 간호사 자신의 복지를 위해 더욱 강력해진다. 이러한 실천 의지를 가지고 간호사들은 자신과 환자, 가족, 지역사회, 나아가 지구촌까지 풍요롭게 확장하는 미래를 만드는데 참여할 수 있다.

제 18 장

교육을 위한 기본 기술과 전문간호사

Valerie Sabol, Benjamin A. Smallheer, and Marilyn H. Oermann

학습 목표

이 장의 결과로 기대되는 학습 결과

- 학습과 교육을 정의한다.
- 교육과 학습의 관계를 대조한다.
- 사정에서 평가에 이르는 교육과정을 설명한다.
- 교육을 시작하기 전에 평가할 영역을 나열한다.
- 질문, 사전 테스트 등의 평가 전략을 설명한다.
- 학습, 분류법 및 직무 목표의 영역을 시언한나.
- 교육 계획을 개발한다.
- 적절한 교수법을 선택한다.
- 학습 결과 및 평가 방법을 평가한다.
- 교육자로서 APRN의 역할을 설명한다.

서 론

오늘날 의료환경에서 APRN(advanced practice registered nurse)은 환자, 학생, 직원 및 그 외 학습자를 교육하는데 중요한 역할을 한다. APRN은 광범위한 지식과 임상역량, 의사소통 능력을 가지고 있어서 다양한 실무영역에서 교육자 역할을 수행하고 있다. 최적의 치료 결과를 얻기 위해서는 환자들이 스스로를 관리할 수 있도록 교육이 필요하며, 이는 치료자의 주요 역할 중 하나이다. 교육을 통해 환자는 자신의 건강문제와 치료법, 가정에서 자신을 돌보는 방법, 건강증진 행위에 대해 이해하게 된다. 환자는 자신의 상태와 선택 가능한 치료법을 알게 됨으로써 자신의 건강관리에 대한 결정에 좀더 충실하게 참여할 수 있게 된다.

APRN은 환자 및 가족을 교육하는 것 외에도 다양한 사람들에게 교육을 제공하고 있다. 의료

제공에 필수적인 지식과 기술을 개발하고, 임상 실무를 최신 상태로 유지할 수 있도록 직원들을 교육하고, 간호사들을 멘토링하여 환자 간호의 질을 향상시킬 수 있도록 돕는다. 또한 간호학과 학생들을 대상으로 실습지에서 배울 수 있도록 지도하는 역할을 하기도 한다.

이 장의 목적은 간호에 있어 효과적인 교육자의 자질, 사정에서부터 평가까지의 교육과정, 교육전략, 교육자로서 APRN의 역할을 기술하는 것이다. 이 장은 환자, 직원, 학생 및 기타 사람들을 가르치기 위해 APRN이 갖추어야 하는 것들을 다루고자 한다.

교육을 위한 프레임워크

APRN은 학습과 교육의 개념을 이해해야 한다. 이 개념은 교육을 진행하고자 할 때 APRN이 사용하게 될 뼈대(framework)가 된다.

1) 학습

학습(learning)이란 학습자가 참여한 경험으로 인해 새로운 지식과 기술을 얻는 과정이다. 이러한 경험은 학습자가 이 지식과 기술을 습득하도록 지도하기 위해 계획된 활동일 수도 있고, 새로운 이해를 이끌어내는 계획되지 않은 경험일 수도 있다. 학습은 APRN의 교육 후 시술을 수행하는 환자의 능력과 같이 측정 가능한 변화를 이끌어 낼 수도 있지만, 만성질환에 대한 새로운 관점이나 자신의 상태에 대한 통찰력을 얻는 것과 같이 학습결과가 쉽게 나타나지 않을 수도 있다. 학습이 행해졌더라도 학습의 결과를 사정하는 것이 더 어려울 수도 있다.

2) 교육

교육(teaching)이란 학습을 용이하게 하기 위해 APRN이 수행하는 일련의 계획된 행동이다. 교육은 단지 정보를 제공하는 것만은 아니다. 비록 정보제공이 과정에 포함될 수 있지만 말이다. 교육은 개별 요구를 식별하고, 학습자와 협력하여 목표를 설정하고, 학습자가 목표를 달성하도록 안내하고, 학습자의 진행 상황을 모니터링하고 추가 학습이 들어가야 할 지점을 결정하는 것이다(Gaberson, Oermann, & Shellenbarger, 2015). 교육은 학습자가 적극적으로 참여하는 경험을 통해서 학습을 용이하게 한다. APRN은 간호사에게 어떤 치료를 제공해야 하는지 알려주기보다는 간호사들이 환자들을 위해 좀 더 나은 선택을 할 수 있도록 생각하게 하는 질문을 한다.

3) 학습을 위한 지지적 환경

교사와 학습자의 관계는 교육과정에서 매우 중요하다. 학습은 상호 신뢰와 존중이 있는 지지적 환경에서 촉진된다(Gaberson, Oermann, & Shellenbarger, 2015). 임상에서 신규 졸업생이나 학생들과 함께 일할 때 이러한 지지적 환경 구축이 특히 중요하다. 임상 실습은 신규 졸업생(Gardiner & Sheen, 2016)과 학생(Galbraith & Brown, 2011; Hensel & Laux, 2014)들에게 스트레스를 준다.

교육은 APRN과 학습자간 공유 경험이므로, APRN은 지지적 학습환경을 구축해 주어야 한다. 신규 졸업생이나 학생들과 함께 일할 때, APRN은 그들이 신입이고 임상 지식과 역량이 다양한 수준일 수 있음을 기억해야 한다. APRN은 학습자의 배경과 이전 경험을 고려하여 현실적인

표 18.1

효과적인 교육의 5가지 주요 자질

자질(quality)	세부사항
전문 지식	• 교육할 내용에 대한 전문 지식이 있다. • 해당 분야의 중재 및 새로 발전된 사항에 대한 최신 정보가 있다. • 현재 연구결과와 근거를 인식하고 임상 실무에 도입할 수 있다.
임상 역량	• 환자를 치료하는 방법을 안다. • 건전한 임상적 판단을 사용한다. • 실무영역에서 상급임상기술을 보유하고 있으며 이러한 기술을 개발하는데 있어 학습자를 안내할 수 있다.
교육 기술	• 교육 방법을 알고 있고 교육 원리를 사용할 능력이 있다. • 학습요구를 사정하고 그들의 요구에 부합하는 교육을 계획한다. • 각 학습자가 이해할 수 있는 수준으로 명확하게 설명한다. • 비판적 사고와 임상적 판단을 촉진할 수 있도록 생각을 유발하는 질문을 한다. • 절차와 기술을 효과적으로 보여준다. • 학습자를 공정하게 평가하고, 실수에 대해 당황하거나 자신감을 저하되지 않게 교정해주고, 즉각적이고 구체적인 피드백을 제공한다.
긍정적 관계	• 대인관계 기술을 가지고 있고 학생-교사 관계에서 의사소통의 중요성에 대한 이해도가 높다. • 학생을 지지한다. • 명확하게 의사소통한다.
개인적 특성	• 교육에 대한 열정, 인내심, 유머감각, 친근감, 실수를 기꺼이 인정하려는 의지를 포함한다.

기대치를 설정해야 한다.

4) 간호에 효과적인 교육자의 자질

수년간 수행되어온 연구를 통해 간호, 특히 임상에서 효과적인 교육자의 자질이 무엇인지가 확립되었다. 이 연구결과는 APRN이 학습을 촉진하고, 학습을 방해하는 행위를 피할 수 있는 기술을 개발하는 지침을 알려주고 있어 매우 중요하다. 효과적인 교육에는 5가지 주요 특성이 있다: (a) 전문적 지식, (b) 임상 역량, (c) 교육 기술, (d) 긍정적 관계 및 (e) 개인적 특성. 표 18.1에 이러한 특성이 자세히 설명되어 있다.

학습자 사정

교육과정은 학습 요구와 기타 학습 결정요인을 사정(assessment)하는 것으로 시작되며, 계획, 수행, 평가로 진행된다. 그러나 그 과정이 선형적이지 않아서 교육이 사정에서 시작되지 않고 평가에서 끝나지 않을 수도 있다. 예를 들어 요구도 사정 결과에 따라 교육 프로그램을 계획했는데, 프로그램을 시작할 때 대부분의 간호사들이 내용을 이해하는 기초지식이 부족하다는 것을 깨닫게 될 수도 있다. 이럴 경우 직원들이 선수지식(prerequisite knowledge)을 습득할 수 있도록 다른 교육 내용을 제안해야 할 것이다.

1) 학습 요구 사정

사정은 학습자의 현재 지식과 기술 정도를 확인하고, 배우려는 준비와 건강상태와 같은 다른 특성들을 검토하는 것이기 때문에 교육 준비의 첫 번째 단계이다. 사정의 목표는 학습자가 이미 습득한 지식과 기술, 학습의 필요성 등을 파악하는 것이다. 사정을 통해 교육으로 해결할 수 있는 학습 격차를 파악할 수 있다. 학습 요구를 사정할 수 있는 질문은 박스 18.1에 기술하였다.

학습자들은 종종 가르칠 때 주어진 것보다 더 많은 시간과 자원이 필요할 때가 있다. 따라서 APRN은 환자를 가르칠 때는 자가간호에 필요한 지식과 기술을, 직원을 교육할 때는 안전하고 효과적인 실무에 초점을 맞춘 학습 요구를 우선시해야 한다. 예를 들어 최근 천식 진단을 받은 환아 엄마는 천식의 경과, 징후와 관리 방법, 천식 약물, 올바른 흡입기 사용법, 천식 유발 요인과 예방법, 언제 치료를 받아야 하는지를 알아야 한다. 이것들은 학습 요구가 바로 생기는 내용들이므로 APRN은 교육을 실시할 때 이러한 내용에 우선순위를 두어야 한다. 엄마들이 천식과 스포츠 활동과의 관련성에 대해서 질문할 수도 있지만, 이러한 정보는 필수적인 것이 아니므로 교육의 우선순위는 낮다.

박스 18.1

학습 요구를 사정할 수 있는 질문들

- 학습자가 그 내용에 대해 이미 알고 있는 것은 무엇인가?
- 학습자가 이미 가지고 있는 역량은 무엇인가?
- 이 지식은 새로운 내용을 학습하기에 충분한가?
- 새로운 내용을 배울 여력이 있는가?
- 이러한 정보와 성취하고자 하는 목표와 목적에 기반하였을 때, 무엇을 가르쳐야 하는가?

직원 교육에도 제한이 있으므로, 안전하고 역량을 갖춘 실무에 필수적인 지식과 기술을 가르치는데 집중할 필요가 있다. 신규 졸업자와 간호사들이 직면하기 쉬운 흔한 문제는 무엇인가? 이러한 문제를 이해하고 효과적인 간호를 제공하기 위해 배워야 할 내용은 무엇인가? 환자의 안전관리를 위해 필요한 지식과 역량은 무엇인가? 이러한 필수적인 학습 요구가 충족되면, APRN은 다른 학습 영역으로 교육을 확장할 수 있다.

2) 학습 준비상태 사정

두 번째로 확인해야 하는 것이 학습자의 학습하고자 하는 준비상태(readiness)이다. 준비상태는 학습자가 학습에 관심을 보이고 가르치는 과정에 참여할 수 있는 시점을 말한다(Bastable, 2014). 학습자는 신체적, 심리적, 인지적으로 학습에 참여할 준비가 되어 있어야 한다. 그렇지 않으면 내용과 기술의 중요성과 상관없이 학습이 이루어지지 않을 것이다.

신체적 준비상태를 평가할 때에는 학습자가 기술을 습득할 수 있는 신체적 능력이 있는지 여부에 초점을 맞춘다. 예를 들어, 환자를 침대에서 휠체어로 옮기는 법을 배우려면 충분한 체력이 있어야 한다. 건강상태는 학습자가 학습에 참여할 에너지와 편안함 정도에 영향을 미치기 때문에 신체적 준비상태에도 영향을 미친다. 수술 후 급성 통증을 느끼거나 치료로 인해 피로해진 환자들은 뭔가를 배울 수 있는 기운이 없고 학습에 참여하기에 너무 불편한 상태이다. 따라서 이럴 때는 환자 대신 가족을 가르치거나 추후 방문하여 교육을 계획하는 것이 좀 더 적합할 것이다.

심리적 준비상태는 학습자가 겪는 불안과 스트레스 정도, 학습 의욕, 발달 단계 등이다. 학습자가 학습에 집중하고 적극적으로 참여할 수 있어야 한다. 심각한 건강문제로 인한 스트레스, 질병으로 인한 실직의 두려움, 교육프로그램이 성공하지 못할 것에 대한 염려 등이 학습 준비상태에 영향을 줄 수 있다. 심리적 준비상태를 사정할 때는 학습자의 심리상태를 파악하고 학습자가 정서적으로 학습에 참여할 준비가 되어 있는지를 판단하는 것이 중요하다.

동기부여는 새로운 지식과 기술을 습득하거나 행동을 바꾸려는 욕구(drive), 즉 배우고자 하는 개인의 열망(desire)이다. 학습동기에 있어 직원과 학생간의 차이는 학습에 쏟는 노력, 최소한의 기대보다 더 높은 수준의 성과를 달성하고자 하는 욕구, 보충학습과 실천에 임하려는 의지 등에서 뚜렷하게 차이를 보인다. 동기부여는 시간이 지남에 따라, 또는 다른 학습 상황에 따라 달라질 수 있다. 교육 과정의 일부로서 학습자에게 동기를 부여하는 전략은 박스 18.2에 기술하였다.

학습 준비상태도 학습자의 발달 단계에 따라 결정될 수 있다. 소아담당 간호사들은 아이들의 나이와 발달에 따라 어떻게 배우는지를 잘 알고 있다. 성장과 발달에 대한 지식은 APRN이 학습의 복잡성과 결과를 결정하고 적절한 교육전략의 유형을 결정하는데 지침이 된다.

인지적 준비상태는 학습자의 지식 기반과 관련된 것으로, 학습자가 교육을 시작하기 위한 사전 지식과 기술을 갖추었는지 여부이다. 이는 사전 지식이 있어야 수행이 가능한 기술 등을 교육해야 하는 경우에는 더욱 더 중요한 평가항목이다. 사전 지식이 부족한 경우, 이러한 공백을 메우고 학습자가 스스로 사전 지식을 달성할 수 있도록 자원과 경험을 안내해주는 것도 APRN의 몫이다. 인지적 준비상태의 사정은 학습자가 이

박스 18.2

교육의 일환으로 학습자에게 동기를 부여하는 전략

- 교육자의 요구가 아닌 학습자의 필요에 기반해서 학습자를 위해 교육하라.
- 배울 준비가 되었을 때 교육하거나, 가족 구성원에게 교육을 하거나, 추후 방문하여 교육과 같은 대체전략을 준비하라.
- 학습자가 목표를 달성할 수 있도록 작고 성취 가능한 목표를 설정하라.
- 학습자가 배워야 할 필요가 있는 내용에 대해 집중할 수 있도록 하라.
- 이 내용과 기술이 왜 중요한지 설명하라.
- 학습할 정보를 작은 부분으로 나누어서 논리적으로 정리하고, 학습자가 한번에 담아갈 수 있는 양만큼만 교육하라.
- 자주 긍정적 강화를 제공하라(예, 올바른 대답과 기술을 정확히 수행했을 때 칭찬하기).
- 학습 시 즉각적인 피드백을 제공하고, 잘못된 응답과 수행 오류에 대해서는 명확하게 알려주고, 필요하면 재교육하라.
- 학습자가 능력에 대한 기술과 자신감을 양성할 수 있도록 연습을 허용하라.
- 유지 기간을 증진시키기 위해 반복해서 필수 내용과 기술을 검토하라.

미 목적을 달성했고 새로운 학습 영역으로 진행할 준비가 되었는지를 APRN이 판단할 수 있게 해준다.

3) 기타 사정 영역

사정해야 할 추가 영역은 교육 상황과 학습자의 유형에 따라 달라진다. 환자나 가족을 대상으로 교육할 때, APRN은 그들의 문화에 대해 알아야 하고 그것이 선택된 교육과 방법에 어떻게 영향을 미칠 수 있는지 알아야 한다. 교육 전에 환자의 문화적 가치, 건강 관행, 읽고 쓰는 능력을 평가해야 한다(Ashton & Oermann, 2014;

McCleary-Jones, 2016; Sidhu et al., 2015).

직원과 학생을 교육할 때도 문화적 차이가 존재할 수 있으므로 이에 대한 조사가 필요하다. 학교에서의 좋은 성적이 학습자의 건강문제에 대한 지식이나 교육에 얼마나 잘 반응할지를 나타내는 것은 아니겠지만, 학습자의 교육 수준도 확인할 필요가 있다.

4) 사정 전략

(1) 학습자에게 질문하기

사정을 위한 가장 효과적인 전략 중 하나가 학습자에게 내용을 잘 이해하고 있는지, 필요한 교육이 무엇인지를 질문하는 것이다. 환자 교육의 경우, 실무에서 흔히 볼 수 있는 상태와 치료에 대한 질문 목록을 작성하는 것이 중요하다; 표준화된 질문 목록은 사정을 용이하게 하고 학습 요구, 환자와 가족에게 제공할 지침과 결과를 문서화할 수 있게 한다. 이러한 질문은 구조화된 인터뷰로 물을 수도 있고, APRN과 학습자 사이의 상호작용 과정에서 요구를 파악하는 비공식적인 방법으로도 얻을 수 있다.

사정을 위한 질문은 개방적 질문으로 해야 효과적이다. 환자에게 "천식에 대해 질문할 것이 있습니까?"라고 묻는 것은 천식과 자가관리를 이해했는지를 평가하는 데 한계가 있다. 좀 더 효과적인 질문 목록은 "천식을 위해 복용하고 있는 약과 그 약이 도움이 되는지를 말씀해 주세요. 아직도 무슨 문제가 있는지, 그 문제를 해결하기 위해 무엇을 하고 있습니까?" 이다. 개방형 질문과 상위 수준의 질문은 직원과 학생의 학습 요구를 조사할 때 특히 중요하다. 학습자는 특정 정보와 사실을 묻는 질문에 답을 할 수도 있지만, 새로운 상황, 분석적 사고와 임상적 판단이 필요한 질문에는 답을 할 수가 없을 것이다. APRN은 다른 수준의 질문을 함으로써 실제 학습 요구를 보다 명확하게 구별할 수 있다.

(2) 설문지

사정을 위한 두 번째 전략은 학습자에게 추가적인 지도가 필요한 것을 파악하기 위한 설문지(questionnaire)를 개발하는 것이다. 설문지의 문제점은 학습자가 자신의 교육 요구를 점수로 매기는 것인데, 이것은 정확한 평가가 되지 않을 수도 있다. 두 번째 문제는 직원 개발을 위해 사용될 때 조사를 수행한 시기와 교육 프로그램을 계획하고 수행하는 시기 사이에 시간 차이가 있다는 것이다. 그 기간 동안 직원들의 학습 요구가 크게 변할 수 있다.

(3) 사전 테스트

수업 전에 시행한 필기 시험은 학습 요구를 사정하는 유효하고 신뢰할만한 방법이다. APRN은 사전 테스트(pretests) 결과를 사용하여 이미 숙달된 내용을 확인할 수 있고 학습의 격차를 파악하여 강의의 초점을 맞출 수 있게 된다. 필기 시험의 장점은 시설에서 제공하는 강의와 교육 프로그램의 효과를 평가하는 방법으로서 사전 테스트와 사후 테스트를 모두 관리할 수 있다. 학습을 측정하는 방법으로 직원과 학생이 시험에 적응하도록 되었지만, 환자들 경우에는 필기 시험이 불편할 수 있으므로 환자가 이해할 수 있는 수준의 문제를 내도록 주의해야 한다.

(4) 관찰

정신운동(psychomotor)과 기술 능력을 사정

하는데 학습자가 수행하는 것을 관찰하는 것보다 더 좋은 방법은 없다. 이상적으로 APRN은 학습자의 수행을 한 번 이상은 관찰해야 한다.

5) 목표 개발

사정을 통해 학습자가 교육 목표를 충족시키기 위해 습득해야 하는 지식과 기술 그리고 학습 과정에 영향을 미칠 수 있는 특성을 알 수 있다. 이를 통해 APRN은 학습자가 달성해야 할 목표를 구체화시킨다. 교육 목표는 학습의 결과, 즉 인지적, 감정적, 정신운동 기술 및 학습자가 달성해야 할 가치를 반영한다. 또한 목표는 내용 선택과 교육 전략을 안내한다; 사정은 학습자가 목표를 달성한 정도와 추가 학습이 요구되는 시점을 결정한다(Oermann & Gaberson, 2017). 교육과정의 계획 단계에는 목표 개발 및 내용 선택, 교수 방법 및 학습 활동이 포함된다.

목표는 학습자가 누구인지, 학습자가 무엇을 알고 있는지, 학습이 끝날 때 무엇을 할 수 있는지를 명시한다. 예를 들어, "간호사는 심부전 환자를 돌보기 위한 근거기반 간호중재를 규명한다."라는 목표는 학습자의 수준과 교육에 할당된 시간을 고려하여 명확하고 측정 가능하며 달성할 수 있어야 한다. 목록, 식별, 적용, 비교와 같은 행동은 알고 이해하는 용어와 달리 측정할 수 있다. 또한 교육에 필요한 시간은 목표의 개수와 그 복잡성에 따라 달라진다.

(1) 목표의 분류

학습 도메인이나 영역은 인지적, 정신운동, 감정적 세 가지가 있다. 목표는 각 영역마다 작성될 수 있으며 목표에 대한 분류 시스템인 분류법(taxonomy)을 사용하여 수준을 조정할 수 있다.

① 인지 영역

인지 영역 학습은 지식의 습득과 문제 해결, 임상 추론과 같은 지적 기술의 발달과 관련이 있다. 많은 교육 상황에서 학습의 결과는 사실과 특정 정보를 암기하는 것이다; 그러나 다른 경우에는 새로운 상황에 개념을 적용하고, 환자의 복잡한 데이터를 분석하고, 환자의 문제와 존재하는 대체 가능성에 대한 결정을 내리고, 가장 적절한 행동 과정에 대한 결정을 내리는 것을 목표로 한다.

인지 영역의 분류법은 교사가 암기에서 점점 더 복잡한 인지 기술에 이르기까지 학습 결과를 논리적으로 정리할 수 있게 한다. 인지 분류법은 6가지 단계가 있는데, 가장 낮은 단계인 구체적인 사실과 정보를 기억하기부터 이해, 응용, 분석, 종합, 평가 순서로 진행된다(Bloom, Englehart, Furst, Hill, & Krathwohl, 1956). Anderson과 Krathwohl(2001)은 분류법을 업데이트하여 범주를 동사(예: 지식 대신 기억)로 재구성한 후 종합과 평가 순서를 다시 정했다. 채택된 분류법에서 가장 높은 수준의 학습은 요소들을 합성하여 새롭게 또는 다른 것으로 만드는 것이다. 개정된 인지 분류법의 6가지 단계 각각에 대한 정의와 목표 예시는 표 18.2에서 찾을 수 있다.

② 정신운동 영역

정신운동 학습은 운동 기술의 발달, 기술 절차 수행 능력 및 신체적 조정을 수반하는 기타 능력의 발달로 이어진다. 정신운동 기술을 개발할 때 학습자들은 다음과 같은 서로 다른 단계를 거치며 발전해간다: 인지(기술 인식 및 수행 방법에 대한 학습), 연상적(좀 더 일관성 있

표 18.2

인지 분류법 및 목표 예시

인지 분류법 단계	목표 예시
기억하기: 사실과 특정 정보를 기억하는 능력	환자는 약물의 부작용을 식별한다.
이해: 정보를 이해하고 설명하는 능력	간호사는 환자의 상태에 대한 기저 병리생리를 설명한다.
적용: 새로운 상황에서 지식을 사용하고 실무에서 개념과 이론을 사용하는 능력	학생은 현재 근거를 기반으로 중환자의 중재를 계획한다.
분석: 관련 부분 및 관계를 식별하는 능력	관리자는 새로운 인력 배치 패턴이 환자와 간호직원에게 미치는 결과를 분석한다.
평가: 내부 및 외부 기준에 근거해 판단에 도달하는 능력	학생은 만성통증 성인환자에게 이완요법을 적용한 연구결과를 평가한다.
창작: 신제품 개발 능력	간호사는 통증 관리를 위한 프로토콜을 설계한다.

게 될 때까지 운동 조정) 및 자동적(기술에 대해 생각하지 않고 자동으로 수행할 수 있을 때까지 기술) 단계(Oermann, Muckler, & Morgan, 2016; Schmidt & Lee, 2005). 강사는 기술을 가르칠 때 이러한 단계를 반드시 염두에 두어야 한다. 인지 단계에서 학습자는 기술을 이해하고 정확하게 수행하는 방법을 시도한다. 이 단계에서 강사는 기술의 이론적 근거와 그 기본 원칙에 대해 질문하는 게 좋다. 그러나 학습자가 기술 자체의 성과를 개발하고 개선해가는 그 다음 단계에서 기술의 "원리"를 질문해서는 안 된다. 예를 들어 자동차 운전을 배울 때, 강사는 엔진 작동 방식을 묻지 않는다. 마찬가지로 환자가 인슐린을 준비하거나 학생이 인슐린 펌프를 세팅할 때, 강사는 이 기술의 기본원리가 아니라 어떻게 수행해야 하는지에 초점을 맞추고 질문해야 한다.

이러한 단계의 학습과 수행 기술을 발전시키기 위해서는 충분한 연습이 필요하다. 기술을 한 번만 연습하는 것으로는 충분하지 않다. 학습자들은 그들의 수행 능력과 그것을 향상시키는 방법에 대해 강사로부터 구체적인 피드백을 받아 기술을 여러번 연습해야 한다(McGaghie, Issenberg, Petrusa, & Scales, 2010; Oermann, Molloy, & Vaughn, 2015; Oermann, Muckler, & Morgan, 2016; Ross, Bruderle, & Meakim, 2015). 피드백은 기술의 작동 요소에 집중해야 한다. 비록 목표는 정신운동 학습을 위해 쓰여졌지만, 인지영역과 유사하게, 대부분의 상황에서 기술은 각 과정마다 체크리스트를 이용해서 배우게 된다.

③ 정서적 영역

때로는 APRN은 학습자들이 전문적 실무에서 중요한 가치를 개발할 수 있도록 도와주기도 한다. 가치 개발은 비밀보장이나 개인정보 보호와 같이 전문직으로서 실무에서 필수적인 가치나 신념을 이해하고 구축하는 것이다. 지식에 기반해서 학습자들은 이러한 가치와 신념을 자신의 것으로 받아들이고 이를 자신의 전문직 실무의 기초로 내면화할 필요가 있다(Oermann & Gaberson, 2017). APN들이 환자나 기타 학습자들을 교육할 때, 학습자들에게 구체적으로 그 가치를 가르치지는 않지만, 교육을 계획할 때 교육 결과로 나타날 수 있음을 알고 있어야 한다.

교육 계획 수립

교육 목표는 사정에 기반한 학습 결과이며 교육 계획의 근간이 된다. 교육 계획의 목적은 사정 중에 발견한 학습자의 특성을 고려하면서 목표를 달성할 수 있도록 지도하는 것이다. APRN은 목적과 관련된 내용을 기획하고 정리하며, 교수법을 선정하고, 학습 목표나 성과에 맞는 학습을 계획한다.

교육 계획을 수립할 때 교육으로 성취할 수 있는 학습 수준을 고려해야 한다. 학습의 결과가 사실을 상기하는 것이라면, 교수법은 강의, 토론, 독해 등이 될 수 있다. 교육을 통해 얻은 지식을 활용하여 환자에게 가장 효과적인 간호중재를 결정(응용)하거나 문제의 우선순위를 결정하는 것이 목적이라면, 교육 전략은 강의와 토론을 넘어 확장될 필요가 있다. 예를 들어, 사용 가능한 근거기반 중재를 이용해서 환자 시나리오에 적용하거나, 환자를 어떻게 간호할지에 대해 직원들끼리 토론을 하기 위해 간단한 사례를 개발할 수 있다.

교육은 서면 계획 없이 수행할 수도 있고, 표준화된 계획을 사용해서 수행되기도 하지만, 교육 계획이 있으면 의도한 학습 성과나 역량, 내용, 교수 방법, 교육에 할당된 시간, 학습이 이루어진다면 사정 전략 등을 구체적으로 명시할 수 있기 때문에 유용하다. 지속교육을 위한 수업시간을 지정하는 프로그램의 경우, 서면 계획이 필요하고 수업을 제공하는 기관은 사용할 양식을 명시한다.

교육이나 교육 프로그램을 위한 서면 계획 수립에는 많은 형식이 있다. 일반적으로, (a) 교육의 목적, (b) 달성해야 할 목표 또는 결과, (c) 내용의 개요, (d) 내용을 제시하고 목표 달성을 위한 학습자를 지도하기 위한 교수법, (e) 강의 시간, (f) 평가 방법 등 최소 6개 요소를 포함한다. 그림 18.1은 지속적인 교육 프로그램을 위해 개발된 교육 계획 사례이다. 이것은 APRN에 의한 교육 계획 개발을 위한 템플릿으로 사용될 수 있다.

교육 내용은 선행조건 내용을 먼저 제시하며, 단순한 것에서부터 복잡한 것까지 논리적으로 정리하도록 한다. 내용에 포함될 범위는 강의에 배정된 시간과 목표에 따라 달라진다. 제한된 시간만 사용 가능하다면, 목표는 결과를 성취하기 위해 꼭 필요한 내용을 담아야 한다. 내용은 교육자들이 무엇을 가르칠지 그리고 어떤 순서로 가르칠지 알 수 있도록 세부사항과 함께 개요 형식으로 교육 계획을 나열한다. 간략한 개요만 필요한 경우에는 APRN은 지침을 전달할 때 개인적인 용도로 보다 상세한 개요를 개발할 수 있다.

계획의 네 번째 구성 요소는 교수법 목록이다. 교수법은 학습자가 결과를 달성하고 필요한 지식과 기술을 습득하도록 사용할 수 있는 전략이다. 교수법은 제시될 내용과 목표 달성에 적합해야 한다. 학습자 유형 – 환자, 학생, 신규 졸업생인지, 경력 직원인지; 교육 집단의 규모; 교육 시간도 교수법 선택에 영향을 미친다.

환자 교육의 경우, 토론, 유인물, 시각 보조장치 및 시연이 효과적이다. 왜냐하면 환자에 대한 교육은 대부분 개별적으로 이뤄지므로 APRN은 환자의 특정요구에 맞춰 교육을 할 수 있기

대상자 교육 계획 사례 지속교육 제공 문서 양식 **활동 제목:** 임상교육과 평가 **목적:** 간호 교육에 사용하기 위한 다양한 임상 교육과 평가 방법을 조사한다.				
목표	내용	시간	교육방법	평가방법
1. 다양한 임상 교육 방법과 관련 근거를 조사한다.	Ⅰ. 임상 교육을 위한 근거 부족 Ⅱ. 우수한 임상 교육을 위한 지침 Ⅲ. 임상 교수법 A. 환자 배정 B. 상위수준의 질문과 연구결과 내용 C. 사례 방법 D. 전개 사례 E. 임상 과정에 대한 짧은 논문과 이를 사용하는 이유 F. 컨퍼런스 G. 미디어 클립 H. 기타	1시간	강의, 토론, 파워포인트, 유인물, 예제, 소그룹 활동: 각 임상교수방법을 개발하여 큰 그룹과 공유	질문, 임상 교수법의 검토
2. 간호에서 임상적 성과를 사정하기 위한 임상 평가 방법과 원칙을 기술한다.	Ⅰ. 임상 성과를 평가하기 위한 프레임워크 Ⅱ. 임상 역량을 사정하기 위한 방법 A. 성과 관찰과 관찰 기록의 필요성 B. 관측치 문제 C. 등급 양식 1. 유형 2. 유효성, 신뢰성, 기타 표준 D. 성과를 평가하기 위한 강사 준비: 어떻게 할 수 있을까? E. 다중 사정 방법 Ⅲ. 요약 및 평가	1시간	강의, 토론, 파워포인트, 유인물, 역할극(강사는 학생의 수행도를 관찰하고 그것에 대한 피드백 제공), 비디오 클립: 양식을 사용하여 성과와 비율을 관찰	질문, 비디오 클립 토론 중 피드백, 자기 평가

그림 18.1 대상자 교육 계획

때문이다. 학생과 직원의 경우는 선택할 수 있는 교수법이 다양하나, 필기 과제 등은 직원보다 학생에게 더 적합하다.

교수법은 그룹 크기에 따라 달라지는데, 토론이나 시연은 개별 교육이나 소규모 그룹에서 흔히 사용되는 반면, 강의와 같은 방법들은 큰 그룹에서 유용하다. 같은 맥락으로, 어떤 전략들은 구현하는 데 더 많은 시간이 소요된다. 예를 들어, 소규모 그룹 활동은 강의 형식으로 내용을 전달하는 경우보다 강의 시간이 더 많이 필요하나, 이러한 활동은 학습 결과와 학습자의 요구를 고려할 때 더 중요할 수 있다.

교육 계획의 다섯 번째 구성요소는 강의에 필요한 시간을 명시하는 것이다. 교육에 할당된 시간은 내용의 깊이와 복잡성을 결정하며, 또한 교육 전략 선택에도 영향을 미친다. APRN은 시간 부족을 방지하고 학습자가 필요로 하는 필수 정보를 포함하도록 내용을 신중하게 계획해야 한다. 내용을 검토하고, 학습자의 이해 여부를 확인하고자 질문을 하고, 기술을 학습하기 위해 추가적인 실무를 보여줄 수도 있기 때문에, 강의는 예상시간보다 일찍 마치는 것이 문제가 덜 발생한다.

교육 계획의 마지막 구성요소는 결과의 달성을 측정하기 위한 평가 방법이다. 평가는 학습자에게 목표 달성의 진척도에 대한 피드백을 제공하거나 학습 성과에 대한 종합적 측정을 제공하는 형태일 수 있다. 평가 방법은 이 장의 뒷부분에 설명되어 있다.

1) 교수법

APRN은 환자, 학생, 직원들을 교육할 때 많은 교육 방법을 사용할 수 있다. 이번 세션에서는 그 방법 중 몇 가지를 제시하겠다. 목적은 목표를 달성하기 위해 용이하고 학습자에게 적합한 방법을 선택하는 것이다. APRN은 사용 가능하고 효과에 근거가 있는 다양한 교수법을 알고 있어야 한다(Oermann, 2015).

(1) 강의

강의(lecture)는 집단에게 정보를 제시하는 구조화된 수단이다. 최근 몇 년간 학생들의 사고력 증진을 위해 수동적인 참여를 하는 강의를 보다 적극적인 참여가 가능한 학습 방식으로 전환하려는 시도가 계속되고 있다. 그럼에도 여러 출처로부터 종합하여 잘 짜여있고, 능숙한 솜씨로 전달되며, 질문과 공개토론이 가능한 강의는 단기간에 많은 내용을 제시하는 효과적인 방법이다. 강의는 강사가 학습할 수 있는 요점을 강조하고 학습자가 이용할 수 없는 다양한 정보 소스를 통합할 수 있다는 점에서 효율적이다. 사고력 증진과 학습 수준을 높이기 위해 강사는 강의 내용부터 임상 상황까지 적용하는 사례를 포함할 수 있으며, 대안적 관점과 다른 가능성에 대해 질문을 할 수도 있다(Oermann & Gaberson, 2017). 학습자 참여가 최소 수준인 기존 강의를 개방형 질문과 토론이 가능한 상호작용 형식으로 전환함으로써 수준 높은 교수법으로 활용할 수 있다.

강의는 충족해야 할 목표, 내용에 대한 개요, 그리고 왜 이 정보가 중요한지를 제시하는 소개로 시작한다. 강의 중에 제시된 내용은 기사나 교과서에서 읽을 수 있는 내용을 반복하기보다는 복수의 정보 출처로부터 종합한 내용을 반영해야 한다. 강의의 목적은 학습자가 이용할 수 없는 자원을 종합하는 것이다. 내용은 간단한 개념부터 시작해서 보다 복잡한 개념으로 진행하면서, 교육 계획의 개요와 일치하도록 명확하고 논리적으로 정리되어야 한다. 전체적으로 통합된 질문과 임상 사례는 더 높은 수준의 학습을 가능하게 하며 참가자를 적극적으로 참여시킨다. 강의 중간이나 마지막에 이루어지는 소규모 그룹 활동은 협업 학습을 장려할 뿐만 아니라 유사한 목적을 제공한다. 강의는 요점을 복습하는 요약본으로 마무리하며, 학생과 직원의 경우 임상 실습과의 관련성을 살펴본다.

강의에 비디오 클립 등 멀티미디어를 활용하면 내용을 시각화할 수 있고, 강의 진행에 따라 강사가 요점을 강조할 수 있으며, 발표 내용에 다양성을 더할 수 있다. 일부 간호 프로그램에서는 수업 중 파워포인트 프리젠테이션을 사용하는 것이 아닌 보다 적극적인 학습방법으로 학생들이 수업 전에 미리 학습을 진행한 후 수업 중 문제 기반 학습을 하는 플립러닝 수업모형(flipped classrooms)과 같은 방식으로 전환되고 있지만, APRN은 여전히 강의 기술을 보유해야 한다. 플립러닝 모형에서도, 수업 전 사전 학습 활동은 일반적으로 파워포인트로 녹음된 강의를 보는 것이다. 프리젠테이션을 개발하기 위한 몇 가지 중요한 원칙은 박스 18.3에 나와 있다. 강의와 기타 발표를 위해 양질의 멀티미디어를 만들 수 있게 도와주는 온라인 자습서들이 많이 나와 있다. 효과적인 강의나 연설을 제시하기 위한 다른 지침도 박스 18.3에서 찾아볼 수 있다. 경험이 부족한 강사는 강의와 발표를 연습하고 자기평가나 동료의 조언을 받기 위해 비디오로 녹화하도록 한다.

박스 18.3

프리젠테이션 지침(강의, 연설, 기타 유형)

학습자 및 목표 파악
- 학습자와 그 배경을 파악한다.
- 학습자에 대한 정보가 부족한 경우, 프로그램을 설명하는 자료를 검토하고 프로그램 기획자에게 학습자에 대해 문의한다.
- 프레젠테이션 목표를 검토한다.

프리젠테이션 계획
- 학습자에게 할당된 시간을 고려하여 목표를 달성할 수 있도록 내용을 계획한다.
- 하나의 논문이나 참고서만으로 내용을 만들지 말고, 학습자가 이용할 수 없는 문헌들과 자료들을 종합한다.
- 주제 및 하위 주제 목록을 작성하거나 개요 형식을 사용한다.
- 충족해야 할 목표, 내용 개요, 이 정보가 중요한 이유가 포함된 소개를 준비한다.
- 문장 형식으로 작성하지 말고, 짧은 구문을 사용한다.
- 주제 또는 개요 목록 옆에 학습자에게 물어볼 샘플 질문을 포함한다.
- 임상 시나리오와 내용이 실제 어떻게 적용되는지에 대한 예를 개발한다; 발표 안에 이 내용을 포함할 수도 있고, 소그룹 활동이나 발표가 일찍 끝날 경우 발표 말미에 사용한다.
- 노트에서 쉽게 볼 수 있도록 발표 내용 중 중요한 내용은 밑줄이나 색상으로 강조 표시한다.
- 요약에 포함할 핵심 사항을 나열한다.

미디어 개발
- 주요 내용을 강조하는 파워포인트 프레젠테이션 같은 미디어를 개발한다.
- 파워포인트를 사용하는 경우:
  - 각 슬라이드가 하나의 아이디어를 제시하고 명확한 제목으로 시작하는지 확인한다.
  - 문장이 아닌 핵심 단어와 짧은 문구를 사용하고 슬라이드가 너무 "복잡하지" 않도록 최소한으로 유지한다.
  - 모든 사람이 읽을 수 있도록 글꼴의 크기는 적어도 24 포인트 이상으로 한다.
  - 글자는 배경에 대비되는 색상을 선택하면 쉽게 읽을 수 있다.
  - 동일한 슬라이드에서는 밑줄, 굵게, 기울임 꼴 추가; 폰트 크기 변경; 다른 글꼴 사용과 같은 형식을 변경하지 않는다.
  - 모두 대문자를 쓰기 보다는 대문자와 소문자를 결합하라.
  - 학습자의 내용 집중에 방해되지 않도록 슬라이드 넘김을 다양하게 하지 마라.
  - 주제 목록에 표시하거나 슬라이드를 변경하거나 새 미디어를 소개할 때는 개요를 표기한다.
  - 프레젠테이션에 다른 멀티미디어를 통합하여 내용을 설명하고 학습자를 참여시킨다.

프리젠테이션 전달
- 프레젠테이션을 연습하고 비디오 녹화를 통해 발표 스타일과 시간을 확인해본다
- 흥미로운 일화, 질문, 사진, 유머, 또는 학습자의 관심을 끌만한 말로 발표를 시작한다.
- 발표하는 동안 중요한 내용은 반복하고 강조한다.
- 다른 콘텐츠 영역 간 전환을 포함한다.
- 열정적으로 행동한다.
- 모든 사람들이 알아들을 수 있도록 분명하게 큰 소리로 적절한 속도로 말한다.
- 학습자의 관심도를 확인하기 위해 말을 할 때 학습자를 유심히 살핀다.
- 학습자에게 "시간이 다 되었다"라고 말하지 마라; 일찍 끝마쳤다면, 임상 시나리오와 추가 학습활동으로 이동한 후 내용을 요약하라.

(2) 토론

토론(discussion)은 강사와 학습자 간의 생각을 교환하여 교육 목표를 달성하는 것이다(Gaberson, Oermann, & Shellenbarger, 2017). 강사가 주제를 기획하는 경우가 많지만 토론의 취지는 학습자가 자신의 견해를 표현하기 위함이지 강사 자신의 의견을 말하기 위해 포럼을 만든 것은 아니다. 따라서 강사와 학습자 모두 적극적으로 참여해야 한다.

토론은 학생과 직원이 어떤 상황에 대한 자신의 감정과 생각을 표현하고, 환자 치료와 타인과의 상호작용에 영향을 미치는 가치를 검토하고, 윤리적 문제를 탐구할 수 있어 가치가 있다. 토론은 강사가 학습자들에게 기존에 알고 있는 것을 넘어서서 생각하고, 대안적인 관점을 고려하고, 다른 선택지를 검토하도록 요구하는 열린 질문들을 할 수 있기 때문에 더 높은 수준의 사고와 임상적 판단을 발전시키는데 효과적이다(Alfaro-LeFevre, 2017; Oermann & Gaberson, 2017).

앞서 설명한 인지 분류법은 토론에서 질문의 수준을 가이드하는 중요한 도구이다. APRN은 학습자의 지식을 사정할 수 있는 회상질문(recall questions)으로 시작하여 더 높은 수준의 질문으로 진행할 수 있다. 표 18.3은 분류법의 각 단계별 질문을 설명하고 있다. 이것들은 학습자들이 비판적으로 생각하도록 격려하기 때문에 더 높은 수준에서 질문을 하는 것이 중요하다.

토론은 학습자나 소규모 그룹에서 일대일 방식으로 이루어질 수 있다. Gaberson, Oermann과 Shellenbarger(2015, 4판)는 소그룹 토론을 10명으로 제한해 모두가 대화할 수 있는 기회를 제공할 것을 권고했다. 학습자들은 토론에서 그

표 18.3

토론을 위한 질문 단계

단계	질문 예시
기억하기: 사실과 특정 정보를 회상해내는 질문	이런 호흡음을 무엇이라 하나? 최고호기유속(peak expiratory flow rate)을 정의해봐라.
이해: 정보를 이해했는지를 확인하는 질문	폐기종과 만성기관지염의 차이점은 무엇인가? 작용시간이 짧은 기관지확장제의 예를 들어보자.
적용: 학습자가 콘텐츠를 새로운 상황이나 다른 상황에 연결할 수 있는 능력을 알아보는 질문	만성폐쇄성폐질환에 대해 읽은 내용과 환자의 증상은 어떻게 비교할 수 있나? 왜 이런 증상들을 감시하는 것이 중요한가?
분석: 자료 및 관계 분석에 대한 질문	진단을 뒷받침하는 자료는 무엇이며, 이러한 자료는 왜 연관되는가? 이 상황에서 효과가 있을 수 있는 대안적인 중재는 무엇이며 그 이유는?
평가: 판단을 요하는 수준 높은 질문, 비판적 사고	당신의 중재는 효과적인가, 그걸 어떻게 판단할 수 있는가? 환자는 아직도 기침을 하고 있다. 치료 계획에 어떤 변화가 필요할 것이며, 왜 이러한 변화가 적절한가?
창작: 새로운 아이디어와 계획을 발전시킬 수 있는 질문	환자의 요구를 더 잘 충족시키기 위해 이 교육 계획을 어떻게 수정할 것인가? 환자 치료에 효과적일 수 있는 두 가지 새로운 중재를 근거에 기반해서 이야기 해보고, 사용 여부를 어떻게 결정할 것인지에 대해 말해보라.

들의 견해와 의견이 강사와 다르더라도 받아들여진다는 것을 알 필요가 있다. 다음은 효과적인 토론을 실시하기 위한 지침이다.:

- 달성해야 할 결과에 대한 토론에 집중한다.
- 학습자의 참여를 장려하지만 학습자를 강제로 참여시키지 않는다.
- 결과로 나아가기 위해 토론에 적극적으로 참여할 수는 있지만 토론을 주도해서는 안 된다.
- "예-아니오"로 답할 수 없는 개방형 질문을 한다.
- 낮은 수준에서 높은 수준으로 질문을 배치한다; 분류법(taxonomy)은 이러한 목적에 유용하다.
- 답변이 정답이더라도 첫번째 대답은 받아들이지 않는다; 다른 가능성을 찾아보고 근거에 대해 물어본다.
- 생각이 지엽적으로 흐르는 것을 예방하고 본론으로 돌아갈 수 있도록 돕는다.
- 학습한 내용과 토론을 위해 설정된 목표와 어떻게 관련되는지를 요약한다(Gaberson, Oermann, & Shellenbarger, 2015).

(3) 임상 컨퍼런스

임상 컨퍼런스(clinical conference)는 임상에서 학생과 직원이 함께 하는 토론의 유형 중 하나이다. 임상 컨퍼런스는 학습자가 환자에게 치료를 제공하고 강사가 계획한 다른 학습 활동에 참여하기 위해 필요한 지식과 기술을 확보하고자 임상 경험에 선행해서 진행할 수도 있다. APRN은 임상 컨퍼런스를 사용하여 학습자가 특정 환자를 돌볼 지식 기반이 부족한 경우에 환자 문제, 중재 및 근거를 설명할 수 있다.

임상 경험 후에 개최되는 컨퍼런스는 환자 진료를 검토할 기회를 제공한다; 환자 문제, 중재 및 기타 가능한 접근법을 논의하고; 임상 실무에 개념을 적용하고; 실무에서 문제를 탐색할 기회를 제공한다. 컨퍼런스는 또한 학습자들이 임상 실무의 경험을 되돌아볼 수 있는 포럼을 제공한다. 직원이나 학생과 함께 하는 다른 유형의 토론과 유사하게 임상 컨퍼런스에서도, APRN은 학습자가 임상 문제를 해결하는 대안적 방법과 그러한 중재를 결정하는데 영향을 준 새로운 근거에 대해 생각해 볼 수 있도록 개방적이고 탐구적인 질문을 해야 한다. 이러한 질문의 필요성과 그 예들은 앞서 설명하였다. 학습자의 흥미를 유지하기 위해, 특히 피곤한 임상의 하루를 마치는 때에 컨퍼런스를 계획한 경우라면 창의성을 발휘하여 다양하게 제공해야 한다.

(4) 임상 사례

임상 사례(clinical case)는 분석을 위한 실제 또는 시뮬레이션 시나리오다. 이 방법은 임상실무에 콘텐츠를 적용하는 방법을 배우고 데이터 분석, 문제 파악, 가능한 해결책 결정 등에 대한 기술을 습득하는 데 효과적이다(Gaberson, Oermann, & Shellenbarger, 2015). 분석을 위한 사례는 실제 실무에서 그러한 결정에 직면하기 전에 임상적 결정을 통해 학습자에게 경험을 제공할 수 있어 가치가 있다.

APRN은 개방적이고 높은 수준의 질문을 유도할 수 있는 사례를 개발한다. 사례는 몇 문장으로 짧아야 하며 필수적인 정보만 제시해야 한다. 질문은 사정을 유도할 수 있고, 사례에서 누락된 데이터와 의사결정에 필요한 추가 정보에 초점을 맞출 수 있다. 또한 사례의 문제점 파악, 즉각적인 조치와 계획 관리를 위한 중재, 근거기반, 대안적 결정과 결과, 개념과 이론이 사례를 이해하고 질문에 답변하는 프레임워크로 사용될 수 있다.

질문은 사례를 분석하여 충족해야 할 목표를 달성할 수 있도록 유도한다. 예를 들어, 망상증 환자에게 적절한 간호중재를 선택하는 것이라면, APRN은 학습자에게 이용 가능한 가이드라인, 조기 인식, 환자의 치료를 어떻게 관리할 것인지에 대해 물어볼 수 있다. 사례를 분석할 때 학습자는 자신이 사용한 사고 과정과 답변 근거를 설명해야 한다. 사례가 짧기 때문에 강의 안에 쉽게 통합할 수 있고, 수업이 끝날 때 소그룹 활동으로도 사용되며, 임상 컨퍼런스에서 토론하거나, 학습자와 일대일 탐구에도 활용할 수 있다. 박스 18.4에 사례를 수록하였다.

(5) 사례 연구

사례 연구(case study)는 배경 정보를 포함하여 환자, 가족 또는 지역사회에 대한 심층적인 설명을 제공한다. 사례 연구는 더 짧은 사례와 유사하게 실제 또는 시뮬레이션 임상 상황을 기반으로 개발될 수 있다. 학습자로 하여금 사례에서 유의미한 정보와 무의미한 정보를 구별하게 하고, 환자의 배경이 현재 문제와 상황에 미치는 영향을 찾아보도록 하는 것과 같은 질문 전략을 활용할 수 있다. 사례 연구 샘플은 박스 18.4에 제시하였다.

(6) 전개 사례

전개 사례(unfolding cases)는 시간에 따라 의도적으로 학습자가 예측할 수 없는 방식으로 변화하거나 진화하는 시뮬레이션 임상 상황을 나타낸다(Smallheer, 2016). 사례나 임상 시나리오가 먼저 제시되고 학습자를 위한 질문이 이어진다. 시나리오를 분석하고 질문에 답한 뒤 새로운 검사나 진단 결과나 환자의 건강상태 변화 등 더 많은 정보를 담아 사건이 전개된다. 학습자들은 새로운 시나리오를 해석하고 그것에 대한 질문에 다시 답한다. Smallheer(2016)는 시나리오 개발에 학생을 통합하는 역사례 연구를 묘사했다. 이 방법에서 학생들은 임상적 상황과 관련된 정보를 식별하고 내용을 분석하여 사례의 세부사항을 작성한다.

(7) 그랜드 라운드

사례 분석을 중심으로 한 또다른 교수법으로 그랜드 라운드(grand round)가 있다. 그랜드 라운드에서 강사는 특정 진단이나 치료를 받은 환자의 임상 주제나 관리에 대한 최신 정보를 제공한다. 환자 관찰과 사정, 전형적으로 직면하는 환자의 문제, 중재와 결과 평가가 종종 설명된다. 그랜드 라운드 프레젠테이션이 비디오로 녹화되어 간호사와 기타 의료인이 용이한 시간과 장소에서 볼 수 있도록 웹에서 이용할 수 있는 경우도 있다. 많은 프로그램들이 지속 교육으로 제공된다. 간호 그랜드 라운드는 임상 환경에서 환자를 관찰하고 치료에 대해 토론을 하면서 수행될 수 있다.

(8) 멀티미디어

멀티미디어는 다지각 학습(multisensory learning)을 제공한다. 매체의 종류에 따라 다른 감각 모드가 사용된다. 많은 교육 상황에서, 메시지를 전달하는데 더 많은 감각을 사용하면 학습이 더 쉬워진다. 환자가 어떻게 생겼는지 또는 중재가 어떻게 구현되어야 하는지를 말로 서술하

박스 18.4

임상 사례 및 사례 연구의 예

임상 사례의 예

46세의 여성 B씨는 왼쪽 팔의 허약함과 '생각이 잘 떠오르지 않는다'는 문제로 남편이 병원에 데리고 왔다. 남편은 아내가 몇 달 전 뇌동맥류로 치료를 받았으나 그 이후로 괜찮았다고 말한다. B씨의 혈압은 210/90이다. 환자는 질문에 대해 문장 중간 중간에 긴 멈춤을 보이며 천천히 대답한다.

1. 남편으로부터 어떤 정보를 우선적으로 수집할 것인가? 이 정보가 진단과 우선적으로 취할 조치 결정에 왜 중요한지 근거를 제시하라.
2. B씨가 겪을 수 있는 문제는 무엇인가? 그 이유를 각각 설명하라.

당신은 가정간호부서에 일하고 있는데, 양쪽 다리의 부종과 극심한 피로를 호소하는 신환이 있다. 환자에게는 그 지역에 가족이 없다.

1. 첫 번째 가정방문 시 어떤 추가 데이터를 수집할 것인가? 이것이 왜 중요한가?
2. 가정방문에서 얻을 수 있는 정보를 요약하고 우선적인 문제를 파악하라. 이 환자의 치료에 어떤 자원이 필요한가?

당신은 환자가 약으로 인한 부작용을 경험하고 있다고 믿지만, 당신의 프리셉터는 이에 동의하지 않고 환자에게 약을 주라고 말한다.

1. 이런 상황에서 취할 수 있는 두 가지 가능한 방법은 무엇인가?
2. 그러한 옵션의 장단점은 무엇인가?
3. 어떻게 하겠는가? 왜 그런가?

불안초조가 심해지고 있는 환자가 기관 내 튜브를 잡아당겨 빼버렸다. 가장 먼저 해야 할 일은 무엇일까? 이 행위를 뒷받침할 근거를 함께 말해보라.

자동차 사고를 당한 젊은 남자가 입원했을 때 당신은 응급실에서 일하고 있는 중이다. 후두가 골절된 것 같고 얼굴에 상처와 멍이 많다. 흡인(suction)을 했더니 다량의 피만 나왔고; 기도를 깨끗하게 유지하는 유일한 방법은 흡인하는 것뿐이라고 판단했다.

1. 그의 기도 관리를 위한 당신의 선택은 무엇인가?
2. 기도 관리 방법에 대한 결정에 영향을 미칠 수 있으므로 관찰이 필요한 것은 무엇이며 수집되어야 할 자료는 무엇일까?
3. 이 환자의 기도를 어떻게 관리하겠는가? 그 근거를 제시하라.

사례 연구의 예

샐리는 6살로 지난 주 내내 복통을 호소해왔다. 2주 전, 그녀는 호흡기 독감으로 소아과 의사에게 진찰을 받았다. 샐리의 현재 증상은 금일 오전 두 차례 구토, 복통, 식욕부진과 등에 보이는 발진이다. 활력징후, 혈압, 키, 몸무게는 정상이다. 샐리는 복부를 움켜잡고 아프다고 말한다. 복부를 만져보니 반동이 없는 광범위한 압통을 확인할 수 있었다. 만져지는 종괴는 없었다. 샐리의 과거력은 특이할만한 사항이 없었다. 심각한 병을 앓은 적도 없고 병원에 입원한 적도 없다. 그녀의 어머니는 가족이나 가정형편에 특별한 변화도 없으며, 최근 샐리가 좋아하는 가족 캠핑 여행을 다녀왔다고 했다.

1. 처방이 필요할 것으로 예상되는 검사는 무엇인가? 이 검사와 이 사례와의 연관성을 설명하라.
2. "반동이 없는 광범위한 압통"은 무엇을 의미하는가?
3. 샐리에게 있을 수 있는 가능한 문제들과 그 이유를 말하라.
4. 만약 샐리가 문제가 뭐냐고 묻는다면 당신은 어떻게 답할 것인가? 그녀의 나이와 발달 단계를 바탕으로 근거를 제시하라.

거나 읽어서 상상하기 보다는 학습자는 동영상으로 환자를 볼 수 있다. 멀티미디어는 각 단계를 통해 자료를 수집하는 것에서부터 뒤이어 진행되는 절차와 기술을 확인하는데 유용하다. 학습자가 자신의 기술을 연습하면서 궁금한 점이 생기거나 자신이 수행한 것에 확신이 서지 않을 때 자신의 실무를 녹화하고 비디오 녹음을 재생할 수 있다.

멀티미디어는 또한 윤리적 문제와 가치를 탐구하는데도 유용하다. 예를 들어, 동영상의 짧은 부분을 사용하여 학습자가 자신의 가치와 신념을 검토하고 그러한 상황에서 어떻게 반응할지를 고려하는 임상 상황을 제시할 수 있다. 시나리오는 학생과 직원 개인 또는 집단 대상으로 윤리적 딜레마를 분석하는데 사용될 수 있다; 미디어를 가지고 하는 소규모 그룹 활동은 윤리적 문제를 분석하고 해결하는 데 있어 유익한 학습을 제공할 수 있다.

(9) 원격 교육

원격 교육은 강사와 학생이 서로 다른 위치에 있는 학습환경으로 정의된다. 어떤 경우에는 전체 과정 또는 지침이 온라인이고, 다른 상황에서는 하이브리드 또는 혼합 모델이 온라인 학습의 일부와 함께 사용되고 일부는 직접 대면한다. 원격교육은 온라인에서 제공되는 많은 프로그램으로 간호분야에서 계속 확대되고 있다.

이 장의 앞부분에서 확인된 효과적 강사의 자질은 직접 가르치든 온라인으로 가르치든 필수적이다. 그러나 온라인 과정에서는 학습자 커뮤니티를 개발하고 온라인 환경에서 학습에 계속 참여하기 위해 몇 가지 추가적인 연습이 필수적이다. Dreon(2013)은 Chikering과 Gamson(1987)의 좋은 교육 관행에 대한 7가지 원칙을 온라인 강의에 적용했다: (1) 학생과 강사진의 접촉을 장려하고; (2) 학생들간의 협력을 증진하며; (3) 능동적인 학습을 장려하고; (4) 학생들에게 즉각적인 피드백을 제공하고; (5) 학습은 시간이 걸리며, 내용을 학습하는데 충분한 시간을 할애할 필요가 있다는 점을 강조하며; (6) 높은 기대치를 개발하고 학생들에게 내용을 분명하게 소통해야 하고; (7) 다양한 학습과 기술 방법을 준수하여 학생들에게 여러가지 멀티미디어를 통합하여 교육내용을 제공하고 결과를 평가한다.

(10) 교육을 위한 정보통신 기술

간호학에서의 온라인 과정과 프로그램의 발전은 간호교육에 많은 새로운 기술 혁신으로 이어졌다. Foronda(2014)는 온라인 코스에서 공동체 의식을 형성하기 위해 토론 게시판 대신에 VoiceThread, 블로그 센터, 채팅방 사용을 권했다. 학습 활동으로서 학생들은 웹사이트, 인포그래픽, 유튜브 동영상, 환자 교육을 위한 교육 비디오, 그리고 기술을 이용한 다양한 콘텐츠를 개발할 수 있다. 가상 시뮬레이션과 쌍방향 사례연구를 통합하는 강좌가 늘고 있으며, 가상 현실과 증강 현실을 활용한 신기술이 빠른 속도로 발전하고 있다. 전자 개념 매핑, 전자 사례 이력, 디지털 스토리텔링과 같은 기타 기술 기반 전략을 사용하여 임상 추리 기술을 촉진할 수 있다(Shellenbarger & Robbe, 2015). 간호학에서 가르치는데 유용한 여러 가지 기술을 검토하는 것은 본 장의 범위를 벗어나지만 APRN은 이러한 기술의 개발과 간호교육에서 이 기술들을 활용하기 위해 최신 정보를 유지해야 한다.

① 교육을 위해 미디어와 기술을 선택

교육에 이용 가능한 멀티미디어의 다양성을 고려할 때, APRN은 우선 고려 중인 멀티미디어 프로그램이나 웹 기반 방법의 품질을 평가할 필요가 있다. 모든 교육 상황이 멀티미디어나 기술 추가가 필요한 것은 아니다. 목표는 논의되고 있는 환자에 대해 단순한 설명보다는 환자의 상태를 묘사하는 동영상이나 절차를 시연하는 영상 등이 더 명확할 때 미디어를 사용하는 것이다. 멀티미디어는 달성해야 할 결과와 개별 학습자의 필요에 따라 선택해야 한다. 멀티미디어의 품질을 선택 기준으로 평가하는 것 외에도, 두 번째 관심 영역은 학습자에게 적합한지이다.

APRN이 이 평가를 위해 사용할 수 있는 질문은 다음과 같다.

1. 멀티미디어에 제시된 내용이 정확한가?
2. 내용이 최신인가?
3. 내용이 효과적으로 정리되고 명확하게 제시되고 있는가?
4. 이용된 절차, 기법 및 장비가 현장에서 실제 실무와 일치하는지, 아니면 쉽게 적응할 수 있는지?
5. 높은 기술적 품질의 멀티미디어인가(예: 그래픽, 사운드, 학습자와의 상호작용, 피드백 메커니즘 등)?
6. 멀티미디어가 충족되어야 하는 결과에 적합한가? 그리고 그것이 학습자의 요구를 충족시킬 것인가?
7. 멀티미디어는 학습 상황에 적합한가(예: 환자 대 학생 교육, 교육 시간, 범위 등)?

② 가독성

환자 교육에 사용하기 위해 인쇄물과 웹 사이트를 평가할 때 추가적으로 고려해야 할 사항이 가독성(readability)이다. 환자 교육 자료의 읽기 수준은 6~7학년 수준(Badarudeen & Sabharwal, 2010; Hutchinson, Baird, & Garg, 2016; 국립 보건원[NIH, 2016])보다 높아서는 안되지만, 환자를 위한 대부분의 교육 자료는 이 수준 이상으로 작성되어 있다. 이러한 불일치는 많은 환자와 가족들이 동의서, 약물 패키지 삽입자료, 교육 팜플렛, 유인물, 퇴원 지침서와 같은 중요한 문서를 포함한 서면 자료의 정보를 이해하기 어렵게 만든다.

초기 가독성에 대한 연구는 인쇄물에 초점을 맞췄지만, 인터넷에서 건강 정보를 찾는 환자들도 자신이 읽고 있는 내용을 이해할 필요가 있고 건강 웹 사이트는 정확하고 완성된 정보를 제시해야 한다. 웹 사이트의 가독성을 조사한 연구에 따르면, 웹 사이트의 건강 정보 상당 부분이 소비자들이 읽기에 수준이 너무 높은 것으로 확인되었다(Diamantouros, Bartle, & Geerts, 2013; Eltorai et al, 2016; Joury et al, 2016). Hutchinson 등(2016)은 9개 일반 내과 진단의 온라인 건강정보 가독성을 평가했다. 가장 낮은 수준의 내용은 NIH, WebMD, Mayo Clinic 웹 사이트에서 이용할 수 있었다. 그러나 이들 사이트의 독서등급 수준도 10.7(NIH)에서 11.3(Mayo Clinic)으로 권고 수준보다 높았다. Diamantouros 등(2013)의 연구에서 캐나다 약국에서 배포한 와파린에 대한 환자교육 자료의 정확성과 완전성을 평가한 결과, 환자 대상 교육용 자료의 63%만이 필수 정보를 갖고 있었고, 읽기 수준은 8학년 수준이었다.

환자교육 자료 평가를 위한 가독성 공식은 여러 가지가 있다. 여기에는 단어당 평균 음절 수와 문장의 길이에 따라 0(읽을 수 없음)에서 100(가장 읽기 쉬운)까지의 범위에 해당하는 플레쉬 판독 편의(Flesch Reading Ease, FRE) 점수가 포함되며, 플레쉬-킨케이드 등급은 점수를 사용하여 등급 수준을 결정한다. 또 다른 가독성 공식은 튀김 가독성 그래프(Fry Readability Graph)이다. 이 공식은 평균 단어 길이를 기준으로 가독성을 평가하지만, 전체 텍스트가 아닌 문서의 100단어 샘플 3개만 있으면 된다(Badarudeen & Sabharwal, 2010). 또 다른 가독성 공식은 '단순 측정법'(Simple Measure of Gobbledygook, SMOG)이다. 측정은 2음절 이상의 단어를 기준으로 결정되는데, 7등급은 7학년의 독해능력을 가진 개인이 환자 교육 자료를 이해할 수 있음을 의미한다. 환자 교육 자료의 가독성을 평가하기 위해 특별히 개발된 뉴 데일-챌 가독성 공식(New Dale-Chall Readability formula)은 문장 구조와 본문 내 생소한 단어의 수에 기초한다(Badarudeen & Sabharwal, 2010). Badarudeen과 Sabharwal은 이 공식들 중에서 뉴 데일-챌 가독성 공식의 유효성이 가장 높다고 보고했다. 국립암연구소 공식 암센터 웹 사이트에서 발견된 온라인 환자 교육 자료에 대한 연구에서, Rosenberg 등(2016)은 가독성을 평가하기 위해 이러한 공식 등을 사용했다. 이들 웹 사이트에서 환자 교육 자료의 평균 가독성 점수는 12.46점(대학 수준)으로 대부분의 환자와 가족들에게 너무 높았다.

가독성을 추정할 수 있는 쉬운 방법 중 하나는 Microsoft Word의 철자와 문법 함수를 사용하는 것이다. 첫 번째 단계로 평가할 자료의 워드 파일을 생성한다. 웹 사이트의 문서는 (HTML 태그 없이) 일반 텍스트로 복사하여 붙여 넣을 수 있고 인용문이나 저작권 설명과 같은 내용과 관련이 없는 정보는 삭제할 수 있다. 확인할 워드 파일에서 제목, 표 및 그림은 삭제해야 한다. 가독성을 검사하려면 다음과 같은 절차로 진행한다:

1. 파일, 옵션, 언어 교정을 차례로 누른다.
2. "Word에서 맞춤법 검사 및 문법 검사"에서 "맞춤법 및 문법 동시 검사"와 "문장 난이도 표시" 체크박스를 선택하고 확인을 누른다.
3. 철자법과 문법 검사를 한다.
4. 완료되면 가독성 점수와 함께 팝업 화면이 나타난다.

APRN은 환자 교육 자료, 퇴원 지침 및 환자에게 주어진 문서의 가독성을 평가하는 데 중요한 역할을 한다. 환자에게 건강 웹 사이트를 추천하기 전에 먼저 가독성을 포함한 사이트의 품질을 평가해야 한다. APRN은 정보를 읽고 이해하는 능력이 부족한 환자와 가족을 가르칠 때 학습해야 할 핵심 개념에 집중하고 이해하기 쉬운 단어를 사용하며 시각자료 사용 등 다양한 교수 전략을 활용해야 한다. 간단한 단어를 사용하고 의학 용어에 대한 대체 단어를 찾도록 한다; 환자와 가족들에게 그들 자신의 언어로 그 정보를 반복하도록 요청하라. 환자의 언어 실력을 평가하는 것을 잊지 말고, 만약 이것이 장애라면, 대부분의 건강 관리 환경에서 법적으로 사용 가능한 여러 번역 장치 중 하나를 사용하라.

(11) 자기 주도적 교육 방법

자기 주도적 교육 방법은 학습자가 스스로 요구사항을 충족시키고, 전제 지식과 기술을 습득하며, 개인적 관심을 충족시킬 수 있다. 이러한 방법에는 온라인 모듈, 독립적인 연구, 멀티미디어 프로그램 및 학습자가 독립적으로 완료하는 광범위한 교육 기술이 포함된다. 자기 주도적 방법은 학습자의 선택에 따라 한 번에 완성할 수 있기 때문에 의욕적이고 열정적이며 독립성이 있는 학습자에게 잘 맞는다. 교육적 관점에서 주요한 장점은 학습자가 자신의 학습 속도에 맞춰 학습을 진행한다는 것이다. 학습자는 확실하지 않거나 숙달될 때까지 해당 지침을 반복할 수 있고 이미 숙달된 내용은 생략할 수 있다.

이 교육 방법은 학생들이 각자 개별화된 학습 요구를 충족하고, 사전 지식과 기술을 습득할 수 있다는 장점이 있다. 그래야 목표를 이미 달성하고 역량을 발휘할 수 있는 학습자가 새로운 학습 영역으로 나아갈 수 있다. 자기 주도 학습은 교사가 아닌 학습자에게 역량 달성에 대한 책임이 있다. 교사는 특정 활동에 대한 완료 시간을 정하고 자체 평가를 요청하거나 정기적인 퀴즈를 통해 학습자의 진행 상황을 모니터링할 수 있다.

(12) 시범

시범(demonstration)은 학습자가 그 기술을 모델 삼아 수행할 수 있게 하기 위한 의도를 가지고 절차나 기술을 어떻게 수행하는지 보여주는 것이다. APRN은 절차를 시연하기 전에 그 목적, 필요한 장비, 따라야 할 단계를 설명해야 한다. 기술에 필요한 원리에 대한 설명과 임상실무에서의 사용에 대한 논의는 이 시점에서 이루어져야 한다. 학습자가 연습할 때, 수행 자체에 초점을 두고 피드백을 해야 한다. 정신운동 학습은 자기중심적이기 때문에 학습자들은 장비를 조작하고 기술을 다듬는 데 집중해야 한다.

모든 학습자는 수행할 각 단계를 보고 설명을 들을 수 있어야 한다. 시범을 관찰함으로써 학습자들은 기술이 무엇과 같은지, 어떻게 수행하는지에 대한 이미지를 만들고, 이를 통해 그 기술을 연습할 수 있게 도와준다. 학습자가 직접 실습할 때 수행을 향상시키기 위해 구체적이고 교육적인 피드백을 제공하는 것을 재시범(return demonstration)이라고 한다. 일단 능숙해지면, 학습자들은 스스로 기술을 연습할 수 있다. 성과를 다듬고, 일관성을 갖추며, 합리적인 시간 내에 기술을 수행할 수 있는 능력을 기르기 위해서는 연습이 필수적이다. 연습은 또한 시간이 지남에 따라 그 기술을 유지하는데 필수적이다. 모의 환자를 이용해서 간호사가 임상 환경에서 기술을 수행하기 전에 기술을 연습하고 역량을 개발할 수 있다.

(13) 시뮬레이션

시뮬레이션을 통해 학습자들은 자신의 의사결정 및 임상적 판단 능력을 개발하고, 다른 사람들과 의사소통하고, 팀으로 일하는 법을 배우고, 안전한 환경에서 정신운동기술과 전문적 기술을 연습할 기회를 갖게 된다. High fidelity 시뮬레이션을 통해 시나리오를 분석하고, 사정하고, 결정을 내리고, 그러한 결정의 결과를 볼 수 있으며, 실제 환자를 돌보기 전에 비판적으로 생각하고 신속하게 행동하는 능력을 개발할 수 있다. 값비싼 장비와 물품이 요구되는 절차와 기술을 통해 학습자는 임상 환경에서 환자에게 시행하기 전에 통제된 환경에서 그러한 절차를 연습할 기회가 필요하다. 시뮬레이션은 임상 성과 평가에도 유용하다.

간호 영역에서 시뮬레이션 이용은 급속히 확대되고 있다. 이러한 성장은 학생이 경험할 수 있는 임상 현장이 부족해지고 시뮬레이션이 전통적인 임상 경험을 보충하거나 대신하는 역할을 하고 있다고 인식하기 때문이다. 시뮬레이션은 모든 학생들이 다 경험할 수는 없는 임상 환경에서 임상 상황과 기술을 학습자에게 제공하고 있다. 의료의 복잡성과 기술이 발전함에 따라 전문 기술을 개발하고 유지하기 위한 좀 더 심도 있는 학습과 신중한 연습이 필요하게 되는데, 시뮬레이션은 이를 충족시킬 수 있을 것이다.

다양한 유형의 시뮬레이션이 있으므로, 전문간호사는 교육을 계획할 때 이러한 시뮬레이션을 신중하게 고려해야 한다. 시뮬레이션은 시뮬레이션의 충실도(fidelity)나 현실성(realism)에 따라 다르다. 생리 변화를 재현할 수 있는 기술을 가진 실물 크기의 마네킹을 high-fidelity 시뮬레이터라고 부른다(Jeffries et al, 2015). 그들은 현실적인 환자 상황을 만들고 학생들의 행동에 실시간으로 반응한다. Moderate-fidelity 시뮬레이터는 부분적 신체반응만 가능한 실물 크기의 마네킹이다(예를 들어, 학습자는 심장과 폐 소리를 들을 수 있지만 마네킹의 가슴 움직임은 없다). Low-fidelity 시뮬레이터는 근육 내 주사 연습용 젤 패드와 같은 기술을 연습하기 위한 작업 트레이너다. 시뮬레이션은 팀워크와 협업 기술을 개발할 수 있어서 전문직 간 교육에 자주 사용된다.

표준화 환자(standardized patients)는 학생과 직원을 가르치는 데 사용될 수 있는 또 다른 유형의 시뮬레이션이다. 표준화 환자는 학습자가 건강력을 수집하고, 신체 검사를 연습하며, 환자와 상호작용하고 기타 기술을 개발할 수 있도록 진단 또는 건강 문제가 있는 환자를 묘사하도록 훈련된 사람이다. 표준화 환자는 모든 학생들에게 동일한 환자 상황을 재현하기 때문에 학습자 역량 평가에 효과적이다(Oermann & Gaberson, 2017).

시뮬레이션을 통해 학습자는 자신의 경험과 결정에 대해 되돌아볼 기회를 가져야 한다; 시뮬레이션 후 디브리핑 세션이 있다. 디브리핑을 하는 동안 강사는 학습자들에게 무엇이 잘 되었는지, 개선이 필요한 부분은 무엇인지, 다음에는 무엇을 다르게 할 것인지에 대해 성찰하고 토론하도록 지도한다. 여기서 많은 학습이 이루어진다. 디브리핑은 학생들이 자신의 성찰과 인식을 동료 및 강사와 공유할 수 있는 기회를 제공한다. 토론을 통해 자신들의 개인적 가치가 결정에 어떻게 영향을 미치는지를 확인할 수도 있다. 가치를 개발함에 있어, 학습자들은 상황에 어떻게 반응할지 결정하기 위해 상황을 경험할 필요가 있다; 시뮬레이션은 이러한 유형의 경험을 제공하고, 학습자들은 이 상황에서 다른 사람들은 어떻게 느끼는지에 대한 민감성을 발달시키는데 도움을 준다.

2) 학습의 평가

평가는 모든 교육 상황에서 없어서는 안 될 부분으로 다양한 역할을 한다. 환자, 학생 및 지원과 개별적으로나 소규모 그룹 교육의 경우, 학습자가 콘텐츠에 대한 이해를 얼마나 잘 습득하고 기술 수행 능력을 개발하는지를 지속적으로 사정한다. APRN은 이 정보를 이용하여 강의를 수정하고, 필요하면 내용을 다른 방식으로 설명하며, 멀티미디어를 추가하고, 보충수업을 제안하고, 기술을 습득하기 위해 개인에게 더 많은 연습시간을 줄 수 있도록 조정한다. 이러한 평가 유형은 진단적이며, 목표달성 진도에 대해 학습자에게 피드백을 주고 개선 계획을 수립할 수 있는 근거를 제공한다(Oermann & Gaberson, 2017). 이것을 형성 평가(formative evaluation)라고 한다.

두 번째 유형의 평가는 종합 평가이다. 이름에서 알 수 있듯이 이러한 유형의 평가는 학습자에게 피드백을 제공하기보다는 학습한 내용을 요약한 것이다. 종합 평가의 예로는 과정에서의 최종 시험과 연간 수행 평가가 있다.

형성 평가와 종합 평가 모두, 충족해야 할 목표나 개발해야 할 역량이 평가의 프레임워크가 된다. 평가에서는 학습자가 목표를 달성하고 임상 역량을 개발하거나 달성한 경우 종합 평가를 위한 진행률을 결정한다.

학습을 평가하는 방법에는 여러 가지가 있다. APRN은 평가될 결과에 대한 정보를 제공하고 학습자에게 적합한 방법을 선택한다. 평가 방법에는 다음이 포함된다.

- **질문**: 학습의 정도를 확인하기 위해 질문을 한다.
- **성과 관찰**: 학습자가 임상에서 과정을 수행하거나 간호를 제공하고 중재를 수행할 때 학습자를 관찰한다. 관찰의 요약은 서술 노트나 수행 체크리스트에 기록되기도 한다.
- **평가 척도**: 역량 성과를 척도로 평가한다.
- **체크리스트**: 절차나 기술의 단계는 학습자가 수행함에 따라 체크표시를 한다.
- **시험**: 학습자는 내용에 대한 서면 질문에 답해야 한다.
- **서면 과제**: 학생들은 다양한 길이의 논문을 완성한다.

교육자로서 APRN의 역할

환자, 학생, 직원에게 교육을 제공하는 것은 APRN의 역할 중 중요한 부분이다. APRN은 환자들에게 자신의 질환, 합병증 예방, 치료와 약물에 대해 교육하고, 자가간호를 수행하는 방법, 그리고 사후 관리의 중요성에 대해 설명한다. APRN은 여러 의료 환경에서 환자가 퇴원할 수 있도록 준비하고 집에서 자신을 관리할 수 있도록 도와야 한다.

질병과 자가관리 교육은 APRN이 제공하는 교육의 일부분에 불과하다. APRN은 환자와 가족에게 질병을 예방하고 건강을 유지하는 것에 대해서도 가르친다. APRN의 교육이 없다면, 자신의 건강과 그것을 유지하는 방법에 대해 알게 되는 환자는 거의 없을 것이다. APRN은 건강과 질병에 대한 중재를 모두 이해하기 때문에 건강 관련 환자 교육을 제공하는 데 적임자다.

APRN은 대학원 및 학부 간호학과 학생들을 가르치는 데도 관여할 수 있다. APRN은 개인적 임상 경험을 활용하여 학생들을 위한 교육자나 프리셉터 역할을 할 수 있다. APRN은 광범위한 임상 지식과 기술 때문에 강의실 교육에 참여하고 전문 분야에서 강의와 강연을 할 수 있다.

APRN의 역할 중 또 다른 요소는 간호 직원과 의료 제공자를 교육하는 것이다. 이 교육은 비공식적일 수 있으며, 필요에 따라 임상 환경에서 교육이 발생할 수도 있고, 지속적 교육 프로그램을 통해 공식적으로 진행될 수도 있다. APRN이 특정 전문분야에서 잘 알려지게 되면, 종종 지속교육 프로그램을 조직해달라는 요청을 받기도 한다.

결 론

APRN은 환자, 학생, 직원 교육에 중요한 역할을 한다. 이 장에서 설명하는 교육과정(학습자 요구 사정, 교육 계획 수립, 다양한 교수 방법 선택 및 학습 평가)은 이러한 학습자 그룹을 가르치기 위한 프레임워크를 제공한다. 상급실무에서 간호사들은 폭넓은 지식기반과 전문적 임상기술, 강한 의사소통기술로 교육자로서의 역할에 대한 준비가 잘 되어 있다. APRN의 지식과 전문성은 교육과정에 대한 이해와 결합되어 APRN으로 하여금 간호실무 환경과 상관없이 환자, 가족, 학생 및 직원의 학습 요구를 충족시킬 수 있도록 준비되어 있다.

제 19 장

실무의 변수가 되는 문화

Mary Masterson Germain

학습 목표

이 장의 결과로 기대되는 학습 결과

- 인종, 민족, 빈곤, 건강 불균형 사이의 관계에 대해 설명한다.
- 문화적으로 다양한 환자군을 돌보는 데 있어서의 문화적, 언어적 능력수준을 평가한다.
- 문화적으로 더 능숙한 간호제공자가 될 수 있는 지식과 슬기의 영역을 찾는다.
- 현재 업무에 있어 문화적으로 유능한 돌봄에 필요한 법적 및 관리 요건에 충족하는 정도를 분석한다.
- 자신과 동료들이 실무 환경에서 문화적으로 능숙한 돌봄을 증진하기 위해 활용할 수 있는 자원들을 알아본다.
- 이 장에서 얻은 새로운 지식을 실무에 적용한다.

이 장은 자신이 경험한 세계와 상당히 다를 수 있는 다른 세계에 발을 들여놓기 위한 초대장이나. 여러분은 자신을 존재하게 하는 신념과 가치관에 대해 돌아보며 그것이 치유자와 돌봄제공자로서의 자신에게 어떤 영향을 미치는지 살펴보게 될 것이다. APN은 환자가 직접적, 간접적으로 받는 진료의 질을 형성하는 데 중추적인 역할을 한다. APN은 환자들의 가장 깊고 친밀한 경험의 일부를 공유할 수 있는 특권이 있다. 여러분의 도전은 점점 더 다양해지는 실무환경에서 대중에게 폭넓고 문화적으로 유능한 돌봄을 제공하는 것이다. 환자의 경험을 충분히 이해하고, 환자의 문화적 신념과 행동을 존중하는 종합적인 돌봄을 제공하기 위해 간호사들은 점점 더 다양한 인구를 돌보는 데 필요한 언어적, 문화적 문제를 해결하는 방법을 찾을 필요가 있다. 우리의 자민족 중심적인 경계를 넓히는 것은 불편하기도 하다. 우리 자신과 같은 사람을 돌보는 것이 훨씬 더 쉽다. 그러나 환자들로부터 배우겠다는 열린 마음이 있다면, 당신이 오랜 시간 받아온 교육과 관습으로 인한 경험과 다른 문화적 관점을 가진 환자들의 요구를 발견하는데 일시적인 불편함이 있을 수 있겠지만 이로 인하여 앞으로 수년 동안 당신의 실무에 정보가 되는 문화적 신념과 행동에 대한 풍부한 안목을 갖게 될 것이다.

윤리적 요구

APN은 문화적으로 다양한 모집단에 질 높은 근거기반 돌봄을 제공하고 사회적으로 경제적으로 불리한 지역사회에서도 같은 조치를 취해야 하는 이중적 도전에 직면한다. 이러한 도전에 대한 직업의 반응은 미국간호사협회의 윤리강령 조항 1과 8에서도 확인할 수 있다(ANA, 2015a, p. 31).

윤리 실천 개념의 중심은 정의의 원칙이다: 질 높은 의료서비스에 대한 공정하고 공평한 접근이다. 의료가 권리인지 특권인지에 대한 논쟁의 초점이 되어 왔다. 고 마틴 루터 킹 목사는 "모든 형태의 불평등 중에서 건강분야의 비정의가 가장 충격적이고 비인간적이다"(Changing the Present, 2012)라고 말했다. 기존의 건강과 의료서비스 접근성의 불균형을 초래하는 인종, 민족, 사회적 요인들은 APN이 직·간접적인 모든 의료 역할에 문화적 역량을 통합해야 한다는 도덕적 요청을 야기시켰다. 문화적 역량은 환자의 문화적 신념과 행동을 우리의 의료서비스에 통합해야 할 뿐만 아니라 임상 서비스 관리, 자원 할당 및 보건정책 수립과 같은 전문적인 활동에서 문화적 역량 원칙의 폭넓은 적용을 요구한다. APN이 단순히 해를 끼치지 않는 것으로는 불충분하다. APN은 우리 직업에서 가장 고학력인 간호사의 대다수를 대표한다. 단순히 환자들과 일대일 방식으로 질 높은 진료를 하는 것 이상의 책임이 있다. 또한 그러한 돌봄이 발생하는 시스템을 지속적으로 개선해야 할 책임이 있다.

상대방의 입장에서 생각

Elder hostel(대학에서 중년·노년자에게 숙식을 제공하며 단기 집중 강좌를 운영하는 국제 비영리 단체) 해외투어에 참여하는 미국 노인 관광객이라고 상상해 보자. 당신이 미국을 떠난 것은 이번이 처음이다. 당신은 고혈압과 관상동맥질환뿐만 아니라 근시와 중등도 청각장애 병력이 있다. 해외에서 가슴 통증이 재발한다. 여행 가이드는 영어를 사용하는 의사를 찾는데 실패하여, 당신은 관찰을 위해 입원하기 위하여 지역 병원으로 옮겨진다. 안경과 의복을 벗은 후 침대에 누워서 니트로글리세린 정맥주사와 비강 캐뉼라로 산소를 공급받는다. 침상옆 탁자에는 손이 닿지 않고 병동 내 다른 환자나 직원이 선명하게 보이지 않는다. 당신은 그나라 언어를 말하거나 이해할 수 없기 때문에 당신의 상태나 치료의 심각성을 전혀 모른다. 처음에 통역 역할을 했던 여행 가이드는 아침에 다음 관광지로 출발하는 그룹으로 돌아가야 했다.

만약 이게 당신이라면 기분이 어떠하겠는가? 의료체계와 의료제공자에게도 언어, 신념과 행동이 전혀 생소하지 않을까? 이제 여러분과 여러분의 가족이 최근에 미국으로 이민을 왔다고 상상해 보자. 당신은 영어를 말하고 읽기를 할 수도 있고 못할 수도 있다. 당신이 살던 나라의 문화의 건강돌봄 신념과 행동은 서구의학과는 크게 다를 수 있다. 당신은 불법 이민자로 적발을 두려워하고 돌봄에 주저할 수도 있다. 당신의 민족적, 인종적 지위에 중첩된 것은 가난의 문화에서 오는 사회적 암시일 수도 있다. 요약하면, 당신은

APN이 돌보는 많은 환자들의 한 형태일 수 있다. 만약 역할이 뒤바뀌고 당신이 환자라면 어떻게 치료받고 싶은가?

전문간호 업무에서의 문화적 역량에 대한 이론적 근거

Madeleine Leininger(2001)의 횡문화(transcultural) 간호 분야 개척과 문화 간호이론의 발전은 문화적으로 다양한 인구를 돌보는 APN의 실천을 위한 틀을 제공한다. 돌봄과 간호, APN이 특별히 주장하는 전문적 업무의 큰 특징들이 이 이론의 주요 내용이다: "돌봄은 간호의 본질이며 간호의 주요한 지배적이며 통합적인 중심"에 부합한다(p. 35). Leininger는 너무 오랫동안 돌봄이 "간호 및 보건서비스의 은밀하고, 알려지지 않았으며, 거의 보이지 않는 측면"이었다고 주장한다(p. 32). 간호사와 기타 의료 제공자들이 다양한 인구집단에서 온 환자들에게 문화적으로 적합한 진료를 제공할 수 있도록 지원하는 이론적 기틀의 개발에 대한 Leininger의 주장은 환자, 가족, 문화집단의 건강증진을 위한 주장에서 발전했다. 즉 다양한 문화 그룹의 환자들이 건강을 회복하거나 유지하기 위하여 더 좋은 돌봄이 되도록, 또는 그들의 문화적 신념과 행동에 부합하는 방식으로 죽음을 맞이하도록 도움을 주었다. Leininger의 문화 간호이론은 보편적, 문화 특이적 돌봄 패턴을 모두 인정한다. 예를 들어, 돌봄과 관련된 믿음과 표현은 문화집단마다 크게 다를 수 있지만, 인간 돌봄 행동은 기록역사의 시작부터 보고되었다. 인류학적 관점에서 체계화된 지금의 상황에서 이론은 사람, 건강, 환경이라는 개념의 전통적인 의존에 의문을 제기한다. Leininger (2001)는 많은 비서구 문화에서 가정과 사회 제도는 일차적이며 언어는 사람에 대한 단어조차 가지고 있지 않을 수 있다고 지적한다. 그녀는 또한 간호사와 간호행위는 개인과 사회의 건강과 환경에 상당한 영향을 미치지만, 이러한 개념들이 우리 직업이나 업무에만 특이한 것은 아니라고 설명한다.

Leininger는 일반적인 개념 대신에 "돌봄은 사람들과 함께 있고 사람들을 돕는 간호사의 길이다."라고 말하면서 돌봄과 돌봄행위는 간호의 핵심이라고 제안한다(p. 40).

문화 간호의 보편성과 다양성을 모두 그린 그림 19.2의 Leininger의 이론과 일출 모델(Sunrise Model)은 APN이 간호 전달에 영향을 미치는 여러 세력의 역동적인 상호작용을 검토할 수 있는 기틀을 제공한다. 문화 간호이론은 문화적으로 적합한 간호 평가 전달, 의사결정, 중재에 대한 3가지 주요 접근방식을 통합한다.

Leininger는 이러한 양식을 다음과 같이 정의한다.

1. **문화적 돌봄 보존 및 유지**: "특정 문화의 사람들이 건강을 유지하거나, 질병으로부터 회복하거나, 장애나 죽음에 직면할 수 있는 관련 돌봄 가치를 유지 및/또는 보존할 수 있도록 돕는 전문적인 행동과 결정"(p. 48).
2. **문화적 돌봄 적응 및 교섭**: "전문 돌봄 제공자들과 함께 유익하거나 만족스러운 건강 결과를 위해 다른 사람들에게 적응하거나 교섭하도록 지정된 문화의 사람들을 돕는 창의적인 전문적 행위와 결정들"(p. 48).
3. **문화적 돌봄 재형성 또는 구조 재조정**: "의뢰인(들)에게 문화적 가치와 신념을 존중하고 변경되기 이전보다 고객과 공동으로 유

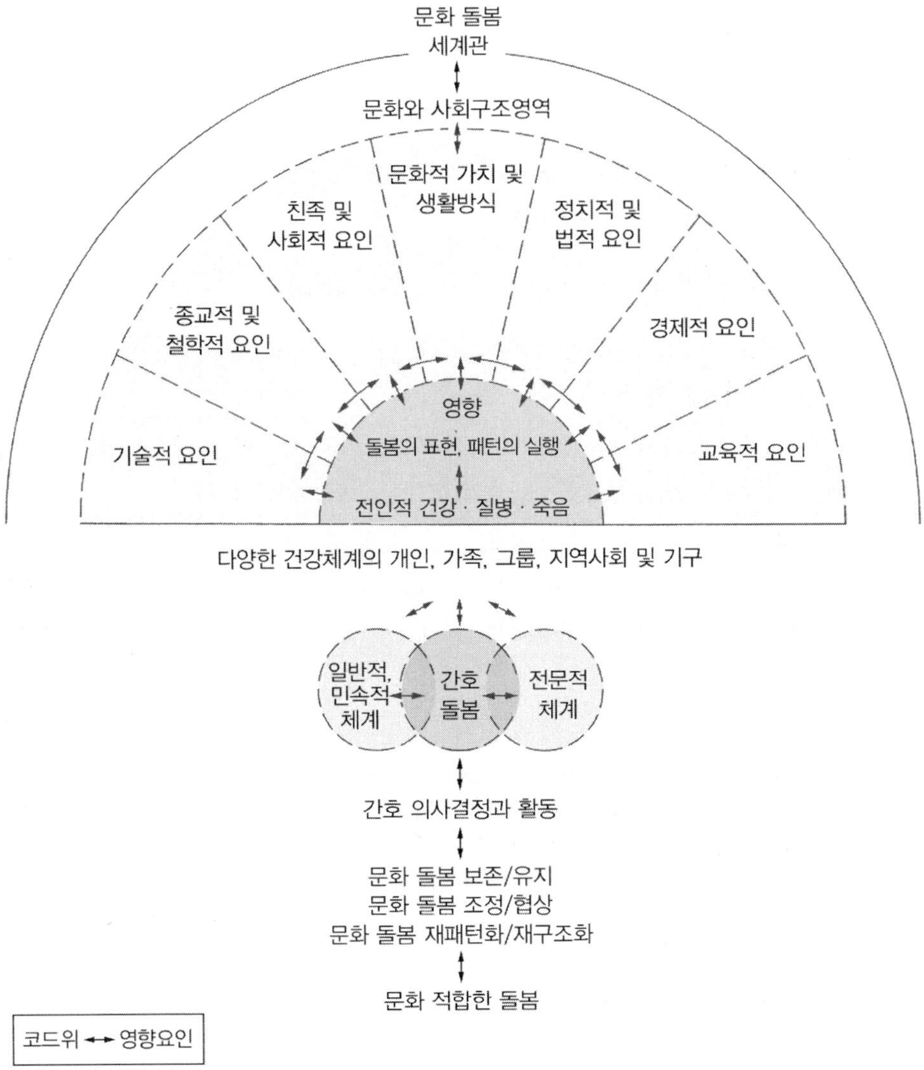

그림 19.2 문화적 요양의 다양성과 일반성을 표현한 Leininger의 이론과 일출 모델
(출처: 1991년, Leininger, p. 43, National League for Nursing)

익하거나 건강한 생활방식을 제공하면서 동시에 새롭고 다른 유익한 건강 돌봄 양식을 위해 다시 주문하고, 변화하고 생활방식을 크게 변경하도록 돕는 전문적인 행동과 결정들"(p. 49).

전문간호의 기초가 되는 세 가지 핵심 가치인 존중, 지지, 협력이 각 양식에 내재되어 있다. 문화적으로 유능한 APN은 다양한 문화적 신념과 행동을 잘 알고 존중하며, 환자의 문화적 가치의 맥락에서 원하는 건강 결과를 만드는 돌봄 방법을 개발하기 위해 환자와 협력관계를 맺고 있다. 환자를 돌보는 데 있어 이러한 양식들을 적용하는 APN은 문화적으로 적합한 돌봄을 제공하는 것이다. Leininger(2001, p. 49)는 이 용어가 의미 있고 유익하며 만족스러운 건강 돌봄 또는 복지 서비스를 제공하거나 지원하기 위해 개인, 그룹 또는 기관의 문화적 가치, 신념과 생활방식에 적합하도록 마치 재단사가 만든 것처럼 인지적으로 보조, 지원, 촉진, 또는 가능한 행동이나 결정을 할 때 참고한다.

이론에서 실무로 옮기기

미국의 경우, 1985년은 의료시스템에 있어 획기적인 해였다. 1985년 10월 16일, Margaret M. Heckler 전 보건복지부 장관은 '흑인 및 소수인종 보건에 관한 테스크포스(Task Force Team, TFT) 보고서'(Heckler Report)를 발표했다. TFT는 보건의료 분야에서 주도적 책임을 지고 있는 정부 기관과 민간 단체의 고위 관료와 과학자로 구성되었다. 1년이 조금 넘은 시간동안, 국립보건원 부원장인 Malone 박사가 위원장을 맡고 그 지도 아래 TFT는 미국의 흑인과 기타 소수민족에서의 건강상태, 의료의 접근성과 질, 유아사망률, 저체중 등으로부터 약물 의존성 및 심혈관질환에 이르는 다양한 결과의 차이를 심층적으로 조사하였다. 이 보고서는 의료의 불균형에 대처하고 이전에 소외되었던 집단의 질 높은 의료에 대한 접근을 촉진하기 위해 특별히 위임된 기존 연방기관 내의 새로운 정부 기관뿐만 아니라 의료의 불균형에 대처하기 위한 새롭고 공격적인 연방 의안제출권의 발의를 추진했다(Malone, 1985), 따라서 1986년 USDHHS 내에 Office of Minority Health (소수민족보건국, OMH)가 창설되었다. OMH는 문화역량을 확립한 Cross 등(1989)이 실시한 선구적 작업을 이용하여 문화역량은 양질의 건강관리의 필수요소라고 정의하였다. OMH는 다음과 같은 정의를 사용한다.

> "문화적으로나 언어적으로 적절한 서비스는 다양한 환자의 건강 신념, 행동 및 요구를 존중하고 대응한다. 소수 인종과 소수 민족과 영어 이외의 주요 언어를 구사하는 미국인의 비율은 급속도로 증가하고 있다. 관리기관은 다양한 지역사회에 봉사해야 하는 요구에 부응하고 수준 높은 서비스와 돌봄을 제공하고자 한다."

개인의 문화와 언어의 선호도에 따라 맞춤형 서비스를 제공함으로써, 건강 전문가들은 다양한 모집단에 대한 긍정적인 건강 결과를 가져올 수 있도록 도울 수 있다(USDHHS, OMH, 2016e). 그리고 그것의 사명을 정의한다:

> "...건강 정책의 개발과 건강상의 불균형 제거에 도움을 줄 프로그램을 통해 민족이나 인종에 상관없이 국민의 건강을 개선하는 것(USDHHS, 2016b)"

미국의 경우, OMH는 건강과 건강 돌봄의 불균형을 확인하고 근절하기 위한 국가의 노력에 앞장서 왔다. 1987년에 OMH는 자원 센터를 설립했다. 자원 센터에는 의료 격차에 대해 국내 최대 규모의 정보가 수집되어 있으며, 3가지 핵심 서비스는 지식 센터, 용량 구축과 정보 서비스로, 이는 의료 전문가, 정책 입안자, 소비자(35개 이상의 언어로 된 보건 문헌), 연구원, 단체대표 등에 필수 불가결한 요소이다. OMH의 지도력은 또한 우리의 건강관리시스템과 건강 관련 교육기관들이 건강의 사회적 결정요인을 다루는 것의 중요성과 건강 돌봄에 있어 문화적, 언어적 능력, 문화적 감수성을 넘어 나아가야 할 필요성에 대한 더 큰 이해가 이뤄지도록 교육시키는 데 중추적인 역할을 했다. 결국 1995년에 OMH는 제한된 영어 능력(LEP, limited English proficient)

박스 19.4

문화적 역량을 갖춘 돌봄에 대한 의사의 업무 안내

이것은 의사, physician assistants (PA) 및 NPs를 위해 고안된 자기 주도적인 교육 과정이다. 건강에 있어 인종과 민족적 불균형과 함께 점점 더 다양한 환자집단을 수용하기 위한 의료시스템의 필요성에 대한 우려가 커지면서 문화적 역량은 점점 더 국가적 관심사가 되었다. 이 온라인 학습 프로그램은 의료 제공자들에게 점점 더 다양해지는 환자를 더 잘 치료할 수 있는 역량을 갖추게 할 것이다. 웹사이트는 2013년 CLASS 표준과 더 많은 사례 연구, 자원 및 더 많은 상호작용을 포함하도록 업데이트되었다(USDHHS, OMH, 2016a).

등록 과정은 간단하며, 프로그램은 미국전문간호사협회(AANP: Program ID 1411504)의 지속적인 교육 기준과 정책에 부합하도록 개발되었다. 프로그램이 성공적으로 완료되면, 9시간의 Contact hour(교육학점)을 얻게 되는데, 이는 서로 좋은 것이다. 즉 더 나은 돌봄제공자가 되고, 환자나 고객이 더 나은 돌봄을 받으며, 다음 재면허 또는 재인증을 위해 9시간의 교육학점을 가질 수 있다.

을 가진 사람들이 경험하는 돌봄의 장벽을 줄이기 위한 연구에 초점을 맞추는 보건의료 언어 및 문화 역량 센터(CLCCHC)를 설립하였다(USDHHS, OMH, 2016c). CLCCHC는 연구와 실증 프로젝트를 촉진하고, 직접적인 지원을 제공하며, 보건학의 교육자와 실무자에게 문화적, 언어적 역량에 대한 온라인 학습을 제공하기 위해 공공 및 민간 단체뿐만 아니라 다양한 다른 연방기관과 협력한다. OMH가 후원하는 CLCCHC 웹사이트인 문화건강생각(TCH, thinkculturalhealth.hhs.government)은 보건의료 전문가와 학생들에게 보건의료의 문화적, 언어적 역량과 그 자원에 접근하여 개인 및 조직적 차원에서 실천력을 향상시키는 방법에 대해 교육하는 길잡이다. 이 웹사이트는 문화적으로나 언어적으로 적절한 돌봄을 제공함으로써 건강과 건강형평성을 증진시키기 위해 어떤 분야에서든 개인에게 지식과 기술을 제공할 수 있도록 하는 목표를 가지고 강력한 지속적인 교육 온라인 학습 프로그램을 제공한다. 다음의 본문에 설명된 TCH 무료 온라인 학습 제공 중 두 가지는 사람들의 주의를 끌 수 있다. '문화적으로 유능한 진료를 위한 의사의 업무안내서'와 '문화적으로 유능한 간호 돌봄이란 무엇인가: 돌봄 업무의 초석은?' 코스, 접촉 시간 정보 및 이러한 코스가 당신의 업무에 미치는 중요 가치에 대한 코멘트는 https://wwww.thinkculturalhealth.hhs.gov.에 접속하여 확인할 수 있다. 이 코스들은 박스 19.4와 19.5에 요약되어 있다.

조직적 문화 및 언어적 역량 평가 및 증진

미국의 경우, 국립문화역량센터(NCCC)는 Cross 등(1989)이 문화적으로 유능한 조직에 필요하다고 알아보는 5가지 필수 요소를 기반으로 조직적 요건을 확인함으로써 OMH 정의를 확장시켰다. 문화적 역량은 조직에서 다음과 같은 것을 요구한다:

- "정의된 가치관과 원칙을 가지고, 그들이 문화적으로 능률적으로 일할 수 있도록 하는 행동, 태도, 정책 및 구조를 보여준다.
- (1) 다양성을 존중하고, (2) 자체 평가를 실시하며, (3) 차이의 역동성을 관리하고, (4) 문화적 지식을 받아들이고 제도화하며, (5) 그

박스 19.5

문화적 역량을 갖춘 간호 돌봄이란 무엇인가: 돌봄의 초석?

문화적 역량을 갖춘 간호 돌봄: 돌봄의 초석은 HHS OMH의 무료 온라인 학습 프로그램으로, 간호사와 사회복지사를 대상으로 무료로 최대 9개의 지속적인 교육 학점을 인정하고 있다.

본 온라인 학습 프로그램은 당신이 문화적으로, 언어적으로 유능한 돌봄을 주는데 도움이 되도록 설계되었다. 문화적 언어적 역량은 개인과 단체가 다양한 문화 상황에서 효과적으로 일하고 소통할 수 있는 능력이다. 문화적, 언어적 역량은 다양한 문화적 배경을 가진 환자들에게 당신이 제공하는 돌봄의 질을 향상시키는데 도움을 줄 수 있다.

본 온라인 학습 프로그램은 건강과 건강돌봄에서 문화 및 언어학적으로 적절한 서비스를 위한 국가 표준(CLAS)에 기반을 두고 있다. 이 표준들은 건강 공정성을 향상시키고, 돌봄의 질을 향상시키며, 건강 불균형을 제거하는데 도움을 주기 위함이다. 국가 CLAS 표준은 당신과 다른 보건 전문가들에게 문화 및 언어 능력 향상을 위한 청사진을 제공한다(USDHHS, OMH, 2016f).

전문적 실무에서 당신은 직접 제공자 역할 외에 관리 책임 및 리더십 역할을 가질 수 있다. 두 가지 온라인 학습 방법 중 소속기관에서의 역할 기능에 가장 적합한 하나를 완료하고, 예를 들며 이끌게 한다. 그런 다음 동료들이 비슷하게 하도록 격려한다. 모든 실무자가 문화적, 언어적 역량을 발휘할 수 있는 돌봄제공 환경을 만들도록 돕는다. 환자와 제공자의 상호작용이 종종 제한되는 지금 이러한 역량은 훨씬 더 중요하다. 점점 더 다양해지는 환자집단과의 제한적인 시간 만남에서 효과와 환자 치료결과를 극대화하려면, 우리는 문화적, 언어적 역량에 능숙할 필요가 있다.

전 ANA 회장인 Becky Patton은 간호 온라인 학습 제공에서 올린 글에서 다음과 같이 썼다.

> "우리나라의 점점 더 다양해지고 있는 인구에게 효과적이고 존중하는 간호를 제공하는 것은 ANA에게는 대단히 중요하다. OMH 교육과정은 간호사에게 문화적으로 유능한 간호 돌봄에 관한 가장 종합적인 프로그램을 제공한다."

Rebecca M. Patton, MSN, RN, CNOR(수술실 간호사), 전 미국간호사협회 회장

들이 적용하는 공동체의 문화적 내용과 다양성에 적응할 수 있도록 역량을 갖춘다.

- 위의 내용을 정책 수립, 관리, 실행 및 서비스 제공의 모든 측면에 포함하고 소비자, 주요 이해관계자 및 공동체를 체계적으로 참여시킨다.

문화적 역량은 장기간에 걸쳐 진화하는 발달 과정이다. 개인과 조직 모두 문화적 역량의 연속성을 따라 다양한 수준의 인식과 지식, 기술을 가지고 있다(NCCC, 2016; Cross et al, 1989).

NCCC 정의는 개별 실무자 및 조직에 적용되는 문화적 역량의 발달 본성을 강조한다. 문화적 역량의 발달은 문화적 숙련이라는 궁극적인 목표와 함께 연속적으로 일어난다. 그 정의는 개인뿐만 아니라 조직적 역량 달성을 위한 요건을 말한다. 의료제공시스템이 지속적인 질 개선과 비용 억제를 더 많이 요구하는 환경에서 APN은 종종 임상 서비스 관리자와 치료자로서 이중 역할을 하고 있다. 따라서 APN은 문화적으로 유능한 돌봄을 직접 제공할 뿐만 아니라 조직 수준에서 문화적 역량을 보장하는 정책 및 절차의 구현에도 능숙해야 한다.

문화적 역량은 언어적 역량과 불가분의 관계에 있다. 전문간호의 본질은 의사소통이다. 신뢰 관계를 확립하기 위하여 우리의 환자들을 치료에 진정한 동반자로 참여시키는 우리의 능력은 동반자 관계를 형성하는데 필수적이다. 초기 평가부터 교

육, 상담, 지원에 이르기까지 실무의 모든 측면은 언어학적으로 유능해지는 것에 달려 있다. NCCC (2016)는 언어 역량을 다음과 같이 정의한다:

> "영어능력이 제한적이거나 읽고 쓰는 능력이 부족하거나 못하는 사람, 장애인, 귀가 잘 들리지 않는 사람을 포함한 다양한 그룹이 쉽게 이해할 수 있는 방식으로 효과적으로 소통하고 정보를 전달하는 것은 조직과 그 구성원의 역량이다. 언어적 역량은 서비스를 받는 모집단의 건강 및 정신 건강 욕구에 효과적으로 대응할 수 있는 조직 및 서비스 제공자의 능력을 요구한다. 조직은 이 역량을 지원하기 위한 정책, 구조, 업무, 과정 및 전용 자원을 가지고 있어야 한다."

이 정의는 언어 접근을 포함한 개인 및 조직적 수준 모두에서 언어 능력을 시험할 수 있는 토대를 마련하는 일련의 가치와 안내 원리를 수반한다. NCCC 웹사이트(https://nccc.georgetown.edu/leadership/)에서 제공되는 정보는 실무 환경에서 언어적 역량을 촉진하는 데 있어 리더십 역할을 쉽게 수행할 수 있는 귀중한 정보를 제공한다.

보건조직의 문화적, 언어적 역량을 평가하는 데 매우 유용한 도구로는 문화 역량 자체 평가가 있다(Andrulis, Delbanco, Avakian & Shaw-Taylor, n.d.). 이 도구로 3~6주 동안 개인과 그룹, 다양한 조직 TFT에 대한 인터뷰와 설문지 형식을 사용하여 문화적 역량을 갖추고 돌봄을 전달하는 조직의 능력에 대한 종합적인 평가를 완료할 수 있는 5단계 과정이 요약되어 있다. 이 데이터는 문화 및 언어적으로 역량을 갖춘 돌봄을 제공하고 공동위원회(TJC)가 정한 승인 표준을 충족하기 위해 보건조직이 지속적으로 선도하도록 하는 것이 필수적이다. 인터뷰 자료는 공동체 지도자, 전문직 및 지원직원, 성직자, 통역관, 입원 및 환자등록직원, 노조지도부 등 여러 출처와 조직지도부 등으로부터 입수할 수 있다. 인터뷰 시간은 15~45분이다.

참가자는 인터뷰 동안 관련 자료를 가져와서 공유해야 하며 공유되는 모든 정보는 비밀을 유지한다; 참가자는 평가 결과가 합계된 형태로 보고될 것임을 확신할 수 있다. 이 도구는 문화적으로 역량을 갖춘 관리를 제공하는 조직의 능력에 대한 도움과 장벽을 알기 위해 고안된 17개의 인터뷰 질문을 제시하고 있다. 실무팀 구성원은 62개 항목의 설문조사에 답변할 수 있는 가장 지식이 풍부한 사람을 조직 내에서 선정한다. 설문지는 세 부분으로 나뉜다. Section 1은 직원과 조직의 민족적, 문화적 특성을 평가한다. Section 2는 적용되는 경우 교육, 인적 자원 및 노동조합의 존재를 포함하여 Section 1에서 확인된 요구를 충족시킬 수 있는 보건의료 조직의 능력을 평가한다. Section 3은 지역사회와의 조직적 연계와 환자와 직원을 위한 계획의 다양성을 평가한다. 설문지는 서비스 대상 인구의 문화적, 종교적 선호에 부합하기 위해 보건의료기구에 의해 만들어진 숙박시설(예: 예약 및 테스트 일정, 식이요법, 퇴원 계획)에 무엇이 만들어져야 하는지 정보를 도출한다. Section 4는 해당 질문서에서 환자와 직원의 언어 및 소통 필요에 대한 질문은 영어가 유창하지 않은(limited English proficient, LEP) 환자의 돌봄에 사용되는 통역 및 번역 서비스의 유형에 대한 심층적인 자료를 보여준다.

미국병원협회와 보건연구교육기관

2003년 미국병원협회(AHA)는 환자의 권리장전(Patients' Bill of Right)을 환자 돌봄 파트너십(The Patient Care Partnership)으로 대체했다(AHA, 2003). 읽기 쉬운 안내책자의 형태로 환자들이 돌봄에 환자의 가치와 믿음을 추구하고 입원하고 있는 동안 자신의 권리와 책임에 관하여 무엇을 기대할 수 있는지를 설명하고 있다. 안내책자는 8개 언어(영어, 아랍어, 전통 및 간소화한 중국어, 스페인어, 러시아어, 베트남어, 타갈로그어)로 제공되며 AHA 웹사이트(http://www.aha.org/content/00-10/pcp_english_030730.pdf)에서 영어로 다운로드할 수 있다. AHA와 그 교육 계열사인 보건연구교육기관(HRET)은 미국 내에서 문화적으로 역량을 갖춘 돌봄을 강화하기 위해 직원과 조직의 지도 팀이 사용할 수 있는 여러 결과물을 만들었다.

국립의료리더십센터, 미국 의료대학 집행기관, 의료 다양성연구소와 협력하여 개발된 지도자를 위한 다양성 및 문화적 숙련도 평가 도구는 돌봄의 목표를 문화적으로 역량을 갖춘 돌봄에서 문화적으로 능숙한(proficient) 돌봄으로 옮기려고 한다는 점에 유의해야 한다(p. 4). 4개 영역 평가도구는 근거기반의 다양한 검사 항목 뿐만 아니라 권고 조치 단계, 사례 연구 및 광범위한 참고문헌 목록도 포함하고 있어 종합적이다.

"HRET 불평등 도구 키트는 병원부터 민간 의료 관행 및 보건소까지 다양한 서비스에서 사용되도록 설계되었으며 LEP 또는 시각적 또는 청각적 결손을 가진 사람으로부터 인종, 민족 및 1차 언어 데이터를 정확하게 얻기 위한 모범 사례를 구체적으로 다루고 있다. 이전에 열거한 다른 자원뿐만 아니라 이러한 도구들은 직원과 조직의 언어 능력을 증진시키기 위한 귀중한 도구들이다.

미국의 경우, 보건의료에 있어 문화적 역량을 증진시키는 자원을 창조하는 것에 덧붙여, AHA는 1994년에 설립된 건강관리 다양성 연구소의 발전에 중요한 역할을 했다. 이 연구소는 교육기관 및 보건의료단체와 협력하여 의료경영에 있어 소수민족의 리더십 기회를 확대하는 비영리 단체다. 웹사이트는 www.Diversity.Connection.org.이다.

의료산업에서 시행하는 입법과 조정 위임 및 활동

미국에서 APN의 문화 및 언어적 유능성에 대한 전문적인 의무 이외에도 다양한 연방기관이 의료 및 의료 제공업체에 영향을 미치는 다양한 규제가 있다. 가장 시급하고 중요한 것은 문화적으로나 언어적으로 적절한 방법으로 실천하지 못한 것에 대한 개인적인 법적 연루다. 환자의 임상 기록지에 기록되어 있는 치료는 당신의 행위를 직접적으로 반영한다. 만약 당신과 당신의 환자들 사이에 문화적, 언어적 장벽이 존재하고 당신이 당신의 문진과 환자교육에서 이것들을 해결하기 위한 조치를 취하지 않았다면, 치료 실패와 불리한 결과가 일어날 수 있다. 법적인 관점에서, 기록되지 않은 것은 효력이 없다. 점점 더 소송에 휘말리는 우리 사회에서, 문화적으로 적절한 치료를 기록하지 않는 것은 매우 실제적인 직업적 반향을 불러일으키는 당신의 실무에 대한 윤리적이고 법적인 기소로 작용할 수 있다.

또한 법적 조치에 대한 개인, 조직 및 시스템의 취약성은 1964년 개정된 민권법 제6조 제601조의 규정을 준수하지 않아 발생할 수 있다. 42

U.S.C.§2000d et seq.는 다음과 같은 내용을 담고 있다(미법무부[U.S. Department of Justice, USDOJ], 민권부, 1998a):

> 미국의 어떤 사람도 인종, 피부색 또는 출신국가를 이유로 연방 재정지원을 받는 프로그램이나 활동의 보호 아래 참여를 거부당하거나 이익을 부정당하거나 차별을 받지 않는다.

모든 연방기관에서 혼란을 최소화하고 최대한 이행할 수 있도록 USDOJ가 설정한 통일된 기준의 채택을 권장하였다. 2004년 10월에 발효된 USDHS의 현행 규제지침에서는 LEP 인원을 다음과 같이 정의한다(USDHHS, OCR, 2004, pp. 6-7).

> 영어를 일차 언어로 말하지 않고 영어를 읽고, 쓰고, 말하고, 이해하는 능력이 제한적인 개인들은 영어 숙련 제한 즉 "LEP"라 할 수 있고 특정 유형의 서비스, 혜택, 접촉과 관련하여 언어 지원을 받을 자격이 있을 수 있다.

이 규정은 "프로그램에 따라 서비스, 재정지원 또는 기타 혜택을 받는 타인이 누리는 이익이나 특권을 향유하는 데 있어 어떤 식으로든 개인을 제한한다"거나 "인종, 피부색, 또는 출신국가로 인해 개인을 차별하거나 프로그램 목표 달성을 좌절시키거나 상당히 저해하는 행정 기준이나 방법의 사용을 금지한다"(USDHHS. OCR, 2004. p. 3).

이 지침으로 병원 및 요양원, 주 메디케이드(저소득층 의료보장제도) 프로그램, Head Start 프로그램(미국의 저소득층 자녀 지원), 관리형 요양기관, 주, 카운티 및 지역 보건 기관 등 제6조의 규정을 준수해야 하는 USDHS 수혜자의 유형을 규정하고 있다. 또한 그들은 규정 준수를 보장하기 위해 투자되어야 하는 자원의 수준을 결정하기 위해 프로그램이나 기관이 사용할 수 있는 네 가지 기준을 확인한다: (a) 프로그램 또는 허가자에 의해 서비스를 받을 자격이 있거나 받을 가능성이 있는 LEP 인원 또는 수령자의 수 또는 비율, (b) LEP 개인이 프로그램과 접촉하는 빈도, (c) 프로그램, 활동 또는 프로그램에 의해 사람들의 생활에 제공되는 서비스의 성격과 중요성, 그리고 (d) 수취자 또는 수령자가 이용할 수 있는 자원과 비용(USDHHS, OCR, 2004, pp. 5-6).

2000년에 USDHHS의 OMH는 보건 및 보건의료의 문화 및 언어적 적절한 서비스에 대한 국가표준(National Standards for Culturally and Linguistically Appropriate Services, CLAS)을 발표했다. 이러한 표준은 점점 더 다양해지는 인구에 대한 의료관련 서비스의 접근성과 품질에 대한 불균형을 보이는 문서에 대응하여 개발되었다. 의료기관들이 궁극적으로 불균형을 없애고 더 나은 건강증진을 목표로 문화적으로 역량을 갖춘 돌봄을 촉진할 수 있는 서비스를 개발하도록 돕기 위해 고안되었다. 2010년 USDHHS의 민권사무국(Office of Civil Rights, OCR)은 원래의 CLAS 요건에 대한 종합적인 검토를 실시하였고, 2013년 USDHHS의 OMH는 개정된 강화된 CLAS 표준 세트와 2013년 효과적인 구현을 위한 청사진을 발표하였다. 15개 표준은 (1) 관리, 리더십 및 인력, (2) 소통 및 언어 지원, (3) 참여, 지속적인 개선 및 책임의 세 가지 주제로 구성된다. 개정된 2013 CLAS 표준 및 구현 청사진은 thinkculturalhealth.hhs.gov//pdfs/EnhancedCLASStandardsBlueprint.pdf(USDHHS,

OMH, 2013)에서 접속할 수 있다.

강화된 CLAS 표준은 여러 면에서 원래의 CLAS 2000 표준을 강화했다. 건강의 정의가 확대되었고, 조직적 통제와 리더십에 대한 새로운 표준은 CLAS의 촉진에 책임을 지는 조직의 리더십을 유지하고, 정책과 업무뿐만 아니라 자원 재배치를 통해서 건강 형평성을 유지하려는 목표를 보여준다. 실천요강이지만 자원 배분에 의한 것도 있다. 조직은 필요한 자금을 제공하지 않고서는 조직의 모든 수준에서 문화적·언어적으로 다양한 인력의 모집과 지원을 요구하고, 문화적으로 적절한 정책과 관행으로 모든 인력의 지속적인 교육 및 훈련을 요구하는 표준 3과 4를 충족할 수 없다. "말한 것을 실천한다"를 위해서는 자원이 필요하다.

향상된 CLAS 표준(USDHS, OMH, 2013)의 다른 주목할 만한 변화는 다음과 같다.

- 환자와 소비자 용어를 개인과 집단이라는 용어로 대체하는 것이다. 새로운 용어는 더 포괄적이며 환자, 가족, 고객, 돌봄제공자를 포함한다(pp. 10–11).
- 각 표준을 실행 단어로 시작하면서, 각 보건조직 내에서 표준이 적극적으로 촉진될 것이라는 예상을 다시 강조한다(p. 11).
- 좀 더 역동적이고 포괄적인 CLAS 2013의 주제 사용(pp. 11–12).

LEP 개인의 요구를 다루는 표준 4~8은 1964년 민권법 제6조의 규정에서 다루는 표준을 나타내며 연방 기금을 받는 조직에 영향을 미친다는 점에 유의해야 한다. 이 표준은 다음과 같다.

표준 4: 현재 진행중인 근거에 기초하여 문화적·언어적으로 적절한 정책과 업무를 통치, 리더십, 인력을 교육하고 훈련한다(USDHHS, OMH, 2013, p. 66).

표준 5: 제한된 영어 능력 그리고/또는 기타 의사소통 요구가 있는 개인에게 비용 없이 모든 의료 및 서비스에 적절한 시기에 접근할 수 있도록 언어 지원을 제공한다(USDHHS, OMH, 2013, p. 72).

표준 6: 모든 개인에게 선호하는 언어, 구두와 문서로 언어 지원 서비스의 이용 가능 여부를 명확히 알려준다(USDHHS, OMH, 2013, p. 79).

표준 7: 통역자로서 훈련받지 않은 개인과 미성년은 피해야 하고 언어 지원 서비스를 제공하는 개인의 역량을 보장해야 한다(USDHHS, OMH, 2013, p. 85).

표준 8: 서비스 영역의 모집단이 공통적으로 사용하는 언어로 된 읽기 쉬운 인쇄물과 멀티미디어 자료 및 표기를 제공한다(USDHHS, OMH, 2013, p. 93).

The Joint Commission(TJC)은 다양한 연방 규정을 충족하는 방법에 대한 간략한(p.2) 개요를 작성했다. 언어 접근과 법이라고 불리며 1964년 민권법 제6조의 제도적 요건뿐만 아니라 미국 장애인법(1990년)과 재활법(1973년)의 요건을 다루고 있다. 이 문서는 또한 청각 장애인과 다른 그룹의 필요성에 대해서도 다루고 있다. 웹사이트는 http://www.jointcommission.org/assets/1/6/Lang%20Access%20and%20Law%20Jan%202008%20(17).pdf 이다.

여러 주가 CLASS 표준의 주 내 통합을 촉진하기 위해 적극적인 조치를 취했다. 가장 빈번한 (29개 주) 활동은 전략 계획 문서를 개발하고 권고사항의 실행을 촉진하기 위한 파트너십을 구축하는 것이다. 다음으로 가장 빈번한 국가 활동은 뉴스레터, 컨퍼런스, 툴킷, 교육 및 기술 지원을 포함한 다양한 차량을 통해 강화된 CLAS 표준의 광범위한 보급이었다. OMH는 이러한 정보를 추적하여 '보건 및 보건에서 문화 및 언어적으로 적절한 서비스에 대한 국가 표준: 국가 후원 국가 CLAS 표준 구현 활동 개요'라는 제목의 보고서를 발행했다. 이 보고서는 https://www.thinkculturalhealth에 접속하여 다운로드 받을 수 있다(USDHHS, OMH. 2016d).

2014년에 TJC는 건강 형평성을 촉진하고 인증기관이 강화된 CLAS 표준을 충족하도록 하기 위해 고안된 중요한 문서를 작성했다. 또한 레즈비언 게이, 양성애자, 트랜스젠더(lesbian, gay, bisexual, and transgender, LGBT), 건강 및 양질의 건강관리 서비스 이용뿐만 아니라 그들의 삶의 많은 다른 측면에서도 오랫동안 차별을 겪어온 사람들의 건강관리 요구를 해결하는 데 앞장섰다. 일반적인 인가 표준이 LGBT 공동체의 요구를 적절하게 다루지 못한다는 것이 TJC에서 점점 더 분명해졌다. The California Endowment의 자금 지원을 받아 TJC는 IGBT 공동체 및 전문가 자문 패널과 협력하여 이 집단을 위한 건강 형평성을 촉진할 문서를 작성했다. 2011년 TJC는 LGBT 공동체의 효과적인 의사소통, 문화적 역량, 환자와 가족 중심 돌봄 현장 가이드를 발표했다. 현장 가이드는 활동상 가장 필요한 것으로 LGBT 공동체가 파악한 전략과 권고를 각각 포함하는 다섯 영역에서 정리되었다: (1) 지도력, (2) 돌봄, 치료 및 서비스의 제공, (3) 인력, (4) 자료 수집 및 사용, (5) 환자, 가족 및 공동체 참여(TJC, 2011, p. 4)를 중심으로 구성된다.

보험 및 의료서비스에 대한 제한된 접근, 전반적인 건강상태 감소, 우울증 및 불안과 같은 정신질환 발생률 증가와 같은 불균형을 인용하면서 현장 가이드는 2011년 병원 인증 종합 매뉴얼(CAMH; TJC, 2011b)의 작업에 기초한다. 성적 지향, 성 정체성 및 성표현에 따른 차별을 금지하고 있으며, LGBT 공동체에 중요한 문제인 환자가 선택한 지원자에게 접근하도록 보장한다.

Agency for Healthcare Research and Quality(AHRQ)는 환자 안전과 긍정적인 건강 결과를 촉진하기 위해 국내 병원들과 협력하려고 노력해왔다. 2012년에 AHRQ는 "영어가 유창하지 않은 환자를 위한 환자 안전 시스템 개선: 병원을 위한 안내서"라는 제목의 단행본을 발간했다(Betancourt et al, 2012). 안내서는 병원이 점점 더 다양한 환자집단의 안전을 증진하는 환경과 문화를 조성할 수 있도록 도우면서 전체적으로 환자 안전의 목표에 접근한다. 특히 각 시설의 직원과 지도층 간의 강력한 협업이 필요하다는 점을 강조하며, 많은 영역을 다루고 있다. 모든 사람은 최선의 환자 결과를 극대화하는 안전 문화를 달성하는 데 기득권과 책임이 있다고 여겨진다. 가이드의 서문은 양질의 환자 중심 진료에 필수적인 문화적 역량에 대한 강조한 AHA의 회장 겸 최고 경영자인 Rich Umbdenstock이 썼다. 그는 이 문서의 기초가 되는 확고한 근거기반 연구를 칭찬할 뿐만 아니라, 교육, 문서화 및 평가 도구, 그리고 다양한 출처의 자료에 대한 접근으로 방대한 전략을 제공한다는 것에 주목하면서 이 가이드의 생명력을 높이 평가하기도 한다. 그는 다양한 환자집단의 돌봄을 극대화하기 위해 일하는 병원에게 특히 유용하다는 안내서에 수록된 8개 과정 중 하나를 확인했다–환자 안전을 증진하는 팀 행동 및 구조화된 소통 도구를 탐구하는 STEPPS LEP 교육과정. 팀 접근방식은 전체 안내서(Betancourt et al, 2012, pp. ili & 31-36)에 스며들어 있다. 전국 5개 훈련장에는 개인 훈련을 실시하고 전문직간 교육을 계획 및 시행하는 개별 시설과 협력하여 마스터팀 STEPPS 훈련관이 준비되어 있다.

TeamSTEPPS 프로젝트의 국가적 실행을 위한 지역 훈련 장소 5곳은 다음과 같다.:

- 뉴욕의 New Hyde Park 노스 쇼어 롱아일랜드 유대인 건강 시스템(NSLIT)
- 듀크 메디컬 센터, 더럼, 노스캐롤라이나(듀크)
- 툴레인 대학교, 뉴올리언스, 루이지애나(툴레인)
- 미네소타 대학교 페어뷰 메디컬 센터, 미니애폴리스, 미네소타(UM)
- 워싱턴 의과대학, 시애틀, 워싱턴(UW)

(TeamSTEPPS, 2015)

통역과 번역 서비스 이용

2010년 TJC는 언어 통역 및 번역자에 대한 직원 자격을 명시하면서 새로운 인적 자원 인증 요건인 HR.01.02.01.을 발표했다.

EP 1

병원은 자신의 직무에 특정한 직원 자격을 정의한다.

주 4: 언어 통역사와 번역가의 자격은 언어 능력 평가, 교육, 훈련 및 경험을 통해 충족될 수 있다.

새로운 요구사항의 발표에는 의료기관이 잘 따르도록 보조하기 위한 일련의 자체 평가 지침이 수반되었다. 가이드 라인의 구성 요소는 다음과 같다.

- 통역사의 직무 설명서는 언어 능력(대상 언어 및 영어), 요청된 기술, 필요한 훈련과 같은 정의된 역량을 포함한다.
- 해석에 사용되는 개인에 대한 인적 자원 화일은 직무 설명에 따라 자신의 역량 평가에 대한 증거를 포함한다.
- 해석에 사용된 개인과의 인터뷰에는 훈련, 경험, 자격에 대한 논의가 포함된다.
- 계약된 통역 서비스(전화, 비디오 또는 대면)의 경우, 병원은 서비스 제공자가 병원의 정의된 기대치에 부합하는 역량을 정의하는 방법에 대한 정보를 계약에 포함한다는 보장을 받는다.

APN은 평가에서부터 공동 개발한 관리 계획에 대한 준수까지, 한 개인의 모든 관리 측면에 대한 효과적인 의사소통의 중요성을 알고 있다. 우리가 관심을 갖는 인구의 다양성이 증가함에 따라, 양질의 돌봄을 제공하고, 환자의 좋은 결과를 달성하며, 부적절한 치료의 법적 결과를 피하기 위해 적시에 효과적인 통역 및 번역 서비스를 이용하는 것이 필수적이다. 환자뿐만 아니라 자신의 업무의 질에 대한 옹호자로서, 자신이 업무하는 조직의 서비스를 평가하는데 있어 적극적인 역할을 한다. 서비스가 필요할 때 이용할 수 있는가? 통역사와 번역사의 자격은 무엇인가? 그들은 주요 인증기관에서 인증을 받았는가? 인증기관의 예로는 의료 통역사 인증 국가시험 위원회(National Board for Certification of Medical Interpreters, NBCMI)와 보건 통역사 인증 위원회(Certification Commission for Healthcare Interpreters, CHI)가 있다. 지속적인 교육을 이

수해야 하는가, 어떤 교육을 받는가(예: HIPPA, 의학용어, 문화적 역량, 윤리, 정신 건강, 가정 폭력, 트라우마)? 서비스는 현장, 전화, 대화형 비디오 등 다양한 모드에서 이용 가능한가? 영상통역은 능동적으로 통역을 돌봄 프로세스에 통합한다. 현장 또는 비디오 만남에서 숙련된 통역자는 환자-제공자의 의사소통을 용이하게 할 뿐만 아니라 제공자가 환자의 비언어적 신호를 포착해서 추가 정보나 설명을 구하도록 하는 소중한 자원으로 활용된다. 진료기간이 짧아진 상황에서 환자를 돌보는 동안 자료를 기록하려고 할 경우 미묘한 단서를 잡을 기회가 줄어든다면 이는 매우 중요할 수 있다. 숙련된 통역사와 번역사는 보건의료 팀의 중요한 구성원으로 평가하고 다루어야 한다. 만약 당신이 당신 자신의 업무를 시작하려고 생각한다면, 매우 유용한 자원은 "의학적 해석을 당신의 업무에 통합하는 것"이다.

건강 문해력과 산술능력: 유병률과 임상적 시사점

2004년에 IOM은 건강 문해력과 건강 결과에 미치는 영향에 대한 종합적인 연구[건강 문해력: 혼란을 종식시키기 위한 처방(Nielsen-Bohlman, Power, & Kindig 2004)]로 건강 문해력 문제를 국가적 관심사로 끌어냈다. 주요 결과는 박스 19.6에서 찾을 수 있다. 이 보고서는 한 사례(Parker, Ratzan, & Lurie, 2003, p.150)에서 낮은 건강 문해력의 영향을 극적으로 밝혀낸다:

> 2살짜리 아이는 내이염 진단을 받고 항생제를 처방받는다. 그녀의 어머니는 아이가 귀에 염증이 있다는 것을 이해하고 하루에 두 번 처방받은 약을 먹어야 한다는 것을 알고 있다. 병에 붙어 있는 라벨을 보고 약을 먹는 방법을 알려주지 않았다고 판단한 어머니는 항생제를 티스푼을 가득 따른 후 딸의 귀에 붓는다.

박스 19.6

의학연구소의 주요 소견

- **3-3 소견**: "건강 문해력(health literacy)과 산술능력으로 측정했을 때, 쓰는 능력이 부족한 성인은 질병 관리와 건강증진 행동에 대한 지식이 적고, 건강상태가 더 나쁘다고 보고하며, 예방 서비스를 이용할 가능성이 적다"(Nielsen-Bohlman et al, 2004, p. 8).
- **3-4 소견**: "최근 2건의 연구결과에 따르면 읽고 쓰는 능력이 부족한 환자들 사이에서 응급서비스 이용과 입원율이 더 높은 것으로 나타났다. 이러한 높은 활용도는 의료비 증가와 관련이 있다"(Nielsen-Bohlman et al, 2004, p.9).
- **4-1 소견**: "문화는 건강소통에 의미를 부여한다. 건강 문해력은 문화와 언어의 맥락에서 이해되고 다루어져야 한다"(Nielsen-Bohlman et al, 2004, p.10).
- **6-2 소견**: "건강 문해력은 품질 관리의 기본이며, IOM Quality Chasm 보고서에 기술된 품질 개선의 6가지 목표 중 3가지 목표(안전, 환자중심 치료, 공평한 치료)와 관련이 있다. IOM은 자기 관리와 건강 문해력을 의료 품질 및 질병 예방을 위한 교차 고려 우선 순위로 확인했다"(Nielsen-Bohlman et al, 2004, p.12).

문화적 역량은 건강 문해력의 맥락 안에서 운영되어야 한다. 국립 의학 도서관(Selden, Zorn, Ratzan & Parker, 2000)은 건강 문해력 향상을 위한 국가 행동 계획(USDHHS, ODHP 2010)에서 사용된 건강 문해력의 정의를 "기본적인 건강 정보와 적절한 건강 결정을 내리는데 필요한 서비스를 배우고, 처리 및 이해할 수 있는 정도"(Ratzan & Parker, 2000)라고 발표했다. 건강 문해력 향상을 위한 국가 행동 계획은 두 가지 원칙에 기초한다.

1. 모든 사람은 정보에 입각한 결정을 내리는 데 도움이 되는 건강 정보에 대한 권리를 가지고 있다.
2. 건강관리 서비스의 제공은 이해할 수 있고 대화를 나누면 건강, 수명, 삶의 질을 증진시킬 수 있는 방법으로 이루어져야 한다 (USDHHS, ODHP, 2010, p. 1).

이것은 가장 취약한 사람들을 종종 돌보는 의료서비스 제공자들, 특히 APN에게 진정한 도전이다.

미국의 *National Action Plan to Improve Health Literacy*에서 인용된 National Assessment of Adult Literacy (NAAL)의 주요 결과물은 다음과 같다.

- 제한된 건강 문해력이 설문 조사 대상 미국인 10명 중 9명에서 영향을 미쳤다.
- 설문 조사 대상자의 12%만이 능숙한 수준의 건강 문해력을 보였다.
- 건강 문해력이 제한적일 가능성이 가장 높은 하위 집단은 다음과 같다.
  - 65세 이상의 성인
  - 백인 이외의 인종 및 민족 집단
  - 최근 입국한 난민과 이민자
  - 고등학교 학위 또는 GED(고졸 검정고시) 이하의 사람
  - 빈곤수준 이하 소득자
  - 영어 비 원어민(USDHHS, ODHP. 2010, p. 8)

NAAL 자료는 기본이하 문해력을 가진 사람은 의무기록이나 단순 교육을 이해할 수도 없고, 그 집단의 42%가 건강이 나쁘다고 묘사한다. 이 자료는 또한 어떤 유형의 장애나 질병을 가진 5천4백만 명의 성인들이 가장 낮은 수준의 읽고 쓰는 능력을 가질 가능성이 더 높다는 것을 보여준다 (USDHHS. ODHP. 2010. 2010. p. 9).

2011년 3월, AHRQ는 *Health Literacy Interventions and Outcomes: An Updated Systematic Review. Evidence report/technology assessment No. 199* (Berkman et al. 2011)를 발표하였다. 이 보고서는 구술 의사소통 기술과 숫자를 포괄하고 건강 문해력 저하가 입원 증가, 응급 치료 사용 증가, 인플루엔자 백신의 사용 감소, 선별 유방조영술 촬영률 저하와 관련이 있음을 보여주었다(Berkman 등, 2011, p. ES-4). 검토된 연구들 중 두 자료는 낮은 계산능력은 인종과 HbA1c 수치, 성별과 인간 면역결핍 바이러스(HIV) 약물 요법에서의 자가 관리의 관계를 매개한다고 제안했다(Berkman et al, 2011, p. ES-6).

건강 문해력은 영어실력과 직결된다. 낮은 건강 문해력은 환자의 응급실 이용 특히, 소아과에 직접적인 영향을 미친다. 2011년부터 2012년까지 Morrison과 동료들은 열이 있는 어린이 돌봄제공자의 건강 문해력과 긴급하지 않은 응급실 방문 사이의 관계를 탐구했다. 연구에서 67일에서 12세까지 어린이의 열병을 주소로 응급실에 데려온 299명의 돌봄제공자들에게 문해력 측정 도구인 최신 활력징후(NVS)를 측정했다. 영어 또는 스페인어를 구사하는 돌봄제공자만 연구에 포함되었고, 급성 고통에 처해 있거나 겸상적혈구 질환과 같은 긴급한 검사가 필요한 기저질환이 있는 아동은 연구에서 제외되었다. 아이

들의 중위연령은 2.0세였으며 34%의 아이들이 기저 만성질환을 가지고 있었다(p. 506). 돌봄제공자 중 63%가 낮은 건강 문해력을 보였다(p. 506). 그러나 이 연구에서는 흑인 돌봄제공자가 아닌 영어와 스페인어를 사용하는 돌봄제공자에게 건강 문해력과 소아환자에 대한 긴급하지 않은 응급실 방문 사이의 관계가 발견되었다는 점에 주목해야 한다(Morrison et al. 2014).

임상의는 환자의 읽고 쓰는 능력(문해력)을 평가할 수 있는 여러 도구를 이용할 수 있다. 표 19.2의 검토 결과, 이러한 도구는 건강 문해력을 평가한다. 읽기 이해와 일반적으로 사용되는 의학 용어의 서열은 건강 이해력의 필수 요소지만, 그러한 이해는 반드시 개선된 건강 결과를 촉진하는 건강관리 서비스를 얻기 위해 시스템을 탐색하는 능력으로 해석되지는 않는다. 또한, 건강 문해력을 평가하는 데 사용되는 대부분의 도구는 숫자를 다루지 않는다. 예를 들어, 얼마만큼의 음식을 먹어야 하거나 몇 알의 알약을 먹을 것인가와 같은 제시된 수치 자료의 의미를 실제로 이해하고 그 이해력을 이용한 정보를 바탕으로 결정을 내리는 데 수학적 과정을 수행하는 능력이다.

변 환

(전달하고자 하는 메시지의 의도를 다른 언어, 국가, 문화에 맞게 전달하는 것)

건강 문해력은 단순히 영어 능력에 대한 것이 아니다. 영어 말하기, 읽기, 쓰기에 능숙하더라도, 모든 개인은 대인관계의 역학관계와 문화적 신념과 실천의 렌즈를 통해 건강관리 제공자들과 의사소통을 한다. 환자 교육 자료의 문자 그대로 번역, 청구 지시서, 동의서 및 기타 서면 및 멀티미디어 자료들은 내용이 문화적으로 합당한 방식으로 제시되지 않기 때문에 종종 의도된 목적을 달성하지 못한다. 우리는 번역에서 변환(trans-creation)으로 옮겨갈 필요가 있는데, 그것은 문화적 맥락 안에서 모든 형태의 정보를 발전시키는 것이다.

변환된 교육 자료와 대화형 웹사이트 개발의 원동력은 최소 1년 전에 당뇨 진단을 받고 경구 약물이나 인슐린을 사용하고 있는 18세에서 70세 사이의 중국계 미국인들을 대상으로 한 예비 조사 연구 결과였다. Hsu와 동료들(2006)은 52명을 대상으로 연구했는데 91%가 2형 당뇨병을 앓고 있었다. 대상자 중 22명은 영어를, 30명은 중국어를 선호하는 언어로 제시했다. 중국어를 선호하는 대상자들은 자신의 질병 과정에 대한 지식이 적었고, HgA1c 수치가 영어를 선호하는 대상자들보다 높았다. 이러한 차이는 연구의 모든 대상자 관리가 번역 서비스에 즉시 접근할 수 있는 문화적으로 역량을 갖춘 현장에서 전달되었음에도 불구하고 발생했다. 이번 연구에서 영어를 선호하는 이민자(36.4%)가 당뇨병 교육자를 정보원이라고 보고한 비율이 중국어를 선호하는 이민자(3.3%)보다 훨씬 높다는 것이 흥미롭게 발견된 부분이다(Hsu et al. 2006).

아시아계 미국인은 미국에서 가장 빠르게 성장하는 인구집단으로, 체중이 낮더라도 비히스패닉 백인보다 제2형 당뇨병에 걸릴 위험이 더 높다. 50%가 "언어적으로 고립되어 있다"고 자평하고 있는 중국계 미국인들이 아시아계 미국인에서 가장 큰 비율을 차지한다. 하버드 의과대학의 부속기관인 Joslin 클리닉은 당뇨병을 가지고 있거나 위험에 처한 아시아계 미국인들을 위해 문화적으로 적절한 치료 사이트와 교육 자료를 개발하는

표 19.2

건강 문해력 평가 도구들

도구 이름	도구 구성방식	검사 방법	대략적인 완료 시간
Rapid Estimate of Adult Literacy in Medicine (REALM)	공통으로 사용되는 의학용어 66개 항목의 단어 인식 시험. 시각장애인 버전은 28의 글꼴 크기를 사용한다.	개인은 난이도 오름차 순서로 하여 단어를 발음하도록 요청받는다.	2–6분 (Wallace et al., 2006)
Rapid Estimate of Adult Literacy in Medicine-Short Form, revised (REALM–SF)	7항목, 빠른 선별, 단어 인식 검사	개인은 난이도 오름차 순서로 하여 단어를 발음하도록 요청받는다.	2분 미만 (Arozula et al., 2007)
Rapid Estimate of Adolescent Literacy in Medicine: REALM–Teen	A 66개 항목 단어 인식 테스트. 10–17세 청소년에게 적합하다. 영어로만 제공됨	개인은 난이도 오름차 순서로 하여 단어를 발음하도록 요청받는다.	3분 미만 (Davis et al, 2006)
Test of Functional Health Literacy in Adults: original and short versions (TOFHLA and S–TOFHLA)	원본 TOFHLA는 67개 항목으로 구성된 읽기 이해력 (50개 항목) 및 산술 능력 (17개 항목) 시험이다. 영어와 스페인어로, 일반(12pt)과 대형(14pt) 글꼴로 제공된다.	개인은 누락된 각 단어에 대해 4개의 다수 선택 옵션에서 단락의 누락된 단어를 대체한다.	22분(TOFHA); 약 7분(S–TOFHA) (Wallace, 2006)
Short Assessment of Health Literacy for Spanish Adults (SAHLSA–50)	스페인계 성인들의 흔히 사용하는 의학용어를 읽고 이해하는 능력을 측정하는 REALM에 근거한 50개 항목	각각의 의학용어는 두 개의 단어가 뒤따른다. 그 중 하나는 의학용어와 의미가 비슷하다. 다른 하나는 산만하다. 의학용어를 소리 내어 읽고 뜻이 비슷한 단어를 선택하도록 한다.	3–6분 (Lee et al., 2006)
Short Assessment of Health Literacy-Spanish & English (SAHL–S&E)	공통의 의학 용어를 발음하고 이해하는 능력을 테스트하는 18항목 도구	각각의 의학용어는 두 개의 단어가 뒤따른다. 그 중 하나는 의학용어와 의미가 비슷하다. 다른 하나는 오답이다. 의학 용어를 소리내어 읽고 뜻이 비슷한 단어를 선택하도록 한다.	2–3분 (Lee et al., 2010)
Newest Vital Sign (NVS)	아이스크림 라벨의 영양 정보를 읽고, 이해하고, 적용하는 능력을 검사하는 6문항 도구; 읽기 이해력과 숫자 능력 모두를 테스트한다. 영어와 스페인어로 모두 사용 가능	해당 사용자에게 NVS 라벨이 부여되어 필요에 따라 읽고 참조할 수 있다. 검사자는 여섯 가지 질문을 한다.	3분 (Weiss et al., 2005)

데 앞장섰다. Joslin 클리닉의 당뇨병 예방, 발견, 치료에 대한 임상 가이드라인 등 모든 교육자료는 영어, 중국어 번체, 중국어 간체 등으로 이용할 수 있다. 점점 더 많은 다른 보건의료 기관들이 서비스 대상 모집단에 언어학적으로나 문화적으로 적절하도록 교육용 자료를 개발하고 프로그램을 변환하고 있다. 보다 주목할 만한 사례 중 세 가지가 다음의 분량에 설명되어 있다.

1) 국립암연구소

국립암연구소(National Cancer Institute, NCI)의 통신교육국은 웹사이트(http://www.cancer.gov/.)를 유지하고 있다. 소비자와 임상의사에 대한 서비스에는 NCI가 제작한 다양한 주제(예: 소아암, 대처 및 지원, 임상 시험, 선별)에 대한 포괄적인 출판물 목록이 포함된다. 출판물은 다양한 형식으로 제공되며 스마트폰, 태블릿 또는 전자책 장치에 다운로드하거나 브라우저에서 PDF 문서로 열 수 있다. 온라인에서 출판물을 무료로 주문할 수 있는 옵션도 있다.

NCI의 암 정보 서비스(Cancer Information Services, CIS) 직원은 영어나 스페인어가 아닌 언어로 된 정보와 출판물의 출처를 안내할 수 있다. 영어 구사 능력이 제한된 아시아인과 태평양섬 사람들이 다양한 언어로 이용할 수 있는 정보와의 연계를 제공함으로써 암에 대한 정보에 접근할 수 있도록 돕기 위해 고안되었다. 또한 NCI의 정보 전문가는 전화하거나 NCI의 웹사이트(http://www.cancer.gov/)에 있는 LiveChat 링크를 통해 NCI의 라이브 헬프 서비스를 이용하게 된다.

NCI의 Smoking Ouitline은 동부 표준시로 오전 8시부터 오후 8시까지 영어와 스페인어로 이용 가능하다. Ouitline 직원의 의견수렴을 보완할 수 있는 매우 귀중한 자원은 www.Smokefree.gov이다. 무료 Smokefree 앱은 환자의 스마트폰에 다운로드하여 연중무휴 금연 도움과 지원을 받을 수 있다. 두 개의 주요 앱은 KutGuide와 quitStart이다. 후자는 10대들을 위해 특별히 고안되었다.

2) 소수자 보건국

USDHHS(http://minorityhealth.hhs.gov/)의 OMH에는 보건 언어 및 문화 역량 센터(Center for Linguistic and Cultural Competence in Health, CLCCH)가 있다. 온라인(https://www.thinkculturalhealth.hhs.gov/)에서 무료로 가입할 수 있다. 등록은 OMH와 CLCCH에 의해 수행되고 있는 문화 및 언어적 역량의 최신 발전 및 계획에 대한 최신 정보를 제공하는 분기별 Think Cultural Health News를 포함하여 다양한 자원에 대한 우선적인 접근할 수 있다. 두 웹사이트 모두 CLAS에서 국가 표준에 접속, 온라인 훈련, 보수 교육을 제공한다.

환자 안내 프로그램 (Patient Navigator System)

변환된 교육자료의 제작을 통해 환자에게 권한을 부여하는 것 외에도 취약계층은 '건강관리 시스템 구축'에 상당한 어려움을 겪는 것으로 알려져 있다. 빈곤, LEP, 과도한 부담에 의존하는 사람들과의 상호작용에서 살펴보면 공공기금의 지원을 받는 의료시설은 저녁이나 주말에 비긴급진료가 부족하여 많은 환자들이 시스템의 복잡성에 압도되게 된다. 환자가 진단검사와 의뢰를 이행하지 않고 처방된 약물을 입수하여 복용하지 못하는 것은 대개 "불이행"으로 간주된다. "더 깊이 파고들면, 종종 불이행은 규정된 건강관리 규정을 준수하는 데 필요한 서비스에 접근할 수 없다는 것을 의미한다."

의료 격차를 줄이고 질 높은 의료서비스에 대한 접근을 위해 환자 안내 프로그램을 광범위하게 시행할 수 있는 잠재력이 의회에서 지지를 얻고 있다. 연구결과들은 소수민족에서 환자 안내의 중요성을 증명한다. 뉴욕시립대학과 뉴욕시 Mount Sinai 의과대학의 연구원들은 2003년 11월부터 2006년 5월까지 대장내시경 검사를 위해 1차 진료소에서 의뢰된 히스패닉 환자들을 대상으로 코호트 연구를 실시했다. 연구에 참여할 수 있는 688명의 환자 중 532명에게 이중 언어를 쓰는 히스패닉 여성 안내자를 배정하여 환자들이 성공적으로 절차를 완료할 수 있도록 지원했다. 안내받은 환자 중 66%가 대장내시경 검사를 완료했다. 거의 대부분(95%)이 적절한 대장 정결이 되었고: 16%가 선종을 가지고 있는 것으로 밝혀졌다. 도시 소수민족 환자의 "불참(no-show)" 비율은 안내 프로그램 시행 이전 최고치 40%에서 최저치인 9.8%로 떨어졌다. 대부분의 환자(98%)가 안내 프로그램에 만족한다고 보고했으며 66%는 환자 안내프로그램이 시행되지 않았다면 아마도 또는 확실히 절차를 완료하지 못했을 것이라고 답했다(Chen et al, 2008).

APN은 환자 옹호 역할을 정치적, 입법적 행동으로 바꿀 의무가 있다. 성공적인 프로그램을 구현하기 위해서는 개인과 훈련에 상당한 투자를 필요로 한다. 성공적인 프로그램은 일상적 치료를 위한 응급실 방문 환자 수 감소, 만성 질환자 발생률 및 합병증의 심각도 감소, 병원 입원의 감소 등과 같은 환자 성과에서 측정 가능한 개선을 만들어낼 것이다. 이러한 모든 성과가 환자에게 매우 바람직한 결과지만, 이러한 결과는 의료시설 및 의료 제공자에 대한 보상이 현저히 감소하는 것으로 해석된다. 사업적 관점에서 보면, 적은 수익을 창출할 프로그램을 시행하는 것은 말이 안 된다. 건강증진 프로그램 시행이나 확대 시행의 장단점을 저울질하는 관리형 프로그램에서도 비슷한 상황이 나타나고 있다. 몇 개의 관리형 돌봄계획이 확대된 프로그램으로 제공되는 경우, 그들은 등록자의 돌봄비용 절감을 통해 프로그램에 발생하는 장기적 편익이 투자형 프로그램에서 실현되지 않을 것이라는 실질적인 위험을 안고 있다. 건강증진에 대한 참여를 보여준 관리형 돌봄계획은 이러한 프로그램들을 시행하는 데 드는 모든 비용을 부담하게 될 것이며, 어떠한 혜택도 실현되지 못할 것이다. 보상금은 긍정적인 건강 결과를 도출하고 전반적인 건강 돌봄 비용을 낮추는 제공 시스템을 장려하고 보상하도록 재설계되어야 한다.

평 가

문화적으로 역량을 갖춘 돌봄을 제공하는 첫 번째 단계는 우리 자신, 환자의 요구 및 기존 조직 자원에 대한 평가다. 우리들 각자는 우리 자신의 문화 유산, 경험, 편견, 믿음, 그리고 우리가 제공하는 돌봄에 대해 환자-제공자 관계에 대한 기대를 갖는다. 우리의 돌봄 실천에 미치는 영향에 대한 평가는 실무자로서 문화적 역량을 달성하기 위한 첫 번째 단계다. 조지타운대학 아동과 인간 개발을 위한 NCCC(국립문화역량센터)는 개인과 조직의 문화적 역량을 평가할 수 있는 뛰어난 도구모음과 풍부한 교육 자료를 제공한다. 우수한 자체 평가 도구는 37개 항목으로 구성된 점검 목록으로, 조지타운대 NCCC에서 이용할 수 있는 1차 건강 돌봄 서비스를 제공하는 인력을 위한 문화 및 언어 능력 자체 평가 조사항목이 있다. 이 내용은 모든 전문간호 역할에 적용된다. 개인은 가치관, 태도, 의사소통 방식, 실천 환경, 환자 자료 및 자원에 관한 구체적인 예에 반응한다. 예를 들어 항목 7은 시술자에게 다음 작업을 수행하는 빈도를 표시하도록 요구한다.

> 영어 이외의 언어나 사투리를 구사하는 개인이나 가족에게는 평가, 치료, 기타 중재 시 의사소통이 잘 될 수 있도록 키워드를 배우고 사용하려고 노력한다.

도구는 http://ncce.georgetown.edu의 NCCC 웹 사이트를 방문하여 자기 평가를 클릭함으로써 다운로드할 수 있다.

새롭게 개발된 또 다른 자체 평가 도구인 Cultural and Linguistic Competence Health Practitioner Assessment (CLCHPA)는 2016년 가을 NCCC 웹사이트에서 이용할 수 있게 되었다. 그것은 매우 가치 있는 자기 평가와 교육 활동 도구로서, 환자들의 건강과 정신 건강 필요를 충족시키기 위하여 문화적, 언어적으로 역량을 갖춘 돌봄을 제공하는 능력을 현저하게 향상시키고 공동체와 당신이 활동하는 돌봄 조직들에서 문화적, 언어적 능력을 증진시키는 리더십 역할을 한다. 평가를 완료한 후, 당신은 보정 샘플에 비교한 당신의 점수와 점수가 나타내는 것에 대한 분석(즉, 문화 및 언어적 역량의 수준), 그리고 문화와 언어 능력분야 뿐만 아니라 건강과 건강 관리의 불균형에서 당신의 지식과 기술의 지속적인 성장을 촉진하기 위한 교육 자원과 전문적 개발 활동의 리스트를 받는다. 평가 도구는 LEP, 장애인과 농아를 포함한 다양한 집단의 사람들과 효과적으로 의사소통할 수 있는 능력을 평가한다는 점에서 독특하다. CLCHPA는 완료하는 데 약 80분이 걸린다. 단일 세션에서 완료할 필요가 없으며, 답변을 저장하고 다시 로그인한다. 언어는 문화적 표현의 목소리이다. 많은 문화들은 그들의 문화유산을 대대로 정의하는 이야기, 전통, 그리고 믿음을 전달하는 풍부한 구전 전통을 가지고 있다. 언어는 환자의 건강관리 필요성에 대한 설명에서부터 전문직 간 협업까지 대인관계 의사소통의 주된 수단이다. 언어적 능력은 문화적으로 유능한 의료서비스의 전달에 필수적이다. 전문간호의 기본적 핵심은 환자의 자율능력이다: 환자, 건강 돌봄에 대한 의사결정의 정보를 가진, 충분한 파트너이다. 핵심 신념을 명확하게 작동시키려면 제공자-환자의 효과적인 소통이 필요하다. 적어도 언어 능력 부족은 환자 평가와 중재를 어렵게 만들고, 최악의 경우 환자 안전이 근본적으로 훼손될 수 있다(박스 19.7).

자기 평가의 과정은 부정확하고, 정보에 근거하지 않은 선입견과 돌봄을 방해하는 태도를 기꺼이 직면하고 수정하거나 폐기하려는 자세로 접근해야 한다. 우리의 태도와 신념의 많은 부분이 너무나 깊이 뿌리박혀 있기 때문에 우리는 매일의 실천 과정에서 그것들을 결코 면밀히 조사하지 않을 수도 있고, 만약 우리의 치료에 미치는 부정적인 영향을 알게 된다면, 그때조차도, 오랫동안 지켜온 편견은 우리의 자기 성찰을 제한할 수도 있다. 자민족중심주의, 즉 자기 자신의 문화집단의 상대적 우월성에 대한 믿음은 흔한 현상이다. 종종 무의식적인 수준에서 작동한다.

박스 19.7

부에노스 디아스, 여성

W부인(43세)은 3명의 자녀를 둔 결혼한 히스패닉 여성으로 가슴이 조여오고 가래가 기침을 해도 잘 안 나온다고 호소하며 동네 보건소에 왔다. 평소 2개 국어를 할 수 있는 돌봄제공자가 없어 스페인어에 능숙하지 못한 다른 개업의를 만났다. 그녀의 기록에 따르면 그녀는 알부테롤을 필요에 따라 사용하도록 처방 받았던 가벼운 간헐적 천식 진단을 받았다고 기록되어 있었다. W부인은 비용 때문에 최근에 약을 조제받지 못했다고 말했다.

W부인의 신체검진 결과, 호흡수가 약간 상승하고 산발적인 호기 천명음 외에는 두드러지지 않았다. 처방약 비용을 아끼기 위해 처방전 없이 살 수 있는 Robitussin 제품을 구입해 하루 4회 복용할 것을 제공자가 권했다. 그리고 그녀는 증상이 호전되지 않으면 병원을 방문하라는 권고를 받았다. 스페인어로 작성된 후속 지침은 제공되지 않았다.

나흘 뒤 W부인은 극심한 고통 속에 병원에 왔다. 영어를 잘 이해하지 못했기 때문에, 그녀는 Robitussin으로 만든 Honey Cough를 구입했다. 판매자는 guaifenesin(폐 분비물을 액화시키고 기침을 촉진하는 작용을 하는 순수 Robitussin의 활성 성분)과 dextromethorphan만을 함유하고 있는 강력한 기침억제제인 Honey Cough의 차이에 대해 설명하거나 서면으로 지시할 생각은 하지 않았다. W부인의 증상을 회복하는 대신, 제공자가 언어적으로 적절한 개입을 하지 않았기 때문에 분비물을 배출할 수 있는 메커니즘을 감소시켜 상태를 크게 악화시켰다.

자민족중심주의는 환자와의 상호작용과 돌봄 행동에 강력한 영향을 미칠 수 있다.

조직적 평가는 마찬가지로 문화적으로 유능한 돌봄을 제공하는데 필수적이다. NCCC는 조직적 자체 평가과정을 상세히 기술한 또 다른 우수한 도구를 만들었다(Goode, Jones, & Mason, 2002). 자기 지식과 성장에 중점을 두고 친밀성 참여와 비경쟁적 접근을 강조하는 이 과정은 앞서 열거한 NCCC 웹사이트에서도 이용할 수 있다. 문화적 역량 영역에서 개인과 기관의 장단점에 대한 지식은 시정조치의 전제조건이다(NCCC, 2016b).

문화적 능력을 가진 환자 평가는 적절한 진단과 치료를 할 수 있어야 하며, 건강과 치료 요법에 대한 의사결정에 환자의 참여를 촉진해야 한다. 비록 환자의 문화집단의 믿음과 실천에 대한 이해가 평가를 용이하게 하지만, 환자의 문화에 대해서 잘 알려줄 수 있도록 존중을 가진 질문을 하게 되면 당신의 임상적 판단을 뒷받침하는 데이터를 찾아서 환자와 제공자 사이의 신뢰를 구축하는데 도움을 준다(박스 19.8). 건강과 질병에 대한 환자의 신념을 끌어낼 수 있는 특별히 귀중한 자원은 문화적으로 능력을 가진 치료의 초기 선구자인 "고객의 다문화 건강 믿음의 이해,

박스 19.8

질병 돌봄을 원하는 환자로부터 믿음과 치료 기대치를 이끌어내기 위한 질문

- 당신의 문제의 원인은 무엇이라고 생각하십니까?
- 당신은 왜 그것이 언제 시작되었다고 생각하십니까?
- 당신의 병이 당신에게 어떤 영향을 준다고 생각하십니까?
- 그것은 어떻게 작동하나요?
- 당신의 병은 얼마나 심하나요?
- 짧은 시간 앓을까요, 긴 시간 앓을까요?
- 당신은 어떤 치료를 받아야 하나요?
- 당신이 치료로 받길 희망하는 결과는 무엇인가요?
- 당신의 질병이 당신에게 야기시킨 문제점은 무엇인가요?
- 당신의 병에 대해 가장 두려워하는 것은 무엇인가요?

출처: Jackson, 1993, p.30.

도출 및 협상"(Jackson, 1993)의 작품이다.

박스 19.8의 모든 질문은 환자의 관점에서 구조화되었다는 점에 유의한다. 환자가 자신만의 독특한 질병경험을 가지고 있음을 인정한다. 이런 방식으로 질문을 구성하면 APN이 환자의 실제 경험에 들어갈 수 있다. 환자의 인식과 기대를 탐구함으로써 제공자는 피지배인의 문화적 신념과 행동에 부합하는 치료 계획 제안을 더 잘할 수 있다.

또한 문화적으로 적합한 평가를 위해서는 임상의가 물리적 소견을 해석할 때 인종적으로 적절한 매개변수를 적용해야 한다. 체질량지수(BMI)는 당뇨병과 심혈관 질환에 대한 환자의 위험을 평가하는 도구로 널리 사용된다. 과체중(25.0kg/m^2 이상, 30.0kg/m^2 미만) 및 비만(30.0kg/m^2 이상)에 대한 현재 "한 가지 크기" BMI 분류가 모든 인종 집단에서 적절하지 않을 수 있다는 증거가 증가하고 있다.

> 유럽인들 사이에서 도출된 BMI 절단점의 사용은 다른 인종 집단의 체중 증가와 관련된 심근경색 위험을 과소평가한다. 비만과 임상 사건을 연결하는 통로는 부분적으로 당뇨, 고혈압, 이상지질혈증 발병과의 강한 연관성을 통해 매개된다. 이는 심장병 위험 요인의 개발을 최소화하기 위해 일부 비유럽 인구에서는 BMI 목표치를 사용해야 됨을 시사한다.

Joslin Clinic과 같은 모범 사례의 주요 출처는 이미 그들의 임상 가이드라인에 민족 특정 및 성별 특정 BMI 권고안을 포함시켰다. Joslin 당뇨병 센터와 Joslin 클리닉 임상영양지침은 제2형 당뇨병을 가진 과체중 및 비만 성인, 당뇨병을 앓는 성인, 제2형 당뇨병의 발병 위험이 높은 성인들을 위한 BMI 또는 허리둘레 측정을 사용하여 대상 인구를 식별한다. BMI가 23kg/m^2 이상인 아시아계 인구(남아시아인, 동아시아인, 말레이인)와 35인치(90cm) 이상인 허리둘레, 또는 여성이 31인치(80cm) 이상인 사람은 대상자로 간주된다. 이는 가이드라인의 BMI가 25kg/m^2 이상, 허리선이 40인치(102cm) 이상(남성)과 35인치(88cm) 이상(여성)이라는 일반적인 기준과는 대조적이다(Joslin Diabetes Center & Joslin Clinic, 2011).

치료 요법은 항상 환자가 가장 중요하게 여기는 문화적 행동과 선호도를 통합하기 위해 노력해야 한다. 예를 들어, 이슬람교도 환자들은 돼지고기 먹는 것을 금지하는 것을 포함하는 엄격한 식단법을 준수한다. 무슬림을 실천하는 것은 또한 하루에 5번 기도할 수 있고 일 년 중 특정한 기간 동안 낮 시간 동안 먹거나 약을 먹는 것을 꺼릴 수 있다. 또한 이슬람교도들이 라마단을 준수하는 동안 새벽부터 일몰까지 단식을 하는 전통을 유지하고 있다. 무슬림 환자에게 엄격한 단식을 준수할 계획이 있는지 물어본다(Ethnomed, 2016). 환자의 가치 있는 문화적 신념과 행동에 부합하는 진단 검사의 일정과 치료를 계획할 때 긍정적인 결과를 창출할 가능성이 더 높다. 문화적으로나 언어적으로 역량을 갖춘 환자 평가는 성공적인 결과의 기초가 된다.

지 식

APN으로서 지식의 가치에 대해 잘 알고 있으며 근거와 연구에 기반을 둔 실무 표준을 준수하고 있다. 당뇨병이나 지질 질환과 같은 질환 관리를 위한 최신 임상 지침을 실천요강에 포함시킬 것으로 기대되는 것과 마찬가지로, 환자집단에서 문화집단의 신념과 실천요강에 대해서도 잘 알아야 한다. 특히 환자 수가 상당히 다양할 경우 이는 힘든 작업으로 보일 수 있다. 새로운 환경에 적응하지 못한 문화집단으로부터 이민자들이 빠르게 유입된다면 그 일은 훨씬 더 복잡해진다. 개인 의료인과 조직이 다양한 인구를 효과적으로 관리할 수 있도록 돕기 위해 많은 도움의 원천을 이용할 수 있다. 모든 문화 단체에는 지역사회 지도자들이 있다. 종종 그들은 지역 보건 및 사회기관을 기꺼이 도와 지역사회의 요구를 충족시키는 종교 지도자와 전문가들이다. 문화적으로 제휴된 많은 교회와 사회단체는 비사회주의자들이 그들의 문화적 신념과 관행을 더 잘 이해할 수 있도록 돕기 위해 문학 및 다른 자료들을 개발했다. 모든 APN은 그들의 환자와 함께 문화적으로 유능한 치료를 제공한다. 개별 환자가 문화적 규범을 준수할 수도 있고 준수하지 않을 수도 있다는 것을 인식하면서, 어떤 문화집단 관리에 대해 탐구해야 할 주요 질문은 박스 19.9에 있다. 다음은 이러한 주요 질문을 기억하고 더 나은 파트너가 될 수 있도록 도와줄 수 있는 구절이다:

다양한 인구를 위한 연구 기반 관리를 제공하는 파트너(PIDCCRCFDP).

인터넷은 다양한 문화집단의 정보를 수집하는 데 매우 귀중한 자원이다. 워싱턴 대학 의학 센터에서 개발한 문화 특화 자료는 문화적으로 다양한 환경에서 활동하는 APN들에게 매우 중요하다. 문화 단서는 의료원 직원들이 돌보는 주요 문화 단체의 지배적인 신념과 관행에 대한 제공자 친화적인 개요다. 단서에 포함된 정보의 종류에 대한 예로는 문화집단의 대한 필수 정보가 있다.

질병에 대한 인식, 의학적 결정 방법, 예측 정

박스 19.9

문화집단을 탐구하는 데 사용된 주요 질문: PIDCCRCFDP

다양한 인구에 대한 문화적 역량을 갖춘 연구 기반 돌봄을 제공하는 동반자들 :

- **지각** : 건강과 질병은 어떻게 정의되는가?
- **대인관계 행동** : 문화 그룹은 촉각, 눈 마주침, 개인적인 공간, 겸손, 성감수성 등에 대한 믿음과 관련하여 대인관계 행동에 대한 특별한 기준을 가지고 있는가?
- **의사결정** : 돌봄 의사결정을 내리는 사람
- **소통 필요성** : 환자가 어떻게 대해지기를 원하는지와 의료 정보를 어떻게, 누구에게 전달하는지에 대해 특히 주의한다(박스 19.10).
- **보완대체의학** : 건강을 유지하고 병이나 부상을 치료하기 위한 이 집단의 전래 의학 신념과 행동은 무엇인가? 보완과 대체의학의 사용에 대해 탐구한다.
- **종교/영성** : 영성 또는 종교적인 믿음이 건강관리 신념과 행동(예: 특정한 식습관, 기도 의식 등)이 어느 정도인가?
- **돌봄** : 보건 및 질병 돌봄의 결과에 대한 환자는 무엇을 기대하는가? 환자가 자신의 돌봄 계획에 포함시키고자 하는 것은 어떤 문화적 선호와 행동인가(예 : 일부 환자의 식단은 뜨겁고 차갑고, 밝고 어두움 사이[음양]의 균형을 유지하기 위해 선택된 식품 또는 약초의 사용을 포함할 수 있는가)? 이것이 구조화된 건강 관리 환경에서 치료를 받는 환자의 첫 번째 공식적인 경험인가; APN의 치료를 받는 첫 번째 경험인가?
- **가족** : 1차적인 사회단위는 무엇인가 –개인, 가족, 공동체? 가족, 친족 구조와 의료의 역할은 무엇인가?
- **죽음과 임종** : 죽음과 임종에 관련된 의식과 의미를 탐구하라.
- **정신 건강** : 정신 건강 문제는 집단에 의해 어떻게 인식되고 있는가?

박스 19.10

내 이름은 로버츠

사별한 존 로버츠 씨는 68세의 흑인계 미국인 후손이었다. 10년 동안 은퇴한 그는 자가소유 주택에서 독립적으로 살았다. 국민 및 군인 연금으로 편안하게 생활할 수 있었고, 건강관리 비용도 감당할 수 있었다. 그는 여러 교회와 공동체 단체에서 활동했으며 자신의 삶에 대한 높은 만족도를 표현했다. 수년간 담배를 많이 피우는 그는 최근 고혈압을 더 잘 조절하기 위해 금연 프로그램에 등록하기로 동의했다. 종합 신체 검사 중 실시된 흉부 엑스레이 검사에서 그의 오른쪽 폐에서 이전에 발견되지 않았던 큰 덩어리가 발견되었다. 추가 검사 결과 악성이며 전이(metastis)가 발생한 것으로 확인되었다. 로버츠 씨는 가능한 한 남은 인생을 온전히 살고 싶다며 어떤 치료도 거절했다.

안락과 안전이 위태로울 정도로 상태가 악화되자, 그는 호스피스 홈케어 프로그램에 들어가기로 동의했다. APN은 그와 그의 아들과 함께 그의 신체적, 정신적 요구의 모든 측면이 존중되고 충족되도록 보장하면서 로버츠 씨의 돌봄에 대한 협력을 조정하였다. 그의 질환 말기 후반에 로버츠 씨는 넘어져 오른쪽 고관절이 골절돼 입원 치료를 받아야 했다. 병원에서 그는 특히 젊은 직원들에 의해 자주 그의 이름으로 불렸다. 자신의 이름이 로버츠씨라는 그의 거듭된 훈계에도 불구하고, 많은 직원들은 그를 존이라고 불렀다.

로버츠씨가 입원한 작은 지역사회 병원에는 통증관리 전문의가 없었다. 주치의와 로버츠씨를 돌보는 간호직원들은 대부분 백인이고 그가 집에 있을 때 통증으로 복용했던 경구 진통제를 근육 또는 정맥내 진통제로 바꾸는 것에 매우 저항적이라는 것을 알았다. 그의 일차 간호사는 그 지역의 임상전문간호사와 상의했고 로버츠 씨의 아들과 회의를 가졌다. 그의 아들은 로버츠 씨가 1932년에 시작되어 1972년까지 계속된 '미치료 매독의 Tuskegee 연구'에 대해 읽은 후, 항상 입원하거나 구강 약물 이외의 어떤 것도 복용하는 것을 두려워해 왔다고 밝혔다. 600명의 연구 참가자들은 모두 흑인 남성들로, 이 중 299명이 매독에 걸렸는데, 아무도 이 사실을 알려주지 않았다. 매독을 앓는 사람들은 치료되지 않은 매독의 자연적인 과정을 알기 위해 40년 동안 추적관찰되었다. 1947년 페니실린이 치료의 선택약으로 알려진 이후에도 페니실린을 받은 사람은 아무도 없었다. 로버츠의 아들은 아버지가 주치의로 아프리카계 미국인을 우선적으로 찾는다는 사실을 공유했다. 입원 전문의는 로버츠 씨의 아들에게 진통제를 주사로 투여할 수 있도록 로버츠 씨의 두려움을 가라앉히는 데 도움을 요청했다. 그의 아들은 문화적 차이를 메우는 것을 도왔고 그의 아버지는 훨씬 통증조절이 잘 되었다.

로버츠 씨는 입원 중에 사망했다. 그는 가족과 가까운 친구를 제외한 모든 사람들에 의해 더 나이가 많은 아들들이 성으로 이름이 불려지는 전통적인 가정에서 자랐다. 젊은 사람들은 나이든 사람의 이름을 부르는 것을 결코 생각할 수 없었다. 그렇게 하는 것은 실례되고 무례한 것으로 여겨졌을 것이다.

한 사건으로 집에서 죽고 싶은 로버츠 씨의 소원은 실현되지 않았다. 그러나 그의 돌봄제공자들이 그의 요구를 더 존중하고 인종차별주의에 대한 자신의 개인적 경험이나 비윤리적 의료행위에 대한 지식을 바탕으로 의료 권고를 불신할 수 있는 가능성에 대해 잘 알고 있다면 로버츠 씨가 입원하는 동안 겪은 수모는 완전히 예방할 수 있었다. 유용한 기사는 Benkert, Hollie, Nordstrom, Wickson, Bins-Emerick(2009)이다.

보의 처리 방법, 촉각과 겸손에 대한 문화적 규범 등이 그것이다. 문화 단서는 중국 알바니아인의 보살핌을 위해 개발되었다. 한국, 라틴계, 러시아계, 소말리아계, 베트남계 환자뿐 아니라 청각장애 및 난청 환자도 있다. 각각의 문화 단서들은 독자들에게 문화 그룹과 건강 관리에 대한 추가적인 자원을 제공한다. 워싱턴 대학교는 또한 www.ethnomed.org라는 웹사이트를 운영하고 있다. 인종에 대한 정보의 보고인 조직 문화 특화 자료에는 의료 장벽에 대한 포괄적인 논의가 포함되어 있다. 이 웹사이트는 다음과 같은 영역에서 광범위한 임상의사 지원 자원개요에 대한 접근을 제공한다:

- **문화** : 히스패닉/라티노, 이라크와 중국의 문화를 포함한 여러 문화집단에 대한 문화적 개요가 있다. 또한 웹 사이트의 임상 주제 부분을 검색할 때 난민 건강에 대한 자료에 접근할 수 있다.
- **임상 주제**(임상 중요내용 및 사례 연구 포함) : 주제는 천식이나 당뇨병과 같이 흔히 접하는 질병 상태에서부터 특정 문화권에서의 겸손, 성생활, 모유수유, 가정폭력, 유전학, 인생말기 돌봄까지 다양하다.
- **환자 교육** : 여기에는 스페인어와 영어로 사용할 수 있으므로 주제 또는 언어별로 탐색(예: HDL/LDL지질 자료, 당뇨병성 식이요법, 당뇨병성 발 관리 등)하는 광범위한 환자 교육 자료가 포함된다. 대장직장 검사, 유방촬영, 자궁경부암에 대한 문헌은 중국어와 영어로 제공되며 웹사이트의 환자 교육 자원 부분에서 지원되는 언어는 암하라말, 중국어, 몽족어, 카렌, 크메르, 오로모어, 소말리아 스페인어, 티그리냐, 베트남어 등이다. 시각장애인이나 낮은 문해력 환자를 위한 음성 자원도 있다. 환자 교육 자료는 예외적으로 문화적으로 조화하여 라마단 동안 환자에게 건강한 금식 방법에 대해 교육한다(예: 라마단 기간 당뇨(WellShare International 2013)라는 자원).

마지막으로 정직이 최선의 방책이다. 만약 여러분이 환자에 대한 접근이 문화적으로 적절한지 확실하지 않다면, 환자의 문화적 규범에 익숙하지 않다는 것을 인정하고 어떻게 가장 잘 치료를 제공할 수 있는지에 대한 지침을 요청하라. 대부분의 환자들은 이것을 존중할 권리에 대한 사려깊은 반응으로 인식하고 있으며 기꺼이 알려줄 것이다. 그들은 당신의 최고의 선생님이 될지도 모른다. 이는 당신에 대한 신뢰도를 높여줄 것이고, 당신이 환자의 문화 그룹에 대한 추가 정보를 연구할 때까지 치료를 제공할 수 있게 해줄 것이다.

커뮤니케이션과 환자 교육

커뮤니케이션은 자가 및 기관 평가 과정에서 중요한 요소다. 평가부터 환자 교육, 상담, 문서화에 이르기까지 모든 형태의 제공자-환자 간 의사소통을 포괄한다. 영어 이외의 언어를 사용하는 환자나 공동체를 어떻게 평가하는가? 현장 평가, 중재 및 교육에 필요한 기술(예: Language Line Services) 또는 통역사가 원하는 대로 사용할 수 있는 기술: 영어 이외의 언어에 대한 당신 자신의 숙련도는 무엇인가? 언어 능력은 양질의 환자 치료에 필수적이다. 다문화 환자집단과 함께, 우리들 대부분은 언어학적으로 어려움을 겪고 있거나 곧 어려움을 겪을 것이다. 이것은 환자기반의 포괄적인 요구를 충족시키기 위해 우리의 실무 환경을 수정하려는 시도를 하지 않는 경우에만 문제가 된다. 기본적인 외국어 능력을 계발하기 위해 다수의 지문과 e-러닝 프로그램이 존재한다.

환자교육은 치료의 평등과 관련된 주요한 윤리적 문제를 제기한다. 환자가 독립된 환자든, 가족이든, 공동체든 간에, 많은 환자교육 자료는 대부분 영어로 제공된다. 상당한 숫자는 스페인어로 번역되었고, 다른 언어로 번역된 숫자는 적다. 대부분의 다른 언어의 경우, 실무자는 교육 과정을 돕기 위해 통역사나 영어를 사용하는 가족 구성원에게 의존한다. 이러한 지원의 가용성은 제한적일 수 있으며, 특히 환자가 불안해하거나 만남을 서두르는 경우 환자가 직접 교육을 강화할 수 있는 보충 자료가 필요하다는 것을 알고 있다. 비용 절감 노력은 직원 생산성 향상에 초점을 맞춘다. 더 짧은 시간 안에 더 많은 환자가 생길 수 있다. 이것은 언어적인 장벽과 결합되어, 좋지 않은 결과를 초래한다. 상급간호실무를 정의할 수 있는 중요한 특징인 환자와의 협업적 의사결정은 효과적으로 의사소통할 수 있는 능력을 요구한다. 옹호는 당신 자신의 환자들과 함께 하는 업무 환경에서 시작된다. 당신은 모든 환자의 치료에서 평등을 보장하기 위해 노력해야 할 윤리적, 법적 의무가 있다.

CDC, CMS, AHRQ 및 HRSA와 같은 연방기관은 건강 형평성 증진에 중요한 역할을 한다. 그들의 업무는 보건 관련 법률과 규정의 발전을 이끈다. 또한 의료 사용능력에 관한 지속적인 교육, 의료인력 양성, 문화 및 언어적으로 적절한 환자 교육 자료 개발에 사용할 수 있는 여러 온라인 자원를 제공하고 있다.

www.niddk.nih.gov에 있는 NIDDK(National Institute of Diabetes and Digestive and Kidney Diseases) 웹사이트는 비뇨기과 질환, 신장 질환, 당뇨병, 소화기 질환, 간 질환, 체중 조절, 신체 활동 등에 사용할 수 있는 영어뿐만 아니라 스페인어로 제공되는 광범위한 환자교육 자료를 제공한다. 많은 자료를 다운로드하고 복제할 수 있다. 이 웹사이트는 또한 의료 전문가들을 위한 임상실습 도구와 환자교육 자원을 가지고 있다.

많은 추가 단체들이 건강 문해력 문제에 적극적으로 참여하고 있다. 현재 APN이 이용할 수 있는 가장 혁신적인 자원 중 두 가지는 Joslin Diabetes 센터와 "The Debilitator"가 후원하는 아시아계 미국 당뇨병 치료제(AADI)이다. "윌리엄 C 박사가 감독한 AADI. 앞서 본 장의 건강 문해력 섹션에서 논의된 "당뇨병을 가진 중국계 미국인의 당뇨병 지식과 혈당 조절에 대한 언어 장벽의 식별"의 저자인 Hsu는 환자와 건강관리 전문가들이 사용할 수 있는 광범위한 교수학습 도구를 개발했다. 이 도구는 임상 지침과 비디오 클립에서부터 부모가 자녀의 운동을 돕고, 건강한 체중을 유지하고, 당뇨병에 걸릴 위험을 최소화하는 방법을 배울 수 있는 다양한 자원이 있다. 아시아계 미국인 5명 중 1명은 당뇨병에 걸린다. 많은 무료교육 자원을 포함하여 AADI가 개발한 자료들은 인터넷에서 https://aadi joslin.org/en에서 찾을 수 있다. 이 웹사이트의 정보는 영어, 중국어 간체, 일본어로 제공된다. 멋지고 건강한 아시아인(중국어, 인도어, 일본어, 한국어, 베트남어) 식사 준비를 위한 디지털 안내를 제공하는 2012년 개발된 앱에 액세스하려면 웹사이트의 "Drag 'N Cook"(AADI, 2012)을 반드시 클릭하라. 콩이나 굴소스, 카놀라 오일, 갈색 긴 곡물 쌀, 당근 등 아시아 요리에서 흔히 사용되는 재료에 대한 영양학적 사실뿐만 아니라 레시피의 영양학적 명세서가 두드러지게 나타난다. Drag 'N Cook은 레시피 경연대회를 후원하기도 하고 수상자들이 만보계와 같은 운동을 장려하는 상을 받기도 한다. 먹기 좋고 괜찮은 조합이다!

흑인 영화감독 Maurice Madden이 개발한 "The Debilitator"는 흑인 사회에서 당뇨병의 파괴적인 영향에 대한 인식을 높이기 위해 고안된 30분짜리 DVD다. "The Debilitator"는 Millennium Filmworks에서 제작한 영화였다. 2006년 '당뇨병에서 인생을 변화시키는 상'을 수상했으며, 국립당뇨병교육프로그램(NDEF)이 '새로운 시작: 당뇨병과 함께 잘 살기 위한 토론 가이드' 원본을 개발하는 데 있어 공헌했다. NDEF는 2014년 뉴스타트즈 토론 가이드(NDER 2014)의 최신 버전을 공개했으며, PDF 형식으로 http://www.cdc.governor/diabetes/ndep/pdfs/132-new-beginnings.pdf에서 다운로드할 수 있다.

업무의 중요한 결정요인으로서의 연구

또 다른 고려사항은 간호사 연구자로서의 역할이다. 소속 기관 혹은 당신은 전문 분야에서 원하는 환자 결과를 달성하고 있는지 여부를 결정하기 위해 평가 연구를 수행하십니까? 결과 데이터를 수집하고 분석하는 것이 얼마나 가치 있을 수 있는지 생각해 보라. 다양한 유형의 실무자들의 상대적 효능을 비교하는 것뿐만 아니라 환자 문화의 그룹, 말하고 읽는 일차 언어 및 기타 요인의 함수로서 결과를 검토하는 것. 평가 연구의 결과 데이터는 종종 조직적 변화를 가져오는 촉매제가 된다. 매우 강력한 회고적 평가 연구의 최근 예는 2016년 5월 Journal of Nurse Practitioner에 실린 Newby와 Gray의 "Culturally Tailoreded Group Medical Appointments for Diabetic Black Americans"이라는 제목의 글이다. 이번 연구에서 제2형 당뇨병을 앓고 있는 250명의 성인(평균 57세) 환자 중 절반은 표준치료와 15분 동안 1차 진료 예약을 받은 반면, 나머지 125명의 당뇨병 환자는 1회 진료와 shared medical appiontment (SMA)에 참여했다. SMA는 9~12명의 환자로 구성하였으며, 월 1회 120분간 열렸으며, 다학제팀 [인증 당뇨병 교육자(CDE)를 역임한 전문간호사(NP), 의사, 추가 CDE]이 진행하였다. SMA는 각 환자가 짧은 검진과 검사 후 30분에서 45분 동안 교육하는 내용으로 구성되었다. 그 후 참가자들은 당뇨병 자가 진료를 위한 중요한 기술(예: 포도당 모니터링, 식품 라벨 읽기와 해석, 보다 건강한 식품 준비를 위한 계층)에 초점을 맞춘 CDE가 이끄는 두 개의 30분 대화형 그룹 세션으로 나뉘었다. 소그룹 세션은 또래 지원과 self-empowerment의 기회를 제공했다. 추가 보너스로서, SMA 회원들은 교육적인 요소들 동안, 미국 당뇨병 협회의 수정된 영양 기준에 적합하도록 특별히 준비된 그들의 흑인 사회에서 자주 소비되는 음식(예: 고구마 파이)을 먹었다. SMA 참가자들은 '살아있는 경험'을 가졌다. 자신들이 다른 방식으로 음식을 조리한다면 여전히 좋아하는 음식을 먹을 수 있음을 알게 되었고, 이것은 당뇨병을 조절하는데 필요한 식사를 변경할 수 있는 강력한 동기가 되었다. 자료는 1년 동안 후향적으로 조사하였으며, 일반적으로 클리닉을 방문한 군과 1회 SMA에 참여한 군으로 나누어 자료를 수집하였다. SMA그룹의 전 후 HbA_{1C}와 일반 방문군의 검사결과를 pairer t-test를 시행하였을 때 SMA 환자는 HbA_{1C} 값(1.26%)이 크게 줄어든 반면 일반 클리닉 방문 환자는 그렇지 않았다(0.05%)(Newby & Gray, 2016, p.317-323). 이 연구는 진료를 어떻게 제공하는지에 따라 결과가 얼마나 변하는지를 알려주는 매우 강력한 사례다.

미국 간호사협회 – 문화적으로 적합한 업무를 위한 지지

문화적으로 적합한 돌봄 제공의무는 ANA 간행물 간호: 업무 범위와 표준, 제3판(2015b)에 반영된 바와 같이 전문간호사의 필수 요소다. 이 문서는 고객의 자기결정권, 프라이버시, 비밀유지권, 완전하고 진실된 공개권, 고객의 문화적 신념과 관행을 존중하고 포함하는 주의권을 다시 강조한다. 표준 8은 "문화적으로 알맞은 업무"를 다루고 부록 F는 문화적으로 알맞은 전문 간호 의료의 전달을 촉진하기 위한 매우 귀중한 자원 목록을 제공한다. 효과적인 임상 의사결정 및 자가 관리를 위해 환자에게 권한을 부여하는 것이 중요하듯이 간호사의 고객 옹호 역할도 강조된다(ANA, 2015b).

다음 단계

환자를 인간으로서의 고유성과 내재된 독특성을 존중하는 치료를 제공하기 위해 진정으로 환자와 협력하는 능력은 여러 치료 환경에서 APN을 다양하게 일할 수 있으며, 무조건적으로 환자를 수용하면서 얻게 되는 특성이다. 그 독특성의 주요 요소는 문화와 관련이 있다: 그것의 가치, 믿음, 그리고 돌봄에 대한 태도. 문화적으로 적절한 돌봄의 제공은 선택사항이 아니라, 법률과 인증 요건에 의해서 뿐만 아니라 우리 직업의 윤리적 표준에 의해 의무화된다. 도전은 개인 APN으로서, 그리고 다양한 의료기관 내의 실무자로서 집합적으로 우리에게 있다. 개인적으로는 우리 자신의 편견에 민감하고 문화적으로 기민한 방식으로 꾸준히 행동해야 한다.

제 20 장

상급간호실무에서 갈등 해결

David M. Price and Patricia A. Murphy

학습 목표

이 장의 결과로 기대되는 학습 결과

- 상급간호실무에서 보편적이면서도 불가피한 갈등을 인식한다.
- 갈등 관리를 필수 역량으로 규명한다.
- 갈등 상황이 다른 유형이지만 공통적인 특징, 과제, 권장되는 답변이 있음을 이해한다.
- 비효과적인 대응은 갈등과 관련이 있다.
- 갈등에 대한 효과적인 대응을 보여주고 어떻게 배울 수 있는지 설명한다.
- 갈등이 예상되면 명확하고 바람직하며 달성 가능한 목표를 설정한다.
- 갈등 해결을 위한 학습은 전 경력기간에 걸쳐 쌓아가는 과정임을 확인한다.
- 효과적인 갈등 관리 학습을 위해 필요한 여러 자원들 – 윤리 강령, 사회과학 문헌, 타 전문가들이 주는 멘토링 등 – 에 대해 서술한다.
- 갈등 관리의 기본 특성은 직접적이든 간접적이든 항상 환자에게 봉사하는 것임을 이해한다.

서 론

모든 간호사는 갈등을 겪는다. 사람들은 APN (advanced practice nurse)은 간호사보다 더 많은 갈등에 직면하며, 보다 능숙하게 갈등에 대처할 것으로 예상한다. 모든 간호사는 갈등을 해결할 효과적인 방법을 개발해야 한다. APN은 이러한 기술을 개발하는데 전 경력기간에 걸쳐서 노력해야 한다. 이는 상급간호 역할의 필수 역량이다.

이 장에서 우리는 이전의 주장을 옹호하고, 상급실무간호에서 공통적으로 나타나는 갈등 상황의 다양성을 설명하고, 간호에서 아주 흔하게 보이는 역기능적인 갈등 대처를 검토하며, 효과적으로 갈등을 다루는 방법을 파악하게 될 것이다. 갈등 관리 기술을 지속적으로 개발하기 위한 자원들을 추천하고, 저자들이 오랜 실무와 해당 문헌에서 얻게 된 필수 역량에 대한 현명한 조언도 전달할 것이다.

갈등 관리가 필요한 근거

갈등은 모든 사람들에게 흔하며 가족, 자발적 단체나 의료조직과 같은 복잡한 사회 조직 내에서는 피할 수 없는 것이다. 어떤 사회 조직이든지 조직 내 각 개인의 성격은 차이가 있으며, 역할 관계, 의사결정이 누구에게 있는지에 대한 가정도 다르고, 심지어 언어 표현 방식도 차이가 있을 것이다. 이러한 차이가 갈등을 초래하거나 불가피하게 발생하게 만든다.

사회 조직 내에서 발생하는 감정적 상황은 겉으로 드러내지는 않더라도 공공연한 의견 불일치, 분노, 불신 등을 초래한다. 임상에서 갑작스런 질병이 발생하거나 만성질환 증상이 악화되면 감정이 고조되기 때문에 갈등을 유발할 수 있다(Rushton, Caldwell, & Kurtz, 2016).

APN은 그 명칭이 암시하듯이 일반 간호사보다 보다 더 광범위하고 깊은 교육과 전문적 책임을 가지고 있다. 모든 간호사들은 일상 업무를 수행하는 중에 당연히 갈등을 겪는다고 여기며, APN은 간호사보다 더 많은 갈등에 직면할 것이고, 갈등을 관리하는 기술을 더 많이 가지고 있으며, 효율성도 높을 것이라고 예상한다. APN 역할로 종종 간호사나 다른 의료진들의 역할 모델링(role modeling), 멘토링과 교육을 요구하기도 한다. 갈등을 배우고 효율적으로 다루는 것은 모든 의료인들의 공통 관심사이며, 역할 모델링과 교육은 APN의 책임의 일부라고 여기기 때문에, APN은 갈등 관리를 필수 역량으로 간주해야 한다(Kritek & Joel, 2013).

흔한 갈등 상황 사례

아래의 시나리오는 모두 한 명의 환자와 관련된 것으로, APN이 직면할 수 있는 잠재적 갈등을 보여주고 있다. 세 가지 사례는 모두 병원에서의 사례인데, 이는 저자가 장기 요양원, 소규모 클리닉, 개인 사무실에서도 APN이 일하고 있다는 것을 인지하지 못해서가 아니라 병원 환경은 독자들이 일하고 있는 직장이 아닐지라도 모든 간호사의 교육적 경험이 될 수 있어서이다. 이 사례들은 본 장의 뒤쪽에서 자세히 설명하겠다.

사례 1

당신은 내과중환자실에 있는 노인 여성 환자의 가족 구성원과 미팅 일정을 잡았다. 이 여성은 요양원에 거주하고 있었는데, 이번이 최근 몇 달 사이 세 번째 입원으로 모두 만성심부전으로 인한 호흡곤란이 주소였다. 환자는 현재 눈에 띄는 고통 없이 조용히 쉬고 있다.

환자의 간호사들 사이에서는 "입원시키지 않기(Do Not Hospitalize)"와 호흡곤란을 치료하기 위해 적절한 약물을 포함한 치료계획을 가지고 요양원으로 되돌아가거나 호스피스를 위해 가족 구성원의 집으로 가는 등 향후 돌봄의 목표가 편안해야 한다는 것에 의견 일치를 보였다.

요양원 직원들은 환자가 생애말기 치료에 대한 사전 의향서를 작성하지 않았고, 치료에 대한 의사도 표현하지 않았음을 기록해왔다. 환자의 현재와 과거 입원 시 경험을 바탕으로, 당신(또는 팀의 다른 사람들)은 환자를 대신해서 결정을 내려야 하는 주 보호자가 팀의 권유사항을 저항할 것으로 예상하고 있다.

사례 2

사례 1에 대한 협진은 보지만 퇴원 계획 관련해 팀 회의에 직접 참여하지 않은 호흡기내과 전문의가 복도에서 당신을 괴롭힌다. 그는 짜증을 내면서 치료계획에 대한 가족 미팅을 시작하는 것은 "당신의 업무가 아니다"라고 말한다. 다학제간 합의를 본 치료 권유안을 제시하는 것이라고 답을 했지만, 그는 "그건 의사의 일이다!"라며 반박한다.

사례 3

이후 그 의사와 미팅을 했지만, 당신은 의사와 합의에 실패한 것으로 판단했다. 그래서 간호관리자에 이 일을 알리기로 결정했다. 간호관리자는 이 의사가 이전에도 비슷한 불평을 한 적이 있고 "그를 진정시키는데 어느 정도 성공했다"라고 당신에게 말한다. 간호관리자의 사무실을 나서면서 당신은 그 의사와의 갈등에 대해 간호관리자에게 알린 것은 옳은 일을 한 것이라고 생각한다.

후에 관리자의 사무실에 갔던 일을 되짚어 보았을 때, 실망스러움을 느꼈다. 좀 더 생각해보니, 당신에 대한 관리자의 반응은 부적절했다고 결론을 내렸다. 당신은 단순히 "그 의사를 진정시키는 것"만으로는 당신이나 전문직 직원 모두에게 충분하지 않다고 판단했다. 그 의사는 내-외과 층에서 파괴적인 존재로 널리 알려져 있다. 확실히 그 의사의 상사는 효과적인 조치를 취하지 않음을 오랫동안 알고 있었다.

당신은 기관이 좀 더 효과적인 행동을 하도록 자극하는 것이 전문가의 책임이라고 믿고 있다. 그렇게 하는 것이 당신에게 위험하지는 않더라도 불편할 것이라는 것을 스스로에게 상기시킨다.

이 세 가지 사례는 APN이 경험하는 흔한 갈등 상황의 예시이다. 사례 1은 환자나 그 가족과의 갈등이다. 사례 2는 다른 전문가와의 갈등 사례이다. 사례 3은 관리자와 기관의 절차에 대한 갈등 사례이다. 이러한 유형의 갈등은 각각 구분되기는 하나 다른 유형의 갈등, 특히 갈등 당사자가 갈등을 접근하는 태도와 습관에 관해서는 다른 갈등과 공통점이 많다.

우리는 자신의 가족 구성원, 이웃과 함께 일하는 동료들이 갈등에 대응하는 경향이 개인마다 다르다는 것을 알고 있다. 우리 중 일부는 관련된 사람이나 역할 관계(즉, 여동생인지 시누이인지, 사회적 친구인지 기관의 동료인지, 새로운 친구인지 오랜 친구인지)에 따라 갈등에 다르게 반응하는 것을 깨닫는다.

갈등에 대한 역기능적 대응

토마스 킬만 인덱스(Thomas-Kilmann Index, TKI)는 갈등에 대응하는 다섯 가지 유형을 제시하였다: 회피하기(avoiding), 수용하기(accommodating), 타협하기(compromising), 협력하기(collaborating)와 경쟁(competing)이다. 이 인덱스는 다양한 모집단의 갈등 관리 유형의 상대적인 선호빈도를 조사하기 위해 사용되어 왔다. Valentine(2001)은 간호사에게 TKI를 적용한 8개의 연구 결과를 분석하였다. 그 결과, 간호사들은 회피하기와 타협하기의 두 가지 갈등 관리 방식을 주로 사용하고 있고 그 다음이 수용 유형임이 확인되었다.

이 자료가 중요한 이유는 각 갈등 관리 유형으

로부터 나오는 결과에 있다. 갈등 관리 전문가들은 회피하기와 수용하기(동조하거나 묵인하는 것)는 결국 자신을 불리하게 만드는 결과를 초래한다는 걸 알아냈다. 타협하기는 모든 갈등 당사자들에게 똑같이 불이익을 초래한다. 협력하기와 경쟁하기 유형 반응이 자신의 위치를 확고하게 하는 유일한 방법이다. 앞서 언급된 자료는 간호사들이 갈등을 회피하거나 다른 사람의 생각을 따르거나 타협하는 경향이 있음을 제시하고 있는데, 간호사가 자신에게 이득이 되는 결과를 얻는 것이 목적이라면 갈등에 대해 비효율적인 전략으로 반응하고 있는 것으로 보인다.

자기방식대로 하는 것은 그 자체로는 윤리적으로 가치 있는 목표가 아니다. 실제로 어떤 종류의 자기 만족은 전문가적 미덕이다. 환자의 복지를 중점으로 두는 것은 히포크라테스 선서와 이후 모든 의료인들의 선서에 나오는 핵심이다. 미국간호협회 윤리강령(2015) 서문에 직업의 의무 중 첫 번째 원칙을 다음과 같이 직접적으로 표현하고 있다: "간호사의 최우선적 헌신은 환자에게 하는 것이다……"

그러나 항상 환자를 우선시하겠다는 이러한 윤리적 약속은 간호사들이 단순히 환자의 뜻을 받아들여야 한다는 의미가 아니다. 오히려, 간호사의 관점과 제안이 환자나 가족에게 좀 더 나은 결과를 가져올 거라 믿는다면, 환자-우선 원칙(patient-first principle)에 충실하기 위해서 간호사는 자신의 입장을 내세워야 한다. 달리 표현하자면, 이러한 경우 환자의 (또는 대리자의) 의향에 따라주는 것이 환자의 자율성을 존중해 주는 것으로 여겨지기 보다는 환자의 복지를 최우선으로 해야 하는 간호사의 책무를 하지 못했다고 해석해야 한다.

더 나아가, 팀 일원들이 늘 하던 특정 방식으로 행동할 때, 다른 사람들은 이를 유감스러워할 수 있다. 간호사들이 흔히 쓰는 회피하기나 수용하기 반응이 계속되면, 상대방은 의사결정할 때 투입 내용을 검토하지 않도록 조건화된다. 간호사는 봉사하기로 약속한 사람들에게 좀 더 나은 결과를 가져다 줄 수 있는 관련 지식과 훈련 및 전문적 관점을 가지고 있다. 간호사의 기대에 미치지 못하는 것을 투입하게 되면 간호사뿐만 아니라 더 중요한 환자와 그들을 사랑하는 사람들에게도 더 많은 불이익을 초래하게 된다.

마지막으로, 간호사는 습관적으로 회피하기와 수용하기 반응을 하고 난 후, 낙담하거나 좌절할 수 있다. 잘못되었다고 느끼는 것에 적절하게 대처하지 못한 경험이 반복적으로 쌓여서 만성적 낙담과 좌절을 겪게 되면 도덕적 고통과(Rushton et al., 2016) "직업적 소진"이라 불리기도 하는 공감피로(compassion fatigue)를 초래하게 된다. 공감피로는 굴복한 간호사와 기관의 인적 자원 모두에게 엄청난 손상을 가져오는 영혼 금단(spiritual withdrawal)의 형태이다. 만약 우리가 공감피로에 대해 윤리적 분석을 해서 궁극적으로 위태로운 것이라고 결론을 도출한다면, 그건 단순히 우리에게 미치는 결과 때문이 아니고, 환자의 치유력을 모두 잃어버리는 것이기 때문에 직업적 관심사가 되는 것이다.

효과적으로 갈등을 다루는 방법들

갈등 상황이 발생하면, 자신의 목표를 규명하고 검토하고 명확하게 하기 위해 잠시 멈춰야 한다. 여기서 무슨 일이 일어났으면 하는지? 내가 선호하는 결과가 정말 바람직한가? 달성할 수 있는가? 직업적 이상에 부합하는가? 내 동기는 무엇인가? 보호하고 봉사하겠다고 맹세한 사람들과의 관계에 어떤 영향을 미치는가?

갈등을 효과적으로 관리하려는 노력은 명확하고 전문가로서 옹호할 수 있는 목표에 부합되게 사용되어야 한다. 사려 깊은 의료진들은 변화의 기미가 거의 없는 의학적 중재가 환자의 목표를 더 나아가게 하는 건 고사하고, 피할 수 있는 고통과 자원 낭비를 초래한다는 것을 알고 있다. 갈등 전략도 마찬가지이다. 사실, 애초에 많은 갈등은 당사자들이 자신들의 목표가 불분명하거나 비현실적이거나 가치 없는 목표를 추구하기 때문에 발생한다.

사례 1을 생각해보자. 당신은 사전 의향서가 없어 결정이 어려운 환자의 가족과 만나려고 한다. 그 환자는 호흡곤란으로 중환자실에 입원했고, 이제는 퇴원할 수 있을 만큼 안정적인 상태이다. 이번이 최근 몇 달 사이에 세 번째 입원이다. 환자를 위한 최적의 치료가 호스피스 케어라는 것이 치료팀의 공통적인 의견이다. 가족은 이러한 권유에 반대할 것으로 예상된다. 이 미팅의 목적은 무엇인가?

분명한 것은, "가족이 원하는 것을 찾아가는 것"이 미팅의 목표라고 답할 수는 없다. 그러한 답변은 치료팀이 최선의 판단을 알려줘야 한다는 윤리적 의무를 완전히 무시하는 것이다. 이는 당신의 팀에 대한 의무가 아니다; 이는 환자와 환자의 대리인에 대한 의무이다. 또한 APN으로서 직업적 역할에서 발생하게 되는 의무이다.

첫 번째 답변이 "호스피스 케어에 동의를 얻는 것"이 목표라면, 당신은 다시 생각해 보는 것이 좋을 것이다. 그 목표는 달성될 수 없을지도 모르고 윤리적으로도 의문이 생길 수도 있다. 대리인을 통해 표현된 환자의 자기 결정권을 충분히 존중하지 않는다는 점에서 직업적 원칙에 위배된다. 또한 "사전동의(informed consent)"의 의미를 바꿔서 표현할 수 있다. 사전동의는 전문가적 제안에 단순히 동의를 하는 것이 아니라 공동의 결정을 이끌어 내는 대화의 과정이다.

더 명확하게 서술된 목표는 "상호간 동의할 수 있는 치료계획으로 타협하는 것"이다. 상호 동의할 수 있는 단어에 주목하자. 목표를 이렇게 서술하면 팀이 합의한 관점을 옹호하고 비현실적이거나 기타 부적절한 발상에 반대할 충분한 여지가 남지만, 여전히 환자와 대리인은 치료 목표에 동의해야 한다는 것을 인지하게 된다.

이제 이 어려운 가족 모임을 위한 목표가 명확해졌으니, 당신은 이 임무에 어떻게 접근하는 것이 최선인지를 검토할 조언을 얻어야 할 것이다. 위스콘신 의과대학의 말기환자 완화프로그램 명명예교수인 데이비드 와이스먼은 수많은 의료종사자들이 말기환자의 치료결정에 집중하는 가족모임을 진행할 수 있도록 훈련시켜 왔다. 그는 이러한 모임을 "가족 목표 설정 컨퍼런스"라고 부르고, 이러한 모임을 진행할 때 밟아야 하는 10가지 단계를 설명하였다.

와이스먼의 10단계 중 첫 단계이자 가장 긴 것이 "준비"이다. 두 번째 단계는 "적합한 설정을 수립하는 것"이다(Weissman, 2016). 즉 그는 우리에게 마치 수술에 앞서 준비할 때처럼, 중재 자체를 시작하기 전에도 밟아야 하는 매우 중요한 단계가 있다는 것을 상기시킨다.

와이스먼은 이러한 모임의 진행자가 이 모임에서 자신의 목표를 명확히 말하고, 다른 참가자들에게 다른 목표가 있는지 물어보라고 제안한다. 그는 이 과정은 모든 사람이 자신의 이름과 환자와의 관계를 말한 직후에 행해져야 한다고 강조한다. 다시 말하지만, 어떤 집단에서, 특히 감정적인 어려움이나 갈등을 수반할 수 있는 집단에서, 사려 깊게 수립되고 명확하게 표현된 목표가 가장 중요하다는 것을 상기하자. 와이즈먼은 "목표/관계" 단계에서는 모임 진행자가 "비의학적인" 질문, 예를 들어 "어머니에 대해 무언가 말씀해주실 수 있나요" 같은 질문을 하라고 제안한다. 어렵고 논쟁 가능성이 있는 주요 의제를 다루기 전에 가족과 관계를 형성하는 것이 목적이다. 이 충고는 갈등 관리 전문가들의 조언과도 일치한다(Kriteck & Joel, 2013).

와이스먼의 다음 단계는 "조건의 이해"이다. 치료계획의 논리로 봤을 때 이 단계는 초기에 있어야 하는데, 환자 상태를 고려하지 않고 중재를 시작하는 것은, 특히 노인이나 회복 저해 요소가 있는 환자의 경우에, 피할 수도 있을 고통과 자원의 낭비를 가져오는 주요 원인이기 때문이다. 효과적이고 능률적인 의사소통 역시 모든 가족 구성원이 반응할 수 있도록 질문하는 와이즈먼의 방법을 추천한다. 일방적으로 말하는 것보다 질문을 하는 것이 상대가 무엇을 생각하는지를 끌어낼 수 있고, 어떤 오해가 있는지, 어떤 분열이 존재하는지, 누가 의료진의 조언과 가장 일치하는 계획으로 가족을 이끌어가는 데 도움이 될 사람인지에 대한 단서를 얻을 수 있어 관계를 진전시킬 수 있다.

데이비드 와이스먼의 가족 목표 설정 컨퍼런스의 남은 단계들은 종합적인 온라인 자료실인 *Fast Facts*에서 찾을 수 있다. 스마트폰 애플리케이션을 통해서 사용할 수 있고 즉각적인 접근이 가능하여 유용하다(Weissman, 2016). 편견없이 그리고 사려 깊게 가족모임 진행 조언에 대한 와이스먼의 치밀한 요약을 읽고 갈등 관리의 주제를 생각하여 이 기술들에 숙달한 사람은 임상 현장에서 일어날 수 있는 모든 종류의 갈등 상황을 해결하는 데에 거의 준비가 된 것이라고 확신한다.

사례 2는 환자나 가족과의 갈등에서 다른 전문가가 관여하는 갈등으로 시선이 이동한다. 사례 2와 같은 상황은 APN이 치료 결정에 초점을 맞춘 가족 회의를 소집하려 한다는 사실을 알고 화가 난 의사와의 갈등이다. 이 의사와 병원 복도에서 마주쳤다. "확실하게 짜증"을 내면서 환자 가족과 치료계획을 논의하는 것은 "당신의 업무가 아니다"라고 주장했다. 다학제치료팀에서 합의된 치료 제안을 가족에게 권해보려 한다는 당신의 설명을 무시하고, "그건 의사의 일이다!"라고 주장한다.

이런 갈등 상황은 사례 1과 구별될 수 있지만, 앞서 논했던 일부 권고사항은 기본적으로 적용할 수 있다. 우선 효과적인 갈등 관리를 위해 준비가 필요하다. 관련성 높고 이용 가능한 정보를 가지고 있어야 하고, 자신의 목표도 명확해야 한다. 데이비드 와이스먼의 진술에 의하면 먼저, "자신의 감정을 점검해야 한다". 두 번째로 환경을 조성해야 한다. 복도는 이러한 상황을 효과적으로 다룰 수 있고 이성적 선택을 할 수 있는 장소가 아니다. 이것만 고려하더라도 더 의논할 내용은 다른 시간과 다른 장소에서 할 수 있게 미루는 게 좋다.

그저 외면하고 현장에서 떠날 수도 있다. 의사가 보여준 오만하고 무례한 일은 더 이상 "가치가 없다"고 주장할 수도 있다. APN이 그러한 태도와 주장에 직면할 수 있을 만한 준비가 전혀 안되어 있을 수도 있다. 더욱이, 이 장의 저자들은 무례를 무례함으로 돌려주는 것은 비전문적이고 비생산적인 것으로 생각하고 있다. 냉정하게 판단할 때, 이 상황에서 APN의 최상의 목표는 모욕적인 응수가 있든 없든 간에 갑작스럽게 철수하는 것은 아닐 것이다.

따라서 APN은 아무런 경고도 없이 또는 효과적인 해결책을 제안할 수 없는 상황에서 일어날 갈등 상황에 대비한 방안들을 갖추기를 권한다. 그 중 하나로, "Dr. X, 우리는 좀 더 적절한 시간과 장소에서 이 문제를 이야기 하는 게 좋겠습니다. 연락할게요." 이러한 반응은 다음과 같은 몇 가지 특징이 있다;

- 의사의 입장이 합당하다고 수용하지도 않았고 그의 마지막 말을 받아들이지도 않았다.
- 이전에 논의된 개념의 관점에서 보면, 그것은 회피도 아니고 수용도 아니다.
- 당신은 의사의 견해나 권리를 완전히 무시하지도 않았다.
- 그 문제는 여전히 유효하며 당신이 추가적으로 관여하고 싶다는 것을 알리는 것이다.
- 추가 논의를 시작하려는 책임을 짐으로써, 당신은 언제, 어디서, 어떻게 해결을 시도할 수 있을지, 아니면 적어도 불일치를 좀 더 이해하고 존중할 수 있다는 신망을 얻을 수 있다.
- 이것은 전문가다운 행동이다. 비록 의사는 그걸 인지하지 못한다 할지라도, 다른 사람들은 알 것이다.

당신이 Dr. X의 공격에서 벗어나기 전에 앞서 권고한대로 사례 2 상황에 대응할 수 있도록 충분한 연습을 했다고 가정해보자. 당신은 이제 다음 행동을 계획할 수 있는 위치에 있다. 먼저, 최적의 갈등 관리뿐 아니라 당신의 전문직 위상도 당신이 시간 내에 이행할 것을 요구한다. 두 번째로, 미팅의 목표를 분명히 하고, 즉, 달성하고자 하는 것이 무엇인지 명확히 할 필요가 있다. 목표는 전문직으로서 바람직하고 성취 가능한 것이야 한다. 상담을 받아보는 것도 도움이 될 것이다. 기관의 관점에 맞춰진 관리자의 조언보다 동료와의 상담이 실무적이고 더 도움이 될 수 있다. 둘 다 해봐도 좋다.

와이스먼이 가족모임을 계획할 때 적합하다고 구상한 항목은 비임상적 만남을 준비하기 위한 체크리스트와 유사하다. 사례 1에서 "관련정보를 검토한다"는 의미는 예후, 치료과정, 치료 옵션을 확실히 파악하고 있는지를 확인한다는 의미이다. 이 경우는 상급실무간호 역할 범위에 대한 전문적, 법적 및 제도적 규정에 관한 정보도 포함될 것이다. 모임에 참석하고자 하는 사람을 결정하는 것도 중요한데, 마찬가지로 동료의 조언이 필요할 수 있다. 마지막으로, 사례 2의 시나리오에서는 직업적 정당성이 갈등의 대상이므로 자신의 감정을 확인하는 것이 특히 중요하다. 회의를 위한 계획을 세울 때 의사와 최초 일대일 대면 미팅이 불충분하다고 판명될 때에는 다른 사람들과 함께 할 후속 조치 등에 대해서도 준비해야 한다. 성공을 위해 준비하는 만큼 현실적이어야만 한다.

마지막으로, 의사와 직접 대면하여 갈등을 해결하려는 노력이 목표에 미치지 못할지라도, 최선의 노력을 다했다는 것이 중요하다. 전문 문헌들은 타 전문직의 불량행위를 보고하는 것은 의무라고 지속적으로 강조해왔다(AMA, 2016; Murphy & Price, 1999). 일부 문헌에서는 특히 직속상사가 효과적인 조치를 취하지 않는 경우를 "내부고발"이라는 제목 아래에 기술하고 있다. 이 문헌은 직접 상황을 해결하려고 시도할 때까지는 보고를 하지 말라고 충고하고 있다. 충분히 노력해서 수행했는데 성공하지 못했다는 건 상급 권위자에 의한 좀더 강력한 행동이 시도될 필요가 있음을 알려주는 것이다.

따라서 준비하고 있는 모임의 효율성이 의심되는 경우라도, 당신은 그 모임을 진행해야 한다. 이 충고는 목표가 얼마나 성취 가능한가에 대해 말한 이전의 논의와는 상충하는 것으로 보일 수 있다. 후속 조치 가능성을 포함해서 모임의 목표 설정에 대한 제안을 생각해본다면 이 명백한 모순은 해결될 것이다. 이렇게 한다면, 첫 모임이 충분했는지에 대한 당신의 비관적 생각이 얼마나 크든 상관없이, 당신의 목표는 달성할 수 있을 것이다.

사례 3은 분명히 다른 영역의 갈등이다. 여기서 갈등 – 또는 예견되는 갈등 – 은 행정 지도자 또는 제도적 절차와의 갈등이다. 사례 1에서 갈등은 보통 임상에서 일하면서 불가피하게 나타나는 "예상되는" 장면이다. 화가 난 동료가 당신에게 따지는 사례 2 갈등은 예상하지 못한 것이긴 하나, 언젠가는 일어날 수 있는 장면이다. 사례 3은 위의 두 가지와는 차별화되는 갈등 상황으로, – 만약, 사실, 당신이 그렇게 하기로 결정한다면... – 당신이 유발한 갈등 상황이다.

그래야만 하는가? ("그래야만 하는가"란 질문은 윤리적 질문이다.) 이것은 쉬운 질문이 아니다. 한편으로 윤리적 원칙은 충분히 명확하다: 간호사 윤리강령은 윤리적인 업무 환경을 유지하고 개선해야 할 간호사의 책임에 전체 조항(제6조)을 할애하고 있다. "존중과 신뢰"는 사례 2에서 의사가 위반한 직업적 미덕의 특성이다. "존중과 신뢰"는 간호사들이 증진시켜야 하는 도덕적 환경이 조성되기 위한 필수강령 덕목 중 으뜸을 차지하고 있다. 이 언어가 너무 모호해 보이지 않도록 하부조항(제6조 3항)에 간호사는 "비윤리적 관행을 해결하기 위해 전문직간 직장 옹호(workplace advocacy)에 참여해야 한다"라고 기술되어 있다. 즉, APN은 의사의 태도와 행동에 의해 야기되는 위협으로부터 병원을 보호해야 할 전문직으로서의 책임이 있는 것이다.

그러나 직업적 책임에 대한 명확한 진술이 그 자체로 구체적 행동에 대한 구체적 답변으로 적혀 있다는 것은 아니다. 실제로, 강령의 바로 앞부분에 진술된 개인의 안전과 건강, 개인의 직업적 성실성을 포함해서 자신을 돌봐야 할 의무도 똑같이 중요하다고 언급하고 있다. 따라서, 도덕적 선택이 항상 쉬운 것은 아니며 하나의 의무만을 인용하는 것은 충분하지가 않다(그리고 교묘하게 오해를 불러일으킬 수 있는 특징이 있다).

사실도 맥락도 중요하다. 좋은 윤리적 선택은 좋은 정보에 달려있으므로, 지식이 결여된 행동은 무모하고 결과적으로는 비윤리적이다. 사례 3 시나리오는 사실 확인과 추가적으로 이해가 필요한 몇 가지 일반적 정보를 포함한다:

- Dr. X는 "대체로 파괴적 존재로 간주된다." 얼마나 광범위하게? 간호사에게만, 아니면 다른 사람들에게도?
- 그는 이전에도 불평을 해왔다. 간호관리자에게만 아니면 다른 사람들에게도? 다른 건?
- 의사직 상사도 "분명하게" 그의 파괴적 행동을 인지하고 있다. 이것이 사실인가? 그렇다면 얼마나 오래되었는가? 의료진이나 다른 감독기구의 제재를 받은 적은 있는

가? 있다면 무엇 때문에?

- 그는 얼마나 오랫동안 직원으로 근무했는가? 그는 업무에 적극적인가? 최근 중요한 병원 위원회 활동을 하는가? 비의사직 병원 관리자들에게 잘 알려져 있는가?
- 병원고용 의사인지, 아니면 개원의이면서 병원에서 진료를 보는 의사인지? 개원의라면 어떤 그룹에 속해서 진료를 하는 경우인지? 자리를 이동한 이력은 있는지?
- 그리고 당신에 관하여: 이 병원에 얼마나 오래 있었는지? APN 역할은 얼마나 오래 했는지? 잘 확립되었는지(즉, 현재 위치는 확고한가)?
- 멘토로 누구를 생각하는가? 간호직 중에서 당신의 챔피언은 누구인가? 당신의 의사 챔피언은 누구인가?
- 이전에 불만을 제기하거나 기관 옹호를 한 적이 있는가? 여기 또는 다른 곳에서? 어떻게 되었는가? 그 경험에서 얻은 것은 무엇인가?

이 모든 것들은 잠재적으로 관련된 질문들이다. 답변은 추가적 질문을 유도할 수 있다. 처음에는 각 질문에 대한 답변을 어떻게 완성해야 할지 알 수 없다. 충분히 진행할 준비가 되었다고 결심할 때까지 정보를 모으는 과정은 열려있는 상태라 할 수 있다.

이전 단락은 당신이 앞으로 계속 진행할 것이라고 가정하고 있다. 간호윤리강령의 인용구를 보면, 아무것도 하지 않는 것은 윤리적 선택이 아니다. 21세기 의료기관에서 전문직이 되는 것이 무엇인지에 대한 더욱 일반적인 이해 역시 계속 진행하겠다는 결정을 요구할 수 있다. 그럼에도 어떻게 진행할 것인지, 언제 결단력 있게 움직여야 할지, 누구와 함께 행동을 취해야 하는지에 대해서는 아직은 근거가 없는 정보에 의존하게 된다.

다시 말하면, 이러한 갈등 상황에서 전문간호사가 시간적 여유를 갖는 것은 윤리적으로 타당하다. 신중함을 잃어버린 사람은 용기는 있을지 모르나 어리석은 사람이다. 용기는 이 문제를 다루는 간호윤리강령에서 명시적으로 인용된 덕목으로, 지혜와 인내심 또한 같은 섹션(4.2)에서 언급되고 있다. 한 가지 덕목에만 뛰어나서 다른 덕목을 해치는 APN은 좋은 롤 모델로 간주할 수 없다.

마찬가지로, 경험이 많고 잘 자리잡은 APN이 환자들과 모범이 될 만하게 일을 하지만 항상 부당한 업무 상황에서 고개를 숙인다면 전문직의 본보기라 말할 수 없다. 사실상, 자기 개인의 안위를 우려해 행동을 취하지 않은 간호사, 특히 APN은 "비전문적 행위"로 기소될 수 있다. 그러한 혐의를 뒷받침하기 위해, 간호윤리강령에서 분명하게 명시되어 있고, 대부분의 주 법률에 간호사 면허의 역할과 의무에 대해 기술하고 있다. 동료의 부도덕하거나 불법적이고 무능한 행위를 막기 위해 행동해야 하는 의무는 미국과 캐나다의 모든 의료인들에게는 공통적으로 부과된다. 그러나 우리 대부분은 동료들에게 공식적으로 항의하는 것은 고사하고 직접적으로 맞서는 것도 주저한다. 우리가 이러한 잘못된 행동에 대해 외치지 못하는 이유는 다음과 같다.

- "누구라도 그런 상황에 처할 수 있었을 것이다."
- "우리는 이 사람들과 함께 일해야 한다."
- "그가 내 말을 들어 줄 것 같지 않았다."

- “그녀의 실무 파트너는 아무것도 하지 않는데 내가 왜?”
- “나는 대립하는데 익숙하지 않아.”
- “아마 다시는 그러지 않겠지.”

우리는 위와 같은 이유가 행동하지 않은 것을 정당화하지는 못한다는 걸 안다. 우리 대부분은 한치의 부끄러움 없이 그 변명을 할 수는 없을 것이다. 그럼에도 불구하고 이러한 불편한 진실이 좀처럼 행동을 변화시키지는 않는다.

이 관찰은 면허국과 기타 감독기관에 의해 미국과 캐나다 전역에서 모인 의료인들과 함께 진행한 심화 워크샵(The ProBe Program)에서 도출된 20년 이상의 경험을 바탕으로 한다. 세션에서 역할극과 솔직한 토론을 통해 경력이 많은 상당수의 의료인들이 다른 사람들의 나쁜 행동에 대해 직접적으로 대면하는 것을 얼마나 어려워하는지 설득력 있게 보여준다. 이러한 수많은 세미나에도 불구하고, 강사진은 이러한 교정 교육이 약 2,000명의 참가자들에게 그들의 회피하기와 수용하기를 극복하는데 실질적인 도움을 주었다고 주장하지 않는다. 반면, 세미나 참가자들은 전문직은 다른 의료전문직들의 나쁜 행동으로부터 대중들을 보호해야 한다는 윤리적 의무에 대해 특히 감사를 표했다(Caldecott & d’Oronzio, 2014).

우리는 우리의 책임이 수반하는 것을 이해하는데 도움이 된다면 우리 중에 무책임하게 행동하기를 원하는 사람은 거의 없을 거라는 확신을 가지고 있다. 사례 3으로 돌아가서, 사용 가능한 모든 정보를 고려한 후 진행하기로 결정했다면, 몇 가지 일반적인 절차와 지침이 성공을 보장하는데 도움이 될 것이다.

- 당신의 목표가 당신에게 함부로 대했던 사람들에게 복수하는 것이 아니며, 치료에 전념하는 기관의 문화에 해를 가하는 행동을 줄이고자 하는 것임을 기억하라.
- 사실에 기반을 두어라. 객관적인 사실에 근거한 불만이 주관적 견해에 근거한 것보다 훨씬 설득력이 있다. 당신이 그것에 대해 어떻게 느끼거나 당신이 그것을 어떻게 해석하는지가 아니라 무슨 일이 있었는지를 기술하라.
- 시간과 장소에 대한 서면 기록을 준비해서 발표하라. 다른 사람의 경험을 포함시키고, 가능한 한 전해들은 정보에 기반한 의견이 아닌 직접 관찰한 행동을 포함시켜라.
- 기관 관계자가 타 간호사가 보고한 것이 무엇인지 또는 간호사의 태도에 대해 물어볼 경우, 당신이 직접 들었던 것을 대답하도록 준비해라. “느낌”과 일반화는 피해라. 다시 말하지만, 사실에 기반을 두어라.
- 기관 관계자가 솔직하게 불쾌한 의사의 행동에 대한 당신의 평가, 왜 그런 행동이 병원에 위협이 되는지, 기관의 반응이 어떠하면 당신이 만족할 것인지에 대해 질문한다면, 간단하고 명확하고, 전문적인 용어로 답할 수 있게 준비해라.
- 당신의 목표를 기억하라; 기관의 문화에 유해한 행동 건수를 감소시키려 함이다.
- 만약 의견을 묻는다면(단지 의견만 물을 수도 있다) 처벌이 아닌 갱생 대책을 제안하라. 당신에 대한 것이 아닌(그리고 간호사 대 의사에 대한 것이 아닌) 병원의 통합과 효율을 위한 것을 말해라.
- 회의에서 무슨 일이 일어났는지, 앞으로 일

어날 과정에 대해 당신이 이해한 것에 대해 요약한 이메일이나 메모로 기관 관계자들과 미팅을 계속 진행하라. 회의 날짜 및 참석자 이름을 포함하라. 다음 단계를 위해 관련 목표 마감일, 맡은 사람들의 이름과 임무도 포함해라. 더 많은 것을 요청 받았다면 당신 자신도 포함시켜야 한다.

- 이 메모와 기타 모든 서면자료를 꼼꼼하게 준비하라. 침착하고 전문적인 톤을 유지하라. 감정적인 표현은 배제해라. 당신의 목표에 명시된 것 이상의 관심사에 대한 어떠한 제안도 피하도록 하라.
- 이 문제를 대처하는데 망설여지더라도 기관 지도자들도 역시나 갈등을 피하고 싶은 유혹을 느낄 수 있다는 것을 이해하라. 당신의 후속 메모가 그들의 책임을 상기시킬 수 있는 위협적이지 않은 방법일 수도 있지만, 효과적이고 효율적인 프로세스 외에는 어떠한 제안도 피하도록 하라.

결 론

사례 3에 대한 이 논의를 요약하면, 여기에서 제공된 관찰과 권고사항은 우리 대부분이 매우 어렵다고 생각하는 갈등 상황을 다루기 위한 것이다. 실제로, 동료들의 나쁜 행동을 보고해야 하는 윤리적 의무가 왜 그렇게 자주 위반되는지에 대한 가장 가능성 높은 설명이기도 하다. 이러한 관찰과 다소 구체적인 제안은 APN의 불안감을 관리 가능한 수준으로 줄이는데 도움이 될 것이다.

비록 그 자체가 좋은 일이기는 하나, 이 과제에 직면하면서 불안감을 낮춘 것이 이 노력을 시작하게 한 것은 아니다. 이 장과 이 책의 궁극적인 목표는 이 높은 소명을 통해 자신의 잠재력을 보다 완벽하게 실현하도록 돕는 일이다.

제 21 장

전문간호사의 리더십

Edna Cadmus

학습 목표

이 장의 결과로 기대되는 학습 결과

- 의료개혁이 APN에게 어떻게 기회와 장벽을 만드는지 이해한다.
- 상급간호실무에 리더십의 개념틀, 이론, 이론의 적용을 구별할 수 있다.
- 감성지능, 사회지능, 인지지능을 적용하는 것이 무엇인지 이해한다.
- 권력, 권한, 영향력의 사용을 보여준다.
- 복잡성 과학과 카오스 이론의 렌스를 통해 변화를 장조하는지 시범보일 수 있다.
- 의료개혁을 위한 수단으로 파괴적 혁신을 사용할 수 있다.
- 기업가로서의 APN과 내부혁신가를 구별할 수 있다.
- 경력을 발전시키기 위해 네트워킹과 멘토링의 사용을 설명할 수 있다.

지난 15년간 미국 의료시스템은 급격한 변화를 위한 기반 시설이 구축되었다. 미국의학연구소의 To Err Is Human(IOM, 2000)과 The Future of Nursing: Leading Change, Advancing Health(IOM, 2011)가 변화의 두드러진 계기가 되었다. 최근 미국 의학연구소의 보고서에서 간호사, 특히 APN을 변화의 한 부분이 되는 청사진으로 다루었다. 절감된 비용으로 소비자가 접근할 수 있고, 질과 가치를 보장받을 수 있는 간호사의 역할과 기능의 조정이 필요함을 피력하였다. 로버트 우드 존슨 재단과 AARP(American Association of Retired Persons)와 같이 후원한 캠페인을 통해서 이러한 청사진은 더 진전되었다. 캠페인의 비전은 "모든 미국인은 양질의 환자중심의 건강시스템에 접근할 수 있어야 한다." 이며, 이 비전을 성공하기 위한 필수적인 동반자로서 간호사가 기여할 것이라고 하였다(Center to Champion Nursing in America, 2011). 최근 캠페인의 실천 행동연합이 모든 주에서 결성되었으며, 미국의학연구소의 Future of Nursing을 위한 권고사항을 구현하는 책임을 가지고 있다. 캠페인의 구체적인 내용은 다음의 사이트에서 확인할 수 있다. https://campaignforaction.org/.

2011년 초기 보고서가 발표된 이후 로버트 우드 존슨 재단의 기금으로 만들어진 National Academies of Science, Engineering and Medicine (2015)에서는 8가지 권고사항의 진행사항을 점검하였다. 첫 보고서의 7번째 권고사항은 "간호사가 건강을 증진하기 위한 변화를 주도할 수 있도록 준비하고 지원하는 것"이였다. 이 권고사항을 완수하기 위해 필요한 기술은 리더십, 기업가정신, 경영관리이다. 5년 후 보고서에서 많은 간호대학 프로그램에 리더십, 기업가정신, 경영관리를 교과과정에 포함시키긴 했지만 각 코스의 진행여부를 평가하기 위해서 리더십 개발 정도를 추적하는 것이 필요하다고 결론을 내렸다(IOM, 2015).

이 시점에서 실천 캠페인은 간호인력의 뛰어난 역량강화에서 건강 문화 구축으로 초점을 옮겼다. 그러므로 지역사회 건강증진은 가장 중요한 우선순위이다. 이러한 변화는 APN이 지금 변화를 주도하고 상태를 발전시켜야 하는 긴급성을 강조한다.

미국경기부양법(The American Recovery and Reinvestment Act of 2009, ARRA)과 환자보호 및 적정의료법(The Patient Protection and Affordable Care Act of 2010, PPACA) 법 제정은 불확실한 건강의료 환경에 공헌을 했으며 APN을 위한 하나의 가능성을 보여주었다. 이러한 입법조치는 건강전달체계에 관여하는 자원을 할당하기 위한 기술적, 재정적 틀을 제공하였다. ARRA는 정보기술에 대한 의미 있는 사용규정을 정의하였다. 2016년 규정은 병원, 개업의에게 건강정보의 교환, 상호운용성 및 높은 질 측정을 가능하도록 EHR의 사용을 높이도록 하였다. 의미있는 표준을 적용하는 초점은 더 나은 조정을 위해 기관의 환자 상태를 추적하고, 의료제공자의 임상결정에 도움을 주고자 하는데 있다. 예상되는 결과는 좀더 효율적이고 효과적인 방법으로 정보를 제공하여 품질과 안전을 개선하는 것이다(Burchill, 2010). 표준을 지키지 않으면 벌금을 물게 되었다.

PPACA는 환자의 개선된 결과를 예측하는 전달 모델을 통해 의료 연속체에 걸쳐 조정된 관리를 보장하기 위해 의료 및 메디케이드 혁신 센터를 설립했다. 이러한 새로운 관리전달 모델은 예방적 관리 기회에서 말기환자 관리 기회에 이르기까지 다양한 범위에 걸쳐 있다. 이는 전통적인 건강과 건강관리에 대한 틀을 다시 짜고, APN에게는 근거기반의 모델을 개발하고 구현할 수 있는 특별한 기회이다. 그러나 대중의 오피니언 리더들은 간호사들이 의료 개혁에 큰 영향력을 가지고 있다고 보지 않는다. 로버트 우드 존슨 재단에서 진행한 "임상에서 이사회실로의 간호 리더십: '오피니언 리더의 인식 Nursing Leadership From Bedside to Boardroom: Opinion Leaders' Perceptions."의 갤럽 설문조사(2010)가 있었다. 1,504명의 오피니언 리더를 대상으로 한 전화 인터뷰가 미국 전역에서 실시되었다. 이 조사의 목적은 미래의 간호사의 역할을 결정하고 보건의료체계에서 간호사의 리더십 역할을 하는데 장벽이 무엇인지 찾기 위함이었다. 밝혀진 중요한 장벽은 간호사가 중요한 의사결정자나 수익창출자로 보이지 않는다는 것이었다. 이러한 장벽을 극복하고 좀더 영향력을 갖기 위한 전략이 제시되었다. (a) 간호사는 보건정책의 주요 이슈에 대해 통일된 초점을 가지고 목소리를 낼 필요가 있다.

(b) 간호사는 보건정책에 관심을 보일 필요가 있다. (c) 사회와 간호사들은 그들이 성취할 수 있는 것에 대해 더 높은 기대를 가져야 하고, 양질의 의료제공뿐만 아니라 의료리더십에 대해서도 책임을 져야 한다.

그렇다면 APN에게 리더십은 무엇을 의미하는가? APN은 의료기관에 쉽게 접근하고, 가치에 기반을 둔 양질의 서비스를 개선하기 위한 보건의료개혁에 책임을 가지고 있다. 시간이 지나면서 발전된 리더십의 개념틀이나 이론으로 APN 역할을 기술하고 적용할 수 있다. 더욱이 APN이 실무를 하는 환경은 불확실하고 복잡하다. 그래서 미국인이 복잡한 의료전달체계 내를 잘 횡단할 수 있도록 필요한 변화를 이끌어야 될 책임을 가진다.

리더십 프레임워크와 이론의 발전

의료환경의 지속적인 변화는 세계화, 경제・기술적인 요인, 인구의 고령화에 의해 가장 영향을 많이 받고 있다. 보건의료환경의 복잡성으로 인하여 현재와 미래에 적용할 수 있는 리더십이론을 검증할 필요가 있다. 리더십은 하나의 이론이나 개념틀로 과도하게 단순화되어 있다. 그러나 실제는 상황이 각각 다르고, 리더가 환경을 어떻게 해석하는가에 따라 필요한 리더십과 리더십을 적용하는 프로세스가 달라진다. 이론을 잘 이해하고 APN에게 잘 적용하기 위해 이론이 어떻게 발전되어 왔는지를 이해하는 것이 중요하다.

리더십에 대한 많은 정의가 있어왔다. 리더십은 사용되는 이론에 따라 개인 또는 집단, 과정 또는 결과로서 기술되어 왔다. 리더십은 처음에는 리더중심적이었으나 점차 상호권력과 영향력의 차원에서 협력과 혁신을 만들어내는 것으로 발전하였다. 산업혁명 시대에는 리더십은 거의 통제와 구조에 가까웠고, 그리고 사람은 사물로 취급되었다. 이는 기계주의로 정의되었고, 환원주의적으로 리더십을 해석하였다. 산업혁명 이후 리더십은 리더와 모든 구성원 내에서 리더의 자질로 지정된 다양한 기술을 필요로 하였다. 오늘날의 리더는 성공을 위해 존재방식과 상호작용을 하는 새로운 방식을 받아들여야 한다.

지식노동자의 시대에서 Covey(2007)는 리더는 개개인과 접하면서 결과를 창조하기 위해 개인의 공헌을 극대화하는 "전인적 패러다임"을 기술하였다. 맥그리거의 X, Y 이론과 같은 초기 동기화 이론에서 조직구성원은 리더에 의해 동기화되고, 리더는 조직 내에서 행동을 일으킬 수 있는 동기요인을 조작할 수 있다고 가정한다. 시간이 지나면서 발전된 리더십 이론은 효과적인 커뮤니케이션을 통해 개인에게 영감을 주고, 리더와 비전을 공유해야 한다고 하였다. 팔로워는 조직의 목표를 충족할 수 있도록 도전하고 공헌해야 한다. 전인적 패러다임에서 사람들은 마음, 신체, 영감, 감정을 두드리는 4차원적인 방식으로 관계한다. Covey(2007)는 더 나아가 (1) 신뢰를 고취시키는 것, (2) 목적을 명확히 하는 것, (3) 재능을 발산하는 것, (4) 시스템을 조정하는 것 등 위대한 리더의 4대 과제를 기술하였다. 많은 상황에서 이러한 요구 사항 중 하나라도 부족하게 되면 조직은 경쟁력을 유지하기 위한 속도와 효율성을 가지고 앞으로 전진하기가 어려워진다. 이런 리더의 4가지 과제는 환자나 다른 전문직과 일하는 APN에게 적용할 수 있다. 기술된 개념틀이나 이론을 보게 되면, 이러한 과제의 대부분을 강조하고 있음을 발견할 수 있다.

1) 상황적 리더십

상황적 리더십은 1967년 이후부터 Vroom과 Yetton(1973)의 연구를 시작으로, Fielder(2012), Hersey, Blanchard, & Johnson(2007)으로 뒤를 이으며 발전해오고 있다. 상황이론은 서로 다른 상황에서는 각각 다른 리더십 스타일이 필요하다는 전제를 기본으로 한다. 모든 모델에서 효과적인 리더십 스타일은 부하의 성숙도와 역량과 리더가 제시하는 상황에 따라 달라진다. 예를 들면, Hersey, Blanchard, & Johnson(2007) 모델에서는 리더와 상호작용하는 조직구성원이나 집단의 수준 또는 상황에 따라 4가지 리더십 유형이 일어날 수 있다고 하였다. 이 모델 안에서의 성숙도는 참여자의 지식, 기술, 공헌도와 같은 역량에 초점이 맞춰진다(Blanchard, 2008). 리더십 활동은 (a) 성숙도가 아주 낮을 때는 "조언"을, (b) 성숙도가 중간 정도일 때는 "격려"를, (c) 성숙도가 중간보다 높을 때는 "참여"로, (d) 성숙도가 아주 높은 사람에게는 "위임"으로 나눠질 수 있다(Thompson & Vecchio, 2009). 리더십 유형은 업무의 난이도와 업무 수행 책임자의 성숙도에 따라 달라진다.

2) 서번트 리더십

1970년대 초에 Robert Greenleaf는 리더가 되기보다는 먼저 봉사하기를 원하는 리더로서 서번트 리더십을 정의하였다(Greenleaf Center for Servant Leadership, 2010). 서번트 리더는 타인의 요구를 충족시키고 업무를 완수하는데 초점을 맞춘다. 이 모델에서는 누구나 타인의 요구를 충족시켜줌으로써 서번트 리더가 될 수 있다고 하였다. McCrimmon(2010)은 팔로워의 요구를 충족시킴으로써 팔로워가 최상의 업무를 수행할 수 있다고 하였다. Spears(2004)는 서번트 리더십의 특성을 경청, 공감, 치유, 의식, 설득, 책임감, 다른 사람의 발전을 위한 헌신, 선견지명, 공동체 구축 등으로 정의하였다. 더 나아가 Sipe and Frick(2009)는 서번트 리더십이 성장하고 번성하게 할 7대 기둥을 정의함으로써 Greenleaf의 이론을 더욱 발전시켰다: (1) 개인적 성향, (2) 인간을 우선으로 하는 윤리, (3) 숙련된 의사전달자, (4) 공감적인 협력자, (5) 선견지명의 소유자, (6) 시스템 사고를 하는 사람, (7) 도덕적인 권위를 가진 리더(Sipe & Frick, 2009). 이 7개의 기둥은 서번트 리더십을 정의하는 구체적 역량으로 전환된다: 선견지명이 있고, 다른 사람의 말을 경청하고, 자신의 것보다 더 높은 목적이 있음을 인식하고, 다른 사람을 존중하며, 전체 조직에 영향을 줄 수 있는 행동에 대해 자신과 다른 사람에게 책임을 물을 수 있는 능력. 리더가 모든 역량을 다 충족시킬 수 있다고 기대할 수는 없지만, 역량들의 많은 부분들이 서번트 리더의 인격(페르소나)의 일부여야만 한다.

서번트 리더십 모델의 장점은 보살핌의 개념을 도입하고 팔로워를 육성하는 환경을 만드는 것이며, 이 부분은 환자와 고객에도 적용된다. 단점으로는 종종 변혁적 리더십과 혼동이 되고, 서번트(*servant*)라는 함축적 의미때문에 약한 리더십으로 보일 수 있다는 것이다. 서번트는 보살피는 간호사를 부르던 말로 역사적이고 신앙적인 간호의 유산을 상징하며, 그렇기 때문에 오늘날에는 시대에 뒤떨어진 것처럼 보이기도 한다. 서번트 리더십에서 기술된 기둥 중 많은 것들은 리더십 모델의 종류와 상관없이 리더의 역량에 통합되어야 하는 중요한 특성들이다.

3) 변혁적 그리고 거래적 리더십

변혁적 리더십은 상당한 주목을 받고 있다. Burns(1978)는 거래적 리더십과 변혁적 리더십을 정의하였다. 그는 목적의 필요에 따라 리더십을 연결하였다. 거래적 리더는 계약한 서비스에 대해 일종의 교환의 형태로 팔로워와 협력하게 된다. 변혁적 리더는 팔로워의 동기를 찾고, 상호목적에 도달하는데 있어 모든 사람들을 참여시킨다. Burns(1978)는 변혁적 모델에서는 도덕성과 윤리가 강하게 연결되어 있음을 밝혔으며, 리더나 당면한 상황에 비해 팔로워들의 욕구와 요구에 중점을 둔다. Bass(1985)는 더 나가서 변혁적 리더를 팔로워가 자신의 요구를 넘어 집단의 요구를 바라볼 수 있도록 하는 능력과 팔로워의 관심사를 높일 수 있는 능력으로 정의하였다. 이러한 리더십은 격변하는 시장에서는 더욱 효과적인 리더십이다. 그는 또한 거래적 리더십은 보상에 대한 약속이나 처벌에 대한 두려움으로 일하는 것으로 정의하였다. 이러한 유형의 리더십은 안정된 시장에서 더욱 효과적이다. Burns와 달리 Bass는 변혁적 리더십을 팔로워의 성과를 올리는 것으로 보았으며, 실패할 경우 상당한 비용을 지불해야 한다고 생각하였다. Burns는 변혁적 리더십과 거래적 리더십이 양 극단에 있다고 생각하였다. 그러므로 리더는 변혁적이거나 거래적이어야 하며, 둘 다일 수는 없다. 반면 Bass는 상황에 따라 심지어 같은 상황에서 조차 변혁적 행동과 거래적 행동을 모두 사용한다고 말했다. 변혁적 리더는 카리스마가 있고 팔로워의 능력을 최대한 이끌어 낼 수 있는 존재로 묘사된다. 리더는 그들의 능력과 자신감을 발산하는 경향이 있다. 영감을 주고, 팔로워들에 대해 개인적으로 배려하고, 지적으로 자극시킨다(Bass, 1985; Bass & Riggio, 2008).

변혁적 리더십을 발판 삼아 Kouzes and Posner (2012)는 리더십 행동을 위한 5가지 실천요강과 10개의 책무를 개발하였다. 이들은 리더십을 '직위, 권력, 권위가 아닌 관계, 신뢰, 우리가 할 일'로 규정하였다. 리더가 되기를 열망하는 사람과 따르기를 선택한 사람들 사이에는 관계가 존재한다. 신뢰는 정직하고 능숙하고 영감을 주는 것을 포함하며 리더십의 기초가 된다. 신뢰는 자신이 하겠다고 한 일을 시행함으로써 확립된다. Kouzes and Posner는 행동에 중점을 두었다는 부분에서 Bass와는 다르다. 리더십의 5가지 원칙으로 (1) 본보기(modeling the way), (2) 공유비전 고무시키기(inspiring a shared vision), (3) 프로세스에 대한 도전(challenging the process), (4) 다른 사람의 행동을 가능하게 하는 것(enabling others to do), (5) 마음을 격려하는 것(encouraging the heart)을 들었다(Kouzes & Posner, 2012). 각 원칙들은 APN이 실무에 적용할 수 있는 가치 있는 교훈이 된다.

첫 번째 실천요강인 "본보기"에서 당신은 자신의 목소리를 찾고 자신의 가치를 표현할 필요가 있다. 이러한 가치에 근거하여 공통의 원칙과 이상이 만들어질 수 있다. 말보다는 행동을 사용하여 모범을 보이는 것이다. 두 번째 실천요강인 "공유비전 고무시키기"에서, 미래 상태를 창조하는 것이 비전이며, 비전에 대한 열정은 다른 사람들이 참여하도록 돕는다. 공유된 꿈을 통해 다른 사람들을 참여시키는 것이 성공적인 변화의 핵심이다. 세 번째 실천요강은 "프로세스에 대한 도전"이다. 리더는 현상유지와 위험에 도전하면서 새로운 것을 새로운 방법으로 기꺼이 시도할 수 있어야 한다. 리더는 자신의 성공과 실패로부터 배우고 새로운 방식에 적응을 지속한다. 네 번째 실천요강은 "다른 사람의 행동을 가능하게 하는 것"에서 리더는 팀의 중요성을 인식해야 하며, 신뢰와 협력을 구축하여 성공을 만들어 낸다. 다섯 번째 원칙인 "마음을 격려하는 것"에서는 리더는 변화과정 동안 지지와 격려를 제공하며, 팀의 공헌을 인정한다. 또한 리더는 팀원과 함께 성공을 정기적으로 축하한다(Kouzes & Posner, 2012).

4) 관계 리더십

Uhl-Bien(2006)와 Rost(1995)는 관계 리더십을 리더와 팔로워 간에 방향을 제시하고 상호관심사를 반영할 때 일어난다고 하였다. 리더와 팔로워 사이에 어느 방향으로든 발생하며, 상호의제를 반영하는 것으로 관계적 리더십을 설명하였다. 팔로워를 포용하고 자신의 관점과 사고방식을 설득할 수 있는 능력이 필요하다. 이 리더십 모델은 과정으로서의 팀에 집중하며, 팀은 조직의 공동목표를 위하여 함께 일한다. 한 가지의 역할만을 말하는 것이 아니며, 이 모델에서 팀은 또한 그들만의 문화를 발전시킨다. 관계적 리더십 모델에서 개인은 자신의 리더십 기술을 발휘하고 집단학습과 능력을 통하여 복잡성에 적용하게 된다. 이 모델의 예는 전자매체를 우선적으로 사용하는 가상의 팀에서 볼 수 있다. APN은 환자진료 요구사항이나 실무변화가 필요한 시점에서 자신의 전문성을 필요로 하는 다학제 팀내에서 자주 일하기 때문에 APN에 이 모델을 이용할 수 있다.

5) 임상 리더십과 통합 리더십

경영학 문헌에서 기술된 이론이 임상실무로 완전히 번역되지 않을 수 있다. 통합 리더십은 임상에 더 적합할 수 있다. Stanly(2008)는 통합 리더십 이론을 "의료 및 간호에 대한 임상 리더의 행동과 그들의 가치와 신념을 일치시키는 것으로 정의하며, 임상 간호사가 임상 리더가 될 수 있는 역량을 쌓을 수 있는 이론적 기반"이라고 하였다(p. 519). 변혁적 리더십에서 포함된 비전, 창의력은 실제 임상의 리더십을 설명하기에는 적합하지 않지만, 다른 개념은 그대로 가져왔다. Hamric, Hanson, Tracy 및 O'Grady(2014)는 임상 리더십을 환자 우선에 초점을 맞추고 전문 팀 간의 문제 해결을 위한 업무 관계를 구축하는 데 초점을 맞추고 있다고 하였다. Stanly(2006b)는 더 나아가 임상 리더의 주요 특성을 접근성과 개방성, 실무에 나타나는 강력한 가치와 신념, 효과적인 의사전달자, 역할 모델 및 의사결정자, 가시적이고 임상적으로 유능하다는 것을 발견하였다. 변혁적 리더십에서 설명하는 창의성과 비전을 보여주지 않는다(Stanley, 2006). 임상 리더들이 모두 관리자의 직위에 있는 것은 아니며 이러한 틀은 APN에게 더 적합할 수 있다.

멘탈모델을 통한 리더십 재설정

리더들은 VUCA(volatile-uncertain-complex-ambiguous, 변덕스럽고-불확실한-복잡한-모호한) 환경을 이해하기 위해서 멘탈모델(mental model)이 필요하다(Bolman & Deal, 2015). Bolman과 Deal(2015)은 프레임 개념을 멘탈모델로 사용하고 상황에 따라 재구성한다. 프레임은 신념과 가정의 복합체로 세계를 항해하는데 필요하다. 이 프레임은 조직 내에서 문제를 해결하거나 수행된 성과물을 획득하기 위한 필터이다. (1) 구조적, (2) 인적자원, (3) 정치적, (4) 상징의 4가지 프레임이 있다. 현재와 미래의 리더는 자신에게 주어진 상황에 따라 4가지 프레임을 모두 사용할 필요가 있다. 리더는 팔로워가 상황을 이해할 때까지 프레임을 재설정할 필요도 있다.

구조적 프레임은 조직의 상황, 목표, 규칙, 기술, 환경에 초점을 맞춘 것이다. 어떻게 조직도가 구성되고 업무가 분배되었는지를 설명하고 있다. 옛날 속담처럼 조직의 형태가 조직의 기능을 따르는지, 아니면 기능이 형태를 따르는가이다. 확실성이 있는 시기에는 관계는 대부분 계층구조를 따르지만 불확실성의 시기에는 안정성을 재확립하기 위해 구조에 초점을 맞추려고 한다(Bolman & Deal, 2013). 예를 들어 의료개혁이 임박한 상황에서 시스템의 재설계는 지역사회나 모집단의 요구에 따라서, 작은 서비스 단위에서 큰 서비스 단위를 따르게 된다. 병원과 같은 조직은 시간이 지남에 따라 축소되며, 새로운 관계를 만들어 내는 다른 치료모델이나 멘탈모델이 대치하게 될 것이다.

구조는 팀에도 적용되며, 상황에 따라 변화가 필요하다. Katzenbach and Smith(1993)는 고성과 조직의 6개 특징을 밝혀냈다; (1) 팀은 조직 내 리더가 파악한 요구나 기회에 따른 반응으로 목적을 수립한다. (2) 팀은 목적을 측정 가능한 목표로 변환한다. (3) 팀 자체는 관리 가능한 규모로 꾸려진다. (4) 팀은 올바른 전문지식을 가지고 있다. (5) 팀구성원은 일반적으로 헌신한다. (6) 팀 구성원은 공통으로 책임을 가진다. 이러한 특징은 팀으로 일하는 APN에게 적용할 수 있다. 이와 비교하여 Senge(1994)는 팀을 구식 개념이라고 했으며, 팀으로 업무를 하는 것보다 팀을 유지하기 위해서 더 많은 노력이 필요하다고 하였다. 이 의견은 팀 구성원의 복잡성을 생각해보면 시대에 뒤떨어진 것일 수 있다.

인적자원 프레임은 개인과 조직의 요구를 정렬하는데 초점을 맞춘다. 리더는 조직구성원에게 투자를 하는가 아니면 그들을 비열하게 그대로 둘 것인가를 결정하게 된다. 구성원을 참여시키고 의미있는 업무에 연결할 수 있는 조직이 가장 성공적인 조직이다. 조직구성원을 얼마나 몰입시킬 수 있는가는 조직과 상황에 따라 다양하게 달라진다. 관계는 유연하고 민첩하게 행동하기 위한 핵심이며, 조직 효율성의 핵심이다(Bolman & Deal, 2013).

정치적인 프레임은 조직을 부족한 자원을 위해 경쟁하는 개인과 집단의 연합으로 재정의한다. 필요한 자원을 얻기 위해 협상하며, 권력과 영향력을 행사하는 것은 개인과 집단의 핵심 기술이다. 리더가 정치적으로 효과적이기 위해서는 의제를 정하고, 환경을 살필 수 있고, 관계형성의 기술을 개발해야 하며, 의제를 도와줄 수 있는 사람들과의 협상이 필요하며, 그렇지 않은 사람과의 관계도 만들어 낼 수 있어야 한다(Bolman & Deal, 2013).

상징적 프레임은 개인이나 집단이 의미를 어떻게 인식하는가에 초점을 맞춘다. 상징은 인식을 만들어 내며, 우리 문화에서 증명된 의식, 가치관, 이야기, 신화를 포함한다. 상징은 불확실성과 애매모호한 시대에 현실을 반영하고자, 그리고 더 이상적인 세계를 창조하고자 만들어진다. 조직은 결과뿐 아니라 외형에 의해서도 종종 평가된다(Bolman & Deal, 2013).

1) 전문간호사를 위한 리더십 이론의 적용

APN은 실무환경에서 공식적, 비공식적으로 리더이다. 임상에서는 상황에 따라 리더이기도 하고 팔로워이기도 하다. 여러 이론에서 리더십의 공통된 특징이 있다. 핵심적인 특징은 높은 가치, 명확한 목적, 팀내 다른 사람들의 최상의 능력을 발굴, 전문직종간의 강한 대인관계, 상호적인 권한과 영향력, 임상 역량이 그것이다.

APN은 실무를 지원하기 위해 근거를 이용하고, 질지표를 충족하는지를 확인하고, 팀과 함께 협력하며(강력한 협업 기술을 가지고), 그리고 환자와 가족에게 초점을 맞춘다. APN은 근무하는 환경에 따라 환자에 대한 실무를 책임지는 일차진료 모델에서는 리더가 될 수 있고, 팀의 한 일원이 될 수도 있다. 어떤 상황이건 APN은 환자와 가족의 요구를 충족시키는 것에 초점을 맞추고, 양질의 결과를 달성하기 위해 필요한 경우 환자와 가족을 옹호할 것이다. APN은 미래의 의료전달체계에서 새로운 모델을 만들어낼 수 있는 혁신가여야 한다. 현재 검토되는 모델은 책임있는 관리조직, 의료시설, 과도기적 의료전달 모델이 포함된다. 현재의 일차진료와의 격차에서 APN은 이 격차를 메우고, 좀더 저렴한 비용으로 소비자에 의해 평가받을 수 있는 새로운 모델을 만들어야 한다.

리더십의 또 다른 측면

1) 감성, 사회 및 인지지능

감성, 사회, 인지지능은 개인적 성향의 틀을 제공한다. 자신이 자신을 관리하는 방법인 개인적 지능, 관계를 관리하는 방법인 사회적 지능, 그리고 더 나은 성과를 이끌어내기 위한 정보를 생각하고 이용하는 방법인 인지적 지능 등 이런 능력들이 모여 역량이 만들어진다(Boyatzis, 2011). 이런 역량을 네 가지 능력으로 나누어보면 자기인식(정서적인 자기조절), 자기관리(적응, 성취지향, 긍정적인 조망), 사회지능(사회인식, 공감, 조직인식), 관계관리(코치, 멘토, 영감적인 리더십, 영향력, 갈등관리, 팀웍)이다. 인지지능은 시스템 사고와 패턴인식을 포함한다. 감성, 사회, 인지지능은 리더의 뛰어난 성과를 측정하기 위해 통합되어야 한다.

자기 자신에 초점을 두는 개인적 역량은 자기인식(self-awareness)과 자기관리를 포함한다. 자기인식은 리더가 자기 자신 뿐 아니라 타인에게도 자신의 강점과 약점에 정직할 것을 요구한다. 리더는 가치와 목표에 대해 숙고하고 명확해야 하며, 진정성을 가지고 행동하여야 한다. 자기관리는 자신의 정서나 감정을 통제할 때 필요한 것이다. 자기관리를 잘하는 리더는 낙관적이고, 열정적이며, 투명하고 적응력이 뛰어나고, 긍정적인 리더로 인식된다(Goleman et al, 2013).

사회적 역량은 우리가 관계를 어떻게 관리하는냐에 초점이 맞춰져 있으며, 사회 인식과 관계관리가 포함되어 있다. 사회적 인식은 리더가 공감하고, 좋은 경청가이며, 타인의 요구에 적절히 대응할 것을 요구한다. 관계 관리는 리더가 갈등을 해결하고 협력하는 기술을 포함한 도구를 가져야 된다고 요구한다. 리더는 다양한 상황에서 공통점을 찾을 수 있어야 한다. 리더는 팀 내의 다른 사람들에게 영향을 주고 발전시킬 수 있는 능력을 가지고 영감을 줄 수 있는 사람으로 여겨진다. 감성지능이 높은 리더는 변화의 촉매제가 되고, 효과적인 팀을 만드는 능력을 가지게 된다(Goleman et al, 2013).

Goleman and Boyatzis(2008)은 뇌의 정서중추에 초점을 맞춘 뇌과학의 발전을 바탕으로 하여 감성지능을 더욱 발전시켰다. 사회지능은 "뇌와 내분비시스템의 특정 신경회로를 기반으로 하여 만들어진 대인관계 역량으로 다른 사람이 효과적으로 행동하도록 영감을 주는 대인 관계 역량" 이다(p. 76). 여기에는 다른 사람의 행동을 모방하는 거울뉴론, 상황이나 사람에 대해 직관적인 반응을 하는 방추세포(spindle sell), 그리고 다른 사람의 행동과 신체활동을 조정하는 진동자(oscillator)가 포함된다(Goleman & Boyatzis, 2008; Veronesi, 2009). 사회적 지능이 높은 리더는 다른 사람에게 초점이 맞춰져 있어, 다른 사람과 효과적으로 의사소통하고, 효과적인 리더가 될 수 있다. 우리의 뇌는 행동을 수정하는 전략을 통해 사회적 지능을 높이기 위해 다시 프로그램밍될 수 있다. 개인이 행동을 변화할 수 있도록 동기화되고, 자신의 강점과 약점을 360도 다면평가를 통해 다른 사람에게 피드백 받고, 자신과 멘토 사이의 학습에 대한 동의를 구하는데 필요한 것이다. 사회적 지능이 높은 멘토나 리더에게는 강도높은 작업이 될 수 있다. 만약에 리더가 강직하고 사회적 지능이 높고, 일관된 기준으로 지속적으로 피드백을 줄 수 있는 누군가에게 멘토링을 받게 된다면, 신경회로가 변화될 수 있다(Veronesi, 2009). 인지지능은 리더에게 부각되는 패턴을 발견하고, 이 패턴을 이해할 수 있는 시스템 사고를 할 수 있는 능력을 제공한다(Boyatzis, 2011). 불확실성과 혼란의 시기에 리더에게 중요한 지능이 된다. 리더는 보건의료체계에서 정보를 분석할 수 있고, 패턴이나 일어나는 변화에 반응할 필요가 있다. 감성, 사회, 인지지능은 통합되고, 모두 학습될 수 있으며, 리더가 자신의 성과와 다른 사람의 성과를 평가하는데 중요하다.

2) 권력, 권한, 그리고 영향력

권력은 설득, 영향력, 통제를 통하여 나타날 수 있다. Boleman과 Deal(2013)은 구조와 인적자원의 관점에서 권력을 비교하고 대비하였다. 구조이론의 관점에서 보면 권력은 권위에 집중된다. 리더는 의사결정을 하고, 팔로워가 지시한 방향으로 움직이는지 관찰한다. 또한 권력은 리더가 자원을 통제하기 때문에 주어진다. 이것은 권력에 대한 구시대의 관점이다. 인적자원 이론가들은 권력의 개념을 권한부여로 변화시켰다. 오늘날의 세계에서는 권한부여가 더 적절하게 들어 맞는다.

권력은 종종 부정적인 시각으로 간주된다. 권력은 어떻게 사용하는가에 따라 부정적이거나 긍정적일 수 있다. 새로운 시대에 관계를 구축하고 성과를 내기 위해 리더는 권력을 필요로 한다. 권력의 원천은 다양하다. 한 사람의 위치, 성격(페르소나), 명성, 전문성, 정보를 강압적으로 다루거나 통제함으로써 권력이 나올 수 있다. 리더십과 권위는 함께 필요한 것은 아니다. 둘 다 모두 자발적인 것이다. 리더는 팔로워를 정당성 없이 이끌 수 없다. 합법적인 권위는 사람들에 의한 영향력과 수용의 산물이다. 위계적 권위보다 더 중요한 것은 동기부여, 설득, 협상을 통하여 영향력을 행사하는 능력이다(Jooste, 2004).

리더는 공유된 비전과 목적을 만들고 변화가 일어날 수 있는 환경을 제공함으로써 다른 사람들을 동기부여하거나 영향력을 행사할 수 있다. 가치와 목적의 지지는 성공에 필수적이다. 리더는 팔로워가 필요하고 팔로워도 리더가 필요하기 때문에 이 단계는 선택사항이 아니다. 리더와 팔로워가 각기 다른 재능과 기술을 갖고 있기 때문에 모두 각자의 성공을 위해 서로 의존하게 된다. 리더십에 대해서 많은 부분을 논의하였지만, 좋은 팔로워가 되기 위한 핵심요소들을 설명하는 것도 중요하다 이러한 핵심요소에는 (a) 명확한 역할 이해, (b) 자신과 타인에 대한 서비스 속성, (c) 정직성, (d) 리더에 대한 지원이 포함된다. 팔로워가 조직에 참여해야 한다는 것이 핵심이다. 리더는 팔로워가 잘 성장할 수 있도록 신뢰와 존중이 있는 환경을 조성할 필요가 있다.

환 경

1) 복잡성 과학과 카오스 이론

복잡성 과학과 카오스 이론은 21세기의 리더십과 조직 전반을 살펴볼 수 있는 발판을 만들었다. 이 관점에서 본다면 리더십은 개인이 아닌 하나의 과정으로 초점을 맞춘다. 이 복잡성 과학의 기본적인 이해를 돕기 위해서는 혼합 적응 시스템(complex adaptive system, CAS)과 카오스 이론이 필요하다. 복잡성 과학은 양자물리학, 카오스 이론, 시스템 이론에서 파생된 것이다. CAS는 복잡성 과학에서 더 넓은 맥락을 가지고 있으며, 보건의료체계에 적용할 수 있다(Crowell, 2016). 복잡성 과학은 모든 사물 사이의 관계를 살펴보고 그 작용과 영향에 의해 관계의 본질을 정의한다(Malloch & Porter-O'Grady, 2009). Plsek(2003)는 CAS로서 보건의료체계를 정의하였다. CAS는 "항상 예측가능한 방법으로 행동하지 않고, 또한 이들의 행동은 상호연결되어 있어 다른 개인의 환경을 변화시킬 수 있는 각 개인의 집합체"로 정의된다. CAS는 변화에 적응할 수 있는 능력을 가지고 있다. Plsek(2003)는 CAS의 속성을 다음과 같이 정의하였다: (a) 시스템을 이해하기 위해 중심이 되는 관계(즉, 시스템이 작동하는 방식이 개인의 상호작용에서 온다); (b) 구조, 과정, 패턴; (c) 단순한 규칙과 멘탈모델이 내재화된 행동(즉, 개인의 멘탈모델은 환경의 패턴에 기여한다); (d) 관심(attractor) 패턴(변화를 용이하게 돕는 패턴은 개인의 가치와 밀접하다); (e) 지속적인 적응; (f) 실험과 가지치기(즉, 새로운 방법으로 일을 하고, 더 이상 작동하지 않는 것은 제거한다); (g) 내재적인 비선형성(즉, 예측할 수 있는 원인과 결과가 존재하지 않으며; 항상 두 점 사이의 가장 짧은 거리가 직선인 것은 아니다); (h) 시스템과 다른 시스템이 내장되고 함께 진화한다(즉, 공식, 비공식 리더십은 동시에 발전하며, 서로 다른 방향일 수 있다). CAS는 건강한 시스템이 아니라면 생존할 수 없기 때문에 언제든지 변화할 준비가 되어 있는 시스템으로 정의한다(Lindberg et al, 2008). 실제로 카오스는 변화의 핵심요소이며, 변화의 촉매제가 된다. 새로운 시대에 변화는 일상적인 것이므로 우리는 새로운 상호작용, 구조, 형성될 패턴을 창조할 공간을 만들어야 한다(Lindberg et al, 2008).

Wheatley와 Frieze(2010)는 전통적인 리더십의 패러다임을 떠나 보내라고 주장한다. 전통적인 리더십 패러다임은 리더가 해답을 가지고 무엇을 해야 할지를 알고 있으며, 사람들은 리더가 말한 것을 시행하고, 주어진 좋은 계획과 지시를 수행하며, 위험이 높은 일은 통제를 더 많이 하며, 상황이 더 복잡하고 도전적일수록 권력은 상층부로 이동하는 것을 말한다. 우리가 복잡한 시스템에서 일을 더 잘하고 싶다면 우리는 영웅으로서의 리더에 대한 의존을 포기하고, 호스트로서의 리더를 초대해야 한다. 우리는 문제의 복잡성을 알고 어떤 이슈의 전체 복합성을 이해하려면 시스템의 모든 부분이 참여하여 기여해야 한다는 것을 알고 있는 리더들을 지원해야 한다. 우리는 팔로워로서 리더에게 시간, 인내, 용서를 주고, 또한 기꺼이 나서서 헌신해야 한다. 호스트로서의 리더는 자신이 무엇을 해야 할지를 모를 수 있음을 인정할 정도로 솔직해야 하며, 해답에 의존하는 것이 얼마나 어리석은지 깨달아야 한다. 그러나 리더는 팔로워의 창의성과 일을 마치려는 헌신을 믿어야 하며, 그들이 조직의 계층에 어디에 있던 동기부여될 수 있고, 근면하며, 리더로서 창의성을 가지고 있음을 알아야 한다.

Wheatley(2007)는 리더십에 카오스이론과 복잡성이론을 연결하였다. 리더는 전통적인 리더십에서는 거래적 기능에 초점을 두었다면 새로운 시대에는 분권화, 일의 분화, 경계를 넘나드는 협업, 유연성, 구조와 과정에 적응, 참여, 자율성에 초점이 맞춰진다. 리더로서의 여정은 영웅에서 호스트가 되는 것이다. 호스트로서의 리더는 그저 친절하게 내버려두지 않으며, 사람들이 좋은 일을 할 것이라고 믿지 않는다. 호스트로서 리더는 처리해야 할 일이 많지만 이것은 영웅이었을 때의 일과 다르다. 호스트로서의 리더는 다음과 같은 일을 실행해야 한다(Wheatley & Friozo, 2010):

- 사람들이 함께 일할 수 있도록 조건과 좋은 과정을 제공한다.
- 가장 희소한 상품인 시간 자원을 제공한다.
- 사람이나 시스템은 경험을 통해 배운다는 것을 주장한다.
- 명확한 지원을 제공하여 팔로워들이 리더가 자신들을 위해 존재함을 알게 한다.
- 관료주의를 막아주고 사람들이 무의미하고 행정적인 하찮은 일로 불편하지 않게 하는 오아시스(또는 벙커)를 만든다.
- 사람들에게 너무 많은 자유를 준다고 비판하고 통제권을 찾아오려는 다른 리더를 막아내야 한다.
- 정기적인 간격을 두고 사람들이 어떻게 일하는지, 무엇을 완수했는지, 여정을 얼마나 멀리 왔는지를 숙고하는 시간을 갖는다.
- 사람들이 자신이 성취한 것을 가시적으로 볼 수 있도록 관련된 평가항목을 만든다.
- 유쾌함과 소속감에 가치를 둔다. 가식적인 응원이 아닌 힘든 일을 함께 완수했을 때 생겨나는 정신

Wheatley 모델은 네 가지 중심 원칙을 기초로 하여 호스트로서의 리더로 변화하도록 한다(Wheatley, 2007): (1) 참여는 선택이 아니다; 다른 말로 바꾸면 "사람들은 자신이 만들어 낸 것만 지지한다." (2) 삶은 항상 명령에 따르지 않으며, 지시에 복종하지 않는다.; "사람들을 보스가 아니라 파트너로 받아들인다." (3) 우리는 현실을 보지 못하고 각자 현실에 대한 해석을 만들어 낸다. (4) 살아있는 시스템에서 건강하게 존재하기 위하여 더 많은 것들과 연결되어야 한다. Wheatley의 원칙의 토대는 참여이다. 리더는 참여하도록 격려하고, 서로 다른 관점을 구체화하고, 참여해야 할 사람들을 변경하거나 확대하는 대화를 활성화하는 환경을 조성해야 한다.

2) 복잡한 세상에서의 변화

복잡성 과학과 카오스 이론을 이해하면 변화의 연결을 만들어 내는데 도움을 받을 수 있다. Porter-O'Grady and Malloch(2015)는 변화를

어디에나 있는 역동적인 여정이며, 피할 수 없고 리더가 포용해야 되는 것이라고 하였다. 리더의 책임은 팔로워가 변화를 받아들이고 불확실성에서 나오는 모호함을 편안한 수준에서 변화할 수 있는 롤모델이 되는 것이다. 리더는 조직의 변화 촉진자이며, 팔로워가 변화에 잘 적응하는지 늘 관찰해야 한다. 만약 리더가 변화에 적응하지 못한다면 팔로워도 적응하지 못할 것이다.

변화와 변화의 당위성을 위한 비전을 만드는 것이 성공의 핵심이다. 리더는 변화를 일으킬 모든 이해당사자와 같이 협력해야 한다. 어떤 변화 과정에도 저항하는 사람이 있다. 저항은 비전이나 가치의 변화가 생길 때나 변화로 인한 행동이 당사자의 권리나 이익을 박탈당한다고 생각할 때 일어난다(Raza & Standing, 2011; Trader-Leigh, 2001). 변화 자체 때문에 저항하는 것이 아니라 개인이나 그룹에서의 역할이 변하거나 변화과정에서 작동하지 않아서 저항이 일어난다. 갈등은 변화의 산출물로 나타난다. 갈등을 다룰 때 리더는 서로가 갈등을 이야기할 수 있고, 궁극적으로 갈등이 해결되기 위해 지원적인 환경을 조성해야 한다. 포용과 대화를 통해 저항을 보이는 사람들을 변화에 동참시켜야 하는 것도 리더의 몫이다.

변화를 이끄는 도구가 필요하다. 변화를 위한 첫 번째 접근방법은 전통적인 방법인 문제해결이다. Hammond(1998)는 이러한 접근방식의 기본 전제를 "조직은 풀어야 할 문제이다"라고 설명한다. 오늘날의 조직을 유기적이고, 전체의 시스템으로 본다면 긍정탐구(appreciative inquiry, AI)가 더 성공할 수 있다. Hammond(1998)의 AI에 대한 기본적인 가정은 "조직은 수용해야 되는 미스터리이다."라고 하였다. AI를 수행할 때 무엇이 작동되고 있으며, 유도 질문을 통해 조직이 기본적으로 원하는 것이 무엇인지 탐색해보고, 새로운 에너지와 긍정주의를 만들어 낼 수 있다. 긍정적 이탈[1] 방식(positive deviance)은 AI를 이용하는데 조직에서 이미 찾을 수 있는 해결책을 최적화해준다. 긍정적 이탈은 리더십을 분산시킨다. 리더는 리더, 팔로워, 질문자의 역할을 할 수 있다(Crowell, 2016). AI는 "4가지 D"로 구성되어 있다-발견, 이상, 설계, 그리고 운명(Discovery, Dream, Design, Destiny)이다. Discovery 기간에는 조직의 자질이 최고였을 때의 이야기를 한다. Dream 기간에는 무엇을 할 수 있고, 어떻게 보여야 하는지를 탐구한다. Design 기간에는 새로운 규범, 가치, 구조, 관계의 패턴과 시스템을 만들어낸다. Destiny 기간에는 혁신을 통한 transformation(변혁)이 일어난다(Ludema et al, 2003; Trajkovski et al, 2012). AI 과정을 활용하면 참여를 촉진하고, 관계를 강화하며 성과를 만들어 낼 수 있다.

3) 학습조직

학습조직을 만드는 것은 오늘날의 환경에서 중요하다. 학습조직이 성공적으로 운영되면 질이 향상되고, 경쟁환경이 확보되며, 인력의 몰입이 일어난다. 변화가 관리되며, 전향적인 태도로 변하며 조직의 성과를 개선하기 위해 집단적 사고의 기회를 만들어낸다.

---

1) 긍정적 이탈은 모든 커뮤니티에 유사하지만 성공적인 행동이나 전략을 통해 비슷한 도전에 직면하고 추가 자원이 없어도 동료보다 문제에 대한 더 나은 해결책을 찾을 수 있는 사람들이 있다는 관찰에 근거하여 행동 및 사회적 변화에 대한 접근방식이다.

Senge(1990)는 학습조직을 5가지 분야로 정의하였다: 개인숙달(personal mastery) 조직의 구성원이 목적과 목표를 기반으로 발전한다, 멘탈모델(행동과 결정을 형성하는 방법), 공유된 비전(상호 동의하는 미래의 이미지), 팀학습(개인적인 재능의 합), 시스템 사고(구조를 형성하는 상호관계 시스템-전체는 부분의 합보다 크다). Fillion, Koffi, and Ekionea(2015)는 Senge의 5가지 핵심원칙에 두 가지 새로운 개념을 추가하였다: (1) 지식의 생성과 공유, (2) 조직행동. 지식관리에는 조직의 성숙이 필요하다. 성숙을 말할 때 2개의 범주가 있다: 진화(evolution)와 혁명(revolution). 진화의 수준은 (a) 지역적 지식활용, (b) 지식의 내부 통합 이 두가지에 초점을 맞춘다. 혁명의 수준은 (a) 경영혁신(reengineering), (b) 네트워크의 재설계, (c) 업무의 재정의이다. 이를 위해서 조직의 개인이 더 많이 일하는 것이 아닌 새로운 방법을 찾을 필요가 있다.

두 번째 개념은 조직행동이다. 복잡하고 불확실한 환경으로 인해 리더가 적응하는 방법을 변화시켜야 한다. 리더는 혁신을 이용하여 문제를 정의하고 해결할 새로운 방법을 만들어낼 필요가 있다. 여기에는 감성지능, 동기부여하는 새로운 방법, 효과적인 커뮤니케이션 전략, 팀웍이 포함된다(Fillion, Koffi, & Ekionea, 2015).

5가지 분야의 많은 부분이 다양한 리더십 프레임과 앞에서 다루었던 복잡성이론이다. APN은 학습조직에서 실무를 하는 환경과 자신을 정렬하는 것이 매우 중요하다. 인재를 가장 잘 활용할 수 있는 조직과 장소에서 긍정적인 결과를 얻을 수 있을 것이다. APN은 자신이 돌보는 환자를 간호하는 새롭고 혁신적인 방법을 만들어낼 수 있는 리더십 기술을 이용할 필요가 있다. APN은 이를 통하여 파괴적인 혁신가가 될 것이다.

4) 혁신

기계론적 관점이나 산업혁명시대에는 질병의 관리가 우선전략이었으나, 현재와 미래의 모델은 건강과 웰빙에 집중하게 되었으며, 이러한 움직임이 가능하기 위해서는 변화와 혁신이 필요하다. 원활한 이동을 위해서는 리더에 의한 혁신과 사고방식의 변화가 필요하다. 이런 맥락에서 리더는 리더십의 분산, 전문적인 권력 이해, 제공자와의 논의와 인정이 이뤄지는 관계, 재능을 가치있고 포괄적으로 사용하는 것이 필요하다(Briggs, 2016; Dopson, Fitgerald, & Ferlie, 2008). 분산된 리더십과 혁신을 위한 기회는 기업 내 혁신으로 이어질 수 있다. 기업가정신은 이 장에서 더 자세히 다룰 것이다. White, Pillay, and Huang (2016)은 19개의 혁신역량을 밝혔으며, 5점 라이커트 척도를 이용하여 역량을 측정할 수 있는 조사도구를 개발하였다(전혀 중요하지 않은 것에서부터 매우 중요한 것까지). 연구자들은 참여자들로 하여금 중요성에 따라 19개 역량을 순서대로 나열하게 하였다. 상위 5개의 역량은 다음과 같다: (1) 비전을 설득력 있게 전달할 수 있는 능력, (2) 회복탄력성, (3) 기회 인식 능력, (4) 끈기와 인내, (5) 다학제간의 팀웍과 협력(White et al, 2016). 이러한 조사결과 중 학계 및 실무의 간호사 리더 표본에서 혁신 역량 중 하나를 제외한 모든 부분에서 상당한 차이를 발견했다. APN이 이러한 행동, 기술 및 태도를 보유하는 것은 중요하다. APN이 리더일 때 APN은 새로운 멘탈모델에서 자신을 앞으로 나아가게 하는 기회와 혁신을 모색해야 된다. 그 전략 중 하나가 파괴적 혁신이다.

5) 파괴적 혁신과 촉매적 혁신

Christensen, Baumann, Ruggles, and Sadtler(2006)는 충분한 서비스를 받지 못한 고객에게 좀 더 단순하고, 편리하며, 비용이 저렴한 대안을 리더들이 제시할 수 있도록 도전하게 하는 파괴적 혁신(disruptire innovation)모델을 제시하였다. 업계에서는 많은 예들이 있다. 사우스웨스트항공은 아직 개척되지 않은 시장에 비용은 저렴하고 필수적인 요소만 있는 항공편을 제공한 것은 여행업계에 큰 영향을 주었다. 리더들은 자신의 멘탈모델이나 사고의 방식으로 인하여 혁신을 보지 못하거나 저항하게 된다. Christensen과 동료들(2006)은 국가적 수준에서 사회적 변화에 초점을 둔 촉매적 혁신(catalytic innovaton)이라고 불리우는 파괴적 혁신의 하위 개념을 개발하였다. 그들은 촉매적 혁신가의 5가지 특성을 기술하였다: (1) 조정과 복제를 통한 시스템적인 사회변화를 창조한다; (2) 서비스의 과잉(필요하지 않은 서비스를 너무 많이 받는)과 서비스 부족의 요구를 인식한다; (3) 더 단순하고 저렴한 비용이지만 필요한 것에 적합하다고 인식되는 서비스 제공; (4) 경쟁자가 매력이 없다고 간주하던 자원을 만들어낸다; (5) 시장을 이익이 없거나 매력이 없다고 보는 경쟁자에 의해 폄하되는 것을 용인한다(Christensen et al., 2006). 파괴적 혁신가는 조직 내에서 또는 개인으로 모든 수준에서 창의력을 필요로 한다.

국가 수준에서 의료개혁은 촉매적 혁신을 이끌 것으로 특징지어지는 변화를 예견할 수 있다. 접근이 용이하고 의료의 질을 개선하며 인플레이션의 속도를 늦춤으로써 혁신의 매력적 기회를 제공하도록 보건의료체계를 재정렬하는 것이다. 창의적이며, 멘탈모델을 수용할 수 있는 사람들이 미래의 의료전달체계에서는 성공을 거둘 것이다. 시스템의 혁신은 여러 변화를 필요로 하는데 (a) 문제의 수준에 맞춘 임상기술, (b) 복잡한 문제를 단순화할 수 있는 기술에 투자, (c) 새로운 의료전달체계를 창조, (d) 목표를 향한 진행을 방해하는 규정변경 등을 포함한다(Christensen, Bohmer, & Kenagy, 2000). 이러한 변화는 건강관리의 스팩트럼 내에서 협력을 필요로 한다. 파괴적 혁신의 중요한 예가 APN의 역할이다. APN은 과잉 서비스를 받은 사람과 부족한 서비스를 받은 사람 모두의 요구를 충족시키는 서비스를 제공한다. APN은 의사들이 이익이 나지 않거나 매력이 떨어진다고 보는 지역사회에서 서비스를 제공하고 있다. 이러한 서비스는 의사들이 제공하는 것과는 다른 방법으로 소비자의 요구를 더 단순하고 저렴하게 충족시키고 있다.

Rogers의 혁신 확산이론은 복잡한 환경에서 변화의 과정을 설명하고 있다. 혁신과 변화에는 (1) 지식, (2) 설득, (3) 의사결정, (4) 실행, (5) 확인의 5단계가 있다. 의사결정은 이 과정에서 전환점(tipping point, 작은 변화들이 쌓여 작은 변화에도 큰 변화가 일어날 수 있는 상태)이 된다. 변화의 의사결정 단계에 이르면 혁신가가 되거나 아니면 반대되는 스펙트럼으로 가서 뒤처지는 사람이 될 수 있다.

APN은 석사과정에서 교육적으로 준비되었으며, 조직 내에서 모범사례를 실천해왔기 때문에 변화촉진자로서의 고유한 기회를 갖고 있다. 변화와 혁신이 집중되는 조직의 리더 역할을 하고 있다. 실례로서 CVS와 같은 일차 클리닉을 들 수 있다. APN은 일차진료의 변화 촉진자로서 일해왔다. 그들은 변화의 계획을 가지고 있으며, 파괴적 혁신의 예가 된다. APN은 대부분의 소비자에게 가능한 서비스를 창출함으로써 일차진료의 시장을 구축했으며, 접근성, 비용, 진료의 질이라는 세 가지 목표를 세우고 소비자 시장에 집중하였다.

6) 블루오션 전략

Kim and Mauborgne(2015)은 "블루오션 전략"이라는 저서에서 블루오션과 레드오션의 차이를 기술하였다. 블루오션은 수요가 커지고 경쟁과 거리가 멀어진" 전략을 말한다. 이에 비하여 레드오션은 같은 시장에서 심각한 경쟁이 있을 때 사용하는 전략이다. 두 전략의 차이는 시장, 경쟁, 수요, 가치, 비용, 차별화에 대한 접근을 어떻게 구축하는가에 따라 표면화된다.

블루오션의 성공적인 핵심전략은 서비스와 제공자의 차별화와 낮은 가격이다. 새로운 가치의 곡선을 만들기 위한 프레임워크를 제공하는데서 저자는 반드시 해야 하는 4가지 질문을 밝혔다: 제기, 축소, 생성 및 제거(raise, reduce, create, eliminate)이다. 예를 들어 의료개혁의 환경이 APN에게 기회가 된다면 "이전에 제공되지 않았던 새로운 의료산업에서 만들어져야 하는 요소는 무엇인가"라고 질문을 하게 된다. 유사하게 "이전 의료산업에서 당연하게 여겨졌지만 제거해야 하는 요소는 무엇인가?"라고 물어야 된다. 블루오션 전략에서 "재건론자"의 관점에서 정의되어야 한다. 재건론자의 관점에서는 손이 닿지 않은 수요의 한계가 없다는 것이다. 이 부분은 혁신의 가치를 창조하고 이전에 언급한 파괴적 혁신과 거의 같은 것이다.

현재의 의료체계와 APN의 역할을 살펴볼 때 블루오션 전략은 의료서비스를 변화시키고 변화를 이끌 수 있는 완벽한 프레임워크이다. APN은 기존 시스템 내에서 경쟁하기 보다는 시스템을 뛰어넘는 새로운 모델을 구상할 것을 생각해야 한다.

블루오션의 실체는 Mary Naylor에 의해 정의된 전통적인 관리모델이다. Naylor와 동료들은 심부전으로 입원한 노인에게 제공된 전통적인 간호중재의 효과성을 검증하는 무작위통제연구를 수행하였다. 심부전으로 입원한 65세 이상의 239명이 대상이 되었으며, 3개월 동안 APN이 진행한 퇴원교육과 가정에서의 추후관리 프로토콜이 시행되었다. 결과는 퇴원과 재입원, 또는 사망 사이의 시간 간격이 늘어났으며, 의료비용도 감소하였다. 블루오션 전략으로 이 모델을 본다면 기존 서비스와 경쟁하기보다는 병원과 가정서비스 사이의 연결고리 역할을 한 것이다. 경계를 인정하지 않고 수요가 있는 서비스를 제공한 것이다. 이로 인하여 저렴한 비용과 개선된 결과를 가지고 다른 시장과 차별화한 것이다.

기업가 정신과 사내기업가

사내기업가(intraprenuer)는 수십 년간 경영학 문헌에서 있었으나 간호학 문헌에서는 중요한 의미로 보여지지 않았다. 옥스포드 사전에서는 기업가(entraprenuer)를 "기업을 조직하고 운영하는 사람으로서, 운영을 위해 일반적인 재정적인 위험 이상을 감수한다"고 정의되어 있다. 기업가는 위험을 감수하고, 모호하고 불확실성 속에서도 일하고; 야심차며, 단호하고, 도전을 마다하지 않으며, 강한 리더십 특성을 가진다(Gundogdu, 2012). APN은 자신의 창업을 위해서 필요한 기업가 정신에 대해서 교육받을 필요가 있다. 기업가가 되는 것을 방해하는 장애요인이 있다. 사업

기술의 부족이나 지식부족, 기업가 정신의 훈련부족, 동료의 멘토링 등이 장애요인이 된다(Elango, Hunter, & Wincell, 2007; Shirey, 2007). Elango 등(2007)은 기업가 정신에 대한 간호사의 3가지 장벽을 밝혔다: (1) 법적 또는 규제 장벽, (2) 윤리적, 개인적 갈등, (3) 지식장벽. 법적인 장벽과 이슈로는 창업과 관련된 필요한 요구사항이나 법적인 문제 등이 있다. 윤리적 개인적 갈등은 간호는 대상자를 돌보는 것이고, 사업은 돈을 추구하는 것이고 경쟁을 해야 한다는 일반적인 믿음과 관련된 것이며, 지식장벽은 사업과 관리기술과 관련된 지식의 부족으로 인한 것이다. 이러한 장벽은 공식적인 교육프로그램을 통해서 극복할 수 있으며, 전문적인 조직이나 동료의 지원으로 넘어갈 수 있다. 사업이라는 모험에서 배제되어서는 안 된다. 일부 주에서는 간호사들이 면허를 가지고 완전한 범위에서 실무를 하는 것을 제한하는 규제가 있어서 이를 해결해야 한다.

기업가와 반대되는 사내기업가는 기존 사업이나 회사 내에서 일하는 것이다. 옥스포드 사전에 따르면 사내기업가는 혁신적인 제품개발이나 마케팅을 촉진하는 회사 내 관리자이다. Pincohot (1985)는 사내기업가를 장벽이나 위험에도 불구하고 자신의 조직 내에서 새로운 사업을 현실에서 창출하는 사람을 말한다. 팀빌딩이나 리더십 기술, 빠른 결정을 할 수 있어야 하고, 혁신적이며, 사업이나 시장에 대한 확실한 이해가 있어야 한다. 최고 경영진의 방향지시 없이도 변화를 만들어 낼 수 있어야 한다(Gundogdu, 2012; Pinchot, 1985). APN은 자신이 일하는 조직이나 실무 내에서 사내기업가가 되어야 한다. 조직 내에서 기회를 찾고, 이를 현실에서 구현할 비전을 만들어야 한다.

네트워킹

네트워킹은 Merriam-Webster사전에서는 "개인 간의 정보 또는 서비스 교환, 그룹 또는 기관; 특별하게 고용이나 사업에서 생산적인 관계를 함양하는 것"으로 정의되어 있다. 전문적인 네트워크는 취업기회, 전문적인 정체성에 중요하며, 돌보는 환자에게 사용 가능한 자원을 얻기 위해서도 중요하다. Rojas-Guyler, Murnan, and Coltrell (2007)는 네트워크를 개발하는 몇 가지 주요 방법을 알려주고 있다: (a) 현재나 과거의 경험으로부터 접촉을 확인한다; (b) 업무 이외의 자원봉사 기관에 참여한다; (c) 전문직 협회 회의에 참여한다; (d) 봉사조직이나 전문직 협회 내에서 리더십 역할을 수용한다; (e) 당신의 실무분야에서 연구업적을 출판한다; (f) 관련 지역사회, 주, 국가적 미팅에서 발표한다; (g) 명함을 다른 사람들에게 단순하게 전달한다.

APN을 처음 시작하거나 경력이 있는 사람도 전문직 단체(주, 국가 수준)에서는 공식적인 네트워크할 수 있는 공식구조를 가지고 있다. APN이 모여서 전문성을 개발하는 기회, 실무와 관련된 정치적, 법적인 이슈를 다룰 수 있는 특정 포럼이 자주 열린다. 의료서비스의 환경이 변화하면서 새로운 실무분야의 기회를 결정하는 APN의 네트워크는 매우 중요하다. 전문가 간 포럼을 찾는 것도 외부의 관점을 얻는데 중요하다. 이는 지역사회, 주, 국가적 수준에서 형성된 컨소시엄, 위원회에 참여함으로써 가능하다.

멘토링

Dorsey and Baker(2004)는 멘토링을 확립된

목표를 성취하기 위해 경험이 많은 사람과 경험이 적은 사람이 계획적인 관계를 갖는 것으로 기술하고 있다. Joel(1997)은 멘토십을 "후원관계/후원제도"로 말하면서 다양한 수준의 권력, 영향력, 참여가 지속되는 것이라고 하였다. 가장 강력한 멘토수준에서 가장 약한 "peer pals"(동료를 돕는 동료)까지의 연속체라고 할 수 있다. 멘토는 롤모델이나 프리셉터가 되어 왔으나 그 반대는 사실이 아닐 수도 있다. 멘토링은 전문적으로 후배(protégé)가 성장하도록 돕는 것이다. 멘토링은 그 구조에서 공식적일 수도 있고 비공식적일 수도 있다. 공식적인 멘토링은 조직 내에서 멘토로서 지정되는 것이다. 멘토로 지정되는 것은 논란의 여지가 있다. Mentor-protégé 관계는 강제할 수 없으며, 둘 모두 수용해야 되는 것이다. 비공식적인 멘토링은 두 당사자가 서로를 찾는 것이다. Baker(2006)는 Mentor-protégé 관계가 처음부터 고려해야 하는 핵심측면을 밝혔다.

1. 단순히 말하는 것이 아닌 함께 의사소통할 수 있는 멘토를 선택한다.
2. 멘토와 후배 사이에 직업의 안전이 이슈가 될 수 있으므로 지휘권한이 없는 것이 가장 좋다.
3. 멘토와 후배는 "좋은 조합(good fit)" 이어야 한다(스타일, 커뮤니케이션 패턴, 가용성, 목표에 집중하는 스타일이 유사해야 한다).
4. 억압적인 관계에서 에너지를 얻는 멘토는 피해야 한다.
5. 멘토와 후배는 시간이 지나면 관계가 변할 수 있음을 인식해야 한다.

멘토를 고려할 때 자신의 분야에서 멘토가 되는 것은 필수적인 것은 아니다; 그러나 서로 전문성을 가지고 성장하려는 요구는 맞아야 한다.

미국 Nurse Practitioner 협회의 실무자 아카데미(AANP, 2006)는 신규 APN과 경력자의 1일 think tank를 개최하였다. 그들은 수년간의 경험을 바탕으로 신규 NP가 멘토링이 필요한 영역을 찾았다. 시간관리와 생산성, 자신의 환자 사례관리, 임상기술의 개발, 두려움과 불안을 극복하는 것, 고립과 관련된 것, 실무, 일과 가정의 균형이다(AANP, 2006). 이 목록은 새로운 멘토-후배관계에서 목표로 설정할 수 있는 것이었다. 경력이 있는 NP를 위한 멘토링은 서로 다른 영역이다. 그들은 의사소통을 위한 네트워크, 소진관리, 교육과 연구 그리고 출판을 위한 개발, 기술을 업그레이드하는 것, 자신이 멘토가 되는 능력을 갖는 것이었다(AANP, 2006). 경력이 있는 NP에게 도움이 되는 멘토는 간호분야의 내외의 동료, 교육자, 연구자, 리더들이다(AANP, 2006).

멘토링은 불확실성의 시기에는 더욱 중요하다. 앞서 논의한 바처럼 예견된 의료개혁은 APN에게 불확실성과 기회를 제공하며, 멘토는 APN이 새로운 기회를 인식하고 자신의 경력개발을 위해 충고와 지원을 줄 수 있어야 한다. Joel(1997)은 다른 사람들을 멘토링하면서 어떻게 강점을 키울 수 있도록 도울 수 있는지를 밝혔다. 그것은 새로운 APN에게는 멘토가 될 수 있는 경험과 전문성을 가진 사람의 책임이라고 할 수 있다. 또한 후배들 자신의 목표와 욕구가 충족되고 멘토에게 요구사항이 분명히 전달되도록 후배를 지원하고 후배의 경력계획을 추후 관리할 책임이 있다.

결 론

이 장에서는 다양한 리더십 이론을 확인하고, APN의 역할에 어떻게 적용할지를 다루었다. APN이 의료체계의 변화를 이끌어야 할 중요한 시간이다. 이를 위해서는 복잡한 세계에서 개인뿐 아니라 동료까지 이끌 수 있도록 참여해야 한다. 미래를 위한 업무관리 기술, 기업가 정신, 사내기업가 특성, 혁신을 다루었다. 리더십 역할에 대한 실패는 선택사항이 아니다. APN은 파괴적 혁신가여야 하며, 미국의 의료현장에서 차이를 만들어 내는 블루오션 전략을 사용할 수 있어야 한다. 또한 전문단체를 통한 네트워킹과 멘토링을 이용하여 필요한 변화를 이끌어 낼 수 있어야 한다.

제 22 장

정보통신기술과 전문간호사

Robert Scoloveno

학습 목표

이 장의 결과로 기대되는 학습 결과

- 전문간호사가 상급실무를 향상시키기 위해 사용 가능한 기존 기술과 신기술을 설명한다.
- 전문간호사에게 유용한 건강정보기술(health information technologies, HIT)에 대한 이해를 증진한다.
- 다른 전자의무기록 소프트웨어를 평가하고 활용하는 능력을 보여준다.
- 진료정보교류(health information exchanges, HIE)의 세 가지 유형과 이들을 임상 실무에서 어떻게 활용되는지 이해한다.
- 전문간호과정 학생을 훈련시키고 전문간호사 실무 역량을 확보하기 위한 교수법으로서 high-fidelity 시뮬레이션 활용법을 이해한다.

서 론

의료전달체계는 모든 의료서비스 수혜자의 품질과 안전을 위해 빠른 속도로 변하고 있다. 보건의료 영역에서 질 개선을 위한 국가전략(국가품질전략, National Quality Strategy)(미국 보건복지부, 2014)은 품질 향상을 위해 3가지 목표를 제안한다: (1) 환자 중심의 품질관리 개선, (2) 증명된 치료 권고, (3) 진료비 절감. 국가 품질전략의 우선 순위 중 하나가 효과적인 예방과 치료 실무 제공이다.

이러한 목표와 실무는 상급간호실무의 환경을 변하시키는 건강정보기술(health information technologies, HIT) 혁신의 영향을 받는다. 의학연구소(Institute of Medicine, IOM)(2011)는 간호의 미래에 관한 보고서에서 전문간호사(advanced practice registered nurse, APRN)의 역할 확대와 모든 보건전문가들이 질적이고 안전한 진료를 할 수 있도록 HIT가 필요하다고 강조했다. HIT 혁신과 실행에서 정부의 역할이 점차 더 커짐에 따라 보건의료에서 HIT의 중요성이 더 증가하고 있다는 것은 의심할 여지가 없다.

2009년 미국정부가 의료보험 개혁을 추진하면서 의료행정의 효율화 정책을 도모하고자 도입된 경제적 및 임상적 건전성을 위한 보건의료정보기술법(Health Information Technology for Economic and Clinical Health, HITECH)은 보건복지부 산하기관인 국립보건정보기술조정국(Office of the National Coordinator for Health Information Technology, ONC)에서 법으로 제정하였다. ONC의 인가에는 의료의 품질, 안전성, 효율성 향상을 위해 전자건강기록(electronic health records, EHRs) 구축과 의미 있는 사용(meaningful use, MU)에 대한 내용을 담고 있다(ONC, 2014). 미국에서 HIT 채택은 개별 의료제공자와 의료전달체계에 제공되는 메디케어나 메디케이드의 MU재정인센티브프로그램에 의해 강화되었다. 메디케어/메디케이드 센터는 제공자가 인센티브를 받을 자격이 되는지를 결정하기 위해 목표와 기준을 만들었다. 예를 들어, 성과관리 항목을 충족시켰을 때 의약품 처방과 조제에서 보상을 받을 수 있다(Jones et al., 2014; ONC, 2014). 의료관리품질조사국(Agency for Healthcare Research and Quality, AHRQ)은 개인과 집단의 건강과 의료관리의 질을 향상시키고 비용효과성을 개선하기 위해 EHR을 만들고 HIT를 활용하는데 초점을 맞췄다. AHRQ는 HIT가 어떻게 의료의 질을 향상시키는지에 대한 근거를 널리 알렸다(AHRQ, 2015). 더 나아가 2010년 부담적정보호법(Affordable Care Act, ACA)에 의해 설립된 메디케어/메디케이드 혁신센터는 혁신적인 치료와 지불모델을 테스트하는 책임을 맡고 있으며, 이들 중 상당수에는 HIT 인프라가 필요하다(Berenson & Cafarela, 2012).

본 장에서는 EHR, 임상의사결정지원(clinical decision support, CDS), 전산화된 처방입력 시스템(Computerized provider order entry, CPOE), 진료정보교류(Health information exchanges, HIE)를 포함한 HIT의 사례들을 제시할 것이다. HIT의 임상적 교육적 활용은 유전학이나 유전체학과 high-fidelity 시뮬레이션과 관련해서 논의하려고 한다.

전자건강기록

EHR은 의료환경 전반에 걸쳐서 다른 의료제공자와 공유할 수 있는 환자의 건강정보를 체계적으로 편집하고 관리하는 것이다. EHR의 목표는 의료서비스의 품질, 안전과 효율성을 향상시키는 것이다(Centers for Medicare and Medicaid Services [CMS], 2012). EHR은 의료제공자간 뿐만 아니라 제공자와 환자간 정보 공유를 위해서 설계되었다. 제공자-환자간 EHR 기능을 통해 환자들은 의료정보, 검사결과, 요약과 치료계획 등을 포함한 의료기록을 접근할 수 있다. 환자는 자신의 기록을 접근할 수 있는 사람을 지정할 수도 있다(McMullen et al. 2014). 환자의 병력, 예방접종, 검사결과, 투약, 경과기록과 문제 목록 등이 EHR에 포함되어 있다. 고급 EHR(advanced EHR)에는 진료정보교류(HIE), 전산화된 처방입력 시스템(CPOE), 임상의사결정지원(CDS)과 같은 부가기능도 있다(Menachemi & Collum, 2011).

EHR의 MU는 품질, 안전 및 환자 중심에 초점을 둔다. MU프로그램은 메디케어와 메디케이드 진료 환자에게 인증된 전자기록을 사용하여 목표를 달성한 의료제공자에게 제정적 인센티브를 제공한다. MU EHR 인센티브 프로그램은 (a) 환자 건강기록정보 보호, (b) CDS 사용, (c) CPOE,

(e) 전자 처방, (e) 진료정보교류(HIE), (f) 맞춤형 환자교육, (g) 진료 전환에 대비한 약물 조정, (h) 환자 전자 접근, (i) 통신 보안, (j) 공공보건 보고(예: 면역) 등의 핵심 목표를 가지고 있다(CMS, 2015). 인센티브를 받으려면 MU 목표와 기준을 충족하는 MU 인증 EHR을 사용해야 한다(Thurston, 2014). APRN은 메디케이드 프로그램에 따른 인센티브는 받을 수 있지만, 메디케어 MU 인센티브 프로그램에서는 적절한 의료제공자로 인정받지 못하고 있다(McQuade-Jones, Murphy, Novak, & Sarnowski, 2014).

EHR에는 장단점이 있다. 임상적으로는 EHR과 그 도구는 제공자가 근거기반 가이드라인을 더 잘 준수하도록 하고, 투약오류 감소로 이어졌다. 특정 EHR 기능은 전자처방, 알람시스템 내장, 임상의사결정지원, 의료기록의 환자접근을 가능하게 했다. 기관의 입장에서는 비용절감과 청구 및 코딩의 정확성을 가져왔다. 반면 EHR 구현의 잠재적 문제점은 채택, 실행 및 유지하는데 드는 비용, 지속적 교육과 작업흐름(workflow)의 중단과 관련된 비용 발생이다(Menachemi & Collum, 2011). 또한 EHR이 어떻게 설계되고 수행되는지, 상호운용성의 분열(fragmentation in interoperability), 사용자간 훈련과 역량 부족, 건강정보의 개인정보 보호와 안전에 대한 우려도 있다(Narcisse, Kippenbrok, Odell, & Buron, 2013).

McMullen 등(2014)은 EHR의 개인정보 보호와 보안 문제의 위험성에 대해 언급하였다. 이러한 위협은 부실한 보안조치와 비밀번호 관리로 인해 발생할 수 있다. 1996년 의료프라이버시법(Health Insurance Portability and Accountability Act of 1996, HIPAA)은 전자의료기술에 대해서도 국가표준의 개인정보 보호와 보안규칙을 적용하도록 확대하였다. 개인정보 보호 규칙은 개별 건강정보를 보호하기 위한 표준을 제공하는 반면, 보안규칙은 전자보안 의료정보(Electronic protected health information, e-PHI)에 대한 표준을 정하고 있다(Office for Civil Right [OCR], 날짜 미상). APRN은 사전에 정해진 보안 비밀번호를 사용하고 수신인만 계정에 접속할 수 있도록 되어있는지가 확인된 경우에만 이메일이나 문자를 보내고, 잘못된 정보가 있다고 판단될 경우에는 후속조치를 취해야 하며, 전자보안과 개인정보 보호에 관한 전문적 개발에 참여함으로써 기록의 프라이버시와 보안에 중요한 역할을 할 수 있다.

임상의사결정/근거기반실무를 위한 데이터베이스

1) 진료정보교류

진료정보교류(HIE)는 진료나 간호를 받는 기관으로나 치료의 전환기 동안 환자정보가 환자를 따라갈 수 있도록 하는 컴퓨터 시스템이다. HIE의 목표는 효과적이고 효율적인 방식으로 치료가 제공되기 위함이다. HIE는 세 가지 유형이 있는데, (1) 직접 교환은 환자진료 요약 및 검사자료와 같은 환자정보를 암호화하여 치료제공자가 주고 받는 방법; (2) 쿼리 기반 교환(query-based exchange)은 치료제공자가 환자에 대한 건강정보를 검색할 수 있도록 하는 것으로, 보통 계획되지 않은 응급실 치료의 경우; (3) 소비자 매개 교환 방식은 소비자가 자신의 건강정보를 접근할 수 있어서 치료제공자와 정보를 공유하고 정보에 입각한 의사결정을 내릴 수 있는 방식이다(Williams, Mostashari,

Mertz, Hogin, & Atwal, 2012). Fontaine, Ross, Zink과 Schilling(2010)은 일차진료를 할 때 HIE 구현의 장점과 단점에 대해 논의하였다. 장점으로는 작업의 효율성으로, 검사 결과의 접근성이 용이하고 의뢰가 개선되며 소비자의 불평이 개선될 것이다. 두 번째로 비용이 절감되는데, 특히 검사 결과를 전달하는데 필요한 비용이 줄고, 직원들의 업무시간을 단축시킬 수 있고, 지원인력의 필요성도 줄일 수 있다. 세 번째 장점으로 치료의 질과 안전을 향상시킬 수 있다. 비록 연구가 제한적이기는 하나, HIE는 환자 결과를 개선시키고, 입원을 줄이고, 처방오류를 감소시키는 것으로 보고되었다. HIE의 장벽으로는 연결(connectivity) 비용, 하드웨어, 소프트웨어, 거래 수수료와 유지보수 비용을 들 수 있다. 그 외 개인정보 보호와 책임에 대한 우려가 있다. 환자는 자신의 건강정보를 공유하는 것을 경계할 수 있으며, 치료제공자는 환자정보를 제공하는 기관에 대한 신뢰가 필요하다. 법적 책임 역시 HIE를 일반화하는데 장벽이 될 수 있다. 치료제공자는 전송한 환자 자료가 활용되지 않거나, 전송받은 환자 자료가 부정확할 때 부정확한 자료에 기반해서 진료를 하게 될 것을 염려한다(Fontaine et al, 2010).

2) 전산화된 처방입력 시스템

전산화된 처방입력 시스템(Computerized Provider Order Entry, CPOE)은 임상의가 컴퓨터에 의약품을 입력해 약국에 직접 처방을 전송할 수 있는 기술체계이다. 최소한 CPOE는 처방이 읽기 쉽고 완전하다는 보장 하에서 환자 안전을 강화할 수 있는 잠재력을 가지고 있다. CPOE는 임상의사결정지원(CDS) 시스템과 결합되어 환자의 검사 결과 또는 약물 대 약물 상호작용을 기반으로 한 의약품 안정성, 알레르기와 독성 반응에 대한 처방관련 정보를 제공한다(AHRQ, 2015). 선행 연구들에 따르면, CPOE가 투약오류 건수를 37%~80%까지 감소시키는 것으로 밝혀졌다. 그러나 일부 연구에서는 CPOE가 부적절한 업무흐름과 임상의에게 "경고 피로(alert fatigue)"를 발생시키는데, 지나치게 과다한 비특이적 경고로 인해 중요한 경고를 무시하게 만들어서 그다지 긍정적 효과를 거두지 못하고 있다고 보고하였다(Jones et al, 2014). CPOE 및 CDS 기술은 복잡하기 때문에 의료기관은 목표와 업무흐름 요구를 구별할 필요가 있다(Kuperman et al, 2007). CPOE와 CDS 시스템은 구체적이고 근거에 기반한 경고를 제공할 수 있도록 시스템을 설계하여 "경고 피로"를 방지하도록 해야 한다.

3) 임상의사결정지원

임상의사결정지원(Clinical Decision Support, CDS)은 의료진, 직원, 환자 등에게 적시에 근거기반 정보를 제공하여 의료서비스가 전달될 때 결정을 돕는다. CDS 도구에는 특정 상황에 맞는 처방 세트, 환자에게 맞춘 자료 세트, 건강 예방 치료 주의사항, 전산화된 경고, 임상지침, 건강정보 데이터베이스가 들어 있다(AHRQ, 2015). 다양한 치료 임상 영역에서 CDS 애플리케이션을 사용한 예로는 (a) 선별, 예방 접종, 이차 예방 지침, (b) 진단별 치료지침, 약물 관리, 복용량, 약물상호작용에 대한 경고, 의약품 가이드라인과 (c) 중복 검사에 대한 경고를 들 수 있다(Berner, 2009).

4) 건강정보기술의 운용

HIT 구현으로 인해 인적 자원이 영향을 받을 것이다. 행정과 같은 일부 영역의 인력은 감소하고 의료정보학과 같은 전문영역 인력은 증가할 것이다. 또한 대도시에서 농촌으로 보건 전문가들이 이동하고, 3차 의료기관에서 가정으로 의료서비스 제공이 이동할 것이다. 보건의료 전문가의 역할도 바뀔 것이다. 예를 들어, APRN은 통신과 로봇공학을 이용해서 간단한 외과적 시술을 수행할 수도 있다(Anvari, 2007).

EHR, HIE, CDS를 채택하면 의료관리를 촉진하고, 환자와 치료제공자 사이에 조정과 소통을 증진시키고 안전을 강화시킨다. 반면, 의료관리의 초점이 지역사회와 인구보건 중심으로 이동함에 따라 기술과 HIT 상호운용성 간에 차이(gap)가 발생한다(Allen et al, 2014). Allen 등(2014)의 지역사회 건강관리 프로그램 모델에 따르면 지역사회 세팅에 따라 자료의 표준화, 시스템 상호 운용성, 진료정보교류(HIE)를 위한 노력과 변화가 필요함을 강조하고 있다. 어떤 지역사회도 똑같지는 않기 때문에, HIT 정책과 실행을 위해서는 환경에 맞춰 조정이 필요하다.

HIT를 사용하는 조직의 인력배치 결정은 품질과 안전을 극대화하고 효율성을 높이는 조직의 우선 순위에 중점을 둔다. 이러한 인력배치 결정은 직원 감축보다는 직원 재교육을 활용한다. 다른 관리 방법은 HIT 구현으로 인해 학제간 팀의 역할을 최적화하는 것이다(Goldsack, Chem, & Robinson, 2014).

임상 및 교육적 응용

1) 유전학과 유전체학

유전체학(genomics) 분야의 과학적 발전은 전문간호사와 다른 의료제공자들에 의한 치료 전달체계를 빠르게 변화시키고 있다. 유전학(genetics) 또는 유전체학적 정보는 개별적인 질병 감수성 요소들을 밝혀내면서 치료도 개별화하고 있다(Bancroft, 2013). 심혈관질환, 암, 당뇨병과 같은 질병과 사망의 주요 원인은 모두 생활습관과 환경적 요인에 영향을 받는 유전적 소인을 가지고 있다. 정확한 복용량으로 올바르게 약을 복용하더라도 개별 유전자 표지로 인해 약물 부작용이 나타날 수 있다(Calzone et al, 2010). Pasche와 Absher(2011)는 유전학과 유전체학의 발전이 환자에게 개별화된 유전체 치료법을 제공할 수 있을 것이라고 가정했다. 개별화된 유전자 치료의 예시는 종양학 분야에서 찾아볼 수 있다. 암 연구와 치료는 개인의 전체 게놈(genome)과 종양의 게놈의 염기서열화를 주도해 왔다(Pasche & Absher, 2011). 이제는 암 위험도 평가, 종양 개요, 약물 유전체학 치료와 표적치료가 가능해졌다(Monteiro-Santos et al, 2013).

유전학과 유전체학 연구와 기술은 APRN과 기타 의료제공자뿐만 아니라 의료 수혜자에게 중요한 진단과 치료 정보를 제공해줄 것이다. 개발 스펙트럼 전반에 걸친 개별적 스크리닝은 개인의 건강상태를 식별하고 특성화하며, 유전적 이상과 질병의 위험을 조명하고, 관리 정보를 제공할 것이다(McCormick & Calzone, 2016). Brennan(2015)은 개인의 약리학적 관리는 종종 유전학과 약리유전학 검사에 대한 APRN의 지식에 달려있다. 마이크로 어레이(microarray)검사는 신진대사가 불량한 사람, 특정 약물에 대해 대사가 느린 사람과 정상인 사람을 식별할 수 있다. APRN은 약리 유전학에 대한 지식을 높여서 검사가 필요한 환자와 검사 방법을 결정하고 결과를 확인하기 위한 관련 건강정보기술(HIT) 데이터베이스에 대한 지식이 필요하다(Brennan, 2015).

APRN은 질병에 대한 민감성을 설명하기 위한 소비자에게 직접 판매(direct-to-consumer, DTC)하는 개별 유전자와 개별 게놈 검사를 위한 산업도 있다는 것을 알아야 한다. 소비자들은 전문간호사가 그 결과를 해석하고 진료에 대한 의사결정을 하는데 도움이 될 수 있기를 기대한다. 이러한 검사들의 위험과 이득에 대한 정보는 아직까지 잘 알려져 있지 않다(Loud, 2010; Thrush & McCaffrey, 2010). 유전학과 유전체학의 발달로 APRN은 유전학과 유전체학, 예측 유전자 검사, DTC 검사에 대한 지식도 필요하다. 또한 유전학과 유전체학과 관련된 윤리적 문제, 정책 및 표준과 그 분야에서 지식의 발전이 중재를 어떻게 발전시킬 것인지에 대해서도 알아야 한다.

2) High-Fidelity 시뮬레이션과 상급간호실무

시뮬레이션은 많은 분야에서 적용될 수 있는 의료분야의 실습 및 학습을 위한 기술로(Gaba, 2004) 간호사 교육을 위한 교육 전략이다. 환자를 대상으로 의료인들이 초기 학습을 하기에는 환자의 재원일수가 짧고, 높은 정확도를 요구하고, 필요한 인력은 부족하고 오류의 위험이 많기 때문에 시뮬레이션은 안전한 임상실습을 위해 권장되는 교수전략이다(Medley & Horne, 2005).

APRN이 기술 역량을 유지하는 것은 어려울 수 있다(Stephenson, Zeynep, & Cullen, 2015). APRN은 고위험 저빈도 기술뿐만 아니라 EHR과 같은 새롭게 부상하는 HIT에 대한 역량도 유지하고 있어야 한다. High-fidelity 시뮬레이션은 복잡한 환자, 응급 상황, 드물게 직면하게 되는 환자 등 다양한 상황과 임상 환경에서 HIT를 사용하여 자신감을 고취시킬 뿐 아니라 역량도 유지할 수 있도록 하는 전략이다. 이 모두는 실제 환자에게 주는 위험은 없다. 상급실무 커리큘럼에 시뮬레이션 경험을 활용하면 환자에게 성공적인 결과를 보장할 수 있다. 시뮬레이션은 APRN의 임상추론 능력도 향상시키는 것으로 나타났다(Mompoint-Williams et al, 2014).

개별적인 high-fidelity 시나리오는 비침습적 검사와 전자환자기록과 같은 APRN에게 유용한 다른 기술을 활용할 수 있다. 시뮬레이션 기법은 전통적인 교육방식을 넘어 추가적인 훈련을 가능하도록 하였다. 임상 환경은 특정 기술에 대해서는 일상적 노출이 되지 않을 수 있기 때문에, 시뮬레이션 환경은 역량과 긍정적인 환자 결과를 유지하는데 있어 가장 중요한 방법이 된다. 시뮬레이션 경험 설정은 학습 목적을 달성하는데 매우 중요하다. 참가자들은 현실 세계를 반영한 환경에서 현실적인 시나리오를 수행할 수 있게 된다. 또한 참가자들은 디브리핑 기간 동안 자신들의 경험을 되돌아보게 된다. 이러한 중요한 절차는 모의경험 직후에 수행되어야 하며, 참가자들은 무엇이 잘 되었는지와 무엇을 다르게 했을 수 있는지에 대한 솔직한 피드백을 받을 수 있도록 해야 한다.

모의환경은 APRN에게 유익하다는 증거가 있다. Kowitlawakul 등(2015)의 연구에서 싱가포르 전문간호과정 학생들이 다양한 시뮬레이션 경험에 참여한 후 임상 환경에서 환자를 돌볼 수 있는 능력에 대한 자신감이 증가했다고 보고했다. 참가자들은 또한 이러한 경험이 병력조사, 의사소통과 급변하는 환자를 돌보는데 필요한 기술을 개발하는데 유용하다고 느낀다. 시뮬레이션은 전문간호사의 역량 유지에 있어서도 효과적이다. Stephenson과 연구진들(2015)은 호흡곤란 시뮬레이션에 참여한 간호사들이 지식을 오래 그리고 잘 보유할 수 있었고, 시뮬레이션 경험 3개월과 6개월 후에도 성공적으로 모의실험장치(simulator)에 삽관을 할 수 있다는 것을 확인하였다.

결 론

건강 관리는 점점 더 세계화되고 있고 전문간호사는 효과적인 간호를 제공하기 위해 기술을 적절하게 사용할 필요가 있다. 원격진료와 같은 신기술은 보건의료 전문가와 환자에게 유용하게 활용될 것이다. 원격의료 및 신기술의 발달은 기존의 HIT 시스템과 통합되어 소외 지역의 환자 진료의 품질을 높이도록 해야 한다. APRN은 정보통신기술을 사용하여 환자의 건강력과 신체 소견을 기록하고, 검사와 약을 처방하고, 환자 진료비용을 청구한다(Swenty & Titzer, 2014). 새롭게 부상하는 HIT를 사용하는 것은 필수적이며, 전문간호사는 환자 치료에 이러한 기술을 활용하게 됨에 따라 이러한 기술을 구현하고 평가하는 교육을 반드시 받아야 한다.

제 23 장

출판을 위한 글쓰기

Shirley A. Smoyak

학습 목표

이 장의 결과로 기대되는 학습 결과

- 출판을 위한 글쓰기 습관을 키울 개인적인 전략을 디자인한다.
- 편집자에 대한 편지, 전문지 뉴스레터와 같은 다양한 유형의 출판물이나 게시물의 유형을 선택할 수 있다.
- 참고 저널과 책의 챕터 또는 기타 참조되지 않는 매체를 위한 글쓰기의 차이를 이해한다.
- 특정 주제에 대해 알려진 것과 알려지지 않은 부분에 대해 어떻게 아는지를 결정할 수 있다.
- 설명문체로 글쓰기를 한다.
- 키워드 및 검색 옵션을 선택하여 문헌 검색을 디자인한다.
- 검토과정이 어떻게 구성되어 있는지, 검토가 앞으로 저자가 될 사람들에게 어떤 영향을 주는지를 이해할 수 있다.

서 론

간호사는 교육과 관찰을 통하여 배운 경험에서 유래된 좋은 아이디어를 가지고 있다. 간호사는 자신이 눈으로 본 것과 직관을 포함한 다른 모든 감각을 이용하여 관찰한다. 이러한 관찰을 공유하면 학술적인 대화가 만들어지며, 이 결과는 근거기반실무나 연구의 가설이 된다.

모든 간호사들이 좋은 관찰자이지만, 전문간호사는 자신의 활동 영역 안에 출판을 위한 글쓰기를 통한 공유의 필요성을 포함한다. 하지만, 불행하게도 이런 글쓰기 기량 향상을 위한 과정은 대학원 과정의 커리큘럼 내에 포함되어 있지 않다. 이 장에서는 글쓰기가 목적이 될 뿐 아니라 실제 출판이 될 수 있도록 하는데 필요한 배경을 제공하려고 한다.

글쓰기에 대한 구체적인 제안을 탐구하기 전에 출판을 위해 먼저 무엇을 하지 말아야 할지 알리고 싶다. 절대로 첫 번째 문장을 먼저 쓰려고 하지 않는 것이다. 첫 문장을 쓰는 것은 가장 마지막에 해야 하는 것이다. 대신 당신이 전달하려는 최종 메시지에 집중해야 한다. 독자들이 "기억해야만 하는 요점"은 무엇인가? 독자들이 기억할 포인트는 무엇인가를 확인한다. 두 번째로 하지 말아야 하는 것은 2인칭으로 쓰지 않는 것이다. 왜냐하면 일반적으로 너무 설교적으로 들리기 때문이다. 하지만 여러분은 이미 내가 그렇게 하고 있는 것을 보게 될 것이다. 내가 2인칭을 선택한 이유는 마치 내가 실제로 여러분을 대하고 있는 것처럼 여러분에게 나의 메시지를 전달하려고 하기 때문이다. 그러나 책의 각 장에서는 저자와의 쉬운 대화체를 허용하지 않고 있는 것이 유감스럽다.

글쓰기 습관을 어떻게 가질 것인가

오래 전 New Brunswick, Rutgers 대학의 Alexander 도서관의 강연자가 초청받은 편집자와 저자들에게 제안한 조언 중 이 부분이 기억에 남아 있다. "글쓰기는 이를 닦거나 개를 산책시키는 것과 같다." 여기에서 조언의 요점은 다음과 같다. (a) 습관은 자동적이다; 자동적으로 글을 쓰게 해라. (b) 하루 중 당신이 가장 영민한 시간을 선택해라. 당신은 아침형인간가 아니면 저녁형 인간인가? 당신은 언제 가장 생각이 잘 되고 일이 잘 되는가? (c) 방해받지 않는 공간이 있어야 한다. 집에서 문을 닫고 들어간다는 것은 방해받고 싶지 않다는 것을 의미하는 장소를 선택해라. 아마도 직장에서 이러한 시간과 장소를 얻는다는 것은 더욱 어려울 것이다. (d) 글쓰기를 30분으로 제한해라. 더 짧은 시간이 더 효율적일 수 있으며, 한 시간씩 붙들고 있지 않도록 한다.

당신이 쓴 글은 오롯이 당신의 마음에서 나온 것이어야 한다. 당신의 머리 속을 맴도는 두서없는 생각에서 문장을 확장시키도록 한다. 마침표나 구문에에 대한 걱정을 하지 말고, 우선 종이 또는 컴퓨터에 단어를 옮긴다. 이 단어들은 당신의 경험, 생각, 이슈, 관심사에서 나와야 한다. 한 번도 글로 써본 적이 없는 관찰일 수도 있다. 만약 당신이 빈 화면을 보고 무엇을 써야 할지 잘 모르겠다면 어제나 오늘 아침 관찰한 것에서 시작할 수 있으며, 당신이 꿈꾸던 것을 써도 된다.

당신이 매일 자동적으로 글쓰기를 하도록 약속을 하는 것은 분명 글쓰기가 당신의 일부분이 되며, 새로운 내가 탄생한다. 이 약속을 가까운 친구나 친척과 공유하는 것은 매우 유용할 수 있다. 만일 자녀가 있다면 그들에게 이러한 결심을 알리고 글을 쓰는 시간 동안 집에 혼자 남아있겠다는 당신의 요청을 존중받을 수 있다. 그렇게 된다면 이를 닦거나 개를 산책시키는 것처럼 습관을 만들 수 있다.

글쓰기 접근법

앞에서 첫 문장을 먼저 쓰려고 시도하지 말 것을 제안했듯이, 하지 말아야 할 또 하나는 전문지에 글을 기고하려고 하는 것이다. 자신의 이름을 출판물에서 발견할 수 있는 더 쉽고, 간단한 방법들이 있다.

1) 발행된 회의록(Published minutes)

디지털 방식이든 인쇄물로든 회의록을 작성해야 하는 조직은 명확한 문장을 써줄 누군가가 필요하다. 회의에서 다뤄진 사안을 다른 사람이(회원과 비회원) 알 수 있게 하기 위해서는 일어난 일에 대한 더 자세한 설명이 필요하다. 관련 안건과 결의안만을 재인쇄하는 것만으로는 충분하지 않다. 이 역할은 선출된 비서의 역할 범위에 속할 필요는 없다. 회장이나 이사회의 승인 아래 자원봉사자가 이 일을 맡을 수 있다. 전체 회의록에 대한 편집 여부와 누가 편집할 지에 대한 합의가 필요하다.

2) 편집자에 대한 서한

편집자에게 보내는 편지는 신문, 인쇄된 보고서로 대부분의 전문 간호 학회나 협회에 의해 환영받는다. 지방과 주의 일반 신문들도 편집자에 대한 편지를 환영한다. 편지는 뉴스 보도나 논문에 대한 동의나 비동의에 관한 것이기 때문이다. 당신이 언급하고 있는 것에 대한 전체 출처를 반드시 제시해야 한다. 당신은 자신의 경험에 기초하거나 문장을 서술하거나, 문헌 자료를 인용할 수 있다. 당신의 편지는 기존의 인쇄 형식을 따라야 하는 것과 적시성이 중요하다. 답장을 받은 후 너무 늦게(1주 이상) 답을 하는 것은 좋지 않다. 편지가 저널의 기사라면 이전 이슈에 대한 것이 중심이 되어야 하며, 책을 쓰고 있다면 가장 최근 인쇄물이 되어야 한다.

또 다른 형식은 언론의 관심이 더 많이 필요한 이슈에 대해서 쓰는 것이다. 예를 들어 간호학 저널의 경우 최근 몇 달 동안 다루지 않았던 임상 현상에 대해 쓰는 것이다. 편집자가 특별한 이슈를 개발하기를 원할 수도 있다. DNP(Doctor of Nursing Practice)나 박사학위 취득에 대한 접근방식이나 모든 분야회가 미국간호사협회와 통합되어야 하는지 등과 같이 편집자가 개발하기 원하는 이슈를 쓸 수도 있다.

3) 신문기사나 보고서

이전 문단은 당신이 쓰고자 했던 주제에 대한 내용일 수 있다. 체계적인 연구나 실제적인 연구가 아닌 새로운 임상의 아이디어나 중재는 혁신적인 것으로 기술될 수 있다. 이렇게 하기 위해서는 해당 근무부서, 기관, 병원이 공개에 동의해야 한다. 관리부서나 행정부서에서 동의하지 않는다면 자신의 의견을 짧은 '의견(opinion)'으로 써야 한다. 단체에 의해 완료된 프로젝트나 계획되고 있는 보고서를 언급할 수도 있다. 보고서에 대한 글을 더 확대하여 쓸 수도 있다.

또한 협회들은 회의나 행사의 진행에 대한 보고서를 발행하기도 한다. 이러한 형태는 기조연설이나 주요 발표의 개요가 포함된다. 다음 단원에서는 이런 것들이 논문이 될 수 있는지를 기술하려고 한다.

4) 모노그래프[1)]

협회나 학회는 행사나 회의의 행사관련 기록이나 개요를 때로는 확장된 형식으로 출판하기도 한다. 모노그래프를 만들기 위해서는 기조 발표자와 주요 발표자가 자신의 발표나 워크샵 내용, 삽화, 표 또는 그래프를 제출해야 한다. 당신은 다음과 같은 노력을 할 수 있다. (a) 모노그래프를 위해 자신의 문서를 제출하는 역할, (b) 별도의 출판을 위해 준비하는 편집자의 역할

1) Monograph. 어떤 하나의 문제나 한가지 사항만을 대상으로 깊이 연구한 논문

5) 책이나 동영상의 리뷰

간호학 저널이나 신문은 리뷰을 배포할 수 있는 온라인 수단이 보편화되면서 서적이나 비디오 리뷰를 발행하는 빈도가 훨씬 줄어들고 있다. 10년 전에는 많은 잡지에서 리뷰에 대한 특별한 컬럼이 있었고, 컬럼을 편집하는 편집자도 있었지만 현지는 더 이상 그렇지 않다. 반면 획기적인 책인 미국의학연구소(IOM)와 같은 곳에서 발표한 Future of Nursing(2011)은 획기적인 보고서로서 서평뿐만 아니라 분석을 발표하는 평론가가 많이 있다.

위의 인쇄물의 대부분은 자원봉사적인 노력이다. 작가는 작품에 대해서 거의 사례를 받지 않는다. 그러나 다음 섹션은 사례금과 같은 형태를 작가에게 지불하게 된다.

6) 책 중 챕터 저자

책의 챕터를 저술해 줄 것을 요청받기 위해서는 당신은 먼저 자신의 분야에서 전문가가 되어야하고 그렇게 인정받아야 한다. 연설, 강의, 워크샵, 비디오, 저널 기사 등으로 발표 횟수가 증가하면서 동료로부터 주목받게 될 것이다. 이런 책들의 초점은 임상현상, 정책이슈, 새로운 교육/교수법/행정적인 문제에 대한 개요 등이 될 것이다.

Mason과 동료(2002)는 Policy & Politics in Nursing and Health Care의 편집자로 활동했으며, 이 책은 이러한 초점을 맞춘 최초의 책 중 하나이다. 10년이 지난 지금도 첫 번째 이슈는 널리 인용되고 있으며, 역사적으로 훌륭한 자료가 되고 있다. 각 장은 독립되어 있으며, 각기 다른 전문가들에 의해 쓰여졌다.

한 예는 Beverly Malone(London Royal college of Nursing CEO)과 저자가 저술한 장으로 "Managed Care and Mental Health: 낙관론과 신중론의(A Mixture of Optimism and Caution)"이 한 예가 될 것이며, 돌이켜보면 "신중론(caution)"에 대해 더 많이 언급했어야만 했다.

때로는 전문가 소셜 미디어에 계획 중인 책에 대한 언급을 하여 광고가 되기도 하며, 주제나 필요한 전문 지식들이 나열되어져 있다.

책의 편집자를 아는 경우 전화나 이메일을 통해 연락하게 될 것이다. 그러나 편집자를 모를 경우 당신의 제의나 답변은 공식적인 방식으로 보내져야 한다. 당신의 전문분야 또는 챕터에 대한 아이디어를 첨부하는 것뿐만 아니라, 간략히 정리한 이력서(curriculum vitae, CV)를 보내는 것도 좋은 방법이다. 짧은 형태의 CV는 전문성을 강조할 수 있어야 한다. 최근 출판된 최근 저서가 기재되어야 한다. 또한 매일 확인할 수 있는 이메일과 개인 휴대폰을 기재하는 것을 잊지 않도록 한다.

7) 저널의 논문

저널에서 기사를 쓰는 것은 최고의 기술과 전문성, 경험이 필요하다.

- 독자를 확인하는 것이 가장 첫 단계이다. 누구를 위해 저술하고 있는가? 초보자인지 전문 임상가인가? 전문학사, 학사, 또는 석사인가? 그 이상의 학위자인가?
- 당신에게만 새로운 주제에(방금 알게 된) 대해 쓰고 있는가? 아니면 다른 사람들에게도 새로운 주제나 이슈인가? 이 질문에 답을 하기 위해 철저한 문헌고찰이 이뤄져야 한다.
- 저널의 편집자가 묻는 첫 질문은 "무엇이

새로운 것인가?"이다.

- 당신이 쓰려고 하는 논문을 위한 저널을 어떻게 선택했는가? 이 질문에 답을 하기 위해 문헌을 찾으면서 다음 차례의 내용으로 넘어간다.
- 선택한 저널에 논문을 기고하기 위해서 필요한 것은 무엇인가? 저널의 웹사이트에 저자를 위한 지침이 잘 나와 있으며 인쇄도 가능하다. 지침은 꽤 자세하며, 이 지침에 따르면 저널에 명시된 규칙이나 필요사항을 잘 찾을 수 있다. 더 자세한 내용은 The Formal Review Process와 편집자의 역할에 나와 있다.

8) 책

매우 다양한 종류의 책들이 있다. 책의 도메인, 형식, 길이, 저자(단독 저자, 편집 됨) 등 상당히 달라서, 초보 작가들이 열광할 만한 길은 아니다. 박사학위을 위해서 수행한 연구가 책이 될 수 있는 예외도 있다. 예를 들면 수년 전 Carol Germain이 암병동과 환자, 가족, 의사, 의료진이 어떻게 상호작용하는지에 대한 연구를 진행했다. 그녀의 책인 '종양 병동(The Cancer Unit, 1979)은 호평을 받았고 지금도 중요한 자료로 이용되고 있다.

9) 사설

대부분의 간호학 저널은 월간으로 또는 그보다 적게 발행되더라도 사설을 싣는다. 일반적으로 사설은 편집장이 쓰지만 어떤 경우는 객원위원에게 맡기기도 한다. 뉴스레터나 신문에서도 사설을 게재한다.

다음은 가장 일반적인 사설의 형식이다.

(a) 단순히 최신호의 수록된 내용을 알려서 주제와 논문에 대한 중요성을 강조한다. (b) 전문직과 관련하여 직면하는 이슈에 관한 학술적인 의견을 제시한다. (c) (b)와 같이 언론에서 다뤄지지 않지만 꼭 물어야 하는 질문을 제시하는 사설. (d) 현재 발견한 결과, 보도, 문헌에 관한 진실의 해석이 있을 수 있다. (e) 일반 언론에서 보건의료에 대해 발표되는 내용에 대해 "무엇이 옳고, 무엇이 틀린 것인가?" 편집장이 물을 수 있다.

최근 저자가 쓴 사설은 앞서 언급한 몇가지 사항에 초점을 두고 있다. 지난 6월(Smoyak, 2016a) 저자는 독자들이 스스로를 응석받이인지 아니면 도전자인지에 대한 질문을 하였다. 이 주제는 학생들의 개인적인 편안함을 침범하지 않고 보호해야 한다는 기대에 대한 유감스러운 자극이었다. 지난 8월(Smoyak, 2016b)의 사설에는 "이름 안에 무엇이 들어있나요?"라고 물었는데 새로운 알파벳 수프(기호나 약어들이 많아 이해하기 어려운 언어)에 대한 주제였으며 독자들은 각각의 새로운 명칭(designation)이 그들에게 얼마나 친숙한지 물어보는 내용이였다.

글쓰기 작업 준비

이전 섹션에서는 당신이 글을 쓸 유형에 대해서 나열하였다. 이 섹션에서는 작가가 되기 위해 수행해야 할 몇가지 준비단계를 설명하고자 한다.

1) 1단계: 구성하기

우선 당신의 작업을 위해 파일에 데이터, 아이디어, 삽화, 사례, 의견서 등을 수집해 둔다. 젊은 사람일수록 참조할 수 있는 기사의 PDF, 관심있는 뉴스 기사, 또는 향후에 사용할 수 있는 여러 그래픽뿐만 아니라 자신의 문서를 넣을 전자 파일이나 폴더들을 더 많이 사용한다. 저자와 같은 나이의 사람들은 구식 삼단 파일 폴더에 라벨을 붙인 후 커다란 아코디언 형태의 파일 폴더를 더 선호할 수도 있다. 저자의 최근 현재 폴더에는 '간호사-의사 토론/대화, 응석받이와 도전자, 전자화일과 건강기록, 윤리학 출판 등으로 되어 있다. 몇 주마다 이 폴더의 내용을 살펴보고 관심 분야와 수집한 내용을 상기시켜본다.

2) 2단계: 다음 항목이나 질문들을 분류하기

앞에서 언급했듯이 방금 발견한 것이지만 다른 사람들은 이미 알고 있는가? 이 항목이 새로운 항목이라면 최근 문헌에서 어떻게 다루어졌는가?

문헌을 살펴보면서 생각하거나 연구해야 하는 되풀이되는 문제가 있는가? 물론 이러한 제안과 함께 광범위한 독서는 필수적이라는 사실이다. 보건의료를 넘어서 세계적인 뉴스까지 이어지는 독서가 필요하다. TV나 다양한 뉴스클립만으로는 전체 이야기를 전달하거나 이야기의 양면을 파악하기에 충분하지 않다. 물론 종종 두 개 이상의 대립되는 부분들이 있으며, 이런 대립되는 부분들은 더 많은 중첩된 하위 범주로 나뉜다.

3) 3단계: 설명서 유형 사용하기

매일 매력적이고, 신기하고 완벽한 문장을 만들도록 연습한다. 관찰한 것에 단어를 넣는 것이 좋은 시작방법이다. 저자의 폴더에는 다른 사람이 사용했던 좋은 문장을 모아놓은 것이 있다. 출처는 알 수 없는 말 중에 "Eschew Obfuscatory Scrivenry!"(복잡한 글쓰기는 피하라)가 있다. 이 문장은 당신의 컴퓨터 화면에 써놓으면 유용할 것이다.

모호하고 막연하기보다는 명확하고 명백할 것을 목표로 한다. 논쟁의 여지가 있는 모든 문장은 문서화해서 확인해야 한다. 저자를 포함한 저널 편집자들은 다음과 같은 질문을 자주한다. 그걸 어떻게 알게 되었습니까?

문단 사이에는 전환이 있어야 한다. 각 문단의 끝은 다음 문단이 있을 것이라는 신호가 있어야 한다. 전체의 문서는 통합된 문단으로 구성되어야 한다. 이런 글쓰기를 위한 저자의 가장 훌륭한 롤모델은 Gerald Grob이다. 그는 정신병원과 기관 그리고 환자들이 오랜 시간 동안 견디어온 패턴에 대한 분석으로 유명한 러트거스의 역사학자이다. 문단 간에 전환이 발생하면, 중요 요점은 처음부터 끝까지 유지된다. 뜻밖의 놀라운 이야기는 없어야 한다. 새로운 아이디어가 요약 부분이나 결론 부분에 나타나서는 안 된다.

4) 4단계: 자원을 파악하기

스타일 매뉴얼, 작가를 위한 핸드북, 저작권법, 이해상충이 발생했을 때의 보고, 한 명 이상의 저자를 나열하는 방법 등을 숙지해야 한다.

고전적인 핸드북은 Strunk(2009), The Element of Style이다. 저자가 가장 좋아하는 "방법"은 William Zinsser의 "On Writing Well" (1980)이다. 그의 놀라운 문장들은 다음과 같다. "클러터(clutter)[2]는 미국 글쓰기의 고질병이다. 우리는 불필요한 단어, 반복되는 구조, 화려한 미사여구, 무의미한 전문용어들로 목을 조르는

2) a condition of disorder, or a lot of objects that are in a state of disorder

사회이다."(p. 7) "사용(use)이라는 말로 충분하다면 활용하다(utilize) 또는 활용(utilization)이라는 단어는 사용할 필요가 없다."

5) 5단계: 그 넘어

당신이 글쓰기를 하고 이 글이 수정없이 완벽할 것이다라는 생각을 가지고 있다면 이런 믿음은 버리는 것이 좋다. 애브라함 링컨의 유명한 "나를 용서하십시오. 이 짧은 발표문을 만들 시간이 없었습니다."라는 말은 완벽을 기하기 위해서는 시간을 들여 분석하고 다시 쓰고 수정해야 한다는 것임을 보여준다. 최종 작품이라고 생각하지 말고 초안으로 생각한다. 동료들에게 초안을 보여주고 수정사항을 듣도록 한다. 방어적이 되지 않도록 조심하고 동료들의 제안을 진지하게 검토한다.

6) 질문편지(단계에 속하지 않음)

초보 지자들은 사신이 기사를 제출할 저널의 편집자에게 질문 편지를 쓰는 것이 좋은 생각이라고 알고 있다. 그러나 그렇지 않다. 저자를 위한 가이드라인에 의뢰하거나 제안된 저널의 여러 이슈를 읽어보면 어떤 질문도 답변할 수 있다. 제안된 주제가 관심주제인지 편집자에 질문하는 것은 편집자의 시간을 낭비하게 하는 것이다. 편집자는 당신이 얼마나 잘 썼는지, 어떤 문헌을 참고했는지, 계획이 무엇인지 잘 모른다. 당신이 질문을 했다면 편집자는 다음과 같은 표준 문구의 반응을 할 것이다. "추가 정보 없이는 질문에 답할 수 없다."

국제간호편집학회(International Academy of Nursing Editors, INANE) 컨퍼런스에서 매년 모임을 가질 때 간호학 저널 편집자들에 의해 질문 편지에 대한 주제가 발표되었다. 편집자들은 질문 편지를 쓰는 것은 교수들에게 받은 나쁜 조언이라는 것에 의견일치를 보았다. 교수들은 대학원 학생들에게 수업 과정의 일부로 질의 편지 작성을 과제로 할당하고 있다. 편집자들은 교수가 출판 경험이 많은 작가가 아니라는 것으로 의심하게 된다. 학생들은 이렇게 받은 충고에 대해 조심해야 한다. 저자의 충고는 교수가 질의 편지 작성 과제를 준다면 교수가 직접 썼던 편지를 보여달라고 요청하고 반응을 확인하는 것이다. 그런 다음 교수진의 CV와 연관된 저널의 연구논문을 확인한다. 불행하게도 이러한 나쁜 조언은 글쓰기 관련 책이나 기사에도 나타난다.

문헌 검토

신중하고 철저한 문헌검토는 다음 질문에 답을 줄 수 있어야 한다: (1) 내가 알아야 할 것은 무엇인가? (2) 무엇이 사실이고, 허구인지, 의견인지, 과학인지, 그리고 작가들은 자료의 출처를 어떻게 얻었는지?

오늘날 근거기반의 실무는 임상적인 문제와 행정, 관리, 교육 전반의 기대를 반영하고 있다. 근거기반의 실무와 과학은 밀접한 관련은 있지만 같은 것은 아니다. 최근 간호학 저널 편집자들에게 한 발표에서, Goldacre(Smoyak, 2016b)는 과학을 어떻게 더 잘 보고할 지에 대해서 도전하라고 하였다. 그의 책인 Bad Science(2008)에서 의료 관련 과학 기사들이 얼마나 심각한 결함이 있는지를 보여주며, 정확한 근거기반실무와 좋은 과학의 정의와 예시를 보여주고 있다.

나쁜 과학은 수십년 동안 연구자가 적절한 연구를 수행하는 방법에 대한 합의를 무시하고 있다. Goldacre는 이론을 적절하게 검증하고 완전하게 출판하기 위해 과학자가 반드시 수행해야 하는 과정을 부드럽게 알려준다. 그는 긍정적이거나 중요한 결과만 보고될 때 나타나는 잘못 인식된 오류를 기록하고, 과학에 기반한 근거기반 의료서비스를 촉진한다고 하였다. 독자 친화적인 이 책은 연구단계와 보고서 작성을 어떻게 잘 할지를 알려준다.

Goldacre의 두 번째 책인 Bad Pharma(2012)는 의학적인 문제, 특히 임상 시험 누락에 대해 보다 심도있게 다루고 있다. 무작위 임상시험(RCT)이 쉽게 수행될 수 있었던 경우, 데이터에 대한 조잡한 표현이나 해석이 자주 발생한다는 것을 보여주었다. 좋지 않은 연구설계를 문서화하는 과정에서 무엇이 좋은 과학인지에 대한 아주 명확하고 짧은 교훈을 주고 있다. 이 책은 당신의 필독서로 지정하는 것이 좋을 것이다.

Goldacre의 세 번째 책인 'I Think You'll Find It's a Bit More Complicated Than That'에서 어떤 대안적인 경로로 책을 쓸 수 있는지를 알려준다. 이 책은 저자가 신문이나 저널에서 발표한 컬럼, 논문, 회의나 컨벤션에서 발표한 자료들의 모음집이다. 그는 작가를 넘어서, 방송인이며 연예인이다. 때문에 이 책은 청중들을 기쁘게 하고 폭소를 자아내는 이야기들로 가득차 있다.

400쪽에 달하는 Goldacre의 책은 그의 컬럼과 강의에서 가져온 토막글들로 배열되어 있다. 각각은 매혹적인 제목에서 선택해서 개별적으로 읽을 수 있다. "헛소리를 발견한 아이들, 그리고 그것에 화가 난 어른들(Kids Who Spot Bullshit and the Adult Who Get Upset by It)", "낙인 유전자(The Stigma Gene)", "오류의 신선하고 흥미로운 형태(A New and Interesting Form of Wrong)", 그리고 "병원에서의 외설물(Pornography in Hospitals)" 등이 포함된다. 저자가 개인적으로 가장 좋아하는 것은 "당신은 어떻게 알게 되었나요?(How Do You Know?)"이다. 나는 미래의 저자들에게 원고에 심각한 수정이 필요할 때 자주 쓰는 질문이다. 미래의 저자들이 논쟁의 여지가 있는 진술을 마치 확정적인 사실처럼 기술할 때 항상 놀라게 된다(Smoyak, 2016b).

학술도서관을 방문하는 것도 매우 좋은 생각이다. 사서들은 데이터베이스에 어떻게 접근하는지에 대해 알려주는 훌륭한 자원이다. 사서들은 자신이 좋아하는 검색 엔진과 방법을 가지고 있으며, 이를 기꺼이 공유하려고 한다. 많은 대형도서관에는 "사서에게 질문하기"코너가 있으며, 이메일로 질문을 하거나 대면으로 약속을 할 수도 있다. 매 학기마다 여러 차례에 걸쳐 새로운 교수진과 학생을 대상으로 키워드 선택, 데이타베이스, 도서관의 협력 네트워크를 통해서 무료로 논문이나 책에 접속할 수 있는 방법 등에 대한 교육 과정을 열고 있다.

대형병원과 보험 기관과 같은 다른 기관들은 대학 도서관과 연계해서 직원이 참고자료를 찾을 수 있도록 하고 있다. 졸업생 동문회도 도서관을 사용할 수 있는 통로가 된다.

문헌에 대한 풍부한 데이터와 정보를 외에도 많은 도서관에서 End-Note와 같은 참고문헌을 관리하는 자체 시스템을 보유하고 있다. 도서관에서는 학생들이 졸업 후에도 지속적으로 이용할 수 있는 개인 참조 시스템이 설정되어 있을 것이다. 그러나 졸업 후에는 일정한 비용을 내거나 시간의 제한이 있을 수 있다.

데이터베이스는 다음에도 설명되어 있지만 대학도서관은 언급된 특정 시스템을 넘어서는 방대한 자원을 가지고 있다. 홈페이지와 여러 드롭다운 메뉴에 있는 정보를 탐색하면 수많은 옵션에 접속할 수 있다. 사용자는 접속 규칙을 잘 알고 있어야 한다. 전임 교수진은 가장 광범위한 접속 옵션을 가지고 있으며, 졸업생도 이 자원을 이용할 수 있다.

1) 데이터베이스

간호사 작가들이 자주 사용하는 검색 엔진은 MEDLINE(Medical Literature, Analysis and Retrieval System Online)과 CINAHL(Cumulative index to Nursing and Allies Health Literature)이다. MEDLINE은 1949년 국립의학도서관(National Library of Medicine, NLM)이 개발한 프로그램으로 지속적으로 업데이트되고 있으며, NLM 내에 국립 생명공학정보센터(National Center for Biotechnology Information, NCBI)가 있다. 오늘날 세계적으로 5,000개 이상의 생의학에서 수십된 2000천만 개의 논문이 인용되었다. PubMed(http://www.ncbi.nlm.nih.gov/pubmed/)에서 검색을 할 수 있다. MeSH는 Medical Subject Headings의 약자이지만, 주요어, 저자, 저널의 명칭, 출판일자 등을 사용할 수 있다. 어떤 검색엔진을 쓰는지와 이용하는 도서관에서 비용을 지불한 정도에 따라 초록만 볼 수 있거나 전문을 볼 수 있기도 하다.

CINAHL은 1961년에 비교적 최근 시작되었고, MDELINE이 생물과 의학자원을 가진 반면, CINAHL은 간호학과 보건관련 종합적인 데이터베이스이다. CINAHL은 3,000개 이상의 저널을 검색할 수 있으며, 거의 100개는 전문(full text)을 제공한다. EBSCO(http://www.ebscohost.com/cinahl/)를 통해서 접근할 수 있다.

Cochrane은 국제적인 비영리 단체로서 학술적 지위를 가진 보건 전문가로 구성되어 있다. 창립자는 Iain Chalmer경이다. 30년 이상 보건관련 문헌, 무작위 임상연구, 많은 메타분석 연구의 체계적인 요약을 해왔다. 또한 임상 실무에 정보를 제공할 답이 필요한 임상질문을 제출하도록 요청을 해왔다. Goldacre(2008)가 언급했듯이, "세심하게 정보를 걸러내면서 지식의 큰 격차를 드러냈으며, 우리가 아는 "best practice"가 때때로 살인적인 결함으로 가지고 있으며, 단순히 기존의 데이터를 체계적으로 걸러냄으로써 우리가 상상한 것보다 훨씬 더 많은 생명을 구했다"(p. 99). Goldacre는 예시를 들고 있다. Cochrane Review는 항산화제에 대한 위약대조 무작위실험에서 모든 사망원인(230,000건)을 검증한 결과, 어떤 연구에서는 매우 고용량을 사용했으며, 일부는 건강식품상점에서 구입할 수 있었던 것이었다. "이 결과는 전반적인 항산화제 비타민 알약이 사망을 줄이는 것이 아니라 사망할 기회를 늘렸다는 사실을 알 수 있었다"(p. 107)

풍부하고 완벽한 데이터 출처는 미국 보건복지부가 일부인 Agency for Healthcare Research and Quality(AHRQ)에서 관리하는 https://www.guideline.gov이다. 이 시스템은 National guideline clearing House(NGC)로 통합되었으며, 연구자들이 임상 실무의 방향을 제시해주는 "체계적 리뷰의 근거에 의해 알려진 정보를 통하여 치료를 최적화하고, 대안의 유익성과 위해를 평가하는 진술"들을 포함하고 있다(NGC, 2016). 이전에 언급했듯이 사서들은 검색하고자 하는 주제와 영역에 따라 다른 데이터베이스를 알려줄 수 있다.

주요어를 선택해서 얻어진 주제에 대한 문헌

을 철저히 검토하기 위해서 각 참고문헌은 Excel과 같은 챠트에 옮겨져야 한다. 각 열은 주어진 참고문헌을 쓰고, 행은 필요한 주제어를 넣는다. 예를 들면 연도, 주제의 수, 아티클의 유형, 주요 결과와 같이 정한다. 참고문헌은 (a) 의견이나 합의, (b) 질적 연구, (c) 양적 연구, (d) 각 리뷰의 요약, (e) 체계적 분석 등으로 분류할 수 있다.

참고문헌은 End-Note와 같은 참고문헌 시스템에 넣어야 한다. 이 시스템은 놓칠 수 있는 저자, 출판사의 도시, 출판사의 정확한 이름, 그리고 유사한 항목 등을 제공한다. 그리고 Chicago Manual of Style, American Psychological Association 등과 같은 필요한 참고문헌 정리 디자인을 선택할 수 있다. 당신이 참고문헌에 어떠한 형태로 입력하든, 시스템에서 바르게 수정해 줄 것이다.

2) Nurse Author & Editor

Nurse Author & Editor는 데이터베이스는 아니며, Wiley-Blackwel 에서 계간으로 발행하는 매우 유용한 세계적인 뉴스레터이다. 무료이며, 온라인으로 발행되며, 좋은 원고를 쓰는 법, 출판기회를 찾는 법, 새로운 발견을 보고, 아티클의 주제를 생성하는 법 등의 주제로 운영된다. www.Nurse & Author.com에서 볼 수 있다.

3) 인용지수

알고 있는 저널이 얼마나 신뢰할 수 있는지, 또는 중요한지에 대해 알기 위해 Thomson Corporation은 Institute of Scientific Information (ISI)을 이용하여 인용지수(Impact Factor)를 고안했다. 일반적으로 말하면 이 지수는 저널의 가치를 측정하는 것으로 저널에 게재한 논문의 인용횟수, 관련 저널의 다른 저자에 의한 인용 횟수를 가지고 평가한다. "구체적으로, 특정 연도의 인용지수는 지난 2년 동안 출판된 논문에 대해 받은 총 인용 횟수를 해당 2년 동안 저널이 출판한 총 인용 가능한 항목으로 나눈 값으로 정의 된다."(Webb, 2008, p. 18)

대부분의 간호저널에는 인용지수가 없다. ISI 데이터베이스에 포함되려면 저널은 제안서를 제출하고 심사과정이 시작된다. ISI 편집자는 저널의 출판의 규칙성, 편집팀의 프로필, 동료 리뷰, 내용이 관련성이 있고 시사성이 있는지를 평가한다. INANE(International Academy of Nursing Editors)는 더 많은 간호저널이 ISI에 들어오는 것에 대해 관심을 가지고 있다.

대학의 간호교수들이 인용지수가 교수구성원의 자격을 증명하고 승진이나 정년보장 교수를 결정하는데 고려해야하는 지에 대해 합의가 이루어지지 않고 있다.

공식적인 리뷰과정

1) 평가질문

500명 미만의 독자를 가진 작은 규모 저널이나 수천명 이상의 구독자를 가진 대형 저널 모두 심사위원이 원고를 평가하기 위해 체계적인 질문을 사용한다. 물론 스타일이나 질문의 방법이 다르긴 하지만 다음은 거의 많은 저널에서 사용하는 질문이다. 이 질문을 잘 살펴보면 자신의 원고를 평가할 때 사용할 수 있는 좋은 체크리스트가 될 수 있을 것이다.

1. 새로운 아이디어이거나 이전의 아이디어나 정보에 새로운 시각을 제시하는 것인가?
2. 글쓰기가 명확하고 독자 친화적인가?

3. 참고문헌이 관련성이 있고 최신 것인가? 빠트린 중요한 문헌은 없는가?
4. 결론, 임상중재, 권고의 근거가 있는가?
5. 근거의 원천이 저자 자신의 것인가 아니면 문헌에서 나온 것인가?
6. 임상적 적용이 명확하고 실무적이며, 유용한가?
7. 관련성이 있다면 비용은 표시되었는가? 누가, 무엇을, 어떻게 지불하는가?
8. 연구보고서라면 방법이 명확하고 적절하게 기술되었는가(대상, 도구, 디자인, 분석)?
9. 표와 챠트가 있다면 완전하고 명확한가?
10. 원고가 신뢰할 만하고 잘 쓰여졌다면 다른 저널에 더 적합한 것은 아닌가?

어떤 저널에서는 예/아니오의 포맷을 가지고 있고 어떤 저널은 Likert 척도로 구분하도록 되어 있다. 심사위원이 추가의견을 쓸 수 있는 공간이 있고, 편집장이 쓰는 공란도 있다.

2) 결정의 유형

심사위원이 어떻게 최종결정을 하는지 또는 최종적으로 제안한 결정이 무엇인지에 대해서는 다양하다. 하지만, 가장 일반적인 예시는 다음과 같다:

- 수락, 수정, 거절
- 수정-그러나 거절일 수 있다는 표시
- 불량, 평균, 우수
- 숫자척도(낮음부터 높음까지)

3) 필수공개

저자는 자신이 원고를 작성하는데 한 역할을 명시할 필요가 있으며, 저작권의 의미를 이해하고, 잠재적인 이해상충이 있는지를 진술해야 한다. 각 항목에 대한 내용을 다음에서 다룬다.

(1) 저자의 역할

저자는 글쓰기에서 자신의 역할을 확인받도록 한다: (a) 개념 및 설계, (b) 자료수집, (c) 분석과 해석. 또한 저자들이 (a) 실제 원고를 작성했는가? (b) 원고를 비판적으로 수정했는가? 필수는 아니지만 저자로 다음을 요청받을 수 있다: (a) 통계적 전문성, (b) 연구자금 확보, (c) 행정, 기술, 물질적인 지원, (d) 감독

(2) 저작권

저작권 이양동의서가 필요하다. Slack 출판사에서는 원고를 검토하고 본문이나 이미지에 대한 저작권도 양도할 수 있음을 고려해야 한다. 해당 작업은 Slack에 의해 통합되어 진행된다(Slack, 2011)

이 진술은 전세계적인 권리, 인쇄, 전자나 웹 형태의 집합적 의미의 형식을 지정하고, 저자가 연방직원인지를 묻는다. 단독으로 또는 저자그룹의 서명이 필요하며, 저작권은 저자의 인쇄된 단어들을 말하며 아직 출판되지 않은 아이디어나 계획까지는 아니다. 저널의 소유자는 출판된 논문을 공유할 방법을 결정한다.

저작권은 출판가가 자신의 출판물이 다른 사람들에 의해 도용되지 않기 위해 안전하다고 보증하는 전통적인 수단이었다. 그러나 현재, 몇몇 출판사는 저자가 저작권을 갖는 독점 라이센스 양식의 서명을 허용하기도 하지만 출판가는 저자의 저작물을 인쇄할 수 있는 독점권한을 갖게 된다(Webb, 2008).

(3) 공개양식

대부분의 저널은 공개를 위해 International Committee of Medical Journal Editors(ICMJE) 양식을 사용한다. 이 양식은 4부분으로 나눠져 있으며 (1) 식별정보, (2) 출판을 위한 고려사항, (3) 제출된 작업이 외에 사용되는 재정적인 활동, (4) 기타 관계. 두 번째 부분에는 지불해야 되는 비용이나 사례금에 대한 질문이 있다. 또한 기금의 지원인지, 서면지원이나 행정적인 지원이 있었는지, 여행에 대한 지원이 있었는지 등이다. 세 번째 부분에서는 이사회의 구성, 자문, 전문가 증언, 강의료에 대한 부분을 다룬다.

4) Who's Who?

대형 저널은 새로운 심사위원의 패널이나 심사위원으로 지정된 사람들이 있다. 심사위원들은 심의위원회로 구성되기도 하며, 스스로 논문을 쓸 수 있도록 기대할 수 있는 사람들이기도 하며, 외부에서 원고를 구할 수 있는 역할을 하기도 한다. 사설을 쓸 수 있는 사람들이며, 새로운 컬럼이나 방향을 제시하고 이사회에 참석한다. 패널이나 심사위원은 학계, 행정가, 관리자, 임상의, 컨설턴트와 같은 영역이나 지리적, 또는 전문가 영역을 나타낸다.

대형 저널은 각 분야의 전문가로 지정된 수백 명의 심사위원의 패널이 있으며, 이 그룹은 내용 전문가, 연구 또는 통계전문가로 편집자의 요청을 받는다. 일부는 1년에 한차례 이하로 요청을 받으며, 그들의 이름은 발행인란에 올리지 않는다.

내부 편집자는 전문 편집자 자격을 가진 출판사의 직원이다. 복사편집자 직원, 그래픽 아티스트 등의 추가직원이 있을 수 있다. 외부 편집자는 편집장이며, 출판자가 저널을 이끄는 사람으로 임기는 지정되어 있거나 그렇지 않을 수 있다. 그들이 받는 비용은 독점적 정보이다. 어떤 저널에서는 editor-in-chief는 정확히 저널의 수장을 의미한다. 어떤 저널에서는 팀접근법을 사용한다. 저자가 속한 저널인 Journal of Nursing & Mental Health Services(JPN)은 후자에 속한다.

패널구성원이나 심사위원은 유사하게 선택된다. 그들은 자신의 임상이나 전문분야의 전문가이거나 행정, 관리, 교수방법으로 인정받은 사람이다. 연구를 보고하는 임무를 가진 저널은 기금을 받았거나 발표한 실적이 있어야 한다. 미국의 다양한 지역에서 또는 해외에서도 원고를 제출한다. 전문심사위원은 일반적으로 경험이 많고 관련 저널에 상당한 수준의 논문이 인용되어 있다. 잡지나 사설과 같은 출판물에 심사위원이나 편집위원회의 구성원으로 활동한 사람들이다. 이들의 리뷰는 뛰어날 것이며, 저자로서도 기여할 수 있다. 또한 제출할 원고를 얻기 위한 노력하고 새로운 컬럼과 같이 모든 분야에서 질적으로 개선하는 것이 그들의 역할이다.

편집장은 모든 패널과 전문심사위원의 기록을 가지고 있으며, 개인적으로 또는 면대면 세션에서 공유한다. 제출된 원고의 게재 결정은 편집장에 의해 이뤄진다. 심사위원마다 다양한 배경과 전문분야가 있어서 서로 다른 결과를 내는 것이 드문 일이 아니다: 한 명은 수락, 한 명은 거부, 한 명은 수정. 세 심사위원의 의견을 세심하게 고려하여 최종결정을 하게 된다. 이상적으로 편집자는 투고한 저자에게 결정을 전달하는 편지와 그 이유를 작성한다. 예를 들어 거부의 결과를 전하는 편지는 아주 명확하고 정확하게 작성되어 저자가 수정으로 오해하지 않도록 해야 한다. 수

정의 결정이라면 매우 명백하게 작성하고 저자가 수정할 수 있도록 번호가 매겨진 수정포인트를 써야 한다. 한 명의 저자는 한 명의 편집자와 커뮤니케이션하도록 지정되어 있다. 원고는 수락하는 경우는 일부 사소한 수정사항이 필요할 수 있다.

매우 가끔 있는 일이긴 하지만 편집자의 편지에 완전히 또는 부분적으로 동의하지 않을 수 있다. 만약 그렇다면 이의가 거절되면 안되기 때문에 편집자는 저자와 연락하여 전화를 걸기도 한다. 수정을 요청했는데 저자가 심사위원이 제시한 의견을 크게 수용하지 않는다면 결정은 거부로 바뀔 수 있다.

어떤 편집자는 수정된 원고를 처음 원고를 심사한 심사위원에게 돌려보내기도 한다. 심사위원에게서 온 리뷰는 하나로 통합하여 완전하고 철저한 편지로 만들어진다. 투고한 저자에게는 흠을 잡거나 모호하게 느끼지 않도록 명확한 커뮤니케이션과 메시지가 필요하다. 편집자는 심사위원에게서 온 모든 리뷰를 저자에게 보내는 것은 저자를 힘들게 할 수 있다. 실제로 편집자로 있을 때 제출한 원고에 대하여 의견을 교환하는 과정에서 투고한 저자에게서 방어적인 느낌을 경험하게 된다. 다음을 지적하고 싶다. (a) 편집자는 당신의 가장 친한 친구이다. 저작을 개선하기 위한 도움을 주는 것이지 비판하거나 결점을 지적하려는 것이 아니다. (b) 편집자는 당신의 공동저자가 될 수 없다. 그들은 뒤에서만 일한다. (c) 편집자의 의견에 동의하지 않는다면 당신의 반대되는 의견에 대해서 세심하고 명백하게 하는데 주의를 기울여야 한다.

오픈 액세스

Budapest Open Access Initiative(OA)에 따르면 문헌에 대한 "open access"란 공용인터넷에서 무료가용성을 의미하며, 어떤 사용자도 논문에 대해 읽기, 다운로드, 복사, 배포, 인쇄, 검색 또는 링크가 가능하며, 색인작업을 위해 탐색하고, 소프트웨어에 데이터를 전할 수 있고 다른 용도로 이를 합법적으로 이용할 수 있으며 재정적, 법적, 기술적인 장애없이 가능함을 의미한다.

http://www.budapestopenaccessinitiative.org/read에서 액세스할 수 있다.

1) 오픈 액세스의 유형

OA는 금색과 녹색으로 분류할 수 있다. 금색 OA는 저자가 출판사의 웹사이트의 모든 저널에 즉시 무료로 액세스할 수 있는 OA저널에 출판하는 경우이다. 하이브리드 OA는 OA 출판비용을 지불하는 저자의 개인 논문일 경우에만 금색 OA를 제공한다. 녹색 OA는 self-archiving이라고 하며, 저자가 어떤 저널에 논문을 게재하고 기관저장소, 중앙저장소(PubMed와 같은), 다른 OA 사이트(주제별 웹사이트)에 무료 공공적인 사용을 위해 자신의 논문을 자체 보관할 때를 말한다.

2) 오픈 액세스의 이용 이유

일반적으로 저자들은 다음 중 하나의 이유로 OA를 찾는다: (1) 개인적으로 자신의 논문이 공개 인터넷에서 자유롭게 이용가능하게 하기 위하여, (2) 연구기금을 제공하는 단체에서 공개 인터넷에서 자유롭게 이용할 수 있도록 한 경우. NIH가 그런 경우이다. 그러나 OA는 저작권의 제한이나 공개 도메인 이용가능 여부, 저작권이 소멸되었거나 소멸되었을 때 발생할 수 있는 것과 혼돈하지 않아야 한다. 많은 정부 간행물은 문서의 저작권을 제한하지 않는다.

표 절

표절은 본질적으로 다른 사람이 출판한 단어, 문서, 자료를 훔치는 것이다. 이것은 지적재산의 절도이다. 표절은 저자가 단어, 구 또는 전체 단락, 차트, 표의 출처를 밝히지 않았을 때 발생한다. 저자 자신의 것이 아닌 어떤 형태의 출판물을 제공할 때는 충분하고 적절한 기록이 필요하다. 또 다른 형태의 표절은 저자가 이미 다른 곳에서 출판한 단어나 진술을 인용이나 문헌없이 사용할 때도 나타난다. 이것을 self-plagiarism이라고 한다. 정확한 단어나 진술을 인용한다면 주어진 따음표나 페이지 번호를 넣어야 한다. 그래프나 표를 인용할 경우는 저작물의 출판사로부터 복사가 허락되었다는 진술문을 넣어야 한다.

상호참조(Cross-referencing)는 편집자가 표절을 확인하기 위해 외부 소스를 이용할 때 쓰는 단어이다. CrossRef's Similarity Check는 하나의 시스템으로 저널을 투고하기 전에 사용하거나 편집자가 질문이 있는 것만을 선택할 수 있다. 일부 심사위원은 대학과 같이 포괄 주문을 하는 곳에 있지 않은 경우, 편집자에게 표절방지 시스템을 구매하도록 요청하기도 한다. 표절의 신호로 볼 수 있는 내용의 유사도 확인의 중요성을 동의한다. 저자에게 수락을 통보하기 전에 모든 원고를 CrossRef에 업로드할 수 있다. 800개 이상의 출판사에서 출판한 수백만 개의 데이터베이스와 비교할 수 있다. 잠재적으로 “flag”이 붙은 논문은 편집자에게 메모와 함께 전송된다. 편집자는 특정 수준의 자기표절을 허용할지를 인식하면서 출판에 대한 잠재적인 장애를 결정한다.

제4부

윤리적, 법적, 실무적 통찰력

제 24 장

전문간호사의 성과 측정
결과 지표, 평가 모델, 가치의 문제

Shirley Girouard, Patricia DiFusco, and Joseph Jennas

학습 목표

이 장의 결과로 기대되는 학습 결과

- 임상에서 전문간호사에게 요구하는 가치(value), 질(quality), 성과책임(accountability)에 대해 설명할 수 있다.
- 전문간호사에게 일반적으로 기대하는 성과와 각각의 전문 분야에서 특별히 기대하는 바가 무엇인지 이해한다.
- 전문간호사의 질과 성과를 개별, 그룹, 시스템, 사회 수준에서 각각 측정할 수 있고, 임상에서 사용 가능한 측정 지표를 개발할 수 있다.
- 국가 기준의 틀 안에서, 전문간호사의 성과를 구조, 과정, 결과 별로 사정(assessing)하기 위한 평가 모델 구축에 필요한 역량이 무엇인지 설명할 수 있다.
- 환자 진료, 교육, 연구, 관리, 환자 옹호, 또는 법률적 정책 수립 측면에서 전문간호사의 영향력을 강화하기 위한 활동 계획을 세울 수 있다.

서 론

성과 측정은 건강 관리 시스템 내에서 언제 어디서나 이루어지는 복잡한 과정이다. Advanced Practice Nurse(전문간호사, APN)이라면, 자신의 의료행위가 누구에게 제공되든, 의료행위가 제공되는 지리적 위치에 상관없이, 의료 세팅의 수준이 어떠하든지, 어떤 조직에 속해 있든지, 관련된 이해관계자가 누구이든지, 의료비용 지불은 누가 하든지 상관없이, 그 성과가 측정되고 평가된다는 것을 알고 있다. APN은 자신의 의료행위가 (1) 환자 치료와 환자 가족 돌봄, (2) 국민 건강증진, (3) 환자의 개별 의료비 절감이라는 국가적 기준의 세 가지 목표에 얼마나 부합되었는지 개별적, 조직적 성과를 입증해야 한다(Berwick, Nolan, & Whittington, 2008). 환자와 가족의 돌봄, 국민건강증진, 개별 의료비 절감이라는 세 가지 목표는 국민 건강과 보건의료를 증진시키기 위한 전략을 세울 때 반드시 포함되어야 하는 부분이다(Whittington, Nolan, Lewis, & Torres, 2015). 따라서 이 세 가지 목표는 각 주와 연방 정부의 의료 정책 결정에서는 물론, 보건의료서비스를 제공하고 지원하며 전문 자격을 인증하고 규제하는 모든 조직의 업무에서 기본 틀이 된다.

환자 치료와 환자 가족 돌봄을 개선하기 위해서는, 환자 개인과 가족들이 치료 과정에 더 많이 개입해야 한다. 예를 들면, 병원 안전 관리뿐만 아니라 제공받는 진료의 질을 보장받기 위해 치료를 계획하는 과정에서 보다 적극적인 참여가 이루어져야 한다. 국민건강증진을 위해서는 의료인과 지역사회가 의료 제공 조직과 의료서비스 전달체계를 갖추어야 한다. 환자의 개별 의료비용 절감을 위해서는, 의료 제공자와 의료비용 지불자(즉, 의료 보험 기관과 보험사)가 의료비 지불 개선과 비용 효율적인 중재(interventions) 개발에 관여해야 한다. 오바마 케어로 더 잘 알려진, 환자 보호 및 부담적정보험법(Patient Protection and Affordable Care Act)과 후속 정책 관리의 실무 적용은 환자와 환자 가족 돌봄, 국민건강증진, 환자 개별 의료비 절감이라는 세 가지 목표 달성에 영향을 준다. 최근 떠오르는 이슈로는 향상된 의료 접근성과 이에 따른 의료서비스 요구의 증가, 약물 가격 문제, 의료진 합병, 기관과 조직의 생성, 보험사, 원격 진료, 모바일 앱과 같은 건강 관리 기술, 이에 따른 데이터 보안 등의 문제가 있다(Blumenthal, Abrams, & Nuzum, 2015; Lorenzetti, 2015). 이러한 모든 변화들은 서로 영향을 주고 받는 정치적인 권력 문제이기도 하다.

보건의료 시스템이 직면한 요구 사항을 감안할 때, 간호사들이 목소리를 내는 것과 APN이 지도력을 발휘하는 것은 우리의 직업이 가진 사회적 의무, 즉 보건의료 발전과 국민건강증진을 위해 피할 수 없는 일이다. 시민사회가 요구하는 전문적이고 정치적인 의사결정 담화에서 APN은 시민의 전문성과 공감이라는 가치뿐 아니라 비판적 지식, 기술과 태도 측면에서 만족할 수 있는, 대체할 수 없는 지위를 갖는다. 보건의료 시스템은 질병의 부담, 손상, 장애 같은 부정적인 영향은 지속적으로 줄이고, 국민의 건강과 기능은 향상시키기 위해 존재한다. 비록, 의료현장에서 직접 환자를 돌보는 이들이 모두 APN일 수 없고, 따라서 보건의료 목표를 달성하는 데 다른 전문의료인력의 영향력이 반영되는 것은 피할 수 없는 현실이며, 이들이 기여한 바도 있으나, 전문성의 함양, 사회적 자질과 책임 요구를 모두 충족시키기에는 부족함이 있을 수 있다. 반면, APN은 지속적으로 자신의 역량을 강화하고, 개업할 수 있는 전문인으로서 모든 사회적 의무에 책임을 지고, 그 기여를 증명함으로써 다른 조직과는 다른 큰 차이를 만들 수 있다.

신규 간호사가 숙련된 간호사가 되어 갈수록, 보건 진료의 구조, 과정, 결과에서 자신과 타인에 대한 책임은 비례하여 증가한다. APN의 지위를 얻는다는 것은 이제 종착역에 이르렀음을 의미하는 것이 아니라, 전문가로서의 역할과 사회적 의무가 지속되고 증가한다는 것을 의미한다. APN이 환자와 환자 가족 돌봄, 국민건강증진, 환자 개별 의료비 절감이라는 세 가지 목표를 충족시키기 위한 책임을 갖게 되었다는 것은, 개별 간호와 임상 세팅, 공공 정책 수립과 기관 형성에 기여하는 주요 에이전트로서 반드시 전문성을 제공해야 한다는 것을 의미한다. APN에게 부여된 전문적이고 사회적인 신뢰는 개별 환자 치료를 넘어서 보건의료 시스템의 목표를 성취할 의무를 갖게 되었음을 의미한다. APN은 단지 좋은 의료행위를 하는데 그치는 것이 아니라 반드시 의료행위의 모든 단계에서의 성과를 사정하고, 문서를 기록하고 유포하며, 자신의 목소리가 반영된 의사결정을 통해 사회에 자신의 가치를 증명해야 한다. APN의 중요성은 건강 결과 지표에서나 직업의 전문성 또는 사회에서 결코 과소평가되거나 무시되어서는 안된다.

1) 성과책임 사례

성과책임 문제는 APN에게 왜 중요한가? 보건의료(*health care*)와 성과책임(*accountability*)이란 용어에 대한 웹 검색은 1억 3천만 건 이상의 조회수를 기록했으며, 이는 우리 사회가 이 문제를 얼마나 중요하게 생각하고 있는지를 반영하는 결과이다. 이 결과는 의료 질과 보건의료 비용에 대한 책임과 그 가치가 의료 소비자, 구매자/비용 지급자, 고용주, 보험사, 정부, 전문 제공 집단 모두에게 중요하다는 것을 보여준다. 비록 보건의료 가치에 대한 책무 요구가 새로운 이슈는 아니지만, 복잡성의 증가와 보건의료 시스템의 변화 때문에 끊임없이 효용성, 가치, 성과책임 등의 문제는 무시하거나 최소화할 수 없는 수준으로 이슈화된다. 이러한 요구에 따라 APN은 자신의 역할 효용성과 가치에 대한 정보를 측정하고 배포해야 한다. 보건의료 시스템 안에서 다른 의료인과 마찬가지로, 전문적인 영역의 간호사들도 자신의 가치를 입증하기 위해서, 제공된 의료서비스의 비용을 결정하고 질을 사정하고 평가하기 위한 지식과 기술이 필요하다. 그저 "좋은 일을 행하는 것(do good)"은 충분하지 않다. APN이라면, "일을 잘 하는 것(doing good)"이 어떻게 좋은 성과와 비용으로 연결되는지 입증해야 한다.

실무 현장에서 APN의 책임은 계속 인식되고 유지되어 왔으며, 이는 APN 실무 표준, 교육, 업무 설명에도 내포되어 있다. Buerhaus & Norman (2001)이 제안했듯이, 질의 향상은 모든 이해관계자를 위한 "믿을 만한 헌신(authentic commitment)"이며, 어떻게 보건의료서비스를 받게 되는 지를 정한다. 상급간호실무(advanced practice)라는 정의와 APN의 역할 요소를 감안할 때, APN은 질 향상에 기여해야 하며, 역량 개선을 위한 광범위한 노력을 주도해야 한다. 임상에서의 성과를 정의하고 측정하며 보고하는 일련의 행위들은 보건의료 시스템과 APN의 미래를 결정하게 될 것이다. 환자, 보건의료, 간호, 개별 성과는 상급간호실무 영역에 포함되는 내용이다. 따라서 APN은 이 모든 범주에서의 성과에 성과책임을 진다.

이러한 개념과 의무는 대학원 수준의 학생들에게 더욱 반영된다(American Association of Colleges of Nursing, 2011). 대학원 수준으로 준비된 간호사는 이론과 실무를 연결하는 능력, 처한 위치와 관점을 명확하게 표현할 수 있는 능력, 광범위한 관점에서 효과적으로 운영하는 능력, 정교한 분석 기술, 발전된 역할 기술을 가지고 있어야 한다. 또한 이러한 수준의 간호사는 환자와 국민 건강을 증진시키기 위한 전문직 간의 협업, 의료 질 및 안전성 주도 기획에 참여해야 한다.

2) 의료 질(Quality)의 맥락

만약 보건의료 시스템이 질병, 상해, 장애의 부담은 줄이고 그 결과와 기능은 향상시키고자 한다면, 보건의료 시스템에 속한 모두가 긍정적인 결과를 얻기 위해 자신이 수행하는 업무 구조와 과정을 인식하고 개선해야 하는 책임을 반드시 가져야 한다. 그러나 이와 관련된 연구는 의료보건 시스템이 의료 소비자와 사회가 원하거나 그들에게 필요한 서비스를 제공하지 못하고 있다는 것을 보여주고 있다. 오류(error)는 계속 발생하고 있고, 치료와 관련된 환자의 경험과 결과가 성과에 따른 지불 결정(pay-for performance determinations)의 한 부분이 되는가 하는 이슈 역시 지속되고 있다. 미국의학연구소(Institute of Medicine, 1999, 2001, 2006)의 문헌 고찰에 따르면 보건의료의 질과 안전성에 대한 우려 문제는 지속적으로 보고되고 있다. Commonwealth 재단에서 지원한 의료 보건 시스템과 관련된 소비자 경험과 만족도 설문 조사(Commonwealth Fund, 2016; Davis 등, 2002)에 따르면 환자들은 자신이 경험한 의료의 질에 만족하지 않았고, 지속되는 우려사항으로 보고하였다. 환자가 자신이 원하는 진료에 대한 접근성이 떨어진다는 걱정이 주된 우려였음을 보고한 연구도 있다(Hero, Blendon, Zaslavsky, & Campbell, 2016). 예방적인 의료서비스를 제공하여 중증 환자 발생을 근본적으로 줄이기 위해 고안된 관리의료(managed care), 부담스런 의료비용에 대한 걱정, 그리고 보건의료에서 증가되는 소비자 운동으로 인해 우리 모두는 의료 질, 비용 효율성과 같은 보건의료 시스템 전반에 걸친 의료서비스의 가치(value, 비용과 관련된 질)와 진료 제공자의 성과에 대한 더 많은 정보를 원하게 되었다.

환자 옹호 단체의 영향을 받는 의료 소비자들은 의료 제공자와 보건의료 시스템이 이러한 정보 제공에 더 많은 책임을 갖기를 원한다. 그들은 환자 중심 관점에서 의료 질과 비용 둘 모두를 만족하는 의료서비스를 받기를 원하기 때문이다. 연방정부와 주정부 그리고 다른 의료비용을 지불하는 기관들 역시 그들이 지불하는 비용으로 얻을 수 있는 최상의 결과를 얻고 있는지 알기를 원한다. 의료기관을 인증하는 조직 또한 긍정적인 보건 성과를 도출하는 의료 구조와 치료 과정에 대한 더 많은 증거를 찾기를 원한다.

이처럼 지불 비용에 대한 의료 질의 가치를 확인하고, 책임 소재를 분명히 요구하는 맥락 안에서 의료서비스를 제공하는 개인과 그룹의 성과 평가 결과를 모든 이해관계자들이 공유하고자 하는 요구는 점차 증가하고 있다. 국가품질보증위원회(National Committee for Quality Assurance), 국가품질포럼(National Quality Forum), 의료기관평가기구(The Joint Commission)와 같은 미국의 비영리 단체들과 몇몇 연방 기관 정부는 다양한 보건의료 시스템이 제공하는 의료의 질을 측정하고 그 결과를 보고하기 위한 노력을 주도하고 있다. 실제로 연방 및 각 주의 기관은 독립적인 민간 부문 조직과 협력하여 보건의료 시스템 내에 존재하는 다양한 의료서비스 제공자의 질에 대한 정보를 수집하여 배포하고 있다. 의료서비스 질과 관련한 의료 소비자, 의료비용 지불자, 병원의 고용주 등 이해관계자의 우려를 해결하기 위해, "리포트 카드(report card)"라 불리우는 보건의료 성적표가 광범위하게 활용되고 있다. 보건의료 리포트 카드는 의료의 질 향상과 의료 소비자를 위한 정보 제공을 목적으로 전국의 병원, 전국의 건강보험 조직(health plan), 다양한 보건의료 제공자 그룹을 대상으로 작성된다.

보건의료 질에 대한 공적 보고서는 자치 단위인 각 주와 연방 기관과 독립적인 민간 부문 조직에 의해 작성된다. 환자 보호 및 부담적정보험법이 구현됨에 따라 이 공적 보고서는 주 단위뿐 아니라 전국 단위로 보고된다. 이러한 보고서는, 특히 환자의 경험과 서비스 만족 부분과 관련하여, 논란의 여지가 있기는 하지만(Rosen & Chen, 2016), 매우 광범위하게 사용되고 있으며 성과 주도에 대한 지불과 연결되기도 한다. 서비스를 찾는 이는 누구나 그 서비스 수준이 높기를 기대한다. 보건의료 현장에서 의료서비스를 받는 개인은 물론, 관련된 기관이 의료서비스의 질(quality)을 요구하는 것은 합당하다. 간호사는 반드시 간호 수행 결과를 분명한 방법으로 측정하고, 측정 결과를 보고하여 자신의 역할을 명확히 함으로써 의료 질과 안전 측면에서 간호사가 갖는 역할이 있음을 반드시 인식해야 한다. 인증, 교육, 인가, 면허를 위한 규정 요인과 기준을 주창한 APN Consensus 모델(NCSBN, 2008)은 의료의 질과 안전의 중요성을 명확히 표명한다. APN의 성과도 측정되고 그 결과를 보고해야 하기 때문에 개개의 APN들은 각자의 의료 현장에서 환자가 기대하는 결과를 충족시키기 위해 최선의 결정을 내리는 과정에 반드시 관여해야만 한다.

3) 보건의료 내에서의 효용성과 가치

앞에서 언급된 보건의료 시스템의 세 가지 목표 달성에 효과적으로 기여하기 위해, APN은 개인적이고 전문적인 가치에서 나온 명확한 비전을 가져야 한다. APN은 보건의료 효용성에 대한 사회적 요구를 인지해야 하며, 의료의 질과 비용 문제가 어떻게 APN으로서의 개인적 목표와 보건의료 시스템의 목표와 연관되는 지를 명확히 파악해야 한다. 의료 질과 비용 가치의 투명한 통합과 이러한 이슈에 대한 비판적 사고는 사회적 요구에 부합하는 행동과 활동으로 이어질 것이다. 의료 질과 비용 측면에서, APN의 역할은 정당화될 수 있으며, 사회적 요구에는 더욱 잘 충족될 것이다. APN은 의료 질과 비용에 영향을 주는 리더십을 발휘할 것이며, 보건의료 시스템 성과의 "핵심(bottom line)"으로 잘 자리잡게 될 것이다.

환자와 관련된 APN의 역할에서 효과적인 옹호자와 지도자가 되기 위해, APN은 반드시 다른 이해관계자들이 무엇을 원하는지 알아야 하고 그 이해관계를 충분히 인식하고 있어야 한다. 예를 들어, 기관의 고용주는 자신이 고용한 APN이 그 기관을 이용하는 환자의 다양한 요구를 충족시키는 최고 수준의 효용성이 있음에도 불구하고, 기관의 생존을 보장하기 위해서는 APN 비용 절감이 더 가치 있다고 생각할 수도 있다, 따라서 APN의 질적 효용성과 금전적 가치, 두 가지 모두를 전략수립 단계부터 반영시키기 위해서 고용주와 APN 간의 협상, 타협, 통합의 협업 과정은 필수적이다. 이 과정에서 APN은 생존과 보건의료 시스템 개선을 위해 효용성에 대한 인식, 가치 방정식에 대한 이해, 가치 갈등을 해결하는 기술을 보유하는 것은 매우 중요하다.

이 장의 목적은 APN이 되려는 학생들에게는 질에 대한 기본 틀, 성과 측정, 책무에 대한 개념을 소개하고, 최근 이슈와 경향에 대한 접근법과 대응 방안을 제시하는 것이다. 졸업한 APN은 이 장을 통해 APN의 질적 활동을 촉진하는 지식과 기술을 향상시키고, 성과책임을 보다 분명히 표명하며, 적은 비용으로 양질의 의료서비스를 원하는 사회적 요구를 충족시키는 APN의 역할을 정당화하기 위한 조치를 촉진, 장려할 수 있을 것이다. 이 장은 의료 질 개선 운동과 그 가치 효용성을 도출하는 과정이 단순하지 않다는 것을 보여준다. 보건의료 시스템은 점점 더 복잡해지고, 보건의료 체제에서 이해관계자들의 가치와 비전은 충돌하기 마련이므로, 여러 불만이 증가되는 상황 속에서 APN의 리더십은 중요하다. APN의 가치를 확립하고 모든 수준에서 이에 타당한 성과책임을 지는 도전이 때로는 벅차 보일 수도 있겠으나, 분명히 가치 있고 흥분되는 일이며 APN에게 뿐만 아니라 우리 사회와 전문직의 발전에도 잠재적으로 도움이 되는 일이다.

질적 환경

플로렌스 나이팅게일을 시작으로 간호는 항상 질적인 문제에 주의를 기울여왔다. 이 분야의 리더로서 뿌리를 내리고 있다는 역사적 사실에도 불구하고 간호 전문직은 광범위한 관점을 가지고 외연적으로 확장하기보다는 점점 내면적이고 협소한 관점을 지니는 경향을 갖게 되었다. 이것은 우리 사회가 보건의료 질에 대한 최근까지의 관심을 반영한 것이다. 특히 미국에서는, 개인주의, 자기 결정, 과학과 기술, 질병과 의학적 초점, 자유 시장 경제와 비정부 간섭이 보건의료 시스템의 구조와 과정을 구성하고 있으며, 당연히 이 모든 것이 결과에도 영향을 미친다. 최근에는 특히 사회적 단계에서, 접근성과 비용 문제가 질적인 문제보다 더 주목받고 있다. 비용 문제가 증가하면서 총체적인 의료비용을 줄이고자 고안된 관리의료(managed care)와 같은 새로운 진료 시스템이 적용되면서 의료의 질과 가치 효용성에 대한 관심은 더욱 증대되었다. 또한, 주로 산업과 비즈니스 분야에서 다루어 왔던 품질 이론과 서비스 향상을 위한 교훈이 보건의료 분야에서도 적용 가능한 것인지 주목하게 되었다.

1) 질에 대한 정의와 개념 틀

의료서비스의 질에 더 많은 관심을 기울이게 되면서, 오랫동안 사용되던 용어와 과정을 대신하는 새로운 어휘가 생기기 시작했다. 표 24.1에서 볼 수 있듯이, 질의 개념을 설명하는 데는 많은 용어가 사용된다. 새로운 보건의료 환경에서 효율적으로 일하기 위해, APN이라면 이러한 용어를 익혀 유창하게 사용할 수 있어야 한다.

Donabedian에 의해 개발된 초창기 개념 틀(1966)은 현재 결과에 영향을 미치는 구조와 과정의 요인을 식별하는 방법으로 간호 집단과 보건의료 시스템의 다른 집단에서도 널리 사용되고 있다. Hamric(1983, 1989)은 Donabedian의 개념 틀을 사용하여 APN을 위한 환자 간호 평가 모델을 제공했다. APN의 구조적, 과정적 질적 요인들은 환자의 사망률, 이환율, 지식, 만족도, 의료서비스 사용, 건강상태라는 결과와 관련된다. APN이 되기 위한 교육, APN이 자신의 역할을 확보하기 위해 소요되는 시간, 환급 수준, 조직 특성은 구조적 요인으로 구분되며, APN의 진료 행위, 협진 패턴, 규범적 임상 행위와 만족감은 과정적 요인으로 구분된다(Girouard, 2000).

간호의 질은 미시적 또는 거시적 관점으로도 살펴 볼 수 있다. 미시적 관점에서, 간호의 질은 환자, 간호 제공자, 의료기관을 위해 개념화되고 평가된다. 임상에서 사용 가능하고 기술적인 치료, 치료 만족도, 환자 삶의 질은 미시적 관점에서 바라본 질의 구성 요소이다(Shi & Singh, 2005). 이러한 미시적 접근법은 간호의 질 평가에서 항

표 24.1

질 관련 용어

접근성(Access)	치료 또는 건강 관련된 서비스를 받을 수 있는 능력(사용 또는 보험 적용으로도 정의됨)
성과책임 (Accountability)	행위에 대한 책임, 가치 입증(예: 양질의 치료, 환자 만족도, 자원 효율성, 윤리적 실천)
비용(Cost)	서비스 비용을 지불하는 개인에게, 서비스를 제공하기 위해 공급자에게 또는 사회에게 요구되는 대가
결과(Outcome)	치료의 구조와 과정의 최종 결과, 건강 및 보건의료의 목표 또는 목적
수행(Performance)	개별 제공자의 행동 방식의 사정, 치료의 과정에 대한 사정 평가, 일반적 표준과 비교하거나 유사 경쟁 기관과 비교할 수도 있음
과정(Process)	보건의료가 제공되는 방법, 의료 제공자의 행위, 전문적 기술과 대인관계 요소 포함
질(Quality)	제공된 서비스가 원하는 결과의 기회를 얼마나 잘 증가 시키는 지에 대한 정도, 지식과 근거에 기반한 서비스
질 평가(Quality assessment)	제공된 서비스의 질을 정의하고 측정하는 과정 질 보증 측정과 질 개선의 과정, 최소 기준 접근법으로 정의할 수도 있음
질 지표(Quality indicator)	바람직한 건강 결과에 대한 증거와 관련된 특성, 결과 대용의 역할을 할 수 있음
보건의료 성적표 (Report cards)	성과 및 기타 질 관련 자료를 수집하여 대중과 관련 대상 그룹에 보고하는 것
구조(Structure)	치료를 위한 도구와 자원(예: 시설, 면허 및 규제, 인력, 장비)
총체적 질(Total quality)	질을 위한 환경, 지속적인 측정과 개선 활동이 포함됨(종종 전체 질 관리 또는 지속적인 품질 개선으로 지칭하기도 함)

상 의미가 있지만, 최근에는 거시적 접근법이 주목받고 있다. 국민 전체와 사회를 대상으로 한 보건 서비스의 결과, 그에 따른 비용 효율성에 대한 관심이 점차 증가되고 있기 때문이다. 예를 들면, 의료 인증에 관한 공동 위원회 조직, 국가품질포럼, 국가품질보증위원회와 같은 민간 부문 조직의 노력에 대한 평가와 민간 재단이 지원하는 작업에 대한 평가는 거시적 수준의 질 평가로 이루어진다. 자치 주 및 연방 입법부와 공공 결정을 구현하는 기관들 역시 거시적 수준의 질적 접근에 관여한다.

거시적 접근의 또 다른 예로는, 존스 홉킨스의 블룸버그 공중보건학교를 기반으로 국가적 결정으로 시행된, 소아 청소년 건강 측정 사업을 들 수 있다. 의료 소비자와의 협업으로, 이들은 치료 개념 틀의 체험적 지식과 아동과 성인을 위한 다양한 조치를 개발했다. 이 개념 틀과 조치들은 현재까지 개발되어 국가품질보증위원회, 국가품질포럼, 미국의학연구소, 로버트우드존슨재단(Robert Wood Johnson Foundation)과 같은 다양한 기관이 대규모 인구집단에 제공되는 치료의 질을 측정하는데 널리 사용되고 있다. 의료관리품질조사국, 메디케어와 메디케이드 서비스 센터와 같은 연방 정부 기관뿐 아니라 주 정부 기관 역시 같은 개념 틀을 채택하여 의료서비스 질에 대한 거시적 접근법에 대한 조치들을 수정하게 되었다.

2) 질, 접근성, 비용

질에 대한 수요 증가는 접근성(access)의 문제와 밀접한 관계를 맺고 있다. 왜냐하면, 의료서비스 질과 관련되어 개선된 건강상태나 기타 치료 결과는 결국 치료 전반에 걸쳐 지속적으로 같은 수준의 서비스를 받을 수 있느냐 없느냐를 결정하는 개인의 능력, 즉 접근성에 달려 있기 때문이다. 현재 미국에서 접근성의 문제는 종종 가입된 보험이 아예 없거나 가입된 보험이 있기는 하지만 보험의 적용이 매우 제한된 저보장 보험자(underinsured)의 의료보험 접근 문제로 논의되곤 한다. 그러나 현재 미국의 의료 지불 메커니즘은 접근성의 문제를 개선하기에 충분하지 않다. 의료소비자가 원하는 결과를 적절한 비용을 지불하여 얻었는지를 평가하는 데 중요하게 고려되는 점은 개인이나 그룹이 접근할 수 있는 전문의료인, 의료서비스, 의료 상품과 같은 요소이다. 따라서, 질 방정식(quality equation)에서 지불수준, 누가 지불하는가, 누가 지급받는지를 고려한 접근성 평가는 매우 중요하다. 정신건강, 구강건강, 만성환자 진료서비스 영역에서 지금도 여전히 접근성, 비용, 질과 관련된 미흡한 점들이 있다는 것은 잘 알려진 사실이다. APN은 보건의료의 모든 영역과 모든 수준의 간호에서 전문적인 의료서비스를 원하는 의료 소비자의 요구와 혜택을 정당화해야 하며, 여전히 미흡한 의료서비스 영역에 특별한 주의를 기울여야 한다.

보건의료서비스를 이루는 삼각형의 세 번째 구성 요소는 비용이다. 비용 문제는 질, 접근성과 함께 건강 관리의 가치를 수립하는데 필수적이다. 비용은 건강 관리에 소요된 총 비용, 국민총 지출에 대한 의료비 지출 비율과 같은 국가 전체의 관점에서 중요할 수 있다. 국가적 관점의 지출 범위에는 의료 제공 서비스 비용, 보험료, 치료 관련 제품과 소모품 비용, 의약품 비용, 연구비, 의료 교육 비용, 핵심 공중 보건 서비스 비용, 의료 제공을 위한 기관 소요 비용 등이 포함된다. 미시적 관점의 지출 범위에는 개별 의료 소비자와 고용주가 진료와 관련되어 직접 지출된 비용이 포함된다. 의료 사업을 하는 고용주의 경우라면, 의료 과실 보험 등의 보험 비용, 피고용인의 생산적 근무시간의 손실 비용, 보수교육 비용과 보건 프로그램의 관리 비용 등을 필수 고정 지출로 간주한다. 개별 의료 소비자의 경우에는, 대부분의 경우 본인이 부담하게 되는 의료비용에 중점을 두기는 하겠지만, 이 외에도 정기적으로 지출하는 의료 보험료, 필요한 의료서비스의 가격, 의료 제품 가격, 의약품 비용 지출 등을 중요한 의료비용으로 여긴다. 비용과 관련된 세 번째 접근방식은 환자 그룹을 위한 의료서비스를 생산하기 위해 들어가는 인력, 행정, 물리적 공장, 소모품 및 장비 비용과 같은 지출에 초점을 맞추는 건강 관리 전문가 조직 또는 관련 기관의 관점이다.

개인, 사회, 조직이나 기관 관점에서 바라보는 의료 질을 각각 적절하게 평가하기 위해서 APN은 접근성, 비용, 그리고 결과를 결정하는데 기여한 자신의 수행 역할에 대해 반드시 알고 있어야 한다. 접근성과 비용 문제는 구조적, 과정적 요인으로써 보건의료서비스의 결과에 영향을 미친다. 또한 이러한 인식은 APN에게 의료 접근성과 비용 문제를 해결하는데 상당한 역할을 할 수 있는 기회를 제공한다. 따라서 보건의료 시스템에서 APN은 그 역할의 효용성에 대한 강력한 증거 사례를 도출할 수 있다.

3) 질 개선을 위한 최신 기획

점점 더 많은 의료 질과 관련된 국가적인 주요 기획이 발표되는 것은 이 문제의 중요성을 반영하는 것이며, 의료서비스 수준 향상을 위한 노력이 보건의료 시스템의 미래를 결정하는데 매우 중요한 요인이라는 주장을 뒷받침한다. 질, 접근성, 비용에 대한 표준, 기대 결과, 측정과 평가, 대중 보급과 관련된 담론은 계속되고 있으며 점점 확대되고 있다. 기대하는 의료 질이 의미하는 것이 무엇인지 그 개념을 명확히 정의하고, 기대 성과와 결과를 측정하는 것은, 비용 대비 효과적인 치료가 이루어지게 하고 제공되는 의료의 질을 보장하기 위해 반드시 필요한 과정이다. 뿐만 아니라 이러한 과정은 보건관련 기관에서 추구하는 국민건강증진을 위한 질적 노력의 기초가 된다.

질 측정(quality measurement)은 보건 관련 기관의 의료서비스 전달과 비용 문제를 개선하고, 개인과 사회에 제공된 의료서비스의 효과를 이해하기 위해 필요한 부분이다. 미국의학연구소의 국가 보건 질 회의 결과에 따르면(Donaldson, 1999), 오늘날까지 유효한, 보건의료 질 측정을 하는 이유 즉, 질 측정의 목표는 다음과 같다.

- 질 개선 노력을 널리 알리기 위해 정보를 수집하고 자료를 분석한다.
- 표준을 확립하기 위해 관련된 시설과 개별 성과를 사정한다.
- 환자와 의료 사업 고용주가 어떤 의료인을 선택하면 좋을지 정보를 주기 위해 비교한다.
- 모든 이해관계자의 결정과 선택에 대한 공식적인 정보를 제공한다.
- 모범 사례를 특정하고, 보상하며, 공유한다.
- 시간이 지나면서 변화될 수 있는 보건의료 질을 감시하고 보고한다.
- 지역사회의 보건의료 요구에 대응한다.

미국 연방, 주 정부 및 민간 부문은 질, 성과 측정, 성과 책임과 관련한 요구에 부응하여 조치를 취해 왔다. 보건의료서비스의 주요 구매자로서 의회 정책 방향을 결정하는 정부 기관들은 정책을 수립하고 의사결정을 하기 위해 의료서비스 질에 대한 정보가 필요하다. 특히, 의료관리품질조사국(Agency for Healthcare Research and Quslity, AHRQ)과 메디케어 메디케이드 서비스센터(Center for Medicare and Medicaid Services, CMS)는 주된 업무가 의료 질과 관련되어 있으므로 이들의 활동은 주목할 가치가 있다. 보건의료 성과와 질 개선의 책임을 지고 있는 AHRQ는 대내외적인 연구와 새로운 교육 프로그램을 시도를 하고 있다. 이들의 목표는 환자의 안전을 지키고, 오류 및 의료 과실에 대응하며, 의료 접근성을 향상시키고, 의료비용을 절감하는 것이다. 또 다른 대표적인 의료 구매자인 CMS는 메디케어와 메디케이드 프로그램 수혜자가 적절한 비용으로 양질의 의료서비스를 받게 하는 것과 프로그램의 규제 기능을 통해 의료 산업의 품질 기준을 제시할 책임이 있다.

구체적인 예로, AHRQ의 최근 기획은 어떤 처방 약이 비용은 줄이고 효과는 좋은가에 대한 질문에 답을 찾기 위해 이미 완료된 연구들을 통합 검토하는 일뿐 아니라 높은 수준의 의료서비스 질을 보장하기 위한 보상 제공 파일럿 기획도 평가 중에 있다. 이들이 배포하는 연구결과는 실제 의료 현장에서 지역사회의 폐렴 환자 치료와 처방에 더 나은 결정을 내리는데 도움을 줄 수 있다. 또한 AHRQ가 제공하는 "아동 건강 도구 상자(Child Health Tool Box)"나 기타 다른 지침들과 평가 도구들을 사용하는 것은 임상에서 성과 측정과 의료 질 향상을 위한 프로그램을 기획할 때 매우 유용할 것이다. 뿐만 아니라 10년 이상 축적된 AHRQ의 의료 질과 불평등에 대한 보고서는 APN이 질 개선을 위한 새로운 방안을 찾는데 매우 중요한 정보를 얻는 자료이다.

CMS의 질 개선을 위한 노력은 보다 광범위하다. 65세 이상 노령층을 위한 메디케어와 저소득층을 위한 메디케이드 수혜자들은 다양한 의료 서비스를 이용하기 때문에, CMS는 병원, 가정 간호, 장기(long-term) 치료의 질과 성과를 평가하기 위해 수많은 프로그램을 기획한다. 총체적 의료비 지출을 줄이기 위한 관리의료의 질 개선 시스템은 관리의료 원칙을 따르는 사보험 회사들이 의료 질 평가를 하고 서비스 개선과 관리를 할 때에 규제 및 표준이 된다. CMS는 요양원의 질 문제를 해결하기 위해서 인증한 장기 요양 기관의 의료 질 자료를 사정, 평가하여 그 결과를 배포한다. CMS가 시행하는 요양원에서의 균일한 환자 수준의 자료 수집과 분석 결과는 궁극적으로 요양원의 결과기반(outcome-based) 질 향상을 촉진한다.

의료 질 향상을 위해 앞서 기술한 연방 정부의 주도 외에도, 질병관리센터(Center for Disease Control, CDC)나 모자보건국(Maternal and Child Health Bureau)과 같은 보건복지 부서 역시 의료 질 개선을 위한 활동에 적극적이다. 주 단위 자치 정부도 질 측정과 보고 활동에 관여하는데, 예를 들면, 뉴욕 주, 플로리다 주, 워싱턴 주는 아동 건강 관리에서 의료 제공자의 성과를 측정한다.

의료 재단, 구매자, 고용주, 전문가 집단 등의 민간 부문 조직 역시 의료 질을 측정, 평가하고 그 결과를 보고한다. 의료기관평가기구와 같은 인증기관도 진료 구조와 과정 만을 평가하던 기존의 방식에서 이제는 진료의 결과까지 평가하고 있다. 예를 들면, 의료기관평가기구(The Joint Commission, TJC)가 인증한 기관들은 일원화된 임상 질 지표 관리(Outcome Research Yields Excellence, ORYE)시스템을 통해 특정 환자의 결과와 의료 제공자의 성과 기준을 측정해야 한다. 진료 결과 평가 및 개선을 위해 TJC가 기획한 ORYE라는 임상 질 지표 관리는 1997년에 처음 적용되었다. 임상의 질을 평가하기 위한 지표로 TJC는 안전성, 의료 오류, 감염률도 활용하고 있다. 국가품질보증위원회(National Committee for Quality Assurance, NCQA)는 매년 보건의료의 질, 접근성, 소비자 만족과 관련된 성과 보고서를 작성한다. NCQA는 성과 보고서를 의료 고용주와 구매자와 공유하며, 소비자가 의료서비스를 선택할 때 활용할 수 있도록 그 결과를 제공한다. 이것은 장기 치료를 요하는 만성 환자를 위한 메디컬 홈(medical home, 환자 중심 1차 의료기관)과 인공 호흡기 치료와 중심정맥치료가 가능한 전문 메디컬 홈(advanced medical home) 돌봄이 가능하게 하는 데 큰 역할을 하였다.

의료 질 향상을 위해, 소아청소년건강측정사업기관, 미국보건질연합회, 국가품질포럼과 같은 세 개의 국가 기관이 착수한 민간 기관과의 협력 프로젝트는 민간 기관의 역할과 정부와 민간의 협력을 잘 보여주는 예이다. 소아청소년건강측정사업기관은 저소득층을 위한 메디케이드 보험(공적

보험)을 이용한 아이들과 민간 의료 보험(사적 보험)을 이용한 아이들 간의 의료 시스템 성과를 평가하고 차이를 보고함으로써 두 의료 소비자 그룹 간의 격차를 줄이도록 유도한다. 뿐만 아니라, 소아청소년건강측정사업기관은 부모와 자녀에게 보건의료 시스템에서 기대할 수 있는 바를 알려주고, 부모와 자녀가 그 의료시스템 내에서 책임 있는 자세를 가질 수 있게 도와 줌으로써 의료 소비자로서 적극적인 참여가 가능하고 더 나은 결정과 선택을 장려하는데 전념하고 있다.

AHRQ는 의료 질 개선을 촉진하고 모범 사례를 실현하는 대표적인 전문가 집단이다. 미국보건질연합회는 CMS의 질 개선을 위한 조직들의 활동에 관여한다. 이들은 보건의료서비스의 질 연구, 표준 및 기타 관련 문제에 대한 정기적인 업데이트를 의료 제공자와 의료 소비자에게 제공함으로써 광범위한 의료시스템 안의 이해 관계자들을 교육하는 역할을 한다.

보건의료 질 향상을 위해 대통령 위원회의 요구에 대응하여 만들어진, 국가품질포럼(National Quality Framework, NQF)의 역할은 질 측정과 보고를 위한 국가적 전략을 개발하고 이를 구현하는 것이다. 이를 위해 NQF 회원과 관련된 전문가들은 관련된 연구와 성과 보고서를 평가하고 보건의료 질 향상을 위한 지침을 배포한다. 예를 들어, NQF는 미국 내 소수 민족과 소수 집단이 의료서비스를 이용할 때 겪는 불균형을 확인하고 이러한 문제점을 해결하기 위한 우선 순위 활동을 제안하는 보고서를 발행했다.

의료서비스를 제공할 수 있는 의료 제공자를 고용하는 고용주 역시 진료 성과와 질에 대한 정보를 요구함으로써 보건의료 질에 관여한다. 자신이 고용한 의료 제공자에게 인센티브를 주기 위해 진료의 성과를 측정하고 평가 결과를 보고하는 측면도 있겠지만, 고용주에게는 운영하는 의료기관의 질을 측정하고 평가 결과를 보고 해야 하는 책임이 있다. 따라서, 매사추세츠 주의 예를 들면, 대다수의 고용주가 당뇨 환자 치료를 개선하고 만성질환자를 추적 관리하기 위해 전자 데이터베이스를 사용하는 의료 제공자에게는 보너스를 제공하는데, 그 이유는 전자기록시스템을 활용한 질 측정과 평가가 수기로 기록된 진료 경과를 측정하고 평가하는 것에 비해 훨씬 용이하기 때문이다.

이러한 시도들이 제시하는 바와 같이, APN의 성과는 직접적으로는 일차 의료 제공자로서, 간접적으로는 의료 팀의 일원으로서 이미 항상 측정되어 왔다. 따라서 APN은 보건의료 질 측정과 질 개선 방안과 관련된 국가적인 이슈들, 경향, 접근 방법들을 숙지함으로써 자신이 속해 있는 임상에서 다른 전문 의료인의 활동을 안내할 수 있다. 이 장의 뒷부분에서 자세히 설명하겠지만 APN이 보건의료 질 개선 운동에 보다 온전한 참여자가 되기 위해서는 취해야 할 추가 행동들이 있다.

APN에 대한 성과 기대치

APN으로서 자신의 역할을 제대로 인식하기까지는 보건의료 시스템의 복잡성을 이해하는 과정에서 만만치 않은 학습과 경험을 필연적으로 겪게 된다. APN이 아니었을 때에는 임상에서 일상의 일과 중에 자신이 직접 꼭 해야 되는 업무라고 거의 생각하지 못했던 것들이 APN의 역할로 전환되면서 직접 책임지고 관여해야 하는 필수 업무가 되는 경우가 다방면에서 발생하게 될 것이다. 점점 더 질 향상과 근거기반의 처치와 치료는 모든 보건의료 현장에서 많은 관심을 받고 있다. 의료 질, 안정성, 성과 측정과 함께 근거기반 처치와 관련된 의료 질의 향상은 최근 몇 년간 기하급수적으로 이루어졌으며 보건의료 체계에서 중요한 우선순위를 갖게 되었다. 서비스의 모든 영역에서 만족할 만한 서비스 수준을 기대하는 것은 서비스를 이용하는 모든 사람이 원하는 바이며, 보건의료서비스 분야에서는 정말로 그러하다. 의료서비스를 받는 사람, 의료서비스를 제공하는 기관, 의료비용을 지불하는 이들, 의료서비스와 의료서비스 제공자를 통제하는 이들 모두가 제공되는 서비스 질에 대한 사정과 성과책임을 요구한다. 요구되는 역할에 필요한 구성 요소와 핵심 역량을 갖춘 APN이 안전성과 의료 질 개선을 위한 모든 활동, 이를 테면, 개발 활동, 적용, 수행 측정의 평가와 보고 과정에 참여하는 것은 당연한 기대이다.

2008년에 APN Consensus 모델에서 논의된, "면허, 공인, 인증, 교육(Licensure, Accreditation, Certification, Education)"에 반영된 대로, 의료 질, 안전 활동, 사정 및 성과책임은 모든 APN에게 기대되는 본질적인 사항이다. APN이 질 개선을 위한 계획과 요구 사항을 그저 알고만 있는 정도는 충분하지 않다. 이제 APN이라면 이 논의 과정에 능동적으로 참여하는 전문가가 되어야 한다. 최근 의료개혁 정책 계획의 일부인 국가품질전략(National Quality Strategy, NQS)은 보건의료 질 향상을 위해 국가적 목표를 설정하는데 최우선시 되는 정책이다. NQS는 보건복지부의 모든 의료 질 개선 프로그램 및 규정을 위한 가이드 역할을 하며, 국가 의료 질과 안전 노력을 맞추기 위한 보건의료 질 측정 표준 지침을 설정한다. 환자 치료를 위한 APN의 역할 중 대부분의 작업은 국가 품질 전략의 일부 측면과 교차한다. APN은 국가 품질 전략의 요구 사항을 준수하면서 환자 치료에 필요한 요구 사항을 충족시킬 책임이 있다.

APN은 또한 자신이 수행한 진료의 질을 정의할 수 있어야 한다. 질의 의미를 다양하게 정의할 수 있겠으나, 연구자와 정책 입안자들 사이에 합의된 양질의 진료는 환자에게 필요한 진료가 의료제공자에 의해 적절하게 제공될 때 발생하는 것이다. 마찬가지로, 환자가 불필요한 진단적 검사나 처치와 같은 불필요한 의료행위를 받지 않는 것 또한 양질의 진료이다. 예를 들어, 더 큰 합병증을 예방하기 위해 만성 질환자의 상태를 정기적으로 모니터링하는 것은 타당하고 비용 효율적인 양질의 진료에 해당된다. 양질의 진료는 개인적인 의견이나 편의성을 기반으로 과학적으로 사람들이 더 나아지고 건강을 유지하는 데 도움이 된다는 것이 밝혀진 근거를 기반으로 제공된다. 양질의 진료는 환자의 선호와 가치에 맞게 조정되는 것이며, 모두가 접근 가능하고 신뢰할 수 있어야 한다. 양질의 진료는 인종, 성별, 소득, 지역에 따라 달라지지 않는 것이다. 다시 말하면, 의료제공자가 누구에게나 정중하고 명확하게 의사소통하며, 자신의 치료에 대한 결정에 환자 자신이 참여한다는 것을 의미한다(Geisz, 2012). 이 장의 앞부분에서 기술한 바와 같이, 미국의학연구소의 몇몇 보고서는 질을 어떻게 정의할 것인지 개념 틀을 정하고 실제 적용해 보는 데 도움이 된다. 예를 들어, 2016년에 출간된 한 보고서는 미국 의학연구소의 권장 사항을 사용하여 진단 활동을 개선하는 방법을 제공한다(Bunting & Groszkruger, 2016).

미국 의학연구소의 보고서에 이어지는 연방, 주정부 기관 및 민간 부문 조직의 후속 정책은 미국 의학연구소의 권고 사항을 감정하고, 의료 질과 안전을 보장하기 위해 협력적 접근이 필요하다는 것을 인정하여, 대부분의 정책들이 현재 적용되고 있다. 제안된 정책에는 의료 질과 안전에 중점을 둔 기관의 설립, 명확한 기준과 기대치의 설정, 동료간의 검토, 환자 정보 보호, 부작용 보고 체계가 포함되어 있다. 이러한 질 보고서에서 기인된 몇몇 활동 중에는 APN의 주목을 끈 것이 있는데, 예를 들면, AHRQ가 2005년부터 환자안전 관련 최신 뉴스와 자원을 관리하는 전국적인 웹 기반 자원인 환자안전네트워크(Patient Safety Network, PSNet)를 시작한 것이다. 2009년부터는, 미국 보건복지부 내에 있는 CMS가 의료시설에 입원함으로써 발생하게 된 불미스런 상황이나 심각한 부작용을 반드시 보고해야 하는, 일명 메디케어 C 계획 보고(Medicare Part C) 요건을 구현했다. 2011년부터는 식품의약품안전처(Food and Drug Administration), TJC, 미국보건의료 비영리 시민 단체 중 하나인 안전약물관리연구소(Institute for Safe Medication Practices)와 그 외 다수의 기관들은 약품 이름이 유사하거나 약품의 모양이 서로 닮은, 닮은꼴 약품 사이의 혼돈을 줄이기 위해 착각의 우려가 있는 약품명 부분을 크고 굵게 대문자로 강조하여 출력하는, 강조체(tall man lettering) 사용을 홍보하기 시작했다. 강조체 사용의 예로는, 항불안제로 쓰이는 부스피론은 "busPIRone"으로, 항우울제 또는 금연 치료제로 쓰이는 부프로피온은 "buPROPion"으로 기재하는 것이다. 또 다른 예로, 수면 진정제로 사용되는 펜토바비탈은 "PENTobarbital"로 간질치료제인 페노바비탈은 "PHENobarbital"로 기재하는 것이다.

미국 의학연구소는 임상 현장에서 APN의 표준 개발에 유용한 다음의 여섯 가지 질 개선 목표를 명시하였다.

- **안전**(safe): 환자가 자신에게 도움이 되는 간호, 처지, 치료를 받다가 발생하는 상해를 피하는 것
- **적시**(timely): 환자, 의료인 모두에게 해가 되는 진료의 연장과 대기시간을 줄이는 것
- **효과**(effective): 혜택을 받을 수 있는 모든 사람에게는 과학적 지식에 근거한 의료 서비스를 제공하고, 혜택을 받을 가능성이 없는 사람들에게는 서비스 제공을 자제하는 것
- **효율**(efficient): 장비, 기구, 물품은 물론, 발상, 에너지를 포함하는 모든 방면의 낭비를 줄이는 것
- **공정**(equitable): 개인의 특성으로 인한 차별이나 질적 차이가 없는 진료를 제공하는 것
- **환자 중심**(patient-centered): 개별 환자의 선호, 요구, 가치를 존중하고 이를 반영하는 진료를 제공하는 것과 환자의 가치가 모든 임상에서의 결정에 지침이 되도록 보장하는 것

APN의 석사 및 박사 교육 프로그램에 대한 교육 기준은 미국 의학연구소의 "Health Professions Education: A Bridge to Quality"에서 찾을 수 있다. 널리 받아들여진 이 권고는 미국 내 보건의료 전문가를 양성하는 교육 구조에 대대적인 조정을 요구하였다. 즉, 모든 보건의료 전문가는 서로 협업하여, 환자 중심의 치료를 제공해야 하며, 과학적 근거를 기반으로 한 처치를

제공하고, 의료 질 개선에 참여하며, 정보수집과 공유에 익숙해야 한다는 것이다. 점점 복잡해지는 의료 현장과 의료서비스 제공에 대한 요구의 증가는 APN의 임상 교육 및 리더십 역량 확장의 기회가 된다. APN은 전문적인 의사소통 기술과 고도로 훈련된 과정을 기반으로 의료시스템의 품질 개선과 환자안전을 위한 획기적인 역량을 발휘할 것으로 기대된다(AHRQ, 2015). 이러한 기대는 미국 간호사 협회와 APN 협회에서 공표한 APN에 대한 기대 역량과 표준에서도 찾을 수 있다.

의료서비스의 질을 측정하고 평가에 대한 요구의 주체는 의료비용 지불자, 관련 규제 기관뿐 아니라 점점 더 의료 소비자가 그 중심이 되고 있다. 정보 시스템이 발전하고, 의료비용 지불자는 "성과에 대한 지불"을 주장함에 따라 점차 의료 환경이나 의료 공급자의 유형에 관계없이 일정 수준의 투명한 성과 책임이 요구될 것이다. 의료 경험 개선, 국민건강증진, 의료비 절감이라는 국가 의료시스템의 세 가지 목표를 달성하기 위해 국가 품질 전략은 APN에 대한 핵심 전략을 제시하고 있다.

- 진료 제공 과정에서 발생하는 위험 요소를 줄여 보다 안전한 진료를 제공한다.
- 환자 개인과 가족이 환자 치료 과정의 파트너로 참여하게 한다.
- 효과적인 의사소통과 협업 진료를 추구한다.
- 가장 흔한 심혈관 질환을 시작으로, 주요 사망 원인이 되는 질환에 대한 가장 효과적인 예방법과 치료 방법을 홍보한다.
- 건강한 삶을 가능하게 하는 모범 사례를 보다 많은 사람들에게 폭넓게 적용, 촉진하기 위해 지역사회와 함께 일한다.
- 새로운 보건의료 제공 모델을 개발하고 보급함으로써, 환자 개인, 가족, 고용주, 정부 및 지역사회를 위한 보다 저렴하면서 양질의 의료서비스를 제공한다.

분명히, 보건의료 시스템 내에서 직접 진료 업무를 보고 있는 APN에게 의료서비스의 질과 성과에 대한 책임이 있는 것은 자명한 일이다. APN은 환자에게 이로운 일을 행해야 하며, 최선의 진료를 제공하고 이와 관련된 성과를 측정하며 제공된 진료에 대해 책임질 의무가 있다. 그러나 자신이 제공한 진료에 대한 성과 측정과 책임을 지는 것만으로는 충분하지 않다. APN에게 기대하는 바가 점차 직접적인 임상 진료 수준을 넘어 전반적인 보건의료 시스템의 질과 이와 관련된 성과 책임 문제에 이르기까지 확장되고 있기 때문이다.

APN의 성과와 질 평가

APN의 업무와 관련된 구조, 과정 및 결과는 각각 개별 수준, 그룹 수준, 시스템 수준, 사회적 수준으로 구분하여 평가될 수 있다. 따라서 APN은 제공자, 조직 그룹, 의료시스템(예, 저렴한 의료기관) 내 개별 진료 수준 및 사회적 수준에서 접근할 수 있는 모든 평가 방법에 대해 잘 알고 있어야 할 뿐 아니라 각각의 평가 단계에 관여할 수 있어야 한다. 주어진 수준에서의 관여 정도는 보유한 지위, 고용자의 기대, 지식 수준, 평가 기술 및 기타 요구에 따라 달라진다. 따라서 역할의 정당성을 입증하고 역할에 대한 기대를 충족시키기 위한 문헌을 고찰하는 것은 도움이 된다. 간호 질, 근거기반 임상 진료와 연구에 대한 문헌을 고찰하는 것은 질을 측정하고 성과를 평가하는데 도움이 될 뿐만 아니라, APN의 역할에 대한 기대를 충족시키기 위한 의미 있는 지표를 파악하는 전문적인 평가 틀을 개발하는 데에도 도움이 될 것이다.

1) 개별 수준 평가

APN은 전국NP교수위원회(National Organization of Nurse Practitioner Faculties, NONPF)와 마취간호사교육프로그램인정위원회(Council on Accreditation of Nurse Anesthesia Educational Programs, COA)가 공표한 핵심 역량을 활용하여 상급간호실무에 대한 기대에 부응할 수 있는 능력을 스스로 평가할 수 있다. 그 역량은 독립적이고 전문적인 진료를 강조하는 환자 진료 경험, 여러 상황에 걸친 근거기반 진료, 환자 중심 진료를 제공하고 평가하는 분석 기술, 의료 전달 시스템에 대한 고급 지식, 환자 안전, 의사소통, 비판적 사고, 리더십 등을 통해 획득된다. 2002년과 2006년에 저술된 NP 핵심 역량의 이전 버전이 석사 과정의 NP와 박사 과정의 DNP 과정에 추가로 적용되기 시작하여 2012년부터는, 석사 과정이든 박사 과정이든 관계없이 NP 실습에 참여하기 위해 마련된 일련의 핵심 역량이 교수되고 있다(NONPF, 2012). 2016년 6월, COA는 석사 및 DNP 프로그램 핵심 역량을 모두 수정하였는데(COA, 2016), 2022년까지 모든 석사 마취 간호사 프로그램은 DNP로 전환되어야 한다.

대부분의 APN은 개별 수행을 직접 측정하는 데에는 이미 관여하고 있을 것이다. 예를 들어, 연간 성과 검토는 대부분의 고용주-직원 관계에 있어 한 부분을 차지한다. 일반적으로 이러한 유형의 평가는 진료 프로세스, 생산성 및 지위 내용 기대치에 초점을 맞춘다. 즉, 치료의 효과, 비용 또는 치료에 대한 환자의 만족도와 같은 결과 측정은 일반적으로 개별 수준의 업무 성과 평가이다. 프로그램의 특정 목표에 도달했는지를 보기 위해 적용하는 간호 질 및 성과 측정을 위한 접근법은 APN이 다른 영역에서 폭넓게 업무를 평가할 수 있는 기회가 있음을 시사한다. 예를 들어, 일부 주의 메디케이드 프로그램은 의료 수혜자의 진료 경험을 평가하고, 개별 제공자에게 그 피드백을 제공하고 있다. APN은 이러한 정보를 이용하여 자신의 진료를 다른 의료인 및 주 표준과 비교할 수 있고, 그리하여 자신의 개선할 부분을 파악할 수 있다. 이러한 데이터는 의료 소비자와 자주 공유되지는 않지만, 점점 널리 사용되는 추세이다.

2) 그룹 수준 평가

간호의 질과 성과를 평가하기 위한 국가적 기획 단계에서 의료서비스 그룹의 구조, 과정 및 결과에 대한 평가가 차지하는 바는 커지고 있다. APN은 APN 그룹으로서 또는 다양한 의료 제공자 그룹으로서 수행 업무를 평가할 수 있다. 예를 들어, 간호조산사가 함께 참여하여 그들의 진료와 관련된 비용, 환자 만족도 및 출산 결과를 평가할 수 있다. 의사가 포함된 가정 진료 그룹에 속해 있는 APN은 자신의 업무 성과가 다른 그룹 진료와 비교되는 방식을 결정할 수 있다. TJC의 건강 계획 수행 측정 데이터는 의료 제공자 그룹 수준별로 정리될 수 있고, 국가 또는 주 기준과 비교해 볼 수 있다. 병원에 고용된 APN은 특정 환자 집단에 대한 환자 결과를 평가하고 감염률, 항생제 사용, 환자 안전 및 약물 오류와 같은 문제와 관련하여 업무 평가 방식을 결정하는 데 참여할 수 있다.

상황 별, 그룹별 데이터의 수집, 분석 및 보고가 증가함에 따라, APN은 이러한 검토 결과를 활용하여 실무 환경에서 간호의 질 개선을 개발하고 구현할 수 있는 기회를 얻게 된다. 예를 들어 장기 요양 시설에서 근무하는 노인 NP는 CMS가 생성한 요양원별 보고서를 활용하여 특정 결과와 관련된 치료의 구조와 과정을 개선하는 프로그램을 설계할 수 있다. TJC의 결과 내용은 병원 기반 APN이 환자 진료의 목표를 식별하고, 개선을 위한 과정을 개발하고, 변경된 사항이 미치는 효과를 평가하도록 안내할 수 있다.

3) 시스템 수준 평가

각종 의료보험과 메디케이드 프로그램은 그 품질에 대해 의료 소비자와 구매자에게 책임이 있고, 이에 대한 평가는 시스템 수준의 평가에 속한다. 이러한 보건의료 제공 시스템의 패널 또는 직원으로서 APN의 진료도 역시 평가되고 있다. 의료서비스 구매자와 소비자는 각종 보험의 구매 결정을 내리는 데 점점 더 많이 정보의 제공을 요구하게 될 것으로 여겨진다. 보건의료서비스 제공자와 시스템의 소비자 평가단(Consumer Assessment of Healthcare Providers and Systems, CAHPS)은 환자 그룹에게 최근 경험한 임상 전문가 및 관련 직원에 대해 묻는다. 주별 메디케이드 기관, 메디케어, 국가품질위원회(NCQA) 및 기타 기관에서 사용하는 이러한 설문 조사는 소비자에게 여러 영역에 걸쳐 진료에 대한 경험을 보고하도록 요청한다. 설문 조사의 질문 사항은 진료, 예약 및 정보의 적시성, 의료서비스 제공자와의 의사소통, 정신적, 정서적 건강에 대한 관심, 자신의 건강을 돌보는 물품 지원, 약물 결정에 대한 논의, 그리고 의료서비스 제공자에 대한 만족도에 관한 것이다. NCQA는 이러한 도구와 각종 의료보험 정보 자료(Health-care Effectiveness Data Information Set, HEDIS)를 사용하여 전국 의료보험 가입자의 90% 이상이 경험한 진료의 질을 평가한다. 이러한 데이터는 의료 관리 데이터 소스 및 차트 감사를 통해 수집되고, 연구 및 전문가 의견에서 유도해 낸 지표를 이용하여 진료의 효과를 평가한다(AHRQ, 2016).

주 메디케이드 프로그램은 수혜자에게 제공되는 진료의 수행을 평가하기 위해 위에서 거론된 자료수집 방식 모두를 사용한다. 또한 여러 주에서 보건의료서비스 소비자 평가단에서 개발하고 테스트한 것과 같은 도구를 사용하여 아동 의료서비스의 품질을 평가하고 있다. 예를 들어, 한 부모에게 의료서비스 제공자가 어린 아동의 건강한 발달을 촉진하고 이와 관련된 기대치를 충족할 수 있는지를 묻는다.

의료서비스 소비자 평가단의 그룹 설문 도구, 부모 설문 도구, 각종 보험 프로그램 효과의 측정과 시스템 또는 보건 계획 수준에서 질을 평가하는 데 사용되는 기타 도구는 근거를 기반으로 하고 심리 측정 테스트를 거치며, 제공자, 소비자 및 기타 이해관계자가 널리 승인한 것이다. 의료의 질에 관련된 정보에 대한 현재의 수요를 감안할 때 이러한 노력은 향후 증가할 것으로 보인다. 대부분의 시스템 수준의 평가 환경에서 실무자 역할을 맡고 있는 APN은 현장에서 사용되는 수행 평가 측정에 익숙해야 하며 정기적으로 보고서를 검토하여 의료 질을 지속적으로 개선하고 국가적 업무 기준에 도달해야 한다.

4) 사회적 수준 평가

사회적 수준에서 국가 보건의료 시스템의 질과 그 성과를 평가하기 위해 사용되고 있는 방식에는 여러 가지가 있다. "건강한 사람들(*Healthy People*)"(ODPHP, 2017)은 건강 결과의 목표를 설정하고, 이러한 목표 달성의 진행 상황을 측정하기 위한 지표를 나열하며, 목표를 달성하는 데 필요한 구조와 과정을 나열한다. 국가 건강의 질은 건강 옹호 단체와 의료 소비자 단체, 의료 재단과 같은 몇몇 민간 단체에 의해 평가되고 있다. 사회적 수준의 평가 예로는, 연방 기금 수준 평가, 고위험 환자 비율, 높은 의료비용 환자 비율, 진료 접근성 및 환자 관리, 여성 건강 보장, 의료 개선 과제로 부상하는 지역 의료시스템 등이 포함된다(Commonwealth Fund, 2016b).

의회는 AHRQ가 의료 품질에 대한 연례 보고서를 작성하도록 의무화했다. AHRQ는 의료의 불균형에 대한 국가 보고서도 작성한다. AHRQ가 작성한 국민건강관리품질보고서(National Healthcare Quality Report)에는 효과의 측정, 효과적 치료, 진료 조정, 환자 안전성, 환자 중심 진료, 건강한 생활, 돌봄의 적정성에 대한 평가들이 포함되어 있다(AHRQ, 2016). 국가 보건의료 불균형 보고서(National Healthcare Disparities Report)에는 저소득층, 소수 집단, 여성, 아동, 노인, 특별한 건강 관리를 필요로 하는 이들에 대한 의료 질, 접근성, 이용, 비용 등에 대한 불평등이 포함되어 있다(AHRQ, 2016).

미국의료질향상기구(Institute for Healthcare Imporvement, IHI)는 오류, 낭비, 지연 및 비용 증가를 줄이기 위한 의료 전략을 공표하는 데 중점을 둔다(IHI, 2016). 또한 개선 능력, 환자 개인-가족 중심 진료, 환자 안전, 의료 질, 비용 및 가치에 초점을 맞춘다. 마취환자안전재단(The Anesthesia Patient Safety Foundation, APSF)의 임무는 연구 활동, 교육, 환자 안전 프로그램, 캠페인 등을 통해 "마취 진료 중 환자의 안전"(APSF, 2016)을 지속적으로 개선하는 것이다. APSF는 마취 중 사망 사고를 예방하기 위해 사고 원인과 개입에 대한 정보를 국내 및 국제적으로 교환할 수 있는 플랫폼을 제공한다.

AHRQ에는 12개의 마취 그룹이 참여하는 환자 안전 기관프로그램이 있다. 회원 자격은 자발적이며, 단체들은 환자 안전 규칙에 대해 AHRQ가 정한 기준을 준수해야 한다. 환자안전기구(Patient Safety Organizations, PSO)는 병원과 모든 의료 제공자가 "환자 안전 사건의 집계 및 분석"에 사용될 정보를 비밀리에 자발적으로 제공할 수 있는 저장소의 역할을 한다(AHRQ-PSO, 2016).

사회적 수준에서 평가되는 의료 질과 성과 측정 방법의 수는 점차 증가하고 있다. 이러한 노력에 대한 자세한 설명은 바로 다음에 이어지는 [업무 성과 평가를 위한 접근법과 평가 모델] 섹션에서 다루었으며, 그 다음으로 이어지는 [실행을 위한 제안] 섹션에서는 APN의 보다 적극적이고 확대된 참여를 위한 구체적인 권장 사항들이 수록되어 있다. 성과를 평가하기 위한 평가 모델을 수립하는 것과 이를 실행하기 위한 제안들은 APN의 관점에서 볼 때 장점도 있을 수 있고 단점도 있을 수 있다. 그러나 APN의 역할을 정당화하고, 그 역할에 대한 사회의 기대, 즉 성과 책임을 지는데 중요한 부분인 것은 분명하다.

특히 비표준화된 방법을 사용하여 평가하는 개별 수준의 업무 평가는 APN과 그를 고용한 고용주에게만 가치 있는 정보를 제공한다. 비교 데이터가 없으면 APN의 업무 수행을 다른 의료 제공자와 관련하여 평가할 수 없으므로, APN의 역할을 정당화하고, 업무 수행 결과에 대한 APN의 기여도를 식별하는 것이 쉽지 않다. 개별 수준의 평가가 필요할 때도 있지만, 양질의 의료에 대한 APN의 역할이나 기여도를 정당화하기에 개별 수준의 평가는 충분하지 않다. 그룹 수준, 시스템 수준, 또는 사회적 수준에서 APN의 업무 성과를 평가할 때, 특히 표준화되고 검증된 접근법을 사용할 때, APN의 역할을 정당화하고, 의료 결과에 대한 기여를 입증하기가 더 수월하다. 또한 이러한 거시적 관점에서 도출된 질 개선 목표는 사회적 가치를 갖는 목표가 된다. 그렇다고 그룹 수준, 시스템 수준, 사회적 수준의 평가만 실시하는 것은 APN의 업무 수행이 구체적으로 무엇인지 명확하게 드러내는 것은 어렵게 한다.

업무 성과 평가를 위한 접근법과 평가 모델

APN이 업무 수행, 의료 질, 가치를 평가하기 위한 전략을 개시하거나 강화하게 되면서, 이와 관련된 의사결정 과정을 안내하고, 역할과 기여를 효과적으로 평가할 수 있는 어떤 틀이 필요하게 되었다. 이러한 틀을 찾기 위해 고려해 볼 만한 다양한 접근법과 모델을 살펴보고자 한다. APN의 업무 성과 질을 측정하기 위한 목적은 다음과 같다.

- APN의 역할과 관련된 새로운 자료를 수집할 수 있는 방법은 개발하고 수집된 자료는 채택, 적용한다.
- 기관 시설, 시스템, 사회적 수준에서 의료 질 표준에 부합되는 APN의 역량과 업무 표준을 수립한다.
- APN의 업무를 다른 의료인 또는 의료 제공자 그룹과 비교한다.
- 과학적 근거기반의 처치로 진료 성과를 향상시킨다.
- 시간의 경과에 따른 의료 질을 모니터링하고 모든 이해관계자에게 보고한다.
- 지역사회와 사회적 수준의 건강 관리 요구사항을 해결한다.

Donabedian(1966)은 모든 수준에서 간호의 질 측정을 위한 기본 틀을 제시하였다. 비록 모든 진료의 구조, 과정 및 결과가 질 지표로 검토되고 사용될 수 있다고 하지만, 중요한 것은 정확히 어떤 구조와 과정이 유효한 결과와 관련되어 있는지, 그 특정 지표가 무엇인지 아는 것이 중요하다. 또한 선택된 결과가 의료 이해관계자에게도 중요한 결과가 되어야 의미가 있다. APN만 관심있는 지표를 선택하는 것은 보건의료 및 의료시스템의 목적에 부합하는 역할을 확립하거나 가치 또는 기여를 확인하는 데 별 도움이 되지 않는다. 구조와 관련된 질 측정의 예로는, 간호사, 직원, 또는 APN의 배치가 어떻게 환자 진료 결과에 영향을 미치는 가에 대한 연구들이 있다(Aiken, Clarke, Sloane, Sochalski, & Silber, 2001, 2002; Needleman, Buerhaus, Mattke, Stewart, & Zelevinsky, 2002; Needleman & Minnick, 2008; Pine, Holt, & Lou, 2003; Simonson, Ahern, & Hendryx, 2007). 이러한 연구들은 구조적 변수(간호사, 직원, APN)의 선택, 즉 직원 채용 및 배치와 환자의 결과 사이에 존재하는 관계에 대한 증거를 제시한다. 이러한 연구에 집중되는 미국의료기관평가기구(TJC,

2016)와 미국병원협회(AHA, 2016)와 같은 다양한 이해 당사자들의 관심은 의료 업무의 중요성에 대한 언론의 관심에도 반영된다.

1) 구조, 과정, 결과의 측정

APN의 역할과 관련된 구조 측정에는 APN의 특성(교육, 경험, 법적 측면 및 기대 역할), 실무 또는 조직 상황(그룹 자원, 조직 구조 및 제공자와의 관계), 서비스 접근(진료 의뢰 구조, 협업 및 지리적 위치) 등이 포함된다. 과정에 대한 측정은 APN의 개입에 대한 본질적 측면과 환자와의 상호작용에 초점을 맞춘다. 현재의 의료 질과 관련된 용어에서 과정 측정과 업무 수행 측정은 동의어로 사용된다. 즉, 과정 측정을 위해 APN의 의학적 진단 및 관리 능력, 예방, 환자 교육 및 상담, 간호와 관련된 대인 관계 측면, 기술적 진료(예, 오류 및 약물 오용) 등이 사용된다. 업무 성과에 대한 측정은 개별 환자, 환자 그룹 또는 사회 단위를 위한 진료 구조 및 과정의 결과를 측정하는 것이다. 사망률과 이환율은 전통적인 의료 질과 관련된 성과 측정 결과이다. 의료 질을 평가하는 데 관심이 높아짐에 따라 환자의 경험, 진료 만족도, 의료비용 및 접근 용이성이 중요한 성과 측정에 포함된다. APN의 의료 질 평가를 위해 선택하는 틀과 모델은 주로 환자 만족도, 의료비용, 접근 용이성을 목표 지표로 삼는다.

APN의 효과성을 측정하기 위한 일반적인 평가 모델은 구조, 과정 및 결과를 모두 포함한다. 구조적 변수로는 법적 문제, 자금 지원, 진료 전달 조직 및 APN의 이용 여부가 있다. 과정과 수행을 측정하기 위해서는 APN의 직접 및 간접 환자 진료 활동을 반영한다. 이 모델에는 단기 결과와 장기 결과 측정이 모두 포함되며, 단기적인 결과 지표에는 의료 접근성, 환자 만족도, 환자의 지식 및 건강 행동, 치료의 합병증이 포함된다. 최적의 건강상태, 진료 경험, 이환율, 사망률 및 치료 비용은 장기적인 의료 질 지표이다.

2) 개별 수준

APN은 조직의 한 구성 요원으로서 성과를 책임지고 평가하는 데 관여하기 때문에 이 수준의 평가에 대한 접근법은 중요하다. 또한 개별 수준의 업무 수행 과정은 그룹 및 조직, 시스템 또는 사회적 수준의 평가 요구를 충족시키기 위해 설계될 수 있다. 개별 평가의 목적은 APN의 역량 성취도를 평가하고 지위 또는 직무 내용 기대치에 부합하는지 수행 성과를 측정하는 것이다. APN은 동료 APN, 의사, 협력자 및 감독자와 협력하여 평가 대상 특정 요소를 결정하고, 평가 방법을 구별하거나 설계한다. 개별 수준 평가에 대한 다양한 접근방식에 따라 구조, 과정 및 결과가 포함될 수 있다. Hansen-Turton, Ware, Bond, Doria, and Cunningham(2013)은 민간보험회사와 건강관리 조직의 자격증과 관련된 구조적 문제를 조사했고, NP의 25%가 건강관리 조직에서는 인증되지 않은 것으로 나타났다. 구조에 초점을 맞춘 다른 연구들은 APN의 업무와 관련된 환자 특성을 조사하여 APN의 진료를 받은 환자 유형에 대한 귀중한 정보를 제공하였다(Hamric, Worley, Lindeback, & Jaubert,1999; Paine et al, 1999). APN과 관련된 기타 연구에서 구조 변수로는 기술의 사용(Borchers & Kee, 1999), 활동 식별(Knaus, Felten, Burton, Fobes, & Davis, 1997), 병원 데이터 시스템의 사용(Bozzo, Carlson, & Diers, 1998) 등이 있었다.

APN의 진료에 대한 만족도는 APN 평가에서 전통적인 부분에 해당된다. Oermann, Lambert, and Templin(2000)에 따르면, 간호조산사에 대한 접근성이 (예비)부모들이 의료 질을 평가하는 데 중요한 요소라는 것이 발견되었다. Larrabee, Ferri, and Hartig(1997)는 NP 진료 대부분의 측면에서 높은 수준의 환자 만족도를 발견했으며 등급이 낮은 영역에 대해서는 결과를 활용하여 질 개선 노력을 유도하였다. 수많은 다른 연구에서 환자는 물론 다른 의료 제공자들도 APN이 제공하는 진료에 만족한다는 것을 보여주었다(Aquilino, Damiano, Wilard, Momony, & Levy, 1999; Garvisan, Grimsey, Littlejohns, Lownes, & Stacks, 1998; McMullen, 1999). NP 진료에 대한 환자 만족도를 측정하는 데 APN이 유용하게 사용할 수 있는 평가 도구가 개발되었고, 심리적 속성이 측정되기도 하였다(Cole, Mackey, & Lindenberg, 1999).

APN의 진료 과정을 평가하는 것은 APN의 업무 활동과 직접적인 환자 진료를 위한 개입과 직원 교육 및 계획 수립과 같은 간접 진료 활동의 본질에 초점을 맞춘다. 이러한 목적으로 개발된 도구의 예로는 Ingersoll(1988), Tierney, Grant, and Mazique(1990), Kearnes(1992), Houston and Luquire(1991), Girouard and Spross (1983) 등이 개발한 것들이 있다. Oermann(1999)은 진료의 질에 대한 소비자들의 묘사를 연구함으로써, 소비자들이 믿는 양질의 진료란, 숙련되어 유능하고 효과적으로 의사소통하고 환자를 교육시키고 정성스런 돌봄 행동을 보여주는 간호사를 갖는 것임을 발견했다. 이러한 간호의 질 요소는 소비자 기대에 대한 다른 보고서와 일치하므로 의료 질의 지표로 APN의 평가에 포함되어야 한다. 이러한 과정의 평가는 양질의 간호 결과에 영향을 미치는 역할 정당화와 간호 과정의 식별을 위해 중요하다. 여러 연구들이 과정의 질과 관련된 지표를 통해 APN의 기여를 입증했다(Bozzo et al, 1998; Diers & Bozzo, 1997; Diers, Bozzo, Blatt, & Roussel, 1998; East & Colditz, 1996; Jacavone, Daniels, & Tyner, 1999; Pelletier-Hibbert, 1998).

APN은 진료 과정을 안내하는 진료 지침, 임상 프로토콜 및 임상 경로의 개발, 구현, 평가에 중요한 역할을 한다. 예를 들어, NP는 의사와의 협력 실무를 위한 프로토콜을 개발한다. 병원, 전문요양기관, 장기요양기관 및 기타 환경에서 근무하는 APN도 이 분야에서 리더십 기회를 갖게 되었다(Musclow, Sawhney, & Watt-Watson, 2002; Morin & colleagues, 1999; Sagehorn, Russell, & Ganong, 1999; McDaniel, 1999; Jacavone & colleagues, 1999; Kee & Borchers, 1998; Card & colleagues, 1998). APN은 또한 다양한 환자들을 위한 치료 과정을 설명하고 측정했다(Barnason & Rasmussen, 2002; Beal & Philips, 1999; Brooten & Naylor, 1995; Coward, 1998; Strohschein, Schaffer, & Lia-Hoagberg, 1999).

간호의 질 향상과 책임의 중요성을 고려할 때, APN의 임상 활동의 파생물로 따라오는 성과는 APN 평가 과정에서 가장 의미 있는 구성 요소가 된다. 이 장의 참고문헌 목록에는 APN이 자신의 진료 결과의 효율성을 어떻게 평가했는지 보여주는 몇 가지 연구가 포함되어 있다. 또 다른 연구는 비용적 측면을 설명하고 APN 진료의 비용 효율성을 입증했다(Burl, Bonner, Rao, & Khan, 1998; Dahle, Smith, Ingersoll, & Wilson,

1998; Lombness, 1994; Walker, Baker, & Chiverton, 1998).

APN 진료의 구조, 과정 및 결과를 연결하는 연구는 APN의 효율성을 문서화하고, 환자 진료 서비스 조직과 제공을 위한 모범 사례를 결정하는 데 특히 중요하다. 예를 들어, Rudy 등(1998)은 직원 유형, 돌봄 활동, 환자 건강 결과 사이의 관계를 조사했다. 이러한 유형의 증거의 다른 예로는 일차 진료에서 NP와 의사 결과를 비교하는 Mundinger and Kane(2000)의 연구가 있으며, Aiken, Brooten 등의 작업을 포함한 추가적인 예가 참고문헌 목록에 포함되어 있다.

APN이 *Healthy People*과 같이 광범위한 지역사회 또는 사회적 수준의 건강 관리 목표를 달성하는 데 어떻게 기여했는지에 대한 정보는 거의 없다(USDHHS, 2012). 개별 APN 또는 심지어 APN 그룹이 건강증진 및 질병 예방과 같은 결과에 미친 영향 측정이 어려울 수 있지만, 기여 요인의 수를 고려할 때, APN은 이렇게 중요한 문제를 어떻게 해결할 것인지 파악하기 시작해야 한다. 질과 결과에 대한 국가적 평가 틀과 도구가 개발됨에 따라 APN은 계속 진화하는 측정 지표와 관련된 임상 업무 검토를 시작할 수 있는 기회를 갖게 된다. 본문에 기술된 의료 질 평가 모델은 APN의 질 평가 및 업무 수행 평가 목표를 형성하는 데 사용할 수 있으며, 특히 시스템 및 사회적 수준에서 사용할 수 있다.

3) 그룹, 시스템, 사회적 수준

지난 몇 년 동안 미국에서는 의료 질을 평가하기 위한 몇 가지 조직적인 노력이 있어 왔다. 일부는 지속적으로 다듬어지고 업데이트되고 있지만, 몇몇 모델은 평가를 위해 매우 잘 설계되어 있다. 아직 초기 단계에 있는 여러 측면의 노력들이 있으나, 모든 이해당사자들 사이에는 의료 질을 더 잘 평가하고, 진료와 관련된 업무 수행을 측정하며, 가치를 입증하고, 의료 제공자와 시스템이 책임을 질 수 있는 접근법을 찾으며, 평가 모델을 개발하기 위해 상당한 일관성을 지닌 협력이 이루어지고 있다. APN을 포함한 간호사와 간호사 조직은 이러한 활동의 모든 단계에 점점 더 깊게 관여하고 있다. APN은 최근 가장 유망하고 널리 받아 들여지는 몇몇 접근법들을 통해 평가 모델에 대한 폭 넓은 견해를 갖을 수 있게 되었다.

APN의 진료 관련 성과는 개별 업무로도 중요하지만 비교할 수 있을 때 더 큰 의미를 갖는다. APN은 다양한 측면의 비교를 허용하기 위해 구조, 과정, 결과 및 진료 만족도를 측정할 수 있는 표준화된 도구를 개발하고, 시험 삼아 사용해 보고, 궁극적으로는 개발한 도구를 적극적으로 사용해야 한다. 이에 따라 가까운 미래에 그룹별 수준, 시스템 수준, 사회적 수준에서 APN의 업무 성과에 대한 측정과 평가가 다양하게 논의될 것이며, APN은 이러한 수준의 데이터를 개별 수준의 업무 수행 평가에도 활용할 수 있을 것이다.

업무 수행 측정과 질 평가를 위해 가장 널리 사용되는 틀 중 하나는 의료 소비자들이 자신의 치료에 대해 생각하는 방식을 반영하는 것이다(Foundation for Accountability, 1999). 이 틀이 포함하는 카테고리는 다음과 같다.

- **기본**(the basics): 의료 제공자의 진료 제공에 대한 만족, 진료에 대한 접근성, 의료 정보와 의료서비스의 수령
- **건강하게 지내기**(staying healthy): 질병을 피하기, 예방적 돌봄을 통한 건강증진,

건강 위험 인자를 줄이기, 질병의 조기 발견, 건강 교육

- **좋아지기**(getting better): 질병이나 부상에서 회복되는 데 도움이 되는 치료 및 후속 치료의 적절성
- **병과 함께 살기**(living with illness): 만성 질환자를 위한 자기 관리 안내, 증상 조절, 합병증 피하기
- **요구의 변화**(changing needs): 의료서비스에 대한 포괄적인 이해, 의료 제공자의 지지, 치유할 수 없는 말기 상태이거나 중증 장애로 인해 요구의 변화가 급격할 때 환자 개인과 가족에게 도움이 되는 호스피스 케어

근거기반 측정 방법이 식별되거나 새로운 측정 방법이 개발되어서 각각의 측정 카테고리에 대한 실무 현장 테스트를 끝낸 도구 틀은 성과 책임을 평가하는 기준으로 사용된다. 책임 재단 설립자의 책임 평가 틀은 국가품질보증위원회(NCQA), 의료기관평가기구(TJC), 연방 및 주 정부 기관 등과 같은 국가 인증기관에서 의료 질을 측정하고 평가 후 보고를 하기 위해 널리 사용된다. 예를 들어, 연방 재단의 의료 질에 대한 점수 카드(2016b)는 책임 재단 설립자의 책임 평가 틀을 사용하여 보고서에 포함된 정보를 구성하였다.

의료 질과 진료 성과 측정에 일반적으로 사용되는 또 다른 틀은 미국의학연구소(IOM, 2001)가 제시한 것으로, 의료 소비자를 포함한 다양한 의료시스템 이해관계자들과 전문가들이 이 틀을 개발했다. 이 틀에는 다음의 6가지 측면, 안전, 효과, 형평성, 환자 중심 정도, 효능 및 적시성에 대한 평가가 포함된다. 의료 질 측정뿐만 아니라, 질 개선, 보고 및 연구에서는 다른 조직 및 개인을 안내하는 개념적 틀로 사용되기도 한다.

환자만족도 설문조사(The Consumer Assessment of Health Plans, CAHPS)(AHRQ, 2012a)는 여러 연구 기관을 통해 AHRQ에서 수행하는 국가적 의료 질 측정 방법이다. 이 설문조사의 질문은 책임 재단 설립자의 평가 틀 구성요소를 사용하여 소비자의 진료 경험을 평가하도록 설계되었다. 환자만족도 설문조사에는 소아 환자 및 만성질환자와 같은 특수 집단에 특화된 설문조사도 있고 일반 설문조사도 있다. 환자만족도 설문조사는 NCQA나 기타 기관에서 의료 제공자의 질, 의료 보험의 질, 업무 수행 평가에 대한 표준화된 접근방법으로 사용된다.

오바마 행정부는 "환자를 위한 파트너십: 더 낮은 비용, 더 나은 의료"를 구축하였다. 이 민관 파트너의 협력은 불필요한 병원 입원 감소와 안전에 초점을 맞추고 있다(USDHHS, 2011).

NCQA는 메디케어와 메디케이드 수혜자를 대상으로 하는 공적 의료보험과 민간보험회사가 제공한 사적 의료보험을 비교하며 관리의료(managed-care plan) 수행 정도와 의료 질에 대해 평가하고 보고한다. NCQA는 책임 재단 설립자와 미국 의학연구소가 개발한 개념적 틀 모두를 사용한다. 개별 의료 제공자로부터 수집된 자료는 보건 조직(보험)별로 집계된다. 보건의료의 효과 측정을 위한 자료와 정보의 구성(Healthcare Effectiveness Data and Information Set 또는 Health plan Employer Date and Information Set를 의미하는 HEDIS)과 CAHPS는 의료 질과 수행 정도를 평가하기 위한 측정 세트 역할을 한다. 보건의료의 효과 측정을 위한 자료와 정보의 구성(HEDIS)에는 과학적 증거를 기반

으로 합의된 치료 효과에 대한 60개 이상의 측정 조항이 포함되어 있다. 면역 수준, 유방 및 자궁 경부 암 검진, 클라미디아 검진, 항우울제 약물 관리, 관상동맥 베타차단제 약물 사용 및 콜레스테롤 관리, 종합 당뇨병 치료, 고혈압 관리, 정신 질환 입원 후 추적 관찰, 산전 및 산후 관리, 천식 환자에 대한 적절한 약물 치료 등의 조치 등이 자료 정보 세트에 포함된다(NCQA, 2011). 보건의료의 효과 측정을 위한 자료와 정보의 구성(HEDIS)과 CAHPS 자료는 공개적으로 분석되고 보고된다.

의료시스템의 품질과 성과를 다루는 또 다른 민간 부문 기획은 국가품질포럼(National Forum for Healthcare Quality Measurement and Reporting, NQF, 2002)이다. NQF는 다양한 공공 및 민간 부문 이해관계자 그룹을 대표하는 회원제 조직이며, 그 임무는 수행된 진료를 측정 및 보고하여 기계적 적용의 질을 표준화하는 것이다. 그동인 NQF는 환자의 안전을 증진시키기 위한 절차 목록을 승인하였고, 그 임무를 달성하기 위한 틀을 개발했으며, 의료 불균형을 줄이기 위한 전략을 확인하는 일을 하였다. NQF의 향후 계획에는 병원, 요양원, 암 치료 및 당뇨병 치료를 위한 일련의 진료 효과를 측정하는 것과 이를 위한 다양한 방법 개발과 평가 모델 개발 등이 포함되어 있다. 병원에서의 업무 수행 평가 방법은 미국의학연구소에서 제시한 여섯 가지 질 평가 영역(안전, 효과성, 형평성, 환자 중심 정도, 효능 및 적시성)을 토대로 개발되었다.

의료 구매자와 의료 사업자들은 그들이 구매 여부를 결정할 때 매우 중요한, 의료 가치가 있느냐 없느냐를 평가하기 위해 기존의 질 평가 모델과 성과 측정 모델을 활용한다. 예를 들어, 미네소타 주의 대규모 의료 구매자 연합인 구매자의료행동그룹(Buyers Health Care Action Group)은 그들이 선택한 의료의 가치, 선택과 책임에 대한 근거를 높이기 위해 의료 질을 평가한다. 국가사업연합은 의료 소비자의 인식을 고취시켜 환자 안전을 개선하고 의료와 관련된 오류를 줄이기 위한 전략을 가지고 있다. 전략의 구체적인 예로는, 표준화된 측정 도구 및 보고 방식의 사용 촉진, 양질의 서비스에 대한 보상 실시, 안전을 위한 계약 기준의 지원과 사용 등이 있다. 많은 의료사업자연합, 의료 고용주, 의료 구매자는 더 나은 의료보험을 선택하기 위해, 의료보험 선택에 대한 책임을 지는 자신과 직원의 능력을 향상시키기 위해 NCQA와 같은 국가 조직의 자료를 사용한다.

병원의 주요 인증기관인 TJC는 역사적으로 오랜 기간 동안 의료서비스의 구조와 과정을 평가해왔다. 그리고 지난 몇 년 동안, TJC는 ORYX 프로그램이라고 불리우는 전자의료기록시스템을 국립병원에 의무적으로 사용하게 함으로써 의료 질 평가는 치료 결과에 대한 사정과 성과 평가로 옮겨졌다. 약물 오류 문제, 감염률 등이 환자 안전에 대한 의료 질 지표로써 예전보다 더 큰 관심을 받고 있다. 의료 접근성을 향상시키기 위한 모델 개발에서 간호사의 참여 여부는 고려해야 할 중요 변수이다. 예를 들어, 병원 진료에 대한 환자 만족도 연구에서(Dozier, Kitzman, Ingersoll, Holmberg, & Schultz, 2001) 연구자들은 '간호를 통한 병원 경험에 대한 환자의 인식' 도구를 개발하고 테스트하여, 환자의 요구가 간호사에 의해 충족되었는지 여부를 평가하였다. 이와 같이 간호사에 대한 의존도를 평가하는 도구를 개발하는 것은 종종 간호 실무에 대한 간호사의 역량 측정보다는 진료 편의에 초점을 맞추게 되기도 하지만 환자 만족도를 평가하기 위한 중요한 대안으로 활용될 수 있다.

장기요양기관, 건강유지기관, 메디컬홈기관, 민간보험회사의 수혜를 받는 이들에 대한 의료 질을 평가하기 위해 연방정부가 메디케어, 메디케이드를 평가하고, 주에서 아동건강보험 프로그램을 적용하는 것은 모두 의료 질 향상을 위한 노력의 일환이다. 보건의료의 효과 측정을 위한 자료와 정보의 구성과 환자만족도 설문조사는 의료 질을 평가하는 데 사용된다. 의료 구매자로서 메디케어 메디케이드 서비스센터(CMS)는 의료기관의 질과 의료 성과에 대한 책임을 요구할 수 있으며, 실제로 의료 질 측면에서 특정 개선 목표로 삼고 있는 구별된 평가 조항을 계약서에 포함시킴으로써 의료 질과 성과에 대한 책임을 요구한다. 예를 들어, 연방정부의 CMS와 각 주는 보건의료의 효과 측정을 위한 자료와 정보의 구성을 평가함으로써 의료기관의 자발적인 업무 수행 평가 프로젝트에 관여하고 있다. CMS의 OASIS (Outcome and Assessment Information Set)는 가정 간호 기관의 개별 환자 수준의 자료를 사용하여 메디케어 인증은 물론, 가정 간호 기관의 의료 질을 평가하고 개선한다(Shaughnessy, Crisler, Hittle, & Schenkler, 2002).

2016년, CMS는 전국 15,634개 요양원에 대한 의료 질 보고서를 발표했다(CMS, 2015). 이 보고서에는 국가에서 요구하고 주에서 요구하는 질 평가 기준에 대한 정보, 각 요양기관의 간호사 및 직원 수준에 대한 평가 결과, 질 평가 결과를 비교 분석한 정보가 포함되어 있다. 환자의 일상생활 활동 수행 능력 정도, 욕창 발생 건수, 억제대 사용 빈도, 감염률, 환자의 인지장애 정도, 통증 관리, 그리고 보행 가능 여부가 전국 요양기관의 질을 평가하는 항목으로 포함되었다.

일차보건의료국(Bureau of Primary Health Care, BPHC)과 모자보건국(Maternal Child Health Bureau, MCHB)과 같은 다른 연방 기관들은 의료 질 평가와 질 개선을 위한 기획을 추진하고 있다. 예를 들어, BPHC는 질 개선을 위한 계획을 세우고, 수정하는 업무를 맡고 있는데, 특히 지원하는 지역사회 보건 센터와 연관된 일차 보건의료의 질을 향상시키기 위한 전략적 계획을 수행한다. MCHB는 소아청소년 건강측정사업 평가 작업을 통해 특수 의료서비스를 받는 어린이들의 건강상태와 그들이 받고 있는 치료의 질을 평가하는데 필요한 전국적인 조사를 부분적으로 후원했다.

연방정부의 품질관리 특별 조직(Quality Inter-agency Coordination Task Force)은 품질 분야에서 또 다른 협력 모델이 있음을 보여준다. 품질관리 TF는 국민 건강, 의료 질과 그 개선에 관련된 모든 연방 기관의 노력을 조정하는 특별 조직이다. 참여자는 보건복지부, 노동부, 국방부, 보훈처 및 상무부, 예산관리국, 해안경비대, 연방교도소, 미국고속도로교통안전국, 연방무역위원회, 의료관리품질조사국에서 나온다. 이러한 거의 모든 연방 기관에서 모인 이 특별 조직의 목적은 국민 안전을 향상시키고, 의료 질에 대한 환자와 소비자의 정보를 개선하고, 의료 인력을 개발하고, 정보 시스템을 개선하는 데 있다. 의료관리품질조사국의 국가 의료 품질 및 국가 의료 격차 보고서는 미국의학연구소에서 개발한 틀을 사용하는데, 이 틀에는 진료 측면, 책임 재단 설립자 측면, 환자 요구 측면이 포함되어 있다.

주정부, 소비자 옹호 단체, 의료 전문 단체,

의료 제공자 기관, 의료 재단 및 기타 여러 단체 역시 질 향상을 위한 노력을 수행하고 있으며, 미국의학연구소 및 책임 재단 설립자가 제공하는 개념 틀을 사용하여 의료 질을 평가하거나 그 사용법을 안내하고 있다. 예를 들어, 버몬트 주와 캘리포니아 주는 어린이 메디케이드 수혜자들의 의료 질을 평가하기 위해 소아청소년 건강 측정 사업 수행 평가 도구를 사용하고 있다. 캘리포니아의 소비자 옹호 단체인 Children NOW는 소아청소년 건강 측정 사업 조치를 사용하여 어린이 건강상태에 대한 성적표를 발행한다. 학교 기반 클리닉 역시 이러한 환경에서 의료 질을 평가하고 개선하기 위해 보건의료의 효과 측정을 위한 자료와 정보의 구성과 같은 평가 방법을 사용하고 있다. 책임 재단 설립자는 진료와 관련된 개인, 고용주, 구매자가 사용할 수 있는 소비자 중심의 평가 도구를 구비하기 위해 성인 및 아동 건강 질 평가 방법을 사용하였다. 예를 들어, 전국 및 지역적으로 증거기반 치료에 대한 비교를 용이하게 하였던, "당신의 의료 비교(Compare Your Care)" 프로그램은 의료 소비자가 자신의 치료 경험을 입력하는 컴퓨터 기반 조사였다. 어떤 프로그램 모듈은 소비자들에게 10가지 건강상태를 체크하게 하고 어떤 처방약이 그들에게 가장 좋을 지 알려주는 도움을 주기 위한 공식을 제공한다.

앞의 논의에서 언급하였듯이, 의료 질 측정에 사용되는 개념 틀 개발을 위해서는 의료체계 전반에 걸친 일관성 있는 협력이 존재해 왔다. 책임 재단 설립자 및 미국의학연구소의 개념 틀은 의료 질과 관련된 대부분의 평가 업무, 연구 활동, 보고 업무를 안내하는 기본이 된다. 마찬가지로, 개념 틀 내에서 각 분야의 의료 질을 평가할 수 있는 보건의료의 효과 측정을 위한 자료와 정보의 구성(HEDIS), 소아청소년 건강 측정 사업, 환자만족도 설문조사 및 유사 평가 도구 사용에 대한 합의가 빠르게 이루어지고 있다. 의료 질 평가와 관련된 또 다른 추세는 모든 수준의 다양한 이해관계자 간에 중요한 협력과 협조가 이루어지고 있다는 점이다. 현재의 분위기에서 업무 성과 평가를 위한 접근법이나 평가 모델과 관련하여 강력하게 제안하는 바는 다음과 같다. 첫째, 의료 소비자가 의료체계 내에서 원하는 것이 반영된 의료 질 평가 접근법과 모델이여야 하고, 둘째, 과학적 근거에 기반한 처치나 진료에 대한 평가이며, 셋째, 표준화되고 이미 테스트된 평가 방법이나 모델이여야 한다는 것이다. APN은 이와 관련된 이론적 틀을 사용하고, 보건의료 체계 내에서 그 역할을 정당화 하며, 의료 질 발전에 기여할 수 있는 좋은 위치에 있다. APN은 협업 과정을 통해, 평가 도구 개발에 도움이 되는 처치나 진료 방법에 대한 과학적 증거 수집 과정을 통해, 새로 개발된 평가 도구를 엄격하게 테스트하거나 이미 테스트된 평가 도구를 사용하는 모든 활동을 통해, 결과에 영향을 주거나 의료 질 지표와 연결된 구조적 과정적 요인을 찾을 수 있다. 이러한 활동은 APN이 자신의 업무 성과를 구조, 과정, 결과로 평가할 수 있는 모델을 디자인하기에 필요한 역량을 키우기 위해서는 필수적인 과정이다.

실행을 위한 제안

APN은 전문 의료인으로서 부응하는 기대를 충족시키기 위해 자신의 전문 지식과 기술을 보건의료 관리의 사회적 목표를 달성하는 데 기여하는 행동으로 전환시켜야 한다. 자신의 업무가 사회적 수준의 목표 달성에 영향을 미칠 수 있는 가장 중요한 기회이자 방법은 자신이 담당하는 개별 환자, 환자 그룹, 자신이 속한 의료기관, 시스템 및 사회의 변화에 긍정적인 영향을 미치는 것이다. APN은 이러한 변화를 이끌 수 있는 영향력 있는 자리이기 때문에 주어진 기회를 흘려보내서는 안된다. 의료 질을 향상시키기 위해서는, 과학적 증거를 기반으로 한, 업무 수행 평가를 위한 구별된 기준이 있어야 한다. 성과 결과와 관련된 구조적, 과정적 요인이 무엇인지 확실히 인식하고 있어야 하며, 이를 평가 도구를 사용한 테스트 결과로 증명할 수 있어야 한다. 또한 이러한 평가 결과는 모든 이해 당사자와 공유할 수 있어야 한다.

자신이 제공한 의료의 질을 모니터링하고 의료 질을 보장하는 것은 여섯 번째 전문간호 영역이다(USDHHS, 2012). APN이 의료 질을 모니터링하고 의료 질 보증 활동에 참여할 때 이 영역의 역량은 입증된다. 이러한 역량에 대한 지식과 기술은 학생의 학부 교육 및 전문적 경험을 기반으로 형성되며 대학원 교육과 관련된 실습 경험을 통해 지속적으로 발전 향상된다. 또한 최신 간호 연구와 기타 건강 관련 문헌을 정기적으로 살펴보고 언론을 면밀히 추적하여 동향을 평가하고 최신 정보에 대한 지식을 유지함으로써 의료 질 개선을 위한 역량을 발전시킬 수 있다. 의료 질에 초점을 맞춘 많은 전문 조직들(미국간호사협회, 간호전문단체, 간호연구협회 등)은 계속 APN에게 관련 정보를 제공할 수 있는 전자 및 인쇄 뉴스와 저널을 공급한다.

Melynk, Gallagher-Ford, Long, and Fineout-Overholt(2014)는 의료 질을 개선하고 의료비용 문제를 해결하기 위해서는, 간호사(RN)에게 요구되는 대한 13개의 역량이 있고, APN (APRN)에게는 11개가 더 추가된 24개의 역량이 있음을 확인했다. 모든 간호사를 위한 기본적인 근거기반 진료 역량에는 질문과 문제 식별, 증거 추구, 증거 평가, 변화 구현 및 유지가 포함되며, 더 높은 수준의 역량이 요구되는 APN에게는 연구 및 기타 증거에 대한 포괄적인 검색 및 평가, 통합, 협업, 측정, 멘토링, 선도 능력이 포함되어야 한다. 근거기반실무 전문가의 사고를 대변하는 이러한 역량의 개발은 APN이 이 분야의 지식과 기술을 향상시키기 위한 전문성을 개발하고 통찰력을 키우는데 도움이 될 것이다. Holley (2016)는 APN 스스로가 의사에게 적용되는 역량에 의존하기보다는 APN의 업무 특성과 연관된 일련의 역량을 개발할 것을 제안한다. APN의 중요성과 그들의 업무 수행은 완전히 평가되어야 하고 의료 질과 진료 결과에 기여는 구체적으로 드러나야 한다(Naylor & Kurtzman, 2010).

의료 질이 변하는 데 영향을 미치는 APN의 핵심 역량은 전문 간호 기술, 임상 진료 능력, 연구 기술, 임상 전문가로서의 리더십, 윤리적 의사결정 기술, 협력 기술, 상담, 전문가 코칭 기술 및 지도 능력이다. 이러한 기술을 개별 환자를 진료할 때뿐만 아니라 어떤 상황에서도 성실하게 적용한다면 APN이 의료 질에 영향을 줄 수 있는 능력은 향상된다. APN에게 요구되는 기술들은 시간이 흐르면서 의료 질과 관련된 문제를 해결하는 데 점차 더 많이 관여하게 됨에 따라 자연스럽게 향상된다. 다른 사람들이 환자 진료와 의료 질에 대한 APN의 전문성을 인식하게 되고, APN은 의료 질 개선과 관련된 새로운 기회를 모색한다면 그 영향력은 더욱 커질 것이다.

APN은 모든 수준에서 전문간호의 실무, 교육, 연구, 관리 및 옹호 역할과 관련하여 언제라도 조치를 취할 수 있다. 이 섹션에서는 각각의 역할 구성 요소에 대해 논의하고 추천되는 행동의 예를 제공할 것이다. 비록 쉽지 않은 도전이기는 하지만, APN으로서 의료 질 운동에 적극적으로 참여하면 그 역할의 가치를 인정받게 될 뿐만 아니라, 전국민 건강을 개선하고 질병의 부담을 줄이는 데 일조하는 결과도 인식하게 될 것이다.

1) 실무

직접 환자를 진료하는 임상에서 APN은 과학적 근거를 기반으로 실무에 임해야 한다. 환자가 중심이 된 치료를 제공하며, 환자의 진료 접근성, 환자의 요구, 선호 및 우려에 늘 대응해야 한다. 뿐만 아니라 질병의 예방과 건강증진 서비스를 제공할 기회를 놓쳐서는 안된다. APN의 역할 모델과 의료전달체계에 대한 전문 지식을 습득함으로써 다른 의료인들 역시 양질의 환자 진료를 제공하고 품질 개선 활동에 참여하도록 안내할 수 있다. 또한 Brown(2000)이 제시한 임상 역할 특성을 적용하면 의료 질 관리 및 질 개선을 이끌어 낼 수도 있다. Noll and Girard(1993)는 APN의 역량과 관련된 의료 질 개선 활동에 대한 유형을 제시한다.

실무 수준에서 APN은 연구 및 질 평가를 위해 정확하고 시기 적절한 데이터를 수집함으로써 질 개선 운동에 기여할 수 있다. APN은 의료 질, 업무 수행, 의료 접근성 및 의료비용 평가를 목적으로 하는 실무 그룹과 전문 조직의 노력에 동참하고 활동에 참여해야 한다. 의료 질 문제에 대해 소비자와 협력하는 것도 바람직한 방법 중 하나이다. 예를 들어, 소비자가 포함된 의료 질 자문위원회를 실무 수준에서 구성하면 환자의 의료 질과 관련한 우려가 무엇인지 구체적으로 알 수 있고, 의료 질 개선에 대한 각각 다른 접근방식을 구별할 수 있다.

APN은 또한 공식적인 의료 질 개선 프로그램과 실무 수준의 활동에 참여해야 한다. TJC를 포함한 규제 기관의 인증 및 품질 검토 과정에도 참여할 수 있으며, APN이 의료 질 평가 및 개선에 관여하기 위해 취할 수 있는 또 다른 조치는 참여한 과정에서 리더십을 발휘하는 것이다. 미국마취간호사협회와 같은 전문 조직은 구급차전문기술자문위원회와 같은 위원회에서 일할 위원을 임명한다. 여기서는 평가 표준 개발, 환경 동향, 교육 및 기타 관련 문제에 대한 전문가의 조언을 제공한다(AANA, 2016).

의료 질을 향상시키 위한 목적으로 사용할 수 있는 또 다른 실무 수준 활동 내용은 직책 내용 및 연간 수행 검토를 활용하는 것이다. 직책 내용의 검토에 따라 미국의학연구소와 책임재단설립자가 제시한 평가 모델의 요소가 반영되도록 다시 평가 도구를 작성할 수 있다. 검토의 목적과 목표에 대한 명확한 설명, 이러한 모델에서 도출된 표준화된 평가 도구의 사용은 보다 의미있고 관련성이 높은 APN의 평가를 촉진할 것이다. 실무의 표준은 진료 환경의 이유, 목적 및 목표가 반영되어야 하고 외부의 의료 질 요구를 충족해야 한다. 예를 들어, 일차 진료 현장에 있는 APN은 보건의료의 효과 측정을 위한 자료와 정보의 구성(HEDIS)의 면역 벤치마크를 사용하여 예방 진료 목표를 평가할 수 있고, 환자만족도 설문조사 도구를 사용하여 APN의 진료에서 환자 중심성 카테고리와 관련된 환자 경험을 측정 평가할 수 있다. 두 개의 도구 모두 표준화된 평가 도구이기 때문에 APN은 자신의 업무 수행을 다른 평가 결과나 국가 벤치마크와 비교할 수 있다.

APN의 역할을 정당화하고, 업무 수행을 평가하며, 의료 질에 기여한 정도를 입증하고, 의료 질 개선 노력을 바르게 하기 위해 관련된 데이터와 정보를 수집하는 것은 매우 중요하다. 즉, APN이 진료 과정에서 예상되는 결과에 대한 정기적인 자료를 수집하고 분석하며, 시간 경과에 따른 결과를 추적하기 위해 치료 시작 전과 후에 개입하여 근거 자료를 수집하고, 환자의 진료 경험과 만족도를 평가하는 것은 추천되는 전략이다. 수집 가능한 자료 출처에는 관리 데이터(규제자, 인가자 및 보험사에 제공되는 데이터), 차트 감사 및 고객 설문조사가 포함된다. 보건의료의 효과 측정을 위한 자료와 정보의 구성(HEDIS), 환자 만족도 설문조사 및 기타 표준화된 평가 도구를 사용하면, 개인, 그룹 및 환경에 따른 다양한 자료를 비교할 수 있다. 데이터는 환자 그룹(예, 연령, 성별, 인종 및 민족), 예상 결과와의 차이, 의료 제공자 간의 차이, 지역, 주 또는 국가 표준과 비교할 때의 차이 등 시간에 따른 추세를 분석해야 한다. 수집된 데이터는 집약되어 소비자, 다른 제공자 및 조직 지도자와 공유되어야 하며 업무 성과 책임 평가 목적으로 사용되어야 한다.

2) 교육

APN은 의료 질 문제와 문제해결을 위한 접근 방식에 대해 꾸준히 자기 자신을 교육할 책임이 있다. 또한 의료 소비자와 기타 의료 제공자의 교육에도 책임이 있다. 진료 과정 내내 의료 소비자는 결정 파트너로서 올바른 정보가 필요하며, 의료 팀의 다른 구성원이 협업 상황에서 APN의 진료 가치를 더 잘 이해하기 위해서도 정보의 공유가 필요하다. 이를 위해서는 APN이 임상적 전문지식을 의료 소비자와 공유하고 의료 질 측정과 개선을 위한 협업 노력에 적극적으로 참여하는 것이 가장 좋은 방법이다. 증거기반 모범 사례에 대한 정보를 의료 팀의 다른 구성원에게 제공하는 것은 이러한 교육 활동의 한 예가 된다.

전문적인 임상 교육과 기초 간호 교육에는 간호의 질을 결정하는 모든 측면과 관련된 내용과 경험이 포함되어야 한다. 이러한 광범위한 정보가 정규 교육 프로그램에 포함되어야 하는 네 가지 이유는 다음과 같다(Buerhaus & Norman, 2001).

1. 건강 관리 전달 체계를 둘러싼 현재 경제 상황을 감안할 때, 의료서비스 관련 경쟁은 증가할 것이고, 의료 공급자는 의료 질을 기반으로 경쟁하며 평가된 지표를 사용하여 의료 구매자와 소비자에게 돋보이려 할 것이기 때문이다.
2. 예상되는 간호 인력 부족으로 인해 앞으로는 무면허 또는 외국에서 교육을 받은 간호사의 비율이 증가되겠지만 그들이 어디에서 교육을 받았든지 상관없이 간호사라면 여전히 자신의 업무에 대한 책임을 져야 하며 의료 질과 의료 질 개선을 보장해야 하기 때문이다.
3. 간호 업무는 보건의료 시스템의 목표를 달성하기 위해 의료 질과 의료 질 향상에 대한 책임이 있기 때문이다.
4. 간호사는 동료 의료진의 업무 결과와 관련되어 새롭게 밝혀진 증거들을 활용할 수 있고 개선할 수 있는 구조 및 과정을 옹호할 수 있기 때문이다.

마취간호사 교육프로그램 인증협의회는 석사 및 박사 과정의 마취간호사 교육 과정 전반에 걸쳐 모든 교과 과정이 과학적 근거를 기반으로 하는 진료로 통합될 것을 요구한다. 따라서 마취전공 간호사는 자신의 진료 과정에서 비판적 사고를 활용하고 근거기반 원칙에 기초한 마취의료 서비스를 제공할 것으로 기대된다(COA, 2016). 추가로, 마취간호사의 국가인증 및 재인증위원회는 재인증을 위한 프로그램에 근거기반 진료를 통합한다(NBCRNA, 2016).

APN은 간호학과 학부 및 대학원에서 제공하는 공식 강의나 임상 강의에 참여할 수 있으며, 강의 수강 전략에 있어 반드시 간호의 질에 대한 정보와 경험을 포함시켜야 한다. APN이 된 후에도 지속적인 보수 교육을 통해 의료 질과 관련된 교육을 계속 이수해야 한다. 예를 들어, 유아 발달 평가 서비스를 제공하는 소아APN은 소아청소년 건강 측정 사업에서 제공하는 측정 도구를 사용하여 자신이 제공한 진료 결과를 평가하는 방법을 숙지해야 한다.

미국마취간호사협회는 전문 조직으로서 마취전공간호사와 마취APN은 물론 관련 지식에 관심이 있는 모든 사람들을 위해 근거기반 진료에 대한 전문 진료 방법에 대한 자료를 제공한다(AANA, 2016).

3) 연구

비판적 연구 평가 및 실무 적용, 실무 모니터링 및 평가, 연구 참여 등은 APN에게 요구되는 연구 관련 역량이다. 연구 지식과 기술은 의료 질 측정 및 분석과 해석 과정에 직접 적용된다. APN은 협력적 연구 노력을 통해 자신의 진료에 대한 증거기반을 구축할 수 있다. APN은 자료수집 및 분석된 자료를 사용하여 업무 수행을 평가함으로써 연구 지식과 기술을 활용한 의료 질 증진과 개선에 기여할 수 있다. APN은 의료 질 평가에 필요한 지식과 방법을 구축하는데 기여해 왔다. 여러 분야에 걸쳐서 의료 질과 관련된 유의한 변수를 간호사가 민감하게 식별해 온 점을 들어 APN의 임상 연구에서 리더십 역할을 설명한 연구도 있다(Duffy, 2002). 저자는 이러한 변수를 자료수집 과정에 통합하기 위해서는 전체 과정을 단계별로 나누어서 사용하는 방법을 활용해 볼 것을 제안한다. 임상에서 야기된 의문점을 연구하기 위한 또 다른 방법으로는 임상 시험에서 보조 연구 방법을 사용해 볼 것을 제안한다(Dunbar-Jacob & Schron, 2002), 이 두 가지 제안 모두 APN이 실무 수준에서 채택할 수 있는 연구의 예를 제시한다.

4) 행정/관리

리더 지위에 있는 APN은 의료 질 및 질 개선을 촉진하고 지원하는 환경을 조성할 수 있다. 또한 개별 환자 수준의 자료수집을 위해 사용 가능한 정보 시스템이나 의료 질과 질 개선에 필요한 구조와 과정을 제안할 수도 있다. APN이 관리 책임을 지는 수준의 행동이 아니어도 최소한 질 개선을 위해 필요한 분위기와 구조를 도모하기 위한 노력을 기울일 수 있다. APN이 문제의 해결에 도움이 될 수 있는 몇 가지 구조적인 도전 과제는 다음과 같다(Cubanski & Kline, 2002).

- 환자의 요구 사항에 더 부합하도록 치료와 진료를 재설계한다.
- 임상을 위한 정보 기술의 사용을 개선하여 큰 대형 병원이 아닌 작은 동네 병원에서도 활용할 수 있게 한다.

- 다양한 의료서비스 상황, 상태, 환경 전반에 걸쳐 사용될 수 있는 통합 시스템을 개발한다.
- 의료 팀의 효율성을 증진시킨다.
- 보건의료 전달에 대한 결과 측정과 과정을 통합한다.

또 다른 관리 기회는 양질의 업무 수행이나 의료 질 향상에 대해 인센티브와 보상을 제공하는 것이다. 칭찬, 인정, 승진, 인상 또는 기타 금전적 기여는 직원들에게 동기를 부여할 수 있다. 시상식, 대중적 인정 및 특별 교육 기회 제공은 의료 질과 질 개선에 대한 지속적인 관심을 장려하기 위해 가능한 다른 조치들이다. APN은 이러한 일들을 직접 수행하거나 그 상황의 리더에게 이러한 방법들을 사용하도록 장려할 수 있다. 또한 전문 간호 조직을 통해 포상 및 인정을 받을 수도 있다.

5) 옹호

옹호는 APN의 또 다른 핵심 역량으로, 의료 질과 질 개선의 진전을 위해 적용된다. 분명히, 환자 옹호는 언제나 전문적인 간호실무의 특징으로 각인되었다. APN은 의료 소비자들에게 기대되는 진료와 처한 의료체계에서 기대할 수 있는 것을 포함한 질 관련 정보를 제공함으로써 이러한 역량을 더욱 발전시킬 수 있다. 환자가 개인 건강 기록과 자신의 상태, 선택 가능한 치료에 대한 정보를 가지고 있을 때 환자와 APN의 파트너십은 강화되고 발전된 옹호를 경험할 수 있다(Davis et al, 2002). 이러한 정보로 무장한 환자는 더 나은 정보에 입각한 의사결정을 내릴 수 있으며 치료계획의 모든 측면에 참여할 수 있다. APN은 또한 앞에서 설명한 실무, 교육, 연구 및 관리 조치를 옹호할 수 있다.

APN, 특히 직접 진료를 보는 분야의 APN의 경우에는 의료체계나 정책 단계에서 옹호와 관련이 없는 경우가 많은데, 이것은 APN과 사회 모두에게 손실이다. 의료의 질 관리가 현실화되기 위해서는 무엇이 필요한지, 임상 실무에 대한 전문 지식을 갖추고 있는 APN보다 더 잘 아는 사람이 있을까? 학계나, 임상 현장에 있는 마취전문간호사와 마취전문간호과정의 간호사들이 환자 안전, 진료의 접근성, 관련 호칭, 인력 개발을 위해 지속적으로 지역사회에, 주와 국가에 로비를 해 온 것은 예외적인 일이다(AANA, 2016). 마취전문간호사는 보훈 병원에서 모든 진료 권한을 지원받기 위해 적극적인 로비도 해왔다.

의료 질 측정과 연구를 위한 더 많은 방편을 장려하고, 더 많은 사람들이 의료서비스에 접근할 수 있도록 문제를 개선하고, 의료 질에 대한 더 나은 평가 방법과 보고 양식을 개발하고, 의료서비스와 관련된 적절한 자금 조달을 지원하고, 정부의 의료 질 개선을 위한 노력을 지원하기 위해 APN에게 요구되는 옹호는 시스템 및 사회 수준에서 옹호이다. 정부 및 민간 부문에 대한 옹호는 정치 및 정책 수립 과정에 관여하고, 로비하고, 의료 소비자 및 정책 입안자를 교육하며, 미디어를 사용하여 의료 질 및 APN의 가치 메시지를 전달하는 것을 의미한다. APN의 전문 지식과 기술은 관련된(또는 관련되어야 하는) 입법자, 규제 기관, 보험사 및 민간 부문 조직에게 영향을 주는 데 사용되어야 한다. 예를 들어, 전문 간호기관의 영향력을 사용하는 APN은 새로운 보건의료의 효과 측정을 위한 자료와 정보의 구성(HEDIS)과 의료기관 평가기구의 표준 및 주의 메디케이드 평가 측정과 접근법에 영향을 주기 위해 공개 의견 수렴 기간을 활용해야 한다.

APN은 의료 질 문제를 해결하는 지역사회, 주, 국가위원회에 참여함으로써 의료 질 운동의 내부자가 되어야 한다. 예를 들어, 책임 재단 설립자의 소아 청소년 건강측정 사업 자문 및 집행 위원회에서 활동하는 것은 아동 건강 수행 조치를 개발하고 채택함에 있어 그 영향력을 행사할 수 있는 방법이 된다. 간호사 역시 의료기관평가기구 및 미국보건질연합회와 같은 조직의 일원으로 재단 및 정부 기관에 대한 품질 관련 보조금을 검토한다. 또한 APN은 지역사회, 주 또는 간호 조직에서 간호의 질을 위한 리더이자, 옹호자가 될 수 있다. 예를 들어, APN이 도시보건위원회 또는 자문위원회 의장을 맡고 있다면, 의료 질 평가를 위한 지역사회 건강 결과 평가를 개발하거나 주 간호사협회의 연례 품질 회의를 촉진할 수도 있다.

결 론

의료 전문직의 미래에 대한 미국의학연구소의 보고서(IOM, 2011)가 권고하는 바와 같이, 의료 시스템의 변화는 간호사가 법이 허용하는 전체 범위 내에서 진료할 것과 국민건강증진을 위한 변화를 주도할 것을 요구한다. 환자보호 및 부담적정보험법은 우리 사회가 의료체계의 변화를 준비하고 있다는 것을 나타낸다. 일차 진료, 예방, 만성 치료, 협업 및 간호사가 전통적으로 제공하는 기타 서비스에 더 많은 관심이 집중될 것이다. 치료와 진료의 결과를 의료비용과 연결시키는 기획은 계속 시도될 것이다. 또한, 기술의 증가, 시스템의 복잡성 증가, 고령화 인구에 의해 야기된 변화된 의료서비스에 대한 요구는 의료서비스의 질과 양을 보장하기 위한 요구와 도전을 고양시킬 것이다. 모든 분야에서 업무 수행과 관련된 책임을 지는 것은 당연하게 여겨질 것이다.

APN은 자신의 가치를 건강 관리 시스템 내에서 명확하게 설명해야 하는 책임을 피할 수 없다. 가치, 질, 비용은 서로 동등한 수준의 개념이기 때문에 질에 대한 논의나 증거 없이 가치를 입증할 수 없다. APN이 의료 질 개선 운동의 주도적 역할을 할 때, 전문간호 영역은 지원 받을 수 있으며, 건강 관리 시스템의 목적은 잘 충족될 수 있다. 의료 질을 정의, 평가, 개선하려는 노력은 최근 몇 년 동안 크게 증가했지만, 이 분야에서 APN의 참여는 분명하지 않았다. 보건의료 시스템을 질적으로 개선하려면, APN, 선상 관리 팀, 의료기관 및 사회가 모두 참여하고 변화해야 한다. 이 장에서 지금까지 명시한 바와 같이 APN이 보건의료 질 개선에 참여할 수 있는 기회는 적지 않다.

이 장에서는 APN이 의료 질 개선을 위해 모든 수준, 보는 측면의 활동에 관여해야 한다는 주장을 제시하였다. 전문직과 의료 시스템은 간호와 APN 리더십을 강화할 준비가 되어 있다. Stanik-Hutt 등(2013)이 체계적인 문헌 고찰을 통해 발견한 바와 같이 APN의 진료나 업무 수행의 질에 대해서는 의심의 여지가 없다. 의료시스템은 이 자산을 최대한 활용해야 할 것이다. 최근 진행 중인 의료 질 개선을 위한 다양한 기획들은 여러 이해관계자에게 APN의 업무 성과 평가, 의료 질 측정에 따른 그들의 가치를 명확하게 설명하고 있으며 나아갈 방향을 제시한다. APN에게 기대되는 역량은 의료 질 측면에서 너무도 분명하다. 만약 전문직 임상 리더들이 의료 질 문제에 관여하지 않는다면, 누가 그 공백을 메울 것인가? 도전 과제는 많지만 APN과 사회를 위한 잠재적 성과는 실로 방대하다.

제 25 장

전문간호사 성취, 경향, 미래의 발전

Jane M. Flanagan, Allyssa Harris, and Dorothy A. Jones

학습 목표

이 장의 결과로 기대되는 학습 결과

- 다양한 환경에서 일하는 APRN(Advanced Practice Registered Nurse)을 확인한다.
- 전문영역에서 일하는 APRN의 역할을 토론한다.
- 교육, 그리고 경력이 APRN의 의료 수가 그리고 환급에 미치는 영향을 기술한다.
- 건강 지표를 발전시키기 위한 노력의 영향과 간호 지표가 APRN의 역할에 미치는 영향을 제시한다.
- APRN의 역량 발전에 미치는 영향들(면허, 인증, 교육, 박사 교육 등)을 기술하고 토의한다.

서 론

APRN은 Clinical nurse specialist(CNS), Certified nurse-midwife(CNM), certified registered nurse anesthetist(CRNA), 그리고 Nurse practitioner(NP)로 구별한다. APRN은 지속적인 돌봄과 의료서비스의 접근성 향상을 위하여 생겨났으며, 추가로 전문화된 교육을 받은 간호사로 정의한다. 그들의 서비스는 의료서비스가 취약한 곳에 특히 집중되어 있다.

국제간호협회(International Council of Nurses, 2016)는 APRN에 대하여, 특화된 지식에 근거하여 자신의 전문분야에서, 최선의 진료 결정을 내릴 수 있어야 된다고 하였다. 비록 APRN의 임상 업무 범위가 교육과 나라의 면허 정책에 따라 다를 수 있지만, 국제간호협회는 APRN에게 있어, 교육 요건과 핵심 업무 분야에는 공통성이 있다고 인정한다. 즉 국제적으로 공통점은, APRN은 공인된 교육과정을 통하여, 심화된 교육을 받았고, 면허, 등록, 그리고 인가 과정을 통해서 결정된다는 것이다.

APRN의 주요 역할은, (1) 연구, 교육, 임상, 경영이며, (2) 자율성을 바탕으로 하여 환자를 직접 사정하고, 진단하며, 협진과 더불어, 환자를 직접 진료하여 그에 따른 평가를 결정하는, 환자의 진료선상에서 가장 선두에 있는 것이다. 각 나라별로, APRN의 역할 범위(진단, 처방, 협진)가 다름을 국제간호협회는 인정하고 있으며, APRN은 보통 NP 또는 APN으로 불려지고 있다.

지난 수년 동안, 환자, 의료 경영인, 가족, 그리고 의사로부터, APRN의 공헌에 대해 이미 잘 알려져 있으며, 그 가치는 미국에서 뿐만 아니라 전세계적으로 인정받고 있다. 특히나 그 필요는, 전염병 또는 아동 건강이 낙후한 곳에서 빛을 발하고 있다. 물론 이러한 공헌에도 불구하고, APRN을 어떻게 사용할지는 논란의 대상이 되고 있다.

30년 동안 그 숫자는 증가하였으며, APRN의 임상에 대한 공헌은 여러 연구에서 증명된 바 있다. 이런 추세는 간호사의 영역이 확연히 구별되지 않음과 더불어, APRN에 대한 교육이 독자적인 APRN 교육보다는, 치료에 초점을 맞추고 있는 의사 교육에 의존하고 있음이 문제가 되고 있다. 간호는 인류애에 기반하여, 환자와의 관계를 존중하고, 건강, 삶, 그리고 죽음의 과정 속에서의 돌봄이 근본이다(Newman, Smith, Pharris, & Jones, 2008; Willis, Grace, & Roy, 2008). 그러나 APRN 교육과정에서, 간호 이론은 이미 배제되어 있고, 좋은 의료인력을 키워내는 것에 집중하고 있다. 이런 조류를 피할 수 없다고 할 수 있겠지만, 결국 이런 경향은 간호에 대한 영역을 좁히며, 자율성을 해치고, 일반인이 알고 있는 APRN의 가치를 손상시킬 수 있다.

이 장에서는 APRN의 현황을 소개하며, 또 그들의 교육, 임상에 어떻게 변해 왔는지와 APRN의 역할을 간호 과학 그리고 변화하는 임상 현장 속에서 소개한다.

전문간호사: 역할, 임상 현장, 그리고 결과

APRN는 대형병원, 의사의 진료실, 공중보건센터, 외래, 응급실, 전통적인 지역사회나 시골 지역 병원을 포함한 다양한 현장에서 확대된 역할을 하고 있다. 간호학과 다른 학제의 지식, 인구와 셋팅에 대한 정보 등은 각 APRN에 대한 정보와 정의가 확대되고 있다.

전국적인 APRN Consensus 모델에 따라 APRN을 CNM, CRNA, CNS, NP의 4가지 역할을 인정하였으며, 6개의 인구집단을 중심으로 한 성인-노인, 가족, 여성, 아동, 신생아, 정신 영역에서 일하는 것으로 하였다. 종양간호나 호스피스와 같은 영역으로 전문화한 APRN도 있지만 대부분은 자신의 특정분야에서 자격을 취득할 수 밖에 없다. APRN의 업무범위는 일하는 셋팅에 전문화되어 있지 않으며, 자신이 돌보는 환자나 인구집단에 따라 다양하다.

경제나 의사레지던시 프로그램(physician's residency program)에 의해 주도되는 보건의료환경의 변화에 따라 일부 APRN은 특정 질환분야에서는 병원에서 의사의 대체로 일해오고 있다(Hurlock-Chorostecki, Forchuk, Orchard, Soeren, & Reeves, 2014). 이러한 현상은 이전에 가정과 지역사회 기반이었던 NP나 CNM의 실무셋팅이 급성 그리고 병원기반으로 이동하게 되었다.

1) CNM

미국간호조산사 대학협의회(The American College of Nurse-Midwives, ACNM)는 2015년 11,194명의 CNM이 있음으로 보고하였다. 2010

년부터 CNM의 실무는 석사학위를 요구하였으며, 이전의 CNM 프로그램은 학사학위조차 요구하지 않았으므로 교육이 끝나는 시점에서 석사학위를 취득한 CNM은 없었다. 그럼에도 현재 CNM의 대부분(82%)이 석사학위를 가지고 있으며, 일부는 최종학위로 2년제나 3년제 학위를 가지고 있다. Sipe, Fullerton, and Schuiling(2009)는 CNM의 4.8%가 박사학위를 가지고 있으며, 모든 APRN 중 가장 높다.

CNM은 건강한 여성의 부인과 케어와 저위험 산모를 돌보고 있다. 가정이나 병원 셋팅에서 여성을 진료한다. 20년 이상의 연구에서 CNM의 케어에 대한 환자만족도가 증가하였으며, 제왕절개 비율의 감소, 겸자분만의 감소, 재원일수의 감소, 전반적인 분만관련 합병증의 감소가 나타났다. 더욱이 CNM에 의해 진료를 받았던 모성의 모유수유율이 높아지고, 영아의 면역률이 향상되고, 영아사망률이 감소하는 경향을 보이고 있다 (Newhouse et al., 2011).

CNM이 효과적인 산전, 분만, 산후, 모유수유율을 지원하는데 효과적이라는 여러 연구가 제시되고 있다. CNM에 의해 제공된 진료가 접근가능성이 높고, 안전하며, 신생아와 제왕절개 비율을 낮추고 있다는 근거가 있다. CNM은 임신이 대부분 여성의 정상적인 건강이행이며 CNM에 의해 잘 관리될 수 있다는 사실에 강화되고 있다.

2) CRNA

미국마취간호사협회(American Association of Nurse Anesthetists[AANA], 2016a)에 의하면 미국 전체에 40,000명의 CRNA가 있으며, 이들은 2~3년에 걸친 학사학위 이상(대부분 석사)의 고등교육을 받고 있으며, 자신의 역할에 대한 국가자격을 보유한다. 대부분의 CRNA는 중환자분야에서 경험을 가지고 있는데 석사교육의 입학요건이기도 하다.

CRNA는 병원, 외래수술센터에서 근무하며, 미국 전체에서 시행되는 마취의 65%를 담당하고 있다(American Association of Nurse Anesthetists, 2010). 처음부터 병원에서 안전하고 효과적인 마취를 제공하는 것에 집중해왔다. 특별히 구분되는 환자그룹(건강, 상태, 경제, 민족, 도시, 시골)이 없으며, 1980년대 마취제공자의 심각한 부족에 따라 미국마취전문간호사협회는 이에 CRNA가 잘 대처할 수 있는 전략을 마련하고자 교육전반을 감시할 수 있는 National Commision on Nurse Anesthesia Education(NCNAE)를 설립하였다.

많은 연구결과에서 CRNA에 의해 제공된 마취는 마취과 전문의의 마취와 견줄만 하며(Dulisse & Cromwell, 2010), 비용효과적이고, 안전하며, 노령인구의 증가와 건강계획의 요구에 따라 점차 수요가 늘고 있음을 보고하고 있다. 이러한 긍정적인 결과에도 불구하고 마취과전문의들은 CRNA를 자신들의 실무범위 안에서 통제하고자 하며, 독립적인 마취를 제한하려고 한다; 그러나 CRNA의 역할은 소외된 시골지역에서 우세한 것으로 나타났다(AANA, 2016b).

3) NP

전통적으로, NP는 의료서비스가 취약한 환경에서 일차 진료 현장에서 특히 의사가 부족한 현장에서 일해왔다. 물로 지금은, 병원 현장에서도 많은 NP를 볼 수 있다.

2012년 현재, 미국 전역에 154,000명의 NP가 등록되어 있으며, 대부분이 외래 현장에서 근무하고 있다(U.S. Department of Health & Human Services, Health Resources and Services Administration, National Center for Health Workforce Analysis, 2014). 그중 30% 정도가 병원에서 일하고 있다. 94% 이상은 석사 이상의 학위를 가지고 있으며, 일차 진료를 노인, 빈곤층, 특히 의료서비스에 취약한 인종들에게 제공하고 있으며, 이는 일차 진료를 제공하고 있는 의사와 비등하다.

미국간호사인증기관(American Nurses Credentialing Center, ANCC)의 여론조사에 의하면, 42%의 급성케어 NP가 급성케어 현장에서 일하고 있지 않으며 이들 중 90%는 일차 진료 현장에서 일하고 있다(Keough et al, 2011). 이와 반대로 일차 진료 및 가정 전문간호사의 경우, 10% 남짓의 숫자가 급성케어 현장에서 일하고 있다. 그동안 준비되었던 영역 밖의 업무의 경우, 계속적인 모니터링이 필요하다(Blackwell & Neff, 2015).

지난 40년 동안의 연구들은 일차 진료 현장에서, NP의 진료 효과를 의사들의 그것과 비교하였다. 그 결과, NP의 진료는 안전하며, 의사의 진료와 다를 것이 없음을 증명하였고, 환자 또한 높은 만족도를 보고하였다. 비록 NP의 경우, 환자의 첫 방문보다는 재 방문에서, 그리고, 교육, 건강증진, 자가 관리에서 의료비용을 낮추는 것에 집중되어 있다. NP의 역할은 간호의 큰 틀에 기반하여, 전인적이고, 개인의 사회/경제적인 환경을 고려하고 있다. 이것이 NP의 역량 특히 진료 수가, 진료의 질, 그리고 효율성에 영향을 미칠 것이다.

NP의 영역은 응급실, 병원 현장 등으로 발전하였으며, 일차진료가 아닌 현장에서 NP의 효과에 대한 연구가 필요한 실정이다.

4) CNS

현재 59,242명의 CNS가 등록되어 있으며, 그들의 학위는 석사(92.8%) 그리고 박사(7.2%)이다. 이 숫자는 현재 감소 중이다. CNS의 역할은 특히 통일되지 못한 의료 현장에서, 실제 병원 현장에서 필요한 간호 인력의 부족으로 생겨났다. 하지만, 의료 현장과 비용 등의 변화로, 18.8%의 CNS는 본래의 역할을 하지 못하고 있으며, 특히 15.8%의 CNS는 NP의 면허도 가지고 있다. 임상전문간호사는 현재 경영, 교육, 그리고 일반 간호사로 일하고 있다(HRSA, 2010).

CNS는 공공 또는 병원 셋팅에서 일하는 독립된 간호 실무자로서 특히 의사 또는 간호사들로부터 의뢰를 받아 일한다. 상처간호, 통증관리, 당료관리 등에 특화되어 있으며, 대부분의 CNS가 직접 환자를 보고, 진료팀과 함께 팀으로 일한다. 정신 CNS를 제외한 나머지 CNS는 처방 권한이 없다.

미국임상전문간호사협회(National Association of Clinical Nurse Specialists)의 2014년 여론조사에 의하면, 열 명 중 한 명의 CNS가 박사 학위를 가지고 있으며, 71%의 CNS는 노인/성인 환자를, 9.3%는 정신 질환 대상자를, 8.5%는 아동을 돌보고 있다. 59.4%의 CNS는 병원 현장에서 일하고 있고, 38.84%의 경우 Magnet 인정 병원에서 일하고 있다.

기존의 연구는 CNS가 (1) 입원 기간 감소, (2) 응급실 이용 감소, (3) 재입원 감소의 효과, 그리고, (4) 의료비용 감소와 환자 만족도와 연관되어 있음으로 보고하였다(Fulton, 2010; Newhouse et al, 2011). 그러나 많은 병원들의 긴축재정 등으로, CNS의 인원이나 업무 영역을 줄였다. 하지만 CNS가 의료비용 감소, 효율적인 진료 및 환자 만족도와 관련이 있음은 명백하다(Erickson, Ditomassi, & Jones, 2015; Fulton, 2010).

APRN 의료 수가

APRN의 연봉은 미국의 지역마다 다르며, 경력, 업무 현장, 전문화된 영역, 그리고 교육에 따라 천차만별이다. 미국 노동 통계청에 의하면, CRNA의 연봉이 가장 높아, 2015년에 $160,250이며, CNS의 경우 $72,856, NP의 경우 $101,260, 그리고 CNM의 경우 $93,610로 보고되었다. 특히 APRN이 여성인 경우, 남성보다 $10,000 적게 받고 있어(Wolfgang, 2014), 성별이 중요한 요인으로 알려졌다. 하지만, 업무 현장이 연봉 결정에 가장 큰 영향을 미치며, 공공 병원보다, 사기업 병원인 경우, $30,000를 더 받는 것으로 알려졌다(Rollet, 2010).

학위 그리고 경력 또한 연봉에 영향을 미쳐, 11~15년의 경력의 APRN이 가장 큰 연봉을 받는다. 2012년~2013년 동안 APRN이 박사 학위를 받았으며, 특히 2004년 이후, 박사 학위에 지원하는 숫자는 50%가 증가하였다. 비록 석사 그리고 박사 학위가 연봉에 많은 영향을 미치지 않는 것으로 알려졌지만, 연구에 의하면 박사 학위를 가지고 있는 APRN이 그렇지 않은 APRN보다 $4,585를 더 받는 것으로 알려졌다(Jones, 2013).

지금까지, 석사 또는 박사 학위의 APRN의 진료 효과를 비교한 연구는 없다. CNM 그리고 CNS와 달리, NP의 경우, 업무 혜택이 뛰어나 건강보험, 휴가, 병가, 인증, 진료 오류 보험, 평생교육 등에서 혜택을 보고 있다.

현재 국가 보험인 메디케어는 APRN의 진료에 대하여 의료 수가를 정하였다(The Balanced Budget Act of 1997). 미국간호사회는 APRN에 대한 직접적인 의료 수가를 결정하기 위해서 노력하고 있다. 하지만, 현재의 의료환경이 특히 다양한 보험회사를 통하여 복잡하게 얽혀 있기 때문에, 의료 수가의 결정이 어렵다. 그러므로 APRN은 자신들의 진료 그리고 그 성과를 기록하는 것에 최선을 다하여야 한다. 환자 진료의 효과, 비용감소, 환자/의료 만족에 대한 데이터를 수집하는 것이, APRN의 성과를 증명하는 것이 도움이 될 것이다.

추후 방향: APRN의 영향

APRN의 업무 효과를 의사와 비교한 연구에서 APRN이 오히려 질 높은 진료를 제공한다고 하였다(Newhouse et al, 2011). 핵심 영역은 직접적이며 광범위한 환자 진료, 복잡한 의료 환경에서의 환자 보조 그리고 옹호, 진료 효과에 대한 평가, 연구, 출판, 그리고 리더십이다(Fulton, 2010; Gordon, Lorilla, & Lehman, 2012; ICN, 2016; Newhouse et al, 2011).

미국간호사협회는 급성기, 지역사회 기반의 현상에서, 간호사 민감 지표(nurse-sensitive indicators)를 발표하였다. 이는 통증 관리, 환자 만족도 관리, 심혈관 질환 예방, 욕창 예방과 치료, 낙상 위험 환자 파악과 예방, 병원감염 관리, 그리고 간호사 만족도이다. 이러한 지표는 APRN에게도 적용되며, 연구, 출판 등에 적용될 수 있다(Erickson, Jones, and Ditomassi, 2012).

의료관리품질 조사국(Agnecyfor Healthcare Research and Quality, AHRQ)의 질관련 지

표, 병원입원서비스에 대한 환자만족도 평가도구(Hospital Consumer Assessment of Healthcare Providers and Systems, HCAHPS), ANCC Magnet 인증기관은 CNS와 병원의 NP에 대해 크게 인정하였다. AHRQ는 낙상, 욕창, 병원 감염(인공호흡기, 도뇨관 감염)이 간호의 질과 관련 되어 있다고 보고하였다. 이런 지표는 현재 보험의 수가와 관련되어 있다. 그리고 ANCC에 의해 고안된 Magnet 인증기관은 간호실무의 탁월성과 혁신성을 인정하기 위해 제정되었으며, 질관련 지표로 결정한다.

이런 의제들은 환자케어의 결과를 개선하기 위해 CNS의 업무영역을 앞의 지표와 연관시켰다. 한 연구는 CNS가 중심정맥관관련 혈류감염의 86%를 줄였으며, 유치도뇨관 관련 감염을 47% 줄였고, 욕창을 39% 줄였다고 보고하였다(Muller, Hujcs, Dubendorf, & Harrington, 2010). 이와 같은 연구는 CNS의 역할의 중요성을 지지하고 반증하고 있다. 환자안전을 강화하고 위험성을 줄이려는 경향과 Magnet 병원을 유지하기 위해 목표는 CNS의 역할을 다시 살리고 있다.

물론, 그 이상의 간호사 지표가 CNM, NP, CRNA의 효율성을 증명하고 있다. 2016년 시작된 Ganey 여론 조사는 외래 현장에서 환자의 만족도(Outpatient and Ambulatory Surgery Patient Experience of Care Survey, OAS CAHPS)를 조사하며, 1년 후, 발표할 예정이다. 이 조사결과는 외래에서 APRN들의 역할에 대해서 알 수 있게 할 것이다. 이러한 질관련 지표가 증가하는 것은 APRN의 역할을 지지하는 증거가 될 것이다.

건강 관리의 변화와 도전

지난 10년 동안 의료기관은 안전하고 품질이 높고 시기 적절하며 비용 효율적인 환자 치료를 제공하는 데 많은 어려움을 겪었다. 현재 개혁에는 (a) 지속적인 비용 절감의 필요성, (b) 기존 및 신규 서비스에 대한 잠재적 위험 식별, (c) National Quality Forum에 의해 제시된, 심각하며 보고해야 하는 의료사고의 경계와 모니터링에 대한 강조와 함께 현재 의료시스템의 개편이 포함된다.

국가 보건 정책의 관점에서 2009년 제정된 Affordable Care Act가 시행되면서 특히 모든 APRN에 대한 수요가 증가하게 되었다. 이전에 보험이 없었던 수백만 명의 사람들이 이제 건강보험에 가입할 수 있으며, 그 결과 1차, 장기 및 지역사회 기반 환경에서 APRN에 대한 수요가 증가하고 있다. 의사와 APRN으로 구성된 케어 그룹은 당뇨병 및 심장 질환과 같은 고위험 문제를 가진 환자와 기타 고위험 만성질환 또는 사망 환자에게 치료를 제공하기 위해 조직될 것이다. 이러한 케어 그룹은 전문의와 1차 진료 제공자를 모두 한데 모아 최상의 비용 효율적인 고품질 진료를 제공할 수 있을 것이다.

미국 의학연구소(Institue of Medicine) 2011 보고서는 간호사가 의료의 미래에 긍정적인 영향을 미칠 수 있는 잠재력을 향상시키는 변화에 초점을 맞춘 이니셔티브를 요구하였다. 여기에는 다음이 포함된다.

1. 간호사는 자신의 영역 안에서 최대한 근무할 수 있어야 한다.
2. 간호사는 원활한 학업 진척을 촉진하는 개선된 교육 시스템을 통해 더 높은 수준의 교육과 훈련을 받아야 한다.

3. 간호사는 미국에서 의료서비스를 재 설계하는 데 의사 및 기타 의료 전문가와 함께 완전한 파트너가 되어야 한다.
4. 효과적인 인력 계획 및 정책 수립에는 더 나은 데이터 수집 및 정보 인프라가 필요하다.

총체적으로 이러한 의제는 치료 전달체계, 결과 및 상환에 영향을 미친다. 건강 관리 환경의 추가 적인 변화가 있었으며, APRN에게 계속 영향을 미칠 것이다. 1980년부터, 의사를 일차 진료 제공자로 준비하는 데 중점을 두고 있었다. 그러나 의사의 75%가 일차 진료보다 전문 진료를 선택했으며, 이러한 전문화 추세는 계속되고 있다(West & Dupras, 2012). 지난 30년 동안 의사들은 미국의 성장보다 빠른 속도로 준비되고 있다. 1차 진료 의사의 현재 부족한 인구 추정치는 33,100~65,000명이다(Iglehart, 2013; West & Dupras, 2012).

또한, 연방 규정으로 80시간으로 제한된 의사의 근무시간으로 급성 건강 관리에서 의료 관리에 빈 공간이 생겨 의료전달체계에 새로운 부담이 되고 있다. 이러한 추세는 APRN에 추가적인 도전을 제시하여 진료의 공백을 메워야 했다(Blum & Ellis, 2012). 그러한 역할에 필요한 추가 기술과 역량은 종종 임상에 집중되어 있고, 복잡한 환자를 관리하는데 있어, 상급실무간호 지식보다는 의료 전문지식에 더 중점을 두게 되었다.

APRN의 수가 증가함에 따라 상환 경쟁, 안전하고 효과적인 고품질 치료 및 근거기반 환자 또는 가족 진료 제공에 대한 질문은 계속해서 도전이 되고 있다. 환자 방문 중 제한된 시간과 비용 제약으로 인한 후속 방문이 감소하게 되면 APRN의 환자 치료에 미치는 영향을 즉시 그리고 시간이 지남에 따라 손상시킬 수 있다.

향후 방향과 고려 사항

전문직 간호 내에 새로운 변화가 있었으며, APRN 진료에 계속 영향을 미칠 것이다. APRN Consensus Model(2008)은 APRN의 면허, 공인, 인증 및 교육(LACE)에 대한 표준을 도입했다. 이 모델은 인구기반 건강 및 전문 분야에 대한 일관성과 명확성을 제공한다. 또한 이 모델은 CNS와 NP와 같은 역할을 구분하기보다는 병합을 시도한 혼합 교육프로그램에 영향을 미칠 것이다.

미국간호대학협회(American Associations of Colleges of Nursing, AACN)는 DNP(전문간호박사학위)가 APRN이 실무를 시작할 수 있는 학위일 것을 권고했으며(AACN 2011), 많은 수의 APRN이 DNP를 준비하고 있다. 그래서 2010년 이후로 DNP를 취득하려는 APRN의 수가 51.2% 증가했다. APRN에게 박사학위를 제공하는 학교들이 엄청나게 성장했지만 박사학위를 받은 APRN이 어떤 역할과 책임을 추가 했는지는 아직 명확하지 않다. 연구중심 박사학위(철학 박사[PhD], 교육 박사[EdD] 또는 간호학 박사[DNSc])는 간호사들이 보유한 가장 높은 학위이며, 현재 7개 주를 제외한 모든 주에서 연구중심 박사학위프로그램이 있다. 최근 통계에 따르면 28,369명 이상의 간호사가 연구중심의 간호학 박사학위를 보유하고 있다(HRSA, 2010).

1) 기술 대 지식

APRN이 되기 위한 준비는 간호학문 자체의 상급지식에 더하여 특정한 역할과 인구집단을 위해 연관된 지식, 기술, 역량이 포함된다. 대학원 커리큘럼에는 학문적 이론과 개념(전체주의와 치유)을 반영한 지식뿐만 아니라 연구, 건강정책, 역할준비에 대한 내용이 포함되어 있다. 또한, 인구와 관련된 보다 전문화된 내용, 진단, 절차 및 질병 관리는 환자를 치료하는 APRN의 능력을 향상시킨다.

의학과 간호의 구성 요소를 혼합할 수 있는 능력은 APRN을 독특하게 만들지만 APRN의 상급 간호의 고유한 영역을 활용하지 못하고 진료의 역할을 더 많이 맡기 때문에 간호와 관련된 업무가 보이지 않게 되는 경우가 너무 많다. 이러한 간호 정체성의 부족은 건강 관리의 재정적 요구에 대응하는 APRN에게 나쁜 영향을 미친다.

2) APRN 영역의 발전

APRN은 비용 효과적인 결과에 집중하여, 환자의 만족도를 높여야 한다. 이 작업과 함께 APRN은 가능한 한 범위에서 최대한 진료를 할 수 있고, 그 사이의 장벽을 없애기 위해 노력해야 한다(Dower, Moore, & Langelier, 2013; IOM, 2011). APRN의 관행에서 몇 가지 문제가 발생해왔다. (a) 의학의 공백을 메우기 위해 역할이 지속적으로 개발되고 변형된다. (b) 의학과 비교하여 역할의 독창성에 대한 구별이 부족하다. 또는 서로에게 그리고 (c) APRN이 현재 전달 시스템 내에서 개인의 건강, 치유 및 웰빙에 기여하는 것을 지원하는 간호-기반 결과가 부족하다.

근거기반실무의 필요성에도 불구하고 APRN 역할을 지지하는 연구는 임상 환경에서 우선 순위가 아니다. 실제 연구가 된다고 해도 연구의 주요 초점은 APRN이 의사와 비교하여 독특하고 구별되지 않고 어떻게 유사한지 설명하는 것이다. APRN 역할의 성장은 진료의 보완이나 대안이나 소비자가 왜 다른 쪽을 선호하는지보다는 의사의 부족을 메우기 위한 대응에 집중되었다. 지난 10년 동안 CNS에 부정적인 영향을 미친 것은 근거가 부족하기 때문이다(Fulton, 2010).

급성 치료에서 NP 역할 중 일부는 레지던트가 근무해야 하는 시간을 단축시키는 것에 대응하여 만들어졌으며, 근거에 따르면 NP가 의사 치료 팀에 "그만큼 우수"하거나 환영받는 대체제임을 시사한다. 그러나 연구가 NP가 고유한 초점을 가진 치료 제공자보다 "동등"하다는 것을 증명하는 데 초점을 맞추는 것은 문제가 된다. 결과와 관련된 근거를 제공하려면 의학적 문제를 넘어서 APRN의 치료를 전달하는 표준화된 간호 언어를 제한적으로 사용해야 한다. 간호 언어를 명확하게 표현할 때 APRN은 다른 제공자와 비교하여 자신의 실무와 지식을 구별할 수 있다. 급성 및 만성 치료 환경에서 APRN이 제공하는 치료는 복잡한 의료 및 심리 사회적 문제가 있는 환자가 찾는 포괄적인 전문 치료이다.

연구, 실습 및 교육은 APRN 역할의 중심이다. APRN 진료의 폭과 깊이에 민감한 연구가 없다면 APRN의 역할은 전문간호실무를 발전시키는 데 필요한 근거가 부족할 것이다. 임상 환경에서 박사 과정으로 준비된 APRN은 이 목표를 달성하는 데 중요하다(Erickson, Ditomassi, & Jones, 2015).

종종 모든 건강 관리 환경에서 가장 중요한 요소는 간호사-환자 관계이다. 이러한 맥락에서 Newman et al(2008)과 Willis et al(2008)이 제안한대로 의미를 발견하고, 개인의 선택에 영향을 미치며, 건강, 치유 및 개인 변화를 촉진할 수 있는 잠재력이 있다. 이렇게 할 경우 APRN

은 비용 효과적이고, 효율적이며 시기 적절하고 안전한 방식으로 의료 결과에 영향을 미치는 새로운 행동을 장려할 수 있다.

결 론

이 장에서는 APRN의 역할과 모두를 위한 의료서비스를 개선하기 위해 기여한 공헌에 중점을 두었다. APRN이 제공하는 치료는 안전하고 비용 효율적이며 환자와 가족을 만족시킨다. 치료 추세는 APRN의 실무 설정과 역할이 시작 이후 크게 변경되었음을 시사한다. 이러한 역할을 수행하는 간호사가 역할을 뒷받침하기 위해 근거가 필요할 때 쉽게 사용할 수 있도록 계속해서 문서화하고 실무 결과를 연구하는 것이 중요하다.

의료서비스가 발전함에 따라 APRN이 의료 요청에 대응하여 변화하는 것과는 반대로 전문 간호의 명확한 이미지를 반영하는 것도 중요하다. 어떻게 발전해나가야 할지를 잃으면 기술적으로 숙련되고 유능하지만 자신의 고유한 기여에 대해 논의할 수 없는 간호사가 될 수 있다. APRN이 환자의 건강에 미치는 긍정적인 영향에 대한 연구는 반드시 필요하다. APRN은 질병을 고치기보다, 간호지식으로 환자들의 생활 환경을 고치고, 발전시키는 데서 시작해야 한다는 프레임의 전환이 필요하다.

제 26 장

전문간호사로서의 업무 시작과 관리

Judith Barberio

학습 목표

이 장의 결과로 기대되는 학습 결과

- 공중보건 정책이 APN(Advanced Practice Nurse)의 업무에 미치는 영향을 고려한다: 진료수가, 진료 코드, 업무 동의
- 독립적인 진료의 장애물을 확인한다.
- 진료별 수가("pay for performance")와 "shared saving"프로그램에 대해 기술한다.
- APN을 위한 틈새시장을 개발하는 방법을 알아본다.
- 면허, 세금, 진료에 대한 보험 등에 대한 중요한 내용을 말할 수 있다.
- 추가 인력의 고용에 대해 설명할 수 있다.
- 다양한 업무 구조 안의 법률적인 차이를 구별한다.
- APN에 의해 제공된 서비스의 이미지를 만들어본다.
- 독립 진료 실무의 시작을 위해 사업계획서를 만들어본다.
- 독립적인 사업을 시작할 수 있는 재정적인 대안을 권고한다.
- 문서화의 세부내용과 질관리 과정을 토의한다.

APN은 자신의 업무 분야에서 자율성을 얻어내기 위해 최선을 다해왔다. 자신의 업무환경을 통제하고자 하는 노력은 독립적인 간호사-관리하는 보건분야를 만들어내었다. 그러나, 고려할 것이 있다. 기업가 정신, 임상에 대한 지식과 기술, 그리고 높은 질의 건강진료를 제공하고자 하는 바램이 성공을 위해 충분조건이었을까? 지난 25년간, 개개인의 APN들 그리고 간호대학들이 간호사의 관리 아래의 진료 센터를 열었지만, 비용 문제에서 자유롭지 않았다(Brown, 2007; Ely, 2015; King, 2008; Vincent et al, 1999). 의료 수가 모델, 진료 협조 모델, 그리고 ICD-10 진단 코드와 관련하여, 새로운 염려가 생기고 있다. 또한 전문간호박사학위(DNP)에 대한 염려들, 예를 들어, 이미 석사학위를 받은 APN과 이들이 향후 진료에 미치는 영향은 어떨지와 의사

와 협력 프로토콜 없는 독립적인 진료와 관련된 의료 수가가 나타난 영향은 어떠할지 등이다.

독립적인 진료의 장점

새롭게 등장한 법안, the Affordable Care Act (ACA)와 의료시스템의 보다 편한 이용으로, 가정 주치의와 효율적인 의료서비스의 중요성이 더 커졌다. 간호사 관리하의 진료는 효율적인 보건 시스템에 도움이 되지만, APRN은 보건 정책을 긴밀히 알아야 하고, 비지니스 및 재정에 대한 지식을 알아야 살아남을 수 있다.

독자적인 간호실무는 꾸준히 사회로부터 격려를 받고 있고, 현실화되어 가고 있다. 고객에 대한 케어를 최대화하기 위해서는, 고객에게 꾸준하게 교육을 제공하여, 고객이 보건 진료에 진정한 파트너가 될 수 있도록 해야 한다. the Affordable Care Act (ACA)와 함께, the American Recovery and Reinvestment Act (ARRA)는 APN의 독자적인 진료를 방해가 되는 장벽을 제거할 수 있을 것이라고 기대할 수 있다(Kocher, Emanuel, & DeParle, 2010). 기업가적인 마인드를 가지는 것이 바로 지금임을 알며, 박스 26.1을 참고하기를 바란다.

박스 26.1

독자적인 진료를 하기 위한 기회들

1. APN은 자신이 특히 관심을 가지고 있는 영역에 집중할 수 있는 자유를 가지고 있다(대체의학–침술, 또는 부인/노인의 환자들).
2. 업무강도를 조절할 수 있고, 진료, 상담, 교육에 충분한 시간을 소요할 수 있는 등, 시간관리가 자유롭다.
3. APN이 자신의 책임하에, 진료의 질을 조절할 수 있다. 예방에 집중할 수 있으며, 특히 환자 교육에 집중할 수 있다.
4. 다양한 의료 수가를 책정할 수 있다. 특히, 전문가에게 의료 수가 책정을 의뢰할 수 있으며, 본인의 업무강도가 수입과 직접 연결되어 있다.
5. 새로운 서비스에 대한 요구는 전문간호사의 업무 영역을 확장시킬 수 있다.
6. 직원 채용은 APN의 책임이며, 서로 존중하면서 일할 수 있는 기회가 생기는 것이며, 보건의료에 대한 자신의 철학을 공유할 수 있다.
7. 문제해결 능력, 자존감은 독립적인 진료의 열매이다. 변화를 관리하고, 문제들을 해결하며, 이익을 창출해낼 수 있는 과정이, 자신감 그리고 자존감을 높여줄 수 있다.

독립적인 진료에 대한 장애

많은 장점에도 불구하고, 왜 소수만이 독립적인 진료를 추구하는가? 오랜 기간 동안, 연구에서 APN이 높은 질과 비용절감의 진료를 한다고 보고하였다(Carzoli et al, 1994; Newhouse et al, 2011; Office of Technology Assessment, 1986; Spitzer et al, 1974). 특히, 주치의의 진료와 비교하여, APN이 뛰어난 진료 및 높은 건강의 결과를 얻는다고 알려져 있다(Mundinger et al, 2000; Newhouse et al, 2011). 도대체, 어떤 장애들이 이렇게 우수한 의료 자원들로 하여금, 독립적인 진료를 하는 것을 방해하는 것일까?

2007년에, Pearson은 아래의 4개 장애물을 제시하였다.

1. 제3자 보험회사로부터의 의료 수가 상환
2. APN의 진료 영역
3. 일관적이지 않고, 제한적인 처방 권한

4. 병원 특혜(hospital privileges)[1]을 받기 어려움

많은 요소들이 APN의 독립적인 진료에 영향을 미친다. 20세기 동안, 의사들이 보건 영역을 통제해왔는데, 그 까닭이 그들이 독립성을 가진 첫 의료진이었기 때문이다. 법률적인 독립성과 이에 대한 인지는 의사들이 개인의 이익보다는 공공의 이익을 우선할 것이라는 대중의 믿음을 강화시켜 왔다. 재정적인 안정, 법률적인 강점, 의사 사회의 단결은 의사들이 병원 정책과 보험회사로부터의 수가 상환을 통제하는데 중요한 역할을 해왔다(Brassard & Smolenski, 2011; Mirvis, 1999).

지난 십년 동안, 의사들은 병원행정에서의 리더십, 임상진료, 교육 면에서 역할을 확장하였다. 의사들은 간호가 다른 의료 영역과 협조하여야 한다고 강조하였다. 더 많은 지식이 보건의 효용성과 최적의 환자 결과를 얻는데 중요하다고 하였다. 그러므로, 높은 레벨의 보건 진료와 정책 결정을 위해서, 학위가 필요로 하였다(Cronenwett et al, 2011; Fain, Asselin, & McCurry, 2008). 석사학위를 받은 APN은 박사학위를 받은 APN에 밀려, 자신의 영역을 침해 받을까 두려워하게 되었고, 이러한 두려움은 독립적인 기업가 마인드를 꺾어 놓았다.

이와 같은 국가적인 장애물에 더하여, 창업에 관련된 장애물이 여전히 APN의 독립적인 진료를 방해한다.

1. 진료를 위한 창업 비용
2. 계속적인 진료를 위한 자본 및 재정
3. 회계, 의료 수가, 그리고 비용 회수
4. 진료를 위한 일일 관리
5. 시, 주, 그리고 연방 규정의 준수
6. 진료 실수에 대한 보험
7. 우수인력의 고용, 교육, 그리고 유지

창업과 관련된 장애물은, APN만의 독특한 장애물에 더하여, 많은 APN들의 진료에 문제가 되었다. 이 장에서는, 그들의 문제, 그리고 실수에서 배운 점을 독립적인 진료를 열고자 하는 APRN에게 소개한다.

첫 번째

이제 독립적인 진료를 자신만의 방법으로 시작하겠다고 결정을 내렸다고 하자. 진료 시간에 쫓기지도 않고, 예약 숫자에 초과된 환자도 없으며, 시간이 없다고, 환자 진료를 급히 서둘러 마치지 않아도 된다. 자신만의 독자적인 진료를 시작하겠다면, 몇가지 중요한 것들을 고려하여야 하다. 박스 26.2는 환자케어모델과 상환모델이 변화하는 시점에서 창업의 효율을 결정할 수 있는 운영과 조직의 세부사항을 다루고 있다.

핵심 질문

스타트업을 시작하기를 결정했다면, 첫번째 질문은 진료의 범위이다. 현재 29개 주에서는 의사와의 협의, 지시, 또는 감독을 필요로 한다. 오직 21개주 주와 콜럼비아 주만이 의사와의 협의없이, 독립적으로 처방을 허락하고 있다(AANP, 2016). 만약, 지금의 진료가 앞의 21개 주 이외에서 행

1) Hospital privileges : 병원에 고용된 의사가 가지는 병원의 시설이나 장비를 사용할 수 있는 권리를 말함. 예를 들어 외과의사는 수술방을 예약할 수 있다.

박스 26.2

중요한 창업관련 결정

- 명확한 전략을 개발한다.
- 서비스할 영역의 요구을 결정한다.
- 창업의 시작을 위해 타임라인을 만든다.
- 컨설턴트를 선택한다.
- 적절한 비즈니스구조를 결정한다.
- 비즈니스의 이름과 이미지를 만든다.
- 창업장소를 선택한다.
- 창업계획을 세운다.
- 재정적인 대안을 결정한다.
- 세금, 상환, 청구절차를 개발한다.
- 기구를 구입하고 공급자를 선택한다.
- 같이 일할 인력을 구인하고 채용한다.
- 구조적인 문서화와 질관리 과정을 작성한다.
- 규정과 절차를 작성한다.
- 마케팅 전략을 세운다.

해진다면, 처방에 관련된 지침을 주의 깊게 읽는 것이 중요하다. 주의 규정에 따라서, 의사와의 협의를 동의하고, 올바른 진료 지침 특히, 위험 약물에 대한 지침을 세우는 것이 중요하다.

상환은 고려해야 할 또 다른 주요 질문이다. 상환은 어디에서 오는 것이며, 비용을 충당하기에 충분한가? 서비스 및 절차에 대한 지불은 2015년 10월부터 새로운 ICD-10 진단 코드 시스템으로 변경되었다. 이 새로운 시스템은 청구에 사용된 진단코드를 식별하기 위해 의무기록을 더 구체적으로 작성하게 되어 있다(Breen et al, 2015; Fleming et al, 2015). 새로운 상환 모델은 의료서비스 시스템을 서비스 당 비용에서 개선된 의료 품질 및 환자 결과에 대한 보상으로 바꾸고 있다. 조사할 모델은 단독 또는 작은 진료 현장에서 잘 작동하는 "진료행위에 대한 지불"모델이다. 이러한 모델은 서비스와 절차에 대한 지불이 아닌, 임상, 비용 절감 결과에 대해 의료 제공자에게 보상한다. 책임의료기관(Accountable care organizations, ACO)은 제공자 주도의 조직 또는 실무가 지속적인 치료 전반에 걸쳐 환자 집단의 품질과 비용을 공동으로 책임지는 "공유 저축 프로그램(shared saving program)"의 예이다. 이는 절감액이 ACO 회원과 공유되는 경우, 비용을 낮추거나 ACO 회원이 부담하는 비용을 높일 수 있다. 조사해야 할 다른 새로운 상환모델에는 의료서비스의 비용과 품질을 제공자와 지불인과 공유하는 번들 지불, 인두세 및 하이브리드 지불이 포함된다(Gosfield, 2013; Navathe et al, 2016; Ritchie et al, 2016; Terry et al, 2014).

관리 진료가 APN 진료 지역에 실행되고 있는지 조사하고, APN이 관리 진료 패널에 소속되고, 주치의로 등록되어 있는지 확인하라. APN이 주에서 주치의로 인정되고 독립적으로 진료를 받는 경우, 상태가 악화되어 입원이 필요한 환자를 어떻게 처리하는가? 지역 병원을 조사하여 APN에게 병원 특혜가 부여되었는지 확인하라. APN이 해당 지역의 병원 패널에 소속되더라도 환자가 중환이 되었을 때 환자를 관리하려면 해당 지역의 여러 의사와 협력 계약 또는 의뢰 계약이 필요하다. 저렴한 비용으로 품질을 개선할 수단으로 환자중심 의료시설, 환자 내비게이터나 치료 코디네이터와 같은 새로운 치료 모델을 평가한다. 품질을 개선하고 위험을 줄이기 위해 수정된 치료 모델에 대한 지불에는 치료가 포함된다. 의료 조정 모델은 건강의 위험이 증가한 환자와 복잡하고 만성질환이 있는 환자의 높은 치료 비용을 완화하기 위해 지불인에게 특히 선호되고 있다(Steaban, 2016). 새롭게 창업을 시작하는 데 필요한 수많은 작업을 수행할 때 위와 같은 질문들을 할 수 있다. 세부 사항에 주의를 기울이고 각 질문과 결정을 신중하게 고려하라. 이러한 결정은 진료를 구조화하고 궁극적으로 개인적 및 직업적 목표를 달성할 수 있도록 한다.

명확한 전략 개발

APN의 비즈니스를 돋보이게 할 전략이 있다. 즉, 전략은 소비자에게, APN의 진료가 경쟁자와 차별화되는 점을 알려준다. 전략은 사업 계획의 기초이며, 실무의 일상적인 운영방향이 된다. 전략을 어떻게 개발하는가? 주변을 둘러보고 시장, 소비자 요구, 경쟁, 진료의 강점과 약점, 건강 관리 철학 및 개인 목표를 고려해야 한다.

진료의 본질에 초점을 맞추되, 모든 환자에게 모든 것을 제공하려고 노력하지는 않는다. 의료 서비스와 같은 경쟁적인 개인서비스 비즈니스는 일반적으로 전문화 전략을 사용한다. 전문화는 경쟁은 줄이되, 의료 수가의 상환이나 이익 창출을 유도한다. 처음에는 도움을 구하기로 선택한 환자를 만나고 싶을 수 있다. 실무를 개발하기 시작하면서 동시에 광고를 시작하고, 지역 신문에 기사를 작성하며, 전문 지식에 초점을 맞춘 주제에 대한 세미나를 개최한다. 이러한 전략은, 전문화하려는 영역을 홍보하되, 진료의 다른 중요하지 않은 측면을 단계적으로 없앨 수 있다.

매우 잘 알고 있는 틈새 시장을 개발하여 전문화한다. 틈새 시장은 특정 고객에게 서비스를 제공하는 고유한 서비스 또는 제품이 있는 시장이다. 실무의 초점이 웰빙에 있기를 원할 수도 있다. 그런 다음, 개인의 건강 위험 평가, 행동 변화에 대한 상담, 작업현장 웰빙프로그램, 금연 및 체중 감량 프로그램, 현재 APRN의 위치에서 필요할 수 있는 수많은 기타 건강증진 활동을 제공하도록 진료를 맞춤화할 수 있다. 한가지 조언이 있는데 무엇보다도 제공하고자 하는 서비스를 알아야 한다. 이러한 서비스에 대해 완전한 지식이나 유능하고 박식한 직원 없이 대체요법에 대한 마케팅을 시작하지 말아야 한다. 기억하라. 경쟁자는 이미 기존의 마켓에 활동하고 있으며, 비즈니스 측면을 더 잘 알고 있다. 우리는 해당 분야의 전문가로 소개되어야 한다.

서비스를 위한 지역의 필요성 결정

잠재 고객이 누구인지 확인한 다음 단계에서는 요구 사항을 확인한다. 진료가 도심의 저소득층 주민들의 건강관리 요구를 충족시킬 것이라고 결정한 경우, 건강관리를 이용하고 추후치료를 하는 가장 일반적인 이유를 조사해야 한다. 이 정보는 다양한 출처에서 수집할 수 있다. 주 간호사 협회, 주 보건부, 카운티 및 지역 보건 부서는 중요한 데이터를 제공하는 데 도움이 될 수 있다. 탐색할 수 있는 주제에는 지역, 의료서비스가 부족한 지역, 외래 치료 센터, 긴급 치료 센터 및 가족 계획 클리닉과 같은 지역의 의료 제공 시스템에 대한 의료 제공자 인구 통계가 포함된다. 약국과 의료기기 회사와 같은 지역 사업체는 지역 신문에 광고, 기사 뿐만 아니라 지역 주민의 건강관리 요구에 대한 정보를 제공할 수도 있다.

비즈니스 시작을 위한 타임 라인 개발

조직은 사업 계획을 개발하고 계획 단계에서 실천으로 옮기는 데 핵심 요소이다. 이 프로젝트를 완료하려면 최소 9개월이 필요하다. 자신을 프로젝트 리더로 지정하고 사업의 시작을 도울 수 있는 다른 인력을 고른다. 창업의 핵심은 끈기와 디테일에 대한 관심이다. 주요 작업을 완료하기 위한 샘플 타임 라인은 박스 26.3에 나와 있다.

면허, 세금 및 보험 요건 결정

독립적인 APN의 진료를 시작하려면 여러 면허를 취득해야 한다. 진료 장소를 선택한 후 다음 우선 순위는 모든 주 및 연방 면허를 신청하는 것이다. 간호 및 상급실무간호에 대한 주 면허 외에도 주 및 연방 식별 번호와 연방 마약 단속국(Drug Enforcement Administration, DEA) 번호가 필요하다.

1) 주 간호 면허와 상급실무 면허 또는 인증

간호협회가 면허를 획득하기 위한 필요서류를

박스 26.3

Practice Start-Up Timeline

개업시작 9개월전

1. 창업할 지역을 선택한다.
2. 협력하기 원하는 병원과 보험회사와 계약을 체결한다.
3. 창업의 시작비용과 순자산을 결정한다.
4. 사업계획서를 작성한다.
5. 창업에 자본을 투자할 원천을 조사한다.
6. 대출신청을 하고, 다양한 대출자를 만나고 신청서를 제출한다.
7. 전화번호부가 인쇄되는 시점에 창업할 이름을 올린다.
8. 기업당좌예금 계좌를 개설한다.
9. 주 간호면허, APN 면허와 Federal Drug Enforcement Administration[2]번호를 취득한다.

개업시작 6개월 전

1. 임대나 구매를 위해 창업할 장소를 조사한다.
2. 창업할 유형과 관련된 구역관련 법률과 표시체계에 대해 문의한다.
3. 실무, 자원, 비용에 대한 유틸리티 요구사항을 결정한다.
4. 사무실의 설계, 디자인, 구조개선이 필요한 부분을 결정한다.
5. 필요한 사무실과 의료장비를 결정하고 임대 대비 구입비용을 결정한다.
6. 비즈니스컨설턴트를 찾아보고 선택한다(특히 변호사, 회계사, 은행, 보험중개인, 의료비청구인 등).
7. 단독창업, 공동창업, 협력창업 등의 형태를 결정하고 변호사에게 모든 법률관련 문서를 작성하도록 한다.
8. 사인하기 전에 변호사와 모든 계약을 평가한다.
9. 예약, 청구, 의무기록이 포함된 의료실무시스템을 조사한다.
10. 연방 메디케어, 메디케이드, NPI[3](National Provider Identifier) 넘버을 얻기 위한 신청서를 작성하고 수수료 일정을 확인한다.
11. 최신절차용어집(current procedural terminology book, CPT-4), ICD-10 버전, 임상매뉴얼(Clinical Manual, ICD-10-CM), HCFA (Health Care Freedom Act) 1500 보험금 청구서 양식도 구비한다.
12. 법적으로 요구되는 의사와의 협력계약을 공식화한다.
13. 사무실의 검사실 허가증이나 CLIA[4](Clinical Laboratory Improvement Amendment) Certificate Waiver 인증을 신청한다.
14. 관리의료 패널에 제공자의 지위를 신청한다.
15. 지역의료 서비스에 병원특혜를 신청한다.

---

2) 마약성 진통제와 관련 물질의 사용에 대한 법과 규제를 관장하는 기관
3) 의료기관을 식별하는 10자리 디지털 숫자이며, 청구목적으로 다른 의료제공자, 건강플랜이나 지불자와 공유하는 숫자이다.
4) 사람을 대상으로 건강을 평가, 진단, 치료를 결정하기 위해 면제된 검사를 통해 법적으로 검사할 수 있도록 하는 인증

개업 3개월 전

1. 업무상 과실보험과 실무제공자와 장비에 대한 책임보험에 가입한다.
2. 자신과 직원을 위한 건강보험과 장애보험을 준비한다.
3. 전화서비스와 실무에서 쓰이는 응답서비스, 신호음서비스, 착신전환서비스를 요청한다.
4. 실무에서 쓰이는 간판을 주문한다.
5. 지불대안으로 신용카드를 만들 수 있는지를 조사하고 조정한다.
6. 실무 오프닝을 위해 설계하고 주문한다.
7. 연방정부과 주정부에 EIN(employer Identification number)[5]을 신청한다.
8. 회계사와 연방과 주의 세금요구사항을 검토하고 연방, 주, 도시의 요구사항에 관한 책자를 입수한다.
9. 실무를 위한 규정과 절차 매뉴얼을 만든다.
10. 모든 직원을 위한 직무기술서를 작성한다.
11. 광고와 직원을 고용하기 위한 면접을 시작한다.
12. 의료폐기물, 검체 접수, 청소서비스, 세탁서비스, 지상유지보수 서비스, 제설작업과 같은 필요한 서비스를 조정한다.
13. 임상용품을 주문하고 재고통제시스템을 설정한다.
14. 주 처방전(state prescription), 예약카드, 명함, 편지지와 봉투, 수표용 예금우표, 소액현금 상품권, 구매주문서, 전화메세지 패드, 환자의뢰 양식을 주문한다.
15. 사무용품을 주문하고 배송을 조정한다.
16. 근무시간을 결정한다.
17. 수수료 일정(fee schedule)[6]을 결정한다.
18. 서비스에 대한 환자용 책자, 보도자료, 지역의료제공자, 약국이나 의료기 업체, 제약업체(진료구역)에 대한 소개편지 등을 작성한다.
19. 진료에 대한 웹사이트와 전문가 페이스북 페이지를 만들고, 홍보를 위해서 유튜브나 트위터를 탐색해본다.

개업 1개월 전

1. 사무실에 셋팅을 준비한다.
2. 전화, 가스, 전기, 수도 등의 설비가 시작되도록 조정한다.
3. 의료비 청구서를 준비하고 메디케어, 메디케이드, NPI, MCO 공급자 번호를 받는다.
4. 사무실 직원을 고용하고 사무실의 규정, 전화절차, 예약스캐쥴, 수수료 징수와 의료사무실 시스템의 사용에 대해 교육한다.
5. 사무실의 현금흐름절차와 소액현금자금을 설정한다.
6. 사무실 간판을 부착한다.
7. 환자예약을 시작한다.
8. 공고, 광고, 지역신문에 광고를 게재하고 지역 단체와 전문가들에게 오픈 날짜를 알린다.

개업 당일

독립진료의 시작을 축하합니다.

제공할 수 있다. 일부 주에서는 간호위원회 또는 의학위원회가 상급실무 간호 면허 또는 인증을 감독한다.

2) 주 통제 약물면허

연방 규제 약물을 처방하기 위한 주 면허 요건에 대해 해당 주에 확인하라. 모든 주에서 요구되는 것은 아니지만, 연방 마약 면허를 신청하기 전에 획득해야 한다. 주 간호위원회에서 APN에게 면허 획득에 필요한 절차를 소개할 수 있다.

3) 연방 규제 약물면허

APN은 모든 주에서 모든 범주의 규제 물질을 분배할 법적 권한이 없다. 개인별로 정해진 DEA 번호는 평생 동안 유효하여, 주를 옮기더라도 다시 할당되지 않는다. 하지만, 다른 주로 이사하는

5) 창업이나 사업을 하는 사람에게 부여되는 고유 번호(세금을 청구하고 종업원을 고용할 때 쓰임)
6) 고용의사나 다른 의료제공자에게 메디케어에서 사용하는 수수료 리스트

경우 DEA 당국에 새 주소를 알려야 한다. DEA 번호가 없고, 해당 주의 규제 약물을 합법적으로 처방할 수 있는 경우 DEA, 전환 통제 사무소, 등록 부서에서 라이센스를 얻을 수 있다. 수신자 부담 전화 번호는 하루 24시간 응답되며 1-800-882-9539이다. DEA에는 APRN 등록을 위한 온라인 양식도 있다. 신청서는 웹 사이트(wwww.deadiversion.usdoj.gov)에서 찾을 수 있다.

4) 메디케이드 제공자 번호 (Medicaid Provider Number)

메디케이드는 공동 투자, 연방 국가 보험 특히 특정 저소득층을 위한 프로그램이다. 보험 대상에는 아동, 노인, 맹인, 장애인 및 연방 지원 소득 유지 수당을 받을 자격이 있는 사람들이 포함된다. 주 메디케이드 기관을 통해 제공자 번호를 신청할 수 있다. 주 메디케이드 기관은 고객이 메디케이드 관리의료에 등록되어 있지 않는 한 Centers for Medicare 및 Medicaid Services (CMS) 1500 양식을 사용하여 청구한다. 주 메디케이드 기관에서 받은 번호는 주에서 진료하는 동안 유지된다. 주 내에서 이사하는 경우 새 주소를 운송 업체에 알리면 된다. 다른 주로 이사하는 경우 새 주에서 새 번호를 받아야 한다.

5) 메디케이드 관리 의료

주 메디케이드 프로그램을 통해 건강보험에 가입한 일부 환자는 MCO (Managed Care Organization)의 혜택을 받는다. 메디케이드 MCO에 대한 제공자 번호를 얻으려면 각 MCO의 제공자 관계에 연락하여 제공자 패널에 등록을 신청해야 한다. APN은 모든 MCO의 공급자 패널에 허용되지 않는다. 일부 주에서는 MCO가 보유한 라이선스 유형에 따라 공급자를 차별할 수 없다. 다른 상태에서는 MCO가 모든 공급자를 수락하거나 거부할 수 있다. 관리 의료 및 제공자 패널에 관한 주법을 확인하라. 처음에 거부된 경우 회의를 요청하여 사례를 발표하라. MCO로 하여금 지원서류를 재평가하도록 요청하고, 더 상부에 올라가 요청한다.

6) 메디케어

메디케어는 65세 이상의 노인과 영구 장애인을 포함한 특정 그룹의 사람들을 위한 연방 건강 보험 프로그램이다. 이 프로그램은 입원(파트 A); 제공자 서비스, 가정 간호 및 외래 환자 건강 관리(파트 B); 및 약물(파트 D)로 구성되어 있다.

이 인구에게 건강 관리 서비스를 제공하려면 메디케어 번호를 신청해야 한다. 이 번호는 APN이 현재 진료하고 있는 주에서만 유효하다. 주 밖으로 이사하면 해당 주에 대한 새로운 메디케어 번호가 할당된다. CMS와 계약을 맺은 각주의 보험사가 메디케어의 관리 및 지불 서비스를 관리한다. CMS 웹 사이트(www.cms.hhs.gov/) 또는 Medicare(www.medicare.gov/)를 방문하여 해당 주의 메디케어 서비스 제공자를 찾을 수 있다. 해당 주의 서비스 제공자를 알게 되면 신청서를 받고 제공자 번호를 신청할 수 있다. 메디케어가 선호하는 청구 방법은 처음으로 메디케어에 등록할 때 또는 기존 등록 정보를 변경할 때 선택할 수 있는 전자 자금 이체(EFT)이다. 환자가 메디케어 관리 의료에 등록되어 있는 경우, 환급은 managed care organization (MCO)에서 처리하며 제공자는 MCO 제공자 패널에 등록되어야 한다.

7) 국가 공급자 식별자

NPI(National Provider Identifier)는 각 의료 제공자에게 부여되는 고유 식별 번호이며, 의료서비스에 대한 환급 청구와 같은 표준 거래에 사용된다. 이 번호로, 처방, 환자의 의료 기록 및 건강보험 간의 이익 조정을 포함하여 여러 개의 문서에 건강 관리 제공을 처리할 수 있다. 일단 할당되면 NPI는 이름 변경, 주소 변경 또는 원래 신청서에 제공된 기타 정보의 변경에 관계없이 동일하게 유지될 것으로 예상된다. NPI는 전자 청구를 포함한 표준 거래에서 식별 목적으로 사용할 수 있는 유일한 의료 제공자 식별자이다.

의료서비스 제공자는 https://nppes.cms.hhs.gov에서 이용 가능한 국가 계획 및 제공자 열거 시스템(NPPES)을 통해 NPI 번호를 신청할 수 있다. NPI emumerator의 전화 번호는 800-465-3203(음성) 또는 800-692-2326(TTY / 문자 메시지)이다. customerservice@npienumerator.com에서 온라인으로 연락할 수 있으며 NPI 취득과 관련된 수수료는 없다. 의료 제공자에게 메디케어 또는 메디케이드 제공자 번호가 없는 경우 이러한 프로그램에 등록하기 전에 NPI를 신청하는 것이 좋다. 이러한 프로그램에 이미 등록한 의료서비스 제공자는 메디케어 식별 번호, 메디케이드 식별 번호 및 주, NPI 신청 시 등록한 건강 플랜에서 발행한 기타 제공자 번호를 포함하는 것이 좋다.

8) 임상 검사실 라이센스

CMS는 CLIA (Clinical Laboratory Improvement Amendments)를 통해 미국에서 인간에 대해 수행되는 모든 검사실 테스트를 규제한다. CLIA 프로그램의 목적은 검사실 검사의 품질을 보장하는 것이다. 이러한 수정 사항은 모든 의료 제공자 사무실 검사실이 수행하는 검사 유형에 따라 라이센스를 받아야 한다. 사무실 검사실은 연방 및 주 검사 및 승인을 받는다. 검사가 복잡할수록 주 및 연방 검사실 요구 사항이 더 엄격해진다. 그러나 현장에서 수행되는 모든 검사실 검사는 시설에 CLIA 번호가 있어야 한다.

검사실 검사는 범주로 나뉘며, 사무실 환경에서 수행할 수 있는 몇 가지 면제된 검사가 있다. 면제된 검사만 수행하는 관행은 검사 면제 및 검사실을 감독하는 의료 책임자의 요구 사항을 신청할 수 있다. 연방 CLIA 규정은 인터넷(www.cms.hhs.gov/clia) 주 CLIA 규정은 주 보건부에서 얻을 수 있다. 주에서는 CLIA 번호에 대한 연방 및 주 신청 양식을 제공한다. 주 규정이 연방 지침보다 더 제한적인 경우가 많으므로 주 규정에 특히 주의하여야 한다.

9) 고용주 식별 번호

고용주 식별 번호(EIN)는 세금 식별 번호이다. 식별 번호와 국세청(IRS)의 모든 통신을 위해 필요한다. EIN 번호는 https://www.irs-taxid-number.com에서 온라인으로 신청하거나 888-321-6690으로 전화하여 신청할 수 있다. EIN은 민간 보험 회사, 메디케어 또는 메디케이드와 같은 제3자 지급인의 보상을 보고하는 데 사용된다.

10) 주세 식별 번호 (State Tax Identification Number)

주 세금 식별 번호를 추가로 신청해야 하는 경우 해당 주에 문의하며, 현지 전화 번호는 미국 또는 해당 주의 이름 아래에 나열된 화이트 페이지에서 찾을 수 있다. 특히 회계사는 연방 및 주 규정을 충족하는 데 필요한 모든 식별 번호를 APN에게 알려줄 수 있다.

11) 전문 책임보험 (Professional Liability Insurance)

기존 보험 회사, 자가 보험 회사(self-insured compaies) 및 그룹 구매 프로그램을 포함한 많은 보험회사들이 APN에게 보험 혜택을 보장한다. 하지만 모든 회사가 모든 주에서 영업을 하는 것은 아니다. 클레임 담당자와 강력한 법률 네트워크가 있는 회사를 선택하라. 회사의 서비스 방향과 위험관리할 수 있는 능력에 대해 문의하고 관리, 손실 방지 지원 및 조언을 요청하라. 10년 이상 사업을 해왔고, 재무 상태가 좋은 회사를 고려한다. 소송이 성사되려면 수년이 걸릴 수 있으며, APN을 변호할 수 있도록 사업을 유지할 수 있는 회사가 필요하다.

보험 정책을 평가할 때 고려해야 할 몇 가지 사항 :

1. 정책은 얼마나 포괄적인가? 정책을 꼼꼼히 읽고 포함 사항과 제외 사항을 확인하라. 이해하지 못하는 것은 무엇이든 질문한다. 소송이 계속될 경우 엄청난 스트레스와 돈을 절약할 수 있다.
2. 어떤 종류의 보험을 구매해야 하는가: “청구”또는 “발생”? 청구의 경우, 사건이 발생했을 때, 청구 당시에만 보험이 유효한 동안 APN을 보장해줄 것이다. 은퇴하고 보험 정책을 취소하는 경우 나중에 소송이 발생하면 이전 사건에 대해 더 이상 보장되지 않는다. 발생 정책은 보험 정책이 시행되는 동안 발생한 모든 사고에 대해 APRN을 보장한다.
3. 보장 한도가 적절한가? 많은 APN은 발생 당 $ 1,000,000 및 누적 $ 3,000,000의 최소 보장을 기반으로 보험을 구매한다. 우리는 소송이 많은 사회에 살고 있으며 이 정도의 범위는 쉽게 소진될 수 있다. 최소 2배에서 3배의 누적 보험에 가입하는 것을 고려하라.
4. “tail coverage”를 구매해야 하는가? 종종 APN은 전문적 책임 보장에 대한 그룹 정책이 이미 있는 그룹 진료에 참여할 수 있다. 현재 취소할 계획이 있는 과실 보험이 있는 경우, 테일 보험 구매를 고려한다. 이 정책은 그룹 진료에 참여하기 전에 이벤트에서 발생하는 모든 잠재적 법적 조치를 다룬다.
5. 진료를 하고 있는가? 그렇다면 보험증권에 진료를 명명할 수 있다. 소송이 계속되면 일반적으로 개인뿐 아니라 진료의 이름이 지정된다.
6. 비즈니스 과실 보험이 필요한가? 대답은 필요하다이다. 독립적인 APN 진료에 적용되는 요금에 대해 보험 회사에 문의한다. 이 보장은 당신의 개별 플랜에 추가되며 소송 발생 시 매우 비용 효율적인 것으로 입증될 수 있다.

12) 상용 상업보험 정책

전문 및 비즈니스 사고 보험 외에도 사무실, 직원과 구입한 장비에 대한 보험 보호를 구입하는 것이 좋다. 고려해야 할 몇 가지 보험 유형 :

1. **장비 보험** : 비용이 많이 드는 사무용 장비는 비용이 많이 든다. 합리적 가격의 재산 보험은 유형 자산을 대체하는 비용을 충당

할 것이다. 이 정책은 모든 의료 장비, 소모품, 사무 장비 및 소모품, 교과서 및 저널에 적용되어야 한다. 보험료는 일반적으로 공제액이 증가하면 감소한다.

2. **장비 고장보험**: 모든 주요 장비 구매에 적용되는 포괄적 정책에 대해 상업보험 회사를 조사해본다. 많은 보험이 장비가 비생산적인 기간 동안 손실된 수익도 다룬다.
3. **일반 책임 보장**: 제3자에 의한 소송 발생 시 당신의 업무를 보호하는 포괄적인 보험 보장이다. 보험 계약자 또는 특별히 제외된 기타 당사자는 포함되지 않는다. 이 정책에는 일반적으로 부상, 장비 고장, 계약상 책임 및 광고 책임에 대한 소송이 포함된다.
4. **사무실 장애 보험**: 재산 손실로 인해 사무실에 접근할 수 없게 되면 단기간 동안이라도 진료가 중단될 수 있다. 이 정책에는 수익과 이익 손실에 대한 보상이 포함되어야 한다. 복사기 임대와 같은 지속적인 비용; 사무실을 일시적으로 이전하고, 소모품을 구입하고, 새 위치를 광고하기 위한 자금; 그리고 마지막으로 복원된 후 비용은 사무실로 돌아간다.
5. **산재 보험**: 대부분의 주에서는 직원이 있는 모든 사업체에 대해 이 보험을 요구한다. 사업체가 법인이 아닌 한 사업체 소유자는 일반적으로 이 보험의 적용을 받지 않는다. 이 보험은 상업보험 회사에서 구입할 수 있지만 주에서 보험의 혜택과 비용을 규제한다. 따라서 대부분의 보험 정책은 비슷하다.

컨설턴트 선택

건강 관리 업무를 시작하려면 주, 연방법과 일반 법률 및 회계 절차에 대한 지식이 필요하다. 진료를 시작할 때 이러한 전문가와 상담하는 것이 좋다. 다른 APN들, 동료, 기업관련인, 간호기관, 간호위원회로부터 추천을 받는다.

변호사 업무의 법적 구조를 설정하는 데 중점을 두고 법률 자문과 계약 개발 및 검토를 제공한다. 변호사를 인터뷰할 때 특히 독립적인 APN 진료와 관련하여 그들의 의료법 경험에 특히 주의한다.

회계사는 전문 지식을 이용해, 단기 그리고 장기적으로 비용 대비 효과가 있는 컨설턴트이다. 처음에는 회계사와 상의하여 회계 시스템을 개발하고, 내부 통제를 시작하며 운영 예산을 설정하라. 진료가 발전함에 따라 회계사는 최상의 세금 혜택을 제공하고 세금 계획 상담을 제공할 운영 절차를 제안할 수 있다.

의료 청구자(medical biller)는 보험회사로부터 의료비 환급을 받을 때 필수적인 요소이다. 의료 청구자는 미수금 청구와 수금의 모든 측면에 관여한다. 그들은 자기 부담 환자를 위해 주요 신용카드 회사에 청구 계정을 설정하고 추적할 수 있으며, 의료 진료비를 연체한 환자에게 청구서를 보낼 수 있다. 의료 청구자는 의료서비스 제공자를 위해 보험사 패널에 자주 신청한다. 또한 NPI, 메디케어, 메디케이드에 진료와 모든 전문 직원을 위한 제공자 번호를 신청할 것이다. 환급 방법이 설정되면 의료 청구자는 지불자가 요청한 환자와 의료정보가 작성되었는지 확인하고, 지불 청구서를 제출한다. 미수금을 추적하고 지불 거부를 심문하고 다시 제출하는 것은 의료 청구자가 제공하는 서비스의 또 다른 측면이다. 의료 청구자의 서비스 범위는 이 컨설턴트의 전문성과 경험에 따라 달라진다. 많은 진료는 풀타임 의료 청구자를 고용하는 것이 더 비용 효율적이라는 것을 발견하는 반면, 소규모 진료는 진료의 청구 측면을 처리하기 위해 오프 사이트 독립 서비스를 고용할 수 있다. 고려 중인 직원이나 서비스의 자격과 평판을 신중하게 평가하라.

숙련된 실무 관리자(practice manager)가 회계, 부기 서비스는 물론 전체 실무 관리를 제공할 수 있다. 제공되는 서비스는 컨설턴트에 따라 크게 다를 수 있으며 제공되는 서비스가 증가함에 따라 수수료가 증가한다. 실무 관리자는 직원 고용, 은행 계좌 유지, 실무 청구서 지불, 제공된 서비스에 대한 청구 및 미수금, 직원 배치, 급여, 소모품 추적 및 주문, 검사실, 생물 의학 폐기물 및 청소 서비스 계약과 같은 서비스를 수행할 수 있다. 많은 업무 관리 컨설턴트가 현지에서 일치하는 직원 직무 설명, 정책 및 절차 매뉴얼, 수수료 일정을 개발한다. 항상 지역 내 APN, 의료서비스 제공자들에게 추천을 요청한다. 이 컨설턴트가 제공하는 서비스 유형, 그의 경험과 전문지식, 적시에 프로젝트를 유능하게 완료할 수 있는 능력에 대한 아이디어를 얻으려면 항상 추천서 및 자격을 확인해야 한다.

적절한 비즈니스 구조 결정

진료를 위한 기본적으로 4가지 유형의 비즈니스 구조가 있다 : 개인기업, 동업, 법인, 유한책임회사. 이러한 형태의 비즈니스 간의 법적 차이점은 책임, 소유자 수 및 세금 결과라는 세 가지 문제에 포함된다.

1) 개인기업

이것은 사업의 소유자와 사업체가 하나이고 동일한 가장 단순한 형태의 사업이다. 사업의 모든 자산과 부채는 소유주의 개인 자산과 부채이기도 하다. 독립적인 APN 진료의 소유자는 진료의 모든 부채 또는 법적 위반에 대해 개인적으로 책임을 진다. 단독 소유권을 설정하기 위한 명시적인 전제 조건은 없다. 단독 소유권은 비즈니스 소유자를 한 명만 가질 수 있으며, 당신이 직접 사업을 시작할 때 설정된다. 이를 통해 APN은 “자신의 쇼를 운영”하고 특정 신념과 선호도에 따라 진료를 확립할 수 있는 이점을 얻을 수 있다. 단독 소유권은 과세되지 않는다. 그 자체로, 사업체와 소유주가 동일하기 때문에 소유주는 실무 수입과 지출을 제출하는 데 사용되는 “사업 손익” 양식인 스케줄 C와 함께 개별 세금 신고서를 작성한다. 진료로 인한 연말 이익과 손실은 소유자의 개인 소득에서 가감된다.

이러한 유형의 비즈니스 구조에서 얻을 수 있는 이점에는 자율성, 유연성 및 개인 철학에 따라 실제 결정을 내릴 수 있는 능력이 있다. 사업 시작 단계에서 흔히 볼 수 있는 진료로 인한 손실은 개인 소득에서 공제될 수 있다. 이익 통제는 단순화된 세금 환급과 함께 이 사업 구조의 또 다른 이점이다. 단독 소유권의 가장 큰 단점은 모든 시작 및 관리 비용과 직원의 과실에 대한 총 책임이다.

2) 동업

협력은 사업의 공동 소유자가 이익을 공유하기로 한 두 명 이상의 사람의 관계로 정의된다. 법적으로 동업 계약이 요구되지는 않지만 대부분의 당사자는 법적 계약에 관계를 설명한다. 동업에는 동업과 동업자 사이에 차이가 있다. 동업은 소송을 제기하거나 소송을 당할 수 없다. 그러나 모든 동업자는 손실, 불법 행위 및 누락 또는 개인적 책임이 있다. 동업자는 동업관계 계약에 정의된 것처럼 이익, 관리, 의사결정 및 업무 작업량을 공유한다. 이러한 유형의 실무에서 수입 또는 손실은 개별 동업자에게 전달되고, 각 동업자의 개인 세금보고서에 표시된다.

동업 비즈니스 구조의 주요 이점은 재무와 전문적 위험과 책임을 공유한다는 것이다. 의사결정은 상당히 유연하며 일반적으로 자금 조달을 위해 벤처 캐피탈을 유치하는 것이 더 쉽다. 동업관계의 단점은 각 동업자의 무한한 개인적 책임과 사업 소득에 대한 세금을 납부할 각 동업자의 책임이다.

3) 법인

법인은 개별 사업주와 관계가 없는 개별 법인이며, 일반적으로 법인으로 구성된다. 자산을 사고 팔 수 있는 법적 지위가 있고, 계약을 체결한다. 자체 세금 식별 번호와 세금 보고서가 있다. 전문기업은 기업 자산만 판단을 충족하는 데 사용할 수 있다는 점에서 유한 책임을 진다. 따라서 APRN 소유자, 주주의 개인 및 재정적 위험을 줄인다. 전문적인 진료에서 APRN은 급여를 받고 소유자 또는 주주는 회사의 이익을 일년 내내 배당금으로 받는다. 이 합의의 단점은 기업은 이익에 대해 세금을 부과받으며, 개인이 배당금에 대해 과세된다는 것이다. 소규모 법인의 소유자는 특별 세금 혜택을 제공하는 S 법인을 선택할 수 있다. S법인의 모든 이익은 주주에게 배당금으로 배분되기 때문에 과세된다. 법의 복잡성과 끊임없이 변화하는 세법 때문에 APN은 세무 전문가와 상담하는 것이 필수적이다. 기업 구조의 장점은 주주의 유한 책임, 중앙 집중식 관리, 연금 및 이익 공유 계획에 대한 세금 혜택, 의사결정을 위한 더 큰 인재 풀이다. 회사의 단점은 회사를 설립하고 운영하는 데 드는 비용이다. 또한 시간이 많이 걸리는 연방, 주 및 지방 정부의 요구 사항과 처리해야 할 서류가 있으며 기업 이익과 주주 배당금에 대한 이중 과세 가능성도 있다.

4) 유한책임회사

유한책임회사(limited liability corporation, LLC)는 협력과 기업의 가장 좋은 측면을 제공하는 기업 구조의 또 다른 형태이다. 수입과 손실은 동업관계에서와 같이 주주 또는 소유자에게 전달되며 소유자 또는 주주 수에는 제한이 없다. 법적 책임 또한 제한적이며, 구성원은 LLC의 전반적인 의무에 대해 책임을 지지 않지만 개인은 여전히 전문적 과실에 대한 책임이 있다. 이러한 유형의 기업 구조는 설정하기가 더 쉽고 정부 규제의 영향을 덜 받는다. LLC가 모든 주에서 인정되는 것은 아니므로 회계사 또는 변호사에게 확인하여야 한다.

이러한 유형의 기업 구조의 이점에는 LLC 소득 중 회원의 몫에 대한 유한 책임과 과세가 포함된다. 무제한의 주주가 허용되며 주주 또는 임명된 관리자가 LLC를 관리할 수 있다. 단점은 개별 주에서 이 회사를 제한적으로 인정하고 이러한 형태의 회사 구조를 다루는 제한된 법적 판례를 포함한다.

비즈니스 이름과 이미지 만들기

이미지는 시장에서 APN의 업무가 어떻게 인

식하는지에 중요한 역할을 한다. 이미지는 사무실 환경, 광고 자료, 개인 프레젠테이션 및 직원의 프레젠테이션, 서면 광고에 반영된다. 환자에게 보여주고 싶은 이미지를 결정하고 이를 비즈니스 이름과 진료 스타일로 전달한다.

어떤 이미지가 예상 환자로부터 긍정적인 반응을 이끌어 낼 수 있는지 확인한다. 따뜻하고 편안한 분위기의 공간이나 첨단 전문 사무실이 대상자 집단에게 더 많은 매력을 줄 수 있는가? 대체 요법의 개념이나 건강관리 전달체계의 새로운 개념을 전달하려고 하는가? 잠재적인 소비자가 의료 제공자에게 기대하는 바를 조사하라. 무엇보다도, 제공하는 서비스에서 제시하는 이미지에 이르기까지 진료의 모든 측면에서 고품질을 유지하도록 한다.

환자가 만날 때마다 투사하는 이미지를 주의 깊게 평가한다. 직원이나 컨설턴트에게 책임을 위임하더라도 진료의 모든 세부 사항에 주의를 기울인다. 직원이 환자와 상호작용할 때마다 환자 관리와 서비스에 전념하고 있음을 전달할 수 있어야 한다. 진료의 특정 측면에 대해 전문가와 상담할 때의 이점을 고려해본다. 그래픽 아티스트는 연습용 로고나 브로셔를 더 잘 만들 수 있다. 아마도 마케팅 전문가가보다 효과적인 광고 전략을 개발할 수 있다. 이미지 고려 사항은 모든 실무 결정에 중요한 역할을 하며 향후 의사결정을 위한 지침으로 사용해야 한다.

비즈니스 이름은 대중에게 보여주고 싶은 이미지를 전달해야 하며, 기본적으로 두 가지 형식 중 하나를 취해야 한다. 이름이나 진료를 위해 만든 이름이다. APN의 이름을 진료의 법적 이름으로 선택함으로써 전문적인 이미지를 전달하고, 진료에서 환자가 의료 제공자를 인식하도록 한다. 해당 지역에서 다른 진료에 참여했거나 이 위치에서 잘 알려진 경우, 이름 인식이 여러 환자를 끌어들일 수 있다. 당신의 이름에 "및 어소시에이트"를 추가하면 추가 자원과 함께 더 큰 진료 그룹의 모습을 알 수 있다.

전문적 진료가 항상 의료 제공자의 이름을 전달하는 것은 아니다. 많은 APN은 비즈니스 초점을 반영하기 위해 수행하는 작업의 이름을 표시하는 것을 선호한다.

Elder Choices는 노인학 및 상담 전문성을 갖춘 APN 그룹이 개발한 건강관리 상담 프로그램이다. 이 이름은 목표와 진료의 초점을 전달한다. 궁극적으로 선택은 당신에게 달려 있다. 투영되고자 원하는 이미지를 고려하여 이름을 선택할 때 이를 가이드로 사용한다.

진료 장소 선택

위치, 위치, 위치. 이것은 가장 중요한 비즈니스 결정 중 하나가 될 것이다. 이상적인 지리적 위치, 시장에 대한 지식, 직업적 관계 및 직업적 분위기에 대해 생각해 본다.

환자의 건강 관리는 글로벌이 아니라 지역적이다. 지역 경제의 고점과 저점은 전문간호사의 성공적인 진료에 영향을 미칠 것이다. 몇 가지 요소가 당신의 궁극적인 진료의 위치 선택에 영향을 미친다.

1) 지리적 위치

진료 장소를 고려할 때 환자의 편의성과 유치하려는 틈새 시장에 대해 생각하라. 시내 사업장에 위치한 소아과 진료는 성장하는 교외의 진료소만큼 매력적이지 않을 것이다. 진료 장소에서 주차 가능 여부를 확인하고 고객의 요구를 충족하기에 적합한지 결정한다. 현장 주차가 제한적이거나 이용할 수 없는 경우, 공공 교통수단과 진료 장소의 근접성을 조사한다. 진료소를 방문하는 환자를 유치하려면 보행자가 많은 곳에 진료소를 개설해야 한다. APN의 서비스는 품질이 우수하고 비용 효율적이며 대중의 호소력이 있어야 할뿐만 아니라 편리해야 한다.

2) 인구 통계

위치에 대한 인구통계학적 구성은 시장의 스냅 샷을 제공한다. 미국 인구 조사국; 지방, 카운티 및 주 정부; 개인 인구 통계 서비스는 위치를 평가하는 데 필요한 데이터를 제공할 수 있다. 몇 가지 주요 요소에 특히 주의한다.

1. **특정 지역의 남성 대 여성 인구**: 여성은 건강 관리의 주요 구매자이며, 일반적으로 가족의 건강 관리를 결정한다.
2. **지역 인구의 연령 분포**: 연령에 따라 선택한 서비스 유형이 결정된다. 새로운 테라피는 이동이 많은 도시 거주자들처럼 시골의 고령자들에게 열렬히 수용되지 않을 수 있다. 연령은 또한 사용되는 치료 유형에 영향을 미친다. 소아 및 조산 서비스는 가임, 양육 인구가 많이 있어야 하는 반면, 웰빙 프로그램, 건강 교육 및 만성 질환 관리는 노인 인구에서 더 많이 사용된다.
3. **지역 인구의 소득 분배**: 소득은 보장되지 않는 치료나 예방 프로그램뿐만 아니라 건강보험 보장의 가능성과 유형에 영향을 미친다. 인구가 안정되거나 증가하는 경우는 종종 높은 소득이나 고용 안정과 관련이 있다.
4. **지역 인구에 대한 문화 및 언어 영향**: 문화 배경, 가치, 특정 그룹의 진료는 건강 관리와 웰니스(wellness)프로그램의 이용에 영향을 미칠 것이다. 언어 장벽은 환자의 서비스 이용에 중요한 요소가 될 수 있다. 문화에 익숙하고 지역 주민들의 언어를 구사하는 직원을 고용하는 것을 고려한다.

3) 전문직 관계

전문직 경력 경로를 따라 만들어진 관계를 무시해서는 안된다. 이전 채용, 교육 훈련, preceptorships 및 전문적인 서비스, 동료들은 당신이 개설한 진료를 추천할 수 있는 원천이 된다. 이 사람들은 이미 당신과, 당신의 능력과 기술을 알고 있다. 그들은 당신의 진료를 추천할 뿐만 아니라 진료에서 제공하는 서비스를 확장할 기회를 제공할 수 있다.

4) 전문직 집단의 분위기

독립적인 APN 진료를 고려하고 있는 지역의 전문가집단의 분위기를 고려하라. 현재 주에서 시행 할 수 있는 법적 제한은 무엇인가? 지역 의료나 간호 커뮤니티는 당신의 진료에 어떻게 반응할 것일까? 공동 지역의 의사와 프로토콜이나 병원 특혜를 얻기 어렵다면? 의사와의 상담과 의뢰가 문제가 되는가? 이러한 장애물 때문에 위치를 포기하지 말고 문제의 존재에 대해서 알고 있는 것이 중요하다. 잠재적인 장벽을 인식하면 이를 해결할 수 있는 방법을 찾을 수 있다.

사업계획 개발

사업계획은 사업의 미래방향을 위한 실행 전략과 진료 목표를 달성하기 위한 실행계획을 요약한 문서이다. 사업계획은 신규 사업의 시작,

사업 확장, 사업 자금 조달 또는 사업 관리를 위한 지속적인 계획과 같이 여러 가지 이유로 만들어진다. 효과적인 사업 계획은 사업을 운영하는 데 필요한 요소를 설명한다. 항목 요약, 비즈니스 개념, 시장 분석, 경쟁, 경쟁 분석, 마케팅 계획, 경영진과 직원, 운영, 재정 계획 및 상환 전망을 포함해야 한다. 사업 계획은 사업을 시작하는 데 실제로 필요한 것이 무엇인지에 대한 명확한 그림을 제공해야 한다.

1) 요약

진료의 주요 특징에 대한 짧고 간결한 설명이어야 한다. 1~2쪽에 걸쳐 진료 전략, 진료의 재정적인 목표, 사업조직에 대한 내용을 기술해야 한다. 서비스를 설명하고, 이 서비스가 장래성이 있는 이유를 설명하는 것이 중요하다. 스타트업 타임 라인과 마케팅 조사와 관련하여 업무 상태를 설명한다. 사업구조와 진료소 위치에 대한 정보는 물론 재무 계획, 자금 조달 요구 및 예상 투자 수익률에 대한 정보를 포함해야 한다. 계획의 핵심 요소에 집중해야 한다. 사업계획서를 읽는 사람에게는 사업계획을 반복하지 말고 진료에 대한 개요를 제공하라.

2) 비즈니스 컨셉

진료 전략에 대한 명백한 설명이 포함되어야 한다. 해당 지역의 다른 진료와 다른 점은 무엇인가? 진료의 개별성에 집중하고 경쟁자와 어떻게 비교가 되는지를 확인한다. 고유한 서비스, 마케팅 전략과 같이 중요한 영향을 주는 전략을 포함한다.

3) 시장 분석

특정 지역이나 위치에서의 진료 필요성을 문서화한다. APN이 진료하는 지역이 보건 전문가 부족 지역(health professional shortage area, HPSA)으로 지정되어 있는가? 그렇다면, 위 문장을 작성하는 문서에 인용하여, 시장과 잠재적 경쟁을 설명한다. 잠재적인 시장의 규모와 환자가 현재 의료서비스를 받고 있는 곳에 대해 논의한다. 경쟁사의 건강 관리 업무 규모, 고객, 수락된 보험 유형 및 수수료 구조와 관련하여 경쟁사를 평가한다. 그 지역의 인구가 일반적으로 증가하거나 감소하고 있는지, 그리고 의학적으로 부족한 인구가 있는지 확인한다. 타겟 지역의 인구에 대해 가능한 모든 것을 배우고 마케팅 계획을 개발할 때 이 정보를 고려하라.

이 정보는 어디서 얻을 수 있는가? 다양한 지역 무역협회나 상공회의소의 보고서는 물론 시, 카운티, 주 정부 보고서를 찾아본다. 경쟁사에서 배포한 연구 자료와 지역 간호 기관, 병원, 의료협회 및 보건 부서에서 발표한 보고서 등이 주요한 자원이 된다. 지역 주민들과 포커스 그룹 인터뷰를 수행하여 주민들이 우선 순위로 식별하는 것과 특정 위치에서 이러한 유형의 서비스의 범위를 결정한다.

4) 경쟁

APN의 경쟁과 그들이 당신의 진료에 어떤 위협이 되는지 정확히 알아야 한다. 당신의 업무보다 더 나은 위치나 더 편리한 대중교통 네트워크를 가지고 있는가? 제공하는 서비스와 진료의 질은 당신의 진료와 어떻게 비교가 되는가? 진료비와 보험료 환급은 어떻게 되는가? 경쟁 업체의 평판과 이미지, 그리고 대중에게 보여주는 모습을 살펴본다. 직원 회전율에 특히 주의를 기울이고, 지역에 있는 다른 진료와 안정성을 연구해 본다. 가까운 장래에 해당 지역에서 열릴 수 있는 경쟁 업체의 광고, 마케팅 노력과 새로운 건강 관리 진료에 귀를 기울인다.

5) 경쟁 분석

사업계획의 이 섹션에서는 업무와 관련된 강점과 위험에 대한 분석을 다룬다. 이러한 위험을 해결하기 위한 전략을 사업계획에 포함시켜야 한다. 비즈니스 위험의 예로는 진료 반경 10 마일 내에 개설된 2개의 가족 진료가 있을 수 있으며, 그렇다면 서로가 적절한 환자 수를 확보하지 못해서 재정적인 어려움을 겪을 수 있다. 교통이 원활한 곳에서, 눈에 잘 띄는 공간을 임대하여 이러한 위험을 해결하고 서비스를 건강 관리 시장의 한 부분으로 타겟팅할 수 있다. 식료품점과 청소 운영 등의 스트립 몰에 위치해 있으며, 편리한 시간과 방문약속이 가능할 수 있는 사무실을 열고 있다면 바쁜 여성 인구를 끌어들일 수 있다.

6) 마케팅 계획(Marketing Plan)

전반적인 프로모션 계획을 개발하고 설명한다. 목표 집단에 도달하기 위해 어떤 전략을 사용할 것인가? 광고 매체 선택, 홍보 사용 및 기타 홍보 계획의 이유와 이를 통해 타겟 청중에게 메시지를 전달할 수 있는 방법을 설명한다. 마케팅 예산과 광고 일정을 현실적으로 결정한다. 효과적인 마케팅은 메시지의 반복에 달려있음을 기억하라. 마케팅 예산이 제한되어 있으면 더 작은 지역과 대상 인구에 집중한다.

7) 관리팀과 직원

핵심 직원에게 주의를 집중하라. 직원과 컨설턴트에게 진료에 도움이 될 기술과 역량을 설명한다. 이 섹션은 컨설턴트, 관리 팀 및 직원의 관련 경험을 강조하는 섹션이다. 팀의 훈련과 경험을 강조하고 그들의 능력을 실무에서의 역할과 연관시킨다. 각 팀원의 이력서는 부록에 포함되어야 한다. 진료와 관련된 직원의 조직도와 직무기술서, 보너스나 잠재적인 소유권 관련 특권과 같이 수행능력에 대한 인센티브를 포함해야 한다.

8) 운영

사무실의 주요 비즈니스 기능에 대해 토론하고 어떻게 업무가 이뤄지는지를 설명한다. 목표로 하는 인구집단에 대해 진료의 "특별한" 서비스를 기록해본다. 예를 들어, 당신의 전문 분야는 여성 건강관리일 수 있으며 당신의 진료는 이러한 유형의 진료에 대해 일반적으로 기대되는 서비스를 제공한다. 그러나 일반적으로 해당 지역에서 제공되지 않는 골밀도 스캔과 같은 특수 서비스를 제공할 수도 있다. 이 전문 서비스는 사업계획에서 강조되어야 한다. 이렇게 하면 경쟁자보다 환자를 유치하고 유지하는데 더 효과적일 수 있는 이유가 될 수 있다.

9) 재정 계획

사업계획의 이 섹션에서는 예상 수입, 대차 대조표, 수입 또는 손익계산서, 현금 흐름 예측 및 손익분기점 분석을 논의해야 한다. 3~5년 동안의 재정 예측을 보여줄 계획을 세워야 한다.

예상 손익계산서는 진료와 관련된 비용의 금액과 유형, 그리고 계획의 각 연도에 대해 월별 및 연간 기준으로 수익을 설명해야 한다. 대차대조표는 진료의 자산과 부채를 요약해야 하며,

진료 시작 간격에 대해 준비한 다음, 운영 첫해에 반기마다, 나머지 재정 계획에 대해 매년 준비해야 한다. 손익계산서에는 진료와 소득 예측을 실행하는 데 드는 비용이 설명되어 있다. 예상 수입에서 실무 비용을 뺀 값으로 제안된 수익을 추론할 수 있다. 현금 흐름 예측은 운영 자금의 관리를 설명한다. 이러한 예측은 재정 계획에 논의된 기간 동안 매년, 계획의 첫 해에 매월 이루어져야 한다. 손익분기점 분석을 통해 모든 실무비용을 충당할 현금액을 파악할 수 있다. 재정 계획에서 진료 영수증이 부족할 경우 손익분기점을 줄이는 방법을 설명한다.

재정 계획에는 잠재적 대출 기관이 당신의 수익 계산을 이해하는 데 도움이 되는 모든 정보가 포함되어야 한다. 이러한 예측은 기초가 되는 가정만큼 중요할 것이다.

10) 상환 예측

재정 계획을 준비할 때 빌린 자금을 언제 어떻게 상환할지 구체적으로 논의하라. 상환 자금을 제공할 출처와 대출 보증을 위해 사용할 담보에 대해서도 논의한다. 대부분의 개인 투자자는 일반적으로 5년 이내에 대출금을 상환하는 중간 대출보다 단기 대출을 선호한다. 상업 대출 기관은 종종 장기 대출과 신용 한도를 고려한다.

재정 옵션 결정

건강 관리 실무를 설정하려면 대상 인구 또는 실무를 이용하는데 관계없이 예상되거나 설정된 비용이 많이 포함된다. 창업 자본의 가장 일반적인 출처는 개인 자금 또는 가족이나 친구의 사업 투자이다. 개인 대출은 진료 셋팅할 때에 사용할 자금을 확보하는 또 다른 대안이다. 거주지의 자기 자본은 개인 은행대출을 받거나 금융기관과의 신용 한도를 설정하기 위한 담보로 자주 사용된다. 개인 대출은 일반적으로 사업이 수익성이 있는 기록이 없는 한 사업 대출보다 은행을 통해 얻는 것이 더 쉽다. 은행가는 장비와 같은 진료의 숨겨진 자산을 기업 대출을 위한 담보로 볼 수 있다. 기업 대출을 확보하기 위한 기준은 대출 기관에 따라 다르며, 경질 자산 담보, 수익성 또는 사업 연수와 같은 특정 요소에 중점을 둔다.

중소기업청(Small Business Administration, SBA)은 중소기업 소유주를 위한 다양한 재정 프로그램을 제공한다. SBA는 자주 연방에서 지정한 프로젝트나 목표에 자금을 지원한다. 종종 SBA는 기업에 직접 대출을 하는 대신 소규모 기업을 위한 은행 대출의 최대 90%를 보장한다. SBA가 보증할 대출 금액은 사업 자본에 따라 다르다. 보증 대출은 사업주가 채무를 불이행할 때 대출 기관을 보호하고, 기존 대출 기관으로부터 자금을 확보할 수 없는 소규모 사업체에게 제공된다. SBA 프로그램 및 참여 요건에 대한 정보는 웹 사이트에서 얻을 수 있다. www.sba.gov/financing

주 및 지방 정부 기관은 중소기업 소유주를 위한 다른 지원이다. 이들 기관은 지역사회의 경제적 복지를 향상시키는 데 기득권을 가지고 있으며, 많은 기관이 기업가에게 다양한 서비스를 제공한다. 정부 기관에서 제공하는 프로그램에 대한 정보는 지역 상공회의소 주, 시 정부 사무소에 연락하여 얻을 수 있다.

재단은 특정 영역이나 관련 프로젝트에 초점을 맞추고 또 다른 좋은 자금 출처인 기업에 보조금을 제공하는 경우가 많다. 지리적 제한은 재단 기금에는 자주 부과되지 않는다.

수수료, 상환 및 청구 절차 개발

1) 설치 수수료

우리가 진료하는 관리 의료체계에서 의료서비스 비용은 일반적으로 MCO가 설정한다. 배상 보험사의 일반적이며 관례적이고, 합리적인 수수료는 대부분 MCO의 계약 수수료 일정으로 대체되고 있다. APN은 청구할 수 있다. 그러나 MCO는 수수료 일정에 따라 결정된 최대 계약수당까지만 상환한다. 수수료 일정을 개발하는 데 시간과 노력을 기울일 가치가 있을까?

APN의 서비스에 대한 합리적인 수수료를 확실히 결정하라. 이러한 비용을 개발할 때 수행한 작업, 필요한 임상기술, 환자와 함께 보낸 시간, 실무비용(예 : 임대료, 직원 급여 및 혜택, 용품, 유틸리티, 보험 등)을 포함하여 다양한 요소를 고려한다. 환자를 치료하는데 관련된 위험은 물론 다른 의료 전문가에게 의뢰하고 검사실 및 X-레이 검사 후 및 판독하는 것과 같은 간접적 치료도 수수료에 포함된다. 궁극적으로 수수료는 서비스의 가치를 반영해야 한다. 환자가 보유하는 보험 유형이나 MCO의 최대 허용 수수료에 따라 달라서는 안된다. 수수료 일정을 측정하는 또 다른 기준은 서비스에 대한 MCO 수당이다. APN의 수수료가 MCO에서 승인한 것보다 적으면, 수수료가 비합리적으로 낮다는 것을 의미한다. 마지막으로, 보험의 도움 없이, 의료비를 스스로 부담하는 환자에게 이 비용을 부과하는 데 있어 유연성을 고려하라.

2) 상환

NCHS (National Center for Health Statistics) 업데이트에는 2015년 National Health Interview Survey의 데이터를 기반으로 선택한 15개의 건강 측정에 대한 추정치가 포함되어 있다. 이 보고서는 2015년에 2,860만 명의 사람들이 건강보험에 가입하지 않았음을 보여준다. 이는 2014년에 비해 740만명 감소했지만 여전히 의료서비스를 받지 못하는 사람들의 수는 엄청나다 (Ward et al, 2016). 이러한 소비자 중 상당수는 APN이 제공하는 서비스 또는 서비스의 편리함으로 인해, 자기 지불의 방식으로 서비스를 찾는 환자일 것이다. 예를 들어, 많은 환자들은 편리한 위치 또는 연장된 시간 때문에 예약없이, 진료소에서 서비스를 받고 비용을 지불한다. 서비스 비용을 징수할 수 있는 가장 좋은 기회는 환자가 사무실에 있는 동안이다. 서비스 시점에 지불이 예상된다는 정책을 설정하고 홍보하라. 첫 방문에서 환자에게 제공되는 초기 서류 작업에는 APN의 지불 기대치, 이용 가능한 재정적 준비, 보험 청구에 대한 규정을 설명하는 재정 정책이 포함되어야 한다. 서비스 요금 지불을 위해 신용카드 수락을 고려하라. 이것은 환자가 청구서를 전액 지불할 수 있는 편리한 방법을 제공하고, 미납 위험을 신용카드 회사로 이전한다. 대부분의 은행은 수수료를 내고 신용카드 거래를 처리하며, 많은 신용카드 회사는 자금을 즉시 이용할 수 있도록 자금을 은행에 전자적으로 이체한다.

제3자 지급인으로부터의 환급은 일반적으로 전자 데이터 교환을 사용하여 청구 파일을 지급인에게 직접 제출하거나 청산소를 통해 전자적으로 수행할 수 있다. 역사적으로 청구는 일반적으로 CMS 1500과 같은 종이 양식을 사용하여 제출되었으며, 지불을 위해 CMS, 배상 보험사 또는 MCO에 제출되었다. 청구 양식에 필요한 코딩은 국가적으로 허용되는 표준 청구 및 코딩 시스템을 사용한다. 2015년 10월 1일부터 미국 의학 협회의 CPT 코드, ICD-10(International Classification of Disease 10th Revision), 내구성 의료 장비, 의료 용품 및 의약품에 대한 CMS의 HCPCS (Healthcare Common Procedure Coding System)가 필요하다. CMS, 기타 의료보험 지급인, 배상 보험사는 보험대상 환자에 대한 서비스 비용을 지불하는 것 외에는 일반적으로 의료서비스 제공자와 관계가 없는 전통적인 보험회사이다. 이러한 보험사는 일반적으로 환자가 지불한 연간 공제액을 요구하고, 그들은 의료 제공자 청구서의 80%를 지불하며, 나머지 20%는 환자가 부담한다. 이러한 보험사는 "일반 및 관례적인 환급"(UCR)을 지불하며, 이는 APN 서비스에 대해 청구하는 수수료와 거의 같지 않다. 환자는 20%의 자기 부담금에 추가하여 보험에 포함되지 않는 모든 비용을 지불하게 된다.

MCO는 환자 서비스를 위해 의료 제공자와 계약한다. 계약은 환자에게 제공되는 서비스에 대해 지정된 요금을 설정하거나 환자의 이용에 관계없이 월별 한도 요금을 기준으로 할 수 있다. 두 경우 모두 의료서비스 제공자는 계약 또는 한도액과 서비스 제공자의 정규 서비스 요금의 차액을 환자에게 청구할 수 없다. 예외는 각 MCO 플랜에 대한 환자 지불 요건이다. 환자가 지불하는 비용은 각 보험마다 다를 수 있으며 가족의 연간소득 수준, 여러 차례의 또는 건강 관리 문제의 성격을 포함하여 많은 요인에 기초한다. MCO와 계약하려면 APN을 각 개별 MCO 공급자 패널에 등록하고 허락받아야 한다.

가치 대 규모에 중점을 둔 ACA 지불 모델은 의료서비스 제공자가 저렴한 비용으로 고품질 치료를 제공하도록 유도하고 있다. 변화하는 환급 모델에는 성과별 지불 모델, 공유 저축, 번들 지불 및 인두 지불 모델이 포함된다. 이러한 가치 기반 프로그램은 제공자, 지불인과 위험을 공유하며, 일반적으로 서비스 그룹에 대한 고정 지불을 포함한다. 환자의 결과와 만족도를 기반으로 한 서비스당 비용지불과 성과별 지불 보너스를 결합하는 하이브리드 접근방식은 비용 억제와 가치 기반 치료를 달성하는 효과적인 방법이 될 수 있다(Navathe et al, 2016; Ritchie 외, 2016).

3) 청구

보험청구 양식을 자동으로 제출하는 다양한 의료 관리 소프트웨어가 있다. 그러나 제출된 클레임을 모니터링하고 수령한 지불 날짜와 금액을 추적하려면 체계적인 시스템이 필요하다. 박스 26.4에 표시된 것과 같은 청구 지침을 사용하면 보험 지불의 적시성과 보험 감소, 거부 횟수를 추적할 수 있다.

장비 구매 및 공급 업체 선택

장비 임대와 구매의 장단점을 비교해보라. 임대에는 많은 선불 지출이 필요하지 않지만 이자와 함께 월별로 지출이 된다. 공급 업체는 일반적으로 임대 종료 시 더 낮은 가격으로 장비를 구입할 수 있는 다양한 임대 옵션을 제공한다. 창업을 위한 총 현금 투자 요구 사항, 사용 가능한 자본, 현재 장비 비용 및 대출 대 장비 임대에 대한 이자율을 살펴보라.

전화 시스템은 진료의 의사소통 시스템이다. APN의 요구에 맞는 시스템과 미래를 위한 확장 기능이 있는 시스템을 선택한다. 프론트 오피스 전화선 외에도 검사실과 사무실, 컴퓨터 모뎀 및

박스 26.4
청구 프로토콜

- 청구를 매일 또는 일주일에 2회 이상 제출한다.
- 청구서를 제출하기 전에 정확성과 완결여부를 확인한다.
- "청구 보류 중" 보고서를 작성하여 수정하고 매일 인쇄한다. 대부분의 보험사는 정확하고 완결된 청구서를 제출하면 30일 내에 지불을 보장한다.
- 30일 후 지불되지 않는 청구에 대해서는 보험회사에 문의하고 알린다.
- 보험회사로부터 지불받지 못한 청구금액의 청구서를 다시 재작성한다.
- 30일이 지난 후 지불하는 보험회사에 대해서는 "사용기간이 지난 개정" 항목을 만들고 인쇄한다.
- 습관적으로 지급이 미뤄지는 보험관리자와 접촉하여 설명을 요구한다. 이는 재정적으로 문제가 발생할 수 있는 회사의 징후일 수 있다.
- 주기적으로 지불을 삭감하거나 거절하는 보험회사에서 보내오는 explanation of benefits (EOB)를 확인한다.
- 지불의 삭감이나 거절에 대해서 보험사와 연락하여 논의하고 부적절하다면 청구를 수정하고 다시 제출한다.

팩스 기계 전용 회선. 일반적으로 6개 라인은 의료서비스에 필요한 최소 비용이며, 기본 시스템 비용은 $ 3,000범위이다. 발생할 수 있는 기타 전화 비용에는 전화 번호부 목록이나 근무시간 외 응답 서비스가 포함된다.

컴퓨터 시스템은 사무실의 또 다른 필수 요구사항이다. 의료 청구인과 창구 직원에게 필요한 컴퓨터의 수와 공급자가 환자 파일에 접근하고, 진찰을 문서화하고, 치료계획을 수립하고, 추천 및 상담 보고서를 준비하는 데 노트북이 필요한지 고려하라. 많은 보건소에는 LAN(Local Area Network)으로 여러 대의 컴퓨터가 함께 연결되어 있다. 이를 통해 여러 직원이 환자 파일, 프린터, 하드 디스크 드라이브 및 CD-ROM에 액세스하고 공유할 수 있다. 컴퓨터 관련 컨설턴트가 당신의 요구에 맞는 시스템을 권유하고 설치할 것이다.

진료 관리 소프트웨어는 건강 관리 진료를 위한 두 가지 기본 영역에 중점을 둔다. 의료 분야는 환자 중심의 관리에 중점을 둔다. 일반적으로 모든 프론트 오피스 양식의 사본을 포함하고, 보험청구를 생성하고, 환자 일정을 지원하며 보험회사에 청구하고, 완전한 전자 차트 및 임상 문서 시스템을 갖추고 있다. 관리 초점은 수익 기반이며 관리, 비용 회계 정보를 제공하여 시간과 수익을 극대화한다. 이 섹션에 포함된 항목에는 총계정 원장, 미지급금, 월간 및 연간 재무 보고서 및 비율, 인두 지출 및 이용률, 각 환자 만남에 대한 추세 감지 및 추적이 포함된다.

CTS (Computer Training Services) Guide to Medical Practice Management Software는 시장에서 사용 가능한 선도적인 의료 관리 시스템의 강점과 약점을 검토하고 분석하는 소프트웨어 평가 프로그램이다. CTS는 1983년부터 관리형 의료 소프트웨어 선택 도구를 게시해 왔으며 실무자가 자신의 개별 요구에 가장 잘 맞는 관리 시스템을 교육적으로 선택할 수 있도록 한다. 이 소프트웨어에 대한 정보는 www.ctsguides.com에서 얻을 수 있다. 의료 관리 시스템을 구입하기 전에 여러 공급 업체에 연락하여 제품 시연을 요청해본다. 또한 참조를 얻고 특정 시스템을 사용하는 현지 사무소에 연락하여 사용의 용이성과 시스템에 대한 만족도에 대해 문의하는 것이 현명하다.

사무용 가구, 진찰용 테이블, 심전도 기계 등

은 내구성 장비 회사와 의료 장비업체와 같은 중개인을 통해 구입할 수 있다. 간혹 개업의의 은퇴나 사망이나 의료시설의 축소로 인해 나온 사무실 및 의료 장비를 찾을 수 있다. 공급 업체를 통해 장비를 구매하는 경우 제공되는 장비, 보증 및 서비스에 대한 견적을 받아 비용을 비교한다. 임대인 경우 해지 수수료와 같은 "숨겨진" 비용을 포함해야 한다. 예를 들어 연방, 주 및 지방세; 배송 및 설치 비용; 보증 후 유지 보수 비용; 할부 구매에 대한 이자 비용 등이 포함된다.

일회용 의료용품 구매와 주기적 재주문은 또 다른 재정적 고려 사항이다.

주문 프로세스를 중앙집중화하여 체계적인 구매 시스템을 구축하라. 진료에서 사용하는 소모품의 사용을 확인하고 주문을 담당할 한 사람을 지정하는 것을 고려한다. 지정된 사람은 영업 담당자에게 연락을 통해 공급업체와 가격을 잘 알게 될 것이다. 가장 저렴한 가격으로 최고의 품질을 공급할 수 있는 업체를 찾을 수 있다. 중앙집중식 주문을 통해 구매자는 매월 사용되는 소모품의 수량을 확인할 수 있으므로 재고 프로세스 개발에 도움이 된다. 이렇게 하면 불필요한 재고가 줄어들고 필요한 소모품이 부족해지는 것을 방지하며 "긴급"주문으로 인한 높은 단가로 주문하는 일을 줄일 수 있다.

직원 고용 및 관리

독립적인 진료를 시작하는 APN은 직원을 고용할 때 규제 법령에 대한 실무 지식뿐만 아니라 개발하는 방법에 대한 실무 지식이 있어야 한다. 채용, 인력 관리를 위한 인사 지침과 인적 자원 관리는 의료 실무에서 준수해야 하는 모든 연방, 주 및 지역 법률과 규정과 통합되어야 한다. 이러한 법률은 직원을 대우하고 급여를 받는 방법을 준수하며 직장에서 직원의 권리를 보호한다. 인적 자원 관리의 구성 요소는 다음과 같다.

1. **관리** : 직원의 핸드북을 제작하고 업데이트하는 활동, 가이드와 규정, 포스터; 채용, 고용, 검토, 징계 및 해고 절차 개발 노동법 전문 지식 또는 컨설턴트가 있다.
2. **노동 및 책임 문제** : 1964년의 민권법과 Equal Employment Opportunity Commission, (EEOC), Federal Age Discrimination in Employment Act(ADEA), American with Disabilities Act(ADA), the Fair Labor Standard Act(FLSA) 이러한 법률은 부당 해고, 실업, 차별, 성희롱 및 직원 권리를 다룬다. 실무자는 추가로 출입국 관리 규정 및 인사 기록 관리(W4, I-9 등)와 같은 기타 정부 규정을 처리해야 한다.
3. **급여 정보 및 처리** : 고용주 세무 관리, 기록 보관, 보고, 급여 계산 및 공제, 급여 각인 및 분배, 2 주차 및 4 주차 및 분기별 보고서, 실업 관리, 관리 보고서 및 휴가 사용을 포함하는 활동에 대한 지식 및 관리 발생
4. **산재 보상** : 주법 요건에 대한 지식과 자격을 갖춘 자격인으로부터 보험을 가입, 주 보험 기금으로부터 보험을 구매하거나 주 법 규정에 따라 자가 보험에 가입한다. 활동에는 클레임 신고, 관리, 사기 조사 및 방어, 감사 및 손실 통제, 부상당한 직원과의 커뮤니케이션, 업무 복귀 절차가 포함된다.
5. **안전** : 직업안전건강관리청(Occupational

Safety and Health Administration, OSHA) 규정에 따라 직원은 인식된 위험으로부터 안전한 작업장을 확보해야 한다. 고용주 활동은 일반적이나 특수한 안전훈련, 필요한 보호장비와 같은 질병과 손상을 예방하는 프로그램을 확립하고 실행해야 한다.

6. **혜택** : 초과 근무 수당, 실업 보험 및 휴무를 포함하는 필수 혜택에 대한 지식과 준수, 건강보험, 연금, 휴가 시간, 병가, 개인 휴가 시간, 계속 또는 고급 교육 학점, 여행, 보너스, 그리고 옵션 혜택의 개발 및 관리가 포함된다.

업무를 시작하기 전에 처리해야 하는 많은 정부 규정과 시간 소모적인 인적자원 책임이 있다. 일부 실무자들은 경험이 풍부한 사무실 관리자를 고용하고 급여 서비스, 보험 대리인 및 회계사와 같은 외부 서비스 제공업체와 회계사나 변호사의 전문 지식을 활용한다. 하지만 직원 핸드북과 직무 설명을 개발하고 광고, 인터뷰, 고용, 교육 및 평가를 해야 하는 업무는 APN이나 APN이 지명한 사람에게 있다.

사내 인적 자원 관리에 혁신적인 대안은 이 책임을 전문적인 고용주 기관(professional employer organization, PEO)에게 아웃소싱하는 것이다. PEO는 노동 관리 및 비용 관리를 전문으로 하며 모든 인적 자원 문제를 처리하는 반면, APN은 직원을 기능적으로 통제할 수 있다. PEO는 직장 직원의 "기록된 고용주"가 된다. PEO는 직원과 다른 많은 실무의 직원을 결합함으로써 직원들에게 건강보험, 퇴직계획, 신용조합 등과 같은 더 나은 혜택을 제공할 수 있다. 소유주로서 APN은 PEO가 의무적인 정부 규정과 급여 관리, 관리의 준수와 책임을 APN에게서 면제했기 때문에 이익을 얻다. PEO는 업무에 대한 재정적 이해 관계나 소유권이 없으며 직원 문제만 처리한다. PEO의 예는 www.mmchr.com에서 액세스할 수 있는 Medical Management Consultants, Inc.이다.

조직화된 문서화 및 품질 보증 프로세스 개발

1) 서류 작성

건강관리 업무를 위한 문서를 잘 구성하면 비즈니스 활동의 원활한 흐름을 원할히 할 수 있다. APN은 환자 접수 양식, 환자 권리 양식 및 정보 양식 공개와 같은 사무실 양식 외에도 의무기록, 환자 교육 자료 및 "치료에 대한 사전 동의"와 같은 환자 승인 양식을 개발하고 구성해야 한다.

APN 진료의 가장 중요한 문서 중 하나는 의무기록이다. 잘 문서화되고, 읽기 쉬우며, 구조화된 의료기록은 청구를 용이하게 하고, 환자 치료를 입증하는 법적 문서 역할을 할 수 있다. 의무기록은 기밀이며, 환자의 동의가 있어야만 제3자에게 공개할 수 있다. 종종 치료에 대한 동의에는 기록 공개 요청 시 제3자 지불인에게 기록을 보낼 수 있도록 허용하는 진술이 포함될 수 있다.

효과적인 의료기록의 핵심 요소는 다음과 같다.

1. **구성 형식** : 모든 의무기록은 환자 정보, 연간 관리 목록, 문제 목록, 약물 복용, 테스트 결과, 상담, 일일 만남 또는 진행 기록 및 특정 진료에 필요한 기타 양식을 위한 별도 섹션이 있는 단일 형식이어야 한다. 이 섹션에 포함된 정보는 적절하게 보안이

되어야 하며 시간의 흐름에 따라 작성되어야 한다. 알레르기 또는 만성 건강 문제와 같은 차트의 모든 코딩은 통일되어야 하며, 코딩의 해석은 모든 직원에게 잘 알려져 있어야 한다.

2. **적시성** : 환자를 진료할 때 의무기록을 작성해야 한다. 항상 진행 메모에 환자 접촉 날짜와 시간을 포함하라. 메모가 작성되는 시점은 환자와의 만날 시간이어야 한다. 메모는 가급적이면 의료기록에 입력하기 전에 건강 관리 제공자가 교정하고 서명해야 한다.
3. **정확한 기록** : 간결하고 정확한 형식을 사용하여 모든 정보를 기록한다. 많은 APN은 환자의 기록을 간결하게 기록하는 SOAP 형식을 사용하여 기록한다(Subjective, Objective, Assessment, Plan). 오해와 임상 오류를 방지하기 위하여 손으로 쓴 의무기록은 가독성이 높도록 깨끗하게 기록되어야 한다.
4. **정정** : 의무기록의 변경은 불법이다. 오류가 있는 경우 기록된 내용 위에 한 줄을 긋고 올바른 정보를 추가한다. 수정 사항 옆이나 기록 여백에 날짜, 시간 및 서명이 포함되어야 한다. 부록도 허용되며 원본 메모에 대한 상호 참조와 함께 기록의 끝에 추가할 수 있다. 부록의 날짜와 시간은 작성자가 기록하고 서명한다.
5. **전화 대화** : 시간, 날짜, 대화의 성격, 취한 조치 및 제공자의 서명과 함께 모든 환자 호출을 의무기록에 기록한다. 가족과의 통화 또는 대화는 날짜, 시간, 대화의 성격 및 제공자 서명과 함께 진행 노트에 포함되어야 한다. 환자를 위한 상담, 약속 또는 장비 대여를 위해 전화를 걸었을 경우, 진행 기록에 날짜를 기입하고 서명해야 한다.
6. **치료계획 및 지침** : 중요한 지침, 구두 또는 서면으로 제공되는 교육 정보, 발생할 수 있는 상호작용 또는 합병증에 대한 경고를 포함하여 환자에 대한 치료계획을 기록한다. 잘 작성되고 조직화된 의무기록은 과실 청구에 대한 첫 번째 방어선이 될 것이며, 정확하고 시기 적절한 청구 처리를 용이하게 할 것이다.

2) 품질 보증

MCO, 보험사나 대중은 점점 더 의료 서비스 제공자에게 서비스의 가치를 입증하고 품질을 개선하도록 요청하고 있다. 진료가 시작될 때 성과관리(Outcome Management, OM) 및 성과 개선(Performance Improvement, PI) 프로세스를 같이 시작하면 진료의 수량, 품질 및 비용 효율성에 대한 데이터 수집이 구축된다. OM은 지적, 경제적, 기술적으로 가장 적은 전체 비용을 들이면서 측정, 추적, 수정 및 최적의 임상 결과(품질)를 달성하는 프로세스이다. PI는 진료의 전체 운영(품질 및 수량)에 대한 체계적이고 협력적인 검사를 통해 진료서비스와 환자 치료의 품질 측정, 평가 및 개선을 포함한다.

OM의 초기 단계는 측정할 결과(예 : 6세 미만 어린이의 최신 예방접종 상태) 또는 기능적 상태의 변화가 주목될 것(예 : 공복 혈당을 130 미만으로 유지)을 결정하는 것이다. 결과의 측정은, 어떤 환자에게 어떤 치료를 개선하고 비용을 절감할 수 있는 의료 공급자에 대한 정보를 제공한다. 당뇨병 환자는 시력 저하, 말초 신경병증, 피로 및 다뇨증과 같은 당뇨병의 합병증이 없는 양질의 삶을 중요하게 생각한다. 의료 제공자는 심각한 부상과 고가의 의료서비스로 이어질 수 있는 불필요한 질병과 합병증을 예방하기 위해 소아 환자의 100% 예방접종 보장을 중요하게 생각한다. 이 두 가지 예는 환자 치료 결과를 모니터링하는데 적합한 영역을 나타낸다.

치료 효과와 치료를 받는 환자의 기능적 상태를 측정하는 임상 결과를 모니터링하는 것 외에도 모니터링해야 할 다른 영역에는 환자 만족도와 재정적, 경제적 요인이 포함된다. 환자 만족도는 실무진과 의료진이 제공하는 서비스에 대한 환자의 만족도이다. 제공자의 임상적 질을 나타내는 지표는 아니지만 제공자의 질을 측정한다. 여러 문헌에서 환자 만족도가 임상 결과와 높은 상관관계가 있음을 시사하고 있다. 환자가 직원들에게 존중받으면서 필요한 경과정보를 제공받고, 교육과 배려를 받은 환자들은 치료요법을 따르고 추후관리를 받기 위해 돌아올 확률이 높다.

양질의 서비스를 제공하면서 비용 효율성을 유지하려면 재정적, 경제적 요인을 평가해야 한다. 임상 결과를 산출하기 위해 소비되는 자원 비용을 측정하면 이러한 요소를 평가할 수 있을 것이다. 당뇨병 진단을 받은 환자는 질병과 가능한 합병증, 치료계획 및 약물에 대해 추가로 교육하는 데 많은 시간이 필요한 경우가 있으며, 또는 당뇨병 교육자인 간호사를 고용해야 하기도 한다.

PI는 환자와 의료 제공자로부터 받은 데이터를 평가하고 그 결과를 사용하여 환자 관리와 진료서비스를 개선함으로써 OM의 개념을 통합한다. PI의 이점에는 건강관리 전달체계의 지속적인 모니터링, 효과적인 이용과 비용 억제, 건강관리 업무를 위한 진료 지침 개발이 포함된다. PI 프로세스는 가장 낮은 비용으로 고품질 의료서비스를 보장하기 위해 업무의 모든 측면에 적용해야 한다.

건강관리와 제3자 지불자의 1차 인증기관은 점점 더 많은 제공자의 OM 데이터를 사용하여 그들의 성과를 인정하거나 평가하도록 요구하고 있다. 보험회사는 이 정보를 사용하여 제공자 패널에서 진료제공자의 유지여부를 평가하고 고용주에게 서비스를 판매한다. 의료서비스 제공자는 점점 더 MCO 계획, 보험회사, 소비자 단체에 의해 임상 및 경제적 프로파일링의 대상이 되고 있다.

품질 보증을 위한 국가위원회(National Committee for Quality Assurance, NCQA)는 자사의 건강보험 고용주 데이터, 케어의 접근이나 가용성과 같은 추가적인 품질관련 표식자의 정보의 세트(HEDIS), 건강보험의 안정성, 선택한 서비스의 이용, 환자 오리엔테이션, 통역 서비스 등이 포함되어 있다. NCQA는 MCO, 건강 유지의 주요 인증기관이다.

소비자 관심사를 돌보고 건강보험과 제공자를 평가하는 주요 조직이다. 매년 NCQA는 모든 관리 의료 계획이 자신에 대한 정보를 제출하도록 요청하고 건강보험을 평가하는 "Quality Compass"라는 제목의 보고서 카드를 발행한다. 이 문서는 건강보험, 고용주 및 기타 다양한 건강관리 컨설턴트에게 판매된다. 이 보고서에 대한 정보 또는 이 문서의 사본을 얻으려면 NCQA 웹 사이트 www.ncqa.org를 방문하라.

의료서비스 제공자가 서비스의 가치를 문서화하고 서비스 품질을 개선하도록 요구함에 따라 성능 표준은 향후 몇 년 동안 점점 더 중요해질 것이다. 성과 기준을 준수하기 위한 전략은 건강

관리 실무에서 최우선순위여야 한다. 지속적인 품질향상에 대한 책임 위임, 표준의 준수여부를 추적하는 시스템을 모니터링하고 구현하는 것은 크게 진료의 성능 표준의 사용을 향상시킬 수 있다. 성능 표준의 데이터를 기반으로 진료서비스를 수정하고, 규정 준수, 높은 점수에 대해 직원 및 공급자에게 보상을 제공하면 진료의 전체적인 운영을 개선하고 진료의 가치와 평판을 높일 수 있다.

정책과 절차 개발

진료 정책, 절차 및 지침은 매우 자세하게 작성되어야 한다. 직원이 실무의 원활한 기능을 보장하기 위해 이러한 지침을 알아야 한다. 또한 의료 응급상황을 처리하기 위한 프로토콜, 기밀 유지, 연간 장비 유지 관리에 대한 정책, 환자 불만 처리, 전문 관계 종료 절차와 같은 중요한 절차 및 지침이 설명서에 요약되어 있어야 한다. 이 매뉴얼은 체계적이고 고품질의 서비스를 제공하는 데 필수적이기 때문에 각 직원은 실무매뉴얼을 읽었으며 이 양식이 직원의 인사 기록의 일부가 되어야 한다는 서면 확인서에 서명해야 한다.

개발해야 하는 특정 사무실 정책, 절차 및 프로토콜은 박스 26.5에 나열되어 있다. 실행 정책 매뉴얼의 초기 개발에 대한 책임은 APN이어야 한다. 단, 본 매뉴얼의 업데이트 및 유지 보수는 매뉴얼이 만들어진 후 사무실 관리자 또는 다른 직원에게 위임될 수 있다.

마케팅 전략 개발

마케팅은 입소문에서 고가의 TV 출연에 이르기까지 다양한 형태를 취할 수 있다. 이러한 외부 마케팅 전략은 APN의 잠재적인 환자에게 도달할 수 있는 확실한 방법이다. APN이 제공하는 서비스를 환자 기반으로 유지하고, 환자 충성도를 높이기 위해 사용할 수 있는 내부 전략도 있다. 예를 들어, 직원과 의료 제공자의 효율성과 친근함을 통해 표현될 수 있다.

마케팅 예산은 창업 운영 예산의 필수적인 부분이어야 한다. 마케팅은 목표 집단에 대한 진료에 대한 커뮤니케이션 형식이다. 마케팅을 통해 진료소의 위치를 홍보하고 환자들이 건강을 유지하거나 건강문제를 해결할 수 있는 방법을 알릴

박스 26.5

필요한 규정, 절차, 프로토콜

- 진료수수료에 대한 전달
- 사무실 수거절차
- 청구 규정과 후속조치
- 의료기록 공개절차
- 환자등록
- 환자의뢰 기록로그
- 환자진료 기록 설정
- Superbill(환자가 받은 세부 진료내역을 적은 청구서) 작성
- 환자예약 일정 수립
- 일일 현금 수금, 지출의 마감과 조정
- 실험실 장비 청소
- 심전도 시행
- 실험실 검사 수행
- 검사결과와 의뢰보고서 작성
- 환자의뢰
- 환자진료를 위한 서비스 주선
- 장비와 소모품 구매을 위한 프로토콜
- 장비 유지보수 정책
- 응급프로토콜 작성
- 기밀유지 규정
- 환자불만사항 처리를 위한 프로토콜
- 환자 진료 종료에 대한 절차

수 있다. 마케팅은 선택적인 비용이 아니다. 마케팅 계획은 APN 활동을 조직하는 데 도움이 되며 진료를 보여줄 "기회 상실"을 방지하고, 진료책자나 브로셔나 약속 카드와 같이 응급으로 인쇄하여야 하는 단가 높은 진료책자, 브로셔, 명함과 같은 비용을 줄일 수 있다.

당신의 진료를 보여줄 수 있는 기회는 여러 분야에서 찾을 수 있다. 지역 상공회의소에 연락하여 마을의 신규 거주자를 위한 "Welcome Wagon" 서비스가 있는지 확인하고 이러한 소비자에게 배포할 수 있는 진료책자를 포함시킬 수 있는지를 문의한다. 지역사회 단체에 가입하여 해당 지역에서 알려지고 자원 봉사를 통해 주제가 되는 이슈에 대한 무료 세미나를 제공하라. 지역사회의 지역 연사국 또는 주 간호사협회 또는 주 간호위원회와 같은 전문조직을 통해 회원에 대해 문의하라. 반복이 중요하다. 이름, 위치 및 서비스를 하도록 여러 번 반복해야 한다. 진료를 시작하기 전에 진료에 대한 명칭, 주소 및 전화 번호가 새겨진 편지지, 명함, 책자와 알림 카드를 주문하라. 또한 진료소에 있는 환자 또는 잠재적인 환자에게 회의나 건강 박람회에서 배포할 수 있는 교육 자료, 기타 모든 형태의 정보에 진료의 이름, 주소 및 전화 번호를 각인하기 위해 각인된 스탬프를 주문한다. 건강 주제를 강조하는 기사를 개발하여 지역 신문과 커뮤니티 게시판에 싣는다. 당신이 누구인지, 어디에 있는지, 어떤 서비스를 제공하는지 간략하게 설명하라. 문을 열기 전에 지역 미디어에 진료시작을 알린다.

케이블 텔레비전 게시판, 커뮤니티 라디오 프로그램, 지역 신문, 커뮤니티 게시판, 브로셔 및 달력 등이 예이다.

인터넷과 소셜 미디어 네트워킹의 힘을 과소평가하지 마라. 환자는 Google을 사용하여 인터넷에서 의료서비스 제공자를 검색하고 매월 880억 개 이상의 Google 검색을 수행하므로 검색엔진 최적화가 필요하다(Jackson, Schneider, & Baum, 2011).

APN의 진료에 대한 주요 정보를 알리는 웹사이트를 개발하는 것은 필수적이다. 소비자에게 해당 웹사이트를 표시하려면 검색 엔진 목록의 최상위에 도달하기 위한 전략이 필요하다. 그러한 두 가지 전략은 기사 제목과 시작 부분의 키워드 반복과 웹사이트, 기사 또는 광고 전반에 걸쳐 이러한 키워드의 빈도와 반복이다(Maley & Baum, 2010). 추가적인 소셜 미디어 네트워킹에는 유튜브를 통한 광고, 페이스북의 전문 페이지, 트위터의 블로그에 팔로어가 포함된다. 35-55세나 청소년들은 하루 20분 이상을 페이스북을 사용하므로 페이스북의 광고는 온라인 상에 APN의 진료를 구축하는데 도움이 될 수 있다. 트위터는 APN의 의견에 관심이 있는 사람들의 커뮤니티를 구축하는 데 도움이 된다. 트위터는 매일 8억 건의 검색 쿼리에 도달하고 작년에 검색이 33% 증가했다(Schneider, Jackson, & Baum, 2010). 이러한 21세기 마케팅 도구는 마케팅 계획의 중심이 될 것이다.

마지막으로, 직원들이 당신을 알고 있는지 확인하고 교육한다. 직원은 환자의 질문에 답하거나 잠재적인 환자와 이야기할 때마다 직원들은 진료를 마케팅할 수 있다. APN의 교육, 경험 및 전문 교육과 당신이 제공하는 서비스에 대해 알고 있는지 확인하라.

제 27 장

전문간호사의 법적 및 계약 상 고려 사항

Kathleen M. Gialanella

학습 목표

이 장의 결과로 기대되는 학습 결과

- 직원과 독립적인 계약자 간의 차이점을 설명한다.
- 독립적인 계약에 대한 소송사례를 이해한다.
- 내부 고발자 보호의 두 가지 출처를 나열한다.
- 고용과 독립 대조를 포함하는 유형을 분류한다.
- 경쟁이 아닌, 협조에 대해 설명한다.
- 사기나 남용혐의에 대해 노출 가능성을 평가한다.

서 론

APN은 직원으로 일하는지 또는 독립 계약자로 일하는지에 대해 명확히 해야 한다. 직원과 독립 계약자의 차이는 관습법 또는 법적 정의에 기반한 법적 차이이다(Internal Revenue Service [IRS], 2016a). 일반적으로 APN의 서비스를 수행하는 개인 또는 주체가 APN의 수행하는 작업과 수행시기 및 방법을 통제한다면 APN은 직원이다. 그러나 개인이나 단체가 APN의 작업의 결과만 감독하고 작업이 수행되는 방식이나 방법은 감독하지 않는 경우 APN은 독립 계약자로 간주될 수 있다(IRS, 2016b). 둘 사이의 차이점은 법적, 세금 및 재정적 의미가 있다. 이 장에서는 이러한 차이를 의논하고, 독립적인 계약에 적용되는 각종 계약 문제에 대한 논의가 포함되어 있다. 관련 판례법도 논의한다.

직원 또는 독립 계약자

직원 또는 독립 계약자로서 APN의 지위는 직업적 책임 및 기타 법률, 세금, 재정 및 계약 상황과 관련된 문제를 고려할 때 중요한 요소이다.

1) 전문적 책임 고려 사항

법적 책임과 관련하여 근무태만이나 과실에 연루된 것으로 의심받는 직원은 상급자 책임 규칙(doctrine of respondeat superior)[1]에서 안전한 탈출구를 찾을 수 있다. 이 원칙은 고용주가 직원의 행위에 대한 책임이 있음을 말한다. 따라서 직원이 자신의 고용 범위 내에서 행동하고 환자의 과실 치료로 고소를 당하면 고용주는 환자가 입은 손해에 대해 대리 책임을 진다. 이 원칙은 고용된 APN이 소송에서 개별적으로 피고로 지명되는 것을 막지는 못하지만, 직원은 보호를 받을 수 있다. 독립적인 계약자 역할을 하는 APN은 이용할 수 없는 원칙이다. 이러한 고려 사항과 책임 보험에 미치는 영향에 대한 자세한 내용은 29장에서 확인할 수 있다.

2) 재정과 세금 관련

직원으로 일하는 APN은 고용주가 원천징수한 급여를 받는다. 급여는 주 및 연방 소득세, 사회보장 및 메디케어 지불금, 실업과 장애세금이 원천징수되어 있다. 고용주는 사회보장, 메디케어, 실업과 장애에 대한 직원의 몫을 지불할 책임이 있다.

고용주는 근로자의 급여에서 원천징수된 금액과 그러한 급여에서 차지하는 몫을 정부에 전달할 책임이 있다. 고용주는 또한 전년도 동안 근로자의 급여에서 공제된 총 세액을 보여주는 W-2 양식 성명서를 각 직원들에게 발행해야 한다. 직원은 세금 환급에서 환급되지 않은 사업 비용(예 : 전문 조직에 대한 회비, 전문 저널 구독, 적격 업무 관련 교육 및 전문 책임 보험 보험료)을 공제할 수 있다. 공제 내역이 항목화되어 있고, 직원의 조정된 총 소득(adjusted gross income, AGI)의 2%를 초과할 경우에만 공제할 수 있다(IRS, 2015). 예를 들어, 2016년 AGI가 $100,000를 받은 고용된 APN은 $2,000(AGI의 2%)를 초과하는 미환급 직원 비용을 공제할 수 있다. APN은 그 해에 전문 회비, 구독, 평생 교육 및 책임 보험에 $3,500를 지출한 경우, APN은 APN의 AGI의 2%를 초과하는 금액인 $1,500만 공제할 수 있다.

APN이 독립 계약자로 진료를 하는 경우, 서비스를 제공하는 조직은 전년도 APN에 지불한 총 금액을 보여주는 양식 1099-MISC를 발행해야 한다. 직원과 달리 독립 계약자는 자신의 소득 및 자영업 세금을 납부할 책임이 있으며, 벌금을 피하기 위해 분기별 예상세금을 납부해야 한다(IRS, 2016c). 조직은 세금을 원천 징수하거나 APN의 고용주가 해야 하는 사회보장 또는 메디케어에 지불할 필요가 없다. 독립 계약자가 조직에 제공하는 시간과 비용의 절감은 매력적인 대안이 된다.

APN이 독립 계약자인 경우, 사업비용은 소득세 신고에 매년 보고된다. 직원이 공제를 받기 전에 충족해야 하는 AGI의 2%의 미환급 사업비용 한도와 달리, 독립 계약자에 의해 발생한 사업

1) 고용주가 직원의 부주의한 행위나 누락에 대해 책임을 져야 한다는 일반적인 규칙

비용은 공제되는 AGI의 특정 비율에 달할 필요가 없다(IRS, 2016c). 따라서 이전에 제공된 예에서 APN은 $ 3,500의 전체 비용을 공제할 수 있다.

APN은 고용 대 독립 계약을 고려할 때 다른 절충안을 염두에 두어야 한다. 고용주는 종종 특정 직원에게 주는 혜택(예: 건강보험, 연금 플랜 및 휴가, 휴가, 질병에 대한 유급 휴가)을 제공하는데 드는 비용을 피하기 위해 APN과 독립 계약자 계약을 하기를 선호한다. APN이 이러한 종류의 혜택을 원하거나 필요로 하는 경우 독립 계약자 계약은 권장되지 않는다.

3) 직원 또는 독립 계약자를 결정하는 데 사용되는 요소

업무 상태의 책임, 재정 및 세금 관련 사항이 중요할 수 있기 때문에 APN이 직원인지 독립 계약자인지를 결정하기 위해 고려되는 요소를 이해하는 것이 중요한다. 결정은 사실을 기반으로 한다. 미국 국세청(Internal Revenue Service, IRS)(2016b)은 관습법을 고려하고, 조직이 주장하는 통제의 정도와 근로자가 유지하는 독립성의 정도를 살펴본다. 연방 세금 관점에서 APN이 직원인지 독립 계약자인지 결정하기 위해 IRS는 APN과 APN이 서비스를 제공하는 조직 간에 존재하는 관계 유형, 행동 및 재정적 통제를 평가한다.

IRS가 계약 상태를 평가하기 위해 제기할 질문은 다음과 같다.

- 조직은 APN에 어떤 지침을 제공하는가? 조직이 APN에게 작업 시기와 장소, 사용할 장비 및 소모품, APN을 지원할 사람, 수행해야 하는 작업(또는 APN이 결과를 달성하는 방법)에 대해 지시하는 경우 다음과 같다.
- 조직은 특정 정책과 절차에 따라 서비스를 수행하도록 APN을 교육하고 훈련하는가? 아니면 APN은 서비스 제공을 위한 자체 지침을 가지고 있는가? 이전 약정은 고용주-직원 관계를 가리킨다. 후자는 APN이 독립 계약자임을 나타낸다.
- APN은 조직에 서비스를 제공하는 것과 관련하여 상당한 고정된 미환급 사업비용(예: 사무실 임대료, 전화 및 컴퓨터 서비스, 전문가 단체 회비, APN을 지원하는 직원에 대한 급여)이 있는가? 그렇다면 일반적으로 APN이 독립 계약자임을 나타낸다.
- APN이 광고를 하고 있으며, 둘 이상의 조직 또는 다양한 개인에게 서비스를 제공하는가? 그렇다면 APN은 독립 계약자로 간주될 수 있다.
- APN의 급여는 어떻게 지불되는가? APN은 일정 기간 동안 일정 금액의 급여를 받고 조직으로부터 혜택을 받는가? 아니면 혜택을 제공하지 않고 정액요금을 기준으로 APN은 보상을 받는가? 전자의 약정은 고용 상황을 나타내는 반면, 후자의 약정은 APN이 독립 계약자임을 시사한다.
- APN이 이익을 얻거나 손실을 입는가? 그렇다면 APN이 독립 계약자임을 나타낸다
- 조직과 APN간에 어떤 관계가 존재하는가? 무기한인가 아니면 특정 프로젝트가 완료되면 종료되는가? 존재하는 관계 유형을 설명하는 서면계약이 있는가?(예를 들어, 계약을 "고용계약"이라고 하는 경우 계약에 구체적으로 명시되어 있기 때문에 고용주-직원 관계가 분명하다) APN은 건강보험, 퇴직계획 및 유급 휴가와 같은 혜택을 받는

가? 그렇다면 APN은 직원임을 보여준다.

주 세무 당국은 주세 목적에 대해 유사한 문의를 한다. 이러한 과세 당국이 의존하는 요소는 IRS마다 다를 수 있으며, 주마다 다를 수 있다. 일부 주에서는 근로자를 독립 계약자로 분류할 때 IRS나 기타 주보다 더 엄격하다. 따라서 APN이 직원과 독립 계약자 계약관계인지를 구분하는 데 사용되는 연방 기반과 APN이 실무를 하는 주에서 사용하는 기반을 잘 아는 것이 중요하다. APN은 이러한 문제를 해결하기 위해 건전한 법률 및 회계 조언을 구해야 한다.

APN의 작업 상태를 적절하게 분류하지 못하면 APN이 독립 계약자로 취급되지만 실제로는 직원인 경우 비용이 많이 들 수 있다.

몇 년 전에 Microsoft 직원이 아닌 독립 계약자로 분류된 개인으로 보고된 사례는 이를 시사하며, 오늘날에도 여전히 관련이 있다. Vizcaino v. Microsoft Corporation(1997)은 IRS가 실시한 Microsoft의 세무 감사에서 발생했다. 감사는 독립 계약자로 분류된 개인 중 일부를 직원으로 재분류하고 납부해야 될 세금을 지불해야 한다는 결론을 내렸다. IRS는 Microsoft가 개인이 회사를 위해 서비스를 수행하는 방식과 방식을 통제했기 때문에 직원으로 판단하였다. Microsoft는 결국 재분류로 인해 납부해야 될 세금과 초과 근무수당을 지불하고, 일부 개인을 정규직원으로 재분류했다. 이러한 재분류된 개인 중 8명은 독립 계약자로 간주되는 동안 받지 못한 모든 고용 혜택을 받을 것을 요구하였다. 여기에는 Microsoft의 401(k) 계획 및 직원 주식 구매 계획 참여가 포함된다. Microsoft는 이러한 혜택을 제공하지 않았으므로 개인은 회사를 고소했다. Vizcaino의 항소법원은 Microsoft에 해당 개인이 독립 계약자로 잘못 분류된 기간 동안 직원이 받아야 했던 고용 혜택을 제공하도록 명령했다.

Alexander v. FedEx Ground(2014)의 항소법원에서도 유사한 결정을 내렸으며, 법원은 근로자가 독립 계약자인지 또는 법률 문제인지를 결정할 때 캘리포니아가 고려하는 많은 요소를 조사했다. 법원은 FedEx와 운전자 간의 서면계약에서 근로자를 독립 계약자로 지정했지만 FedEx는 운전자가 업무를 수행하는 방식을 통제할 광범위한 권리를 가지고 있음을 발견했다. 운전자는 직원으로 재분류되었다.

재분류된 고용자들에 의해 알려진 경제적인 이익처럼, Vizcaino와 Alexander에서의 결정에 미치는 재정적인 영향은 특히 이 소송에서 중요하였다. 이 경우 근로자는 의료서비스 제공자가 아니었지만, 이러한 결과는 의료 산업에서도 동일하게 적용될 것이다.

4) 직원으로서의 APN

특정 직위를 일정 기간 동안 정해진 급여율로 보장하는 계약 없이 일하는 직원을 "본인의 의사에 의한" 직원이라고 한다. 과거에는 이러한 종류의 고용계약을 통해 고용주가 어떤 이유에서든 또는 이유없이 임의의 직원을 해고할 수 있었다. 직원이 어떤 이유로든 고용되거나 해고될 수 있다는 일반적인 규칙은 계속 존재하지만 지금은 많은 예외가 있다. 이러한 예외에는 공공정책 문제, 차별금지 국가 법률과 내부 고발자 법령이 포함된다. 따라서 고용주는 이전에 일반 법치가 제공했던 자유로운 관행을 더 이상 누리지 못한다.

고용보장의 부재는, 영구히 일하고자 하는 직원들에게 계속 문제가 되고 있지만, 연방이나 주

법령은 고용주가 직원의 계약 여부와 관계없이 직원을 보다 공정하게 대할 수 있도록 사법적 결정을 내렸다. 고용주가 직원을 마음대로 해고할 수 있는 능력에 대한 주요 제한사항 중 하나는 "공공 정책(public policy)" 예외이다. 피고용인이 본인이 부당하게 해고당했다는 합리적인 근거가 있다면, 그들이 부당해고에 대해 호소할 수 있도록 허락하였다. Landin Healthsource Saginaw, Inc.(2014)가 그러한 사례의 예이다. Landin은 병원에서 해고될 때까지 준간호사(Licensed Practical Nurse, LPN)로 일했다. 그는 동료의 과실이 환자의 사망을 초래했다고 믿고 있는 직원이었다. Landin은 병원이, 자신이 동료를 보고한 것에 대한 보복으로 해고당했다고 주장했다. 그는 병원에 의한 부당 해고를 주장하는 소송을 제기했다. 이 사건은 재판을 받았으며 배심원은 Landin이 입은 손해에 대해 상당한 보상을 할 것을 결정하였다. 병원은 항소했다. 미시간 항소법원은 배심원의 판단을 지지하고 Landin의 행동이 공공 정책 예외에 따라 직원을 보호하고 보장한다는 데 동의했다.

전국적으로 주목을 받은 또 다른 내부 고발자 사건은 Winkler County Memorial Hospital에 고용된 두 명의 텍사스 간호사 사건이었다. 간호사들은 병원에서 환자를 치료하는 의사의 무능한 진료에 대해 우려했다. 간호사들은 자신들의 우려를 병원 행정부에 보고했고, 병원이 적절한 조치를 취하지 못하자 의사를 텍사스 의료위원회에 보고했다. 병원은 이 두 간호사를 해고했다. 그들은 공식 병원정보를 의료위원회에 부적절하게 공개한 혐의로 기소되었다. 한 간호사에 대한 혐의는 기각되었고, 다른 간호사는 재판에서 불법행위에 대한 무죄를 선고를 받았다(Murray, 2011). 그런 다음 간호사들은 부당 해고를 포함한 여러 청구에 근거하여 병원, 의사 및 기타 사람들을 고소하고 $750,000를 돌려받았다.

직원으로 활동하는 APN은 Landin, 두 텍사스 간호사와 마찬가지로 관습법 공공 정책 예외를 위반하여 불리한 고용 조치가 취해졌다고 판단되는 경우, 부당한 해고 사유를 주장할 기회가 있다. 또한 많은 주와 연방 정부는 직원이 이용할 수 있는 관습법 보호를 강화하는 강력한 내부 고발자 법령을 채택했다(이러한 법률 중 일부에 따라 직원에게 제공되는 보호는 독립 계약자에게도 적용되지만 매우 제한적이다). 이러한 법률 중 일부는 의료 전문가를 위한 특정 보호를 제공한다. 그러한 법령의 예는 New Jersey Conscientious Employee Protection Act(1986, 개정)이다. 이는 특히 고용주가 부적절한 환자 치료를 제공하는 고용주에 대한 정보를 공개하는 APN과 같은 의료 전문가에 대한 보복 조치를 취하는 것을 금지한다.

내부 고발자가 환자 치료가 부적절하다고 주장하는 것이 항상 성공적인 것은 아니다. Hitesman v. Bridgeway, Inc.(2014)가 그 예이다. Hitesman은 준중환자실이 있는 요양원에서 간호사로 고용되었다. 그는 호흡기, 위장관 증상이 있는 시설의 환자 수가 크게 증가했으며 부적절한 감염 관리에 대해 우려하고 있다고 주장했다. 그는 진료의 간호 책임자의 관심을 끌었지만 시설의 대응에 불만족했다. 그는 다음으로 자신의 우려사항을 시, 카운티 및 주 기관과 언론에 익명으로 보고했다. 그는 대중매체에 고용주가 환자 정보 보호하는 법(Health Insurance Portability and Accountability Act of 1996)을 어겼다고 주장했고, Hitesman은 해고되었다. 그런 다음 그는 양심적 직원 보호법(Conscientious Employee Protection Act, CEPA)을 위반했다고 고용주를 고소했다. 그는 ANA(American Nurses Association) 윤리 강령, 직원 핸드북 및 거주자 권리 진술에 의존하여 자신의 사례가 옳음을 주장하였다. 재판 법원은 Hitesman에게 유리한 판결을 내렸지만 이 결정은 항소로 취소되었다. 항소법원은 Hitesman이 언급한 자원에 대한 판단이 고용주가 부적절하게 환자를 치료했음을 입증하는 데 불충분하다고 판결했다. 뉴저지 대법원은 항소법원의 결정을 확인했다. 법률 또는 ANA 윤리 강령(2015a)에 따라 내부 고발이 필요한 상황에 처한 APN은 행동하기 전에 이 법률 분야에 익숙한 변호사와 논의하도록 하고 있다.

기타 법적 보호에는 다양한 차별 금지법이 포함된다. 차별로부터 보호받을 수 있는 연령, 인종 / 민족, 성별 / 성적 지향 / 성 정체성, 종교, 혼인 또는 가족 상태, 유전 정보, 그리고 기반으로 하는 여러 연방 법률이 있다. 직원은 실업 수당, 직장 상해에 대한 지불(근로자 보상), 가족 휴가나 의료 휴가의 필요성, 의료 혜택의 지속을 제공하는 연방 및 주 법률에 따라 추가 보호를 받는다. 직원으로 일하는 APN은 이러한 법률에 따른 많은 권리를 알고 있어야 한다. 일부 APN은 추가 권리를 제공하는 서면 고용 계약서를 받았을 수 있다. 계약 문제는 이 장의 뒷부분에서 자세히 설명한다.

5) 독립 계약자로서의 APN

독립적인 계약자인 전문간호사는 특정 서비스를 제공하기 위해 구두, 서면 또는 묵시적으로 할 수 있는 계약을 가지고 있다. 계약은 고용주-직원 관계와 관련된 APN에 대한 행동이나 재정적 통제 수준을 규정하지 않는다. APN이 독립 계약자로 일하는 경우, 조직이 직원에게 제공하는 혜택을 받을 자격이 없다. 실업 급여, 근로자 보상, 또는 가족 및 의료 휴가 보호를 받을 수 없는데, 이는 법적 관계로 고용 관계가 아니기 때문이다. 비슷한 문제가 독립 계약자인 APN에게 발생할 수 있는데, 예를 들어, 병원에 고용되지 않았지만 특권(privileges)이 있는 APN은 병원에서 발생하는 자신의 과실 행위에 대해 개별적으로 책임을 져야 한다.

Hansen Caring Professionals, Inc.(1997)의 사례가 예시이다. 케이스에 제시된 문제는 독립 계약자로 일하는 간호사에도 적용된다. 이 사례는 지역 병원에 임시 간호 서비스를 제공하는 의료 서비스 회사에 고용된 간호사가 해당 기관의 직원 또는 독립 계약자인지 여부를 조사한다. 이 구별은 간호사의 과실 행위에 대해 기관이 책임을 질 수 있는지 여부를 결정하는 데 근본적인 요소였다. 이 사건의 원고인 Hansen씨는 아내의 경정맥에 삽입된 중심정맥카테터가 빠지면서 과실이 발생했다고 주장했다. 공기가 정맥 주사줄로 들어가 색전을 일으켜 Hansen의 아내가 심각한 뇌 손상을 입고 전신 장애를 일으킨다는 주장이었다.

간호사 Eileen Fajardo-Furlin은 병원에 근무하는 동안 Hansen 부인을 돌보았기 때문에 이 사건에서 피고로 지명되었다. Furlin씨는 일시적으로 그 병원에서 근무했다. 의료서비스 회사도 피고로 지명되었다. 환자의 남편은 Furlin씨의 과실에 대해 책임을 지는 의료서비스 회사를 고소하려고 했다. 의료서비스 회사인, Caring Professionals는 직원-고용주 관계가 아니라 독립적인 계약자 관계라고 주장하면서 사건에서 제외되기를 원했다. 따라서 Caring Professional은 간호사 Furlin씨의 행동에 대한 책임을 면제 받았다. 항소가 이어졌지만 항소법원은 재판 법원의 결정에 동의했다. Furlin씨는 독립 계약자였기 때문에 Caring Professionals는 사건에서 제외되는 데 성공했다. 간호사는 개인 피고로서 소송에 남아 있었다. 이 사례는 APN이 조직과 갖는 업무관계의 유형이 과실 또는 과실 사례의 결과에 얼마나 큰 영향을 미칠 수 있는지를 보여준다. 이 사례는 또한 개인 전문책임보험 가입이 얼마나 중요한지 가르쳐준다. 사건에서 유일하게 남아있는 피고인 Nurse Furlin은 자신의 과실 정책을 수행하지 않는 한 법적 비용 및 판결 또는 합의 비용을 책임지게 된다.

직원으로서의 APN과 독립 계약자로서의 APN의 계약 문제

APN은 계약법에 대한 기본적인 이해가 있어야 한다. 특정 업무나 실무 문제를 해결하기 위해 APN이 서면계약을 맺는 것이 종종 권장되고 때로는 요구 사항이다. 이 장의 나머지 부분에서는 APN이 고려해야 하는 사항을 소개할 것이다.

1) 계약 유형

계약은 당사자의 권리와 책임을 설명하는 약속 또는 약속의 집합이다. 법적 구속력이 있으며, 유효한 경우 형이 집행될 수 있다. 하나 이상의 당사자가 명시된 권리와 책임에 따라 수행하지 못하는 경우를 위반(breach)이라고 한다. 위반이 발생하면 계약 또는 계약에 명시된 구제 조치를 위반하지 않은 당사자가 사용할 수 있다. 또한 민사 사법제도에서 합의관련 분쟁이 제기되거나 구속력 있는 중재의 대상이 되는 경우, 위반이 발견되면 위반하지 않은 당사자는 손해 배상을 받을 수 있다.

계약은 일반적으로 계약이 형성되는 방식에 따라 분류된다. 명시적 계약, 묵시적 계약 또는 준 계약일 수 있다. 명시적 계약은 당사자가 구두 또는 서면으로 동의하는 약속 또는 약속 세트이다. 묵시적 계약은 계약 당사자의 행위에서 파생된 약속 또는 약속의 집합이다. 준 계약은 그 자체로 계약으로 간주되지 않지만 일부 관할권의 법원에서 준 계약에 대한 한 명 이상의 당사자가 다른 당사자를 희생시키면서 부당 이득을 방지하도록 허용하기 위해 사용된다. 이를 공평한 구제(equitable relief)[2]라고 한다.

명시적이든 묵시적이든 일부 계약은 다양한 이유로 유효하지 않은 것으로 간주된다. 잘못된 계약은 법원에서 유효하지 않다. 유효하지 않은 계약의 예로는 조건을 이행하는 것이 범죄로 간주되기 때문에 불법적인 계약이 있다. 예를 들어, APN이 환자에게 의료시설을 추천하는 데 대한 재정적 인센티브를 제공하는 계약을 체결하는 경우 이는 리베이트 방지 위반이 된다. 환자를 소개하고 리베이트를 받는 것은 범죄이다. 따라서 법원은 이러한 계약을 인정하지 않는다. 계약은 처음부터 무효로 간주된다. 일부 계약은 무효로 간주될 수 있다. 예를 들어, 계약 당사자 중 한 명이 미성년자이거나 계약 조건을 이해하는 데 방해가 되는 정신 질환 또는 치매 수준이 있는 경우, 해당 당사자는 계약을 무효화할 수 있는 것으로 간주된다.

---

2) 법적 규제가 충분한 보상을 제공하지 않는 경우 당사자가 특정한 행동을 하거나 하지 않도록 법원에서 인정된 구제책을 말함

강제할 수 없는 계약은 유효할 수 있지만 계약에 대한 하나 이상의 당사자가 주장할 수 있는 일부 방어로 인해 실행되지 않는 계약이다. 예를 들어 당사자가 계약에 서명하도록 속이거나 실수로 계약을 체결한 경우이다.

계약이 시행되려면 당사자가 계약 조건에 대해 합의에 도달했어야 한다. 당사자들이 서로의 합의("meeting of minds")에 도달하면 그 결과를 상호 동의라고 한다. 상호 동의는 한 당사자가 제안을 하고 다른 당사자가 명확하게 제안을 수락할 때 이루어진다. 제안이나 수락 외에도 계약이 유효하려면 대가의 교환이 있어야 한다. 예를 들어 APN은 진료하는 의사와 고용계약을 체결할 수 있다. 전문간호사가 받는 대가는 금전적 보상이다. 의사에 의해서 받는 고려 사항은 전문간호사가 진료에 제공하는 서비스이다.

계약은 일방적 또는 양자적일 수 있다. 편측에 의한 계약은 협상에 대한 기회가 없는 하나이다. 그러한 계약의 예는 전문 책임보험 정책이다. 보험회사는 APN이 보험료를 지불하는 대가로 보험정책 조건에 따라 과실 사건에서 APN을 방어할 것을 약속한다. 정책(계약)의 조건은 협상되지 않다. APN이 프리미엄을 지불하면 정책이 적용된다. 양자 간 계약은 당사자가 조건을 협상하는 계약이다. APN은 종종 자신의 계약 조건을 협상하고 얻기 위해 고용계약인지 혹은 독립적인 계약인지를 확인하기를 주저해서는 안된다.

2) 서면계약에 포함된 공통 계약 조건

합의는 악수나 펜으로 결정할 수 있다. 악수로 이루어진 합의는 비록 명예롭지만 확실할 수 없으며, 일반적으로 서면 합의에서 다루어지는 많은 문제가 구두 합의로 다루어지지 않기 때문에 시행할 수 없는 것으로 판명될 수 있다. 그래서 서면으로 축소된 계약 조건을 증명하는 것이 훨씬 쉽다. 서면계약은 당사자들이 묵시적 또는 구두계약으로 발생할 수 있는 오해를 피하는 데 도움이 될 수 있다. 따라서 고용이나 독립 계약자 계약을 체결한 APN은 가능할 때마다 서면으로 작성하는 것이 좋다.

서면계약은 간단하거나 몇 쪽으로 제한되거나 길고 자세한 문서일 수 있다. 계약의 기간과 조건은 당사자가 고려한 특정 약정과 필요 및 선호도에 따라 다르다. 광범위한 의료시스템, 병원이나 대규모 의료시스템과 같은 대규모 공급자는 APN과 매우 길고 상세한 계약을 체결하는 경향이 있다. 광범위한 협상이 불가능할 수 있다. 소규모 공급자는 더 짧고 일반화된 계약을 갖는 경향이 있으며, 계약 수락에 동의하기 전에 APN에게 변경을 요청할 때 더 유연하다.

계약 기간에 관계없이 APN에 대한 고용이나 독립 계약자 계약에는 정기적으로 특정 조건이 포함된다. 그 중에는 계약의 범위가 있다. 발효일, 관계 및 책임, 당사자의 기밀성, 이해 상충, 보상, 면책 및 대위, 분쟁 해결, 기간, 갱신 및 종료, 위반에 대한 구제, 통지, 계약 수정 및 할당, 분리 가능성, 법률 충돌, 법적 권한, 불가항력, 경쟁하지 않겠다는 서약 및 서명. 이러한 각 조항에 대해 논의한다.

(1) 범위

범위를 다루는 서면계약 섹션에는 계약이 적용되는 활동이 나와 있다. 이 섹션에서는 APN이 제공하는 서비스를 확인하게 된다. 서비스는 광범위하게 언급되거나 개별적으로 나열될 수 있다. APN에 대한 광범위하게 작성된 업무범위의 설명에는 해당 주의 간호사 진료 법(Nurse practice act, NPA)에 명시된 진료 범위(SOP)와 일치하고 모든 해당 국가 진료 표준에 따라 서비스를 제공하는 데 동의함을 명시할 수 있다(예를 들어 ANA의 Nursing : Scope and Standards of Practice(2015b). 보다 구체적인 범위에 대한 설명은 APN의 업무 책임을 설명하고 제공할 개별 서비스를 나열하게 된다. 두 경우 모두, 계약에서 고려한 서비스가 주에서 정의한 APN의 진료 범위에 맞는지 확인하는 것이 중요하다.

(2) 유효일

유효일을 다루는 계약 섹션은 계약이 시작되는 날짜를 지정한다. 또한 계약에서 확인된 기간을 측정할 수 있는 날짜이기도 하다. 예를 들어 계약 발효일이 2016년 7월 1일이고 APN이 90일마다 특정 보고서를 상대방에게 제공해야 하는 경우, 첫 번째 보고서는 2016년 10월 1일에 제출해야 한다.

(3) 당사자의 관계

계약의 당사자 관계 섹션에서 APN은 독립 계약자 또는 직원으로 식별된다. APN이 독립 계약자로 간주될 경우 다른 계약조항이 작성될 때 해당 상태를 염두에 두는 것이 중요하다. 개인을 독립 계약자로 분류하지만 서비스가 언제, 어디서, 어떻게 수행될 것인지를 규정하면 조직이 해당 독립 계약자를 직원으로 재분류할 수 있다. 앞서 논의한 바와 같이 이로 인해 조직은 미납 세금 및 고용 혜택에 대한 책임과 정부의 벌금조회에 노출될 수 있다.

APN이 독립 계약자 역할로 업무하는 상황에서 계약에는 APN의 유급 병가 또는 휴가 시간, 건강보험, 퇴직계획 및 조직의 직원에게 제공되는 기타 혜택을 받을 자격이 없음을 구체적으로 명시해야 한다. 반면에 APN이 조직의 직원이 되는 계약에는 APN이 받을 수 있는 모든 혜택이 구체적으로 포함되어야 한다.

(4) 당사자의 책임

당사자의 관계가 설정되면, 각 당사자의 책임을 보다 쉽게 할 수 있다. 다른 조항과 유사하게 이 섹션은 각 당사자의 기대치를 포괄적으로 나열하여 간략하거나 매우 길 수 있다. APN이 독립 계약자로 일할 경우, APN은 환자에게 서비스를 제공하는 방식과 수단과 관련하여 의사결정 능력을 유지해야 한다. 또한 APN은 조직이 보유하거나 고려할 수 있는 기존 및 향후 임상 진료 지침에 대해 자문을 받고 필요한 경우, 구현 전에 적절한 변경 사항을 제공하도록 허용하는 조항을 추가하는 것을 고려해야 한다.

APN이 계약에서 독립 계약자로 식별되었지만, 상대방이 규정한 통제된 방식으로 운영해야 하는 경우 APN은 독립 계약자가 아닌 직원으로 간주될 가능성이 높다. 반면에 실행 중인 계약이 고용계약인 경우 APN이 언제, 어디서, 어떻게 업무를 수행하는지 식별하는 것이 합리적이다.

일반적으로 독립 계약자로 활동하는 APN은 자신이 적절한 자격증명을 보유하고 있으며, 적절한 책임보험을 가지고 있고 전문실무와 윤리기준 및 해당되는 모든 사항을 준수하는 방식으로 계약된 서비스를 수행할 책임이 있으며, 이는 지역, 주 및 연방 규정, 법령 및 판례법이 모두 포함되는 영역이다. 그러나 APN은 계약을 맺은 조직이 영역에 대한 자격증명이나 재 인증 프로세스를 지원하는 계약 요구 사항을 포함하는 것을 고려할 수 있다.

병원, 관리의료 기관(MCO), 제3자 지불인 및 규제 기관 또한 APN은 직원이든 독립 계약자이든 관계없이 그들에 대해 취한 징계 조치를 즉시 공개하도록 요청받을 수 있다. 계약에 이러한 유형의 조항이 포함되어 있는 경우, APN은 필요가 있을 때 즉시 보고하고 조치를 취해야 하는 자신의 의무를 이해해야 한다. 보고가 이뤄지지는 않았을 경우는 계약상에서 즉각적으로 업무를 종료하는 조항에 속하게 된다.

APN과와 계약을 맺은 조직은 일반적으로 APN의 역량과 적절한 자격 증명을 확인하기 위해 APN의 도움과 정보수집에 대한 협조가 필요하다. 필요한 정보로는 교육 준비의 확인, 자격 인증, 마약 단속 관리, 면허관리, 이전의 고용, 기존 및 과거 진료권한의 상태, 책임 보험, 의료 과실 주장, 범죄 경력 정보, 전문 협회의 회원 및 규정 준수(Drug Enforcement Administration, DEA) 및 모든 주 마약 통제 기관에 확인할 수 있다.

또한 독립 계약자로 활동하는 APN은 이전에 서비스를 제공받은 환자의 유형, 진료 방문당 수가, 시간당 방문 횟수, 방문 빈도, 진단 절차 사용 빈도, 입원 및 재 입원 비율, 합병증 및 사망률에 대한 정보를 제공하도록 요청받을 수 있다.

APN의 책임은 서면계약에 명시되어 있다. 계약을 맺은 조직도 계약에 명시된 책임을 가진다. 그 점에서, 조직 내규에 부합하는 계약을 이행하는 것은 조직의 책임이다. APN은 조직 내규를 참고로 하여 계약에 통합시키고, 최신 버전의 내규를 제공하도록 명시적으로 요구할 수 있다. APN은 조직의 내규와 서면 정책을 주기적으로 또는 개정될 때마다 검토할 의무가 있다. 전문간호사는 내규위원회나 기타 조직위원회 또는 패널에 대한 참여에 대해 협상할 수도 있다.

또한 건전한 기업 규정 준수 프로그램을 마련하고 APN과 합의된 서비스를 제공하는 데 필요한 정보를 제공하는 것도 조직의 책임이다. 이러한 책임과 기타 조직의 책임은 광범위하게 명시되거나 정해진 기한과 처벌을 통해 상세하게 설명될 수 있다.

(5) 기밀 유지

계약의 기밀 유지 조항은 일반적으로 당사자가 기밀로 보호하고자 하는 정보와 문서를 다룬다. 이러한 정보와 문서에 대한 당사자의 책임도 요약되어 있어야 한다. 일부 기밀 유지 조항은 의료, 재정 및 기타 기록에 대한 조직의 독점적 재산권을 다루며, 보호 대상을 구체적으로 정의한다. 특정 정보에 대한 접근, 복제 또는 제거에 대한 엄격한 금지를 포함한다. 기타 기밀 유지 조항은 기밀, 독점 및 영업 비밀 정보가 기밀, 독점 또는 영업 비밀로 간주되는 정보를 설명하지 않고, 제3자에게 공개해서는 안된다고 명시한다. 보호되는 특정 정보에 대한 질문이 있는 경우 잠재적인 기밀성 침해를 최소화하기 위해 이를 명확히 하는 것이 현명하다.

건강정보의 프라이버시와 기밀성을 보호하기 위해 많은 계약이 이제 각각 2003년과 2005년에 연방 정부에서 채택한 프라이버시 규칙 및 보안 규칙의 요건을 다루고 있다. 이러한 규칙은 일반적으로 의료서비스 제공자가 "HIPAA"[3]라고 한다. HIPAA에 따른 보호는 2009년의 경제,

3) HIPPA(Health Insurance Portability and Accountability Act). 환자의 민감한 건강정보가 환자의 동의나 고지 없이 공개되지 않도록 보호하기 위해 국가표준을 만들도록 요구한 연방법(1996년)

임상 건강을 위한 건강정보기술(Health Information Technology for Economic and Clinical Health, HITECH) 법의 통과와 후속 연방규칙의 추가 채택으로 확대되었다. 이러한 법률은 오늘날의 의료서비스 제공시스템에서 널리 사용되는 전자의료기록(EHR)의 개인 정보와 보안의 보호를 강화시켰다. APN은 이러한 법률에 따라 적용되는 요구 사항과 계약을 맺은 조직의 HIPAA 및 HITECH 법 정책 및 절차를 완전히 숙지해야 한다.

(6) 이해상충 (Conflict of Interest)

이해상충 조항은 양 당사자가 서로에게 최선의 이익을 위해 행동하고, 두 당사자의 상호 성공을 촉진하기 위한 노력의 일환으로 서면계약에 포함되어 있다. 일반적으로 이해상충 조항은 잠재적인 상충을 알게 된 당사자가 이를 상대방에게 즉시 공개할 것을 요구한다. 이러한 조항이 APN의 서면계약에 포함된 경우, APN은 잠재적인 충돌을 피하고 계약 요건에 위배되지 않는 방식으로 행동하는 것이 중요하다. 예를 들어 항상 환자에게 최선의 이익이 되는 것으로 움직이지만 실제 의료기관에는 최선의 이익이 되지 않는 것들이 있다. 의료기관은 종종 이해상충 정책을 가지고 있으며, APN은 정책에 완전히 익숙해야 한다. 예를 들어, APN은 의료기기 회사의 소유권 지분이나 제약 산업에 대한 투자 여부를 공개해야 할 수 있다.

(7) 보상

서면계약의 보상조항은 서비스가 제공되면 지급될 지급액을 기술한다. 총액은 계약 기간 동안 지급될 총 금액으로 표시되거나, 설정된 벤치 마크에 따라 지급되는 증분 금액으로 표시될 수 있다. 지급될 총 금액과 보너스 지급을 제한하는 상한선이 명시될 수 있다. 보너스 지급과 관련하여 보너스 지급이 APN이 제공하는 서비스에서 발생하는 이익, APN의 생산성, APN이 제공하는 치료의 질 또는 이들의 조합을 기반으로 할 것인지 결정하는 것이 중요하다. APN은 보너스 지급이 서면계약에 포함될지 여부를 결정해야 할 뿐만 아니라 보너스 지급을 계산하는데 사용되는 공식에 주의해야 한다. 사용된 공식이 합리적이고 정기적인 감사를 받으며, 한 쪽이 다른 쪽보다 더 많은 이익을 얻지 못하도록 하는 것이 중요하다. 리베이트 또는 기타 불법으로 간주될 수 있는 재정적 인센티브를 피하도록 주의해야 한다.

또한 의료기관, 보험회사, 진료 그룹에는 계약된 서비스와 관련된 모든 세금을 지불하는 것이 독립 계약자로서 활동하는 APN의 책임임을 알리는 진술이 포함될 가능성이 있다.

서면계약을 실행하는 APN은 지불이 이루어질 특정 날짜를 추가하는 것을 고려해야 한다. 이러한 지불이 예정되어 있지 않은 경우 계약에 포함되어 있는 한 연체료가 부과될 수 있다. 또한 APN에 대한 보상이 청구 영수증을 기반으로 하는 경우, APN은 보조 출처나 이전에 거부된 청구를 포함하여 각 지불 인의 청구 프로세스와 환급 수준을 추적하는 지속적인 문서를 제공해야 한다. 청구가 처리되는 기간을 설정하고 해당 기간을 충족하지 못할 경우 벌금을 협상해야 한다.

(8) 면책과 대위 (Indemnification and Subrogation)

면책과 대위 문제는 일반적으로 서면계약으로 해결된다. 면책은 상대방의 잘못에 대해 각 당사자를 무해하게 유지하겠다는 당사자 간의 약속이다. 예를 들어, APN은 독립 계약자로서 의사 진료와 계약을 체결할 수 있다. 계약에는 APN이 자신의 잘못에 대한 책임이 있음을 나타내는 언어가 포함된다. APN이 전적으로 책임을 지는 과실 청구가 발생하는 경우 해당 청구와 관련된 손실을 부담해야 하는 사람은 APN이다.

계약에는 APN이 자신의 보험 적용범위를 유지하고, 그 증거를 제공하도록 요구하는 언어도 포함된다. 양 당사자가 동일한 수준의 보호를 받을 수 있도록 배상 조항이 상호적인지 확인하는 것이 중요하다. APN이 아닌 다른 사람의 과실이나 기타 유형의 청구에 대한 책임이 있는 경우 의사 진료에서 APN을 면책해야 한다.

다른 한편으로 대위 변제는, 상대방의 대체를 허락한다. 의료 문제에서 의료기관은 의료기관에서 APN 또는 다른 개인의 과실에 대한 책임이 있는 것으로 확인한 후 발생한 금전적 손실을 APN에게서 복구하기 위해 대위 원칙을 사용했다. APN은 치료의 모든 측면을 위임했다. 배상과 마찬가지로 특정 계약에는 대위 조항이 포함될 가능성이 있다. 그렇다면 APN은 계약의 양 당사자가 대위권을 가질 수 있도록 조항이 상호적인지 확인해야 한다.

(9) 분쟁 해결

분쟁 해결 조항은 당사자가 계약의 어떤 측면에 대해 동의하지 않을 때 사용할 프로세스를 설명한다. 일반적으로 이 조항은 양 당사자가 모든 불일치를 즉시 해결하기 위해 최선을 다할 것이라고 명시한다. 불일치를 해결할 수 없는 상황에서는 당사자가 분쟁을 대체분쟁 해결메커니즘으로 중재를 요청할 수 있다. 계약 당사자는 구속력이 있거나 구속력이 없는 분쟁 해결이 필요한 조건을 협상한다. 양 당사자가 구속력 있는 중재가 있는 경우, 계약의 당사자는 소송을 할 권리를 양보할 수 있다. 양 당사자가 구속력이 없는 분쟁 해결 절차에 동의하는 경우 소송 원인을 법정에 제출하기 전에 절차를 완료해야 함을 명시하는 것이 중요한다.

(10) 기간, 갱신 및 해지

서면계약의 기간, 갱신 및 종료 조항은 계약 기간(일반적으로 몇 개월 또는 몇 년)과 계약 갱신 및 종료 프로세스를 지정한다. 갱신 조항은 일반적으로 한쪽 또는 양쪽 당사자가 계약 갱신 의사를 특정 기간 내에 상대방에게 통지하도록 요구한다. 일부 서면계약은 한 당사자가 계약을 갱신하지 않을 의사를 다른 당사자에게 알리지 않는 경우 특정 기간 동안 자동 갱신을 제공함으로써 문제에 다르게 접근한다.

서면계약의 종료 조항은 일반적으로 종료 당사자가 특정 기간(보통 60일 또는 90일) 내에 상대방에게 계약을 종료하려는 의도를 통지하도록 요구한다. 계약은 이유없이 종료될 수 있으며, 퇴직금 지불에 대한 합의가 포함되지 않을 수 있다.

"사유 없는 종료(Termination without cause)" 조항이 서면계약에 포함되려면 쌍방향이어야 하며, 해당되는 기간에 APN은 어떠한 이유나 이유없이 계약이 종료될 수 있어야 한다. 때때로 법원은 서면계약의 "사유 없는 종료" 조항이 불충분하거나 효력이 없는 것으로 간주하여 종료된 당사자가 공공정책위반 예외 조항에 의해 위반하여 종료가 부당함을 인정한다. 이는 종료된 당사자가, 불법행위를 보고한 내부 고발자이고 연이어 계약 해지 통지를 받은 경우 특히 그렇다.

"사유 없는 종료" 조항이 서면계약에 포함되는 경우, APN도 상호적으로 같은 기간 내에 어떤 이유로든 계약을 종료할 수 있도록 허용할 수 있는 것은 합법적이 된다.

APN은 서면계약의 다른 당사자와 마찬가지로 계약 종료 결정이 합법적인지 확인해야 한다. 계약은 사유 없이 종료될 수 있을 뿐만 아니라, 어떤 사유로 종료될 수 있다. 일반적으로 사유로 종료가 되는 사건은 계약이 즉각적으로 종료된다. 사유에 의한 종료는 일반적으로 APN이 범죄를 저지르거나, 병원에 대한 신탁 의무를 위반하거나, 위원회에서 징계를 받거나, 잠재적으로 병원의 지위를 손상시켰을 경우로 제한된다.

이유가 없는 계약 종료와 유사하게, "사유로 인한" 계약의 종료는 식별 가능한 "원인에 대한" 사건이 발생하고 계약의 종료를 허용하는 한, APN에 의해 행사될 수 있다. 따라서 해지 조항이 상호적이며 APN이 계약을 종료하도록 허용하는 사건이 발생하고 계약이 종료될 경우 각 당사자에 대한 재정적 결과를 명확히 설명하는 것이 중요하다.

(11) 위반에 대한 구제

서면계약서는 일반적으로 계약조건에 따라 위반하거나 이행하지 못한 경우 해결방법 또는 결과를 식별하게 되어 있다. 위반을 일으킬 수 있는 사항 또는 위반 때문에 지불해야 하는 비용들이 발생하는 것을 예방하기 위해서, 상대방은 위반의 예시를 명시할 수 있다. 예를 들어, 한 당사자가 다른 당사자에게 보험 증빙자료를 제공하지 않은 경우이다. APN이 위반의 특정 정의를 수용할 수 있는 상황에서는 제한된 정의가 상호적이며, 각 당사자에게 위반을 "중재"할 수 있는 합리적인 기회를 제공하는 것이 중요하다. APN은 계약의 청산 손해조항에 특히 주의해야 한다. 이러한 조항의 재정적 결과는 위반을 중재할 수 없고, 손해배상 조항이 발동되는 경우 치명적일 수 있다.

(12) 통지 사항

서면계약의 통지 조항은 상대방으로부터 통지를 받을 개인을 식별한다. 이 조항에는 나열된 각 개인에 대한 특정 연락처 정보가 포함되어 있다. 이 조항은 또한 계약 갱신 결정과 같이 통지가 필요한 상황을 상대방에게 통지할 때 사용할 인증 우편과 같은 과정이 설명되어 있다. 적절한 개인이 계약 당사자 간의 의사소통을 알 수 있도록 연락처가 최근의 것이어야 한다.

(13) 수정

서면계약의 수정 조항을 통해 당사자는 새로운 계약을 체결하지 않고도 계약 조건을 수정할 수 있다. 여러 해에 걸친 계약의 경우 수정 조항은 APN의 보상 패키지 또는 계약의 다른 측면을 매년 또는 기타 합의된 기준으로 재협상할 수 있도록 허용하기 때문에 중요하다. 수정 조항에 계약이 언제든지 수정될 수 있다고 명시하고 양 당사자가 수정에 동의하는 한 계약의 특정 기간을 수정할 수 있다. 수정은 반드시 서면으로 이루어져야 하며, 계약의 모든 당사자가 서명해야 한다. 때때로 수정 조항은 수정할 수 있는 계약의 특정 구성요소만 지정한다. 계약을 실행하기 전에, APN의 계약 조건이 적용되는 상황을 이해하는 것이 중요하다. 필요한 경우, 서명 전에 추가 약관을 수정할 수 있는 권리를 협상한다. 일반적으로 계약기간 동안 발생하는 수정 사항은 서면 형식의 계약과 함께 제공되며 계약서에 부록으로 첨부된다.

(14) 할당

서면계약의 양도 조항은 당사자 중 한 사람이 다른 개인이나 단체에 계약을 양도하는 것을 허용하거나 금지한다. 양도가 허용되면 한 당사자가 제3자에게 계약을 전달할 수 있다. 그러면 해당 제3자가 계약 조건에 따라 수행할 책임이 있다. 반면, 양도가 금지된 경우 계약을 타인에게 양도할 수 없다. APN이 병원과 계약을 맺는 경우, 병원 계약을 다른 주체 또는 하청 업체(예 : 병원 또는 그룹 업무)에게 할당할 수 있는 기능을 원할 수 있지만 APN이 다른 APN에게 계약을 할당하는 것은 받아들여지지 않을 것이다.

(15) 분리 가능성

분리 가능성 조항은, 서면계약의 논란이 없고 시행 가능한 조항을 유효하게 유지하는 데 도움이 된다. 때로는 계약의 특정 조항에 대해 이의를 제기하고 시행할 수 없는 것으로 간주된다. 예를 들어, APN이 계약하는 조항 중 하나가 '임상 검사실, 이미징 센터 또는 내구성 의료 장비(durable medical equipment, DME) 회사에 자신의 환자를 의뢰'하는 것이라면, 이 조항은 연방 또는 주의 법을 위반할 수 있다. 이 조항은 전체 계약을 무효화하지 않고, 계약에서 분리될 수 있다. 즉, 이 분리 가능성 조항은 나머지 계약이 완전한 효력을 유지하도록 허용한다.

(16) 법의 충돌

서면계약의 법률 충돌 조항은 계약이 체결된 관할권과 발생할 수 있는 계약 분쟁을 관할하는 관할권을 식별한다. APN이 적용되는 관할 구역을 아는 것이 중요한다. 예를 들어, APN이 다른 주에 있는 회사가 소유한 의료시설과 계약을 맺은 경우, APN은 분쟁이 발생할 경우, 다른 주 법률의 영향을 받을 수 있다. 때때로 이 조항은 APN이 위치한 주의 법원 시스템이 아닌 다른 주의 법원 시스템에서 구제를 구하도록 요구한다. 규정에 이러한 유형의 건강 관리 시스템, 시설, 그룹 실무로 더 널리 이용되고 있다. 이러한 경향은 계약위반이 있는 경우 APN이 구제책을 얻기 어렵게 만든다.

(17) 법적 권한

서면계약의 법적 권한 섹션에는 계약 당사자가 계약을 체결할 권한이 있다고 명시되어 있다. 이 조항은 당사자를 구속할 권한이 있는 개인만이 서면계약의 협상 및 실행에 참여하도록 보장한다.

(18) 불가항력

불가항력 계약은 천재지변의 상황 아래에서는 위반은 계약을 어기는 것이 아니다. 천재지변에는 홍수, 지진, 토네이도, 허리케인과 같은 자연재해와 전쟁, 테러 행위, 폭동과 같은 인간 재해가 포함된다. 계약의 이행 요구 사항이 합리적으로 재개될 때까지 보류된다.

(19) 경쟁하지 않겠다는 서약 (Covenant Not to Compete)

경쟁하지 않겠다는 서약은 APN이 계약하는 조직, 계획, 또는 병원 그룹이 경쟁할 수 있는 다른 조직 또는 병원에 참여할 수 있음을 제한한다. 일반적으로 경쟁하지 않겠다는 서약은 시간 제한이 있으며 지리적 제한을 포함할 수 있다. 즉, APN

은 계약 종료 후 2년과 같은 일정 기간 동안 상대방과 직접 또는 간접적으로 경쟁하는 다른 병원 또는 진료소에 일하는 것이 금지될 수 있다. 금지는 또한 상대방의 위치로부터 10마일 반경과 같은 특정 지리적 반경으로 제한될 수 있다. 이러한 방식의 제한은 APN과의 직접적인 경쟁으로부터 병원 또는 진료소를 보호하기 위한 것이다.

경쟁하지 않는 계약이 독립 계약자 또는 고용계약에 포함된 경우, APN은 상대방이 경쟁하지 않는 계약의 범위 내에 있다고 간주하는 병원 또는 클리닉을 미리 알아두는 것이 중요하다. 또한 이해 관계라는 단어를 사용하여 상대방이 의미하는 바를 명확히 하고, 해당 기간을 가능한 한 좁게 제한하고, 지리적 제한을 축소하는 것이 중요하다. 경쟁하지 않기로 동의한 APN이 경쟁 금지 계약을 위반하는 경우, 청산할 손해 배상 요구사항이 계약에 포함된다. 각 주에는 제한 계약의 시행 여부를 규정하는 법률이 있다. 일부 주에서는 법률상의 문제로 제한 계약을 모두 금지하거나 사용을 엄격하게 제한한다. APN은 이러한 법률이 주마다 다르다는 점을 명심해야 한다.

또한 계약에서 이 계약을 유지하는 대가로 APN은 상대방이 다른 APN과 계약하는 것을 허용하지 않는 배타적 계약을 실행하도록 상대방에게 요구하는 것을 진지하게 고려해야 한다. 또는 APN은 APN의 자격이 있는 모든 프로젝트나 추천에 대해 첫 번째 거부 권한을 요청할 수 있다. 예를 들어, 자금 부족으로 인해 통증관리 클리닉이 폐쇄되고 APN의 업무가 종료되었을 경우, 이후에 새로운 보조금을 받으면 동일한 서비스가 재개될 수 있다. 통증관리 클리닉이 다시 열릴 경우, 이전의 APN에게 재채용을 처음 거부할 권리를 부여한다.

(20) 서명

서면계약의 서명 섹션은 당사자가 문서에 서명하고 날짜를 기입하는 곳이다. 당사자가 계약에 서명하는 즉시, 계약은 효력을 발생한다. 즉 효력있는 계약은 당사자가 동의하였으며, 두 당사자가 계약 조건에 따라 서로 상호 동의할 의사가 있음을 나타낸다.

3) 서면계약에 포함할 기타 조항

대부분의 서면계약에는 당사자의 소유권과 인센티브, 임상 진료 지침 및 공동 진료 계약 등의 협상이 포함된다.

비즈니스 관계를 시작할 때 모든 유형 및 무형 자산을 누가 소유하는지 명확히 하여 소유권에 관한 문제를 조사하고, 사용 제한(있는 경우)을 명확히 하는 것이 중요하다. 유형 개인재산에는 장비, 용품, 가구가 포함될 수 있다. 반면에 무형재산에는 지적 재산이나 영업권과 같은 것이 포함된다. 협상기간 동안 당사자는 각자 소유한 자산에 대한 명시, 그리고 계약 기간 동안이나 계약이 만료되거나 종료되면 해당 자산의 사용에 대한 기대치를 명확히 한다.

인센티브란, 특정업체에 환자를 의뢰함으로써 APN에게 제공되는 보상을 의미한다. APN이 신규 환자를 확보하는 등의 인센티브 계약을 특정업체와 맺도록 강요당하는 경우가 있는데, 이럴 때 APN은 계약에 동의하지 않는 것이 바람직하다.

보건복지부의 감찰 부서는, 건강 관리 관련하여 소송과 부정 의료비 청구로 연방정부가 $1.9억 달러를 손해보았다고 보고하였다. APN은 특히, 정부가 사기로 간주할 수 있는 계약이나 활동을 피하도록 주의해야 한다. 연방 정부가 2010 년 ACA (Affordable Care Act)에 따라 국가 의료

개혁 자금을 지원하기 위해 상당한 금액을 회수하려고 적극적으로 노력하면서 조사가 증가하고 있다. 예를 들어, 텍사스 주의 APN이 DME 회사와의 리베이트로 인하여 수감되었다. DME 회사는 간호사가 추천한 환자에 대해, 회사측에서 받은 메디케어 지불액의 10%를 간호사에게 지불했다. APN이 고용이 되었든, 또는 독립 계약자 계약을 하더라도 이에 대한 결과는 동일하다. 여기에는 APN이 자신이 근무한 기관이나 다른 곳에서 의뢰한 각 환자에 대해 특정 비율을 받을 수 있는 상황에 대해 경계해야 하며 리베이트로 특성화될 수 있는 이러한 케이스를 피해야 한다.

4) 서면계약과 관련된 법적 함정 방지

서면계약서는 당사자가 따르기로 동의한 기본 규칙을 설정하기 위해 만들어진다. 그러나 때로는 이러한 계약 자체가 소송의 대상이 될 수 있다. 일반적으로 양 당사자간에 체결된 서면합의로 인해 발생하는 소송에서 한 당사자는 다른 당사자가 계약을 위반했다고 주장하면 위반하지 않은 당사자에게 손해를 배상해야 한다. 다른 경우에 한 당사자는 계약 자체가 불법으로 간주되어야 하거나, 계약의 특정 조항을 무시해야 한다고 주장할 수 있다.

다음 사례는 이 장에서 이전에 논의한 계약 조건의 일부와 APN이 서면계약과 관련된 상황에서 발생할 수 있는 몇 가지 문제를 설명한다. Washington County Memorial Hospital(1999)에는 1993년 미주리 주의 한 병원과 고용계약을 체결한 nurse practitioner(NP)가 참여했다. 고용계약에는 계약 기간과 1년 동안 경쟁하지 않겠다는 계약이 포함되어 있다. 이 계약은 "병원에서 반경 50마일 이내의 지리적 위치의 병원에 참여하지 않겠다고 되어 있었다." NP는 병원의 지시나 동의없이는 진료에 직접 또는 간접적으로 참여하지 않겠다고 하였다. 1994년 2월, NP는 여전히 병원에 고용되어 있으며 카운티 보건부에 산전 진료를 제공할 수 있는 허가를 요청했다. 병원은 당시 환자들에게 산전 진료를 제공하지 않았고, NP가 카운티에 진료를 제공하도록 허용했다. 그러나 병원은 향후 산전 서비스를 제공할 경우 허가를 철회할 수 있는 권리를 보유했다.

1996년 고용계약이 종료되었고 NP와 병원은 2년 임기의 새로운 고용계약을 체결했다. 두번째 계약에는 경쟁하지 않겠다는 동일한 계약이 포함되어 있다. 또한 양 당사자가 1998년 만료 최소 90일 전에 서면으로 종료 통지를 제공하지 않는 한 추가 2년 기간을 제공했다. 이 계약은 또한 당사자들에게 정해진 간격으로 NP의 보상을 검토할 수 있는 권리를 부여했다.

이 과정에서, NP의 보상을 늘리는 방법에 대한 토론이, 병원과 NP사이에 있었다. 1998년 1월 병원은 NP에게 일방적으로 3%의 급여 인상을 주었고, NP는 인상에 관한 합의를 수정했지만 NP는 불공정하다고 간주했다. NP는 몇 달 후 사임하고 즉시 병원 반경 50마일 내에 위치한 클리닉에 고용되어 진료를 시작했다. 병원은 법정에 즉시 문제를 제기하였고, NP는 진료를 중단해야 했다. 그 후 법원은 NP가 사직 발효일로부터 1년 동안 반경 50마일 내에서 진료하는 것을 금지하는 영구 금지 명령을 내렸다.

NP는 병원에 중대한 환자 손실의 위협이 없었기 때문에, 법원이 자신의 진료를 제한해서는 안된다고 항소하였다. 그러나 법원은 서면계약의 지리 제한(50마일)과 기간이 합리적이고, 이 계약이 병원의 이익을 보호하는 것으로 보았다. 법원은 이전에 병원이 두 개의 클리닉을 설치하고, 그녀의 서비스를 광고하고 그녀의 진료를 유지하는 데 필요한 지원을 제공함으로써 NP가 지역사회에 도움이 되도록 도왔다.

NP는 병원이 NP의 업무 성과에 대한 검토나 별도의 협상없이 급여 인상으로 계약을 일방적으로 수정함으로써, 고용계약을 실질적으로 위반했다고 주장했다. 항소법원은 이 주장을 기각했고, 병원이 당시 모든 직원의 급여 인상에 부과한 상한액만큼 NP의 급여를 인상하는 등, 성실하게 행동했다는 사실을 발견했다. 법원은 NP에게 병원의 항소 비용을 지불하도록 요구했다. 만약 병원 측이 NP의 계약 위반으로 인한 환자 손실로 인한 다른 재정적 손해에 대한 증거를 제공했다면 법원은 그러한 손해도 NP로 하여금 배상하게 했을 것이다.

법원이 NP가 계약을 위반하기 전에 병원이 고용계약을 일방적으로 수정함으로써 고용계약을 위반했다고 동의했다면, NP는 경쟁하지 않겠다는 계약의 대상이 되지 않았을 것이다. 이 계약은 효력을 잃은 법원은 NP가 계약에 의해 제외된 지역 내에서 계속 실행하도록 허용했을 것이다. 마찬가지로, 이 사건이 법으로 제한적 계약이 금지된 주에서 발생했다면, 서면계약은 법원에 의해 효력을 잃을 것이고, NP는 여전히 진료를 제공할 수 있었을 것이다.

결 론

전통적으로 간호사는 독립 계약자가 아닌 병원에 고용된 직원으로 일해왔다. APN의 경우, 독자적인 진료를 제공하며, 서면계약의 보호를 요구하는 기업가적 기회를 추구하고 있다. 이 서면계약에, APN과 그의 고용주가 자신의 권리와 책임을 정의하고 있다. 이 장에서는 이러한 서면계약에 대하여 소개하였다.

서면계약은 APN에 뛰어난 유연성과 자율성을 제공할 수 있지만, 이는 의료기관이 과실 행위에 대해 책임을 지게 되는 것이 아닌, APN이 그 책임을 질 수도 있다. 또한 서면계약에 포함된 조건이 소송 자체의 초점이 될 수 있다. 이 장에서 설명하는 사례는 일부 법원이 이러한 문제를 어떻게 해결했는지. 이 장에서 논의된 원칙에 비추어, APN은 직원 또는 독립 계약자로서의 지위에 관한 계약을 서면으로 남기는 것이 중요하다고 소개하였다. 또한 이러한 서면계약은 연방 및 주 법률 및 규정을 준수하는지 신중하게 검토하고 서면계약이 당사자의 상호 동의를 정확하게 반영하는지 확인해야 한다. 또한, APN은 자신의 이익을 보호하기 위해 법률 자문을 받는 것을 진지하게 고려해야 한다.

제 28 장

법률, 법원과 전문간호사

David M. Keepnews

학습 목표

이 장의 결과로 기대되는 학습 결과

- 다양한 법률(law)의 출처를 이해한다.
- 법률, 입법(legislation) 및 규제(regulation) 간의 관계를 설명한다.
- 의료법에 대한 미국 연방정부 및 주 정부 간 책임을 구분한다.
- 규칙 제정 과정을 요약한다.
- 법원의 기능을 확인한다.
- 미국 법원 시스템의 구조를 설명한다.
- 미국 법률 시스템에서 판례의 역할을 설명한다.
- 법적 업무범위 이슈를 설명한다.
- 사기 및 남용에 대해 설명한다.
- 독점 금지법과 의료인의 실무와의 관련성을 명확히 한다.

서 론

이 장은 전문간호사(advanced practice registered nurse, APRN)의 역할과 실무에 직접적인 영향을 미치는 몇 가지 법률 영역에 초점을 두고 있다. 본 장에서는 미국 법률에 대해 전반적으로 살펴보고, 사법부가 어떻게 작동하는지를 설명하고, APRN이 실무를 수행할 때 지침이 될 수 있는 법률에 대해서 논의하고자 한다. 과실 및 과실과 관련된 문제는 다른 장에서 별도로 다루기 때문에 이 장에서는 직접 다루지는 않았다.

법률 출처

간호실무를 위한 법적 환경은 여러 출처에서 언급되는데, 여기서는 실무를 통제하고 실무에 영향을 미치는 법률, 법률을 시행하는 규정, 법률과 규정을 포함한 법률을 해석하고 집행하는 법원의 결정 등을 짚어보고자 한다.

1) 법률 제정

상급간호실무에 대한 법적 내용의 대부분은 법령, 즉 의회(Congress)와 주 의회(state legislation)에서 통과된 법률에서 비롯된다. 법률은 실무에 대한 법적 권한, 실무자의 법적 책임, 이러한 법적 책임을 이행하지 않는 데 대한 처벌, 그리고 상환을 포함한 실무의 중요한 측면을 규정한다.

다른 책임들은 주 의회와 의회에 있다. 의회는 연방기금 사용, 주 경계를 넘나드는 이슈, 그리고 각 주 간의 상거래에 영향을 미치는 이슈와 관련된 입법에 대해 투표한다.

의료 문제의 대부분은 주(state)의 책임이다. 주 의회는 의료인, 병원 및 기타 의료기관에 대한 면허 조건을 규정한다. 또한 APRN과 기타 의료인의 업무범위(scope of practice, SOP)와 관련된 문제도 결정한다. 여기에는 APRN의 처방권 범위와 APRN이 의사와 협력 하에서 실무를 해야 하는지 여부 같은 주요 이슈도 포함되어 있다.

이론적으로 의회는 국가 또는 연방 문제를 다루는 법률을 통과시키는 반면, 대부분의 건강 관리 문제는 주에서 처리해야 한다. 실제로 이 선을 나누기는 쉽지 않다. 예를 들어, 메디케어 프로그램은 1965년 연방법에 의해 만들어졌고, 메디케어 자금조달, 제정, 자격, 보장 및 지불은 모두 연방법의 적용을 받는다. 그러나 상환 자격을 얻으려면 해당 서비스가 각 주에서 결정하는 실무자의 업무범위 내에 있어야 한다. 주에서 병원 및 기타 의료기관을 규제할 책임이 있지만, 이러한 기관은 메디케어와 메디케이드 프로그램에 참여하기 위해, 즉 지불을 받기 위해서는 메디케어 참여 조건을 포함한 메디케어 요건을 준수해야 한다. 주 정부는 전통적으로 의료보험 규제에 대한 책임이 있지만, 의회는 많은 보험 문제가 국가적 관심 영역이라고 결정했다. 따라서 2010년 제정된 건강 개혁법인 Affordable Care Act (ACA) (Public Laws 111-148 및 111-152)는 주 의료보험 교류를 위한 틀을 정하고, 대부분의 대형 고용주들이 의료보험을 제공하거나 벌금을 내도록 요구했다. 고용주나 정부의 의료보험 프로그램의 적용을 받지 않는 개인의 경우는 개별적으로 보험에 가입하거나 위약금을 내야 한다.

ACA법안을 반대하는 사람들은 후자의 요건이 의회의 권한을 넘어선다고 주장했다. National Federation of Independent Business v. Sebelius(2012) 사건에서 연방대법원은 의회가 세금을 부과할 수 있는 권한을 가지고 있어서 의료보험에 가입하지 않은 개인에게 벌금을 부과할 수 있는 권한을 부여한다고 판결했다.

일반적으로, 의회가 주어진 영역에서 행동할 때, 선제(preemption)라고 알려진 원칙에 따라 동일한 영역에 있는 주 법률을 무시한다. 예를 들어, 1974년 연방 직원 퇴직소득 보장법(Employee Retirement Income Security Act)은 고용주가 제공하는 의료보험을 포함하여 직원 복지제도를 규제하는 일부 주 법보다 우선한다. 이는 (고용주가 직접 보험 위험을 부담하는) 자체 보험제도를 주 규제에서 면제하는 효과를 가져왔다. 또한 의료보험을 제공한 사업주의 행동으로 인해 발생한 것으로 알려진 손해를 근거로 많은 손해배상 소송을 재판할 수 있는 주 법원의 능력을 선점하는 효과도 있다.

그러나 어떤 경우에는 의회와 주가 동시에 조치를 취할 수도 있다. 이는 의회가 명시적으로 주 정부의 행동을 허용하거나, 의회와 주가 동일한 문제의 다른 측면을 다루는 경우이다. 예를 들어, 연방 직업 안전 및 보건법은 직원의 건강 및 안전 문제를 다루지만, 의회는 주 내에서 직원을 보호하기 위해 더 엄격한 법률 및 규제 메커니즘을 통과할 수 있도록 허용한다. 의회와 많은 주 입법부 모두 반경쟁적 시장 활동을 다루는 독점 금지법을 제정했다. 의회는 민간 의료보험사를 상대로 한 사기 및 학대 행위를 포함하여 의료 사기 및 남용에 대한 연방법을 강화하고 확대했지만, 주에서도 의료 사기 및 남용을 다루는 법을 가지고 있다.

2) 정부기관 규칙 제정

연방 및 주 정부 기관의 조치는 APRN이 실무를 비롯해 의료에서 중요한 역할을 한다. 그들이 발표하는 규칙과 규정은 법적 효력이 있다.

미국에서 정부는 입법부, 행정부, 사법부의 세 부분으로 나뉜다. 이 틀에서 입법부가 법을 통과시키면 행정부는 이를 시행하고, 논란이 생기면 사법부가 해석하는 방식이다.

행정부는 연방정부는 대통령이, 주 정부는 주지사가 이끌게 된다. 여기에는 정부의 일상 업무를 관리하는 여러 기관들이 있으며, 대개는 대통령이나 주지사가 임명한 임원들이 그들에게 보고하고 기관을 책임지고 있다. 이러한 기관은 정부의 모든 분야를 포괄한다. 의료 분야와 관련된 연방기관은 미국 보건복지부(Department of Health & Human Services, DHHS)와 그 산하 기관인 Medicare 및 Medicaid 서비스센터(Centers for Medicare and Medicaid Services, CMS), 식품의약국(Food and Drug Administration, FDA), 미국질병통제예방센터(Centers for Disease Control and Prevention, CDC) 및 국립보건원(National Institutes of Health, NIH) 등이 있다. 그 외에도 미국노동부, 국방부, 재향군인회 등과 같은 여러 기관들이 어떤 식으로든 의료 및 의료인에게 영향을 미친다.

이러한 기관들은 의회(연방기관의 경우) 또는 주 입법부를 통해 주어진 권한에 따라 행동한다. 이 기관들의 책임은 법률을 시행하는 것이다. "시행(implementation)"은 단순히 명확한 입법 권한을 운영하는 것부터 입법적으로 개발된 프로그램의 복잡한 세부 사항을 기입하는 것, 장기적이고 광범위한 입법 권한을 기반으로 주도적으로 행동하는 것 등 다양한 활동이 포함된다.

다음의 예는 이러한 집행기관 조치 간의 차이점을 설명하는 데 도움이 될 수 있다. 가상으로 만든 일개 주에서 간호 단체의 로비 노력으로 주 의회가 의사의 감독이나 의무적 협력 없이 APRN이 약물을 처방할 수 있도록 승인하는 법안을 통과시켰다. 이 법안 관련 부분은 다음과 같다.

1. APRN은 다음 조건을 충족하는 경우 약품 종류에 관계없이 약품에 대한 처방전을 작성할 수 있는 권한이 있다.
   a. 국가인증기관위원회(National Commission on Certifying Agencies) 또는 미국전문간호위원회(American Boards of Nursing Specialties)가 인정한 국가 인증기관의 인증을 받은 경우; 그리고
   b. APRN이 되기 위한 교육 프로그램 과정 중 또는 APRN 교육 프로그램을 완료 후 공인 간호학교에서 제공하는 약리학 과정 100시간을 이수한 경우
2. 간호위원회(board of nursing, BON)는 약을 처방하기 전에 APRN이 위에 언급한 요

구사항을 충족하는지 확인하는 메커니즘을 수립하고 유지해야 한다.

3. BON은 약 처방권이 있는 APRN 명단을 확보하고, 이 명단이 약사위원회에서 확인될 수 있도록 해야 한다.
4. 약사는 약 처방권이 있는 APRN이 작성한 처방전을 제시하면 다른 유자격 처방자가 작성한 처방전과 동일한 방식으로 해당 처방전을 조제해야 한다.
5. 본 섹션의 어떤 내용도 APRN의 처방전 또는 처방 관행에 대해 의사의 감독을 요구하는 것으로 해석해서는 안된다.

법률에서 이러한 변경사항이 실행되기 위해서, 주 정부의 BON과 주 정부 약사위원회가 규정에 대한 개정을 제안할 수 있다. BON의 규정에는 필수 약리학 과정을 완료했는지 추적하고 검증하며, 처방권이 있는 APRN 명단을 유지하는 과정이 포함될 것이다. 약사위원회는 법이 약사에게 APRN이 작성한 처방전을 조제할 수 있도록 허가하고 있다는 사실을 반영해 규정을 개정할 수도 있다.

이것은 가장 간단한 시행 형식으로, 명확한 입법안이 구현될 수 있는 메커니즘을 제공한다. 이 법안이 약간 다르게 작성되어 다음과 같이 읽힌다고 상상해 보자:

> APRN은 약리학 과정을 이수하고 BON에서 결정한 표준 및 메커니즘에 따라 약물을 처방할 권한이 있어야 한다.

위 법안은 정확성이 낮다. APRN이 처방을 하기 위해서 얼마나 많은 교과 과정이 필요한가? 어디에서 이 교육을 받을 수 있는가? 간호대학에서 받아야 하는가? 아니면 다른 지속 교육기관에서 제공해야 하는가? 온라인으로 과정을 완료할 수 있는가? APRN의 전문 분야 또는 인증에 따라 제한을 두어야 하는 다른 표준은 무엇인가? 약사는 APRN이 작성한 처방전을 채워야 하는가? 의사는 APRN 처방과 관련하여 어떤 역할(있는 경우)을 해야 할 것인가? 이러한 질문들이 규정을 제안하고 발행할 때 BON이 해결해야 할 이슈들이다.

왜 주 입법부는 위와 같은 세부 사항을 적은 법안을 채택할까? 아마도 이해당사자들과 입법자들 사이에 합의가 이뤄지지 못해서, 그 세부 사항을 규정에 따라 처리하기로 합의한 데 따른 절충의 결과일 수 있다. 또는 입법자들이 75시간, 100시간 또는 200시간의 약리학 교과과정을 논의할 전문성(또는 시간)이 부족하다는 믿음에 따라 적절한 기준을 설정하기 위해 관련 기관에 맡기는 것을 선호했을 수도 있다.

이렇듯 입법부가 법을 제정할 때 주요 법안의 세부 사항을 정부기관에 맡기는 사례는 흔한 일이다. 의회가 1996년 Health Insurance Portability and Accountability Act (HIPAA)를 통과시켰을 때 건강정보 프라이버시를 보호하기 위한 요건을 포함시켰다. 이에 대한 표준을 구현하고 시행하기 위한 메커니즘을 설명하는 규칙을 개발하고 공표하는 것은 보건복지부에 맡겨졌다. 의회가 1997년 Balanced Budget Act (BBA)에서 APRN에 대한 메디케이드 상환 범위를 확장했을 때, 누가 환급을 받을 자격이 있는지, 어떻게 APRN이 의사와 협력해서 일하는 조건을 만들어야 환급이 가능한지에 대한 것과 같은 중요한 질문들을 보건복지부(그리고 특히 의료금융관리국인 현재 CMS)가 다루었다.

ACA는 의료보험에 대한 접근성을 확대하고,

일부 보험사의 남용 관행을 억제하고, 일차 진료 및 예방 서비스를 확대하기 위해 몇 가지 중요한 새로운 조치들을 도입했다. ACA의 많은 조항들은 보건복지부와 경우에 따라 노동부와 국세청을 포함한 다른 기관들에게 시행규칙을 발표하도록 요구했다. 여기에는 "필수 의료 혜택"에 포함되는 항목과 "예방 서비스"를 구성하는 항목을 결정하는 것과 같은 기본 문제를 다루는 규칙이 포함되어 있다.

때때로 정부기관은 최근 입법권을 가지는 명령에 대해 반응하기보다는 의회나 주 입법부가 특정 영역에서 부여한 광범위한 권한 하에서 행동한다. 예를 들어 주 보건부는 병원에 대한 면허 기준을 설정할 권한을 부여할 수 있다. 초기에 면허 표준을 포함하는 규정을 제정한 후, 기관은 대중의 건강을 보호하기 위한 광범위한 권한의 일환으로 해당 표준을 수정하기로 결정할 수 있다.

3) 법원 시스템

(1) 법원이 하는 일

법원은 논쟁에 법을 적용함으로써 정의를 집행한다. 사실이 결정되고, 그 사실에 법이 적용되며, 결정이 내려진다. 민사법원은 개별 당사자 간의 분쟁을 판결하고 당사자의 권리를 다룬다. 이러한 문제의 당사자를 원고 및 피고라고 한다. 원고는 소송 당사자이고, 피고인은 자신에 대해 제기된 소송을 변호하는 당사자이다. 반면 형사법원은 형법을 집행하고 사회에 반하는 위법행위에 대한 처벌을 결정하는 역할을 한다. 형사소송에서 정부는 피고인을 기소한다.

(2) 미국 법원 시스템의 구조: 연방 및 주

미국에는 연방법원 제도가 있고 각 주마다 법원 제도가 있다. 국가에 기반을 둔 민사소송에서 심리되는 사건 유형에는 일반적으로 계약 위반, 과실 및 배임사유 뿐만 아니라 국내 관계, 부동산, 증거 및 기타 국가별 문제가 포함된다. 이 사건들은 배심원이 심리할 수도 있고 그렇지 않을 수도 있지만, 항상 판사가 감독한다.

대부분의 주에서는 재판부 차원에서 패소한 당사자가 항소할 수 있는 기회를 갖는다. 각 주에서는 이 수준의 법원에 대해 서로 다른 이름을 사용하지만, 모두 중간 항소법원(appellate court)으로 간주된다. 일반적으로 이러한 법정을 상고법원이라고 한다. 이러한 법원에서 항소 당사자를 항소인, 상대방을 피청구인이라고 한다. 상고법원에 제출된 사건은 재심되지 않는다. 일반적으로 항소심 판사는 재판이 제대로 진행됐는지, 올바른 법이 적용되었는지를 판단한다. 항소심 재판부는 재판부 기록을 검토한 후 재판부 차원에서 내린 판결을 긍정, 수정, 파기 또는 환송할 수 있다. 재판부가 긍정으로 판단하면 1심 결정을 유지하게 된다. 재판부가 결정을 수정하면 어떤 식으로든 결정이 변경된다. 1심 법원의 결정을 번복하면 무효가 된다. 판결을 환송하면 사건이 다시 재판법원으로 보내진다.

항소법원 단계에서 패소한 당사자는 해당 문제를 주 고등법원에 상고할 기회를 가질 수 있다(대부분의 주에서는 주 대법원으로 알려져 있지만, 다른 주에서는 다른 이름으로 불릴 수 있다. 예를 들어, 뉴욕주의 고등법원은 항소법원이다). 연방 헌법 문제를 제기하는 사건은 미국 대법원에 상고할 수도 있다.

주 법원 시스템의 다양한 특성과 달리 연방법

원 시스템은 획일적이다. 초급 재판소는 연방 지방법원이다. 미국의 각 주와 영토에는 94개의 연방 구역이 있다. 더 큰 주는 2개, 3개 또는 4개의 연방지구로 나뉜다. 지방법원은 임명된 연방 지방 판사가 주재한다. 연방 지방법원은 민사 및 형사 문제를 모두 심리한다. 연방 지방법원에서 심리되는 사건에는 미국이 당사자인 사건들을 포함하는데; 주 간, 주와 다른 주의 시민, 다른 주의 시민 간, 주 또는 그 시민과 해외 정부 간의 분쟁; 외국 대사에 영향을 미치는 분쟁; 연방법 및 미국 헌법에 따라 발생하는 사건; 해군 및 해상 사건 등이 있다. 연방 지방법원의 판사가 결정을 내린 후 패소 당사자는 해당 결정에 대해 연방 항소법원(순회법원이라고도 함)에 항소할 수 있다. 미국에는 이러한 법원이 13개가 있다. 이 수준에서 패소 당사자는 미국 대법원에 결정에 대한 항소를 요청할 수 있다.

미국 대법원은 워싱턴 DC에 있으며, 9명의 대법관으로 구성되며 그 중 한 명이 대법원장을 맡고 있다. 모든 연방 판사와 마찬가지로 대법원 판사는 미국 대통령이 지명하고 미 상원의 인준을 받는다.

(3) 판례의 역할

법원은 판결을 내릴 때 유사한 이전 사례가 어떻게 결정되었는지 살펴본다. 유사한 사실이나 법적 문제로 이미 판결된 사건을 판례(precedent)라고 한다. 법원은 이전 판결을 지침으로 해서 현재 사건을 이전 판례에 따라 결정할지, 아니면 과거 결정을 이번 사건에는 적용할 수 없는 이유를 설명하기 위해 판례를 검토하게 될 것이다.

법적 이슈

1) 법적 업무범위 이슈

주 법은 각 전문 의료인의 실무 경계를 정의한다. 이를 해당 전문직의 업무범위(SOP)라고 한다. APRN의 SOP는 각 주의 간호실무법(nurse practice act, NPA)에서 찾을 수 있다. 일반적으로 APRN을 포함한 간호사의 업무범위는 포괄적으로 작성되어 있으며, 특정 직무를 기술하지는 않는다.

APRN의 SOP를 규정하는 주 법은 상당히 다양하다. 18개 주와 컬럼비아 특별구에서는 APRN이 의사의 감독이나 협력에 대한 법적 요구 사항 없이 독립적으로 진료할 수 있도록 허용하고 있다. 다른 주에서는 다양한 수준으로 의사와의 협력을 요구하고 있다. 약을 처방할 수 있는 APRN의 권한도 주 법에 따라 다양하다. 의사와의 협력이 필요한 경우, APRN 중 일부만이 처방이 가능한 경우, 처방할 수 있는 약의 종류가 제한된 경우도 있다. 뉴욕주는 nurse practitioner (NP)가 특정 전문 분야만 처방할 수 있도록 허가하고 있다.

APRN 실무에 대한 제한은 의료서비스 접근을 확대하는데 장애물로 언급된다. 간호의 미래(*The Future of Nursing*)에 대한 의학연구소(Institute of Medicine, IOM) 보고서(Committee on the Robert Wood Johnson Foundation Initiative on the Future of Nursing at the Institute of Medicine, 2011)에는 SOP 장벽을 제거하기 위한 권고안을 포함하면서 "APRN은 교육과 훈련을 받은 것을 최대한 실무에 반영할 수 있어야 한다"라고 선언했다"(p. 278).

2008년에 APRN Consensus 그룹과 전국 간호위원회는 면허, 인증, 자격 및 교육에 대한 *APRN Consensus 모델(Consensus Model for APRN Regulation)*을 발표했다. 이 문서는 APRN 규정의 통일된 모델을 미국의 모든 주에서 채택할 목적으로 제시하였다. 이 모델은 광범위한 간호 전문가 및 전문기관의 승인을 받았다.

2) 법정에서 APRN 관련 판결

1936년, 간호사와 의사 사이의 SOP 문제가 처음으로 문서화된 의견으로 다뤄졌다. 1936년 *Chalmers-Francis v. Nelson* 사건은 의사와 동료의 반대에도 불구하고 간호사가 마취제를 투여한 사건이다. 의사들은 간호사가 마취제를 투여하는 것은 캘리포니아 의료법에 위반되는 것이므로 즉시 중단되어야 한다고 주장했다. 이 사건은 결국 캘리포니아 대법원에서 심리되었다. 재판부는 이 사안을 검토하면서 간호사에 의한 마취제 투여가 주 의료법 내에서 진단 또는 처방에 해당하지 않는다고 결론지었다.

Fein v. Permanente Medical Group (1981) 사건에서, NP가 흉통을 가진 환자를 심근경색이 아닌 근육경련으로 판단한 것은 근무태만이라는 주장이 제기되었다. 재판 결과 그 환자는 약 1백만 달러의 손해 배상을 받았다. 여러 쟁점이 제시되었던 이 사건은 결국 캘리포니아 대법원에 상고되었다. 제기된 쟁점 중 하나는 NP의 전문적 행위가 의사의 진료 기준에 따라 판단되어야 하는지에 대한 것이었다. 법원은 NP의 SOP에는 환자에 대한 진찰 및 진단이 포함되어 있고, NP가 수행한 활동이 의사가 수행하는 활동과 중복되지만 NP의 SOP 내에 있기 때문에 의사가 아닌 NP의 치료 표준이 적용되어야 한다고 판결했다.

Sermchief v. Gonzales (1983) 사건에서, 미주리주 치유 예술 등록위원회는 2명의 간호사를 무면허 의료행위로 기소하고, 5명의 의사를 무면허 의료행위 방조 혐의로 기소하겠다고 위협했다. 이들은 모두 의사가 승인한 표준 처방과 프로토콜을 사용하여 간호사들이 가족 계획, 산부인과 서비스를 수행하는 클리닉에서 일했다. 이 문제를 해결하기 위해, 의료인들은 이사회의 조치를 금지하고 자신들의 행위가 적법하다고 선언하는 가처분 신청을 요청했다. 이 사건은 결국 미주리주 대법원으로 넘어갔고, 대법원은 간호사와 의사의 손을 들어주어 간호사들이 APRN으로서 실무를 수행할 능력이 있음을 인정해주었다. 이러한 결정에 도달하면서, 법원은 주 정부의 전문간호 정의를 재검토했다; 간호사를 위한 SOP가 확대되었고, 이 사건에서 간호사들은 관련 법률에 따라 업무를 수행하고 있음을 언급했다. 이 간호사들의 행동은 주 정부의 간호실무법과 일치했기 때문에, 무면허 의료행위에 해당되지 않는다고 판단했다.

Planned Parenthood v. Vines (1989) 사건은 인디애나주의 항소법원에 의해 판결되었다. 이 사건에서 환자는 NP가 자궁 내 장치(IUD)를 삽입했다며 비영리단체인 가족계획연맹(Planned Parenthood)을 고소했다. 법원이 제기한 문제 중 하나는 NP에게 요구되는 진료 기준이었다. 재판부는 사안을 검토하였고, NP는 전문가이므로 우수한 지식과 기술을 가진 사람으로서 진료 기준을 준수해야 하고, 지식과 기술이 우수한 다른 사람들과 일관된 실무를 수행해야 한다고 결론을 내렸다. 재판에서 전문가 증언은 IUD 삽입에 대한 관리 기준은 간호사와 의사 모두 동일하다고 주장했다. 따라서 NP는 의사와 마찬가지로 동일한

실무를 수행할 때 세심함과 기술을 가지고 IUD를 삽입해야 한다고 판결했다.

Berdyck v. Shinde and HR Magruder Memorial Hospital (1993) 사건은 오하이오주 대법원에서 판결되었다. 이 사건에서 법원은 특정 의료인이 그 기술을 수행하는 것과 무관하게 모든 의료인의 진료 기준은 동일하다고 판결했다. 여기에서 간호사와 의사는 임신중독증 징후와 증상을 인식하는 데 태만하다는 혐의를 받았다. 재판관들이 항소심에서 다룬 문제 중 하나는 환자에 대한 주의 의무였다. 하급심 법원이 병원의 즉결심판 청구를 부인하는 결정을 내리면서, 판사는 의사가 환자에 대한 특정 주의 의무를 받았다고 해서 간호사는 동일한 주의 의무를 면제받는 것은 아님을 언급했다. 법원은 동일한 행위가 간호사와 의사 모두에 대한 실무 표준에 있을 수 있으며, 두 의료전문가 직군은 모두 고객에 대한 각각의 보살핌 의무와 일치하는 방식으로 해당 실무를 완료해야 한다고 보았다.

Berdyck 사건에 대한 오하이오주 대법원의 판결은 *Ali v. Community Health Care Plan, Inc.* (2002) 사건에서도 반복되었다. 원고는 certified nurse-midwife (CNM)를 고용한 Health Maintenance Organization (HMO)을 고소했다. 원고는 자신이 임신 중 부주의한 대우를 받아 아기를 잃게 되었다고 주장했다. 원고는 양수 천자를 받은 지 약 2주 후 전화 통화 중 HMO의 CNM에게 질 분비물이 발생했다고 보고했다. 그녀는 CNM이 그녀에게 의사를 만나도록 지시하지 않았다고 주장했고, CNM은 환자가 보고한 질 분비물의 특성이 양수 손실을 나타내는 것이 아니라고 반박했다. CNM의 문서는 그녀의 입장을 뒷받침했다. 이 사건은 재판에 회부되었고, 판사는 배심원단에게 동일한 상황에서 CNM이 합리적이고 신중하게 실무를 수행 했을지, 즉 표준진료를 적용했는지 대해 판단해달라고 지시했다. 배심원단은 HMO에게 유리한 평결을 내렸다. 원고는 이에 항소했고, 재판관은 배심원들에게 합리적이고 신중한 산부인과 전문의의 실무 기준으로 판단하게 하라고 요청했어야 한다고 주장했다. 원고는 CNM의 진료 기준이 산부인과 의사보다 더 낮은 기준이라고 주장했다. 항소심 재판부는 이에 불복하였고, 법원은 환자가 양수 손실과 일치하는 징후 및 증상을 보고하는 경우 산부인과 환자를 보는 의료인이면 누구든 환자를 돌볼 수 있어야 한다고 판단했다. 재판부가 내린 판결은 확정되었다.

Spine Diagnostics Center of Baton Rouge Inc. v. Louisiana State Board of Nursing (2008) 사건은 certified registered nurse anesthetist (CRNA)가 의사의 지도 감독하에 만성통증 관리를 위해 말초 신경 차단술, 경막외 주사 및 국소마취제 주사와 같은 절차를 수행할 수 있는지에 대한 이슈와 관련해서 루이지애나주 간호위원회(BON)가 CRNA가 수행할 수 있다는 자문 의견(Advisory Opinion)을 발표한 진술에 대한 것이다. 1심 법원은 간호위원회의 자문의견이 CRNA의 업무범위를 새로운 영역으로 확장하는 규정을 구성한다고 판결했다. 마취의사협회는 1심 결정에 대해 항소했다. 항소심 재판부는 간호위원회의 주장은 주 행정 절차법(APA)에 따라서 결정된 사안이 아니라 부적절한 시도이므로, 중재적 통증관리는 "독자적 의료행위"라고 판단하였다. 주 대법원은 사건 심리를 거부해 항소심 판결이 그대로 유지되도록 하였다.

2011년 아이오와 법원은 NP가 fluoroscopy를 감독할 수 있도록 허가한 주 간호위원회와 공중

보건부가 발행한 규칙을 무효화했다. 아이오와주의 의사 단체들은 주 법이 의사의 공식 승인 없이 간호가 의료로 확장하는 것을 금지하고 있기 때문에, 이 규정은 무효라고 주장했다. 법원은 주 법에도 NP가 fluoroscopy를 감독하도록 허가하기 전에 해당 기관이 교육 과정과 안전 기준, 시험을 먼저 수립하도록 규정하고 있다고 판단했다. 간호계는 이 법이 유지되어야 한다고 주장했지만 실패했다(*Iowa Medical Society and Iowa Society of Anesthesiologists v. Iowa Board of Nursing and Iowa Department of Public Health, 2011*).

3) 전문 규율 (Professional Discipline)

BON은 모든 주에서 간호업무를 관장한다. 국민 건강, 안전 및 복지에 위협이 되는 행위로부터 국민을 보호하는 것이 BON의 책임이다. 각 주의 간호실무법(NPA) 또는 규정은 전문 규율에 대한 구체적인 근거를 규정하고 있지만, 일반적으로 비전문적 행위, 중과실, 환자 안전을 위협하는 행위, 비윤리적 행위, 자신의 SOP를 벗어나는 행위를 포함하고 있다(Monarch, 2002).

1980년 APRN이 플로리다주에서 NPA를 위반한 것으로 밝혀져 징계를 받는 사건이 발생했는데, 그것이 *Hernicz v. State of Florida, Department of Professional Regulation* 사건이다. Hernicz APRN은 의사의 감독 없이 두 명의 환자를 치료했다는 혐의로 면허가 정지되었다. 플로리다주의 경우 APRN은 의사와 협력 하에 업무를 하도록 요구되기 때문에 징계 조치가 취해졌다. 이 사건에서 플로리다 항소법원은 NP가 두 명의 환자를 치료할 때 담당 의사가 없었다는 신뢰할 수 있고 실질적인 증거가 제출되었기 때문에 취해진 징계 조치가 적절하다고 결론지었다.

APRN은 주 NPA를 위반한 혐의로 기소되면, 특정 위반 혐의에 대해 고소장에 반드시 통지되어야 한다. 주 APA에 따라 징계 절차가 진행된다. 간호사의 헌법적 권리를 존중하는 방식으로 개별 징계조치 절차가 진행되도록 하는 것은 APA의 규정이다. 특히 우려되는 것은 간호사가 정당한 절차를 밟을 권리이다. 이를 위해서는 간호사가 불만사항에 대응하고 의미 있게 들을 수 있는 기회가 있어야 한다.

징계 절차에 따라 BON은 최종 기관 명령을 내리게 된다. 이 문서는 징계 조치를 설명하고, 밝혀진 사실을 개략적으로 설명하고, 결정을 내리는 데 사용된 법의 결론을 간략하게 설명한다. 징계 조치에는 문책, APRN 면허 정지 또는 취소가 포함될 수 있다. BON이 최종 명령을 내리면 당사자가 그 결정에 항소하기로 선택하지 않는 한 그 문제는 종료된다.

법원은 일반적으로 BON의 판단을 그대로 유지하는 편이지만, BON의 조치를 번복한 사례도 있다. 간호사의 정당한 절차나 기타 헌법상의 권리를 침해하거나 이사회가 법적 권한을 벗어난 행동을 하거나, 필요한 절차를 따르지 않았거나, 법의 오류를 범했거나, 자의적이고 변덕스러운 결정을 내렸다고 판단할 때, 법원은 BON의 조치를 번복하게 된다.

Hogan v. Mississippi Board of Nursing (1984) 사건은 CRNA와 관련된 BON 결정이 법원에서 번복된 사례이다. Hogan은 자신이 일했던 병원에서 마약을 빼돌린 혐의로 미시시피 BON의 조사를 받았다. BON은 청문회를 열어 유죄판결을 내리고, 그녀의 면허를 취소했다. 그

녀는 항소했다. 미시시피 대법원은 BON이 Hogan이 마약을 유용했다고 판단하는 데 잘못된 증거 기준을 적용했다는 것을 발견했다. 위법 행위에 대한 혐의는 일반적으로 BON이 증거의 우위에 의해 혐의를 입증하도록 요구하지만 (피고인이 혐의를 저질렀을 가능성이 높다는 것을 보여줌), 법원은 이 사건에서 면허 취소로 이어지려면 이보다 더 높은 기준(명확하고 설득력 있는 증거)의 혐의가 반드시 입증되어야 한다고 판결했고, Hogan의 경우에는 BON이 이에 합당한 기준을 적용하지 않았다고 판단했다. 따라서 법원은 BON에게 Hogan의 면허를 복원하도록 지시했다.

사기 및 남용

책임(responsibility)과 책임감(accountability)은 APRN이나 다른 전문직 간호사에게 새로운 개념은 아니다. APRN이 의료 분야에서 역할을 확장함에 따라 잠재적인 법적 위험도 커졌다. 과거에는 다른 의료인의 주요 관심사였던 많은 문제가 이제는 APRN에게도 적용되고 있다.

메디케어 제공자로서, APRN은 메디케어 제공자 번호(National Provider Identification, NPI)를 받을 수 있으며, 의료서비스에 대해 메디케어에 직접 청구할 수 있다. 단체와 민간 의료보험의 수가 증가하면서 APRN이 제공자로서 인정을 받고 있다. APRN이 제공자로서 인식됨에 따라 법적 청구 관행에 대한 요구사항을 이해해야 할 책임과 필요성 또한 증가하였다.

연방 및 주 정부는 모든 의료 제공자에 의한 사기 및 남용 관행에 대해 집중적으로 조사하고 있다. 정부 기관은 사기와 남용을 조사하고 기소하는 데 점점 더 많은 자원을 집중하고 있다. 독립적으로 책임을 지는 전문가로서, APRN은 메디케어, 메디케이드 및 기타 건강관리 프로그램 및 계획에 따라 제공자로서 기대되는 것이 무엇인지 이해하는 것이 좋다. 대부분의 다른 법률 분야와 마찬가지로 이 경우 법률에 대한 무지가 위반의 변명이 될 수는 없다. 관행적으로 청구 직원이나 외부 청구 전문가를 활용했다는 사실이 제공자가 자신의 이름과 NPI로 제출된 청구 및 문서에 대해 잘 모른다는 변명이 될 수 없고, 이에 대해 책임을 져야 한다.

APRN은 상환법과 위반을 피하기 위해 무엇을 해야 하는지에 대해 어느 정도 숙지할 필요가 있다. 사기 및 남용법을 위반하는 것으로 간주될 수 있는 예로는 환자에게 실제로 제공되지 않은 서비스에 대한 청구, 환자의 진단을 허위로 표시하는 것(지불을 정당화하거나 지불 금액을 늘리기 위해 거짓 또는 더 심각한 진단을 제공하는 것), 제공된 서비스를 허위로 표시(환자에게 실제로 제공된 것보다 더 복잡하거나 집중적인 서비스에 대한 청구), 제공된 서비스의 의학적 필요성을 허위로 표시, 지불 요건이 충족되지 않은 상황에서 서비스에 대한 청구 등이다.

연방정부와 많은 주 정부는 수년 동안 사기 및 남용과 관련된 조사 및 집행 활동을 강화해 왔다. ACA는 100만 달러 이상의 손실과 관련된 의료 사기에 대한 연방 선고 지침을 강화하고, CMS, HHS 감찰실(Office of Inspector General, OIG) 및 법무부 간의 조정을 강화했고, 민간보험 남용에 대한 감독도 강화했다. 이는 사기 및 남용 집행에 할당된 자원을 확대하고 사기 및 남용법의 추가 확대를 위한 발판을 마련했다.

(1) 위험 평가 및 사기 및 남용 방지

APRN은 자체 실무, 의사 기반 실무, 병원 기반 실무이든 간에, 서비스 청구에 관한 해당 법률의 준수를 보장하기 위한 프로그램을 알고 있어야 한다. APRN은 "우리는 항상 이런 방식으로 해왔기" 때문에 일정 기간 동안 시행된 청구 관행이 괜찮을 것이라고 가정해서는 안 된다. 집행 기관은 일반적으로 일회성이거나 우발적인 사건보다 시간이 지남에 따라 부적절하고 불법적인 청구 관행의 패턴에 더 신경을 쓴다.

미국 보건복지부와 법무부가 공동 이니셔티브인 HEAT(Health Care Fraud Prevention and Enforcement Action Team)에는 규정 준수를 장려하고 제공자에게 사기 및 남용을 방지하는 방법에 대해 조언하는 제공자 준수 교육 이니셔티브를 포함한다. 이 이니셔티브의 일환으로 교육용 비디오 및 팟캐스트를 비롯한 여러 리소스가 개발되었다. 이는 http://oig.hhs.gov/compliance/provider-compliance-training/index.asp에서 액세스할 수 있다. 또한, 보건복지부 감찰실(DHHS OIG) 웹 사이트(http://www.oig.hhs.gov)에는 쉽게 접근할 수 있는 자문 의견 및 규정 준수 지침 리소스가 포함되어 있다.

청구, 코딩 및 지불 정책은 복잡하다. 대부분의 APRN은 이 분야의 전문가는 아니지만 코딩, 청구 및 지불에 대한 일반적인 이해를 가지고 있어야 한다. 대부분의 경우 청구 전문가(실무에 고용된 전문가 또는 외부 컨설턴트)와 협력하는 것이 좋다. 그러나 APRN은 정확성을 보장하기 위해 이러한 전문가와 협력할 수 있는 충분한 지식이 있어야 한다.

APRN이 주의해야 하는 영역은 "사례-청구서(incident-to billing)" 영역이다. 메디케어 파트 B는 처음부터 "의사 서비스"뿐만 아니라 의사 서비스에 부수적으로 제공된 서비스 및 소모품에 대해서도 비용을 지불해 왔다(CMS, 2011). 무엇보다도, 이는 APRN뿐만 아니라 간호사, 의료 보조원 및 기타 사무직과 같은 다른 직원이 제공한 서비스에 대해서도 진료비로 청구할 수 있다. 수년 동안 APRN이 제공한 서비스에 대해 메디케어에서 혜택을 받을 수 있는 유일한 방법이었다. APRN이 적절한 서비스에 대해 메디케어 상환을 획득함에 따라 점점 더 많은 APRN이 자신들이 제공한 서비스에 대해 메디케어에 직접 청구하고 있다. 그러나 많은 사례에서 APRN의 서비스에 대해 사례 서비스(incident service)로 청구하고 있다. NP 또는 clinical nurse specialist (CNS)의 서비스(자신의 이름 및 NPI로)에 대해 메디케어에 직접 청구하는 경우 메디케어는 해당 서비스에 대해 의사에게 지불하는 금액의 85%를 상환해준다(CNM의 서비스는 2011년 1월 1일 현재 의사 요율의 100%로 지불되고 있다). 사례 서비스는 의사의 이름과 번호로 청구되며 마치 의사가 서비스를 수행하는 것처럼 의사 요율의 100%로 지불된다. 따라서 APRN을 고용하는 많은 의사들이 사례 청구서를 사용해 금전적 인센티브를 얻는다.

그러나 사례 청구서는 몇 가지 요구 사항을 수반한다(CMS, 2011). 의사가 환자의 치료 과정을 시작해야 하며, 치료 과정에 대한 의사의 지속적이고 적극적인 참여와 관리를 반영할 만큼 자주 후속 서비스를 제공해야 한다. 서비스는 의사의 직접적인 감독 하에 제공되어야 한다. 의사는 사무실에 상주하고 있어야 하며, APRN이 환자에게 서비스를 제공하는 동안 즉시 도움과 지시를 제공할 수 있어야 한다. APRN은 고용인(employee)이어야 하고, 직원을 임대하거나, 의사나 의사와 계약한 법인과 독립적으로 계약되어야 한다(예를 들어, APRN과 의사는 모두 동일한 클리닉 또는 의료시스템의 직원일 수 있다).

이러한 요구사항은 사례 지불(incident-to payment)이 독립적인 치료 제공자에게 지불하기 위한 메커니즘이 아니라 사무실 직원이 제공한 서비스에 대해 의사에게 상환하는 방법으로 설계되었다는 점이다. 사례-청구서 청구는 APRN이 메디케어 제공자로 인식되기까지 오랜 시간이 소요된다. 또한 APRN의 이름과 NPI로 청구된 APRN 서비스에는 이러한 조건이 아예 적용되지도 않는다.

APRN이 제공하는 서비스에 대해 사례-청구서로 진행하는 경우 서비스에 대한 부정확한 청구 가능성이 높아진다. 원내에 의사가 있고 항시 대기하고 있는가? 아니면 병원 회진 중이거나 사무실에 의사가 없을 때 APRN이 의사를 대신할 수 있는가? APRN이 신환을 볼 시간이 있는가? 기존 환자가 새로운 건강 문제로 APRN을 볼 때가 있는가? 실무가 사례-청구서에 대한 모든 조건에 부합한다면, 그러한 준수사항에 대한 세부 정보가 적절하게 문서화되어 있는가?

특히, APRN서비스에 대한 사례-청구서에 내재된 제한 및 위험 외에도, APRN이 제공한 서비스를 보이지 않게 만든다. 즉, 이러한 서비스는 APRN이 아닌 의사가 제공한 것으로 메디케어 데이터에 반영된다.

독점 금지법

독점 금지법은 의료 전문가의 실무에 중요한 영향을 미칠 수 있는 또 다른 법률영역이다. 최초의 연방 독점 금지법인 셔먼(Sherman)법은 1890년에 제정되었고, 그 뒤를 이어 1914년에는 클레이튼(Clayton)법과 연방거래위원회법이 제정되었다. 의회가 이러한 법안을 제정한 목적은 "생산 제한, 가격 인상 또는 다른 방법으로 상품과 서비스 구매자나 소비자에게 손해를 입혀 시장을 통제하는" 등의 기업 관행과 거래에 대항하여 자유 경쟁을 보장하고자 함이다(*Apex Hosiery Co. v. Leader*, 1940). 경쟁자들이 다른 사람의 경쟁을 억제하기 위해 협력하게 되면, 소비자들은 자유무역경제의 이점을 박탈당하게 된다. 독점은 가격을 낮추고 품질을 향상시키려는 동기를 제거한다. 19세기 말에 대기업이 수행한 경제 시장 분할, 최저가격 담합, 다른 경쟁자 불매운동 등과 같은 일부 활동은 본질적으로 소비자에게 해를 끼치는 것으로 간주되었다. 철강 및 석유 같은 산업에서 "강도 남작(robber baron)[1)]"에 대한 포퓰리즘적 반응의 일환으로 독점 금지법은 미국이 이전에 알고 있던 자유 기업제도를 되찾기 위한 노력이었다. 예를 들어, 셔먼법을 설명할 때, 미국 대법원은 이 법이 "자유롭고 제한 없는 경쟁을 무역의 규칙으로 보존하는 것을 목표로 하는 포괄적인 경제적 자유헌장으로 고안되었다. 그것은 경쟁 세력에게 억압당하지 않는 상호작용이 우리의 경제적 자원, 최저가격, 최고품질 및 최고의 물질적 진보를 산출하는 동시에 우리의 민주주의, 정치, 사회 기관들의 보존에 도움이 되는 환경을 제공한다는 전제에 기초한다."라고 언급했다(*Northern Pacific Railway Co. v. United States*, 1958).

1) 19세기 미국에서 되살아난 과점 또는 불공정한 사업관행을 추구한 직접적인 결과로 각각의 산업을 지배하여 막대한 재산을 축적한 사업가와 은행가를 가르키는 경멸적인 의미의 용어(위키백과)

미국 법무부와 연방거래위원회(Federal Trade Commission, FTC)는 이러한 독점 금지법에 대한 연방 집행 책임을 공유한다. 또한 주 검찰총장 및 민간 당사자도 이러한 법률에 따라 소송을 제기할 수 있다. 대부분의 주에는 일반적으로 연방법과 유사한 조항이 있는 자체 독점 금지법이 있다.

독점 금지법은 폭넓게 작성되어 있다. 이러한 법률의 적용은 수십 년에 걸쳐 사법적 해석에 의해 형성되었다. 가격 담합, 집단 보이콧, 시장 배분(경쟁사 간에 시장 분할)과 같은 일부 활동은 그 자체로 위반으로 간주된다. 즉, 경쟁자가 이러한 활동 중 하나에 관여한 것으로 확인되면 법원은 경쟁에 해를 끼치거나 소비자에게 피해를 입혔는지, 어떻게 입혔는지 등 반경쟁적 효과에 대해 묻지 않고 위반으로 간주한다는 뜻이다. 다른 활동은 이성의 법칙에 따라 분석된다. 이러한 접근방식에 따르면 법원은 반경쟁적 효과에 대한 협정의 사전 경쟁적 효과를 저울질하면서 경쟁 제한에 대한 주장을 분석한다(Marsh, 2010). 이는 법원이 관련 산업, 제약 이력과 목적, 관련 시장, 해당 시장에 존재하는 모든 특수 상황을 주의 깊게 조사한다는 것을 의미한다(*United States v. Topco Associates*, 1972). 이 표준을 충족하는 것은 그 자체로 위반으로 간주되는 활동에 필요한 분석보다 훨씬 더 복잡하고 비용이 많이 들고 시간이 많이 소요되는 분석이다.

수년 동안 법원은 독점 금지법이 전문가들의 활동에는 적용할 수 없는 것으로 여겨왔다. 법과 의학과 같은 "전문직"은 일반적으로 반경쟁적 행위에 대한 우려가 있는 다른 비즈니스와는 다르다고 여겼다. 그러나 1975년 *Goldfarb v. Virginia State Bar* 사건에서 미국 대법원은 변호사 최저 수임료를 셔먼법 위반으로 판결하면서, 법이 직업이기 때문에 면제된다는 피고 변호사협회의 주장을 기각했다. 그 후, 미국 대법원은 *Arizona v. Maricopa County Medical Society* (1982)에서 의학에 대한 독점 금지법 적용을 명시했다. 이 경우, 지역 의사들은 청구할 수 있는 최대 수수료를 합의했는데, 이러한 행위는 가격 담합이며 의료서비스가 독점 금지법 적용 범위가 아니라는 믿음을 효과적으로 제거했음을 나타낸다.

Wilk v. American Medical Association (1990) 사건에서, 미국의학협회(AMA)가 척추지압사(chiropractor)에 대한 보이콧에 관여한 것으로 밝혀졌다. AMA의 윤리강령은 의사가 비과학적 실무자와 관계를 맺는 것을 비윤리적이라고 선언했으며, 나중에 척추지압치료는 과학적 근거가 부족하다고 판단했다. 이러한 결정으로 환자를 척추지압사에게 의뢰하거나 척추지압사의 추천을 받거나 척추지압 학교에서 가르치는 의사는 윤리적 위반을 저지를 수 있다고 선언하였다. 척추지압사들은 AMA가 불법적인 보이콧을 통해 지압치료를 없애려 한다며 AMA를 고소했다. 미국의 일곱 번째 순회 항소법원은 결국 이 AMA 정책이 사실상 셔먼법을 위반한 것이라고 판결했다.

2010년 연방거래위원회(FTC)는 치위생사가 쇼핑몰 키오스크와 미용실에서 독립적으로 치아 미백 서비스를 제공하는 것을 막기 위해 노스캐롤라이나 치과 검사위원회(North Carolina Board of Dental Examiners)에 대해 행정 고발장을 제출했다. 위원회는 위생사가 승인되지 않은 치과 진료를 하고 있다고 비난하면서 위생사들과 쇼핑몰 운영자들에게 중단 서한을 발행했고, 위생사들은 치아 미백 서비스 제공을 중단했다. FTC는 이사회(대부분 위원이 주의 치과의사에 의해 선출된 개업 치과의사들)가 연방거래위원회법을 위반하는 반경쟁 활동에 참여했다고 기소했다. FTC는 그들의 활동이 경쟁자들을 시장에서 몰아내기 위한 것이라고 주장했다. 이사회는 국가기관으로서 독점 금지법의 영향을 받지 않는다고 주장했다. FTC 조사 결과에 대한 이의 제기는 결국 연방 대법원에 이르렀고, 대법원은 FTC의 손을 들어 이사회의 활동이 국가에 의해 적극적으로 감독을 받아야만 면책특권을 가질 수 있다고 판단했다. 법원은 이 사건에서 이사회 구성원들이 경쟁을 억누르는 행위를 했다고 판단했다(*North Carolina State Board of Dental Examiners v. Federal Trade Commission*, No. 15–534, 547 US ___, 2015). 몇몇 간호단체들은 이 판결이 "교육과 훈련을 최대한 활용하려는 APRN들의 노력을 강화시킬 수 있다"며 환영했다(Robert Wood Johnson Foundation, 2015).

APRN과 관련된 몇 안되는 독점 금지 사건 중 하나로 CNM 그룹이 병원, 의사 소유의 보험회사 및 여러 의사를 상대로 소송을 제기한 사건이 있다. CNM은 피고인들이 병원 특권을 획득하는 것을 방지하기 위해 공동 행동에 나섰고, 의사의 감독을 요구했으며, 그들의 협력 의사가 책임보험에 가입할 수 있는 능력을 방해했다고 기소했다. 그들의 번창하던 사업장은 결국 폐쇄될 수밖에 없었다. 결국 CNM은 피고 중 일부를 상대로 합의금을 얻어냈고, 제6순회 항소법원은 나머지 피고에 대해 판결을 내렸다(*Nurse Midwifery Asso- ciates v. Hibbett*, 1990).

Oltz v. St. Peter's Community Hospital (1994) 사건에서, 제9순회 항소법원은 경쟁 마취가 의사단체가 같은 병원과 전속계약을 맺은 후 계약이 취소된 마취간호사가 제기한 사건을 조사했다. 몬태나주의 시골 지역에 위치한 이 병원은 해당 지역에서 제공되는 수술 서비스의 84%를 제공했다. 마취과 의사들은 마취 비용이 더 저렴하고 현지 외과의사와 좋은 관계를 누리고 있는 마취간호사 Oltz와 경쟁하고 싶지 않았다. 병원은 Oltz와의 계약을 취소한 후, 그는 사실상 폐업했고 적절한 일자리를 찾기 위해 이주해야 했다. Oltz는 마취과 의사와 병원을 고소하고 그들의 행동이 셔먼법 위반이라고 주장했다. 제9순회 항소법원은 Oltz가 병원과 의사들이 그를 경쟁자로서 제거하기 위해 공모했다는 그의 주장을 뒷받침할 충분한 증거를 제시했다고 판단하여 그에게 승소 판결을 내렸다.

1) 경쟁 촉진

경쟁을 방해하는 모든 행위가 독점 금지법 위반이 되는 것은 아니다. FTC는 제안된 법률이나 규정의 경쟁이 가지는 잠재적 영향에 대한 분석 및 조언을 제공하기도 한다. 예를 들어, 2010년에 FTC의 정책 기획실, 경제국 및 경쟁국의 직원은 "제한된 서비스 클리닉"(예: 소매 클리닉[retail clinics])을 통제하는 켄터키 주의 규칙이 그곳에서 개업하는 의료인의 활동을 부당하게 제한하여 잠재적으로 의료서비스를 방해할 가능성이 있다고 조언하는 서한을 발행했다(DeSanti, Farrell, & Feinstein, 2010). FTC는 또한 앞서 설명한 노스캐롤라이나 치과 검사위원회 활동을 조사한 결과처럼 실무가 반경쟁적이라고 판단되는 경우 행정 고발에 나설 수도 있다.

2011년 보고서에서 간호의 미래에 관한 IOM 위원회는 FTC의 이러한 의견과 조치에 주목했다. 위원회는 APRN이 교육 및 훈련을 최대한 실무에 활용할 수 있도록 업무범위(SOP) 장벽을 제거하라는 권고의 일환으로 FTC와 법무부의 독점금지부가 "APRN에 관한 기존 및 제안된 주 규정을 검토하여 대중의 건강과 안전에 기여하지 않으면서 반경쟁 효과가 있는 간호사를 식별해야 한다. 과도하게 제한적인 규정을 가지고 있는 주에서는 APRN이 자격이 있는 간호사는 모든 상황에서 환자에게 진료를 제공할 수 있도록 해당 규정을 개정하도록 촉구해야 한다"고 제안했다 (Committee on the Robert Wood Johnson Foundation Initiative on the Future of Nursing at the Institute of Medicine, 2010, p. 279).

결 론

법률, 규정, 법원 결정 및 기타 공공 정책 분야는 계속해서 의료 및 간호에 영향을 미치고 있다. APRN은 법이 그들에게 어떤 영향을 미치는지 아는 것만큼이나, 현재와 미래의 법을 형성하는 데 중요한 역할을 하고 있다는 것도 알고 있어야 한다. 간호나 APRN을 대표하는 조직은 상급간호실무 서비스를 포함하여 건강 관리에 대한 접근을 확대할 수 있는 정책을 옹호하는 데 중요한 역할을 한다. APRN이 교육과 훈련 받은 모든 것을 실무에서 할 수 있어야 한다는 IOM 보고서의 권고에 의해 입증된 바와 같이, 간호 그룹은 물론 광범위한 의료계 리더 그룹에서도 인정하듯이 보건 개혁의 목표를 달성하는 데 간호는 핵심적이다. 전문간호사는 교육과 훈련, 광범위한 파트너 및 제휴 업체와의 협력 증대를 통해서 법률 및 법률 규제 환경을 형성하고, 보건의료분야에서 역할을 극대화하고 있으며, 소비자가 꼭 필요한 서비스에 액세스할 수 있도록 하는 기회를 만들어가고 있다.

제 29 장

의료 과실과 전문간호사

Carolyn T. Torre

학습 목표

이 장의 결과로 기대되는 학습 결과

- 전문간호사와 관련된 법적 위험성을 설명할 수 있다.
- 의료 개혁 및 완전한 진료 권한이 환자에게 미치는 영향을 이해한다.
- 전문간호사와 의사의 의료 과실 및 불리한 조치에 대해 주마다 어떻게 다른지 비교할 수 있다.
- 의료 과실 소송의 추세를 설명할 수 있다.
- 소송 당하는 분야의 특성과 그 이유를 이해한다.
- 불법 행위 개혁의 대안으로서 의사소통 및 문제해결 프로그램을 평가할 수 있다.
- 독립 진료와 협력 진료 간의 의료 과실 책임의 위험성을 비교하고 대조할 수 있다.
- 의료 과실 보험의 정책과 조항을 신중히 평가할 수 있다.
- 소송이 제기되었을 때 취할 조치를 설명할 수 있다.
- 재판이 진행될 경우 취해야 할 조치와 예상되는 가능한 결과를 표현할 수 있다.
- 의료 과실과 소송 청구의 위험을 줄이기 위한 전략(전문적 실무 역량, 의사 소통, 문서화, 연방 법과 주 법, 최신 의료 과실 보험)을 설명할 수 있다.

서 론

전문의료인을 위한 의료 과실 법적 책임 보험에 가입하는 것은 APN(Advanced Practice Nurse)에게 필수적이 되었는데, 그 이유는 APN의 자율성과 임상에서의 의사 결정권이 증가되었고, 복잡한 치료와 약물 처방에 관한 독립적인 진료가 이루어짐에 따라 의료 과실로 고소될 위험이 증가되었기 때문이다. 이 장의 목적은 미국 APN의 법적 책임, 현재 의료 관행 및 의료 소송 절차에 대한 개요, 의료 과실과 소송과 관련된 위험 요인, 의료 과실 책임 보험의 가용성 및 보험 비용에 영향을 미치는 위험요인에 대한 몇 가지 기본 정보를 제공하는 것이다. 마지막으로 이 장에서는 APN이 의료 과실로 소송을 당할 위험을 최소화하기 위해 취할 수 있는 다음의 전략들을 논한다. (a) 현재의 임상 기술과 지식을 유지하는 것, (b) 치료 방법의 선택과 관련, 환자와 명확하게 의사 소통하고 사전 동의를 보장하는 것, (c) 진단 및 치료 조치, 처치를 행하거나 행하지 않는 명확하고 타당한 이유를 문서화하고 치료에 대한 환자의 반응을 기록하는 것, (d) 상담 및 협진 의뢰의 필요성, 의뢰 시기 적절성의 중요성을 인식하는 것, (e) 상급간호실무의 일부가 된, 다른 의료진과 최적의 관계 및 전문 및 비즈니스 관계를 육성하는 것, (f) APN 업무에 적용되는 주 및 연방법을 알고 준수하는 것.

APN을 포함한 모든 간호사는 개인 의료 과실 보험에 가입해야 한다. 개인 의료 과실 책임 보험은 간호사가 근무지에서 제공하는 간호 행위뿐만 아니라 이웃이나 친구와 같은, 병원 밖 다른 사람에게 제공할 수 있는 간호에 대해서도 보상이 적용된다. 뿐만 아니라, 주 간호위원회의 면허 조치에 대한 보호를 제공하며, 이는 면허가 활성(active) 상태가 아니면 절대 일할 수 없는 간호사에게 매우 중요하다(Pohlman, 2015). 많은 간호사가 자신의 이익을 추구하여, 특정 간호사를 적극적으로 옹호하지 않을 수 있다. 또한, 고용주 및 고용된 시설의 정책은 간호위원회에 대한 보고 의무와 관련된 면허 보호 조치에 대해 간호사를 보호하지 않을 수 있다. 환자 또는 그 가족으로부터 의료 과실 소송이 청구된 간호사가 자신의 개인 의료 과실 책임 보험에 가입하지 않은 경우, 특히 재판에 가지 않기 위해 합의를 결정하거나 유죄 판결을 받는 경우 재정적 지급 불능의 위험이 있을 수 있다. 잘 가입한 의료 과실 책임 보험은 이러한 위험에 대한 보호책이 될 수 있다.

패러다임의 전환: 진화하는 보건 의료 환경에서의 APN

환자보호 및 부담적정보험법(일명, 오바마케어)의 시행과 관련된 의료보험 보장 전환과 관련한 2013년에서 2015년 사이의 연구 중 한 조사 연구는 1천6백9십만 미국인이 새롭게 의료보험을 가입했음을 밝혔다. 가입한 대부분의 보험은 고용주가 가입한 보험을 통해서 였지만, 메디케이드, 연방 및 주 시장, 비시장 개별 보험, 메디케어 및 군인 보험과 같은 다른 보험들을 통한 보험 적용도 이루어져서, 의료보험이 없는 미국인의 수는 4천2백7십만명에서 2천5백8십만명으로 감소했다(Carman, Eibner, & Paddock, 2015). 오바마케어의 시행으로 가장 현격한 보험 가입 증가를 보인 부류는 가난한 소수민족, 특히 히스패닉과 흑인, 인디언 원주민 및 합법적 이민자들이었다(Tavernise & Gebeloff, 2016). 이러한 의료보험 개혁에도 불구하고 미국 남부와 남서부의 여러 주에는 메디케이드 소외 군(메디케이드를 받을 만큼 가난하지는 않지만 보험 시장에 나와있는 사적 보험에 대한 세액 공제를 받기에는 너무 가난한)이 보험에 가입하지 못한 채 거주하고 있다(Bui & Sanger-Katz, 2015; Garfield & Damico, 2016).

최근 일차 예방 진료에 대해 의료 제공자에게 보상을 해주는 오바마케어 조항이 발효되면서, 보험에 가입한 미국인 수의 상승, 인구 증가, 그리고 65세 이상 인구 급증으로 인한 일차 진료 제공자에 대한 수요가 증가했다. 이런 수요에 대한 공급 부족 현상은 의료서비스가 부족한 지역,

시골 지역, 빈곤한 도시 지역에서 특히 심하다. 가정의, 인턴, 소아과의 등 일차 진료 의사는 전통적으로 가장 많은 수의 일차 진료 제공자였지만 이런 흐름은 꾸준히 변화되어, 최근 일차 진료를 전공하려는 미국 의대생의 감소와 관련된다(Bodenheimer & Pham, 2010). 2015년의 일차 진료 지망자는 11.6% 뿐이었는데, 이는 2014년의 12%나 감소한 수치이다(Pohl, Barksdale, & Werner, 2015). 2013년 보건 자원 및 서비스국에서 발표한 일차 진료 종사자의 수급 현황에 따르면, 2008년 이후 처음 시작된 일차 진료의 부족 현상은, 2020년까지 20,400명의 일차 진료 의사가 부족할 것으로 예측되었다. 하지만 이 예측에서 NP(nurse practitioner)와 PA(physician assistant)가 일차 진료 제공자의 범주에 포함되었을 경우, 일차 진료 제공자의 예상 부족 치는 6,400명으로 감소되었다(HRSA, 2013). 수요가 급증하는 국가 인력을 강화하기 위하여, 법적으로 의사의 감독, 협조 또는 관리가 없는, 진료 전권*(full practice authority)*을 가진 APN의 고용 가치를 강조하는 연구들이 급증했다(Traczynski & Udalova, 2013; Weinberg & Kallerman, 2014). 한 연구는 "의사의 감독이나 관리 없이 NP에게 환자 진료와 약 처방을 허용함으로써 보다 많은 사람들이 의료서비스를 받을 수 있고, 이는 응급실의 이용을 줄일 수 있다"(Weinberg & Kallerman, 2014, p. 32)고 밝혔다. 또한, 일차 진료를 시행한 NP와 일차 진료 의사의 환자 진료 패턴을 비교한 최근 설문 조사에 따르면, 메디케이드 환자를 받고, 취약 계층을 위한 도시나 시골 환경에 고용되어 근무할 가능성이 의사보다 NP가 더 높았다(Buerhaus et al, 2015).

대부분의 미국 주에서 APN이라 함은 NP(nurse practitioner), CNS(clinical nurse specialist), NA(nurse anesthetist), CNM(certified nurse midwife)을 포함한다(즉, 이 장에서 physician assistant는 APN의 범주에 들어가지 않았다_역자 주). 산과, 마취과, 소아과와 같은 특수 진료 분야는 다른 분야보다 더 위험하기 때문에 의료 과실과 관련된 자료를 검토할 때 어떤 분야 APN이 포함되었는지 살펴보는 것이 중요하다. 모든 연령대의 일차 진료, 특수 진료 및 응급 진료 수요를 감당하기 위해서 고안된 APN 교육 프로그램은 석사 및 박사 수준의 교육이며, 공인 간호사(RN)를 대상으로 각 전문 분야의 교육을 시작한다. APN은 연방 공인 의료 센터, 개인 병원, 사무실, 요양원, 교도소, 학교, 대학 보건소, 병원, 환자의 집 등 다양한 진료 환경에서, 그리고 간호대학의 강사로서, 정부 부서와 비영리 단체에서 주와 연방 단위의 정책입안자로서 근무하게 된다. 일차 진료 환경에서 NP와 의사의 협업에 대한 인식을 비교한 연구에서 NP의 80.9%가 의사와 협업한다고 응답한 반면, 41.4%의 의사만 NP와 협업한다고 응답했다(Donelan & colleagues, 2013).

2016년까지 21개 주와 컬럼비아 구에서 APN 관련 법령에 의사의 감독, 협약, 협업 협약, 또는 합동 규약에 대한 요구 사항을 법률적으로 제거함으로써 APN의 진료 전권이 달성되었다(AANP, 2016). 뉴저지 주 간호사연합에서 발행한 백서는 일차 진료 및 전문 진료 제공자로서 APN의 효용성을 높이기 위해 주에서 APN에 대한 법률적, 규제 및 업무 장벽이 제거 되어야 할 필요성을 설명한다(Torre & Drake, 2014; Torre, Joel, 및 Aughenbaugh, 2009). 2011년 미국의학연구소가 발간한 보고서는 APN에 의해 제공되는 의료서비스의 효율성 및 양질의 간호를 강조하면서, APN의 역량 함양, 교육 및 진료와 관련된 법률적, 규제 및 보험 장벽이 허물어져야 한다고 주장한다(IOM, 2011). 이 보고서의 주 저자들이 쓴 관련 논문에서는 국가의 일차 진료 제공자 부족을 해결하기에 전문간호사가 중요하다고 주장하면서, "APN의 진료에 더 많은 제약을 부과하는 주가 제약이 덜한 주의 APN보다 더 안전하고 향상된 간호를 제공한다거나, 덜 제약적인 주에서 의사 역할이 변화 또는 약화되었다는 근거 자료는 없다"는 결론을 내렸다(Fairman et al, 2011, p. 194). APN의 수가 지급은 메디케어와 메디케이드 등 미 연방정부와 주 단위 모두에서, 유나이티드 헬스케어와 옥스포드 등 여러 사보험 회사에서, 그리고 여러 건강관리기관과 관리의료기관에서 직접 관리하고 있다. 그러나 오래된 메디케어 법률과 보험회사의 정책은 APN에 대한 수가 지급의 여부, 방법, 수준에 관해 심각한 제약을 부과할 수 있고, 실제로 부과하고 있다. 진료 전권이 없는 주에서 APN에 의한 진료나 처치에 대한 수가 지급 유무, 또는 사보험 회사로부터 수가 지급이 이루어지는가의 여부는 종종 협업 또는 감독 의사가 수가 지급 유자격자인지 여부에 따라 달라진다. 협업 또는 감독 의사가 해당 주에서 이사하거나, 진료 면허를 상실하거나, 사망하는 경우, 협업 중이던 전문간호사는 환자를 보거나 진료를 제공할 수 없다(Torre & Drake, 2014). APN의 진료 전권 제한 및 독립적 수가 지급의 부정은 모두 의료 소비자의 접근 감소 및 의료비용 증가와 관련된다(Weinberg & Kallerman, 2014).

증가하는 보험 가입자에게 더 많은 APN이 일차 진료 및 전문 의료 제공자의 역할을 하게 됨으로써, APN의 책임과 위험성의 증가는 예상되는 바이다. 최선의 수비는 최고의 공격이기 때문에, APN은 일관된 보호를 보장하는 의료 과실 책임 보험에 가입하는 등 효과적인 위험 관리 전략에 능동적이고 지속적으로 참여해야 한다.

상급간호실무의 위험성

APN은 최소 다음의 3가지 유형의 위험에 노출되는 것은 피해야 한다. (1) 의료 과실 소송의 판결이나 합의 조건에 따른 금전 문제, (2) 해당 주 기관 또는 사립 기관에 의한 면허 교부나 인증 상실 문제, (3) 의료 사기나 남용으로 민형사상 제재를 받거나 연방 의료 프로그램에서 배제 되는 경우에 직면하지 않도록 항상 주의해야 한다.

1) 민사 소송

첫 번째 유형의 노출은 APN의 의료 과실에 대한 책임이다. 의료 과실이란 "상해, 상실 또는 손해를 초래하는 전문적 기술의 실패"이다. 과실 청구는 환자(원고)가 다음의 4가지, (1) 고객-직업인(진료 의무) 관계의 존재, (2) 유사 상황에서의 전문적 업무에 있어 적절한 표준 진료 미만의 행위, (3) 의료인의 치료 표준의 준수 실패와 환자의 피해 사이의 인과관계, (4) 환자의 실제 상해를 증명하도록 한다(Buppert, 2015, p. 286).

의료 과실에는 추적 치료의 불충분, 필요한 의뢰의 불충분, 필수 정보 공개의 불충분, 필수 치료 제공의 불충분 등이 포함된다(Buppert, 2015). 적절한 표준 치료가 시행되지 않고 환자의 피해를 초래한 경우, 환자나 환자 가족에게 보상해야 할 금전적 노출이 발생한다. 이 노출은 대부분의 의료 과실 책임 보험에 의해 보장되는 전형적인 위험이다.

2) 면허 교부 또는 주 인증 취소의 위험

전문 진료를 관리하는 주 법률 또는 규정의 위반으로 발생하는 또 다른 유형의 직간접적 재정 노출이 있다. 약물 남용, 사기, 비전문적 행위, 지속적 전문 교육 요건 충족 불이행, 만기일 전 주 면허 갱신 불이행, 필수적으로 요구되는 감독 의사와의 문서화된 협업 합의서 작성 또는 합동 규약의 보유 불이행 등이 주 간호위원회에 의해 전문간호사의 면허 교부 제재나 APN의 인증 상실을 초래할 수 있는 경우 들이다. 이들 유형의 위험은 전문 책임 보험 정책에 의해 보장받을 수도 있고, 그렇지 않을 수도 있다. 현명한 APN이라면 보장받는 것을 확실히 확인해야 한다.

3) 연방 의료 프로그램 배제

다른 유형의 법적 위험은 APN의 서비스에 대하여 직접 수가 지급을 제공하는 연방 의료 프로그램에 대한 법률이나 규정의 준수 위반이다(Buppert, 2015). 처벌은 형사 및 민사 모두일 수 있다. 사기에 대한 유죄 선고는 유죄 간호사의 면허에 관한 적절한 조치를 위해 법원에서 주 간호위원회에 공지된다(국무국, 2004). 의료제공자가 특정 법률을 위반한 경우, 이들 법률 위반에 대한 최고의 민사 형벌은 미국 보건사회복지부 장관의 권한에 기반하여 의료제공자가 모든 연방 의료 프로그램의 지불에 대한 수취를 금지하는, 연방 의료 프로그램에서의 배제이다. 이런 위험은 전형적인 전문가 책임 보험 정책에 의해 일반적으로 보장되지 않는다. 나아가, 연방 의료 프로그램에 참여하는 병원, 건강 관리 기관, 가정 간호 기관, 요양 기관, 개인 병원, 그룹 진료, 등등 거의 모든 기관 및 개인 의료 진료 제공자들은 의료 사기와 관련된 이를 고용하면, 자신들도 연방 수가 수취 상실의 위험에 처하게 되기 때문에, 연방 의료 프로그램에서 배제된 APN을 고용하는 것은 금지된다. 그러므로, 연방 의료 프로그램에서 배제 된다는 것은 거의 대부분의 경우 APN으로서의 경력이 종료되는 사건임을 뜻한다.

법률 및 규제의 위험에 대한 철저한 토론은 본 장의 범주를 벗어나지만, APN은 응당 자신의 진료, 수가 지급을 관리하는 법률을 인식해야 하고, 이와 관련된 법률 준수를 확실히 하기 위한 행동을 개발하고, 이들 법률과 규제를 지키지 않았을 때의 위험을 인지해야 하며, 이러한 종류의 위험 노출 방지 전략을 사용하여 자신의 경력을 관리하고 이들 위험을 최소화하여야 한다(Buppert, 2015; Infante, 2000). 분별 있는 APN이라면 APN과 관련된 주 법률과 규정에 관한 최신 참고 책자를 준비하여 소지하고(Torre & Ridge, 2014), 메디케어와 메디케이드 서비스 웹사이트 (www.cms.gov)를 활용해야 한다.

최근에는 비대면 온라인 원격 의료의 증가로 인해, APN 자신이 속한 주 뿐만 아니라 진료받는 환자가 거주하는 주 법률에 대해서도 알아야 할 필요성이 증가되고 있다. 예를 들면, 뉴저지 주 간호위원회는 뉴저지 주에 거주하는 간호사 또는 APN이 다른 주에 사는 환자를 원격 진료하려면 그 환자가 속한 주의 면허를 교부받을 것을 요구한다. 이처럼 끊임없이 변경되는 최신의 연방 및 주 법률과 규정 그리고 기타 진료 정책 관련 문제를 계속 인지하기에 가장 좋은 방법 중의 하나는 주 간호사협회, 관련 APN 단체나 APN을 대표하는 최소 한 개 이상의 전국적 조직의 활동 회원이 되는 것이다. 이렇게 하는 것은

APN 진료를 관리하는 정책 변경에 참여하고, APN의 진료에 영향을 주는 연방 및 주 법률의 변경을 파악하며, 다른 APN들과 우호적 관계를 맺고 의사소통하는 데 도움이 된다.

의료 과실과 APN

미국의 APN은 얼마나 자주 의료 과실로 소송을 당하는가? 미국 전체에서 제기된 모든 의료 소송 건수에 대한 정보를 수집할 수 있는 신빙성 있는 방법은 존재하지 않는다. 왜냐하면, 실제 의료 실무자의 혐의에 대한 최종 공과와 상관없이 환자가 의료 과실 소송을 제기하는 것을 막을 수 있는 방법은 거의 없기 때문이다. 미국 보건 인적 자원부 소속의 국가의료인데이터뱅크(National Practitioner Data Bank)는 의료인의 의료 과실과 관련된 판결 및 합의에 대한 가장 포괄적인 자료들이 모이는 웹 기반 자료 보관소이다. 지난 10년간 의사의 의료 과실 소송 보고는 감소하였고, 이와 관련된 지급 비용은 비슷하거나 감소된 반면(Mello, Studdert, & Kachalia, 2014; NPDB, 2015), APN에 대한 의료 과실 소송 보고는 빈도, 보상금, 소송 방어와 관련된 평균 지출 모두 증가하였다(CNA/NSO, 2012; NPDB, 2015). 비록, 1990년 이후 포괄적 APN의 범주(NA, CNM, NP 및 CNS)에 대한 이상 사례 보고나 의료 과실 소송과 합의 보고는 증가해 왔지만, 이것은 의사에 대한 보고에 비해서는 낮은 수준으로 유지되고 있다(NPDB, 2015).

1) 국가의료인데이터뱅크 및 건강관리 무결성과 보호 데이터뱅크

미 의회는 1986년 국가의료인데이터뱅크(National Practitioner Data Bank)를 설립했다(NPDB, 2015). 미국 보건 인적 자원부는 국가의료인데이터뱅크의 실행과 유지의 책임이 있다. 국가의료인데이터뱅크(NPDB)는 무능한 의료인이 저지른 의료 과실 또는 유해 행동에 대한 공개 없이 주에서 다른 주로 이직하는 것을 제한함으로써 의료의 질을 향상시키려는 데 목적이 있다.

미 의회는 1996년에는 의료보험 및 의료기관의 사기와 남용을 막고자 2번째 자료 보관소, 건강관리 무결성과 보호 데이터뱅크(Healthcare Integrity and Protection Data Bank)를 만들었다. 건강관리 무결성과 보호 데이터뱅크(HIPDB)는 범죄 유죄 판결, 인증 및 면허 소송과 민사 판결, 형사 기소 및 각 의료인과 의료기관 모두에 대한 기타 결정과 판결 결과, 연방 및 주 의료프로그램 배제 정보를 공개한다. 주 면허 발급, 고용, 직원 특권 또는 기타 제휴 신청을 검토할 때, 주 면허교부위원회, 병원 및 기타 자격을 갖춘 기관은 이들 서버에 접근하여 APN을 포함한 의료실무자의 오류와 전문적 비리 행위에 대한 책임을 평가할 수 있다. 국가의료인데이터뱅크(NPDB)와 건강관리 무결성과 보호 데이터뱅크(HIPDB)의 업무에 서로 중복되는 부분이 있지만 의료 과실 관련된 판결과 합의에 대한 자료는 오직 국가의료인데이터뱅크(NPDB)에만 저장된다(NPDB, 2015).

국가의료인데이터뱅크(NPDB)는 전국의 의료실무자들이 가입한 의료 과실 책임 보험사로부터 발생한 모든 의료 과실 소송 청구와 그 보상 과정에 관한 정보를 수집한다. 사건이 소송 청구되어 재판에 이르기 전에 합의되었거나 또는 보상과 관련한 비밀유지 합의가 있거나 상관없이, 아무리 작은 보상도 국가의료인데이터뱅크(NPDB)에 보고되어야 한다. 의료 과실 청구 보상에 대한 보고는 모든 종류의 면허를 소지한 보건의료 종사자의 의무이다. 국가의료인데이터뱅크(NPDB)는 보건의료 종사자에게 부과된 불리한 면허 또는 직업적 제재에 대한 정보도 수집한다. 불리한 면허 조치, 임상 특권 조치 및 전문 사회 조치에 대한 보고는 미국의 모든 의사 및 치과의사가 지켜야 하는 의무사항이다. APN이나 기타 의료 종사자에 대한 불리한 조치가 자발적으로 국가의료인데이터뱅크(NPDB)에 보고될 수 있다.

2) 의료 과실 소송 청구 동향

1986년에 설립된 국가의료인데이터뱅크(NPDB)는 1990년부터는 수집된 의료 과실 소송 청구에 대한 자료를 분석하기 시작하였고 그 결과 보고서를 발행한다. NPDB 웹사이트 상의 자료 분석 도구를 사용하여, 의료 소비자는 면허 받은 보건의료 종사자의 등급에 관한 1990년 이후 최근까지 발행된 보고서 사이의 모든 의료 과실 보고 및 이상 사례 보고에 대한 요약을 년도별 및 주별로 조회할 수 있다(NPDB, 2015).

2011년 보고서에서는, 의료 과실과 연계된 각각의 전문 분야의 APN의 수, 비율 모두를 비교하고 대비하는 것은 물론, 다른 유사 의료 전문가들(예를 들면, physician vs. physician assistant)에 대해서도 비교하고 대비한 그림을 제공하기도 했는데, 2011년은 이런 비교 자료가 이용 가능한 마지막 시기였다(NPBD, 2011a):

- 1990부터 2011년까지, 지난 21년간 NA(nurse anesthetist)가 가장 많이 보고하였지만(44,000명의 NA 중 1,461건 보고), 가장 높은 보고 비율은 CNM(certified nurse midwife)이었다(6,700명의 CNM 중 830건 보고). 이는 각각 3%(NA)와 12%(CNM)로 계산된다.
- NA(nurse anesthetist)의 보고 수치(1,461건)와 NP(nurse practitioner)의 보고 수치(1,150건)는 보고 건수만 비교하면 서로 비슷한 수치이지만, 당시 전체NP의 수는 167,857명에 이르기 때문에, 그 비율은 상당히 낮게 0.6%로 계산된다.
- 지난 21년 동안, CNS(clinical nurse specialist)는 전체 69,017명 중 단지 13건(0.01%)만 보고되었다. 이것은 아마도 2002년 이전에는 CNS의 범주가 개별적으로 보고되지 않은 결과가 반영된 것으로 보이는데, 정신과 CNS를 제외하면, CNS의 역할은 다른 APN과 달리 약물 처방전 작성을 요구하는 의학적 진단 내리기와 약물 주사 관리 업무에 덜 관여했음을 추가로 짐작하게 한다.

PA(physician assistant)와 APN의 활동이 직업적 책임 보상을 증가시키는지 여부에 대해 분석한 연구에 따르면, 조사기간 동안, 의료 과실 보상 지급 확률이 의사에 비해서 PA는 12배, APN은 24배나 낮았다(Hooker, Nicolson, & Le, 2009). 동일 연구에 따르면, APN의 평균 의료 과실 지출은 PA보다 많고, 심지어 의사보다도 약간 더 많았다. 이러한 현상에 대한 원인 분석은 2011년 국가의료인데이터뱅크 보고서에 나와 있다(NPDB, 2011b, p. 30): 의사보다 APN에게 훨씬 더 적은 수의 청구가 이루어지기 때문에 APN에 대한 한 번의 큰 지급금은 평균 지출 금액에 부정적인 영향을 미친다. 후커와 공저자들

(Hooker & colleagues, 2009)은 모든 임상 유형에서 여성 임상의가 남성 임상의 보다 더 많은 의료과실금을 지급하였다는 것, APN과 관련해서 여성 환자가 남성 환자보다 훨씬 많은 소송을 제기하는 것을 발견하였다.

3) APN은 어떤 문제로 고소당하는가?

NA(nurse anesthetist, 마취전문간호사)에 대한 문제 제기 청구 건수가 가장 많은 것은, 예상대로 마취 치료와 관련이 있으며, CNM에 대한 청구 건수는 분만과 관련이 있다(NPDB, 2011b, p. 29). 2007년부터 2011년까지 간호 서비스 기구에서 다루는 NP에 대한 2012년의 과실 청구 데이터 분석에 따르면, 공개 및 폐쇄 청구에 대한 "우세한 주장"은 진단, 치료, 약물치료 순으로 관련이 있는 것으로 나타났다(CNA/NSO, 2012). 다운증후군을 진단하지 못하여서(NP가 시설 정책에 따라 산전 검사를 지시하지 않은 경우) 원치 않는 삶으로 귀결되어, 최고 청구액 975,000달러를 지불했다. 그 다음으로 많이 지불한 경우는 폐 색전증 진단 실패와 관련된 사건으로 925,000달러를 지불했다(CNA/NS0, 2012, p. 18).

성인 NP와 가족 NP 분야는 청구 건수가 가장 많았지만(75.5%), 지불된 최고 청구 금액은 소아 전문 분야와 관련이 있으며 그 뒤를 여성 건강 분야가 이었다. 소아 NP의 경우 소아중환자실 환자에게 잘못된 약을 투여하여 흡인과 함께 구토를 일으켜 영구적인 뇌 손상을 초래한 경우였다. 여성 건강 NP가 여성(당시 문진에서는 임신한 것으로 알려지지 않음)의 자궁에 자궁 내 장치를 삽입하여 신경학적 장애가 있는 아동의 조기 분만을 초래했다. 또한 여성 의료의 경우, 학생 NP가 환자에게 조기 자궁경부 팽창이 일어나고 있음을 의사에게 알리지 않았는데, 그 여성은 신경학적 장애가 있는 미숙아를 분만하게 되었다(CNA/NSO, 2012, p. 12). 소아 환자는 상해와 관련된 통증과 고통, 치료비를 가지고 살아야 하는 시간이 더 길기 때문에 소송이 시작 되었을 때 소송 시간도 길고 손해배상액도 훨씬 더 크다.

NP에게 제기된 의료 과실 청구에 대한 CNA/NSO(2012)의 보고서에 따르면, 가장 자주 문제가 발생하는 직장 환경은 개인 병원과 같은 의사 사무실이었고, 그 다음은 커뮤니티 기반의 외래 환자 클리닉과 전문 간호 시설이었다. 소송에 청구된 대부분의 NP는 간호학 석사 학위를 가지고 있었으며, 교육 수준이 높을수록 지불 금액이 평균보다 높았다. 환자와 더 많은 시간을 보낼수록, 더 많은 임상 경험이 있을수록, 지속적인 전문 교육을 받을수록, 전자의료기록을 사용할수록, 오류 공개 정책을 시행하는 곳에서 근무할수록 지불 금액이 낮았다(CNA/NSO, 2012, p. 62). 의료 과실 청구를 받은 경험이 있는 설문 조사 참가자의 약 절반 이상이 의료 사고 당시 의사가 현장에 있었다고 말했고, 연구자는 다음과 같은 결론을 내렸다. ". . . 관리 감독 의사의 존재 유무는 사고의 책임에 거의 영향을 미치지 않는다(CNA/NSO, 2012, p. 70).

한 보고서에서 분석된 1,880건의 마감된 의료 과실 청구 중 504건은 NP 면허 관련 사건들을 포함한다(CNA/NSO, 2012). 면허 관련 청구 문제로 간호위원회에 보고된 가장 흔한 경우는 부적절한 치료와 처치, 비전문적 행동(대부분이 마약성 약물 전환 문제), 약물 처방 오류였고, 이러한 종류의 의료 과실로 전체 청구의 26.4%가 보상금을 수령했으며, 평균 4,441달러였다. 이러한 면허 관련 청구는 사무실 환경에서 가장 자주 발생하였고, 병원, 환자의 집, 학교 순으로 이어졌다. 면허 관련 청구에 대한 간호위원회의 조치는, NP에게 보통 긍정적인 결과를 안겨 주었는데, 이 사례들 가운데 NP 면허의 61.7%가 아무런 조치없이 종결되었다(CNA/NSO, 2012, pp. 52-57).

주 별 지급 보고를 바탕으로 국가의료인데이터뱅크(NPDB, 2014) 데이터를 조사할 때, APN의 경우에는 주 별로 다양하게 보고되었다. 1990년에서 2014년 사이에 의료 과실 관련 보고는 플로리다에서 가장 많았고, 그 다음으로 뉴욕, 텍사스, 펜실베니아 순이었다. 의사의 경우에도 같은 주들이 많은 수의 의료 과실 보고를 순서만 다르게 하였다. 의사의 경우에는 뉴욕, 펜실베니아, 플로리다, 텍사스 순이었다(NPDB, 2014).

APN에 대한 의료 과실 청구 빈도는 의사에 비해 왜 훨씬 낮은지 그 이유를 설명할 수 있는 청구 소송 경험이나 연구는 거의 없다. 실제로 발생하는 수많은 의료 과실 중 일부만 의료 소송으로 이어진다는 증거 자료는 충분한 반면, 같은 의료 과실이 발생했을 때 의료 제공자의 유형에 관계없이, 왜 어떤 경우에는 소송이 제기되는 반면, 다른 경우에는 문제가 제기되지 않는지 그 이유에 대해서는 알려진 바가 거의 없다(Buppert, 2015). 전공 분야에 따른 의사의 의료 과실 위험에 대한 2011년 연구에 따르면, 위험도가 가장 높은 신경 외과, 흉부 외과, 일반 외과 의사의 99%와, 저 위험 범주에 속하는 정신과, 소아과, 가정의학과 의사의 75%가 65세 이전에 의료 과실 청구 소송에 직면할 가능성이 있으며, 매년 총 의료 과실 청구 소송에서 78%의 경우에는 소송을 제기한 원고에게 금전적으로 보상하라는 판결에 도달하지 않았다(Jena, Seabury, Lakdawala, & Chandra, 2011). 2006년 한 해 동안, 의사, PA(physician assistant), APN에 대한 소송을 비교 분석한 결과, 소송당할 확률은 의사는 62명 중 1명, PA는 563명 중 1명, APN은 1,016명 중 1명이었다(Hooker et al, 2009).

미국에서도 매일 많은 수의 환자를 보는 의사들이 있다. 많은 수의 환자를 볼수록 진료를 통한 소득의 흐름은 극대화 되지만 그 결과, 개별 환자와 함께 보내는 시간이 줄어들게 되고, 이것은 의료 과실 청구 소송 시 법적 책임 위험을 증가시키는 결과를 야기한다. Levinson 등(1997)은 의료 과실 청구 소송의 경험이 없는 의사들의 경우 환자와의 대면 진료에 더 오랜 시간을 보냈다는 것을 발견했다. 앞서 언급했듯이, 일반적으로 환자와의 대면에 소요되는 시간이 길수록 NP에 대한 소송이 더 적었다(CNA/NSO, 2012). 논리적으로, 더 적은 시간을 보내는 것은 환자의 우려와 치료에 대해 의사소통이 덜 이루어 졌음을 의미하며, 이러한 의사소통의 부족은 환자가 복잡한 병력과 불만을 가지고 있을 때 특히 문제가 된다. Horrocks, Anderson, and Salisbury(2002)는 환자 만족도, 건강상태, 의료비용, 진료 과정에 대한 데이터를 평가하는 11개의 무작위 임상연구(RCT)와 23개의 관찰 연구를 체계적으로 검토한 결과, NP와 의사의 진료 결과는 비슷했지만 환자의 만족도는 NP에게 진료를 본 환자가 가장 높은 것으로 나타났다. 또한, NP는 환자에게 더 많은 조언이나 정보를 제공하고, 임상 소견을 더 자세하게 문서화했으며, 의사 동료보다 더 나은 의사소통 능력을 가지고 있다는 것이 이 연구결과 발견되었다. 환자의 건강상태, 기록된 처방의 수, 요청된 재방문 횟수 또는 다른 의료 제공자에게 의뢰한 수에서 NP와 의사 간에 차이는 발견되지 않았다. 이러한 결과는 1996년과 2011년 사이의 일차 의료행위에 대해 조사한 연구에서도 확인되었다(Traczynski & Udalova, 2013). 일반 간호사와 APN이 제공한 일차 진료를 평가하는 16건의 연구에 대한 데이터베이스를 메타 분석한 연구에서는, 유사 진료에 대한 자원 활용과 지불된 의료비용 간에는 차이가 없었지만 환자의 만족도에서 APN보다 간호사의 진료에 더 만족한다는 결과를 발견하였다(Laurant & colleagues, 2006). 이것은, 환자가 자신을 향한 의료진의 진정한 관심을 느끼고, 처치와 치료가 유능하다고 생각할 때, 그리고 제공된 의료서비스가 신중하게 문서화될 때, 의료진이 고소될 가능성은 낮아진다는 것을 시사한다(Lefevre, Water, & Budetti, 2002; Wright, 2008). Buppert (2015, p. 281)는 질 좋은 의사소통은 환자의 만족으로 이어지고 "만족하는 환자는 일반적으로 고소하지 않는다"고 강조하였다.

4) 의료 과실 소송과 주 법

미국의 의료 과실 청구 소송은, 드문 예외를 제외하고는, 연방법이 아닌 주 법에 따라 주 법원에 제기된다. 의료 과실 청구 제기와 관련된 주 법은 주에 따라 매우 다양하며, 이것은 환자가 의료 과실 소송을 제기하고 판결 받거나 또는 법적 합의에 이르는 것을 더 쉽게 또는 더 어렵게 만들 수 있다. 예를 들어, 각각의 주 마다 각기 다른 공소 시효(상해 발견부터 소송 제기까지의 시간), 입증 책임, 통증이나 고통과 같은 비경제적 손해 배상, 변호사 수수료, 문제해결을 위한 의무적인 의료심사위원회 또는 중재위원회의 이용 여부 등의 차이는 의료 과실 소송의 빈도, 판결 금액, 또는 합의 금액에서 각 주마다 큰 차이를 만든다.

5) APN과 불법 행위 개혁

너무 많은 의료 과실 청구 소송 문제와 의료인이 현실적으로 쉽게 가입할 수 있는 저렴한 의료 과실 책임 보험은 거의 없다는 문제를 해결하기 위해 보건의료 전문가들과 이해 당사자들은 종종 주 또는 연방 입법을 추구한다. 이렇게 제안된 법률은 보건의료 전문가에 대해 의료 과실 청구 소송을 제기하는 것을 더 어렵게 하거나 원고가 승소하더라도 받는 보상금이 더 적도록 하는 것을 목표로 한다. 의료 과실 청구 소송을 통한 수익 창출을 막고자 하는 이러한 법 제정 행위를 일반적으로 불법 행위 개혁(tort reform)이라고 부른다. 불법 행위 개혁이 의도하는 결과는 (a) 의료 과실 책임 보험사가 보험 혜택을 계속 제공할 수 있도록 보다 유리한 시장을 조성하고, (b) 보건의료 종사자가 의료서비스를 계속 제공할 수 있도록 하는 것이다. 미 의회의 모든 일련의 회의에는 불법 행위 개혁에 대한 연방 차원의 입법 제안과 정치적 요구가 있다(Underwood, 2009). 비록 의회가 그러한 조치를 취하는 것을 지지하기 위한 강력한 정책 주장이 있지만, 정작 의료 과실 청구 소송은 주 법과 주 법률 관행의 문제이다. 즉, 연방정부 차원의 불법 행위 개혁은, 반복적으로 제안되었지만, 현실적으로 가까운 미래에는 여전히 그 실효성을 기대하기 어렵다. 그럼에도 불구하고, 몇몇 의미 있는 주 정부의 불법 행위 개혁법이 여러 주에서 통과되었으며, APN이 이러한 변화에 뒤쳐지지 않기 위해서는 국가 입법부 회의(NCSL) 웹사이트에 나와 있는 의료 책임법의 현재 성향에 관한 주 별 세부 사항을 꼼꼼히 점검하는 것이 필요하다(NCSL, 2014).

Mello(2006)가 주정부 불법 행위 개혁이 의료 과실 위기에 미치는 영향을 조사한 여러 연구결과를 광범위하게 분석한 내용에 따르면, 비경제적 손해(예: 고통, 통증)에 대한 손해 보상 상한가를 정해 놓는 것은 평균 의료 과실 보상금의 규모를 20%에서 30%까지 감소시키며, 의료 과실 보험료의 증가에도 상당한 영향을 끼치는 것으로 밝혀졌다. 그러나 비경제적 손해에 대한 이러한 상한가 책정은 가장 심각한 부상을 입은 이가 겪는 고통에 비하면 "비례에 맞지 않는" 부정적인 영향을 미친다고 볼 수 있다. Mello의 주장에 따르면, 공동 책임 및 책임의 변경, 공소시효 변경, 또는 변호사 승소 사례금과 같은 주 개혁은, 과실 보험료를 줄이거나 의료 과실 보험을 보다 쉽게 이용할 수 있게 하거나 의료 과실 보험회사의 금융 건전성을 향상시킴으로써 의료 과실 위기의 근본적인 요소를 변경한다거나 본래 불법 행위 개혁이 의도하는 결과를 이끌지 못했다. Mello는 주장하기를, 의료 과실 비용과 의사 공급 간에는 관계가 있다고 하였으나 전반적으로 의사 공급이 현저하게 감소했다는 인식은 뒷받침할 수 없었다고 하였다. Mello는 많은 의사들이 법적 책임으로부터 자신을 보호하기 위해, 협진 의뢰, 약물 처방, 검사 처방 등의 방어적인 진료를 실천하고 있다고 하였지만 이러한 전략의 영향은 측정하기 어렵다고 하였다.

의사소통과 해결 프로그램(Communication and Resolution Programs)은 최근 의료 과실 과정의 대안으로 활용될 수 있는 중재 프로그램으로, 예기치 않은 이상 사례에 대한 환자와의 열린 의사소통 및 적절한 보상에 대한 중재 방법이 포함된다(Mello, Boothman, & colleagues, 2014). 이 프로그램을 일찍 채택한 곳에서는 책임 비용을 크게 줄이고 환자 안전을 개선했다고 보고하였다(Avraham & Schanzenbach, 2015).

역사적으로 보면, APN의 낮은 의료 과실 청구 소송 발생률에도 불구하고 일부 APN은 현재 의료 과실 책임 보험 시장에서 발생하는 "어려운" 상황에 점점 더 많은 영향을 받을 것으로 예상할 수 있다. 예를 들면, 어느 날 갑자기 보험회사가 의료 과실에 대한 적용을 완전히 중단한다는 결정을 하거나, 보험료를 올리고, 책임 보험 한도를 제한하며, 심지어 보험회사가 파산함으로써 가입 가능한 의료 과실 책임 보험에 대한 접근이 제한되고 있다(미국 마취 간호사 협회[AANA], 2002a; Silverman, 2004). 몇몇 APN은 보험료가 만만치 않거나 아예 가입 가능한 보험이 부족하기 때문에 조기 퇴직하거나, 산과 등 고위험 진료를 폐업하고, 보험금 청구 금액이 합리적이고 보험 가입이 가능한 주로 이전하는 등 파격적인 조치를 취하기도 한다(Silverman, 2004). 미시간 주의 많은 CNM들이 의료 과실 부담 때문에 개인 진료를 포기하고 급여를 받는, 그러나 고용주가 의료과실 보험료를 지불하는 고용 환경으로 옮겼다는 보고도 있다(Xiao & colleagues, 2008). 개인 진료를 위해 독립적으로 보험에 가입되어 있거나, 보험에 가입하지 않고 "맨몸으로" 있는 사람들이 산과 진료를 제공할 가능성은 상당히 낮아지고 있다. 점점 어려워지는 의료 과실 책임 보험 시장에 대한 또 다른 대응으로, 미국간호조산사대학(ACNM), 미국마취간호사협회, 그리고 몇몇 의사 단체를 포함한 다른 전문직 종사자들은 그들 자신의 보험회사를 설립하여 관련 회원들이 현실적인 보험료로 보험에 가입할 수 있게 하였다.

비록 APN에 대한 총 청구 내역은 미미해 보

일 수 있지만, 의료 과실 책임 보험의 어려운 시장에는 점점 새로 가입하기에는 너무 높은 장벽이 생기게 되어, APN, 의사 및 모든 보건의료 면허 종사자에게 영향을 미치고 있다. 따라서 가장 좋은 조언은 위험 예방이라고 불리는 위험 관리 행동에 적극적으로 참여하고, 의료 과실, 오류를 줄이기 위해 모든 노력을 기울이는 것이다.

간호 환경 및 전문 분야의 위험성

초기의 법적 원칙에 따라, 각 개인은 항상 자신의 불법 행위(잘못)에 대해 개별적으로 책임을 져야 한다. 국가의료인데이터뱅크(NPDB) 통계에서 알 수 있듯이 APN은 개별적으로 고소당할 수 있고, 실제로도 그러하다. 모든 경우에서 APN의 책임은 처한 상황에서 적절한 처치를 했는지 여부에 달려있다. 의료 소송을 당했을 때 APN의 법적 책임 유무는 환자에게 부여된 의무, 유사한 상황에서 실행되는 APN에게 적용되는 합리적이고 전문적인 기준, 환자가 입은 상해에 대한 전문간호사의 행위 또는 누락의 인과관계를 조사함으로써 결정된다. APN이 시행한 기준 이하의 처치나 누락으로 해악이 발생한 경우 협력 의사 등 다른 사람이 책임을 지고 고소당할 수 있는가에 대한 여부는 APN과 협력 의사와의 계약 관계와 사건의 사실과 정황에 따라 달라진다.

고용된 APN

NP 및 CNS와 같은 APN은 준 종합병원 뿐만 아니라 보건소, 연중 무휴 응급 치료 시설, 연장 치료 시설, 가정 치료 시설, 민간 보험 회사, 개인 병원 진료에 고용된다. CNM 및 NA는 각각 급성 치료 기관 또는 산부인과 의사 및 마취과 의사 그룹에 고용될 수 있다. 고용된 직원으로서 APN은 고용주의 의료 과실 프로그램의 보장을 받는 것으로 간주된다. "대리 책임"이라는 개념에 따라 고용주는 직원이 환자에게 초래한 피해에 대해 재정적으로 책임을 져야 하기 때문이다. 이 귀속된 책임 원칙에 대한 라틴어 용어는 상급자 책임 이론이다. 이러한 상급자 책임 상황은 고용 상황에서만 적용되는데, 고용주는 진료가 이루어지는 방식을 효과적으로 제어할 수 있기 때문이다. 즉, 고용주는 직무 설명 범위 내에 있는 근로자가 취한 조치에 대해 법적 통제권을 가지고 있다. 개인이 아닌, 해당 병원이나 의료시스템이 고소당할 때 이것은 일반적으로 의사, 기술자, 간호사, APN과 같은 직원들이 저지른 오류 또는 누락의 결과이다. 경제적 관점에서 볼 때, 병원장이나 고용주들은 합의나 판결에 따른 보상액을 지불할 수 있는 자산이 더 많기 때문에 위험을 더 잘 감수할 수 있다.

APN이 정규직원으로서 진정한 고용 관계에 있는 경우, APN의 부주의와 과실의 책임은, 전통적인 불법 행위법의 원칙(상해에 대한 책임은 누가 져야 하는가)에 따라 결국은 고용주에게 이르게 된다. 고용주에게 부과되는 보험료는 고용된 전체 직원들의 업무와 연관된 위험을 반영한다. 위험의 할당은 고용주가 과실 청구 금액을 직접 처리할 수 있는 최상의 기회를 제공하기도 한다(즉, 위험의 할당은, 많은 고용주가 높은 보험료를 다른 보험사에 지불하면서 의료 과실 청구에 대한 위험을 대비하기보다, 고용주 스스로 잠재적 위험에 대비하여 일정 금액을 할당하여 적립하는 방법으로 위험을 대비하는 것이다_역자 주). 많은 의료 고용주는 이러한 자가 보험에 가입되어 있다. 자가 보험은 예상되는 경제적 "위험"을 고용주의 계산 하에 개인적으로 "보유"하는 것을 의미하기 때문에 의료 과실 청구가 발생한 경우 고용주의 부담으로 처리하는 것이다. 사실상 고용주들은 주어진 금액 한도 내에 있는 자신의 돈으로 청구 합의 자금을 조달함으로써 보험료 인상을 피한다. 따라서 자가 보험 고용주들은 청구 합의 총액을 자가 보험 한도 이하로 유지하려는 강한 동기를 가지고 있다. 이러한 목적이 달성된다면, 지명된 의료 종사자 중 누가 실제로 책임을 져야 하는지에 대해 논쟁하지 않고, 고용주가 합의에 동의하는 것은 일반적이다.

고용된 APN이라 할지라도 두 가지 위험이 있다. 첫째, 의료 소송에서 개별적으로 이름이 지명된 경우이다. 이 경우, 그 APN은 병원과 공동으로 그리고 개별적으로 책임을 져야하거나, 직원으로서 뿐만 아니라 개인적으로도 책임이 있을 수 있다. 이러한 상황에서 APN이 이 소송을 해결하기 위해 고용주의 과실 보험에만 의존하는 경우 병원 변호인은 사건을 해결하고 나머지 책임은 그 APN에게 개별적으로 전가시킬 수 있다. 둘째, APN이 개인적으로 가입된 의료 과실 보험이 없는 경우이다. 병원 변호사는 개별 고용인이 아니라 고용주와 고용주의 병원을 위해 최선을 다한다. 즉, 개인적으로 가입된 의료 과실 보험이 없는 APN은 병원 변호사의 판단과 결정을 따르게 되는데 이것은 그 APN에게 최선이 아닐 수 있다. 또한 APN이 병원 보험사의 손에 맡겨지면, 지명된 의료 종사자를 대신한 소송과 합의는 법률에서 요구하는 대로 국가 의료인 데이터 뱅크에 보고되어야 하는데, 이 과정에서 APN의 인지나 동의없이 진행되어 버릴 수 있다. APN으로서의 자신의 명성과 재정적 안녕이 위험에 처한 상황에서, 고용상태를 포기하는 것은 쉽지 않다. 위기의 상황에서도 통제력을 유지하고 이러한 유형의 분쟁을 방지하기 위해 충분한 정도의 개인 과실 책임 보험에 가입해 두는 것이 좋다(Buppert, 2008, 2011, 2015; CMF Group, 2002; Philipsen, 2009). 개인적으로 의료 과실 책임 보험에 가입되어 있는, 고용된, APN은 복잡한 의료 과실 소송에서 병원의 이해와 상충되지 않고 자신을 열렬히 대변할 수 있는 별도의 변호사를 갖게 된다.

독립 VS. 협력 진료의 위험성

APN은, 해당 주의 APN 법에 따라, 자신의 전문적 판단과 행동을 통제하는 독립적인 의료실무자가 될 수 있는 가능성이 점점 높아지고 있다. 자율성이 높아지면 행동에 대한 개인의 책임도 커진다. 다양한 구도의 임상 유형에서, APN은 전통적인 고용 환경을 포함한 여러 근무 환경 중 하나 이상에서 진료 서비스를 제공할 수 있다. 독립 진료는 대게 단독 클리닉을 통해, 다른 APN들과의 그룹 진료를 통해, 또는 보건의료시스템과 APN과의 사업계획을 통해, 일차 진료 의료보장 시스템을 통해, 개인 의사 또는 그룹 진료의 들과의 관계에서 "독립 계약자"로, 또는 독립 진료로 정의된 특권을 가진 병원 의료진의 자격 있는 구성원으로서 계약하는 사업 협정을 통해 이루어진다.

독립적인 계약자로서, 일반적인 규칙은 APN의 법적 책임이 계약을 맺은 기관이나 의사 또는 다른 제3자에게 전가되지 않는다는 것이다(Ingram, 1993). 그러나 비록 법적으로는 해당 APN이 근무하는 기관이나 의사의 피고용인이 아니라 할지라도, 환자가 보기에는 그 APN이 해당 기관에 고용되어 있는 것으로 믿게끔 모든 진료가 이루어지기 때문에, 의료 과실 발생시 환자의 변호사는 기관이나 관련 의사에게도 책임이 있다고 주장할 수 있다(법적으로, 독립적인 계약 관계의 APN은 해당 기관이나 병원을 대표하지도 않고, 기관이나 병원을 대표할 권한이 없음에도 불구하고 환자나 제3자가 보기에는 처치나 진료를 받은 APN에게 그러한 권한이 있다고 보여지거나 표현되는 경우, 이러한 유형의 표현대리 이론은 응급실이나 마취 사례에서 종종 논쟁이 되곤 한다_역자 주). 왜냐하면 환자의 변호사가 APN만 소송하는 경우보다 기관이나 병원장도 함께 거론함으로써 (아마도) "풍부한 재력"에 도달할 기회를 높임으로써 더 많은 합의금을 받기를 원하기 때문이다. 소송을 제기한 원고의 변호사는 공동의 법적 이론과 여러 가지 또는 기여 책임에 따라 당시 환자의 치료에 관여했던 기관 제공자와 의사(또는 APN)를 포함하여 상해 주장으로 이어지는 사건에 연루된 모든 사람들이 책임을 공유한다고 주장할 것이다(Buppert, 2015; Philipsen, 2009; Silverman, 2004).

의료 과실에 대한 책임이 관련 기관과 그룹 또는 다른 의료진에게 전가되는 지 여부는 계약에 따른 구체적인 관계와 관리 수준에 따라 결정된다. 예를 들어, 의사든지 APN이든지 상관없이 비고용 의료인의 전문적인 과실에 대해 병원은 책임을 지지 않는다. 법원은 많은 요인을 고려하지만, 어떤 경우에도 최종 결정은 그 상황과 관련된 특수한 사실과 정황에 달려 있다(Feld & Moses, 2009; Silverman, 2004). 의사들이 법률이나 정책에 따라 APN을 감독해야 하는 경우에는, APN의 진료에 대해 책임을 지는 정도가 협력 관계에 있는 경우보다 더 크다. 협력 관계의 경우에 의사에게 책임을 지우려면, "의사에 의한 방임이 입증되어야 한다"(Buppert, 2008, p. 262). 2016년의 한 보고서에 따르면, 검토한 12건 중 6건의 경우에 NP가 제공한 처치에 의사도 책임이 있는 것으로 보았는데, 판사는 이 6건의 경우 의사가 실제로 환자의 진료에 관여했거나 협력 진료 합의에 따라 의사가 진료에 적극적으로 참여했어야 했다고 책임을 물었다(Buppert, 2016). 소송의 관점에서 볼 때, 이를 계기로 뉴저지 주와 같은 주에서 마취과 의사들은 마취전문간호사의 관행을 계속 감독하기 위한 지속적인 노력을 하게 되었다. 마취전문간호사는 매년 미국에서 전체 마취 진료의 65%를 제공하고 있으며, 미국 시골 병원의 3분의 2에서 유일한, 군대에서는 주요한 마취 의료 제공자이다. 마취과 의사의 감독을 요구하는 메디케어 규칙을 탈퇴한 14개 주(현재는 콜로라도 주와 캘리포니아 주가 더해져서 총 16개주가 됨)에서의 마취전문간호사의 진료와 마취과 의사의 감독이 계속 요구되는 주에서의 마취전문간호사의 진료를 비교한 대규모 연구결과, 감독 요구를 탈퇴한 주에서의 환자 안전에 대한 위험 증가가 발견되지 않았다(Dulisse & Cromwell, 2010; Negrusa & colleagues, 2016).

여러 법원의 결정은 마취전문간호사와 함께 일하는 외과 의사, 치과 의사, 의료 센터가 마취전문간호사를 관리 감독하지 않기 때문에 증가하는 책임은 없다는 결론을 내렸다(AANA, 2002b).

간호조산사나 마취전문간호사와 협력 진료하는 뉴욕 및 뉴저지의 산부인과 의사에 대한 의료 과실 청구 건수가 증가하고 있다는 사례 보고(Silverman, 2004)는 의사들에게 APN의 의료 과실 법적 책임 전가 가능성에 대한 불안을 유발하였고, 의료 과실 보험료가 인상되거나 자동으로 할증료가 부과되는 경우를 두려워하여 일부 의사는 협력 진료 계약에 APN의 고액 지불 조항을 넣거나 아예 협력 진료 계약이나 공동 프로토콜에 서명하기를 거부하게 되었다(Torre & Drake, 2014; Torre, Joel, & Aughenbaugh, 2009). 또한 2004년 뉴욕과 뉴저지의 간호조산사들의 보험료가 두 배로 올랐을 때, 지불해야 하는 비용을 고려하여 의사나 병원들은 간호조산사를 고용하는 데에 덜 열성적일 수 있다(Silverman, 2004). 그러나, APN들은 그들이 의료 과실로 인해 발생된 비용을 지불해야 하는 가능성이 의사에 비해서는 훨씬 낮기 때문에(Hooker et al, 2009; NPDB, 2011a; Pearson, 2014), 의사는 APN 동료들보다 동료 의사들로 인해 제기되는 의료 소송 위험에 대해 훨씬 더 걱정해야 한다고 합리적으로 결론 내릴 수 있다.

비록 많은 APN들이 소위 협력 진료 실무로 묘사될 수 있는 분야에서 의사들과 함께 일하고 있지만, 뉴저지 주와 같은 일부 주에서는 의료 심사의 실무 규칙에 따라 의사가 APN과 같은 "하위 면허(lesser licensure)" 전문가와 의료 업무상 진료 파트너가 되는 것을 불가능하게 하여, 대부분의 APN은 고용된 직원으로서 의사의 관리 감독을 받는다. APN이 의사와 실제로 함께 동료로서 일하고 공동 프로토콜이나 협력 진료 계약을 맺어야 하는 경우에는, 의사와 협진 의뢰 계약을 맺을 수 있다. 가장 신중하고 서로에 대한 배려가 있는 비즈니스 관계는 해당 APN(해당 의사가)이 고용된 직원이 아닌 독립적인 의료 실무자일 때 존재하는데, 이러한 상황에서 개별적으로 진료한 환자에 대한 책임은 개별 진료 제공자에게 있기 때문이다. 어떤 의료 실무자도 다른 사람의 활동을 통제하거나 책임지지 않는다. 이러한 위험 통제 전략은 APN이나 의사가 고소되는 것을 막을 수는 없지만, 서로 보호할 수 없고 부당할 수 있는 의료 과실 책임 전가의 가능성을 현저하게 감소시킨다. APN을 고용하는 의사는 여느 고용자와 마찬가지로 상급자 책임 이론에 따라 고용된 APN의 과실에 대해 책임을 질 수 있지만, 만일 의사와 간호사 사이에 독립적인 비즈니스 관계가 존재한다면 의사에게 자동으로 책임을 떠 넘길 법적 근거는 없다.

모든 주 법령에서 감독 또는 협력 계약 및 공동 프로토콜에 대한 법적 처벌 요건을 제거한다면 APN의 처치에 따른 총 책임은 전적으로 APN에게 있다는 사실이 명확해 질것이다. 이러한 사실은 의사들이 가지고 있는, APN들과 함께 동료로서 진료할 때 의료 책임이 증가한다는 실제 또는 인식된 불안은 반드시 감소하게 된다(Buppert, 2016; Torre & Drake, 2014).

위험관리 수단으로서의 의료 과실 책임 보험

전문가로서의 개별 행위나 판단에 따른 의료 과실 책임은 양도될 수 없지만, 이로 인한 손해배상금(보상금)과 법적(방어) 수수료에 대한 재정적 책임은 양도될 수 있다. 다른 사람에 대한 상해나 상해 혐의로 고소된 경우 발생하는 재정적 영향의 한계를 설정하는 것이 목적이다(Buppert, 2015; Shinn, 1998). 전문 의료 과실 책임 보험에 가입하려면 보험이 관련된 위험을 커버하는 데 충분한지 꼼꼼하게 약관을 확인하고, 변경된 사항은 없는지 정기적으로 검토해야 한다. 보험을 선택할 때의 단계는 다음과 같다.

- **보험회사를 물색한다.** 전문 분야 마다 의료 과실 책임 보험 회사가 서로 다르다. APN 협회 및 해당 웹 사이트는 APN을 이해하고 대표하는 경험을 겸비한 것으로 평가받는 보험사들에 대한 믿을만한 정보를 제공한다. 이러한 보험에 가입한 임상 현장의 동료들은 또 다른 정보원이다. 이왕이면 A에서 A++ 등급의 건전한 재정 평가를 받은 회사를 선택하라(A. M. Best & Co., 2015).
- **보험의 유형을 선택한다.** 점점 더 찾기 어려워 보이지만, 그리고 간호조산사와 마취전문간호사에게는 완전히 불가능해 보이지만, 배상 청구 보장 보다는 사건당 보장 보험을 구입하기를 권장한다(Buppert, 2015). 왜냐하면, 사건당 보장 보험은 사고의 발생 시기 및 현재 보험이 유효한지 여부에 관계없이 APN에게 보험을 적용할 것이기 때문이다. 반면에 배상 청구 보장은 보험계약이 현재 활성화되어 있을 때만 보험을 적용한다. 예를 들어, 더 이상 APN으로서 일을 하지 않게 되어 보험 구입도 하지 않았는데 배상 청구 보험에 들었었다면, 공소시효 내에 담당 했었던 환자가 의료 소송을 제기했을 때 현재 활성화되어 있는 보험이 없는 경우 보험 혜택을 받을 수 없다. 따라서 배상 청구 보장의 보험 적용 기간을 연장하기 위해 추가적인 보험을 구입할 수 있지만(그리고 구입해야 하지만), 이는 보험 비용을 상승시킬 것이다.
- **보험 적용의 범위를 선택한다.** 의료 과실 피해 보상금은 100만 달러를 초과하는 경우가 너무 흔하기 때문에, APN은 반드시 "구할 수 있고, 보험금을 감당할 수 있는 한, 가장 높은 보상금을 보장하는 보험을 가입해야 한다"(Buppert, 2011, p.17).
- **보험 적용의 한도를 이해한다.** 예를 들어, '각 사건 당 100만 달러, 연간 총액 500만 달러 보장'이라는 보험은 하나의 의료 과실 청구에 대해 가장 많이 지급되는 금액의 한도가 100만 달러이고 1년 동안 지급할 수 있는 해당 금액의 청구 한도 수는 5회임을 의미한다. 또한 보험에 법률 비용이 포함되어 있는지 알아보아야 한다. 책임 한도 내에 포함되어 있는가, 아니면 한도에 추가되는가? 포함되지 않은 경우에, APN이 이러한 법률 비용을 부담해야 한다(CMF Group, 2002).
- **보험 합의 조항을 주시한다.** 상담에 동의하고, 변호사 선택을 허용하며, 서면 동의 없이는 합의하지 않는 보험사만 찾아라.
- **의료 과실 보험 비용을 이해한다.** 전문분야에 따라 APN에게 지불하는 비용이 다르며, 의료 과실 보험료 부담도 전문간호사의 전문분야에 따라 크게 차이가 난다. 예를 들면, 2015년 뉴저지 주의 간호조산사 평균 연봉은 11만 1800달러였는데(노동통계국, 2015), 간호조산사를 위해 제너럴 스타 보험사가 제공하는 의료 과실 보험 유지 최소 비용은 연간 5,000달러였다. 반면, 같은 해 같은 주의 NP(nurse practitioner) 평균 총소득은 10만 3000달러(노동통계국, 2015)였는데, 2016년 한 해 동안 뉴저지 주에서 한 명의 가정 NP가 머서 보험사가 제공하는 의료 과실 보험에 지불한 최고 비용은 1,467달러였다.

- NP에 대한 완전한 업무범위(scope of practice) 독립을 달성한 주와 그렇지 않은 주에서의 NP에 대한 의료 과실 보험 비용을 비교해 보면, 독립을 달성한 주에서 의미 있는 비용 증가를 보여주지 않았다.
- **계약상의 의무를 인지한다.** 의료 과실 보험 계약에는 APN을 위한 보험사의 의무 외에, APN이 인식해야 하는 제한 사항이 포함되어 있다. 즉, 모든 보험에는 보험 적용이 되지 않는 특정 예외 사항이 있다. 모든 보험은 "공공 정책에 위배되는" 범죄 행위나 사건의 수임을 제외한다. 일반적으로 보험료는 책임 보장 범위가 넓을수록 올라간다. 전문적 법적 책임 보호를 유지하는 것은 파트너십이다. 즉, 전문직과 관련된 위험을 성공적으로 관리하려면 보험 가입자 또한 반드시 존중해야 하는 보험사에 대한 의무가 있다. 보험 가입시 거짓말하지 않는 진실성, 연체하지 않는 시기 적절한 보험료 지불, 보험 증서에 명시된 보장 조건 준수는 필수적이다. 그 모든 정책 조건 중 가장 중요한 핵심 사항은 문제 사례가 발생했을 경우 가능한 한 빨리 보험사에 통보하는 것이다(Buppert, 2015; CNA/NSO, 2012; Coakley, 2010).

1) 소송이 제기되면 무슨 일이 벌어지는가?

APN은 자신의 전문적 역량을 약화시키고, 개인 및 가족 불안을 유발하며, 재정적 어려움을 초래하게 될 소송의 가능성을 당연히 두려워한다. 의료 과실과 관련된 법적 소송 문제에 대한 교육은 APN의 스트레스를 줄이고 정보에 입각한 의사결정을 촉진할 수 있다. 따라서, 소송이 발생하면 무슨 일이 벌어지고, 무엇을 해야 하는지 아는 것은 중요하다. 실질적으로 환자의 변호사 또는 환자의 가족은 소송을 제기하기 전에 의료 사건에 대한 평가를 하여 발생한 사건에 소송 쟁점이 있는지 여부를 결정한다. 성공 보수(즉, 변호사에게 보상금의 일정 비율을 지급하지만, 환자가 이길 경우에만 보상)로 소송을 맡은 의료 과실 변호사의 경우, 황금률은 "활어"만 추적하는 것이다. 즉, 의료 과실 변호사는 판결에 따른 위자료나 합의금을 지불할 수 있는 돈이나 보험을 가진 의사나 간호사 등 전문직 종사자만 고소한다. 소송 종결 후 판결된 위자료를 지급할 사람이 있는지 확인하기 위해, 환자측 변호사들은 빈번하게, 상해 청구와 관련이 있을 수도 있는 모든 단체나 개인을 지명한다. NP가 의료 과실 보험을 가지고 있는지 여부는 "보통, 재판이 시작되기 전 재판을 준비하기 위해 당사자 서로가 가지고 있는 증거와 서류를 서로 공개하는 과정(discovery process)에서 공개된다"(Buppert, 2015).

의료 과실 소송이 제기되면 APN은 다음을 예상해야 한다.

- 원고(소송을 제기한 환자)가 제출한 소환 및 고소 사항이 포함된 소송 사본이 APN에게 송달된다.
- 의료 과실 보험 대리인 또는 의료 과실 보험 회사에 즉시 구두로 통지하여 전문 책임 보장이 활성화되도록 알려야 한다.
- 소송 청구의 세부 사항과 통지 날짜가 기록된다. 각 당사자가 취해야 할 다음 단계를 포함하여 모든 주고 받은 의사소통 내용을 철저히 문서화해야 한다.
- 소환장 중 한 부는 APN 자신이 보관한다.

한 부는 의료 과실 보험 대리인에게, 제기된 소송과 관련하여 해당되는 경우, 한 부는 APN의 고용주에게 보내진다.

- 일화(즉, 사건에 대해 회상할 수 있는 모든 것 : 누가, 언제, 어디서, 어떻게, 왜)에 대한 문서화가 준비된다. 가능하면 환자 기록을 참조해야 한다. 날짜, 시간, 관련된 인물이 기록되어야 한다.
- 고용된 경우, APN은 고용된 기관의 위험 관리자에게 구두 및 서면으로 알린다. 재차 말하지만, 위험 관리자와의 나눈 모든 대화, 상호작용을 문서화한다.
- 소송과 직접 관련 없는 다른 사람들과 소송에 대해 상의하고 싶은 유혹은 피해야 한다. 소송에 대해 상의하는 대상은 보험 대리인, 보험사의 해당 소송 청구 담당자, 변호사, 그리고 해당되는 경우 고용주의 위험 관리자로 제한되어야 한다. 원고와 관련된 사람, 원고의 증인이 될 수 있는 사람, 또는 언론 매체와 이 사건을 논의하면 안된다.
- 의료 과실 보험사의 동의 없이는 어떠한 재정적 의무를 떠맡거나 어떤 돈도 지불하면 안된다. 이러한 일이 발생하면, APN은 의료 과실 책임 보험에 의한 재정적 비용 보장을 기대할 수 없다(CNA/NSO, 2012; Shinn, 1998).

(1) 보험사의 반응

- 의료 소송 청구가 발생 했음을 통지한 지 24시간에서 48시간 이내에 APN은 최고의 자격을 갖춘 사람이 본 소송 청구를 관리할 수 있도록, 소송이 청구된 세부 사항과 사건 처리에 필요한 기술이 일치하는 보험사의 소송 청구 담당자로부터 연락을 받아야 한다.
- 보험사는 접수된 소송 청구 사건과 관련하여, 혹시 같은 보험사에 가입되어 있는 고소된 다른 전문 의료인이 있는지, 있다면 동일한 환자에 의해 고소를 당했는지 여부를 알아낼 것이다. 만약 그렇다면, 관련된 청구 사건 담당자를 한 사람으로 정했을 때 발생할 수 있는 모순이 있는 지를 살펴보고 상충되지 않는 다면, 보험사는 한 사람의 담당자가 관련된 전문 의료인 모두를 위한 소송을 관리하게 할 것이다. 단일 청구 담당자 배정은, 소송이 청구된 그 누구에게도 잘못이 없다거나 잘못은 법적 책임 보험에 가입하지 않은 다른 누군가에게 있다고, 해당 보험 가입자 모두가 보험사가 동의했을 때 발생하게 된다.
- 소송 청구 담당자는 전화로 해당 APN을 인터뷰하고 보험이 적용되는 내용을 설명하게 된다. 또한 소송 청구 담당자는, 이러한 일이 발생한 경우 해당 APN에게 책임 보장을 제공해야 하거나, 제공할 수 있는 다른 보험사(예를 들면: 고용되어 있는 경우 고용주)에게 연락할 책임이 있다(Shinn, 1998; Shinn & Curtin, 2001).

(2) 법률 상담

- 보험 적용이 확인되면 APN은 어떤 법률 회사가 상담을 제공할 것인지 보험사의 소송 청구 담당자로부터 조언을 받는다. 변호사들은 대개 보험사의 청구를 처리하기 위해 보험사와 법률 회사 간에 이미 수수료 약

정에 대해 협상한 지역 회사 출신이거나 그 지역 출신이며 특정 분야의 의료 과실 소송 청구와 관련된 사건 경험이 있다.

- 지정된 변호사는 APN과 인터뷰한다. 인터뷰의 목적은 변호사가 해당 사건을 더 잘 알게 되기 위함이며, APN은 자신의 사건을 맡아 줄 변호사와 편안해 지기 위함이다. 이 과정을 용이하게 하기 위해 APN은 (a) 변호사의 자격 증명, (b) 이전에 소송을 제기한 이러한 유형의 사건 수, (c) 재판 받은 사건 수 및 (d) 결과를 문의해야 한다.
- APN이 지정된 변호사에 대해 불만이 있는 경우에는 즉시 보험사의 소송 청구 담당자에게 연락하여 변경을 요청해야 한다. APN의 변호사는 APN 관련 법규 및 규제 요건에 대해 매우 잘 알고 있는 전문가이고, APN을 위한 행동 권고 사항과 APN의 업무 범위에 대한 기준을 완전히 이해하고 있어야 한다(Walker, 2011).
- 일단 변호사에 대해 합의되면, 보험사의 소송 청구 담당자는 어떤 법률 회사가 변호를 제공할 것인지, 어떤 조사 기관을 이용하게 될 것인지, 관련된 비용 청구 처리 방법에 대한 설명을 서면을 작성하여 APN에게 보내게 된다. APN이 받게 되는 서류의 내용에는 보험 적용의 범위와 이와 관련된 현재 상태 및 세부 해결 사항 등에 대한 설명도 포함되어 있어야 한다.
- 서면 서류를 전달 받은 뒤에 APN의 변호사와 원고측 변호사는 서로가 가지고 있는 증거와 서류를 서로 공개하는 청구 사실의 조사 과정에 들어간다. 양측은 심문이라 불리는 서면 질문을 송달하고, 이어 서면 답변이 오가며, 원고, 피고, 증인 출석이 이어진다. 선서 하에 진술되는 모든 증언은 법원 서기가 증언 녹취하게 되며, 수집된 모든 정보와 증거는 합의로 사건을 해결하거나 재판을 준비하기 위해 사용된다(Coakley, 2010; Shinn & Curtin, 2001).

(3) 합의

- 비록 각각의 사례는 그 소송 쟁점을 평가해야 하지만, APN의 법적 책임 소재 유무와 상관없이 합의될 가능성이 있다. 첫 번째 예로, 어느 정도의 결함, 사회적 풍토, 원고의 사회경제적 요인, 지방 법령, 유사한 청구에 대한 이전의 배심원 평결, APN의 배상 능력, 그리고 책임 한도를 초과하는 평결 가능성이 합의를 이끄는 변수에 해당한다. APN의 잘못이 없는데도 합의하게 되는 사유에는 경제 상태, APN의 조치를 지지하지 않는 의료기록, APN 스스로 자신의 변론에서 증언하는 비현실성, 배심원 재판의 예측 불가능성을 피하고자 하는 욕구 등이다(Coakley, 2010; Shinn & Curtin, 2001).
- 결국 APN에게 있어 최선의 규칙은 사건에 대한 개인적인 의견을 표현하고, 진지하게 고려하고, 합의가 문제에 대한 최선의 해결책이라고 개인적으로 결론을 내릴 때까지 협의에 동의하지 않는 것이다(Coakley, 2010; Shinn & Curtin, 2001). 합의는 국가의료인데이터뱅크(NPDB)에 보고될 것임을 기억해야 한다. 즉, 그것이 APN의 영구적인 전문 기록의 일부가 될 것이라는

것을 의미한다.

재 판

1) 증인 증언에 내재된 위험성

재판에서 환자는 입증의 부담을 가지고 있다. 입증에 성공하려면 의료인의 의무, 의무 위반, 인과 관계 및 피해의 네 가지 요소를 충족시키기에 충분한 증거가 있어야 한다. 원고(환자) 측 변호사는 전형적으로 가능한 한 많은 유형의 증인을 사건의 재판에 세우려고 한다. 증인은 환자, 피해 가족 구성원, APN 전문가, 의료 전문가, 병원 직원 또는 경제 전문가를 포함할 수 있다. 이 증인들은 원고의 사건에서 각각 다른 역할을 한다.

APN에 의해 상해를 입은 환자는 종종 가장 강력한 증인이다. 가능하다면, 피해자 측은 APN의 처치나 처치의 누락으로 인한 나쁜 영향 뿐만 아니라, 어떤 일이 일어났다고 생각하는지를 직접 묘사한다. 가족 구성원들 역시 효과적인 증인이 되는데, 가족들은 APN을 악마화하고, 환자를 인격화하여, 배심원의 동정과 열정을 불러일으키는 역할을 하기 때문이다.

간호 또는 의료 전문가의 증언은 환자와 환자 가족이 기술한 문제에 대한 임상적 관점을 제공하기 때문에 원고 소송에서 매우 중요하다. 원고 측의 APN 전문가들은 해당 APN이 어떻게 환자에게 진료와 간호 처치 기준을 위반했는지 설명한다. 그들은 APN의 자체 임상 기록에서 발견된 문제와 진료와 처치가 표준 이하라고 주장할 수 있는 다른 방식을 지적함으로써 원고측 주장을 설명하게 된다. 그들은 또한 해당 APN이 지속적으로 이수한 보수 교육이 적절했는지에 대해서도 이의를 제기한다.

의료 전문가는 환자가 입은 피해의 성격과 정도에 대해 증언하고 이러한 피해로 인한 통증과 고통, 장애 또는 추가 건강 위험에 대해 설명한다. 또한 의료 전문가들은 APN의 진료와 처치 표준 위반이 이러한 피해를 직접 유발한 방식에 대해 자신의 의견을 밝힌다. 그리고 때로는 APN과 협력 의사가 해당 질병에 대한 치료 표준을 준수하지 못한 방식에 대해 자신의 의견을 밝힌다. 마지막으로 환자가 받은 피해가 개인의 의학적 상태, 시술 또는 치료와 관련된 알려진 위험, 노화 과정, 또는 기존 건강 문제로 인해 발생할 수 있는 자연스럽고 피할 수 없는 결과가 아닌 이유를 설명한다.

전문가가 APN의 자격, 훈련 및 전문 보수 교육을 공격하는 것을 보는 것은 드문 일이 아니다. 아마 가장 중요한 것은, 자격 미달을 고의로 또는 부당하게 환자의 복지를 무시한 것과 연결시킴으로써, 판사나 배심원이 징벌적 손해 배상을 판결할 기회를 높이려는 시도인 것이다. 환자의 복지를 무시한 증거를 찾는 일, 예를 들면, 메모장, 바로 가기에 연결된 이메일 파일, 전화 응답 실패, 과도한 재정 관리 등등에서 증거를 찾는 것은 일반적으로 어렵지 않다. "환자들보다 이익이나 사리를 우선시하는 것"은 원고 측 주장의 일반적인 특징이다.

원고 측에 선 병원의 전・현직 동료와 직원들의 증언은 APN에게 위험하다. 왜냐하면, 그들은 해당 APN이 자신들을 부당하게 대했고, APN이 전문적이지 않았고 신뢰할 수 없었다고 주장함으로써, 환자가 도움이 필요할 때 일부러 반응하지 않거나 해야 할 적절한 조치를 단순히 몰라서 환자 치료보다 해당 APN 자신의 개인적 이익을 더 우선시했다고 주장할 것이기 때문이다. 직원의 증언은 환자와 직원 모두에게 냉담한 APN의 행동 패턴을 보여줌으로써 APN의 징벌적 손해 배상을 증대시키기 위해 교묘하게 계획된다.

재판 과정에서 원고 측 증인은 원고 측 변호사의 심문을 받고 APN 측 변호인의 반대심문을 받는다. 일단 원고가 결론을 내리면 전문간호사의 변호인은 원고의 주장을 반박할 증인을 제시할 기회를 갖게 된다. APN은 소송의 세부 사항에 따라 증언할 수도 있고 하지 않을 수도 있다. APN은 사건 진술 기록에 제시되어 있는 증언을 고수한다(NSO, 2014).

재판은 APN 측의 성공적인 방어 조치로, 원고에 대한 지시평결(평결이 나오기 전에 재판장이 내리는 지시)로 끝날 수도 있다. 이것은 APN의 변호사가 원고 측의 주장을 반박하는 데 성공했다는 것을 의미한다. 즉, 입증의 책임이 있는 원고가 이 책임을 충족시키지 못했고, 의료 과실에 대한 인과관계를 입증하지 못함으로써 유효한 소송을 제기하지 못했다는 APN 측 변호사의 주장이 성공적이었음을 뜻한다. 만약 재판이 배심원의 평결 절차가 없는 단독 재판이라면 판사가 평결을 내린다(Aiken, 2004). 대부분의 원고들은 배심원의 평결 절차가 있는 배심원 재판을 요구한다. 만약 전문간호사에게 불리한 평결이 내려진 경우, 해당 APN, 변호사 및 보험사는 다음 단계를 결정한다(Shinn & Curtin, 2001). 수용할 수 없는 판결에 따른 한 가지 선택 사항은 다음 상급 법원에 항소하는 것이다(Buppert, 2015).

2) 위험 감소 전략

의료 과실을 방지하기 위해 Buppert(2011, 2015)는 다음 사항을 권장한다. 전문간호사는 환자와 의료제공자의 관계(표현하지 않아도 누구나 알고있는 환자에 대한 의무 관계)를 공식적인 진료 밖에서 동료, 이웃, 가족, 친구 관계로 발전시키는 일에 조심해야 한다. 확립되어 있는 치료 기준에 근거하여 진료하며 교육, 전문성, APN의 업무 범위가 어디까지 인지 그 경계에 민감해야 한다. 협력 진료와 다른 전문가에게 협진 요청을 한다. 특히, "과거 병력과 검사 결과가 치명적인 상태를 암시하는데, 그 암시되는 진단명이 배제되었거나 치료되지 않은" 경우라면, 가능한 빨리, 자주, 필요 시마다 협진 의뢰 요청을 해야 한다(Buppert, 2011, p. 17). 임상적 선택이 명확하고 정당화되도록 꼼꼼하게 기록하고 문서화한다. 현재 근무 환경이 안전한 진료와 처치를 허용하지 않는 경우 다른 근무 환경을 모색한다. 사건당 보장되는 의료 과실 보험을 가입한다.

중대한 의료 과실 사건으로 노출되는 것을 제한하기 위한 전략은 원고(환자)의 주장에 유리한 요인을 무력화하거나 APN에게 유리한 점으로 전환하는 데 초점을 맞추는 것이다. 이러한 중재 방안에 따르고 실제로도 항상 제시된 방법대로 실행하는 것은, 최상의 경우, 당초에 의료 소송이 제기되는 것을 방지할 수 있다. 또한 중재 방안대로 실천한 것을 철저하게 기록하는 것은 의료 과실 소송 발생 시 APN에 대해 좋은 믿음을 주는 증거가 된다. 일반적으로 이러한 중재법에는 돌봄과 치료, 의사소통, 자격, 기록으로 설명된다(Giessel & Palentino, 2006).

(1) 돌봄과 치료 및 의사소통: 환자 및 가족과의 긍정적 관계 증진

APN은 환자와 가족에게 필요한 치료와 치료의 사실적인 묘사 뿐만 아니라 예상 결과를 알려줌으로써 반드시 환자의 기대치를 관리해야 한다.

이 메시지는 교육 자료 및 모든 일대일 의사소통을 포함하여 임상 기록 및 서면 자료에서 일관되게 강화되어야 한다. 약속된 치료와 실제 의료서비스를 제공할 수 있는 능력 사이에 상당한 차이가 있다면 환자와 가족은 실망할 위험이 높다.

또한, 진료 및 의료서비스의 어떤 측면, 특히 처치, 시술, 수술과 같은 의료 동의서를 설명하고 논의할 때, APN은 환자와 그 가족이 이해하기 쉬운 방법으로 환자의 상태와 치료의 한계를 고려한 정보를 제시해야 한다. 마지막으로, APN은 유사한 상황에 있는 모든 환자에게 일반적인 문제를 설명하고 환자와 가족이 전문간호사와 협력하여 문제를 식별하고 예방하도록 권장해야 한다.

결과가 좋지 않거나 이상 사례가 발생하는 경우, 환자와 가족에게 사건을 공개하고, 우려 사항에 응대하고, 환자의 상태를 개선하고, 이 결과를 초래한 의료행위나 시스템의 실패를 해결하기 위해 모든 노력을 기울여야 한다. 잘못된 의료 결과에 대해 환자와 가족에게 사과하는 것은 새로운 전략이다. 점점 더 많은 윤리 학자들과 법적 책임과 관련된 전문가들은, 비록 적절한 사과를 한다는 것이 쉽지 않고, 사과를 하는 의료인도 사과를 듣는 환자도 감정적으로 미치는 여러가지 영향에도 불구하고, 의료 제공자는 의료 오류를 인정할 도덕적 책임이 있다는 것과 보상 제안과 관련된 사실을 공개함으로써 총 법적 책임 비용은 줄일 수 있다고 주장한다(Avraham & Schanzenbach, 2015; Gallagher, Studdert, & Levinson, 2007; Kachalia, 2009; Mello, Boothman, et al, 2014). 전문간호사는 이러한 선의의 노력이 임상 기준의 하나로 현재 많은 주에서 인정되고 보호되고 있다는 사실을 주목해야 한다(NCSL, 2014).

빠르고 즉각적인 의사소통이 이루어지는 오늘날에는 환자와 의료기관 모두에게 대한 적절한 수준의 접근성을 유지하는 것이 필수적이다. 수준 이하의 진료나 의료상의 오류가 있다고 보고하기 위해 변호사나 정부 기관에 전화해야 한다는 것보다 언제든지 APN에게 직접 연락할 수 있다는 것은 환자들이 느끼기에 훨씬 수월하다. 전화나 이메일로 진단하거나 치료 방법을 처방하지 않도록 수고해야 한다.

병원 사무실 직원과 의료인들이 환자에 대해 잘 알도록 권장해야 한다. 환자의 이름을 알고, 그 환자의 개별화된 치료 요구를 알고, 그 환자가 좋아하는 것을 알고 있는 의료 실무자는 그러한 관계를 개발하는 데 시간을 들이지 않는 직원보다 더 나은 진료 제공자가 되고, 소송 대상자는 되기 어려워진다.

가능한 한 많은 의료 실무자들에게 이 점을 강조해야 한다. 너무 당연해 보이지만, 모든 사람은 자신의 개성과 존엄성을 인정받고 대우받기를 원한다. 환자와 의료 실무자와의 긍정적인 관계는 환자가 의료 실무자를 고소하지 않기로 결정하는 주된 이유 중 하나일 수 있다.

APN은 환자의 과거 의료기록에 각별히 유의해야 한다. 환자의 과거력을 아는 것은 환자의 의학적인 기저 상태와 의학적 필요에 맞는 병행 치료 및 약물 요법을 숙지하는 데 기본이 된다. 의료 과실 소송에서 APN은 환자의 기저 상태가 환자가 경험한 모든 부정적인 결과에 어떤 영향을 미쳤는지 설명함으로써 의료 진행 상황을 보고해야 할 수도 있다. 어떤 치료의 위험과 부작용을 피하기 위해 평가를 시작할 때, APN이 환자나 환자의 법적 대리인으로부터 그동안 환자가 치료받은 다른 모든 시설에서의 의료정보를 얻고 자료를 입수하여 검토할 수 있는 권한을 얻는 것은, 임상에서 항상 가능한 것은 아니라 할 지라도, 매우 현명한 일이다. 이러한 행동은 APN이 환자의 건강과 반응에 대한 전체적인 그림을 인식하고 이해하는 데 도움이 될 뿐만 아니라 추후 의료 소송 발생 시 많은 정보를 제공해 준다.

그렇기 때문에, 환자의 의학적 과거력을 파악하는 것은 환자의 예후를 전망하고, 재활 치료 결과를 예상하며, 의학적 위험을 고려하고, 효과적인 치료계획을 세우고 수행하기 위해, 환자의 경과를 평가할 수 있는 맥락을 제공하기 위해, 환자가 경험한 부정적인 결과에 대한 가능한 의학적 설명이 APN의 돌봄 가운데 이루어지게 하는 데 필수적이다. Buppert(2015)는 만성 기능 부전 환자, 약물 남용 환자, 인지 장애와 감정 조절에 어려움이 있는 환자를 APN이 특히 주의하여 보아야 하는 고위험 환자로 주목하면서 다음 사항을 제안하였다. APN은 조기에 환자에 대해 자세히 문의한다. 환자의 진료 과정에 대해, 환자가 후속 조치를 따르지 않은 경우에 대해 주의 깊게 기록한다. 진료 방문 때마다 모든 약물을 재검토하고, 환자가 쉽게 이해할 수 있고 명확하게 읽을 수 있는 약물 복용 지침을 제공한다. 환자가 자신의 상황을 이해하고 치료에 진정으로 동의했는지 확인하기 위해, 인지 장애가 있는 환자를 상담하거나 가르칠 때는 가능하면 보호자 또는 환자 가족을 함께 참여하게 한다. 그리고 어떤 환자가 지금까지 의료 과실 소송을 제기한 적이 있다면, 그 환자는 현재 자신을 진료하는 의료인에 대한 의료 소송도 제기할 수 있다.

(2) 직원들과의 긍정적인 관계 강화

APN은 자신과 관련된 사무실과 병원 직원들과의 관계를 구축하기 위해 이들을 인정하고 존중해야 한다. APN은 자신과 관련된 사무실 직원뿐만 아니라 할 수 있는 한 광범위하게, 다른 사무실의 직원들에게도 친절하게 대해야 한다. 다른 사람에 대한 인정과 배려하는 행동을 초기에 그리고 자주 하는 것이 중요하다. 업무 환경에 영향을 줄 수 있는 결정에 함께 참여할 수 있는 기회를 갖는 것을 직원들은 감사하게 생각한다. 따라서 직원들에게 중요한 이슈에 대해 직원들의 참여와 피드백을 항상 장려해야 한다. 직원들을 교육하는 것은 진료와 치료가 제대로 전달되게 하는 핵심이 될 뿐만 아니라, APN이 근무하는 병원 및 요양원 직원에게 혜택으로 제공될 수도 있다. 직원 교육은 피고용인과 직원이 함께 그들의 비즈니스, 관리 및 임상 기술을 향상시키는 데 도움이 된다. APN은 처방을 수행하기 위해 여러 방면에서 그들의 도움을 필요로 한다. 또한 그들이 비록 의료 전문가는 아니지만, 병원 안내와 접수, 진료 예약과 진료 상담을 수행하는 직원들은 환자가 가장 먼저 접하게 되고, 또 가장 빈번하게 상호작용하게 되는 병원의 개개인일 수 있다. 이러한 병원의 핵심 직원들이 환자의 요구를 신속하고 유능하며 정중하게 해결하고 있다고 환자 스스로가 인식하는 것은 매우 중요한다. 직원들의 긍정적인 행동을 지지하기 위해서 직원들이 받는 모든 현장 교육 노력은 장려되고 보상되어야 한다.

(3) 전문직 동료들과의 긍정적인 관계 강화

협력 의사 및 주치의, 의과대학 교수, 지역사회의 다른 의료 제공자, 의료시설의 간호사와 의사 등 다양한 전문직 동료들과 소통할 수 있는 라인을 유지하는 것도 향후 소송의 위험을 최소화하는 데 필수적이다. 협력 의사와의 법적 관계에 대해서는 해당 APN이 주 전문간호사법(NP act)의 요구 사항에 대해 알고 있어야 하고 이를 준수해야 한다.

APN은 또한 자신과 동료 의사와의 사업 관계뿐만 아니라 자신과 의료기관 간의 관계도 관리해야 한다. 모든 서면계약과 제도적 신빙성이 있는 절차와 법령을 검토하여, 그것이 양 당사자가 의도하지 않는 한, 고용인과 피고용인 관계의 기울어진 인상을 주거나 계약 관계의 의사 또는 기관에 대리 책임을 전가하지 않도록 하는 것이 필수적이다. 반면에, 감독 또는 실무 제한과 같은 불필요한 통제에 대한 요구 사항은, 앞서 설명한 바와 같이 의사와 기관 모두에 대한 법적 책임에 대한 노출을 줄이는 것이 아니라, 실제로 증가시킬 수 있기 때문에 언급되어야 한다.

APN은 협력 의사에게 계속 환자의 임상 경과 또는 소송의 위험을 초래할 수 있는 특정 환자를 진료한 경우 알려야 한다. 의사-APN 팀은 치료에 대한 변화가 나타나는지 여부와 의사와 간호사 모두가 치료 전달 시스템을 보다 면밀히 모니터링하고 잠재적 우려 영역을 식별해야 하는지 여부를 상의하고 결정해야 한다. APN은 환자의 치료 과정에 대해 조금이라도 우려 사항이 있다면 이것을 해결하기 위해 협력 의사의 도움을 구해야 한다.

(4) 자격 유지

APN은 속해 있는 주 법과 국가 인증 기관이 요구하는 재 인증 요건에 필요한 모든 해당 전문 분야의 보수 교육 시간을 완수해야 한다. 주 간호 위원회 또는 국가 인증 기관의 감사를 받으면 언제든지 제출할 수 있도록 이수한 보수 교육 수료증을 찾기 쉽게 문서화하여 보관하는 것은 필수이다.

증거 기반 치료와 간호를 제공하기 위해, APN은 환자를 위한 “최고의 치료”를 제공할 병원이나 기관이 있는 지, 이러한 기관에서 제공하는 치료법을 배우기 위한 기회가 있는 지, 제공되는 보수 교육 이용 절차 및 법률 정보에는 어떤 것들이 있는 지 찾아보아야 한다. 최근에는 온라인 학습 옵션에 즉시 액세스할 수 있어 쉽게 찾아볼 수 있으며 휴대용 전자 도구를 활용하면 필요한 정보를 거의 즉시 업로드하여 조회하고 이용할 수 있다.

(5) 간호 처치를 문서화하기

제공된 간호 처치와 진료에 대한 상세한 기록을 빠짐없이 하는 것은 시간이 많이 소모되고 종종 부담스럽기도 하지만, 의료 과실 발생 시 법적 책임 위험을 줄이는 데 있어서 필수적이다. 전자의료기록 시스템은 복잡하고 설치와 실행 비용이 많이 들지만, 의료인들간에 환자 정보를 정확하게 공유하고 서로 가독성을 높이는데 도움이 된다. 그리고 일단 시작하여 익숙해지면, 지속적인 기록 과정에 들어가는 수고를 덜 수도 있다. 그러나 전자의료기록 시스템은 오로지 입력한 정보만큼만 정확하고 완전할 뿐이다. 따라서 정확한 정보의 입력은 매우 중요하다. 예를 들어, 치료를 거부하거나 처치에 대한 이행을 하지 않은 환자의 말을 그대로 기록해 두는 것은 초기 진료 제공자가 취한 조치를 다른 진료 제공자가 명확하게 파악하는데 도움이 될 것이다. 계속 같은 의료인이 맡게 되는 경우에도 치료 거부나 불이행은 반드시 기록에 포함되어 있는지 확인하고 환자를 대함에 객관적 태도를 유지해야 한다. 환자의 우려를 이해하는 데 도움을 주고 진료 제공자가 다음 단계로 취할 조치들을 제공한 전화 상담에 대한 요약과 주고 받은 이메일 내용의 요약도 의료기록에 포함되어 있어야 한다. 만약 환자가 예약을 지키지 않으면, 기록한다. 제공된 정보와 동의서 역시 문서화해야 한다. 일단 소송이 제기되면, 문서화된 기록을 절대 변경하지 않는다(Buppert, 2015; CNA/NSO, 2012; Giessel & Palentino, 2006; Miller, 2009).

결 론

비록 APN은 상대적으로 의료 과실 청구 소송을 당하는 경우는 많지 않지만, 어떤 경우라도 의료 과실 청구 소송의 위험에 노출되는 일은 필사적으로 피해야 한다. APN으로서의 경력을 시작하기에 앞서 이러한 법적 책임과 관련된 위험 요소를 신중하게 검토하고, 위험 감소 전략을 반복적으로 되뇌어 보는 것은 의료 과실과 법적 소송 문제를 예방하는 데 도움이 될 수 있다. 뿐만 아니라 APN으로서 의료 과실 청구 소송의 위험에 노출되는 일을 필사적으로 피하기 위해서는 다음의 전략들을 숙지하고 따른다.

APN은 연방 법과 자신이 속한 주 법 뿐만 아니라 관련 업무가 요구하는 관련된 법과 제도적 정책들을 잘 알고 있어야 하며 준수해야 한다. 지속적인 보수 교육을 통해 임상 역량과 전문성을 유지해야 하며 명확한 의사소통을 통해 환자와 그 가족을 따뜻하게 돌보아야 한다. 환자의 치료와 관련된 모든 과정은 종이보다는 가능한, 전자의료기록 시스템을 활용하여 기록한다. 신중하고 꼼꼼하게 관련된 의료 기록물을 관리해야 한다. 항상 증거 기반 임상 가이드 라인을 따르며, 자신의 지식과 전문적 지식에는 한계가 있음을 이해해야 한다. 협진 의뢰와 도움 요청을 기피하지 말고 오히려 자주 하며, 협진 의뢰의 때는 시기 적절해야 하고, 그 방법과 매너가 적절해야 한다. 함께 일하는 상대방이 사무직이든 전문적이든 상관없이 관계되는 모든 직장 동료들과 긍정적인 관계를 조성한다. 끝으로, 가능한 최신의, 개정된 의료법 상황이 잘 반영된, 보험금 지불이 가능하고, 자신의 관련 업무 특성상 필요한 보험 조항이 가장 많이 포함된 의료 과실 책임 보험을 가입해야 한다.

제 30 장

전문간호사와 윤리

Gladys L. Husted, James H. Husted, and Carrie Scotto

학습 목표

이 장의 결과로 기대되는 학습 결과

- 전문 간호 현장에서 마주하는 임상 기반 윤리의 본질을 파악한다.
- 임상에서 현대 윤리 이론의 실제 적용 가능성을 검토해 본다.
- 합리적인 생명윤리 결정 과정에서 중요하게 고려되어야 하는 점들을 살펴본다.
- 심포놀로지(symphonology) 모델의 구성 요소들을 오늘의 전문 간호 영역에서 적용해 본다.

서 론

간호의 윤리적 발전은 경험과 지식만으로 이루어지지는 않는다. 루빈(Rubin, 2009)은 임상 지식과 윤리적 판단의 발달을 저해하는 간호 관행의 유형이 있음을 설명했다. 예를 들어, 간호사가 환자를 간호할 때 어떤 특정 고정 관념을 가지고 대하거나, 환자의 신체적, 정신적 또는 특별한 상황에서 고려되어야 하는 질적 간호의 차이를 인식하지 못하거나, 전문적인 결정에 따른 책임을 받아들이지 못하거나, 간호사로서의 주체적인 감각이 결핍되어 있는 경우라면 초보 수준을 넘어서는 전문가로서의 간호 발전을 기대하기 어렵다. 즉, 아무리 경험과 지식이 있는 간호사라 할지라도 그의 간호가 이러한 간호 유형에 속해 있다면 임상에서 윤리적 판단의 발달은 제한된다.

베너(Benner, 2001)의 간호 실습 개발 이론 중에 "초보자에서 숙련자"(novice-to-expert) 모델은 신규 등록된 간호사들이 임상 초보 단계에서부터 적용할 수 있다. 그러나 숙련 간호 모델의 적용은 너무 전문적인 임상 실습을 요구하므로 신규 간호사들에게는 적합하지 않다(Walsh & Bernhard, 2011). 박사 과정의 전문간호 교육의 필수 요구사항(미국간호대학협회, 2006)에 따르면, 전문간호 교육과정을 수료한 모든 간호사의 간호 수준은 초급 수준 이상이어야 한다. 따라서 전문간호 교육은 APN이 자신의 전문적인 업무에 필요하고 특화된 역량을 달성할 수 있는 기회를 반드시 제공하여야 한다. 또한 학사 교육에서 요구하는 지식과 실습 수준을 넘어설 수 있도록, 종합적이고 광범위한 학습에 필요한 피드백과 자기 성찰의 기회를 제공하여야 한다. 따라서 전문간호 교육의 이론적 토대는 지식과 기술 습득 외에도 성찰과 지적 대화를 포함하는 모델에 기반해야 한다(Fawcett, Newman, & McAllister, 2004).

이 장에서 논의될 심포놀로지(symphonology) 모델의 적용은 간호사가 지식, 상황, 인식의 맥락을 모두 고려한 총체적 평가를 가능하게 하며, 환자 중심의 평가를 시작할 수 있도록 도와준다. 심포놀로지 모델의 생명윤리 기준을 개별 환자의 상황을 고려한 전문간호 수행에 적용하면, 환자뿐만 아니라 간호사 자신의 삶도 향상시킬 수 있다. 또한 심포놀로지 모델의 적용은 의료 모델이 아닌 간호 모델로써 간호의 윤리적 성찰과 발달을 촉진시킬 수 있다. 심포놀로지는 그리스어로 조화로운 의견의 일치를 뜻하는 심포니아(symphonia)에서 생성된 개념으로 단면적 접근이 아닌 다면적, 다차원적 합의를 추구한다. 따라서 심포놀로지 모델의 적용에서 기초가 되는 첫 단계는 충분한 의사소통의 가치를 인식하는 것이다.

의사소통의 가치

다른 모든 사람들처럼, 간호사들도 때때로 상황을 제대로 인식하지 못하고 주어진 상황 속에서 아무것도 습득하지 못한 채 불행한 결정을 내린다(Tuckett, 1999). 우리가 지리멸렬한 논증적 사고 과정에 참여하지 않을 때 특히 이런 일이 발생할 가능성이 높다. 지리멸렬할 수도 있는 논증적 사고 과정, 즉 충분한 의사소통이 왜 중요한지를 잘 보여주는 예가 있다.

> 어느 날 정글 마을에서 두명의 간호사, A와 B가 코코넛 나무 아래를 지나갔다. 그들이 지나갈 때, 코코넛이 나무에서 땅으로 떨어졌다. 코코넛을 소유할 권리가 있는 사람에 대한 논쟁이 벌어졌다. 마침내, 그들은 오로지 공정하고 윤리적인 접근을 하기로 결정했다. 그들은 코코넛을 반으로 나누고 A와 B 간호사는 각각 코코넛의 절반을 차지했다. 그들은 악수를 하고, 각자의 길을 갈 준비를 했다.
>
> A간호사와 B간호사가 헤어지기 전, 다행히 한 동료가 이들을 지나쳤다. 그녀는 논증적 사고 과정, 즉 충분한 의사소통에 잘 단련된 간호사였으며, 수년간의 경험을 통해 문제 발생의 이유와 관련성을 찾는 습관을 습득한 APN이었다. 그녀가 그들에게 코코넛으로 무엇을 할 것인지 물었을 때, 그들은 서로의 대답에 놀라고 말았다. A간호사는 코코넛 껍질을 물 담는 컵으로 사용하기를 원했고 내용물에는 관심이 없었다. B간호사는 코코넛 과육만 원했고 껍질에는 관심이 없었다. APN의 개입으로 인해 이제 B간호사는 이전의 결정보다 두 배 많은 코코넛 과육을 얻게 되었고 A간호사는 하나가 아닌 두 개의 컵을 가지게 되었다 (Husted & Husted, 2015, p. 39).

책임감 있는 윤리적 의사결정 및 의료행위는 코코넛의 분할과 다소 유사하다. 이를 위해서는 결정이 내려지는 과정 전반에 대한 올바른 인식과 이해가 필요하다. 모든 의료 전문가들은 무엇을 해야 하고 그것을 왜 해야 하는지 알아낼 책임이 있다. "APN은 종종 기본적인 처치 및/또는 매우 특별한 처치를 원하는 환자를 옹호하는 데 앞장서야 하며 윤리적 딜레마의 본질에 대해 잘 알고 있어야 하며 윤리적 결정을 내리는 데 능숙해야 한다"(Kalb & O'Conner, 2007, p. 197).

간호는 생명이 위급한 환자만을 위한 것이 아니다. 간호는 일시적으로 불쾌한 상태에 있는 환자에 대한 돌봄이다. 따라서 간호 윤리는 어려운 딜레마를 다루는 것일 뿐만 아니라 일상에 관한 것이다. 그럼에도 불구하고, "의료의 윤리적 문제는 대중의 많은 관심을 받고 있지만, 극적이지 않고 일상적인 의료 윤리에는 거의 대부분 관심을 기울이지 않는다"(Smith, 2005, p. 32).

APN이 현재의 편의를 추구하는 것과 환자의 복지를 보호하는 것 사이에서 선택을 해야만 한다면, 이것은 윤리적 책임이 적용되는 상황이라는 것을 인식해야 한다. 그리고 바라건대 소위 APN이라면 환자의 복지를 선택해야 할 것이다.

근대 윤리 시스템 가운데, 여기에서 논의되는 개념들을 세심하게 구별하여 일관되게 주의를 촉구하는 것은 없다. 임상 기반의 윤리 시스템은 당연히 실무에 초점을 두어야 한다. 성숙하고 진보된 윤리적 실천을 추구하는 APN은 환자의 복지에 초점을 둔다.

임상 기반 생명윤리

> 생명윤리에 있어, 고통의 성격에 관계없이 모든 환자를 규명하고 구분하는 장애가 있다. 그것은 한 개인이 행동을 개시하고 지속하는 힘, 한 개인의 목적에 따라 행동하는 힘, 즉 주체성의 상실이다…. 환자에게 주체성을 돌려주기 위해, 심포놀로지는 전문적이고 치료적인 실무와 윤리적 상호작용을 결합한다(Husted & Husted, 2008a, p. 104).

심포놀로지의 목적은 가능한 모든 상황에서 주체성을 가진 상태로 환자를 되돌려 놓는 것이다. 즉, 간호사와 환자 간의 심포놀로지적 윤리적 상호작용이란 전문가로서의 책임감과 환자의 의견 간에 조화로운 합의를 도출해 내는 접근방법이다. 따라서, 심포놀로지에 따르면, 윤리는 편의도 아니고, 에티켓도 아니며 자기 만족 상태를 추구하는 것도 아니다. 심포놀로지는 윤리를 하나의 시스템으로 정의한다. 심포놀로지에 따르면 윤리는 생사와 관련되고 삶의 근본적인 목적을 달성하기 위한 행동들에 동기를 부여하고, 행동으로 옮길지 말지를 결정하고, 내려진 결정을 정당화하는데 기준이 되는 시스템인 것이다. 따라서 심포놀로지는 환자 기반 생명윤리에서 파생된 것으로, 환자의 자기 결정, 의료시설의 목적, 의료 전문가의 역할 간에 합의를 도출하기에 매우 적합하다.

임상에서 생명윤리의 목표는 의료 전문가와 환자가 심도 있는 의사소통을 통해 동일한 윤리적 개념을 공유하고, 인간의 가치에 초점을 맞추어 서로 합의된 목적에 맞게 최대한 의료 환경을 조성하는 것이다. 이러한 생명윤리의 목표가 간호 임상에서 이루어지면, 간호사는 환자의 회복 과정에서 환자의 자신감을 강화할 수도 있고, 환자가 병의 예후를 관리하는데 실질적인 도움을 줄 수 있다.

환자의 생존 목표에 따라 환자 스스로 행동을 개시하고 그 행동을 유지할 수 있는 힘을 회복하거나 보유하는 것은 임상에서 생명윤리가 성공적으로 적용되었는지를 측정하는 척도가 된다. 임상에서 능숙하게 적용하는 데 어려움이 있고 실무에서 조화를 이룰 수 없는 윤리는 보건의료 전문가에게 합당한 윤리가 될 수 없다.

코코넛 나무를 지나갔었던 간호사들이 깨달은 바를 상기해 보자. 그들은 어떤 상황 속에서 최선의 행동을 결정하려면 먼저, 처한 상황의 성격이 무엇인지, 처한 상황에 관련된 사람들이 원하는 바는 무엇인지, 이 상황에서 취할 수 있는 가능한 행동에는 어떤 것들이 있는 지를 꼼꼼히 논의하고 살펴보아야 한다는 것을 배웠다. 마찬가지로 임상에서도 처한 상황에 대해 의료인과 환자가 얼마나 정확하고 동일하게 인식하고 있는지에 따라 취할 수 있는 가장 좋은 행동이 달라질 수 있다. 그리고 환자의 권리에 대한 존중 역시 최고의 전문가적 행동을 취하는 데 매우 중요하다. 이러한 깨달음은 임상에서 단지 "동작을 수행"하는 간호사의 "윤리"가 아닌, 의미 있고 적절하며 합당한 윤리적 행동을 도출해 낸다.

권 리

권리는, 표 30.1에 정리되어 있듯이, 단일하고, 복잡하지 않은 합의를 뜻하는 단칭 명사로써 이성적인 존재들 간에 이루어 낸 묵시적(默示的)인 합의의 산물이다. 권리는 객관적으로 취득된 자발적 동의의 경우를 제외하고는 존재하는 서로에게서 특정한 조치, 산물, 조건을 획득하지 않는다는 합리적인 미덕에 근거하여 형성되고 유지된다. 이것은 서로를 공격하지 않는다는 합의이며 상호

표 30.1

개인의 권리

개인의 권리(Individual Rights)	묵시적 합의로부터 귀결되는 불가침의 상태(The State of Nonaggression That Results From This Implicit Agreement)
이성적 존재들 사이에서 (Among rational beings)	사고할 수 있는 존재, 모든 인간의 자질 (Beings who can think, a capacity of all humans)
합리성과 미덕에 의해 형성되고 유지됨(Made and held by virtue of their rationality)	합리적일 때의 이점을 파악할 수 있다는 사실과 상호간의 합리성 덕분에 형성됨(Made because of their rationality and the fact that, being rational, they can see the advantage to it)
조치를 얻어내지 않음 (Not to obtain actions)	예를 들어, 강압적이거나 강제로 (For example, by coercion)
조치된 행동의 산물을 얻어내지 않음 (Nor the product of actions)	사람의 생명을 빼앗아서 (By taking over a person's life)
또는 행동의 조건을 얻어내지 않음 (Or conditions of actions)	생명이 걸린 상황을 더 악화시킴으로써(By changing the circumstances of the person's life for the worse)
자발적인 동의에 의한 경우는 제외 (Except through voluntary consent)	어느 쪽도 강압을 받지 않는–상호작용으로 이루어진 합의 (One is not coerced – the agreement establishes the terms of interaction)
객관적인 취득 (Objectively gained)	상호간에 어느 쪽도 현혹되거나 속임을 당하지 않으며, 충분한 정보를 전달받음(One is not deluded or deceived, but is fully informed)

G. L. Husted & J. H. Husted.(2015). *Ethical decision making in nursing*(45th ed.)에 첨부된 교육 자용 디지털 자료에서 발췌함.

간 공격으로부터의 자유이다(Husted & Husted, 2015, p. 20).

어떤 사회에서든 사람들이 이 합의를 인식하고 충실히 지키는 한, 그 사회의 구성원들은 인권을 존중하고 향유한다. 그러나 이러한 합의가 결핍되면, 사회 구성원들은 그렇지 않게 된다. "윤리적 주체들이 함께 살고 상호작용할 때, 권리 합의의 이점은 매우 크고 명백하다. 또한 이 합의를 유지하지 않는 데 따른 손실은 너무나 분명하게 파괴적이어서 이 합의는 말그대로 '더 말할 나위도 없이 진행'된다"(Husted & Husted, 2015, p. 22).

윤리적 간호는 전문가가 환자의 권리를 침해하는 것을 허용하지 않는다. 인간의 가치에 대한 헌신은 의료 환경의 윤리적 특성에 포함되어 있다. 헌신은 환자의 권리에 대한 존중을 전제로 한다.

이상적인 간호실무는 권리 존중을 넘어서는 것이다. 그러나 전문적이고 임상 의료 중심인 현실적인 윤리는 환자의 권리를 인정하는 것에서 시작되어야 한다. 이러한 인식을 할 때 간호사는 전문적 직업이 약속하는 가치 실현과 환자의 현재 상태 사이에서 최선을 이끌어 내는 가교 역할을 한다.

개인 권리의 현실은 복잡하지 않다. 두 명 이상이 함께 할 때마다 존재한다. 상호간에 그 누구도 상대방에게 공격당하지 않을 권리가 있다. 인권은 모든 인간 상호작용에서 존재하는 것이지만 간과하기 쉽다. 개인의 권리는 너무나 당연하고 모든 것을 포괄하는 현실이기 때문에 정상적인 상황에서는 보통 마지막으로 관심을 가지게 되는 일이다. 권리 계약은 모든 명시적 계약의 윤리적 기반이 되며, 속임수 없이 명시적인 합의가 이루어지고 존중될 것이라는 상호간의 가정은 이미 사전에 확립된 묵시적 합의인 것이다.

권리 계약은 인간 상호작용과 인간 가치의 추구를 구성하고 정의한다. 개인의 권리를 인식하고 있으면 상호주의 기준에 따른 상호작용, 즉, 강압이나 속임수 없이 다른 사람의 가치 추구를 방해하지 않는 자발적인 주고 받기 과정이 이루어진다.

의료기술 발달과 임상 기반 생명윤리

급속한 기술의 발전은 APN의 특성, 교육 및 능력에 더 많은 것을 요구하게 되었다. 지난 수세기 동안 과학적 발전에 대한 강조는 윤리가 질적 접근이 아닌 양적 접근을 취하도록 만들었다. 과학의 발전이 인간의 가치와 가치 체계를 위협한다는 우려에 대해, 과학은 이러한 우려에서 스스로를 분리하려고 노력해 왔다(Callahan & Mannino, 1998, p. 282).

의료 현장에서 윤리적 결정이 필요할 때마다, 이러한 결정은 구체적이고 극히 제한적이면서도 복잡한 상황에 국한되는데 이러한 상황은 매일같이 발생한다. 상황이 복잡해 질수록 결정을 내릴 간호사, 즉 임상 경험에 근거한 결정을 내릴 간호사의 윤리적 태도는 더욱 중요해 진다.

간호사의 윤리적 자질과 관련된 간호사의 모든 경험은 궁극적으로 개인과의 경험이다. 의료 환경은 인간의 본성과 존재의 목적에 의해 정의된다. 임상 기반 윤리 역시 동일한 현실을 따르게 된다. 의료 환경과 임상 기반 윤리는 각각 서로 영향을 주고 서로를 이끌며 향상시킨다.

숙련된 윤리적 분석 과정 없이는 숙련된 간호가 있을 수 없다. 윤리적 추론과 임상적 판단은 공통된 과정을 공유하며 상호간에 교훈과 정보를 주고 받는다. 따라서 APN이 임상 환경에서 얼마나 멀리 떨어져 있든 상관없이 임상 실무에 대해 지속적인 관심을 갖는 것의 중요성은 아무리 강조해도 지나치지 않다(Solomon et al, 1994). 간호 대학을 졸업하거나 간호 대학원 프로그램에 입학한다고 해서 생명윤리적 의사결정에 능숙해지는 것은 아니다. 임상 전문지식이 끊임없는 경험과 관심을 필요로 하는 것처럼 윤리적 전문지식을 쌓는 것도 지속적인 경험과 관심이 요구된다.

현대 윤리 이론

전문적인 임상 간호가 생명윤리적 이해관계에 의해 형성되어야 한다면, 간호 윤리와 필요성은 전문성과 그 실무에서 파생되어야 하고 서로 관련되어 있어야 한다. 환자가 처해 있는 상황에 대한 집중과 심사 숙고와 분석 과정은 모든 전문적인 간호 기술을 포함하여 전문 간호 역량의 필수적인 본질이다.

전문직으로서의 첫 발을 내딛는 젊은 여성이든 남성이든 그들은 간호의 목적이 인간의 가장 깊고 가장 중요한 관심, 즉 병들고 장애가 있는 사람들의 삶을 위한 건강 회복과 복지에 있다고 믿을 만한 충분한 이유가 있을 것이다. 안타깝게도, 간호학 학생들에게 강단에서 전수되고 있는 현대 윤리 이론들은 간호의 목적과 관련이 없다.

> 사물은 보이는 것과 거의 같지 않다. 지방을 뺀 우유가 크림으로 가장한다. 갈가마귀는 공작의 깃털로 뽐낸다(H.M.S. Pinafore, Gilbert & Sullivan, 1885).

> 우리가 복잡한 실제 상황에 규범과 원칙을 적용한다면, 능숙한 윤리적 대처는 단지 유능함이라는 수준으로 쇠퇴할 것이다 … 규범과 원칙의 적용을 통한 판결 전략과 확실성 추구는 위로가 되기는 하지만 능숙한 윤리적 대처를 낳지는 못한다(Benner, Tanner, & Chesla, 1996, pp. 276-277).

규범과 원칙의 적용을 통한 전략과 확실성의 추구, 이것이 현대 윤리 이론이 우리에게 요구하는 것이다. 현대 윤리 이론은 의료행위에서 윤리적으로 환자가 방어 가능한 결정을 내리거나 또는 의료 전문가에게 크게 도움이 되지 않는다. 표 30.2에서 볼 수 있듯이, 지배적인 현대의 윤리적 이론들 중 어떤 것도 전문적인 간호 현장에서 발견되거나 파생될 수 없다. 현대 윤리 이론은 간호실무와 연관지을 수도 없다.

오늘날 간호사들이 교육을 통해 전수받는 지배적인 윤리 이론은 의무론, 공리주의, 그리고 문화적 또는 사회적 상대주의이다. 그 결과는 항상 감정 주의 요소와 연관된다.

의무론(Deontology)은 공식적인 규칙에 따른 행동이나 조치는 그에 따른 결과에 관계없이 의무적이라는 이론이다(Angeles, 1992). 의무론은 간호사가 맥락이나 상황을 떠나 오로지 주어진 업무를 처리할 것을 요구한다. 행동의 의도가 무엇이냐가 가장 중요한 윤리적 관심사인데 반해, 행동이나 조치로 야기되는 결과를 중요하지 않은 것으로 간주된다. 의무론에 입각하면, 환자의 개별 동기와 인격 구조는 간호실무의 윤리에 부차적이 되거나 더 흔하게는 중요하지 않게 된다.

환자의 복지 요구를 따를 것인가와 의무론을 따를 것인가 사이의 갈등 상황에서 의무론을 선택하는 것을 당연시 여기는 간호실무는 더 이상

표 30.2

현대의 윤리 체계(Contemporary Ethical Systems)

윤리 이론	결정적인 특성	결과에 대한 관점
의무론	규칙을 준수함	결과는 중요하지 않다고 봄
공리주의	최대 다수의 최대의 행복을 행함	최대 다수를 위한 결과를 추구함
사회적 또는 문화적 상대주의	특정 사회, 문화 또는 종교에 대한 신념이 가장 중요	사회적 관습은 개인적 결과와 무관하다고 봄
감정 주의	내가 옳다고 느끼면 옳은 것	개개인이 자신에 대한 결과를 결정함. 이에 따른 다른 사람에게 야기된 결과는 관련이 없다고 봄

존재하지 않는다. Van Hooft(1990)는 "우리가 규칙을 따르고 있을 때 도덕적으로 행동하는 것이라는 생각은, 중세시대 평민들의 권리나 독립은 인정하지 않고 종교적이고 세속적인 절대 권력자들이 다른 사람들의 삶을 통제하던 시대에서 파생된, 피곤한 숙취같은 것이다"라고 말했다. "의무론은 전적으로 주체의 행동에 관심이 있다. 그러나 결과에는 무관심하다. 또한 자신의 의무를 다할 의도를 제외하고는 주체의 의도에도 무관심하다"(Husted & Husted, 2015, p. 95).

공리주의(Utilitarianism)는 최대 다수의 사람들에게 최대의 행복(쾌락)을 도모하기 위해 행동해야 한다는 이론이다(Angeles, 1992). 공리주의에 입각하면, 간호사는 행동의 결과에 주의를 기울여야 하는데, 그 결과는 한 명 이상의 환자에게 미치는 결과이어야 한다. 한 간호사가 가능한 한 다수를 염려함과 동시에 개별 환자에게 최적의 치료를 제공하는 것은 현실적으로 불가능하다. 전문가가 할 수 있는 최선의 치료 만이 윤리적 치료이다. 세상에 좋지도 나쁘지도 않은, 중립적인 윤리적 치료와 같은 것은 없다.

공리주의는 목적이 수단을 정당화한다고 말하는 이론이다(Gibson, 1993). 예를 들어, 공리주의에 입각하면, 환자 가족의 바램이나 생명에 대한 간호사의 견해나 태도가 목적이 되어 너무나 빈번하게 환자는 수단으로 전락된다. 전문간호가 필요한 이유는 다수의 변덕을 만족시키기 위함이 아니라 개별 환자의 목적이 성취되도록 돕는 것이다. 공리의 원칙(즉, 최대 다수의 최대 행복)의 어떤 점도 개인 정의의 원칙을 확고히 하지는 않는다(Sarikonda-Woitas & Robinson, 2002).

사회적 또는 문화적 상대주의(Social or cultural relativism)란, 윤리적이고 비윤리적인 것은 사회 또는 문화의 관습, 신념 및 관행에 의해 결정된다는 이론이다(Angeles, 1992). 환자의 복지 요구와 자신이 속한 사회 또는 관습의 요구 사이의 충돌에서 간호사가 사회 또는 문화의 정서를 선택해야 한다고 제안하는 간호의 목적이나 전통은 없다. 이것은 간호사의 관심을 사회나 문화의 관점으로 돌리고 환자에게서 멀어지게 한다. 상대주의는 전문적인 실무와 환자의 안녕을 저해한다. 환자를 둘러싼 문화가 중요할 수 있지만, 환자 스스로가 문화에 부여하는 중요도보다 더 클 수는 없다. "문화는 그 집단이 삶을 어떻게 해석하는지, 질병과 죽음을 포함하여 삶에서 발생할 수 있는 일에 대한 일련의 관점을 제공한다. 그러나 문화는 그 안에 속한 모든 개개인을 묘사하는 별개의 특성은 아니다. 즉, 그 사람이 속한 문화를 안다고 그 사람을 아는 것은 아니다. 오히려 문화는 역동적인 성격을 지닌 것으로 이해되어야 한다"(Kim, 2005, p. 164).

"불행히도, 공유되는 패턴에 대한 강조는 특정 문화권의 사람들에 대한 간호사의 인식을 바꾸기 쉽지 않게 고정화시켰으며, 주어진 문화 내에서 [개인이 지닌] 개별적 다양성을 허용하지 않았다"(Barnes and Boyle, 1995, p. 414). 환자가 속한 문화를 안다고 해서 그 환자가 속한 개별적인 상황을 알 수 있는 것은 아니다. 환자와 그 환자의 문화에 대하여 의사소통을 하는 것은 기껏해야 비유적인 표현을 이해할 뿐이다. 문화 자체는 말을 할 수 있는 혀도, 들을 수 있는 귀도 없다. 개인의 가치와 상황을 평가할 수 있는 능력은 오직 그 자신만이 가지고 있다(Kikuchi, 1996).

> 문화적 요인을 살피는 것은 환자를 돌보는 데 중요한 청사진이 되기는 하지만, 적합한 치료의 기준은 문화 자체가 아니라 환자 스스로가 자신의 문화에 대한 신념을 개인적으로 평가하여 기준으로 삼은 것이어야 한다. 만약 그렇지 않으면 환자가 아닌 문화를 돌보는 것이 되고, "치료"의 개념은 의미가 급격하게 변화될 것이다(Zoucha & Husted, 2000, p. 326).

이처럼, 한 개인에 대한 잘못된 정의나 이해는 전염병보다 더 치명적이다.

감정주의(Emotivism)는 느낌이나 감정이 윤리적 지식의 한 형태라고 주장하는 교리이다. 이 견해에 따르면 모든 윤리적 판단과 결정은 단순히 사람의 감정을 숨기기 위한 설명이다(Angeles, 1992). 간호실무와는 무관한 현대 윤리 시스템은 필연적으로 윤리적 행위자가 객관적인 인식보다는 감정에 의존하게 만든다.

환자의 복지 요구 사항과 간호사의 현재 감정이 요구하는 것 사이의 충돌에서 간호사가 자신의 감정에 따라 조치를 취해야 한다고 제안할 수 있는 것은 간호의 본질에는 없다. 오히려 그 반대이다. 그러나 감정주의는 간호사의 관심을 간호사 자신에게 쏟게 하고 환자의 요구에 대한 관심은 멀어지게 한다. 그것은 전문가로서의 간호사의 책임을 끊임없이 변화하는 감정적 분위기에 대한 집착으로 바꿔 버리며, 전문가로서의 간호사와 환자 간의 윤리적 상호작용을 완전히 존재하지 않는 허상으로 만들어 버린다.

이 모든 이론에 대한 "지식"은 문화적 삼투에 의해 얻어지며 거의 형언되지 않는 감정으로 표현된다. 거론된 현대 윤리 이론 중 어느 것도 의료 전문가에게 크게 도움이 되지 않는다. 간호의 정의는 환자가 처한 상황에 적절하게 세심한 주의를 기울이고, 간호의 본질과 목적에 근거하여 면밀하게 상황을 분석하는 것이다.

1) 생명윤리 기반 의사결정의 합리적 형태

간호 전문직에 내재되어 있는 윤리는 어떤 사실을 발견하고, 그 원인 및 동기를 발견하는 과정으로 구성된다. 그러나 현대 이론은 간호사가 객관적으로 상황을 인식하고, 환자의 개별 상황과 관련된 사실을 즉각적으로 발견하거나 인식하는 것을 저해한다. 설상가상으로 거론된 현대 이론은 임상에서 발견한 사실과 인식을 환자의 가치가 아니라 간호사의 처음 정서적 반응이나 환자가 아닌 다른 사람들의 감정, 의견이나 욕구에 투영시킨다. 임상 기반 생명윤리의 경우, 간호사와 환자가 함께 직면한 딜레마에 대한 답은 상황을 벗어난 신념이나 태도에 의지하지 않는 것이다. 이러한 이론 중 하나 이상에 기반한 아이디어는 다음과 같은 견해를 강화시킨다.

- 안락사, 뇌가 없는 영아의 장기 채취, 금치산자를 대상으로 하는 연구, 인간 복제 연구, 마리화나의 의학적 사용 등등의 이슈는 윤리적인 문제가 된다.
- 분석되지도 않고 거의 관련도 없는 개인적이거나 문화적인 의견들이 윤리적 사실이 된다.
- 특정 상황에서의 윤리적 행동은 중요하지만 윤리적 행동이 필요한 상황은 중요하지 않다.
- 단일 상황에서 참 또는 거짓은 모든 유사한 상황에서 참 또는 거짓이다.
- 권리는 양도할 수 있다. 나는 당신이 나를 대신해 결정하도록 내버려 두지 않을 것이지만, 나는 당신을 대신해 결정할 것이다.
- 환자를 위해 윤리적 결정을 내리는 것은 전문가의 역할이지만 이러한 역할은 되돌릴 수 없다.

도덕적 소신과 고뇌

간호사는 환자에게 피해를 주지 않고 유익을 추구하는 방식으로 간호할 의무가 있다. 따라서 간호의 실천은 도덕적이어야 한다. 경제적, 정치적, 사회적 영향 때문에 APN의 역할은 보다 직접적이고 자율적인 실천을 포함하도록 확장되고 진화되었다. 이러한 발전으로 인해 APN의 책임은 전문간호 뿐만 아니라 윤리적 간호에 대한 이해와 헌신의 강화를 요구하기까지 확장되었다(Benner, Tanner, & Chesla, 2009; Buerhaus, 2011). 이러한 요구에 부합하기 위해, APN은 강한 도덕적 소신을 겸비해야 한다.

도덕적 소신은 다른 방식으로 행동하도록 영향을 미치는 요소들이 있음에도 불구하고 옳거나 도덕적인 일을 할 수 있는 능력이다(Lachman, 2011). 위협이나 위험이 있음에도 불구하고 윤리 원칙에 대한 단호한 약속이다(Murray, 2011). 윤리적 역량은 도덕적 소신을 갖는데 필수적이다. 윤리적 역량이란 도덕적 문제를 처리할 때 일상적인 루틴(routine)이나 감정적인 견해 또는 독단적인 교리에 의해 좌우되지 않고, 문제를 분석하고 대응하는 능력을 말한다(Lachman, 2011). 따라서 도덕적 소신은 도덕적 엘리트주의를 배제하며, 윤리적 우월성에 대한 주장을 허용하지 않는다. 이럴 때 처한 상황 속에서 결정을 내리고 행동 조치를 취하는 기반은 환자가 된다.

도덕적 소신은 실무자가 능숙한 실무를 뛰어넘어서 윤리적 원칙을 지속적으로 융합할 수 있는 경험을 반복할 때 발전한다(Miller, 2005; Murray, 2011). 만일 해고, 감봉 정직과 같이, 직업적 명성과 미래의 승진에 부정적인 영향을 주는 위험에 직면하게 되면 도덕적 소신은 위협을 받게 된다. 이러한 상황은 도덕적 고뇌로 이어질 수 있다. 도덕적 고뇌는 간호사가 그 상황 속의 환자에게 가장 적합한 윤리적 행동을 알고 있지만, 부적절한 직원 배치, 기관의 요구 사항, 건강 정책 제약 또는 비용 제약과 같은 복잡한 사항을 고려함으로써 알고 있는 윤리적 행동을 할 수 없을 때 발생한다(Repenshek, 2007).

> 도덕적 소신과 도덕적 고뇌 사이의 관계는 간단하지 않다. 간호사가 충분한 도덕적 소신을 가지고 있다면 도덕적 고뇌를 경험할 필요가 없다고 말하고 싶다.... 그러나 양심적인 실무자가 제기하는 치료 기준에 관한 우려에 대해 조직이 항상 지지하는 것도 아니고 항상 적절하게 대응하는

> 것도 아니며 오히려 방어적인 조치를 취할 수도 있다는 점을 감안할 때 도덕적으로 가장 용감한 직원일지라도 발언하는 것을 두려워할 수 있다 (Gallagher, 2010, 단락 15).

"간호사가 리더십 직책에 올라가면 갈수록 간호사의 의사결정은 복잡해지고 도덕적 고뇌의 가능성도 증가한다"(Edmonson, 2010). 불행히도 "[윤리를 가르칠 때] 간호 교육자들은. . . 윤리적 맥락[에서의] 업무 환경이 [아니라] 단순히 윤리적 원칙에만 초점을 맞추는 경향이 있다"(Corley, 2002, p. 637). 도덕적 소신만으로 도덕적 고뇌를 피해 갈 수는 없지만(Gallagher, 2010), 전문간호의 상황에서 환자 개인을 대하는 심포놀로지 윤리 모델을 기반으로 한다면 APN의 업무수행은 도덕적 소신을 지키고 발전시킬 수 있을 것이다. 심포놀로지에 입각한 각각의 경험은 환자 중심의 윤리적 이벤트가 될 것이다. 이것은 또한 APN이 자신의 결정과 행동을 정당화할 수 있게 할 것이다. 이러한 이벤트의 축적은 APN이 윤리적으로 주도하는 환자 치료를 촉진할 강력한 기반을 갖추게 할 것이다(Sekerka & Bagozzi, 2007).

전후 관계, 맥락의 중요성

윤리는 개인의 선함과 관련이 있다. 개인의 선함과 같은 좋은 점은 전후 관계가 있는 맥락 속에서 드러나게 된다. 우리는 APN의 개인적인 장점이 환자를 회복으로 이끄는데 좋은 영향을 준다는 것을 알고 있다. 마찬가지로, 환자 개인의 특정한 장점이 더 좋은 간호를 이끌어 내기도 한다(Guido, 2006). 그러나 바람직한 전문가적인 직업 윤리는 개인의 선함과 같은 개인적 특성에 의해 좌지우지되기 보다는 그 전문직이 필요한 이유와 직결된 같은 목적을 추구하여야 한다. "윤리는 행동을 취하기 위한 구조를 제공한다"(Guido, 2010, p. 3). 어떤 행동을 취하기 위한 구조와 체계, 이것은 전문적 윤리의 기본이 되고, 전문적 윤리를 결정짓는 경계가 된다.

행동을 취하기 위한 구조와 체계를 파악하는 것, 그 시작을 전후 관계 맥락 파악이라고 할 때, 허스테드의 심포놀로지적 생명윤리(Husted's symphonological bioethics, 2015)에 따른 의사결정에서는, 한 개인의 맥락을 제대로 파악할 때 비로소 제대로 된 윤리적 결정을 내릴 수 있다고 본다. 이 맥락 안에서 APN과 환자는 서로 밀접하게 연결된다. 개츠만(Gastmans, 1998)에 따르면, "간호사는 다양한 맥락에서 전문가와 인간으로 기능한다. 이러한 맥락은 간호사가 간호 업무를 수행하는 방식에 직간접적으로 영향을 미친다" (p. 126).

심포놀로지적 생명윤리 의사결정 가이드(Husted, 2015)에 따르면, 맥락은 상황, 지식, 인식으로 구성된다. 윤리적 의사결정의 주체로서 간호사가 윤리적 맥락의 여러 부분과 그 상호 관계를 식별하는 방법을 익히게 되면 그녀는 상당한 실무 기술을 습득한 것이다. 각각의 맥락을 이루어 내는 개인의 인간 가치를 이해할 수 있을 때, 그녀는 전문간호 역량을 습득한 것이다. 고대 그리스 철학자들은 이 능력을 "실용적인 지혜"라고 묘사했다. 중국의 위대한 사상가들(잘 알려져 있지는 않지만 서구에 미친 선한 영향력은 거대했다)은 사물의 본질과 조화를 이루며 행동하는 길이라고 불렀다. "맥락은 복잡하고 포괄적이며 역동적이고 상호 작용한다"(Hoffmaster, 2006, p. 40). 표 30.3에 정리되어 있듯이, 객관적인 인식과 행동을 안내하는 모든 상황에는 세 가지 요소가 있다.

표 30.3

맥락의 3가지 요소(The Three Elements of the Context)

상황(Of the situation)	사실에 대한 이해와 그 안에서 효과적인 행동이 요구되는 복잡한 상태
지식(Of knowledge)	의료 전문가가 상황에 적용하는 중요하고 관련된 지식
인식(Of awareness)	처한 상황에 대해 의료인의 현재 상황 인식과 현재 지식 사이의 간극

첫번째는 **상황의 맥락**(context of situation)이다. 복잡한 양상으로 구성된 사실들의 전후 관계를 이해하는 것이 필요하다. 또한 그 상황 속에서 효과적이고 바람직한 결과를 이끌어 내기 위한 행동이나 조치는 무엇인지를 알아내는 데 필요한 사실들을 파악하는 것이다.

두 번째는 **지식의 맥락**(context of knowledge)이다. 이것은 상황을 이해하고 효과적으로 행동하는 데 필요한 상황 측면에 대한 의료인의 이해이다. 즉, 이러한 사실들을 가장 효과적으로 처리하는 방법에 대한 지식이다. 이러한 지식의 자료들을 통해 간호사는 상황의 두 측면을 식별하고 일관된 행동 계획으로 융합할 수 있다.

세 번째는 **인식의 맥락**(context of awareness)이다. 이것은 상황 관련 측면에 대한 의료인의 현재 인식과 현재 지식 사이의 연결 다리이다. 의료인의 인식 맥락에는 행동을 유도하는 상황의 측면에 대한 인식이 포함되어 있다. 의료인이 상황 내에서 (또는 상황에 따라) 행동한다면, 그가 내리는 모든 결정은 다음 사항에 준하여 이루어져야 한다.

- 지식
- 무엇이 그 상황에 가장 적절한 것인가
- 그가 알고 있는 것과 상황과 관련된 것에 대한 현재의 인식

한 개인의 맥락은 이 세 요소가 얽혀 있는 것이며, 이는 정당한 결정을 내릴 수 있는 자료를 제공한다. 레이글(Reigle, 1996)에 따르면, "각각의 임상 사례에서 맥락적 특징을 배합하지 않으면 사실에 대한 지식은 충분하지 않다. 각각의 사례마다 각각의 고유한 상황을 고려한 후에만 윤리적으로 허용되는 해결책을 찾아낼 수 있다" (p. 275).

여기 간단한 예가 있다. 간호사는 환자가 특정 약에 알레르기가 있음을 발견하고 그에 따라 행동한다. 환자가 알레르기가 있다는 사실은 상황의 맥락 중 하나이다. 간호사의 과거 경험과 현재의 사고 과정을 통해 이루어진 이 사실에 대한 발견은 그녀의 지식 맥락의 일부가 된다. 그녀의 목적은 환자를 보호하는 것이다. 이것은 그녀의 인식의 맥락에서 가능하다

심포놀로지적 생명윤리 의사결정 가이드(Husted, 2015)에 따르면, 상황(situation), 지식(knowledge), 인식(awareness)의 요소들을 살핌으로써 어떤 문제의 맥락의 자료를 파악할 때 윤리적 의사결정을 위한 의미 있는 관련 기준을 제공받을 수 있다.

1) 맥락 이해의 수준

모든 맥락에는 몇 가지 단계가 있다. 첫 번째 단계는 찰나의 순간, 바로 알 수 있는 감각 수준의 인식이다. 관찰은 그 상황에 주어진, 객관적인 요소로 구성된, 맥락 이해의 첫 번째 단계이

다. 어떤 상황을 구성하는 각각의 사실들을 일단 서로 독립적이고 상관이 없는 것으로 받아들이는 단계로, 개별적으로 관찰된 사실들 간의 중요한 관계나 상호 영향에 대한 인식은 없는 단계이다. 심포놀로지적 생명윤리 의사결정 가이드가 소개되기 전에 간호 교육 현장에서 전수되던 현대 윤리 시스템의 수준은 이와 같다고 할 수 있다.

두 번째 단계는 인지 수준의 인식 단계이다. 이 단계는 관찰된 객관적 요인의 본질과 요인들 간의 관계에 대한 이해가 이루어진 단계이다. 이것은 환자의 안녕이 최우선 관심사인 간호사의 단계이다.

세 번째 단계는 선견지명에 의해 도달할 수 있는 단계이다. 선견지명은 과거에서부터 현재에 이르기까지 진화한 과정, 요인들 간의 관계, 사건 및 인과적 순서에 대한 인식을 기반으로 미래에 야기될 중요 상황에 대한 예측을 할 수 있게 되는 것이다. 이것이 전문간호사의 생명윤리 단계이며, 전문간호사라면 이 수준에 도달해야 한다.

맥락의 이해 수준이 높고 APN이 윤리 시스템 내부적으로 맥락에 더 많이 관련될수록 그의 결정은 더 적절하고 그의 행동은 더 효과적일 것이다. 간호사는 "환자를 위해 환자가 가능하다면 스스로 할 수 있는 일을 해주는 환자의 대리인"이다(Husted & Husted, 2015, p. 17). APN에게 환자는 맥락의 중심에 있다. 그녀는 자신의 결정과 행동을 이끌어내는 가치와 동기가 환자의 가치와 일치된 맥락에 따라 마치 코코넛 나무 아래를 지나갔던 APN처럼 중재하는 것이다. 다시 거론하면, 현대 윤리 이론들이 요구하는 가치와 동기는 표면적이고 맥락의 파악과 관련이 없으며 종종 부적절하다. 현대 윤리 이론만을 따를 때 윤리적 결정은 문제의 핵심을 해결하지 못하고 맥락에도 맞지 않으며 불의의 비극적인 사례를 만들기도 한다.

임상 기반 전문윤리는 전통이나 사회적 관습의 문제가 아니다. 의료기술이 고도로 발달된 의료 환경에서 윤리적 결정과 행동은 인간의 삶에서 결정적으로 중요한 것들을 파악하는 것으로 시작된다. 전문간호사는 개개인의 환자를 이해하고 그들과 끊임 없이 의사소통하는 인간인 동시에, 이러한 생명윤리 문제를 이해하고 처리할 수 있는 능력이 있다.

전문간호사의 핵심 역량

숙련된 APN인지 아닌지를 구분하는 가장 큰 특징은 의사결정에 있다. 어떤 의사결정을 내리는데 밑바탕이 되는 것은 임상적 판단, 학문적 연구결과에 대한 끊임 없는 숙지, 리더십 등이다. APN의 업무는 임상에서 이루어지며, 그 산물은 환자간호이다. 따라서 전문간호 역할에서 리더십은 다음과 같은 세 가지 과학적 과정(Erickson & Sheehy, 1998, p. 244)을 지지한다.

- 임상의 맥락을 해석하기
- 중재된 간호/치료의 작용을 증명하기
- 임상에서 변화를 주도하기

윤리적 의사결정 능력은 모든 APN의 핵심 역량의 일부이며, 전문간호를 정의하는데 핵심적인 개념이다(Reigle, 1996). 이상적으로, 간호의 윤리적 측면은 임상적 측면과 함께 발전해 왔다.

임상 기반 생명윤리는 의료 전문가와 환자를 표면적 연결이 아닌, 내적으로 연결시키고, 그들을 동일한 윤리적 맥락으로 끌어들이고, 인간의 가치 추구를 그 목적으로 만들고, 의료 관리 상황을 최대한 목표 지향적이고 상호 이해 가능하게 만드는 것을 목표로 한다. 전문간호사는 윤리적 의사결정을 내리고 환자의 삶에서 중요한 것과 상호작용하는 기술적 측면과 과학적 측면을 숙달시킬 수 있다. 그렇게 함으로써 환자의 안녕을 증진시키고, 간호의 전문성을 강화하며, 맥락적으로 이해할 수 있는 간호 처치를 유지하고, 자신과 직업에 대한 자부심의 상태를 스스로 확립할 수 있다.

소위 전문직이라면 그 전문가가 직업의 정의를 준수할 때만이 그 전문지식을 전문가를 찾은 이들에게 따르게 할 수 있다. 마찬가지로, 간호사도 누가 보아도 간호사로서 행동하며 간호 전문지식을 환자에게 전수할 때 환자는 간호사와 신뢰관계를 맺게 된다. 이러한 신뢰 위에 간호사는 환자의 대리인이 되며, 환자를 위해 행동을 취한다. 각각의 환자는 평생 동안 자신이 겪은 독특한 경험과 이러한 경험에 대한 독특한 반응으로 형성된 개별적인 사람이다. 이렇게 각각의 환자들과 개별적인 신뢰관계를 맺고, 그들의 옹호자가 되는 것은 간호사 자기 자신과 간호 업무에 있어서 자부심을 갖게 된다. 병원에서 환자는 상대적으로 무력하지만 개인적으로는 유능한 인간으로서 스스로를 위해 결정권을 갖을 수 있도록 돕는 것은 간호 전문가로서의 자부심과 자존감 경험의 백미이다.

간호사는 환자가 스스로는 취할 수 없는 조치를 취한다. 비록 간호사가 이러한 조치를 취하지만, 이것은 환자의 행동을 대변하는 것이다. 이렇게 함으로써 간호사의 보살핌을 받는 데 있어서 환자는 자기 결정권, 즉 스스로 생각하고 결정하고 행동할 권리를 포기하지 않게 된다. 환자는 의료시설에서 자신의 행동을 표현하는 힘을 얻을 필요가 있는 환경에 처해있는 것이다. 환자는 스스로 할 수 있다면 취했을 조치를 의료 전문가들이 취할 수 있도록 그곳에 있는 것이다. 환자는 의료 환경에서 행할 힘을 잃은 것이지, 그럴 권리를 잃은 것은 아닌 것이다.

APN의 모든 조치는 그 행동이 즉각적인 결과를 초래하든, 의도된 효과가 인과적 순서의 사슬 아래에서 더 나중에 발생하는 원인이 되든 상관없이 환자와 상호작용하게 된다. 환자와의 모든 협력은 상호작용을 필요로 한다.

간호사가 취할 수 있는 가장 고귀한 행동은, 이것 없이는 정당한 행동이 불가능하지만, 환자를 진심으로 존중 받아야 하는 인간으로 받아들이는 것이다. 이 과정이 없으면 맥락을 제대로 이해할 수 없으며 실제 내면의 상호작용이 불가능하다. APN에게, “비판적 사고, 자기 탐색 및 윤리적 문제의 상황에 맞는 요소를 선별하는 능력 개발의 중요성”(Doane, Pauly, Brown, & McPherson, 2004)은 절대로 간과할 수 없는 부분이다.

간호사-환자간의 합의

상호작용은 지적 능력을 필요로 한다. 진정한 상호작용은 관련된 당사자 모두가 자신들이 무엇을 하고 있는지, 그렇게 하는 이유는 무엇인지, 달성하고자 하는 목표는 무엇인지 잘 알고 있을 경우에만 가능하다. 이 모든 과정에는 사전 합의가 필요하다. 합의란 인식의 공유 상태이며, 이에 기반하여 상호작용이 일어난다(Husted & Husted, 2015).

환자와의 상호작용에 합의하는 간호사는 한동안 환자의 세계의 일부가 될 것이다. 간호 기술은 간호사-환자 간의 상호작용에서 간호사를 중요한 요소가 되게 한다. 간호전문직과 환자 사이의 윤리적 합의에 기초하여 의사가 결정되고 이에 따른 조치가 취해질 수 있다. 이런 결정과 행동의 본질은 합의 조건에 의해 좌우된다. 임상에 기반을 두지 않은 윤리 이론들은 간호사의 윤리적 결정과 행동을 취함에 있어 간호사가 환자 및 환자의 세계를 포기할 것을 요구한다. 이 경우, 환자를 보호할 수 있는 이는 아무도 없다. 환자가 간호사의 헌신에 의지할 수는 없기 때문이다. 의료 현실에서 얼마 동안, 환자의 권리 및 인간의 존엄 – 환자의 진짜 현실 – 은 배제되어 왔다.

APN은 환자가 처한 맥락의 요구를 적절히 충족시킬 수 있는 자원이다. 효과적 의료 환경은 간호사의 안목과 발견을 장려한다. Hardt(2001)는 언급하기를, “[APN]은 맥락 주도적 의사결정이 장려되지 않는 환경에서 성공적으로 간호 업무를 수행할 수 없다. [간호사]가 . . . 환자에게서 습득한, 환자의 선호 사항에 관련된 지식을 적용할 수 없을 경우, 환자의 맥락은 존중되지 않는다” (p. 45).

전문직이라는 공개 선언을 통해, 간호사는 간호사–환자의 합의의 일부로 다양한 의무를 지게 된다. 전문직으로서 기대되는 의무가 있기 때문에, 환자는 간호사가 맥락 내에서 윤리적이고 양심적으로 행동하는 것을 정당하게 기대할 수 있다. 간호사의 의무와 이에 대한 환자의 기대는 간호사와 환자 사이에 합의된 구성 요소이다(Husted & Husted, 2008b).

환자의 맥락이 존중되지 않는다면, 비록 APN과의 합의라고 할지라도 그 합의는 어떤 형태로든 존중되지 않는다. APN–환자의 합의가 존중되지 않는 경우, 그 APN은 전문직으로서의 간호 수행이 아니라 엉터리 짓을 하게 되는 것이다.

APN으로서의 업무는 의료 전문직–환자 합의를 확립하기에 충분하다. 한 인간은 다른 인간을 인식한다. “인간으로서 서로를 다양하고, 동등하고, 가치 있게 인식하는 것은 인간 존엄의 의미에 대한 관점의 일부다”(Kalb & O'Conner, 2007, p. 200). 인간은 상호작용의 기초가 되는 인간의 가치를 인식하고, 상호작용을 이끌어 내는데 적합한 태도의 가치를 인정한다. 이 때문에, 인간 사이의 합의는 자발적으로 그리고 자신들의 관계에 내포된 수준–암묵적 수준에서 형성될 수 있다. 이런 상황 속에서, 인간은 본능적으로 자신을 인식하며 암묵적 합의와 상호간의 관계를 형성한다. 심지어 아무런 능력이 없는, 혼수 상태에 있는 환자나, 매우 어린 환자에 대해서도, 간호사의 책임은 여전히 동일하다. 여기에는 직업적 합의가 존재한다. 간호사는 이 환자와 명확한 합의를 가지고 있지 않지만, 암묵적인 직업적 합의를 갖고 있다.

환자 간호 영역에 직접적인 업무를 행하지 않는 APN도 여전히 간호사–환자의 합의가 존재한다. 교육자, 행정가 및 연구자는 모두 환자와 환자의 안녕에 궁극적 책임이 있다. 교육자의 역할은 환자의 혜택을 위하는 것이다. 이 경우, 교사–학생–환자 간의 합의가 존재한다. 간호 관리자는 환자 및 환자의 안녕에 궁극적 책임이 있다. 이 경우, 관리자–직원–환자 간에 합의가 존재한다. 연구자는 임상 시험 대상자의 안녕을 제일 먼저 고려해야 하기에 이 경우, 연구자–임상시험대상자 합의가 존재한다. 연구를 개인의 복지보다 우선시해서는 안된다.

자기 자신과의 합의

서구 세계 최초의 체계 윤리학자인 소크라테스(기원전 470-399)는 성찰이 없는 삶은 살 가치가 없다고 피력한 것으로 알려져 있다.

> 모든 간호사, [모든 APN]은, 최소한 간호사가 되겠다는 자신과의 합의에 이른 시점까지의 자신의 삶을 성찰해 보아야 한다. 자신과 이 합의-간호사가 되기로 한 헌신-를 만들지 않은 범위에서의 간호사는 간호사로서의 존재보다는 오히려 환자와 더 유사한 존재가 된다(Husted & Husted, 2015, p. 43).

어떤 상황에 처했을 때 무엇이 필요한지 스스로 판단할 수 있고, 그 요구를 스스로 인식함에 따라 간호 처치를 스스로 수행할 수 있는 간호사는 자신의 직업을 기꺼이 선택한다. 이러한 자기 자신과의 합의에서 영감을 얻고, 합의에 이르도록 전념하는 간호사는 의료 환경에서 발생하는 극도의 피로를 훨씬 덜 경험하게 된다. 간호사는 자신의 처치와 행동에 즐거움을 경험하며 나아가 자신이 행하는 간호행위에 자부심과 자신감을 느낀다.

> 전문직 삶에 기여하는 이러한 장기적(long-term) 행동이나 조치를 회피하려는 간호사는 자신이 세운, 전문 의료인이 되겠다는, 자신과의 합의를 파기하는 것이다. 이러한 간호사는 점점 상황에 무관심해지며, 전문가로서의 자신의 역량과 개인으로서의 자신의 능력을 점점 약화시키게 된다. 간호사가 자기 자신을 포기하거나 자신이 의료 전문직이기를 포기했을 때, 간호사의 자부심과 자신감은 무관심으로 대체된다.
>
> 간호사인 한 개인이 전문인으로서의 간호사로 계속 남으려면, 그 사람은 [간호]가 요구하는 행동을 취해야 한다. 최상의 경우, 이러한 선택의 결과는 한 개인에게 자신감을 회복시키고, 간호사가 되기를 원하고 드디어 간호사가 되었을 때 가지고 있던 자부심과 초심을 불러올 수 있다. 최악의 경우라 할 지라도, 이러한 선택의 결과는 한 개인의 삶을 덜 지루하게 할 것이다.
>
> 자신이 단언하고 확신하는 것에 따라 행동하는, 전문직에 헌신하는 것은 종종 어려운 일이다. 누구나 난관이나 좌절을 경험할 수 있으며, 이러한 좌절은 헌신하고자 하는 욕구와 자아감(sense of self)을 해치기도 한다(Husted & Husted, 1999, p. 17).

포기하지 않는 헌신을 통한 난관 극복은 전문가로서의 자부심을 생성한다. 그리고 환자는 자신을 위해 자신이 행할 조치를 취해줄 합리적인 대리인이 필요하다.

전문간호사와 윤리적 합의

만일 어떤 APN이 환자가 필요로 하는 것과 환자가 중요하다고 생각하는 가치를 전혀 고려하지 않고 의료행위를 한다면, 그 APN은 환자의 결정과 행동에 유리적 지위가 없다고 가정하는 것이다. 반면 어떤 APN이 환자의 합리적 동기에 따라 의료행위를 한다면, 그 APN은 환자의 정당한 권한을 인정할 뿐 아니라 이를 환자와 공유하고 있는 것이다. 의료 환경에서 환자가 자신에 대한 정당한 권위를 갖는 것은 절대적이며 협상의 주제가 아니다.

대부분의 합의에서 상세하고 명시적인 논의가 필요한 것처럼, APN 또는 간호사와 환자 간의 합의과정에서도 상세하고 명시적인 논의가 필요하다. 그러나 현실에서 간호사의 처치가 이러한 합의 과정 없이 즉시 이루어져야 하는 경우는 매우 흔하다. 치료 과정에서 어떤 상황이 발생할 지 모두 예측하는 것은 불가능하기 때문이다.

암묵적 합의는 즉시 이루어질 수 있다. 이것은 간호사와 환자의 역할이 인간의 합리적인 기대에 확고하게 자리잡았기 때문에 가능하다. 인간으로서 그리고 전문 의료인으로서 자기성찰이 있는 간호사라면 그러한 암묵적 합의 상황 속에서, 환자가 무엇을 필요로 하고, 무엇을 중요하게 여기는지 파악하게 된다. 어떤 사람이 다른 사람의 실제 요구와 가치를 온전하게 아는 것은 불가능하지만, 공통의 경험과 이미지를 활용하여 합의를 형성하는 것은 인간 이해의 본질이다.

생명윤리 기준

생명윤리의 기준은 표 30.4에 정리된 바와 같이, 인간의 자율성, 자유, 객관성, 유익성, 충실함에 있으며 이는 인간의 내재된 속성이다. 생명윤리 기준은 인간의 삶을 규정하는 고유의 속성이다. 지침으로서 생명윤리 기준은 환자의 권익과 환자를 돌보는 기관 간에 발생할 수 있는 모순된 행동이나 충돌되는 상호작용을 예방한다. 모든 환자가 의료시설을 이용하게 될 때, 환자와 의료기관 간에 성공적인 상호작용을 하기 위해 필수적으로 지켜져야 하는 첫 번째 덕목은 '모든 환자는 환자 이전에 먼저 한 사람의 인간이라는 점'을 잊지 않는 것이다.

똑같은 환자복을 입고 유사한 치료를 기다리는 환자들이지만 그들 각자 자신의 독특한 삶을 가진 매우 다른 인격체라는 특성을 이해하여 상호작용할 수 있다면 전문간호사의 역량은 크게 향상된다. 생명윤리 기준에 대한 이해 없이는 환자와 간호사 간의 합의나 상호작용이 불가능하며, 환자의 회복이나 간호사의 효과적인 중재 역시 기대할 수 없게 된다. 생명윤리 기준은 환자와 간호사 간의 이러한 특성을 잘 드러낸다.

- 자율성(Autonomy) – 각 환자의 개별적 독특함. 이 독특함은 개인의 특성과 성격의 구조가 됨.

  환자의 자율성은 환자가 자신의 마음을 사용하는 방식으로, 환자 스스로가 내리는 결정, 환자가 자신의 삶을 어떻게 바라보는지, 삶의 목적, 그리고 자신이 선택한 의료기관의 강점과 약점에 의해 좌우된다. 환자의 자율성에는 이성과 본능 모두 포함된다. 환자의 이성과 동물적 본능 때문에, 이성적이기만 한 다른 모든 의료인과 환자 사이에 윤리적 평등이 확립된다.

  그러나 대체로 자율성은 한 사람의 고유성

표 30.4

생명윤리 기준(The Bioethical Standards)

자율성	독특함, 자립, 윤리적 평등(Uniqueness, independence, and ethical equality)
자유	자신의 인생을 인도할 권리(Right to direct the course of one's life)
객관성	상황의 현실을 직면할 능력(Ability to deal with the reality of one's situation)
유익성	자신에게 득과 해를 판단할 권리(Right to judge benefit and harm for one's self)
충실함	합의한 내용에 대한 신의(Faithfulness to the terms of an agreement)

을 의미한다. 두 사람이 같은 정체성을 가지게 되는 경우는 없다. 다른 사람이 어떤 사람의 대안이 되거나 대체될 수는 없다. 그러므로 개인의 독특함은 한 사람의 타고난 권리다. 이러한 사실을 인식하는 것은 간호사가 전문가로서 간호를 수행할 때 기본적 지침이 된다.

한 개인이 자신을 정의하는 정체성을 지킬 수 없는 경우, 그가 인간으로서의 탁월함을 유지할 가능성은 없다. 따라서 자율성은 생명윤리의 기본 덕목이다.

- **자유(Freedom)** – 자기 주도. 자신이 처한 현재 상황에 대한 자신의 평가를 바탕으로 독립적인 행동을 취할 수 있는 개인의 능력, 그리고 그에 따른 권리.

  환자가 자유를 행사할 수 있게 하는 것은 간호사의 책임이다. 미래를 주시하면서 현재에 효과적으로 계획하고 행동하는 능력은 인간만이 가진 우수한 가치이다.

- **객관성(Objectivity)** – 객관적 맥락에 주의를 집중할 수 있는 능력.

  객관성은 개인이 객관적으로 맥락을 인식할 수 있도록 획득되고 유지되어야 하는 요구와 권리이다. 객관성은 환자는 물론 간호사도 지속해야 하는 생명윤리 기준이다.

  객관성을 발휘하지 못하게 되면, 환자는 자신의 삶을 향상시키기 위한 행동을 할 수 없게 된다. 객관성의 완전한 부재는 환자의 생명을 유지할 수 있는 능력을 파괴하는 것일 수 있다. 객관적 맥락에 집중할 수 있는 능력은 인간의 우수성을 위해 꼭 필요한 요소이다.

- **유익성(Beneficence)** – 이로운 것은 취하고 해로운 것은 피하려는 인간 행동의 자연스러운 성향. 유익성은 간호사와 환자 사이의 상호작용의 기초가 되며 합리적 사리사욕이 반드시 수반된다.

  간호사의 처치는 환자가 유익성을 취하려는 노력을 돕는다. 이 기준은 환자가 자신의 이익을 위해 행동할 권리이며, 또는 환자의 대리인으로서 행하게 되는 전문적인 처치를 초래한다. 살아 있다는 것을 정의하라면, 삶은 사리사욕을 취하는 과정이라 하겠다. Rushton(1992)은 간호사들이 환자와 다른 사람들에게 뿐만 아니라 그들 자신에 대한 유익성 추구의 의무가 있다고 지적한다. 이는 Husted & Husted(2015)가 논의한 합리적 사리사욕과 일치한다. 그리고 이에 덧붙여, "자신의 존엄성을 존중할 줄 아는 것[은]… 환자, 동료 및 다른 사람의 존엄성을 존중하는 전제 조건이 된다"(Gallagher, 2004, p. 220).

  유익성은 환자가 원하는 이익을 얻고자 할 때와 생명 유지에 필요한 필수품을 얻기 위한 범위 내에서 환자가 어떤 행동을 취할 필요성이 있을 때 생긴다.

  자신에게 이로운 것은 얻을 수 있고, 해로운 것은 피할 수 있는 능력은 우리의 삶을 살아갈 가치가 있게 만든다.

- **충실함(Fidelity)** – 합의한 내용의 약속을 지킴. 일반적으로는 자율성에 대한 개인의 성실함을 의미. 그리고 마지막으로 처한 맥락에 충실한 것.

  환자의 자율성을 성실하게 지켜주는 간호사의 충실함은 간호사가 전문 의료인으로서 당연한 역할로 받아들인 의무에 대한 헌

> 신이다. 따라서 충실함을 따르기 위한 전문적인 역할은 간호사의 자율성 측면에서 매우 중요한 부분이다.
>
> 충실함은 생명과 복지(well-being)를 강화하기 위해 적절한 행동과 그 과정을 계속하는 헌신이다. 충실함은 인간의 탁월함에 필수적이며, 가장 바람직한 미덕이다.

간호사는 자율성, 자유, 객관성, 유익성, 충실함과 같은 생명윤리 덕목을 극복해야 할 장애물이 아니라 육성해야 할 인격적인 자원으로 인식해야 한다. 즉, 간호사는 이러한 덕목이 의료 현장에서 심포놀로지적 생명윤리에 기반한 의사결정을 내리기 위해서는 자신의 것이 되어야 한다는 사실을 깨달아야 한다. 이러한 생명윤리 기준이 지켜지지 않는 개인의 삶은 비참한 생이 될 것이다. 그림 30.1을 보라.

합의의 필요성

모든 APN은 적어도 환자가 이러한 미덕이 되는 생명윤리 기준을 가지고 있다는 것을 암묵적으로 알고 있다. 간호사는 생명윤리의 기준을 외면할 수 없다. 이러한 기준이 없다면 의료인과 환자 간의 합의는 불가능할 것이다. 상호 합의가 없는 상태에서 진정한 상호작용은 불가능하게 된다. 환자와 의료인 간에 상호작용이 불가능하다면, 전문적인 조치나 처방 역시 불가능하다. 마

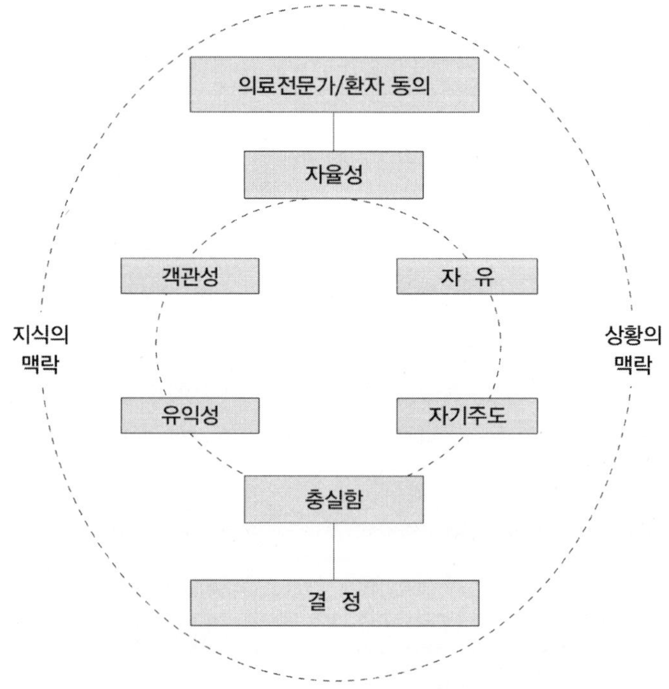

그림 30.1 Husted의 심포놀로지적 생명윤리 의사결정 지침

(출처: Husted, J. H., & Husted, G. L. (2015). *Ethical decision making in nursing and health care: The symphonological approach* (4th ed.). New York, NY: Springer. Springer Publishing Company의 허가 후 사용됨)

찬가지로, 생명윤리 기준이 지켜지지 않거나 이를 어기게 된다면 간호사와 환자 사이의 합의는 지속될 수 없다. 합의가 지속되지 않는다면 더이상 환자와 간호사 간의 상호작용은 이루어 지지 않는다. 상호작용이 불가능해 질 경우, 전문적인 간호 중재의 이행은 불가능하다. 합의는 전문 의료 임상에서 생명윤리 기준의 가장 중요한 근본이 된다. 그리고 대체 불가능한 합의의 중요성은 환자와 간호사가 만나는 바로 그 첫 순간에 발생한다.

1) 전문간호사의 덕목

본문에서 덕목이란 단어는 그리스어와 중국어에서 기인한 미덕, 즉 개인의 역할 수행에서의 탁월함을 뜻한다. 그러므로, 농부의 덕목은 농사를 잘 짓는 것이고, 재단사의 덕목은 옷을 잘 만드는 것 그리고 간호사의 덕목은 간호를 잘 하는 것이다. 모든 인간의 덕목은 죽지 않고 잘 살고, 생명을 유지하고, 삶을 향상시키는 것이다. 그러므로, 인간 됨에 있어서 덕목은 인간의 탁월함에 있다.

아리스토텔레스는 "이제 멋지고 정당한 행위는 . . . 견해의 여러 다양성과 변덕을 허용함으로써, 다양성과 변덕이 인간의 본성이라기 보다는 오직 합의에 의해 존재하는 것으로 볼 수 있다"(McKeon, 1941, p. 936)고 했지만, 멋지고 정당한 행위는 인간 본성의 근본적 특성과 인간의 덕목에서 얻을 수 있는 것이다.

비록 현실에서는 인간의 윤리적 고귀함이 너무도 자주 간과되기도 하지만, 자율성의 개념은 인류의 모든 구성원이 본능적으로 자신의 윤리적 고귀함을 찾는다는 간과할 수 없는 사실을 내포한다. 자율성에서 파생된 '각 윤리적 주체는 다른 모든 개체와 윤리적으로 동등하다'는 개념은 윤리적 현실의 기초를 이룬다. 어떠한 윤리적 개체도 윤리적 개체의 이익을 위해 다른 개체를 정당하게 공격할 수 없다(Mill, 1988). 공격은 다른 개체에 대한 자율성이란 덕목의 불충실이며, 생명윤리 기준의 자율성이 덕목이 될 때 공격은 결코 발생할 수 없다.

APN은 신규 간호사보다는 훨씬 더 환자의 자율성을 존중하는 간호를 할 가능성이 높다. 신규 간호사일 때는 환자보다는 간호사 자신의 개성에 몰입되는 경우가 많기 때문에 환자의 개별 특성을 파악하기가 쉽지 않기 때문이다. 게다가 신규 간호사일 때는 자신이 제공하는 간호에 대한 필요성과 기술에 대한 확신을 갖는 것도 어렵기 때문에 환자보다는 자기 자신에게 더 집중하는 경향이 있다.

중환자 간호 현장에서 신규 간호사가 여전히 습득해야 하는 많은 기술을 APN은 이미 터득했기 때문에 신규 간호사보다 APN은 훨씬 더 환자의 자유를 허용하고 장려할 수 있다. 뿐만 아니라, APN은 자기 환자의 전체적 상황에 따른 간호 업무를 보다 자유로이 수행할 수 있다. 각 APN은 해당 분야의 APN이 되기 위한 독립적인 간호 업무를 각각 수행해 왔기 때문에, 그 분야의 APN이 되었다면 이제 그 APN은 독립적 업무를 수행하여 환자의 자기 주도를 도울 수 있다. 즉, 환자가 주체가 되어 회복할 수 있게 환자를 도울 수 있다. 여기서, 다양한 경험은 최고의 스승이 된다.

APN은 해당 의료 분야의 지식이 풍부하기 때문에 전후 관계의 맥락을 관찰하고 객관적, 유의미한 행동 양식을 수집할 수 있는 더 큰 역량을 지니고 있다. APN은 APN으로서의 기술을 습득하기 위한 객관적 인식 훈련을 지속적으로 해야 한다.

APN이 되는 승인을 얻기 위해서는 평균이상의 유익성(이성적 사욕) 훈련을 해야만 한다.

환자가 자신의 유익성을 취하려는 노력을 돕는데 있어 APN은 환자 스스로 자신의 가치를 추구할 수 있도록 만든다. APN은 환자를 자신이 수행한 간호 업무의 수혜자로 간주하고, 바라는 바는, APN의 간호 업무에 유익성 추구가 자동적으로 포함되는 것이다. 이는 상급간호실무 임상의 윤리적 기반이 된다.

APN은 개인적인 성실함을 발달시키고, 전문직으로서의 흠 없는 상태에 이르기 위한 끊임없는 기회를 갖게 된다. 이러한 과정은 환자와 전문간호에 대한 충실함이 결국은 자신의 삶에 대한 충실함으로 이어진다는 것을 이해하는 수준에까지 이르게 한다. 따라서 간호사로서 APN은 충실함을 자신과 분리해서 생각하지 않는다.

임상 현장에서 간호 업무에 대한 기술적 측면만을 고려해서는 안되기 때문에, APN은 환자와 간호사 사이의 합의를(역할에 있어 차이를 감안하더라도) 서로 상호적인 것이고 필수적인 것으로 간주한다.

APN의 지식은 포괄적이고 정교하게 구성되어 있어서 환자가 처한 상황에 대한 정보를 저장하거나 또는 상황에 필요한 정보를 찾고자 할 때 쉽게 검색할 수 있다. APN의 임상 지식은 개념과 관계의 네트워크에 연관되어 있다. 이러한 지식은 복잡한 네트워크를 형성하고, 환자와의 상호작용에서 고차원의 정신적 지식 구조로 연관되어 편집된다.

APN은 많은 경험을 통해 덜 숙련된 간호사가 발견할 수 없는 많은 것들을 찾아낼 수 있는 역량을 가지게 된다. APN의 자기개발 과정은 자신의 경험이 허용하는 한도까지 진행되고 구조화될 것이다. 윤리적 상황에 대한 경험의 축적은 지식의 맥락을 증대시키며, 이를 통해 APN은 맥락을 구조화하고 통합시킬 수 있다. 지식의 맥락이 증대됨에 따라, 각 상황의 맥락은 더욱 명확해진다. 만약 APN이 자신의 경험을 반추하고 숙고하기를 반복한다면, 이러한 훈련은 지식의 맥락과 상황의 맥락을 인식하는 능력이 향상될 것이다. 이러한 과정은 일반적으로 윤리적 기술에 대해서도 적용된다.

맥락의 큰 그림과 그 유의미한 세부사항은 현재의 사실과 미래 상황에 대한 인식을 증대시키는 APN의 지식 및 이에 수반되는 능력의 증대를 통해 보다 명확해진다. 상황을 예리하게 인식하면 할수록 더 많은 지식과 정보를 형성할 수 있으며 이 힘을 통해 환자가 처한 맥락을 보다 더 명확하고 예리하게 파악할 수 있다. 이렇게 형성된 능력은 APN의 윤리적 역량의 원천이 된다.

이와 같은 APN의 발견과 학습 과정은 끝이 없다. 인간의 삶에서 더 이상 배우는 것을 불가능하게 하거나 배움을 중요하지 않게 만드는 학습은 인간에게 생물학적 수단으로서 학습을 파괴하는 것이다. 모든 새로운 상황에 대한 본질은 학습되어야 하며, 이것은 각 상황에 대한 맥락적 분석을 통해서 학습될 수 있다.

맥락에서 벗어난 진실은 윤리적 판단을 할 수 없게 한다. 따라서 윤리적 효율성을 얻기 위해서는 맥락에서 벗어난 가능성이 희박한 소수의 가정에 갇힌 마음 없이 각각의 상황에 접근해야 한다.

아무리 어떤 지식의 특성이 생명윤리 기준에 부합되고, 그 지식이 생성된 동기가 생명윤리 기준들과 관계된 역동적 관계에서 비롯되었다고 할지라도, 만약 그 지식이 거기서 멈추고 더 이상 발전되지 않는 다면 그러한 지식은 임상에서 활용될 수 없는 막다른 골목일 뿐이다. 생명윤리 기준이 무엇인지 알고 있다고 윤리적 의사결정을 잘 내릴 수 있는 것은 아니다. 생명윤리 기준에 대한 지식이 생명윤리 의사결정을 내리게 하는 필요충분 조건이 아니기 때문이다. 생명윤리 기준은 그 기준에 따른 각각의 분석 과정을 통해, 각 개인의 윤리적 딜레마 상황 인식을 돕고, 임상 기반 해결책을 제공하는 데 단순히 가이드 역할을 할 뿐이다. 자율성, 자유, 객관성, 유익성, 충실함의 기준들은 항상 맥락 안에서 적용되어야 한다(그림 30.1 참조).

간호사의 간호행위가 의료인 중심이 아니라 환자 중심으로 간호 진단과 처치가 이루어지는 이유가 있다면, 의료 현장에서 윤리적 결정과 실천 역시 그렇게 하지 않을 이유는 없다. 의료행위이든 윤리적 결정이든 모두 동일한 가치를 추구한다. 맥락에 충실하기 위해서는, APN은 맥락에 속한 어느 것도, 특히 자신의 환자를 경시할 수 없다. 만약 환자가 간호사에게 "비상시 도움을 요청"할 수 없다면, 그 맥락 안에서 가능한 것은 아무것도 없다.

맥락 기반 모델은 사람을 각기 다른 정체성을 가진 개별 인간으로 바라보기 때문에, 개별 환자의 독특한 필요와 각기 다른 상황에 기반한 개인 맞춤형 상호작용의 선택에 대한 개념들을 임상 현장에서 어떻게 적용할 수 있는지 보여준다. 환자가 처한 상황에 대해 환자는 어떻게 자각하고 있는지 담당 간호사가 인식하고 있는 것은 그 환자의 필요와 요구를 이해하는데 도움이 된다. 그림 30.1 〈허스티드의 심포놀로지적 생명윤리 의사결정 지침〉이 보여주는 심포놀로지 이론은 전통적인 윤리에 상투적 문구를 더한 또 하나의 편집물이 아니다. 심포놀로지는 간호 임상에서 간호사가 무엇이 실용적이고 무엇이 정당한가를 결정하는데 도움이 되는 방법을 제시한다. 나아가, 심포놀로지 이론은 전후 관계, 맥락의 중요성을 인정한다. 즉, 상호 합의 과정에서 무엇이 가능한지, 무엇이 바람직한지는 오직 맥락에 따라 좌우된다(Scotto, 2008).

사례 연구 분석

사례 연구를 윤리적으로 분석할 때, 실제로는 더 많은 데이터, 더 많은 질문에 대한 답변 등, 더 많은 정보를 필요로하지만 우리는 우리에게 주어진 것 만으로 분석을 해야 한다는 점에서 어려움이 있을 수 있다. 그래서 사례 연구에서 발생하는 딜레마는 전적으로 주어진 맥락 안에서 발생한다고 본다. 이제 박스 30.1에 제시된 사례를 살펴 보자.

이 사례 분석에서 윤리라는 용어나 자율성, 자유, 객관성, 유익성, 충실함과 같은 생명윤리 기준 용어들은 사용되지 않았다. 그럼에도 불구하고 이것은 임상 기반 관점에서 내려진 윤리적 의사결정의 하나로 볼 수 있다. 이와 유사하게, Irwin (2004)의 연구에 따르면, 환자가 윤리적 결정을 내릴 때, 그 결정과 과정에 대해 말할 때, (비록 똑같은 용어를 사용한 것은 아니지만) 모두 생명윤리적 기준을 사용했다고 한다. 좀 더 복잡한 사례의 경우에는, 그 사례가 처한 맥락 안에서 가장 적절한 결정에 도달하기 위해 심포놀로지적 생명윤리 의사결정 가이드를 활용한 분석을 해 볼 것을 권한다(심포놀로지적 생명윤리 의사결정 가이드를 활용하여 분석이 이루어진, 보다 복잡한 사례의 예는 허스티드 및 허스티드[Husted

박스 30.1

사례 연구

58세인 로이스(Lois)는 말기 신부전증으로 고통받고 있다. 그녀는 자신에게 즐거움을 주는 어떤 것도 더 이상 할 수 없으며 항상 탈진 상태이다. 그녀는 더 이상의 투석도 포기하고 그 결과를 수용하기로 결정했다. 그녀는 심사숙고해서 신중하게 이 결정을 내렸으나, 가족들은 그 결정에 동의하지 않고 로이스를 설득하려고 애쓰고 있다. 심지어 가족들은 로이스가 투석을 거부해서 증가된 혈중 독소가 그녀의 사고 과정을 이상하게 하고 있다며, 금치산자 판정을 받게 하는 것도 고려하고 있다. 간호사인 로저(Roger)는 투석 클리닉에서 로이스를 수년간 만나왔다. 로이스는 로저와 그녀의 계획을 상의했다. 로이스의 가족은 그녀가 금치산자 선고받는데 로저의 도움을 받으려고 한다.

투석을 하면 아마 로이스는 6 ~ 9 개월을 더 살 수 있을 것이다. 로저는 로이스의 가족이 아닌 로이스를 지지하면서 다음과 같이 주장할 수 있다.

로이스에게는 지금까지 살아오면서 경험한 그녀만의 인생이 있다. 그녀는 일생 동안 선택과 결정을 해왔고 자신의 경험과 선택에 따른 자신의 삶과 자신의 정체성을 형성해 왔다. 만약 우리가, 전문가라는 이유로, 이것을 무시할 권리가 있다면, 의료시스템에서 그녀의 권리는 관습과 힘에 의해 변질될 것이다. 의료 현장에서 우리가 아무리 많은 경험을 하고 많은 선택을 한다고 해서 그것이 로이스라는 개인을 지우고 그녀를 의료시스템의 다른 대상들 중 하나로 취급할 자격이 있는 것은 아니다. 즉, 이 상황에서 객관적으로 로이스가 그녀 자신의 삶을 결정할 권리를 박탈하는 것을 정당화할 수 있는 것은 아무것도 없다. 겉으로 보기에는 로이스의 가족이 로이스 대신 행동하며 로이스와 함께 생각하고 결정하려고 하는 것 같다. 하지만, 정작 로이스에게 가장 필요한 것은 그녀가 가족들을 설득할 수 있게 돕는 것이다. 로이스의 가족들은 죽음의 경험에서 로이스를 혼자 남겨두고 있으며, 심지어 로이스를 버리려 하고 있다는 사실을 인식해야 한다. 로이스는 혼자여서는 안 된다.

로이스가 선택한 행동은 누구에게도 해를 끼치지 않고 누구의 권리도 침해하지 않는다. 만약 우리가 그녀의 가족들이 원하는 대로 로이스가 금치산자 판정을 받는데 함께 한다면, 그 결정은 로이스에게 해를 끼치고 그녀의 권리를 침해하게 될 것이다. 로이스의 권리를 침해하는 일이나 하면서 우리의 행동이 옳다고 할 수는 없다. 우리의 조치가 적절하고 정당하다고 할 수도 없다. 6~ 9개월을 더 로이스 혼자서, 의료시스템과 가족에게 유기된 채, 고통 속에서 지내는 것은 적절하지 않다.

만약 우리가 로이스의 삶과 행동을 통제한다면, 로이스의 삶은 더 이상 로이스에게 속한 것이 아니다. 그녀의 삶은 우리에게 속하게 되어, 우리는 마치 로이스가 더 이상 자신의 삶을 사는 사람이 아닌 것처럼 그녀를 대하게 될 것이다. 내가 아닌 다른 사람이 내가 견뎌야 할 고통의 수준을 정하고, 또 내가 아닌 다른 사람이 나의 삶을 끝내는 방법을 선택하는 것에 합의하고 만족하는 사람은 없을 것이다. 마찬가지로 우리가 그녀의 선택을 대신해서는 안된다.

로이스는 자신의 개인적인 소원을 표현했다. 수많은 사람들이 투석의 중단을 원하지 않지만, 또 수많은 사람들이 그것을 원하고 로이스도 그런 것이다. 만약, 모든 어려운 결정에서, 우리가 우리의 의견에 반대하는 사람들도 반드시 우리의 의견을 받아들여야만 한다고 결정했다면, 우리의 행동은 테러리스트와 다르지 않을 것이다. 이러한 주장은 로이스를 지지하기 위해 제공될 수 있다. 이에 필적하는 로이스의 입장과 반대되는 논거는 있을 수 없다.

우리는 그녀의 대리인으로서, 그녀 대신 행동하고 결정하는 조치를 취하기로 로이스와 계약을 맺었었다. 그러나 이제 우리는 그 계약을 깨뜨리는 정당성을 생각해 본다. 계약을 깸으로써 우리는 더 이상 로이스에게 성실한 혈액 투석 처치를 할 수 없을 것이다. 이것을 정당화할 수 있는 논리적인 방법은 없다.

& Husted, 2015]를 참조하라).

현대 윤리 이론을 통해 살펴 보았듯이 윤리는 서로 다른 사람들에게 각각 다른 의미가 될 수 있다. 따라서 윤리를 이야기 할 때, 또는 윤리적 의사결정 과정을 논할 때, 모든 사람이 이해할 수 있는 인간적 관점에 집중하는 것은 현대 윤리 이론들 사이에 상충하는 예를 경험할 때마다 경험하는 대혼란을 피할 수 있는 좋은 방법이 된다.

심사숙고 사항

병원이든 의료원이든, 의료관리 시스템에 들어서는 환자 개개인은 일련의 혜택을 얻기를 희망한다. 즉, 정상적인 기능을 수행하고 자신이 선택한 삶을 살 수 있는 능력을 회복하기를 희망한다. 다시 행복을 추구할 수 있기를 원하며, 최소한 최초 입원 당시 보다는 더 나은 삶을 살 수 있기를 기대한다. 앞에서 논의된 심포놀로지적 생명윤리 기준은 이러한 목적을 이루기에 적합하다.

자율성의 기준은 환자가 자신과 자신의 세계를 이해하는 자신만의 방식을 유지할 수 있도록 한다(정신과에서는 종종 이러한 자율성 대신, 자신의 세계를 둘러싼 외부 세상의 사실들을 이해하고 인식하는, 객관성 획득이 목표가 되기도 한다. 객관성은 자율성을 갖기 위한 필수 전제 조건이다. 자율적 존재는 자기 자신과 외부 세상과의 관계에서 자율성을 가진다).

> 사라는 수줍은 82세 여성이다. 사라는 평생, 그녀의 수줍은 성격을 장점은 아니라고 여겨왔다. 그러나 그녀의 APN인 로젠은 사라의 삶과 형성된 성격을 존중하고, 사라가 지금 그대로의 모습, 수줍은 82세 여성인 것이 괜찮다는 것을 암시하는 방식으로 그녀와 의사소통하기 시작했다. 사라가 병원을 떠날 때 그녀는 입원 당시와 같거나, 또는 더 강화된 자율성을 갖게 될 것이다.

자유의 기준은 독립적인 존재로 기능할 수 있는 환자의 권리를 지지한다. 환자의 삶에 영향을 미치는 윤리적 결정을 환자가 내리는 것이 자유이다.

> 빌리는 호기심 많은 6살 소년이다. 그의 소아과 간호사인 제인은 그의 부모가 아니라 빌리에게 이야기하고, 빌리에게 설명하고, 빌리의 의견을 묻는다. 또한 간호사는 빌리가 적절한 선택을 하도록 허용한다. 이러한 경험은 빌리에게 긍정적인 영향을 미쳐서, 빌리는 그가 입원했을 때와 마찬가지로 독립적이고 자신감 있게 퇴원할 수 있었다.

객관성의 기준은 추론하는 존재로 기능하는 환자의 능력이다. 이렇게 하려면 자신의 상황을 이해할 수 있어야 한다.

> 제프는 저염, 저지방 식단을 해왔다. APN인 로버트는 시간을 내어 제프에게 저염, 저지방 식단을 계속 유지해야 하는 이유를 설명한다. APN은 아마도 몇 주가 지나면 사라질 수 있는 수동적이거나 정서적인 동기에만 의존하지 않고, 제프 스스로가 이해하고 있고 직접 찾은 이유에 호소하여 지금까지 이어 온 식단을 계속 유지하도록 동기를 부여한다. 결국 APN은 제프를 치료 계획의 적극적인 참여자로 만든다.

오스카 와일드(Oscar Wilde, 1989)는 농담조로 "변덕과 평생의 열정 사이에 유일한 차이점은 변덕이 조금 더 오래 지속된다는 것"(p. 27)이라고 말했다.

유익성의 기준은 환자가 건강관리 시스템에서 일부 혜택을 얻을 것이라는 합리적인 기대를 지켜준다. 또한 해를 입지 않을 사람의 권리를 인정하는 것이며 여기에는 환자에게 이득을 주지 않는 치료를 피할 권리가 포함된다.

> 환자가 전이성 암으로 죽어가고 있다. 그의 가족은 그의 고통이 명백해 보이지만 그가 회복될 것

이라고 믿고 그가 받을 수 있는 모든 처치를 다 받을 수 있게 하였다. 환자가 의식이 있는 동안, 그는 더 이상 살고 싶지 않다는 의사를 표시했다. 그는 이제 의식이 희미해져서 자신이 원하는 바를 알릴 수가 없다. 그가 기대할 수 있는 유일한 것은 단지 고통을 피하는 것뿐이다. 그의 간호사인 바바라는 환자의 가족과 상황을 논의할 준비를 한다. 그녀가 성공하지 못하면 윤리 상담을 요청할 것이다.

충실함(간호사–환자 간의 합의에 대한 성실성) **의 기준**은 행동의 목적을 단념하지 않는다는 확신을 확립하는 것이다.

아이가 잠자리에 오줌을 쌌다. 그는 부모에게 말하지 말라고 간호사에게 간청한다. 그녀는 말하지 않을 것이라고 약속한다. 충실함은 간호사와 환자를 위한 예측 가능한 세상을 구축한다.

심포놀로지적 생명윤리 의사결정 과정에서 의료인과 환자 간의 합의는 환자가 자신의 덕목을 생의학 환경으로 가져와 그가 입원해 있는 동안 그대로 유지하고 퇴원할 때 그대로 유지할 수 있도록 설계된 것이다.

객관적 관점에서, 생명윤리 기준을 따르는 생명윤리적 분석과 상호 관련성은 환자의 목적과 태도를 제외하면 잘 보이지 않는다. 환자는 수동적이다. 윤리적으로 환자가 바라는 모든 것은 환자 스스로 선택하고 행동하는 자주성의 회복과, 다시 자신의 삶을 스스로 책임질 수 있게 되는 것이다.

환자에게 일어날 수 있는 가장 좋은 일은 그와 목적이 같은 간호사를 만나는 것이다.

APN은 숙련된 간호사가 되기까지 얻은 많은 경험을 통해, 누구보다 자기 자신에 대해 더 잘 알게 되고, 자신이 누구인지 아는 것의 중요성을 인식하게 된다. 이러한 자기 성찰의 경험을 통해, APN은 각기 다른 타인의 개성을 존중하게 되고, 더 나은 삶을 향한 개개인의 발전에 대한 의미를 더 명확하게 인식하는 통찰력을 갖게 된다.

많은 경험을 통해, APN은 객관적인 인식과 이것의 중요성과 기쁨에 대한 이해를 바탕으로 세운 장기적인 목표를 추구하는 데 필요한 평균 이상의 기술을 발전시켜 왔다. 이 때문에, APN은 환자를 자신이 택한 것과 동일한 경로로 안내할 수 있다.

제 31 장

한국의 전문간호사제도와 활성화를 위한 제언

최 수 정

우리나라 전문간호사의 역사는 1970년대 의료의 사각지대에 있는 국민들을 대상으로 국가 차원에서 보건의료서비스를 제공하기 위해 분야별 간호원으로 시작되어, 1990년대 간호계와 소비자의 전문성 요구에 부응하여 전문간호사 제도가 확대되고 활성화되었다. 본 장에서는 우리나라 전문간호사 제도 발전 과정 및 전문간호사 역할, 향후 전문간호사 발전을 위한 제언 등에 대해 기술하고자 한다.

우리나라 전문간호사 제도의 발전 과정

1) 전문간호사의 태동이 된 분야별 간호제도

국내 전문간호사의 역사는 1970년대에 의료사각지대에 있는 국민들에게 보건의료서비스를 제공하기 위해 기존 간호의 범위를 넘어서는 역할을 하게 되면서 시작되었다. 1973년에 의료법 제56조에 분야별 간호원을 두는 조항을 신설하였고, 의료법 시행규칙 제55조와 56조에 보건, 마취 및 정신 분야별 간호원을 명시한 것이 제도의 시초이다. 이후 1980년에 간호원의 명칭이 간호사로 변경되면서 분야별 간호원은 분야별 간호사로 불리게 되었다(김경숙, 김미원, 2009).

초기 분야별 간호사 중 마취 분야의 경우 6.25 전쟁 당시 마취인력이 부족하여 적기에 수술을 받지 못하는 사례가 증가하면서 1961년 국방부령에 의해 마취간호교육과정이 시작되어 그 해 8월 5명의 마취간호장교가 배출되었다. 1965년에는 전주예수병원 리커버 선교사에 의해 마취간호원 수련과정이 시작되었고, 1973년 분야별 간호제도가 시행되면서 1974년 보건사회부에서 마취과 전문의의 수련병원으로 지정된 종합병원 또는 병원에서 1년 이상의 마취간호과정의 마취간호원 교육을 본격화하였다(대한간호협회 마취간호사회).

보건진료원은 농어촌 등 보건의료취약지역의 주민에게 보건의료를 효율적으로 제공하여 국민의 의료균형과 보건향상에 기여할 목적으로 도입되었다. 국제연합의 원조를 받아 1950년대에 보건소 및 보건지소를 정부의 행정조직 단위로 설치하였고, 외국원조 감소 후에도 제정 지원의 법적 근거를 가지기 위해 1956년도에 보건소법이 제정되었다(이봉숙, 한영란, 양숙자, 2018). 이후 기생충질환예방법, 결핵예방법, 모자보건법 등이 제정되면서 해당 사업에 국한해서 보건소와 보건지소에서 공중보건사업의 일환으로 보건간호 업무를 수행하였다. 이후 정부의 강력한 의지로 공중보건사업은 점차 확대되었고, 1977년 직장의료보험과 의료보호제도가 시작되면서 저소득층에게 무료 의료서비스를 제공하면서, 보건소가 일차의료기관으로서 치료 기능을 담당하게 되었다(이봉숙 등, 2018). 시범사업을 거쳐 1~2만 주민을 대상으로 하는 보건진료소, 보건지소는 의사들이 진료를 맡았지만, 2~5천명을 대상으로 하는 보건지소에서는 보건진료원이 의사가 없는 지역에서 단독으로 건강간호를 제공할 수 있는 의료인력으로서 일차 진료를 할 수 있도록 허용되었다(이꽃메, 2009). 이에 대해 일부 의료계에서는 현행 의료법상 의사가 아닌 인력이 불법 의료행위를 허용하고 있다며 반발이 심했지만, 1980년 12월 농어촌 보건의료를 위한 특별조치법(이하 농특법)이 통과되면서 간호사의 일차 진료권에 관한 논란은 일단락되었다(이꽃메, 2009). 농특법 2조 4항에 보건진료소는 "의사가 배치되어 있지 아니하고 계속해서 의사의 배치가 곤란할 것으로 예상되는 의료취약지역 안에서 보건진료원으로 하여금 의료행위를 하게 하기 위하여 군수가 설치 운영하는 보건의료시설"로 명시하였고, 일차적인 보건의료서비스 접촉인력으로 간호사에게 보건진료원의 직무교육을 실시하면서 일차건강관리사업을 담당할 수 있게 하였다. 이는 임상 중심의 간호 영역이 지역사회로 확장되면서 간호행위를 일부 진료행위까지로 확대하는 중요한 계기가 되었다(대한간호협회, 1997; 이꽃메, 2009).

정신 분야의 경우 1970년 정신질환자의 급격한 증가에 따른 요양시설과 인력에 대한 문제를 해결하기 위해 정신 분야 간호사 양성 필요성이 대두되어 1973년 분야별 간호사로 의료법에 명시되었다(설미이 등, 2017). 분야별 간호사가 되기 위해서는 병원에서 1년의 교육과정이 요구되었으며, 1991년 용인정신병원을 필두로 본격적인 교육이 시작되었다. 1995년 정신보건법이 통과되었고, 1997년 정신보건법 시행령에 정신보건 간호사를 1급과 2급으로 구분하여 자격을 규정하였다. 2006년에는 이전에 자격을 획득한 정신보건 간호사를 정신전문간호사로 자격을 전환시켰다.

1973년 3개의 분야별 간호사 신설 이후 오랫동안 분야별 간호사에 대한 제도 개선이나 새로운 분야에 대한 인정 없이 유지되다가, 1989년 전국민의료보험이 적용되면서 의료 수요가 증가하고 병원 집중화 현상이 발생하면서 병상이 부족하게 되자 환자를 조기 퇴원시키기 위한 입원대체 서비스 개발이 필요해졌다(설미이 등, 2017). 이에 1988년 국민의료정책심의회에서 병원진료과목으로 가정간호과를 신설하는 안건이 제의되었지만 병원협회와 의학협회 등 의학계의 반대로 보류되었다. 이후 대한간호협회에서 가정간호과를 병원 진료과목이 아닌 간호관련 부서로 설치하고 분야별 간호사에 가정간호사를 포함하는 방안을 마련했고, 정부안으로 가정간호 시범사업을 시행한 후 1990년 의료법 시행규칙 개정 시 가정간호사가 분야별 간호사로 명시되었다(이정자, 2001). 가정간호는 만성질환자와 노인환자를 가정에서 효율적으로 관리하기 위해 분야별 간호사로 추가되었고, 의료법 시행규칙 제24조에 가정간호 업무범위를 검체 채취, 투약, 주사, 응급처치 등에 대한 교육 및 훈련, 상담, 다른 보건의료기관 등에 대한 건강관리에 관한 의뢰로 규정하였다(설미이 등, 2017).

같은 시기에 산업화·도시화로 인한 각종 사고 급증으로 경제활동이 왕성한 연령층의 조기사망 급증, 뇌혈관질환 등 신속한 처리를 요하는 질환이 늘어남에 따라 응급전문간호사 제도가 추진되었지만 응급전문의학과가 신설되지 않은 상황에서 불가능하다는 의료계의 반대로 진전되지 못하였다. 또한 산업재해 등 산업장의 보건의료 문제를 해결하기 위해 산업전문간호사의 필요성도 제기되어 1991년 노동부가 산업의학 전문의와 산업전문간호사 제도 도입을 보건복지부에 건의하였지만 반영되지 않았다(이정자, 2001).

2) 전문간호사 제도 법제화

사회적 여건 변화와 보건의료분야의 전문화 추세, 간호의 전문적 성장에 대한 요구 및 전문적인 간호서비스 제공에 대한 요구가 증가하면서 분야별간호제도와는 별도로 1990년대부터 대형 의료기관에서 자체적으로 전문간호사, 전담간호사 등 상급실무를 수행하는 간호사를 운영하기 시작하였다(김민영 등, 2020; 이정자, 2001). 그러나 이때까지도 법에 명시된 분야별 간호사는 전문성보다는 특정 분야에서 근무하는 간호사에 더 의미를 두는 것으로 법적 자격기준은 마취분야와 정신분야는 병원에서 1년의 교육과정이 요구되는 수준이었고, 보건분야는 간호학과를 졸업한 자의 경우 그대로 자격이 인정되는 등 자격요건이 단순하였다(김경숙, 김미원, 2009). 이에 따라 특정분야에서 전문적 능력을 가지고 상급실무를 수행하는 간호사에 관한 정책과 제도 마련을 위한 논의가 다각도로 이루어졌다(김진현, 2010; 이정자, 2001). 2000년 의료법에서 '분야별 간호사'의 명칭이 '전문간호사'로 개정되면서 전문간호사 제도의 법률화를 위한 기초가 세워졌으며, 기존 분야별 간호사는 모두 전문간호사로 자격이 전환되었다. 정부는 전문간호사의 수요가 증가할 것을 대비하여 구체적인 자격과 자격시험을 포함한 관련제도를 보완하여 2003년 12월 '전문간호사 과정' 등에 관한 고시(보건복지부)가 공포됨으로 의료법상 전문간호사 제도가 시작되었다.

2003년 고시에 제시된 전문간호사 분야는 기존 보건, 마취, 정신, 가정 4개 분야 외에 감염관리, 노인, 산업, 응급, 중환자, 호스피스 6개 분야가 추가되면서 10개 분야의 전문간호사 자격이 명시되었다. 이어 2006년 7월 7일에 '전문간호사 자격인정 등에 관한 규칙'이 제정되면서 상급실무간호사로서의 전문간호사가 입법화되었고, 아동, 임상분야가 추가되고 중환자의 하위분야로 되어있던 종양이 개별분야로 제시되어 총 13개 분야로 확대되었다(국가법령정보센터; 설미이 등, 2017).

'전문간호사 자격인정 등에 관한 규칙'에 의거하면 우리나라 전문간호사는 간호사 면허를 소지한 자 중 최근 10년간 해당 분야 간호실무 3년 이상의 경력을 가진 자가 보건복지부장관이 지정하는 전문간호사 교육기관에서 상급실무를 위한 이론과 강화된 실습을 통해 역량을 향상시킬 수 있는 석사 과정을 이수한 후, 전문간호사 자격시험을 거쳐 자격을 취득하는 체계적인 과정으로 운영되는 법적인 인력이다(국가법령정보센터). 전문간호사 자격을 위한 교육 요건에 대한 논의 과정에서 외국 선례와 기대 업무에 부응하기 위해서는 석사과정이 적합하다는 의견을 반영하여 의료법 시행령에 명시하는 과정에서 자격과정을 일정 학위과정에 국한하여 명시하는 전례는 없다는 판단에 따라 교육기관과 개설기관의 자격을 간호학전공이 있는 대학원에서 2년 이상으로 한정하여 명시하였고, 전문간호사 교육과정에 입학하기 위한 조건으로 해당분야 실무경력을 추가하게 되었다(김경숙, 김미원, 2009). 법령에 의한 전문간호사 교육과정은 보건복지부의 위임을 받아 한국간호교육평가원에서 고시하고 있으며 자격시험도 관리하고 있다.

그러나 의료법에 명시할 때 전문간호사가 행할 수 있는 업무범위에 대한 별도 규정이 없어 일반간호사와 동일한 업무만 수행할 수 있는지, 전문업무도 수행할 수 있는지에 대한 논란이 계속되어 왔다. 전문간호사가 '의사만이 할 수 있는 진료행위'를 한 경우 의사의 지시나 위임 여부와 무관하게 무면허의료행위로 간주되는 사례들이 발생하였다(김경례, 2010). 일례로 마취전문간호사가 수술 중 통증을 호소하는 환자에게 수술을 집도하는 외과의의 요청에 의해 국소마취제를 포함한 약제를 더 투여했고 수술이 계속되었지만 환자의 혈압과 맥박이 불규칙해지다가 결국 수술 후 사망하는 사건이 발생했다. 이 사건에 대해, 법원은 '고도의 지식과 기술을 요하며 반드시 의사만이 할 수 있는 의료행위 자체를 하도록 지시하거나 위임하는 것은 허용될 수 없으므로, 간호사가 의사의 지시나 위임을 받고 그와 같은 행위를 했더라도 의료법에서 금지하는 무면허 의료행위에 해당한다'고 판결하였다(2006도2306 판결). 즉, 마취전문간호사는 마취분야에 전문성을 가진 간호사 자격을 인정받은 것뿐이지 의사만이 할 수 있는 의료행위를 직접 할 수 없는 것은 다른 간호사와 마찬가지라는 해석이다(김경례, 2010).

하지만 이러한 판결은 의료법보다 상위법인 헌법의 관점에서 보면 적절하지 않은 해석이라는 주장도 있다. 법원은 의료행위 기준을 '인체에 위험이 높아 전문적 지식과 경험이 필요한' 행위로 추상적으로 정의하고 있지만, 마취 시술에 대한 전문적 지식과 경험은 외과 수술 집도의보다 마취전문간호사가 더 높고, 간호 면허 이외에 해당분야의 국가 자격증이 있는 전문간호사임에도 의사가 아니라는 이유로 무면허의료행위로 처벌하는 것은 헌법상 과잉금지 원칙(제37조 2항)에 위배된다는 논란도 있다(김경례, 2010). 법은 규정이 필요한 모든 사안에 대해 그에 적합한 법령이 존재하고, 동일 또는 유사 사안에 관련된 법령간 충돌이나 모순이 없도록 가장 상위법인 헌법에서부터 하위 법령에 걸쳐 수평적, 수직적 정합성(coherence)이 유지되어야 한다(김민지, 김인숙, 이유리, 2018). 일례로 간호 관련 법규 중 산업안전보건법이나 학교보건법, 형의 집행 및 수용자의 처우에 관한 법률 등에는 '응급처치', '질병 악화 방지'를 위해 의사가 없는 경우 의료행위를 할 수 있도록 허용되어 있으나 의료법에는 명시되어 있지 않고, 의료법 2조 5항에 명시된 간호업무인 '간호사의 보건활동'도 법령별로 동일하지 않아 법의 정합성 확보를 위한 개선이 필요한 상태이다.

지금의 의료법은 전문간호사제도를 명시하고는 있지만 13개 전문간호사 분야 중 가정전문간호사를 제외한 나머지 분야들은 법률상 간호사 임무에 준용하게 되어 있어 변화하는 의료시장의 현실을 반영하지 못하고 있다. 기술발달, 소비자 요구도 변화, 인구 노령화 등으로 인해 의료 공급은 이미 개별적 형태가 아닌 다양한 보건의료 전문직들 사이의 팀 활동이 장려되는 형태로 변하면서, 전통적으로 의사가 하던 업무 중 일부는 간호사에게 위임되고 보건의료전달체계에서 전문간호사와 같은 새로운 전문가들의 협력적 활동이 강화되고 있는 추세이다(Kringos, Boerma, Hutchinson, & Saltman, 2015). 따라서 질적인 보건의료인력을 관리하여 의료수준을 강화하기 위해서는 법적으로 근거가 있는 전문간호사제도를 현실적으로 개선하고 강화할 필요가 있다는 의견이 꾸준히 제기되어 왔다(설미이 등, 2017).

2017년 2월 20일 인재근 더불어 민주당 국회의원이 전문의료인력을 효율적으로 활용하고자, 의료법 시행규칙에 위임되어 있는 전문간호사의 자격인정요건을 법률에 명시하고, 전문간호사 자격을 인정받은 경우 해당분야에서 보건복지부령으로 정하는 전문 업무를 수행할 수 있도록 하는 의료법 개정안을 발의했다. 발의안은 법제사법위원회의 논의를 거쳐 일부 내용이 수정되었고, 2018년 2월 28일 국회 본회의에서 법안이 통과되면서 의료법에 전문간호사 업무범위의 법적 근거를 마련하였다. 신설된 의료법 제78조 3항은 "전문간호사는 제2항에 따라 자격을 인정받은 해당 분야에서 간호업무를 수행하여야 한다."로 명시되었다(국가법령정보센터).

개정된 의료법은 2년의 유예기간 동안 유관부서간 합의를 거쳐 하위법령을 정비한 후 2020년 3월 28일 시행이 되어야 하나, 의료계 일각에서 전문간호사제도를 활성화하는 것은 시대적 흐름에 역행하는 일이며, 직역간 갈등과 같은 또 다른 혼란을 야기할 것이라는 우려를 표했다. 일부 의사단체들이 "상급 종합병원 내 불법 PA의 무면허 의료행위에 대한 단속과 처벌"해야 한다고 규탄하였고, 대한병원의사협회는 2018년 12월 검찰에 국내 대형병원 5곳의 교수 23명을 '의료기관 내 무면허 의료행위'로 고발하는 등 이슈화를 만들었다. 이에 보건복지부장관은 의료기관 내 무면허 의료행위를 해결하기 위해 보건복지부와 대한의사협회, 대한병원협회, 대한간호협회, 대한전공의협의회, 대한의학회, 병원간호사회 등이 참여하는 '의료인 업무범위 논의 협의체'를 구성하여 2019년 6월 4일 첫 회의를 진행했다. 협의체에서 복지부는 "전공의 특별법에 따른 주 80시간 근무 제한으로 병원에 특히 의사 인력이 부족해 일부 병원에서는 의사가 아닌 인력이 의료행위를 해 사회적 문제로 대두되고 있다. 최근 의료법 위반으로 다수가 처분을 받았다"고 설명하며 최대한 직역별 업무범위를 명확히 하자고 제언했지만, 정작 논란이 된 physician assistant (PA)나 전문간호사 업무범위는 협의체에서 다루지 않는 것으로 합의가 되었다. 이후 의료인 업무범위 논의 협의체는 7월에 열린 2차 회의 때 '진료보조 업무범위 논의 협의체'로 명칭이 변경되었고, 협의체를 만들 당시 논란이 되었던 위법이거나 모호한 30여개의 간호사 의료행위에 대한 논의는 10여개의 업무에 대해서만 합의를 진행하는 것으로 회의가 몇 차례 진행되다가 이마저도 중단되어 답보 상태가 되었다. 이후 2020년 전세계를 강타한 신종 코로나바이러스 감염증 확산으로 인해 전문간호사 업무범위에 대한 합의나 조정은 더 이상 진행이 되지 못하여 하위법령 명문화 절차는 중단되었다. 보건복지부는 '간호사 근무환경 개선 협의체'를 꾸려 12월 3일 '전문간호사 자격인정 등에 관한 규칙 개정안'을 제시하였지만 의료계의 반발로 합의를 이루지 못하였다. 복지부는 '전문간호사제도 활성화를 위해 조속한 시일 내에 시행규칙 입법예고를 시행하도록 하겠다'며 의지를 분명히 하고 있지만, 2021년

표 31.1

전문간호사 제도 연혁

- 1973년 의료법 시행규칙 제56조 보건, 마취, 정신 3개 분야별 간호원 명시
- 1980년 농어촌 보건의료를 위한 특별조치법 제2조(정의) 보건진료원의 진료권 부여
- 1990년 의료법 시행규칙 제55조 분야별 간호사에 가정간호사 추가
- 2000년 의료법 시행규칙 제56조 분야별 간호사를 '전문간호사'로 명칭 변경
- 2003년 의료법 시행규칙 제56조 '전문간호사' 분야 확대
  4개 분야별 간호사(정신, 보건, 가정, 마취)를 '전문간호사'로 자격 전환
  응급, 산업, 노인, 호스피스, 중환자, 감염관리 등 6개 분야 추가(총 10개 분야)
  "전문간호사과정 등에 관한 고시"제정(교육과정)
- 2005년 가정, 마취 분야의 특례 자격자를 시작으로 첫 자격시험 개최
- 2006년 "전문간호사 자격인정 등에 관한 규칙" 제정
  전문간호사 분야에 종양, 임상, 아동 등 3개 분야 추가(총 13개 분야)
- 2006~2012년 특례자 대상 전문간호사 자격시험 단계적으로 시행
- 2006년 정규교육과정 졸업생 대상 전문간호사 자격시험 시행
- 2018년 의료법 제78조 전문간호사 조항 개정 공포
- 2020년 3월 28일 의료법 시행규칙에 전문간호사 업무범위 명시 후 시행 예정이었으나 신종 코로나바이러스 감염증 확산으로 하위법령이 명문화되지 못하고 중단됨

출처: 한국전문간호사협회(2016). 한국전문간호사 현황과 이슈

8월 3일에 이르러서야 '전문간호사 자격인정 등에 관한 규칙 일부개정안'이 입법예고 되었다. 입법예고안은 40일간의 의견수렴기간을 거친 후 고시 개정안이 법제처로 넘어가게 되어 있으나, 복지부의 입법예고안이 위임 입법의 한계를 넘어선다는 의사단체들의 반발로 2022년 1월까지도 입법예고안이 통과되지 않았다(표 31.1).

한편 전문간호사 업무범위 법제화안에 대해 13개 분야별로 각각 명시하자는 의견과 13개 분야가 모두 적용 가능한 공통 업무범위안으로 가자는 두 가지 접근이 있었다. 대한간호협회는 전문간호사 업무법제화를 위한 TF를 구성하여 13개 분야 유관단체들과 함께 각 분야별로 해당분야의 업무범위를 도출하였다. 반면 실무에서 전문간호사 업무를 하고 있는 전문간호사들이 주축이 되어 구성된 한국전문간호사협회에서는 기존 법규와 국외 사례, 선행 문헌고찰 등을 통해 13개 분야가 공통으로 적용할 수 있는 업무범위안을 도출하였고, 이를 미국의 전문간호사 제도와 비교해서 충분히 활용 가능함을 제시하였다(임초선 등, 2019)(그림 31.1). 법에 명시되는 업무범위는 공통업무에 대해 포괄적으로 명시하되, 기관마다 개인의 역량에 따라 가능한 업무를 직무기술서와 같은 형태로 기술하고, 처방이 가능하려면 이에 합당한 추가적인 교육이 필요하도록 제언하였다.

전문간호사의 역할과 핵심역량

1992년 국제간호협의회(ICN)는 전문간호사를 광범위한 간호대상자를 일반적으로 간호할 수 있는 수준 이상으로 간호할 수 있도록 갖추어진 간호사로 정의하고, 전문간호의 기준 및 이를 수행할 수 있는 교육, 실무, 그리고 규정을 표준화하여

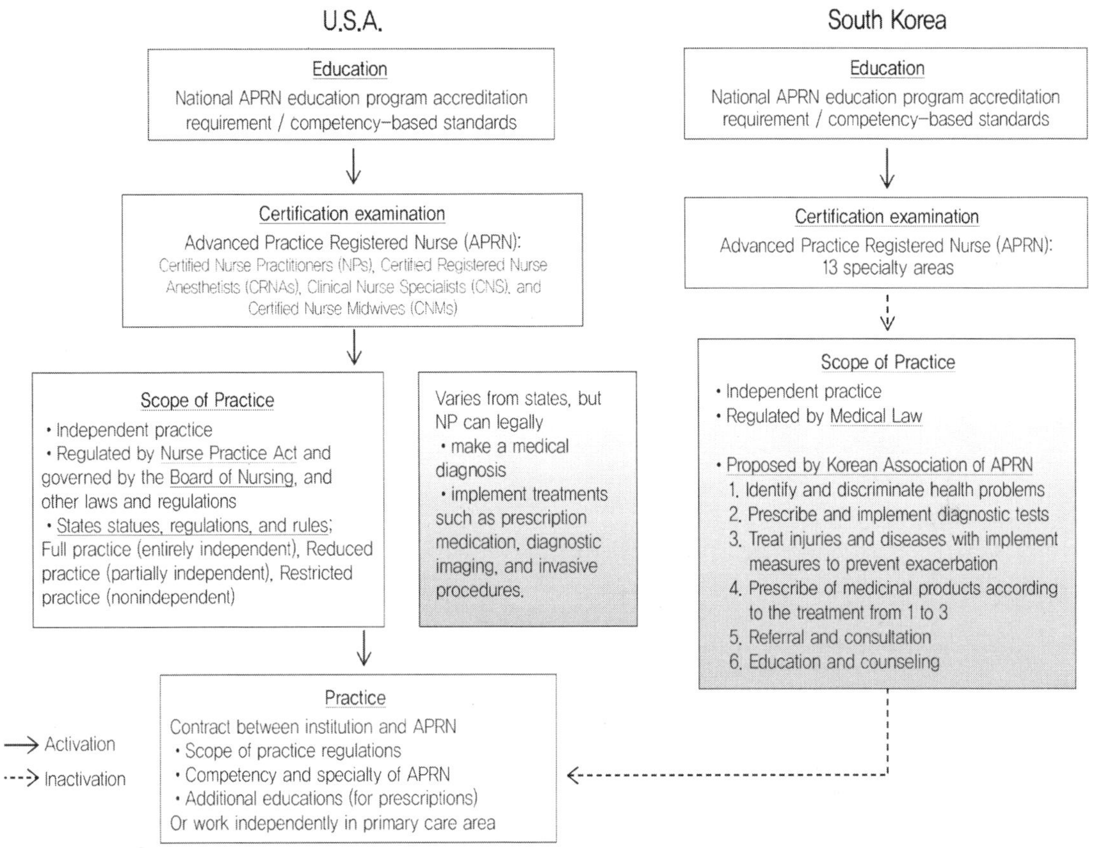

그림 31.1 우리나라와 미국에서 전문간호사 교육, 자격시험 및 업무범위, 실무 활용

(출처: 임초선 등(2019). 전문가 합의로 도출된 한국 전문간호사의 공통 업무범위. 중환자간호학회지. 12(3); 35-49)

제시하였다(International Council of Nurses, 2009). 특히 간호의 세부영역 중 상급실무는 전문성을 갖추고 이에 대한 권한을 부여받아 실무를 수행하는 것이라 하였다. 이에 따라 각국은 간호협회를 중심으로 간호실무표준을 제시하고 이를 토대로 전문간호실무 표준도 개발하였다. 그러나 학문적 융합이 강조되고 전문적 영역을 초월하는 의료서비스 등이 요구되는 시대적 변화에 대응하기 위해서는 전문간호실무 표준화에 따른 역할과 직무만을 수행하는 것은 한계가 있으므로 향후 사회가 요구하는 필요를 충족시킬 수 있도록 전문간호사를 준비시켜야 한다는 의견들이 제시되었다(Dunn et al., 2000). 이러한 움직임은 전문간호사가 수행하는 역할과 실무 중심에서 역할과 실무를 기초로 한 전문간호사의 역량 중심으로 확대되었다(김금순, 김소영, 이영희, 임경춘, 2014).

우리나라의 경우 2004년 대한간호협회에서 전문간호사를 일반간호사에 비해 더 많은 자율성과 독자적 간호서비스를 제공할 권한을 국가로부터 부여받고 상급실무를 수행할 수 있는 자로 정의하고, 전문간호사의 역할을 전문가적 간호실무 제공, 교육 및 상담, 연구, 리더십, 자문 및 협동의 5영역으로 제시하였다(김경숙, 김미원,

2009). 이를 바탕으로 전문간호사의 책무를 전문가적 간호실무 제공자, 교육자, 연구자, 지도자, 자문가, 협동자로 규정하고, 책무에 따른 직무와 직무요소를 분류하여 핵심능력을 개발하였다. 이를 바탕으로 해서 보건복지부와 간호평가원은 전문간호사 핵심역량 및 13개 분야별 직무기술서를 펴내고, 이를 근간으로 교과과정을 개설하고 전문간호사 자격시험에 활용하였다(김미원, 2006).

그러나 이 과정은 분야별 실무표준은 제시하였지만 전문간호사 핵심역량을 포함하지는 않고 있어서 대한간호협회 정책과제로 전문간호사 핵심역량을 개발하는 연구가 진행되었고, ICN 역량모델을 토대로 문헌고찰과 포커스 그룹 인터뷰를 통해 13개 분야 전문간호사의 핵심역량을 도출하였다(김금순 등, 2014). 그 결과 공통핵심역량은 32개, 비공통핵심역량은 31개로 제시되었다. 공통핵심역량에서 32개 중 26개는 포괄적 건강력 수집, 결과 해석, 의사결정, 상담(신뢰관계 형성 포함), 치료과정 및 결과 평가, 질 지표 활용, 평가 결과 활용, 전문직 단체 참여, 지속적인 자기계발, 임상실무지침/임상경로 개발과 평가, 전문간호실무 표준 개발과 평가, 최신의 치료 및 실무에 대한 교육(자발적) 참여, 최신의 치료지침과 정보 활용, 최신의 이슈 확인, 전문간호사 관련 정책 개발, 실무 개선, 전문직 조직 참여, 대인관계 기술 활용, 의사소통, 안전관리, 감염관리, 다학제간 연구 참여, 근거기반연구 수행, 연구결과 활용, 연구결과 게재 및 발표, 성과지표 개발 및 모니터링이고, 기타 업무 6개(법적 범위 내 합의된) 진단검사 처방, 타의료진 평가, 물적 자원관리, 예산 및 재정관리, 비용 분석의 업무도 하고 있는 것으로 나타났다.

비공통핵심역량 31개에 대해서 비슷한 결과를 띠는 전문간호사 분야를 묶어 2차 분석을 시행하였고, 이를 토대로 13개 분야 중 연구에 참여하지 않았던 보건전문간호사 분야를 제외한 12개 분야를 핵심 역량별로 크게 4분야로 분류하여 보고하였다. 분야 1은 가정, 노인, 아동, 응급, 임상, 정신, 종양, 중환자, 호스피스 전문간호사 분야로, 핵심역량은 총 10개로 신체검진, 비판적 사고, 근거기반 계획수립, 응급상황 관리, 환자 및 가족 프로그램 개발, 환자 및 가족 교육프로그램 활용, 다학제간 의뢰, (치료과정에서의) 협동, 전문간호사 역할 개발, 사례관리였다. 분야 2는 감염 전문간호사로서, 핵심역량은 총 11개로 환자 및 가족교육프로그램 개발, 다학제간 의뢰, 실무에 대한 자가 평가, 전문간호사 역할 개발, 보건의료정책 입법 활동, 사례관리, 팀 빌딩, 멘토링, 기관의 정책 활동 참여, 문서관리, 간호사의 연구 지원이었다. 분야 3은 마취 전문간호사로 핵심역량은 총 3개로 (법적 범위 내, 합의된) 처치 및 시술 수행, 응급상황 관리, 간호수가 개발이었다. 분야 4는 산업 전문간호사로 핵심역량은 환자 및 가족교육프로그램 활용, (대상자와 의료진의 권리를 지지하는) 윤리적 환경 조성의 총 2개로 나타났다.

전문간호사 교육, 자격시험 및 배출 현황

1) 전문간호사 교육기관 및 등록 현황

'전문간호사 자격인정 등에 관한 규칙' 법규의 별표 3에 명시된 전문간호사 교육과정은 총 33학점 이상으로 이론 23학점(공통과목 13학점 및 전공이론 10학점)과 실습 10학점(300시간 이상

표 31.2

2020년 전문간호사 교육기관 등록 및 수료생 현황

	가정	감염관리	노인	마취	보건	산업	아동	응급	임상	정신	종양	중환자	호스피스	전체
지정정원	37	75	210	8	-	10	10	26	50	52	84	50	75	687
등록생	36	59	112	-	-	8	10	15	37	24	70	40	45	456
등록률	97.3	78.7	53.3	-	-	80.0	100.0	57.7	74.0	46.2	83.3	80.0	60.0	66.4
수료생	23	40	78	-	-	11	10	17	24	21	71	35	46	376

출처: 한국간호교육평가원. 2020 KAPN Annual Report.

의 임상실습)이 필수학점으로 구성되어 있으며, 공통과목과 전공별 학점 및 교육과정은 한국간호교육평가원에 의해 고시되어 있다(한국간호평가원, 2009). 2004년에 시작한 전문간호사 교육과정은 2021년 기준 전국 38개 대학에서 90개 교육과정이 운영되고 있으며 지정정원은 727명이다(한국간호교육평가원, 2021). 2006년 정원이 924명인 것을 고려하면 지정정원은 점차 줄어가는 추세로 2019년 672명까지 줄었다가 2020년부터 다시 증가추세이다.

분야별로는 노인전문간호사 분야가 25개 교육기관 210명 지정정원으로 가장 많고, 종양전문간호사 분야가 11개 교육기관 84명 정원으로 두 번째로 지정정원이 많다. 지정정원이 적은 분야로는 산업, 아동전문간호 분야가 1개 기관에서 각각 10명의 정원으로 운영되고 있으며, 마취전문간호사 분야는 1개 기관에서 8명의 지정정원이 있으나 2016년부터 신입생을 받지 않아 등록률이 0%이다. 심지어 보건전문간호사 분야는 2011년부터 교육기관이 없어진 상태이다. 감염관리전문간호사 분야와 같은 일부 분야는 사회적으로 감염관리의 중요성이 대두되면서 수요가 늘어 교육과정을 신설하는 경우도 있지만, 분야별로는 개설허가를 받았지만 과정을 운영하지 않는 경우도 있다. 전체 등록률은 지정정원을 채우지 못하고 있는 상태로 2015년에는 56.1%에 불과하였고, 이후 조금씩 증가하여 2020년 등록률은 66.4%이다. 2020년 분야별 등록률을 살펴보면 아동전문간호사 분야가 100%로 등록률이 가장 높고, 가정전문간호사 분야가 97.3%, 종양전문간호사 분야 등록률이 83.3%이었으며. 지정정원이 가장 많은 노인전문간호사 분야의 등록률은 53.3%, 정신전문간호사 분야는 46.2%로 낮은 등록률을 보여 분야별 등록률 편차가 크다(표 31.2).

2) 전문간호사 자격시험 및 배출 현황

전문간호사 자격시험은 2005년 가정전문간호사 특례교육과정 졸업생을 대상으로 한국간호교육평가원의 주관 하에 처음으로 시행되었으며, 2006년에는 10개 분야에 대해 특례 시험이 실시되었다(김경숙, 김미원, 2009). 분야별로 첫 3회 시험까지는 기존의 간호학, 또는 관련 석사학위 소지자로서 분야에 적합한 실무경험을 가진 자에 한하여 특례 시험이 허용되었고, 4회 시험부터는 교육과정 이수자만 시험 자격을 주었다. 지금까지 배출된 전문간호사의 수는 2004년까지 이미 자격을 갖추고 있던 4개 분야의 8,164명과 2005년 전문간호사 자격시험 이후 배출된 7,890명을 포함하여 2020년 12월까지 16,054명에 달한다. 자격시험 시행 전 자격자 수와 자격시험 이후 2021

표 31.3

전문간호사 배출 현황

	2005년 이전(A)	2005	2006	2007	2008	2009	2010	2011	2012	2013	2014	2015	2016	2017	2018	2019	2020	합계 (B)	**총합 (A+B)**
가정	5,358	364	399	11	42	51	55	51	44	32	25	14	22	16	21	32	27	1,206	**6,564**
감염관리	–	–	40	49	49	24	–	33	–	45	22	21	27	24	33	36	39	442	**442**
노인	–	–	259	256	455	162	159	125	160	167	134	118	107	75	111	73	68	2,429	**2,429**
마취	570	7	–	2	7	10	–	12	–	6	5	7	8	6	–	–	–	70	**640**
보건	2,048	–	3	–	–	1	–	–	–	–	–	–	–	–	–	–	–	4	**2,052**
산업	–	–	73	15	15	3	–	7	–	9	4	3	7	8	10	6	12	172	**172**
아동	–	–	–	–	–	12	10	12	–	19	8	11	11	6	10	10	10	119	**119**
응급	–	–	57	30	42	28	–	30	–	42	19	17	12	10	15	13	12	327	**327**
임상	–	–	–	–	–	–	30	37	44	36	26	27	29	21	30	22	24	326	**326**
정신	188	–	47	29	64	22	–	49	–	52	18	29	38	23	33	12	20	436	**624**
종양	–	–	81	79	85	40	31	82	78	72	63	76	66	54	63	60	61	991	**991**
중환자	–	–	111	80	96	58	41	46	45	42	40	30	36	33	34	31	31	754	**754**
호스피스	–	–	54	39	83	34	40	36	46	45	40	32	28	38	40	27	32	614	**614**
전체	8,164	371	1,124	590	938	445	366	520	417	567	404	385	391	314	400	322	336	7,890	**16,054**

출처: 한국간호교육평가원. 2020 KAPN Annual Report

년 1월까지 연도별 배출된 자격자 수는 표 31.3과 같다(한국간호교육평가원, 2021). 배출된 전문간호사 수는 분야별로 차이가 큰데 자격시험 이후 배출자 수가 가장 많은 분야는 노인과 가정 분야인 것으로 나타났고, 보건분야와 마취분야는 개설된 교육기관이 없어 각각 2010년과 2018년부터 자격 시험 응시자가 없어 배출되지 않고 있다(표 31.3).

전문간호사 활동 현황

전문간호사 자격증 소지자 현황은 한국간호교육평가원이 자격시험을 관리하기 때문에 파악하고 있지만, 자격증 소지자가 전문간호사로서 활동을 하고 있는지에 대한 파악은 정확히 되고 있지 않아 활동 현황을 파악하기에는 한계가 있다. 또한 전문간호사 자격을 취득해서 전문간호사 업무를 하고 있는 경우에도 실제 자격에 부합하는 영역에서 전문간호사로 활동하고 있는 수는 차이가 있다(김경숙, 김미원, 2009). 이에 병원간호사회에서 보고하는 '병원간호인력 배치현황 실태조사'나 일부 연구들을 통해 전문간호사 활동 정도를 가늠해 보고자 한다.

병원간호사회는 1992년부터 매년 간호인력을 조사해서 '병원간호인력 배치현황 실태조사' 결과를 보고하고 있다. 2021년 2월에 보고된 2020년도 조사보고서는 허가병상이 150병상 이상이며 병원간호사회 회원이 20인 이상인 416개 병원 중 설문에 응답한 병원이 213개 병원(회수율 51.2%)이었는데, 조사된 병원에 배치된 전문간호사 현

표 31.4

전문간호사 배출 현황 (단위: 명)

구분 \ 의료기관	상급종합병원		종합병원		병원		요양병원		계	
	간호부	타부서	간호부	타부서	간호부	타부서	간호부	타부서	인원	병원수
마취 전문간호사	21	1	2	3	1	3	–	–	31	9
정신 전문간호사	9	–	7	–	4	–	6	–	26	12
가정 전문간호사	64	14	76	28	–	–	1	–	183	60
감염관리 전문간호사	6	31	5	41	3	1	–	–	87	52
응급 전문간호사	14	1	6	–	–	–	–	–	21	12
노인 전문간호사	75	–	23	–	–	–	1	–	99	18
중환자 전문간호사	84	1	9	–	–	–	–	–	94	12
호스피스 전문간호사	33	5	28	8	–	–	–	–	74	31
아동 전문간호사	11	–	1	–	–	–	–	–	12	3
종양 전문간호사	104	35	23	1	–	–	–	–	163	25
임상 전문간호사	27	–	3	3	–	–	–	–	33	6
계	448	88	183	84	8	4	8	–	823	–

*1명 이상의 전문간호사가 배치되어 있는 병원수 임
출처: 조정숙 등(2020). 병원간호인력 배치현황 실태조사. 서울:병원간호사회

황은 표 31.4와 같다(조정숙 등, 2020). 213개 병원의 전체 전문간호사 배치 수는 823명으로 그 중 가정전문간호사가 60개병원에서 183명이 배치되어 가장 많았으며, 종양전문간호사는 25개 병원에서 163명, 노인전문간호사가 18개병원 99명, 중환자전문간호사가 12개 병원에서 94명 순으로 배치가 많은 것으로 나타났으며, 매해 배치 인원은 증가추세이다. 이는 재원기간 단축으로 조기퇴원하거나 거동이 불편해서 내원하기 힘든 환자 관리를 위해 가정전문간호 부서가 있는 병원들이 많아 가정전문간호사 배치 수가 가장 많은 것으로 생각된다.

그러나 조사보고서에는 전문간호사 외에도 전담간호사와 PA가 각각 1,580명과 4,814명으로 전문간호사보다 더 많은 수가 배치되어 있는 것으로 나타났다. 전담간호사는 정맥전담간호사가 54개 병원에 227명으로 가장 많았고, 다음이 감염관리전담간호사가 107개 병원에 219명, QI 전담간호사가 78개 병원에 158명이 배치되어 있었다. PA간호사는 내과계 총 1,315명, 외과계 총 3,499명으로, 외과계 중에는 외과 888명, 정형외과 449명, 신경외과 437명 순으로 많아 전공의가 부족한 진료과에서 더 많은 경향을 보였다. 전국 10개 도시 500병상 이상인 36개 병원에서 일반적인 간호업무를 넘어서는 업무를 하고 있는 전문지원인력 1,666명을 대상으로 한 전문지원인력 실태조사 연구(김민영 등, 2017)에서도 전문간호사보다 전담간호사와 PA가 더 많은 비율을 보였다. 이는 10개 시도 500병상 미만에 근무하는 451명의 전문지원인력 분석 결과에서도 유사한 양상으로 나타났다(전미경 등, 2018). 전문간호사는 간호등급이 높고(1등급), 2,000병상 이상인 의료기관에서 고용비율이 높은 반면, 전담간호사는 모든 간호등급기관에서, PA는 간호등

급이 낮은(3등급) 기관에서 고용비율이 높은 것으로 나타나 의료기관에 따라 매우 다양한 형태로 고용되고 있었다(김민영 등, 2017; 전미경 등, 2018). 이들 중 전문간호사 자격증 소지자는 19.4%에 불과해 자격증을 소지한 전문간호사의 활용은 낮은 것으로 추정된다.

이러한 특성은 전문간호사 자격증 소지자만을 대상으로 한 연구에서도 유사하게 나타났다. 2005년부터 2012년까지 한국간호교육평가원이 주관한 전문간호사 자격시험을 통해 전문간호사 자격증을 소지한 4,771명 전수 중 2,581명(응답률 64.5%)이 응답한 '간호사 현황 및 실태조사' 연구(서순림 등, 2014)에서 현재 전문간호사로 고용되어 근무하는 경우가 557명으로 전체 응답자의 21.6%에 불과하였고, 업무 직책명은 전문간호사(40.9%), 간호관리자(25.7%), 일반간호사(16.9%), 책임간호사(6.6%), 전담간호사(5.0%), 코디네이터(2.5%) 등으로 절반이상이 전문간호사가 아닌 다른 직책명을 가지고 있었다. 또한 전문간호사의 80%가 종합병원과 상급종합병원에서 근무하며, 자격증 분야별로는 마취, 종양, 감염관리 순으로 고용률이 높은 것으로 나타났다(서순림 등, 2014). 한편 전문간호사의 자격증 분야와 업무분야는 서로 일치하지 않고 혼재된 경향을 보여, 자격증 분야의 경계가 모호하다는 지적도 있어 분야별 통합에 대한 의견도 지속되고 있다(김민영 등, 2020).

이와 같이 전문간호사의 고용률이 낮은 점은 전문간호사 교육과 자격시험제도를 통해 매년 일정 수 배출되고 있는 전문간호사 인력을 보건의료현장에서 적극적으로 활용하도록 하는 제도적 장치가 없었다는 점이 가장 큰 원인으로 추측된다(서순림 등, 2014).

한국 전문간호사 제도의 활성화 전략

보건의료시장은 의료인력과 자원 등 공급은 비교적 제한적인데 소비자의 수요는 증가하고 있다. 의사의 공급이 제한적이거나 감소하는 상황에서 간호사를 위한 상급 역할이 개발되면 치료에 대한 접근성이 향상될 수 있으므로 유럽, 미국 뿐 아니라 일본, 대만 등 아시아권을 포함한 여러 나라에서 전문간호사 제도를 활성화하고 있는 추세이다. 경제협력개발기구(OECD)의 건강보고서(Health working report)에 따르면 전문간호사 제도를 활성화하면 의사 부족 문제를 보완할 수 있고, 환자의 요구를 충족하면서 의료비를 절감할 수 있을 뿐 아니라 간호 측면에서는 간호의 전문성을 증진시켜 간호사의 이탈을 막을 수 있는 장점이 있지만, 의료계의 반발, 국가 법령, 보상체계 등이 주요 장벽으로 작용한다고 하였다(Delamaire & Lafortune, 2010).

국내 의료기관에서는 전문간호사를 비롯한 다양한 명칭의 진료지원인력이 활동하고 있지만(김민영 등, 2017; 전미경 등, 2018), 법적으로 자격을 갖춘 인력은 전문간호사가 유일하다 볼 수 있다. 따라서 국내 전문간호사 제도가 활성화되기 위해 향후 해결해야 할 과제나 나아가야 할 방향에 대해 기술하고자 한다.

1) 전문간호사 업무범위 법제화

기술발달로 의료행위의 전문화가 가속되면서 의료인의 전문분야가 세분화되고 다양해지면서 의사와 의사 간 뿐 아니라 의사와 간호사, 간호사와 간호사 간 분업과 협업은 지속적으로 세분화되고 복잡해지고 있다. 따라서 의료의 효과성을 높이기 위해 의료인 간 뿐 아니라 의료인과 비의료인 간, 의료기관 간의 역할 분담의 필요성이 증가하게 되었는데, 이러한 분업화의 경향은 전문분야의 경직성을 야기하여 연결고리의 미흡으로 인한 사각지대를 발생시킬 뿐 아니라 분업으로 인한 책임도 문제가 된다(신영석 등, 2019). 또한 변화된 의료환경은 의료직종 간 업무행위를 명확히 구분하기도 어려워졌다. 이러한 문제에 대처하기 위해 미국의 경우 의사, 간호사, 약사 등 6개 보건의료직 전문단체가 모여서 보다 나은 환자 치료를 위해 직종간 업무범위가 겹칠 수 밖에 없음을 인정하고 합의하였다(National Council of State Boards of Nursing, 2012).

그러나 우리나라 의료공급체계는 의료법에 근거를 두고 있으며, 의료법 제27조에 '의료인이 아니면 누구든지 의료행위를 할 수 없으며 의료인도 면허된 것 이외의 의료행위를 할 수 없다.'는 무면허 의료행위 금지 조항에 근거하여 행위주체에 따라 의사에 의한 의료행위, 간호사에 의한 간호행위 등으로 업무를 제한하고 있다. 의료법에 명시된 간호사의 업무 중 '진료보조' 업무는 의사가 주체로 되어 있는 진료행위를 하는데 있어 그 지시에 따라 옆에서 보조하는 행위이나, 구체적인 행위 내용에 대한 언급은 없어 주로 판례나 학설에 의해 해석되고 있다(김한나, 김계현, 2016). 신설된 의료법 78조 3항 전문간호사의 업무도 '자격을 인정받은 해당분야에서 간호업무를 수행하여야 한다.'로 규정하고 있다. 전문간호사의 경우 실무에서 의료법상 의사와 간호사의 중간적 역할을 수행하고 있음을 고려할 때(김민지 등, 2018), 현행 간호업무 범위 내로 전문간호사의 업무범위를 제한해서 법제화를 진행한다면 또다시 전문간호사의 실무를 두고 불법 의료행위를 하고 있다는 논란이 계속될 것이다.

논란이 되는 부분은 전문간호사의 업무가 현행법상 간호 업무의 일부인지, 새로운 영역의 업무 확대인지이다. 즉, 새로운 영역으로 추가되는 업무의 특성이 의사의 업무와 어떻게 관계를 설정할 것인지, 추가되는 업무가 의사의 지도감독을 필요로 하는 것인지 아닌지가 논의의 대상이다(신영석 등, 2019). 그림 31.2의 A처럼 전문간호사의 업무가 현행 간호업무의 일부를 전문화하는 경우 전문간호사의 행위는 현행과 다를 것이 없으므로 별도의 법률적 보완이나 해석을 필요로 하지 않는다. 그러나 간호의 업무를 넘어서 의사들이 하는 행위 중 일부를 전문간호사가 수행하거나 의사들이 수행하지 않는 행위 중 새롭게 발굴된 행위를 전문간호사가 수행하게 된다면 새로운 행위 수행의 정당성 확보를 위해 사회적 합의를 거친 입법적 보완이 필요하다(신영석 등, 2019).

이미 여러 연구들에서 전문간호사를 비롯한 전문지원인력들이 의료기관에서 기존 간호의 범위를 넘어서는 업무를 하고 있음이 보고되고 있으며(곽찬영, 박진아, 2014; 김민영 등, 2018), 전문간호사와 함께 일하는 의료진들도 상당수의 업무에 대해 업무법제화가 된다면 위임 의향이 있음을 고려할 때(최앵자, 최수정, 김은숙, 박주희, 원선영, 2020) 실무에서 실재 수행하는 행위들을 반영하고 미래지향적인 업무 법제화안을 마련하기 위한 사회적 합의가 필요할 것이다.

일각에서는 의사의 고유업무 일부를 위임하는 중간 수준 전문가인 (가칭)진료협력사 직종을 새로 신설해서 의사 면허 범위 업무 일부를 의사와 위임과 협업을 통해 수행하게 하자는 의견도 있다(지재훈, 이기효, 권주영, 장구은, 2020). 그러나 의료법에 진료협력사라는 새로운 의료인을

A. 〈전문간호사의 업무 – 현행 간호업무의 일부를 전문화〉

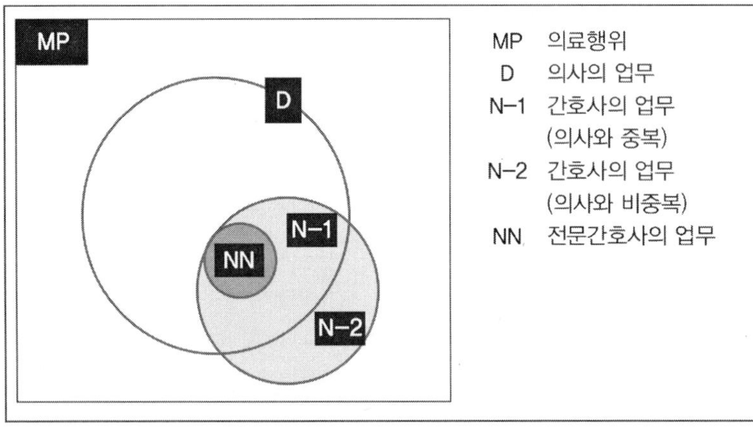

B. 〈전문간호사의 업무 – 새로운 영역의 발굴〉

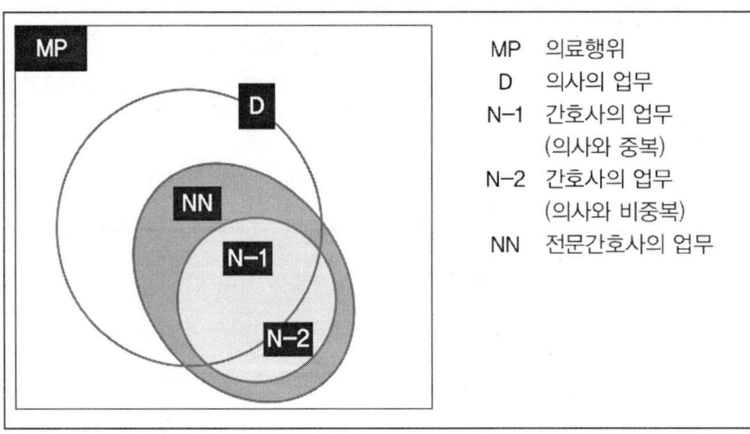

그림 31.2 전문간호사의 업무범위의 도식화

(출처: 신영석 등(2019). 전문간호사 제도 활성화를 위한 연구. 보건복지부 & 한국보건사회연구원)

신설해야 한다는 점, 현재 일하는 PA의 대부분이 간호사이기는 하나 미국처럼 간호사 이외의 직종도 해당 인력으로 지원할 수 있다는 점을 고려한 새로운 교육기관 신설 등의 어려운 점을 고려할 때 전문간호사제도를 활용하여 전문간호사 업무범위를 확대하여 의료법에 '전문간호사는 의사가 위임하는 의료 업무를 임무로 한다'는 조항을 신설하는 방안도 제언하고 있다.

전문간호사의 업무 법제화는 전문간호사의 행위를 법적으로 보장하는 것 외에도 궁극적으로 국민 및 환자의 이익에 초점을 맞춘 대안이 되고자 함이다. 따라서 전문간호사의 역할과 국내 의료법과 기타 관련법에 기반해서 법의 정합성에 근거하여 전문직역단체와 의료 소비자 및 관련부처간 다양한 논의를 통해 합리적 합의가 도출되도록 노력해야 할 것이다.

2) 전문간호사 수가 보상 방안

전문간호사는 일반간호사와 차별화된 학력과 전문성 있는 간호업무를 수행하도록 법적으로 제도를 마련하였음에도 현행 제도하에서 전문간호사행위에 대해 수가를 지불하고 있는 것은 가정간호수가만 있다. 그 외 정신요법 수가는 정신건강간호사가 받는 수가로 사실상 정신전문간호사 수가라 할 수 있지만 전공의 또는 상근 정신건강 전문요원이 실사한 경우에도 산정이 가능한 수가이다. 이를 제외하면 실무에서 수행되는 대부분의 행위별 수가들이 간호사가 수행하는 경우와 차별화가 없으며, 일부 행위들은 전문간호사들이 수행하지만 의사의 행위로 처리되는 경우도 있다. 전문간호사들이 제 역할을 다하기 위해서는 이들의 활동이 수가화 되거나 관리료와 같은 형태로 보상이 되어야 기관에서의 고용으로 이어져서 전문간호사가 활성화 될 수 있다. 전문간호사 수가 보상 방안은 행위별 수가제와 전문간호사 인력기준에 따라 적용되는 관리료 수가 두 가지로 생각해볼 수 있다.

첫번째로 행위별 수가에 대해 살펴보겠다. 현재 수가를 받고 있는 가정전문간호사의 간호행위 수가는 건강보험재정에서 지불되며, 수가 관련 사항은 의료법, 국민건강보험법, 국민건강보험요양 급여기준에 관한 규칙 및 보건복지부 관련고시에 명시되어 있다(설미이 등, 2017). 새롭게 전문간호사의 행위별 수가를 개발하는 방법으로는 실제 수행하는 전문간호행위와 기존의 건강보험 행위 코드를 비교하여 대응되는 행위를 식별한 다음, 관련 의료행위의 상대가치 및 수가 코드를 의사 코드와 전문간호사 코드로 분리하여 표기하면 재정중립원칙 하에서 전문간호행위의 기여도를 분리하여 제시할 수 있다. 현행 건강보험 수가 코드에 대응되지 않는 행위는 적절한 절차를 거쳐 새로운 전문간호행위로 급여화 할 수 있겠다(김진현, 2010). 전문간호행위의 상대가치가 높게 설정된다면 병원은 전문간호사를 더 많이 고용할 수 있지만, 전문간호행위를 독립적인 간호행위로 인정하는 절차가 선행되어야 하는데 자신의 영역을 침범한다고 생각하는 의료계의 반발이 있을 수 있다(김진현, 2010).

두번째로 전문간호사를 고용했을 때 건강보험에서 관리료나 가산료로 반영하는 방식이다. 예를 들어 현행 감염 • 예방 관리료 산정기준을 살펴보면, 감염관리전문 자격증을 보유한 감염관리 전담간호사를 1인 이상(500병상 당: 1등급, 600병상 당: 2등급) 고용하여 감염예방 • 관리 활동을 실시하는 모든 요양기관에 요양급여를 인정하며, 입원 환자 입원 1일당 1회 산정하고 있다. 따라서 이러한 조건을 맞추기 위하여 감염관리 전문간호사 또는 1년 교육과정을 마친 전담간호사를 고용하게 하고 있다. 300병상 이상 병원에서 일반병동 입원환자가 예상치 않은 급성 악화가 발생하거나 예상될 때 즉각적인 의학적 조치를 취하여 심정지 또는 사망을 예방하기 위해 마련된 '신속대응시스템'도 신속대응팀의 운영 및 인력 기준에 따라 1~3군으로 구분하여 입원환자 1명당 310원부터 1,260원의 수가가 지급되고 있다. 암관리법 시행규칙 제13조는 완화의료전문기관의 인력 • 시설 • 장비 지정 기준에서 전담간호사 기준을 설정하고, 가정호스피스를 제공하는 전문간호사 인력조건을 제시하고 있다. 이와 유사한 전문간호사 관련법으로는 결핵예방법, 모자보건법, 노인장기요양법, 영유아보육법, 응급의료에 관한 법률, 정신보건법, 학교보건법, 산업보건법, 환자안전법 등이 있다(설미이 등, 2017).

이처럼 전문간호인력의 확보 수준에 따른 간호관리료에 차등화된 가산료를 지급한다면, 병원은 해당 분야의 전문간호사를 추가적으로 고용할 유인책을 갖게 되고, 의사의 진료 영역을 침해한다는 논란이 없어 의료계의 수용성이 높다. 그러나 건강보험에서 추가적인 재정지출이 요구되므로 가입자와 정부의 반대가 있을 수 있다(김진현, 2010).

3) 전문간호사에 대한 법적 인력기준 설정

환자의 안전과 의료서비스의 질 향상이 강조되는 시대이므로 국민의 지지를 바탕으로 관련 법령을 개정하여 특정 분야에서 일정 수준의 전문간호사 인력기준을 명시하게 된다면 가장 효과적인 사회적 수요의 확보 수단이 될 수 있다(김진현, 2010). 이를 위해 의료기관 평가인증제의 평가 지표로 전문간호사 인력기준을 설정하게 하는 것도 전문간호사 배치를 활성화하는데 효과적일 것이다. 해당 전문간호사 확보 수준에 따라 점수를 차등화하고, 차등화에 대한 보상체계나 벌칙을 보상으로 적용해 볼 수 있다(설미이 등, 2017). 우선적으로는 중환자실, 응급실 등 전담인력이 필요한 진료영역에서 전문간호인력을 필수로 확보하도록 하는 기준을 관련된 법률로 명시하게 할 수 있으며, 좀 더 넓게는 간호등급제 평가 시 전문간호사 인력의 비율을 추가하는 방법도 고려해볼 수 있다.

4) 전문간호사의 질 관리

전문간호사는 간호사 면허를 소지한 자 중 일정 수준 이상의 전문성을 확보하였음을 인정하는 자격제도이다. 즉, 자격은 직무수행에 필요한 지식, 기술, 소양 등의 습득 정도가 일정한 기준과 절차에 따라 평가 또는 인정되는 것이다. 미국의 경우 전문간호사는 자격 유지를 위해 보수교육을 이수하고 일정시간의 실무에 임하여야 하는데, 전문분야마다 차이가 있지만 대부분의 자격은 5~8년 유효하며, 갱신에 요구되는 요건을 충족하지 못할 때는 재시험을 봐야 한다(Hamric, Spross, & Hanson, 2009). 우리나라는 자격제도는 있지만, 자격증 소지자의 질 관리를 위한 제도가 따로 마련되어 있지 않아 간호사에게 요구되는 보수교육 시간만 유지하고 있다. 전문간호사는 상급실무를 제공하고 있으므로 일반 간호사 보수교육을 통해서는 실무에 필요한 내용을 충족하기 힘들어 많은 전문간호사들이 간호사 보수교육과는 별개로 진료과의 연수강좌를 듣거나, 보수교육으로 인정되지 않는 간호교육코스를 이수하고 있다(김민영 등, 2017). 따라서 전문간호사 자격 취득자를 위한 추가적이고 지속적인 교육과정이 필요하다. 의사들의 경우 세부전문의 교육이 전문의제도와 별개로 학회 주도로 운영되는 것처럼(대한의학회, 2016), 전문간호사 관련 단체들이 전문간호사에게 필요한 보수교육을 진행할 수 있도록 하는 체계도 마련할 필요가 있다.

제도적 정비가 완료되기까지 업무범위에 대한 표준안을 마련하여 이를 위해 적절한 자격 기준이나 교육 프로그램, 평가 제도를 통해 체계적인 관리가 선행되어야 한다. 제도적인 정책이 마련되면 정책 적용에 대한 유예기간이나 정비된 제도에 대한 소급 적용 유무, 추가적인 자격 요건을 갖추기 위한 한시적 유예기간을 고려하는 등 출구전략이 필요하다.

5) 전문간호사 제도의 재정비

전문간호사 제도가 활성화되려면 전문간호사를

대체할 가능성이 낮아야 한다. 국가 자격을 소유한 전문간호사가 오랜 경력을 바탕으로 한 숙달된 일반간호사와의 차별성이 인정되지 못한다면 제도 활성화를 저해하는 요인으로 작용할 수 있다(신영석 등, 2019). 전문화를 위해 유명무실한 분야는 지양하고, 통합이 가능한 분야는 통합할 필요가 있다. 예를 들어 보건전문간호사는 전국민의료보험이 만들어지기 전에 의료사각지대에 있는 국민들에게 의료혜택을 주기 위해 1973년 분야별 간호사에서 출발했지만, 2005년 자격시험으로 제도화된 이후 지금까지 단 4명만 배출되어 유명무실한 분야가 되었다. 분야별 간호사로 출발한 마취전문간호사의 경우에도 전국 마취과 의사 수가 259명에 불과하던 1980년에는 대체 가능성이 낮은 꼭 필요한 인력이었을 것이다. 그러나, 2015년 마취통증의학과 전문의 수는 4,824명으로 이전에 비해 18배 이상 증가하고 있어 과거 마취전문간호사가 수행하던 마취업무는 보다 전문성을 갖춘 전문의가 수행하게 되면서 대체되는 인력이 되었다. 게다가 마취전문간호사가 위임받아 수행하더라도 현행 법규와 판례에서 무면허 의료행위로 판결된 선례도 있어서 과거의 업무만을 고집해서는 마취전문간호사의 수요 확대가 어렵다. 전속 마취전문의가 상주하는 상급종합병원에서 근무하는 마취전문간호사는 직접적 마취관련 업무가 적고, 주로 수술 중 환자 감시, 수술 후 간호, 통증 관리, 기계관리 등을 담당하고 있는데(배정심, 윤혜상, 2013), 이러한 업무는 일반 간호사에 비해 마취전문간호사가 훨씬 더 전문성이 있어 대체 가능성이 낮을 것이다. 이와 같이 전문간호사의 업무도 사회적 필요에 따라 업무를 변경하고 특화하는 방안을 모색해야 한다.

그리고 분야간 경계가 모호한 부분은 통합할 필요가 있다. 현재 운영되는 전문간호사 13개 분야는 교육과정과 직무에서 유사성이 높은 분야가 많고, 임상에서 업무 분야와 자격증 소지 분야가 혼동되어 있을 뿐 아니라 명확하게 구분하기도 어렵다. 일례로 신생아중환자실에서 근무하는 전문간호사의 경우 A병원은 중환자전문간호사 자격을 가진 경우가 대부분이나, B병원은 아동전문간호사 자격증 소지자가 많다. 전문간호사와 함께 일하는 전문의나 의료진들 조차도 전문간호사의 자격분야가 13개 분야나 되는지 알지 못하고, 특성화가 되지 못하는 세분화는 오히려 전문간호사제도 활성화에 제약이 되니 통합이 필요함을 전문의들이 권고하고 있으며, 전문간호사 분야를 통합하여 운영할 경우, 필요하면 분야별 세부전문의제도에서 운영하고 있는 방식과 같은 심화교육과정을 통해 현장에 필요한 전문간호사를 양성하는 것이 좋겠다고 의견을 제시하였다(김민영 등, 2020). 미국의 전문간호사 제도도 마취전문간호사, 간호조산사, 임상전문간호사(CNS), 실무전문간호사(NP)로 크게 4개 유형으로만 구분되어 있고, 실무에서 필요한 세부 전문과정은 필요한 경력과 별도 교육을 이수하여 자격을 취득하고 있다. 따라서 전문간호사 분야가 통합이 된다면 향후 교육과정에 대한 협의도 필요하고, 자격을 취득한 후 석사 후 과정에 대한 논의도 필요할 것이다.

참고문헌

제1장

American Association of Colleges of Nursing. (1995/2010). *Essentials of graduate education*. Washington, DC: American Association of Colleges of Nursing.

American Association of Nurse Anesthetists. (2016). Credential verification. Retrieved from http://www.aana.com

American College of Nurse-Midwives. (2016). Basic facts about certified nurse midwives. Retrieved from http://www.midwife.org

American Nurses Association. (1965). *Educational preparation for nurse practitioners and assistants to nurses: A position paper*. New York, NY: American Nurses Association.

American Nurses Association. (1980). *Nursing: A social policy statement*. Kansas City, MO: American Nurses Association.

American Nurses Association. (1993). Nursing facts from the American Nurses Association. In *Primary health care: The nurses' solution*. New York, NY: American Nurses Association.

American Nurses Association Congress for Nursing Practice. (1976). *Definition: Nurse practitioner, nurse clinician, and clinical nurse specialist*. Kansas City, MO: Author.

Baer, E. (1982). *The conflictive social ideology of American nursing, 1893: A microcosm*. Unpublished dissertation, New York University, School of Education.

Bankert, M. (1989). *Watchful care: A history of America's nurse anesthetists*. New York, NY: Continuum.

Bigbee, J. L., & Amidi-Nouri, A. (2000). History and evolution of advanced nursing practice. In A. B. Hamric, J. A. Spross, & C. M. Hanson (Eds.), *Advanced nursing practice: An integrative approach* (2nd ed., pp. 4-32). Philadelphia, PA: W. B. Saunders.

Brush, B., & Capezuti, E. A. (1996). Revisiting "A Nurse for All Settings": The nurse practitioner movement, 1965-1995. *Journal of the American Academy of Nurse Practitioners, 8*(1), 5-11.

Busen, N., & Engleman, S. (1996). The CNS practitioner preparation: An emerging role in advanced practice nursing. *Clinical Nurse Specialist: The Journal of Advanced Nursing, 10*(3), 145-150.

Callaway, B. J. (2002). *Hildegard Peplau: Psychiatric nurse of the century*. New York, NY: Springer Publishing Company.

Christman, L. (1998). Advanced practice nursing: Is the physician's assistant an accident of history or a failure to act? *Nursing Outlook, 46*(2), 56-59.

Coss, C. (Ed). (1989). *Lillian D. Wald: Progressive activist*. New York, NY: The Feminist Press.

Cronenwett, L., Dracup, K., Grey, M., McCauley, L., Meleis, A., & Salmon, M. (2011). The doctor of nursing practice: A national workforce perspective. Nursing Outlook, 59, 9-17.

Daniels, D. G. (1989). *Always a sister: The feminism of Lillian D. Wald*. New York, NY: The Feminist Press.

DeWitt, K. (1900). Specialties in nursing. *American Journal of Nursing, 1*(1), 14-17.

Dock, L. L. (1901). In I. A. Robb, L. L. Dock, & M. Banfield (Eds.), *The transactions of the Third*

International Congress of Nurses with the Reports of the International Council of Nurses (p. 15). Cleveland, OH: Congress.

Dye, N. S. (1984). Mary Breckenridge, the frontier nursing service, and the introduction of nurse-midwifery in the United States. In J. Leavitt & R. L. Numbers (Eds.), *Women and health* (pp. 336-337). Madison, WI: University of Wisconsin.

Edgar, C. J. (1911). The remedy for the midwife problem. *American Journal of Obstetrics and Gynecology, 63*, 882.

Edwards, J., Oppewal, S., & Logan, C. (2003). Nurse-managed primary care: Outcomes of a faculty practice network. *Journal of American Academy of Nurse Practitioners, 15*(12), 563-569.

Ehrenreich, B. (2000). Introduction: Emergence of nursing as a political force. In D. Mason, J. Leavitt, & M. Chafee (Eds.), *Policy and politics in nursing and health care* (4th ed., pp. xxxiii-xxxvii). Philadelphia, PA: Saunders.

Ehrenreich, B., & English, D. (1973). *Witches, midwives, and nurses: A history of women healers*. New York, NY: The Feminist Press.

Ehrenreich, B., & English, D. (1978). *For her own good—150 years of expert advice to women*. New York, NY: Anchor Books.

Fairman, J. (1999). Delegated by default or negotiated by need? Physicians, nurse practitioners, and the process of clinical thinking. *Medical Humanities Review, 13*(1), 38-58.

Fairman, J. (2002). The roots of collaborative practice: Nurse practitioner pioneers' stories. *Nursing History Review, 10*, 159-174.

Fairman, J. (2008). *Making room in the clinic: Nurse practitioners and the evolution of modern healthcare*. New Brunswick, NJ: Rutgers University Press.

Ford, L. C. (1991). Advanced nursing practice: Future of the nurse practitioner. In L. H. Aiken & C. M. Fagin (Eds.), *Charting nursing's future: Agenda for the 1990s* (pp. 287-299). New York, NY: J. B. Lippincott.

Ford, L. C., & Silver, H. K. (1967). The expanded role of the nurse in child care. *Nursing Outlook, 15*, 43-45.

Fulton, J. (2002). Defining our practice. *Clinical Nurse Specialist: The Journal for Advanced Nursing, 16*(4), 1-3.

Geolot, D. (1987). Nurse practitioner education: Observations from a national perspective. *Nursing Outlook, 35*, 132-135.

Hamilton, B. E., Martin, J. A., Osterman, M. J. K., Curtin, S. C., & Mathews, T. J. (2015). *Births: Final data for 2014. National Vital Statistics Reports; Vol. 64, No. 12*. Hyattsville, MD: National Center for Health Statistics.

Hamric, A. B., Spross, J. A., & Hanson, C. M. (2013). *Advanced nursing practice: An integrative approach* (5th ed.). Philadelphia, PA: W. B. Saunders.

Hayes, E. (1985). The nurse practitioner: History, current conflicts, and future survival. *Journal of Community Health, 34*, 144-147.

Holt, N. (1998). Confusion's masterpiece: The development of the physician assistant profession. *Bulletin of the History of Medicine, 72*, 246-278.

Institute of Medicine. (2011). *The future of nursing: Leading change, advancing health. A report of the Committee on the Robert Wood Johnson Foundation Initiative on the Future of Nursing at the Institute of Medicine*. Washington, DC: National Academies Press.

Jacox, A. K. (2002). Dr. Loretta Ford's observations on nursing's past and future. *Nursing and Health Policy Review, 1*(2), 153-164.

Joel, L. A. (2011). *Dimensions of professional nursing* (10th ed.). New York, NY: McGraw-Hill.

Kalisch, P. A., & Kalisch, B. J. (1986). *The advance of American nursing* (2nd ed.). Boston, MA:

Little, Brown.

Keeling, A. (2007). *Nursing and the privilege of prescription*. Columbus, OH: The Ohio State University Press.

Kobrin, F. E. (1984). The American midwife controversy: A crisis of professionalization. In J. Leavitt & R. L. Numbers (Eds.), Women and health (pp. 318-326). Madison, WI: University of Wisconsin.

Komnenich, P. (1998). The evolution of advanced practice in nursing. In C. M. Sheehy & M. McCarthy (Eds.), *Advanced practice nursing: Emphasizing common roles* (pp. 9-41). Philadelphia, PA: F.A. Davis.

Leininger, M., Little, D. E., & Carnevali, D. (1972). Primex. *American Journal of Nursing, 72*(7), 1274-1277.

Lincoln, P. (2000). Comparing CNS and NP role activities: A replication. *Clinical Nurse Specialist: The Journal of Advanced Nursing, 14*(6), 1-4.

Magaw, A. (1899). Observations in anesthesia. *Northwestern Lancet, 19*, 207.

Magaw, A. (1906). A review of over fourteen thousand surgical anesthesias. *Bulletin of the American Association of Nurse Anesthetists, 7*, 62.

Marchione, J., & Garland, T. N. (1997). An emerging profession? The case of the nurse practitioner. *Image: The Journal of Nursing Scholarship, 29*(4), 335-337.

Menard, S. (1987). The CNS: Historical perspectives. In S. Menard (Ed.), *The clinical nurse specialist: Perspectives on practice* (pp. 2-3). New York, NY: John Wiley & Sons.

Mirr, M. P., & Snyder, M. (1995). Evolution of the advanced practice nursing role. In M. P. Mirr & M. Snyder (Eds.), *Advanced practice nursing* (pp. 13-21). New York, NY: Springer.

Moxley, J. H., 3rd. (1968). The predicament in health manpower. *American Journal of Nursing, 68*(7), 1486-1490.

Mundinger, M. O. (2005). Who's who in nursing: Bringing clarity to the doctor of nursing practice. *Nursing Outlook, 53*(4), 173-176.

Mundinger, M. O., Kane, R. I., Lenz, E. R., Totten, A. M, Tsai, W., & Cleary, P. D. (2000). Primary care outcomes in patients treated by nurse practitioners or physicians: A randomized trial. *Journal of the American Medical Association, 283*(1), 59-68.

National Association of Clinical Nurse Specialists. (2016). Retrieved from http://www.NACNS.org

National Center for Health Statistics. (2014). Birth data. Retrieved from https://www.cdc.gov/nchs/nvss/births.htm/

National Council of State Boards of Nursing. (2016). Retrieved from http://www.ncsbn.org

O'Brien, P. (1987). "All a woman's life can bring": The domestic roots of nursing in Philadelphia, 1830-1885. *Nursing Research, 36*(1), 12-17.

Patient Protection and Affordable Care Act. (2010).

Phillips, S. J. (2011). 23rd annual legislative update: As healthcare reforms, NPs continue to evolve. *Nurse Practitioners, 36*(1), 30-52.

Pulcini, J., & Wagner, M. (2001). Perspectives on education and practice issues for nurse practitioners and advanced practice nursing. In *Nurse practitioner/advanced practice nursing roles in the United States*. Education/Practice Subgroup of the International Nurse Practitioner/Advanced Practice Nursing Network. Geneva: ICN.

Reiter, F. (1966). The nurse clinician. *American Journal of Nursing, 66*(2), 274-279.

Rothstein, W. G. (1958). *American physicians in the nineteenth century: From sect to science*. Baltimore, MD: Johns Hopkins Press.

Roy, C., & Obloy, M. (1978). The practitioner movement–toward a science of nursing. *American Journal of Nursing, 78*(10), 1698-1702.

Sills, G. (1983). The role and function of the clinical nurse specialist. In N. L. Chaska (Ed.), *The nursing profession: A time to speak up.* New York, NY: McGraw-Hill.

Silver, H. K., Ford, L. C., & Stearly, S. G. (1967). A program to increase health care for children: The pediatric nurse practitioner program. *Pediatrics, 39*(5), 756-768.

Sparacino, P. S. A. (1986). The clinical nurse specialist. *Nursing Practice, 1*(4), 215-228.

Sparacino, P. S. A. (1990). A historical perspective on the development of the clinical nurse specialist role. In P. S. A. Sparacino, D. M. Cooper, & P. A. Manarik (Eds.), *The clinical nurse specialist: Implementation and impact* (pp. 3-9). Norwalk, CT: Appleton & Lange.

Stone, S. (1990). A complete practice of midwifery. In L. T. Ulrich (Ed.), *A midwife's tale: The life of Martha Ballard* (pp. 12-40). New York, NY: Alfred Knopf.

Sultz, H. A., Henry, O., Kinyon, J., Buck, G., & Bullough, B. (1983). Nurse practitioners: A decade of change. *Nursing Outlook, 31*, 137-141.

Thatcher, V. S. (1953). *History of anesthesia with emphasis on the nurse specialist.* Philadelphia, PA: Lippincott.

Towers, J. (1995). Celebrating our 30th anniversary as nurse practitioners and our 10th anniversary as an academy. *Journal of the American Academy of Nurse Practitioners, 7*(6), 267-270.

Ulrich, L. T. (1990). *A midwife's tale: The life of Martha Ballard, based on her diary, 1785-1812.* New York, NY: Alfred A. Knopf.

U.S. Department of Labor. (1920). *Children's Bureau publication no. 61.* Washington, DC: U.S. Government Printing Office.

제2장

American Academy of Nurse Practitioners. (2007). *Standards for nurse practitioner practice in retail-based clinics.* Austin, TX: Author.

American Association of Colleges of Nursing. (2004). *Position statement on the practice doctorate in nursing.* Washington, DC: Author. Retrieved from http://www.aacn.nche.edu/DNP/DNPPositionStatement.htm

American Association of Colleges of Nursing. (2010). *Recommended competencies for older adult care for the family CNP and women's health CNP.* Retrieved from http://www.aacn.nche.edu/geriatric-nursing/adultcareFNPWHNP.pdf

American Association of Critical Care Nurses and American Nurses Association. (1995). *Standards of clinical practice and scope of practice for the acute care nurse practitioner.* Washington, DC: American Nurses Publishing.

American Association of Nurse Anesthetists. (2005a). *Code of ethics for the certified registered nurse anesthetist.* Park Ridge, IL: American Association of Nurse Anesthetists. Retrieved from http://www.aana.com/resources2/professionalpractice/Pages/Code-of-Ethics.aspx

American Association of Nurse Anesthetists. (2005b). Federal supervision rule/opt-out information. Retrieved from http://www.aana.com/advocacy/stategovernmentaffairs/Pages/Federal-Supervision-Rule-Opt-Out-Information.aspx

American Association of Nurse Anesthetists (2010). Certified registered nurse anesthetists fact sheet. Retrieved from http://www.aana.com/ceandeducation/becomeacrna/Pages/Nurse-Anesthetists-at-a-Glance.aspx

American Association of Nurse Anesthetists. (2013a). *Scope of nurse anesthesia practice.* Park Ridge, IL: American Association of Nurse Anesthetists. Retrieved from http://www.aana.com/resources2/professionalpractice/Pages/Scope-of-Nurse-Anesthesia-Practice.aspx

American Association of Nurse Anesthetists. (2013b). *Standards for nurse anesthesia practice.* Park Ridge, IL: American Association of Nurse Anesthetists. Retrieved from http://www.aana.com/

resources2/professionalpractice/Pages/Standards-for-Nurse-Anesthesia-Practice.aspx

American Association of Nurse Anesthetists. (2014). Chronic pain management guidelines. Retrieved from http://www.aana.com/resources2/professionalpractice/Pages/Chronic-Pain-Management-Guidelines.aspx

American Association of Nurse Anesthetists. (2015). *Standards for office based anesthesia practice.* Park Ridge, IL: American Association of Nurse Anesthetists. Retrieved from http://www.aana.com/resources2/professionalpractice/Documents/Standards%20for%20Office%20Based%20Anesthesia%20Practice.pdf

American Association of Nurse Anesthetists. (2016). Certified Registered Nurse Anesthetists fact sheet. Retrieved from http://aana.com

American Colleges of Nurse-Midwives. (2006). Principles for credentialing and privileging certified nurse-midwives and certified midwives. Retrieved from http://www.midwife.org

American College of Nurse-Midwives. (2012a). *Position statement. Certified nurse-midwives and certified midwives as primary care providers and leaders of maternity care homes.* Retrieved from http://www.midwife.org

American College of Nurse-Midwives. (2012b). *Position statement. Mandatory requirements for entry into midwifery practice.* Retrieved from http://www.midwife.org

American College of Nurse-Midwives. (2012c). *Position statement. Midwives' performance of ultrasound in clinical care.* Retrieved from http://www.midwife.org

American College of Nurse-Midwives. (2012d). Scope of practice. Retrieved from http://www.midwife.org/Our-Scope-of-Practice

American College of Nurse Midwives. (2015). Healthy birth initiative: Reducing primary Cesareans project. Retrieved from http:// birthtools.org/HBI-Reducing-Primary-Cesareans

American College of Nurse-Midwives. (2016). Essential facts about midwives: Midwives and birth in the United States. Retrieved from http://www.midwife.org

American Nurses Credentialing Center. (2011). Magnet recognition. Retrieved from http://www.nursecredentialing.org/Magnet.aspx

American Nurses Credentialing Center. (2016). Psychiatric-mental health nurse practitioner certification. Retrieved from http:// nursecredentialing.org/FamilyPsychMentalHealthNP

Arts, E., Landewe-Cleuren, S., Schaper, N. C., & Vrijhoef, H. (2012). The cost-effectiveness of substituting physicians with diabetes nurse specialists: A randomized controlled trial with 2-year follow-up. *Journal of Advanced Nursing, 68*(6), 1224-1234.

Becker, D., Kaplow, R., Muenzen, P., & Hartigan, C. (2006). Activities performed by acute and critical care advanced practice nurses: American Association of Critical Care nurses study of practice. *American Journal of Critical Care, 15*(2), 130-148. PMID:16501133.

Bell, L. J. (2012). *Scope and standards of practice for acute care nurse practitioner.* Aliso Viejo, CA: American Association of Critical Care Nurses.

Bell, L. J., & McNamara, L. J. (Eds.). (2010). *AACN scope and standards for acute and critical care clinical nurse specialist practice.* Aliso Viejo, CA: American Association of Critical Care Nurses.

Bellini, S. (2014). State of the State NNP program update 2013. *Advances in Neonatal Care, 13*(5), 346-348.

Bissinger, R. L., Allred, C. A., Arford, P. H., & Bellig, L. L. (1997). A cost-effectiveness analysis of neonatal nurse practitioners. *Nursing Economics, 15*(2), 92-99.

Blewett, L. A., Johnson, K., McCarthy, T., Lackner, T., & Brandt, B. (2010). Improving geriatric transitional care through inter-professional care teams. *Journal of Evaluation in Clinical Practice, 16*(1), 57-63.

Campbell, T. D., & Profetto-McGrath, J. (2013). Skills and attributes required by clinical nurse specialists to promote evidence-based practice. *Clinical Nurse Specialist, 27*(5), 245-254. doi:10.1097/NUR.0b013e3182a0ba68

Centers for Disease Control and Prevention. (2014a). Child maltreatment, Facts at a glance. Retrieved from http://www.cdc.gov/violenceprevention/pdf/childmaltreatment-facts-at-a-glance.pdf

Centers for Disease Control and Prevention. (2014b). *Morbidity and Mortality Weekly Report (MMWR), notifiable diseases and mortality tables weekly December 12, 2014.* Retrieved from https://www.cdc.gov/mmwr/index2014.html

Centers for Disease Control and Prevention. (2014c). National Center for Health Statistics. Adolescent health. Retrieved from http://www.cdc.gov/nchs/fastats/adolescent-health.htm

Clinical Nurse Specialist Core Competencies Executive Summary 2006-2008. (2010). The National CNS Competency Task Force. Retrieved from http://www.aacn.org

Consensus Model for APRN Regulation: Licensure, Accreditation, Certification and Education. (2008). Completed through the work of the APRN consensus work group and the National Council of State Boards of Nursing APRN Advisory Committee. Retrieved from http://www.aacn.nche.edu/Education/pdf/APRNReport.pdf

D'Agostino, R., & Halpern, N. (2010). Acute care nurse practitioners in oncologic care: The Sloan Kettering Memorial experience. *Critical Care Clinics, 26*, 207-217.

Department of Health & Human Services, Public Health Service Division of Acquisition Management. (1995). Expanding the capacity of advanced practice nursing education. Final report [data file].

Erikson, C., Schulman, S., Kosty, M., & Hanley, A. (2009). Oncology workforce: Results of the ASCO 2007 program directors survey. *Journal of Oncology Practice, 5*(2), 62-65.

Health Resources and Services Administration. (2016). Women's preventive services guidelines. Retrieved from http://www.hrsa .gov/womensguidelines

Hirschman, K. B., & Bixby, M. B. (2014). Transitions in care from the hospital to home for patients with diabetes. *Diabetes Spectrum, 27*(3), 192-195. doi:10.2337/diaspect.27.3.192

Hospice and Palliative Nurses Association. (2017). Advanced certified hospice and palliative nurse (ACHPN®). Retrieved from http://hpcc.advancingexpertcare.org/competence/aprn-achpn/

Hulme, P. A., Houfek, J. F., Fiandt, K., Barron, C., & Muhlbauer, S. (2015). Educating integrated family/psychiatric-mental health nurse practitioners: Program development and evaluation. *Journal of Nursing Education, 54*(9), 493-499. doi:10.3928/01484834 -20150814-03

Institute of Medicine. (2011). *The future of nursing: Leading change, advancing health.* Washington, DC: National Academies Press.

Kaminski, M. M., Meier, S., & Staebler, S. (2015, June). National Association of Neonatal Nurse Practitioners (NANNP) workforce survey. *Advances in Neonatal Care, 15*(3), 182-190.

Kleinpell, R., & Goolsby, M. J. (2012). American Academy of Nurse Practitioners national nurse practitioner sample survey: Focus on acute care. *Journal of the American Academy of Nurse Practitioners, 24*, 690-694.

Lewis, S. R., Nicholson, A., Smith, A. F., & Alderson, P. (2014, June 11). Physician anaesthetists versus non-physician providers of anaesthesia for surgical patients. *Cochrane Database of Systematic Reviews, 7.*

Lupu, D. (2016). American Academy of Hospice and Palliative Medicine workforce task force, estimate of current hospice and palliative medicine physician workforce shortage. *Journal of Pain and Symptom Management, 40*(6), 899-911.

Maze, L., & Riggins, K. (2011, March/April). Tipping point for decreasing central line-associated bloodstream infections. *Clinical Nurse Specialist, 25*(2), 94. doi:10.1097/NUR.0b013e31820d9112

Meghani, S., & Hinds, P. (2015). Policy brief: The Institute of Medicine report Dying in America: Improving quality and honoring individual preferences near the end of life. *Nursing Outlook, 63,*

51–59.

Mitchell–DiCenso, A., Guyatt, G., Marrin, M., Goeree, R., Willan, A., Southwell, D., . . . Baumann, A. (1996). A controlled trial of nurse practitioners in neonatal intensive care. *Pediatrics, 90*(6), 1143–1148.

Muller, A. C., Hujcs, M., Dubendorf, P., & Harrington, P. T. (2010). Clinical nurse specialist practice and Magnet designation. *Clinical Nurse Specialist, 24*(5), 252–259.

National Association of Clinical Nurse Specialists. (2015, October). CNS prescriptive authority by state. Retrieved from http://www .nacns.org/docs/toolkit/5–AuthorityTable.pdf

National Association of Clinical Nurse Specialists. (2016, July 26). Failure to classify clinical nurse specialists as APRNs is "Out of step with the nursing and health care communities," nurse leader warns. Press Release. Retrieved from http://www.nacns.org

National Board on Certification and Recertification of Nurse Anesthetists. (2016). *Criteria for recertification.* Park Ridge, IL: AANA. Retrieved from https://www.nbcrna.com/CPC–Recert/Pages/CPC_Program_Overview.aspx

National Conference of State Legislatures. (2015). Retail health clinics: State regulation and law. Retrieved from http://www.ncsl.org/research/health/retail–health–clinics–state–legislation–and–laws.aspx

National Council of State Boards of Nursing. (2016). NCSBN's APRN campaign for consensus: State progress toward uniformity. Retrieved from http://www.ncsbn.org/5404.htm

Naylor, M. D., Bowles, K. H., & Brooten, D. (2000). Patient problems and advanced practice nurse interventions during transitional care. *Public Health Nursing, 17*(2), 94–102.

Naylor, M. D., & Kurtzman, E. T. (2010). The role of nurse practitioners in reinventing primary care. *Health Affairs, 29*, 893–899. doi:10.1377/hlthaff.2010.0440

Neal–Boylan, L., Mager, D. R., & Wallace–Kazer, M. (2012). Nurse practitioners in home health care: An update. *Home Health Care Management and Practice, XX*(X), 1–5.

Newhouse, R. P., Stanik–Hutt, J., White, K. M., Johantgen, M., Bass, E. B., Zangaro, G., . . . Weiner, J. P. (2011). Advanced practice nurse outcomes 1990–2008: A systematic review. *Nursing Economics, 29*(5), 1–21.

Oros, M., Johantgen, M., Antol, S., Heller, B. R., & Ravella, P. (2001, November). Community–based nursing centers: Challenges and opportunities in implementation and sustainability. Policy, *Politics, & Nursing Practice, 2*(4), 277–287.

Park, J. (2015, October). Nurse practitioner and physician assistant staffing in the patient–centered medical homes in New York State. *Nursing Outlook, 63*(5), 593–600. doi:10.1016/j.outlook.2015.04.006

Phillips, S. J. (2016). 28th annual legislative update. *Nurse Practitioner, 41*(1), 21–48.

RAND Corporation. (2010). An analysis of the labor markets for anesthesiology. Retrieved from http://www.rand.org/pubs/ technical_reports/2010/RAND_TR688.pdf

Reuter–Rice, K., Madden, M. A., Gutknecht, S., & Foerster, A. (2016). Acute care pediatric nurse practitioner: The 2014 practice analysis. Retrieved from http://www.jpedhc.org

Richardson, J., & Tjoelker, R. (2012). Beyond the central line associated bloodstream infection bundle. The value of the clinical nurse specialist in continuing evidence–based practice changes. *Clinical Nurse Specialist, 26*(4), 205–211.

Schram, A. (2010). Medical home and the nurse practitioner: A policy analysis. *Nurse Practitioner, 6*(2), 132–139.

Schuiling, K. D., Sipe, T. A., & Fullerton, J. (2013). Findings from the analysis of the American College of Nurse–Midwives' membership surveys: 2009–2011. *Journal of Midwifery and Women's Health, 58*(4), 404–415.

Shumway, S. H., & Del Risco, J. (2000). A comparison of nurse anesthesia practice types. *AANA*

Journal, 68(5), 452-462.

Slager, J. (2016). *An administrative manual for midwifery practices* (4th ed.). Silver Spring, MD: American College of Nurse Midwives.

Summers, L. (2011, Jan/Feb). Developments in primary care affect APRNs. American Nurse, 12. Retrieved from http://www.nursingworld.org/MainMenuCategories/ANAMarketplace/ANAPeriodicals/TAN/2011-TAN/TAN-JanFeb11.aspx

Tharpe, N. (2015). The midwife as first surgical assistant. Retrieved from http://www.midwife.org

U.S. Department of Veterans Affairs. (2016). VA proposes to grant full practice authority to advanced practice registered nurses. News Release, May 29, 2016.

Van Hoover, C., & Holt, L. (2016). Midwifing the end of life: Expanding the scope of modern midwifery practice to reclaim palliative care. *Journal of Midwifery and Women's Health, 61*(3), 306-314. doi:10.1111/jmwh.12454

Villasenor, S., & Krouse, H. J. (2016). Can the use of urgent care clinics improve access to care without undermining continuity in primary care? *Journal of the American Association of Nurse Practitioners, 28*(6), 335-341. doi:10.1002/2327-6924.12314

Vogel, W. (2010). Advanced practitioners in oncology: Meeting the challenges. *Advanced Practitioner.com, 1*(1), 13-18.

Volker, D. L., & Limerick, M. (2007). What constitutes a dignified death? The voice of oncology advanced practice nurses. *Clinical Nurse Specialist, 21*, 241-247.

Wolf, M. (2013). Palliative sedation in nursing anesthesia. *AANA Journal, 81*(2), 113-117.

Wysocki, S. (2014). Where is the future heading for women's health nurse practitioners? *The Journal for Nurse Practitioners, 10*(7), 507-509. doi:10.1016/j.nurpra.2014.05.014

Zachariah, R., & Lundeen, S. P. (1997). Research and practice in an academic community nursing center. *Image: Journal of Nursing Scholarship, 23*(3), 255-260.

제3장

Arena, D. M., & Page, N. E. (1992). The impostor phenomena in the clinical nurse specialist role. Image: *The Journal of Nursing Scholarship, 24*(2), 121-125.

Ball, E. (2011). A social purpose model for nursing. *Nursing Forum, 46*(3), 152-156.

Benner, P. E. (2001). *From novice to expert: Excellence and power in clinical nursing practice* (2nd ed.). Menlo Park, CA: Addison-Wesley.

Brykczynski, K. A. (2000). Role development of the advanced practice nurse. In A. B. Hamric, J. A. Spross, & C. M. Hanson (Eds.), *Advanced nursing practice* (2nd ed., pp. 107-134). Philadelphia, PA: W. B. Saunders.

Chen, Y. M., Chen, S. H., Tsai, C. Y., & Lo, L. Y. (2007). Role stress and job satisfaction for nurse specialists. *Journal of Advanced Nursing, 59*(5), 497-509.

Conway, M. E. (1988). Theoretical approaches to the study of roles. In M. E. Hardy & M. E. Conway (Eds.), *Role theory* (2nd ed., pp. 63-72). Norwalk, CT: Appleton & Lange.

Creakbaum, E. L. (2011). Creating and implementing a nursing role for RN retention. *Journal for Nurses in Staff Development, 27*(1), 25-28.

Dreyfus, H. I., & Dreyfus, S. E. (1977). *Uses and abuses of multi-attribute and multi-aspect model of decision-making*. Unpublished manuscript. Department of Industrial Engineering and Operations Research. Berkeley, CA: University of California.

Hardy, M. E., & Hardy, W. L. (1988a). Managing role strain. In M. E. Hardy & M. E. Conway (Eds.), *Role theory* (2nd ed., pp. 241-255). Norwalk, CT: Appleton & Lange.

Hardy, M. E., & Hardy, W. L. (1988b). Role stress and role strain. In M. E. Hardy & M. E. Conway

(Eds.), *Role theory* (2nd ed., pp. 159-239). Norwalk, CT: Appleton & Lange.

Hardy-Wilson, B. A. (1988). Socialization for roles. In M. E. Hardy & M. E. Conway (Eds.), *Role theory* (2nd ed., pp. 73-110). Norwalk, CT: Appleton & Lange.

Joel, L. A. (1994). Maybe a pot watcher but never an ostrich. *American Journal of Nursing, 94*(46), 7.

Joel, L. A. (2011). *Kelly's dimensions of professional nursing* (10th ed.). New York, NY: McGraw-Hill.

Kramer, M. (1974). *Reality shock*. St. Louis, MO: Mosby.

Lum, J. L. J. (1988). Reference groups and professional socialization. In M. E. Hardy & M. E. Conway (Eds.), *Role theory* (2nd ed., pp. 257-272). Norwalk, CT: Appleton & Lange.

Moore, E. R., & Watters, R. (2013, October 22). Educating DNO students about critical appraisal and knowledge translation. *International Journal of Nursing Education Scholarship, 10*, 1515-2012.

Roberts, S. J., Tabloski, P., & Bova, C. (1997). Epigenesis of the nurse practitioner role revisited. *Journal of Nursing Education*, 36(2), 67-73.

Santucci, J. (2004). Facilitating the transition into nursing practice. *Journal for Nurses in Staff Development, 20*(6), 274-286.

Schumacher, K. L., & Meleis, A. I. (1994). Transitions: A central concept in nursing. *Image: The Journal of Nursing Scholarship, 26*(2), 119-127.

Scott, W. R. (1970). *Social processes and social structure: An introduction to sociology*. New York, NY: Holt, Rinehart & Winston.

Starr, K. (2006). Becoming a registered nurse: The nurse extern experience. *Journal of Continuing Education in Nursing, 37*(2), 86-92.

Ter Maten-Speksnijder, A., Grypdonck, M., Pool, A., Meurs, P., & Van Staa, A. (2015). Learning to attain an advanced level of professional responsibility. *Nurse Education Today, 35*(8), 954-959. Epub.

Watzlawick, P., Weakland, J. H., & Fisch, R. (2011). Change: Principles of problem formulation and problem resolution. New York, NY: W.W. Norton & Company.

제4장

Aaronson, L. (2005, January). *The road to interdisciplinary research: NINR and the NIH roadmap*. Paper presented at the 2005 AACN Doctoral Education Conference, Coronado, California.

American Association of Colleges of Nursing. (2004). *AACN position statement on the practice doctorate in nursing*. Retrieved from http://www.aacn.nche.edu/DNP/pdf/DNP.pdf

American Association of Colleges of Nursing. (2005). Institutions offering doctoral programs in nursing and degrees conferred. Retrieved from http://www.aacn.nche.edu/Education/pdf/DoctoralPrograms05

American Association of Colleges of Nursing. (2006). *Essentials of doctoral education for advanced nursing practice*. Retrieved from http://www.aacn.nche.edu/publications/position/DNPEssentials.pdf

American Association of Colleges of Nursing. (2010a, January 8). AACN applauds the new Carnegie Foundation Report calling for a more highly educated nursing workforce. Retrieved from http://www.aacn.nche.edu/news/articles/2010/carnegie

American Association of Colleges of Nursing. (2010b). *National Institute of Nursing Research: Promoting America's health through nursing science*. Retrieved from http://www.aacn.nche.edu/government-affairs/AACN_NR.pdf

American Association of Colleges of Nursing. (2011a). *2011 Annual report: Shaping the future of nursing education*. Retrieved from http://www.aacn.nche.edu/aacn-publications/annual-reports/AR2011.pdf

American Association of Colleges of Nursing. (2011b). Talking points. Retrieved from http://www.aacn.

nche.edu/dnp/talking-points

American Association of Colleges of Nursing. (2012). *FY 2012 appropriations*. Retrieved from http://www.aacn.nche.edu/government-affairs/about.

American Association of Colleges of Nursing. (2015a). *The doctor of nursing practice: Current issues and clarifying recommendations*. Retrieved from http://www.aacnnursing.org/Portals/42/DNP/DNP-Implementation.pdf?ver=2017-08-01-105830-517

American Association of Colleges of Nursing. (2015b). The new white paper on the doctor of nursing practice: Current issues and clarifying recommendations. *The Journal of Professional Nursing, 31* (5), 378. doi:10.1016/j.profnurs.2015.08.002

American Association of Colleges of Nursing. (2016). *2015 Annual report: Leading excellence and innovation in nursing*. Retrieved from http://www.aacn.nche.edu

American Association of Nurse Anesthetists. (2016). AANA announces support of doctorate for entry into nurse anesthesia practice by 2025. Retrieved from http://www.aana.com/newsandjournal/News/

American College of Nurse Midwives. (2009, July 1). Mandatory degree requirements for entry into midwifery practice. Retrieved from http://www.midwife.org/ACNM/files/ACNMLibraryData/UPLOADFILENAME/000000000076/Mandatory_Degree_Req_for_Entry_Midwifery_Practice_7_09.pdf

American Association of Nurse Practitioners. (2014). Historical timeline. Retrieved from https://aanp.org/all-about-nps/historical-timeline

American Association of Nurse Practitioners. (2016). NP fact sheet. Retrieved from https://www.aanp.org/all-about-nps/np-fact-sheet

American College of Nurse Midwives. (2014). Essential facts about midwives. Retrieved from http://www.midwife.org/Essential-Facts-about-Midwives

American Midwifery Certification Board. (2009, May 1). Letter from AMCB board president, Barbara Graves. Retrieved from http://www.amcbmidwife.org/assets/documents/FINAL%20CMP%20LETTER3.pdf

American Nurses Association. (2011). *Advanced nursing practice: A new age in health care*. Retrieved from http://nursingworld.org/FunctionalMenuCategories/MediaResources/MediaBackgrounders/APRN-A-New-Age-in-Health-Care.pdf

Apold, S. (2008). The doctor of nursing practice: Looking back moving forward. *Journal for Nurse Practitioners, 4*, 101-107.

Auerbach, D. I., Martsolf, G., Pearson, E. A., Taylor, M. Z., Muchow, A., Spetz, J., Dower, C. (2015). The DNP by 2015: A study of the institutional, political, and professional issues that facilitate or impede establishing a post baccalaureate doctor of nursing practice program, Rand Health, RAND Corporation.

Beckstead, J. (2010). DNP = PhD-light, or old wine in new bottles? *International Journal of Nursing Studies, 47*, 663-664.

Bellini, S., & Cusson, R. M. (2011). The role of the practitioner. In H. M. Dreher & M. E. Smith Glasgow, *Role development for doctoral advanced practice nursing* (pp. 123-140). New York, NY: Springer.

Bennis, W. G., & O'Toole, J. (2005). How business schools lost their way. *Harvard Business Review, 83*, 96-104.

Bloch, J. (2007). *The DNP degree as entry into nurse practitioner practice: Is this nursing's answer to eliminate disparities in health care access to vulnerable populations?* Paper presented at The First National Conference on the Doctor of Nursing Practice: Meanings and Models, Drexel University, Annapolis, MD.

Boston University Sargent College of Health and Rehabilitation Science. (2004). Programs: Audiology, doctor of science. Retrieved from https://infogalactic.com/info/Boston_University_College_of_Health_

and_Rehabilitation_Sciences_(Sargent_College)

Boyer, E. L. (1990). *Scholarship reconsidered: Priorities for the professoriate*. Princeton, NJ: The Carnegie Foundation for the Advancement of Teaching.

Broome, M. E. (2005). Constructive debate and dialogue in nursing. *Nursing Outlook, 53*, 167-168.

Brown, M. A., & Crabtree, K. (2013). The development of practice scholarship in DNP programs: A paradigm shift. *Journal of Professional Nursing, 29*(4), 330-337.

Center for Nursing Advocacy. (2008). How many nurses are there? And other facts. Retrieved from http://nursingadvocacy.org/faq/rn_facts.html

Consensus Model for APRN Regulation: Licensure, accreditation, certification & education. (2008, July 7). Retrieved from http://www.aacn.nche.edu/education-resources/APRNReport.pdf

Council on Accreditation of Nurse Anesthesia Educational Programs. (2003). *Trial standards for accreditation of nurse anesthesia programs*. Park Ridge, IL: Author.

Council on Accreditation of Nurse Anesthesia Educational Programs. (2004). *Standards for accreditation of nurse anesthesia programs*. Park Ridge, IL: Author.

Cronenwett, L., Dracup, K., Grey, M., McCauley, L., Meleis, A., & Salmon, M. (2011). The doctor of nursing practice: A national workforce perspective. *Nursing Outlook, 59*, 9-17.

Dahnke, M. D., & Dreher, H. M. (2011). *Philosophy of science for nursing practice: Concepts and application*. New York, NY: Springer.

DePalma, A., & McGuire, D. (2005) Research. In A. Hamric, J. Spross, J., & C. Hanson (Eds.). *Advanced nursing practice: An integrative approach* (pp. 257-300). Philadelphia, PA: WB Saunders.

Dracup, K., Cronenwett, L., Meleis, A. I., & Benner, P. E. (2005). Reflections on the doctor of nursing practice. *Nursing Outlook, 53*, 77-182.

Dreher, H. M., Fasolka, B., & Clark, M. (2008). Navigating the decision to pursue an advanced degree. *Journal of Men in Nursing, 3*(1), 51-55.

Dreher, H. M., & Smith Glasgow, M. E. (2011). Global perspectives on the professional doctorate. *International Journal of Nursing Studies, 48*, 403-408.

Edwards, J., Rayman, K., Diffenderfer, S., & Stidham, A. (2016). Strategic innovation between PhD and DNP programs: Collaboration, collegiality and shared resources. *Nursing Outlook, 64*(4), 312-320.

Fink, D. (2006). The professional doctorate: Its relativity to the PhD and relevance for the knowledge economy. *International Journal of Doctoral Studies, 3*, 35-44.

Florczak, K. L. (2010). Research and the doctor of nursing practice: A cause for consternation. *Nursing Science Quarterly, 23*(1), 13-17.

Ford, L. (1975). An interview with Dr. Loretta Ford. *Nurse Practitioner, 1*(1), 9-12.

Horrocks, S., Anderson, E., & Salisbury, C. (2002). Systematic review of whether nurse practitioners working in primary care can provide equivalent care to doctors. *British Medical Journal, 324*, 819-823.

Institute of Medicine. (1999). *To err is human: Building a safer health system*. Washington, DC: National Academy Press.

Institute of Medicine. (2001). *Crossing the quality chasm*. Washington, DC: National Academy Press.

Institute of Medicine. (2003). *Health professions education: A bridge to quality*. Washington, DC: National Academy Press.

Institute of Medicine. (2011). *The future of nursing: Leading change, advancing health*. Committee on the Robert Wood Johnson Foundation Initiative on the Future of Nursing at the Institute of Medicine. Washington, DC: National Academies of Science.

Kendall-Gallagher, D., & Breslin, E. (2013). Developing DNP students as adaptive leaders: A key strategy in transforming healthcare. *Journal of Professional Nursing, 29*(5), 259-263.

Kinslow, K. (2005, September). *Practice doctorate in nursing: American Association of Nurse Anesthetist's perspective*. Paper presented at the Pennsylvania State Nurses Association pre-conference session on "The dilemma over the doctor of nursing practice (DNP): Different perspectives," Harrisburg, PA.

Kirschling, J. M. (2014). *Reflections on the future of doctoral programs in nursing*. Presented at the AACN Doctoral Conference, Naples, FL—January 30, 2014.

Levine, S., & Marek, A. (2005). Nurses step to the front. *US News & World Report, 138*, 66–71.

McKenna, H. (2005). Doctoral education: Some treasonable thoughts. *International Journal of Nursing Studies, 42*(3), 245–246.

Miller, J. E. (2011). Reflective response 2. In H. M. Dreher & M. E. Smith Glasgow, *Role development for doctoral advanced nursing practice* (pp. 388–392). New York, NY: Springer.

Montgomery, O. C. (2011). Reflective response 1. In H. M. Dreher & M. E. Smith Glasgow, *Role development for doctoral advanced nursing practice* (pp. 384–387). New York, NY: Springer.

Mundinger, M. O. (2005). Who's who in nursing: Bringing clarity to the doctor of nursing practice. *Nursing Outlook, 53*, 173–176.

Mundinger, M. O., & Kane, R. L. (2000). Health outcomes among patients treated by nurse practitioners or physicians. *Journal of the American Medical Association, 283*, 2521–2524.

Mundinger, M. O., Kane, R. L., Lenz, E., Totten, A., Tsai, W., Cleary, P., . . . Shelanski, M. L. (2000). Primary care outcomes in patients treated by nurse practitioners or physicians: A randomized trial. *Journal of the American Medical Association, 283*, 59–68.

Murray, B. (2000, January). The degree that almost wasn't: The PsyD comes of age. *Monitor on Psychology, 31*, 1–5. Retrieved from http://www.apa.org/monitor/jan00/ed1.htmlhttp://www.apa.org/monitor/jan00/ed1.html

National Academy of Sciences. (2005). *Advancing the nation's health needs*. Committee for monitoring the nation's changing needs for biomedical, behavioral, and clinical personnel. Washington, DC: National Academies Press.

National Association of Clinical Nurse Specialists. (2011, May 2). *Criteria for the evaluation of clinical nurse specialist master's, practice doctorate, and post-master's certificate educational programs*. Retrieved from http://docplayer.net/search/?q=National+Association+of+Clinical+Nurse+Specialists+(NACNS).+(2011%2C+May+2).+Criteria+for+the+evaluation+of+clinical+nurse+specialist+master's%2C+practice+doctorate%2C+and+post-master's+certificate+ educational+programs

National Association of Clinical Nurse Specialists. (2016, June 17). NACS position statement on the doctor of nursing practice. Retrieved from http://docplayer.net/search/?q=National+Association+of+Clinical+Nurse+Specialists+%28NACNS%29.+%28June+17%2C+2016%2C+June+17%29.+NACS+pPosition+sStatement+ on+the+dDoctor+of+nNursing+pPractice.++

National Institutes of Health. (2005). *Summary of the FY 2006 president's budget*. February 7, 2005. Washington, DC: Author.

National Institutes of Health. (2015). *Research portfolio online reporting tools*. Washington, DC: Author. Retrieved from https://report.nih .gov/nihdatabook/index.asp

National Institutes of Health. (2016). *HHS budget in brief 2016*. Retrieved from http://www.hhs.gov/about/budget/budget-in -brief/nih/index.html

National League for Nursing Accrediting Commission, Inc. (2005, December 1). *NLNAC statement on clinical practice doctorates*. Retrieved from https://www.hhs.gov/about/budget/budget-in-brief/nih/index.html

National League for Nursing Accrediting Commission, Inc. (2016, February). *Accreditation standards for nursing education programs*. Washington, DC: Author. Retrieved from http://www.nln.org/docs/default-source/accreditation-services/cnea-standards-final-february-201613f2bf5c78366c

709642ff00005f0421.pdf?sfvrsn=10

National Organization of Nurse Practitioner Faculties. (2007). *Criteria for scholarly projects*. Washington, DC: Author.

National Organization of Nurse Practitioner Faculties. (2015). The Doctorate of Nursing Practice NP Preparation: NONPF Perspective. Washington, DC: Author. Retrieved from http://c.ymcdn.com/sites/www.nonpf.org/resource/resmgr/DNP/NONPFDNP StatementSept2015.pdf

Nelson, J. M., Cook, P. F., & Raterink, G. (2015). The evolution of a doctor of nursing practice capstone process: Programmatic revisions to improve the quality of student projects. *Journal of Professional Nursing, 29*(6), 370-380.

Nyquist, J., & Wulff, D. H. (2000). Recommendations from national studies on doctoral education. Re-envisioning the PhD project. Retrieved from https://depts.washington.edu/envision/resources/ConcernsBrief.pdf

Oldfield, S. E. (2011). The doctor of nursing practice graduate and the use of the title "doctor."

In H. M. Dreher & M. E. Smith Glasgow, *Role development for doctoral advanced nursing practice* (pp. 369-383). New York, NY: Springer.

O'Sullivan, A. L. (2005). The practice doctorate in nursing. *Mentor, 16*, 2-3, 12.

O'Sullivan, A. L, Carter, M., Marion, L., Pohl, J., & Werner, K. (2005). Moving forward together: The practice doctorate in nursing. *Online Journal of Issues in Nursing, 10*, 1-14.

Peterson, D. R. (1976). Need for the doctor of psychology degree in professional psychology. *American Psychologist, 31*, 792-798.

Peterson, D. R. (1982). Origins and development of the doctor of psychology concept. In G. R. Caddy, D. C. Rimm, N. Watson, & J. H. Johnson (Eds.), *Educating professional psychologists* (pp. 19-38). New Brunswick, NJ: Transaction Books.

Pittman, E. (2005). *Luther Christman: A maverick nurse—a nursing legend*. Victoria, BC: Trafford Publishers.

Potempa, K. M., Redman, R. W., & Anderson, C. A. (2008). Capacity for the advancement of nursing science: Issues and challenges. *Journal of Professional Nursing, 24*, 329-336.

Robert Wood Johnson Foundation. (2007). Charting nursing's future. Retrieved from http://www.rwjf.org

Smith Glasgow, M. E., & Dreher, H. M. (2010). The future of oncology nursing science: Who will generate the knowledge? *Oncology Nursing Forum, 37*, 393-396.

Terhaar, M. F., & Sylvia, M. (2015). Scholarly work products of the doctor of nursing practice: One approach to evaluating scholarship, rigor and quality. *Journal of Clinical Nursing, 25*, 163-174.

The Patient Protection and Affordable Care Act, P.L.111-148. (2017). *Summary of the Affordable Care Act*. Retrieved from http://www.kff.org/health-reform/fact-sheet/summary-of-the-affordable -care-act/

University of Alabama at Birmingham Department of Physical Therapy, School of Health Related Professions. (2017). Doctor in physical therapy. Retrieved from http://www.alabamahealthcareers.com/schools/university-of-alabama-at-birmingham-department-of -physical-therapy/

University of Washington. (2008). Doctor of audiology program. Retrieved from http://depts.washington.edu/sphsc/aud2/index.html

Upvall, M., & Ptachcinski, R. (2007). The journey to the DNP program and beyond: What can we learn from pharmacy? *Journal of Professional Nursing, 23*, 316-321.

Waldrop, J. (2015). Update on the doctor of nursing practice 2015. *The Journal of Nurse Practitioners, 11*(3), A23-A24.

Waldrop, J., Caruso, D., Fuchs, M. A., & Hypes, K. (2014). EC as PIE: Five criteria for executing a successful DNP final project. *Journal of Professional Nursing, 30*(4), 300-306.

Wheaton College. (2004). *Clinical dissertation manual for the doctor of psychology degree (Psy.D).* Wheaton College Psychology Department. Wheaton, IL: Author.

Widener University. (2004). *Manual for the clinical dissertation for the doctor of psychology degree (PsyD).* Widener University Institute of Graduate Clinical Psychology. Chester, PA: Author.

Wittmann-Price, R., Waite, R., & Woda, D. L. (2011). The role of the educator. In H. M. Dreher & M. E. Smith Glasgow, *Role development for doctoral advanced practice nursing* (pp. 161-180). New York, NY: Springer.

제5장

Ackerman, M. H., Norsen, L., Martin, B., Wiedrich, J., & Kitzman, H. J. (1996). Development of a model of advanced practice. *American Journal of Critical Care, 5*, 68 -73.

Affara, F. A. (2006). SWOT analysis in relation to advanced nursing practice becoming recognized as a valid part of nursing and health care provision globally. Retrieved from http://www.icn-apnetwork.org

Article 51. (July 21, 2009). *Portant réforme de l'hôpital et relative aux patients, à la santé et aux territories.* loi #2009-879.

Australian Nursing and Midwifery Accreditation Council. (2010). *Annual report.* Retrieved from https://www.anmac.org.au/

Ayre, T. C., & Bee, T. S. (2014). Advanced practice nursing in Singapore. *Proceedings of Singapore Healthcare, Editorial, 23*(4), 269-270.

Ball, J. (2009). *Implementing nurse prescribing: An updated review of current practice internationally.* Trends and issues in nursing, (Monograph No. 25). Geneva: ICN.

Begley, C., Murphy, K., Higgins, A., Elliot, N., Lalor, J., Sheerin, F., . . . MacNella, P. (2010). Evaluation of clinical nurse and midwife specialist and advanced nurse and midwife practitioner roles in Ireland (SCAPE) final report. National Council for the Professional Development of Nursing and Midwifery in Ireland. Dublin.

Berland, Y. (2003). *Mission: Cooperation des professions de santé: le transfert de taches et de competences.* Rapport d'etape presente par le Professeur Yvon Berland.

Bird, B., & Schumann, L. (2016). *Comparison of the strong model of advanced practice nursing and the International Council of Nurses (2008) advanced practice nursing competencies with advanced practice nursing competencies from respondent countries (2014).* Unpublished.

Board of Nursing Resolution. (2002). *Nursing specialty certification program BON RES. NO. 14-s 1999* and *Guidelines for implementation BON RES. No. 118-s 2002.* Manila: PRC Printing Office.

Bryant, R. (2005). *Regulation, roles and competency development* (ICN global nursing review initiative issue paper no. 1). Retrieved from http://www.icn.ch/global/Issue1Regulation.pdf

Bryant-Lukosius, D., & DiCenso, A. (2004). A framework for the introduction and evaluation of advanced practice nursing roles. *Journal of Advanced Nursing, 48*(5), 530-540.

Bryant-Lukosius, D., Spichinger, E., Martin, J., Stoll, H., Kellerhals, S. D., Fleidner, M., . . . De Gesst, S. (2016). Framework for evaluating the impact of advanced practice nursing roles. *Journal of Nursing Scholarship, 48*(2), 201-209. doi:10.1111/jnu.12199

Buchan, J., & Calman, L. (2005). *Skill-mix and policy change in the health workforce: Nurses in advanced roles.* (Working paper). Retrieved from http://www.oecd.org/dataoecd/30/28/33857785.pdf

Buchan, J., Temido, M., Fronteira, I., Lapao, L., & Dussault, G. (2013). Nurses in advanced roles: A review of acceptability in Portugal. *Rev. Latino-Am. Enfermagem, 21*(Spec), 38-46.

Canadian Centre for Advanced Practice Nursing Research. (2012). The clinical nurse specialist: Getting a good return on healthcare investment [Briefing note]. Retrieved from http://fhs.mcmaster.ca/

ccapnr/documents/onp_project/CNS_Brief_final.pdf

Canadian Institute for Health Information. (2015). *Regulated nurses, 2014*. Ottawa: Author. Retrieved from https://secure.cihi.ca/free_products/RegulatedNurses2014_Report_EN.pdf

Canadian Nurses Association. (2006). *Canadian nurse practitioner initiative: Implementation and evaluation toolkit for nurse practitioners in Canada*. Ottawa, Ontario: Author.

Canadian Nurses Association. (2008). *Advanced nursing practice: A national framework*. Ottawa, Ontario: Author.

Canadian Nurses Association. (2009a). *Clinical nurse specialist* [position statement]. Ottawa, Ontario: Author.

Canadian Nurses Association. (2009b). *Recommendations of the Canadian nurse practitioner initiative: Progress report*. Ottawa, Ontario: Author.

Canadian Nurses Association. (2012). *Strengthening the role of the clinical nurse specialist in Canada* [background paper]. Ottawa, Ontario: Author.

Canadian Nurses Association. (2014). *Core competencies for the clinical nurse specialist*. Ottawa, Ontario: Author.

Canadian Nurses Association. (2016). *The Canadian nurse practitioner initiative: A 10 year retrospective*. Ottawa, Ontario: Author. Retrieved from https://cna-aiic.ca/~/media/cna/page-content/pdf-en/canadian-nurse-practitioner-initiative-a-10-year -retrospective/.

Chang, K. P. K., & Wong, T. (2001). The nurse specialist role in Hong Kong: Perceptions of nurse specialists. *Journal of Advanced Nursing, 36*(1), 32-40.

Chao, Y. M. (2008). Nursing care in Taiwan. *Taiwan: Department of Health*, Videotape. Retrieved from https://video.search.yahoo.com/yhs/search.

Chin, J. J., Tsay, S. L., & Tung, H. H. (2015). Scope of practice and legislation for nurse practitioners in Taiwan. *Journal of the American Association of Nurse Practitioners*. Retrieved from https://www.ncbi.nlm.nih.gov/pubmed/25764270

Council for Healthcare Regulatory Excellence. (2010, August). *Right-touch regulation*. London, United Kingdom: Author.

De Geest, S., Moons, P., Callens, B., Gut, C., Lindpaintner, L., & Spirig, R. (2008). Introducing advanced practice nursing/nurse practitioners in healthcare systems: A framework for reflection and analysis. *Swiss Medical Weekly: The European Journal of Medical Science, 138*(43-44), 621-628.

Delamaire, M., & LaFortune, G. (2010). *Nurses in advanced roles: A description and evaluation of experiences in 12 OECD countries*. OECD Health Working Papers, No. 54, OECD Publishing. doi: 10.1787/5kmbrcfms5g7-en

DiCenso, A. (2008). Roles, research and resilience: The evolution of advanced practice nursing. *Canadian Nurse, 104*(9), 37-40.

DiCenso, A., Bryant-Lukosius, D., Bourgeault, I., Martin-Misener, R., Donald, F., Abelson, J., . . . Harbman, P. (2010). *Clinical nurse specialists and nurse practitioners in Canada: A decision support synthesis*. Retrieved from http://www.chsrf.ca/migrated/pdf/10-CHSRF-0362_Dicenso_EN_Final.pdf

Donald, F., Bryant-Lukosius, D., Martin-Misener, R., Kaasalainen, S., Kilpatrick, K., Carter, N., . . . DiCenso, A. (2010). Clinical nurse specialists and nurse practitioners: Title confusion and lack of role clarity. *Canadian Journal of Nursing Leadership: Nursing Leadership, 23*(Special Issue), 189-210.

Donato, A. S. (2009). Nurse practitioners in Holland: Definition, preparation, and prescriptive authority. *Journal of the American Academy of Nurse Practitioners, 21*(11), 585-587.

Facultad de Enfermería, Revista de Investigación. (2016, Feb. 11). *Programa: Celebración 75 Años de la Facultad de Enfermería y 15 Años de La Revista Imagen Y Desarrollo*. Manuscript.

Fukuda, H., Miyauchi, S., Tonai, M., Ono, M., Magilvy, J. K., & Murashima, S. (2014). The first nurse practitioner programme in Japan. *International Nursing Review, 61*(4), 487-490. doi:10.1111/inr.

12126

Gardner, A., & Gardner, G. (2005). A trial of nurse practitioner scope of practice. *Journal of Advanced Nursing, 49*(2), 135-145.

Gardner, A., Gardner, G., Middleton, S., & Della, P. R. (2009). The status of Australian nurse practitioners: The first national census. *Australian Health Review, 33*(4), 679-689.

Gardner, G., Carryer, J., Gardner, A., & Dunn, S. (2006). Nurse practitioner competency standards: Findings from collaborative Australian and New Zealand research. *International Journal of Nursing Studies, 43*(5), 601-610.

Gardner, G., Chang, A., & Duffield, C. (2007). Making nursing work: Breaking through the role confusion of advanced practice nursing. *January, 57*(4), 383-391.

Gardner, G., Dunn, S., Carryer, J., & Gardner, A. (2006). Competency and capability: Imperative for nurse practitioner education. *Australian Journal of Advanced Nursing, 24*(1), 8-14.

Gardner, G., Gardner, A., Middleton, S., Della, P., Kain, V., & Doubrovsky, A. (2010). The work of nurse practitioners. *Journal of Advanced Nursing, 66*(10), 2160-2169.

Geyer, N., Naude, S., & Sithole, G. (2002). Legislative issues impacting on the practice of the South African nurse practitioner. *Journal of the American Academy of Nurse Practitioners, 14*(1), 11-15.

Hanucharurnkul, S., Suwisith, N., Piasue, N., & Terathongkum, S. (2007). Characteristics and working situation of nurse practitioners in Thailand. Retrieved from http://www.icn-apnetwork.org

Haute Autorité de Santé. (2007). *Délégation, transfert, nouveaux métiers . . . : Conditions des nouvelles formes de coopération entre professionnels de santé*. Paris: Author.

Haute Autorité de Santé. (2009-11). *Annual report*. Paris: Author Retrieved from https://www.has-sante.fr/portail/upload/docs/ application/pdf/2008-12/projet_has_2009-2011vdefinitive.pdf

Henard, L., Berland, Y., & Cadet, D. (2011, January). *Rapport relatif aux métiers de niveau intermediare, Professionnels d'aujourd'hui et nouveaux métiers: des pistes pour advancer*. Paris: ActuSoins.

Hill, M., & Parker, J. (2015). *Landscaping report for the development of the Chinese Advanced Nursing Practice Program*. Report to the Chair, China Medical Board China Nursing Network. Beijing: The Network.

Institute of Health Sciences, Botswanna. (2017). Retrieved from http://www.bwstats.com/bw/institute-health-sciences-botswana-website/

International Council of Nurses. (2007). Positive practice environments: Quality workplaces=quality patient care. Retrieved from http://www.icn.ch

International Council of Nurses. (2008a). *Nursing care continuum—framework and competencies*. Geneva: Author.

International Council of Nurses. (2008b). *The scope of practice, standards and competencies of the advanced practice nurse*. Geneva: Author.

Jangland, E., Becker, D., Borjeson, S., Doherty, C., Gimm, O., Griffith, O., . . . Yngman-Uhlin, P. (2014). The development of a Swedish Nurse Practitioner Program—A request from clinicians and a process supported by U.S. experience. *Journal of Nursing Education and Practice, 4*(2), 38-48. doi:10.5430/jnep.v4n2p38

Jeschke, S. (2010). Die Rolle von akademischen Pflegekräften in der direkten Patientenversorgung—Eine notwendige Entwicklung? *Pflege, 63*(1), S19-22.

Juniarti, N., Zannettino, L., Fuller, J., & Grant, J. (2015). Improving community nursing care services through the academic nursing centre model. *Australian Nursing and Midwifery Journal, 23*(6), 39.

Kambli, K., Flach, D., Schwendimann, R., & Cignacco, E. (2015). Health care provision in a Swiss urban walk-in-clinic. Is advanced nursing practice a solution for a new model in primary care? *International Journal of Health Professions, 2*(1), 64-72. doi:10.1515/ijhp-2015-0006

Kilpatrick, K., Dicenso, A., Bryant-Lukosius, D., Ritchie, J. A., Martin-Misner, R., & Carter, N. (2013). Practice patterns and perceived impact of clinical nurse specialist role in Canada: Results of a national survey. *International Journal of Nursing Studies, 50*(11), 1524-1536. doi:10.1016/j.ijnurstu.2013.03.005

Lindblad, E., Hallman, E. B., Gillsjo, C., Lindblad, U., & Fagerstom, L. (2010). Experiences of the new role of advanced practice nurses in Swedish primary health care-A qualitative study. *International Journal of Nursing Practice, 16*, 69-74. doi:10.1111/j.1440-172X. 2009.01810.x

Madubuko, G. (2016). *Nurse practitioner/advanced nursing practice development in West Africa: A proposal*. Retrieved from https://www.international.aanp.org/Content/docs/WestAfrica.pdf

Maier, C. B. (2015). The role of governance in implementing task-shifting from physicians to nurses in advanced roles in Europe, U.S., Canada, New Zealand and Australia. *Health Policy, 119*(12), 1627-1635.

Manila, V. M. (2013). Evaluation of policies on advanced practice nursing in the Philippines. *The University of the Philippines Manila Journal, 17*, 39-58.

Maryland Nurses' Association. (2012, July 3). A trip by Korean nurse practitioners to observe the U.S. nurse practitioner's practice. *Maryland Nurse*. Retrieved from http://www.thefreelibrary.com/A+trip+by+Korean+nurse+practitioners+to+observe+U.S.+ nurse . . . -a0293416966

Ministry of Health. (2009). *Executive order, palliative care nurse specialist* [in Hebrew]. Retrieved from http://www.health.gov.il/hozer/ND79_09.pdf

Ministry of Health. (2013). *Executive order. Nurse specialists* [in Hebrew]. Retrieved from http://www.health.gov.il/hozer/ND99_2013.pdf

Ministry of Health, Division of Nursing. (2016a). *Annual report, 2015 nursing division* [in Hebrew]. Retrieved from http://www .health.gov.il/hozer/ND116_2016.pdf

Ministry of Health, Division of Nursing. (2016b). Nursing activity. Retrieved from http://www.health.gov.il/unitsOffice/nursing/activity

Ministry of Health. (2016). Health manpower statistics. Singapore Government. Retrieved from https://www.moh.gov.sg/content/moh_web/home/statistics/Health_Facts_Singapore/Health_Manpower.html

Ministry of Health and Welfare. (2014). *Aging may cause insufficiencies in the five major medical departments—The Ministry of Health and Welfare employs numerous measures to ensure medical security*. Taiwan Department of Medical Affairs. Retrieved from https://mab.mnd.gov.tw/EngDefault.aspx

Müller-Staub, M., Zigan, N., Händler-Schuster, D., Probst, S., Monego, R., & Imhof, L. (2015). Being cared for and caring: Living with multiple chronic diseases (Leila)—A qualitative study about APN contributions to integrated care. *Pflege, 28*(2), 79-91. doi:10.1024/1012-5302/a000410

Nasaif, H. A. (2012). Knowledge and attitudes of primary care physicians toward the nurse practitioner role in the Kingdom of Bahrain. *Journal of the American Academy of Nurse Practitioners, 24*(3), 124-131. doi:10.1111/j.1745-7599.2011.00710.x

National Council for the Professional Development of Nursing and Midwifery. (2001). *Framework for the establishment of advanced nurse practitioner and advanced midwife practitioner posts*. Dublin: National Council for the Professional Development of Nursing and Midwifery.

National Council for the Professional Development of Nursing and Midwifery. (2005). *A preliminary evaluation of the role of the advanced nurse practitioner*. Retrieved from http://www.ncnm.ie/items/1314/85/6200145527%5CANP%20Evaluation%2012_05.pdf

National Health Institute. (2002). *Curriculum for the training of family nurse practitioners: Post-basic course*. Gaborone, Botswana: National Health Institute.

New South Wales Health Department. (1998). *Nurse practitioner services in NSW*. Sydney: Author.

New Zealand Government. (2004). *New Zealand Gazette.* Issue No. 120. Wellington: Author.

New Zealand Government. (2005). *New Zealand Gazette.* Issue No. 188, p. 4750. Notice No. 7428. Wellington: Author.

New Zealand Ministry of Health. (2002). *Nurse practitioners in New Zealand.* Wellington: Author.

Nigenda, G., Magaña-Valladares, L., Cooper, K., & Ruiz-Lario, J. A. (2010). Recent developments in public health in the Americas. *International Journal of Environmental Research and Public Health, 201*(7), 729-750. doi:10.3390/ijerph7030729

Nursing and Midwifery Council. (2006). *Standards of proficiency for nurse and midwife prescribers.* United Kingdom: Author. Retrieved from ukenquiries@nmc-uk.org

Nursing and Midwifery Council. (2007). *Advanced nursing practice update—19 June 2007.* United Kingdom: Author. Retrieved from ukenquiries@nmc-uk.org

Nursing Council of New Zealand. (2001). *The nurse practitioner: Responding to health needs in New Zealand.* Wellington: Author.

Nursing Council of New Zealand. (2014). *Nurse practitioner scope of practice: Guidelines for application.* Wellington: Author.

Offredy, M. (1999). The nurse practitioner role in New South Wales: Development and policy. *Nursing Standard, 13*(43), 38-41.

Oita University of Nursing and Health Sciences (OUNHS). (2016). Development of the first nurse practitioner graduate program in Japan. Retrieved from http://www.oita-nhs.ac.jp/English/nurse_ practioner_project

Pan American Health Organization. (2014). Strategy for universal a ccess to health and universal health coverage: Toward consensus in the region of the Americas. Retrieved from http://www.paho.org/hq/index.php?option=com_docman&task=doc_view&Itemid=270&gid=27443&lang=en

Pan American Health Organization. (2015, Apr 18). Report on universal access to health and universal health coverage: Advanced practice nursing summit. Manuscript.

Pan American Health Organization. (2016). Advanced practice nursing: PAHO activities and strategy for development in Latin America webinar 1 presentation. Retrieved from https://paho.webex.com/paho/lsr.php?RCID=9753c817faec94d98df508e30653b56c

Philippine Board of Nursing, (2008, August 19). Updates on the nurse certification program. Professional Regulations Commission. *BON Newsletter, 3,* 7.

Pilane, C., Neube, P., & Seitio, O. (2007). Ensuring quality in affiliated health training institutions: Advanced diploma programmes in Botswana. Retrieved from http://www.icn-apnetwork.org/

Pulcini, J., Jelic, M., Gul, R., & Loke, A. L. (2010). An international survey on advanced practice nursing education, practice and regulation. *Journal of Nursing Scholarship, 42*(1), 31-39.

Roodbol, P. (2004). *Survey carried out prior to the 3rd ICN-International Nurse Practitioner/Advanced Nursing Practice Network Conference.* Network Conference. Gronigen, The Netherlands.

Roodbol, P. (2005). *Willing o'-the-wisps, stumbling runs, toll roads and song lines: Study into the structural rearrangement of tasks between nurses and physicians.* Unpublished summary of doctoral thesis.

Roodbol, P. (2011). *Update report on the global status of advanced practice nurses and nurse practitioners for the APN Network Session.* ICN Congress, Malta.

Royal College of Nursing. (2008). *Advanced nurse practitioners—An RCN guide to the advanced nurse practitioner, role, competencies and programme accreditation.* London: Author.

Sachverständigenrat zur Begutachtung der Entwicklung im Gesundheitswesen (SVR Gesundheit). (2007). *Kooperation und Verantwortung—Voraussetzungen einer zielorientierten Gesundheitsversorgung.* Retrieved from http://dipbt.bundestag.de/dip21/btd/16/063/1606339.pdf

Samba, S. (2007*Konsep dan Aplikasi.* Yayasan Bandung, Indonesia: Nursing Center.

Sastre-Fullana, P., De Pedro-Gomez, J. E., Bennasar-Veny, M., Serrano-Gallardo, P., & Morales-Ascencio, J. M. (2014). Competency frameworks for advanced practice nursing: A literature review. *International Nursing Review, 61*(4), 534-542.

Sathira-Angkura, T., & Khwansataporrnkoon, K. (2014, May-August). PEPPA framework for advanced practice nurse development. *Journal of Nursing, 41*(2), 84-96. (In Thai with English abstract).

Schober, M. (2007a). Development of advanced community nursing/nurse practitioner roles and educational programmes in Oman. *EM/NUR/392/E/R/07.07*. Cairo: WHO-EMRO.

Schober, M. (2007b). Development of a framework for advanced practice nursing in Bahrain, assignment report EM/NUR/394/E/R07.7. Cairo: WHO-EMRO. Unpublished.

Schober, M. (2008). *Advanced nursing practice: The global experience, reflections on nursing leadership, first quarter*. Indianapolis: Sigma Theta Tau.

Schober, M. (2013). *Factors influencing the development of advanced practice nursing in Singapore*. Doctoral thesis, Sheffield Hallam University, Sheffield Hallam University archives. Retrieved from http://shura .shu.ac.uk/7799/

Schober, M. (2016). *Introduction to advanced nursing practice: An international focus*. Paris: Springer-Verlag.

Schober, M., & Affara, F. (2006). *Advanced nursing practice*. Oxford: Blackwell Publishing.

Seitio-Kgokgwe, O., Gauld, R. D. C., Hill, P. C., & Barnett, P. (2015). Development of the national health information systems in Botswana: Pitfalls, prospects and lessons. *Online Journal of Public Health Informatics, 7*(2), 5630. Retrieved from https://www.ncbi.nlm.nih.gov/pmc/articles/PMC 4576446/

Serena, A., Castellani, P., Fucina, N., Griesser, A. C., Jeanmonod, J., Peters, S., & Eicher, M. (2015). The role of advanced nursing in lung cancer: A framework based development. *European Journal of Oncology Nursing, 19*(6), 740-746. doi:10.1016/j .ejon.2015.05.009

Sheer, B., & Wong, F. K. Y. (2008). The development of advanced nursing practice globally. *Journal of Nursing Scholarship, 40*(3), 204-211.

Simamora, R. H. (2009). *Textbook of education in nursing*. Jakarta, Indonesia: EGC (In Indonesian)

Singapore Nursing Board. (2016). Advanced practice nurse. Retrieved from http://www.healthprofe ssionals.gov.sg/content/hprof/snb/en/leftnav/advanced_practice_nurse.html

Slocombe, M. (2000). *Development of community health services in the Cayman Islands*. International NP/APN Conference, San Diego, CA.

Teigeler, B. (2015). Mit Master am Patientenbett. *Die Schwester Der Pfleger, 53*(Jahrg), 1/14.

Tsay, S. L., & Kuo, S. Z. (2008). *Nursing care in Taiwan* (Section VII: Advanced nursing practice, pp. 177-183). Taiwan: Department of Health.

Ullmann, P., & Lehwaldt, D. (2013). *Hochschulische Masterprogramme im Kontext der modernen Pflegebildung: die nationale Perspektive*. (I. Darmann Finck, & M. Hülsken Giesler, Hrsg.) Retrieved from http://www.bwpat.de/ht2013/ft14/ullmann_lehwaldt_ft14 -ht2013.pdf

Ullmann, P., Thissen, K., Ullmann, B., Schwerdt, R., Haynert, H., Grissom, B., . . . Holzknecht, A. (2011). *Deutschen Netzwerk advanced practice nursing & advanced nursing practice Positionspapier "Die kopernikanische Wende" advanced practice nursing, Advanced Nursing Practice*. Witten: DNAPN.

University of the Andes, Chile. (2016, December 19). Magíster en Práctica Avanzada de Enfermería—Mención Paciente Crítico Adulto (APN in adult critical care). Retrieved from http://postgrados.uandes .cl/mpae

University of Botswana. (2016). Program details of master nursing science. Retrieved from https:// www.uniagents.com/en/university-of-botswana/nursing-courses.htm

Western Pacific Region Nursing. (2013). Western Pacific Region Nursing and Midwifery databank:

Country Samoa. Retrieved from http://www.wpro.who.int/hrh/about/nursing_midwifery/db_samoa_2013.pdf

White, M. (2001). *Emergence of the nurse practitioner in the UK*. Geneva: Centre for Nursing Roles.

Wong, F. K. Y. (2014). Country specific practice profiles. Retrieved from http://international.aanp.org/Practice/Profiles

Wongkpratoom, S., Srisuphan, W., Senaratana, W., Nantachaipan, P., & Sritanyarat, W. (2010). Role development of advanced practice nurses in Thailand. *Pacific Rim International Journal of Nursing Research, 14*(2), 162-177.

Working Group Advanced Practice. (2014). *Draft interim report WGAP October 13, 2014 for the Nursing and Midwifery Board of Ireland*. Retrieved from http://www.nmbi.ie/nmbi/media/NMBI/WGAP-draft-interim-report.pdf

World Health Organization. (2002). *Human resources, national health systems: Shaping the agenda for action* (final report). Geneva: Author.

World Health Organization. (2008). *The global recommendations and guidelines on task shifting*. Geneva: Author.

World Health Organization. (2014). *Human resources for health: Foundation universal health coverage and the post-2015 development agenda*. Report on the Third Global Forum on Human Resources for Health. Geneva: Author.

World Health Organization. (2016). *Global strategic directions for strengthening nursing and midwifery 2016—2020*. Geneva: Author.

World Health Organization—Eastern Mediterranean Region. (2001). *Fifth meeting of the regional advisory panel on nursing and consultation on advanced practice nursing and nurse prescribing: Implications for regulation, nursing education and practice in the Eastern Mediterranean*. WHO-EM/NUR/348/E/L. Cairo: Author.

World Health Organization—Western Pacific Region. (2001). *Mid-level and nurse practitioners in the Pacific: Models and issues*. Manila: Author.

Wright, S., Cloonan, P., Leonhardy, K., & Wright, G. (2005). An international programme in nursing and midwifery: Building capacity for the new millennium. *International Nursing Review, 52*(1), 18-23.

Zurn, P., Dolea, C., & Stilwell, B. (2005). *Nurse retention and recruitment: Developing a motivated workforce*. Retrieved from http://www.hrhresourcecenter.org/node/628

제6장

American Academy of Nurse Practitioners. (2010). *Cost effectiveness of nurse practitioners*. Washington, DC: Author.

American Academy of Nurse Practitioners. (2016). *Statutory and regulatory authority for nurse practitioners*. Washington, DC: Author.

American College of Nurse-Midwives. (2016a). *Midwives and prescriptive authority*. Washington, DC: Author.

American College of Nurse-Midwives. (2016b). *State laws governing the relationship between CNMs and physicians*. Washington, DC: Author.

APRN Consensus Workgroup. (2008). *Consensus Model for APRN regulation: Licensure, accreditation, certification and education*. Washington, DC: Author.

Brown, S. A., & Grimes, D. E. (1995). A meta-analysis of nurse practitioners and nurse midwives in primary care. *Nursing Research, 44*(6), 332-339.

Goolsby, M. (2005). 2004 AANP national nurse practitioner sample survey, part II: Nurse practitioner prescribing. *Journal of the American Academy of Nurse Practitioners, 17*(12), 506-511.

Goolsby, M. (2009). *National nurse practitioner survey.* Austin, TX: American Academy of Nurse Practitioners.

Institute of Medicine. (2011). *The future of nursing: Leading change, advancing health.* Washington, DC: Author.

Laurant, M., Reeves, D., Hermens, R., Braspenning, J., Grol, R., & Sibbald, B. (2005, April 18). Cochrane Database Syst Rev. Substitution of doctors by nurses in primary care. Cochrane Database Reviews, 2. Retrieved from https://www.ncbi.nlm.nih.gov/pubmed/15846614

Lyon, B., & Minarik, P. (2001). Statutory and regulatory issues for clinical nurse practitioner practice. *Clinical Nurse Specialist, 15*(3), 30-39.

National Association of Clinical Nurse Specialists. (2002). *Assuring the public's access to CNS services: Model statutory/regulatory language to regulate CNS practice.* Mission Aliso, CA: Author.

National Association of Clinical Nurse Specialists. (2005). *NACNS position statement on advanced pharmacology: Practice, curricular and regulatory recommendations.* Harrisburg, PA: Author.

National Council of State Boards for Nursing. (2010). APRN talking points: Consensus Model for APRN regulation. Retrieved from http://www.aacn.nche.edu/education-resources/APRNReport.pdf

National Council of State Boards of Nursing. (2016). APRN maps. Retrieved from https://www.NCSBN.org/

Office of Technology Assessment. (1986). *Nurse practitioners, physician assistants and certified nurse-midwives: A policy analysis.* (Policy No. OTA-HCS-37.) Washington, DC: U.S. Government Printing Office.

Talley, S., & Richens, S. (2001). Prescribing practices of advanced practice psychiatric nurses: Part I—Demographic, educational and practice characteristics. *Archives of Psychiatric Nursing, 15*(5), 205-213.

Towers, J. (1989). American Academy of Nurse Practitioners National Survey. Part II. *Journal of the American Academy of Nurse Practitioners, 1*(4), 137-145.

Towers, J. (1999a). *American Academy of Nurse Practitioners National Survey: Prescribing practices.* Washington, DC: American Academy of Nurse Practitioners.

Towers, J. (1999b). *American Academy of Nurse Practitioners National Survey: Prescribing practices in hospital settings.* Washington, DC: American Academy of Nurse Practitioners.

United States Department of Justice, Drug Enforcement Administration. (2012). Practitioner's manual: An informational outline of the Controlled Substances Act. Retrieved from http://www.deadiversion.usdoj.gov/pubs/manuals/pract/pract_manual012508.pdf

제7장

Ackerman, M., Mick, D., & Witzel, P. (2010). Creating an organizational model to support advanced practice. *Journal of Nursing Administration, 40*(2), 63-68.

American Hospital Association. (2002). Retrieved from http://www .ahanews.com

Beauchesne, M. A. (Ed.). (2007). *NP competency based education evaluation: Using a portfolio approach.* Washington, DC: National Organization of Nurse Practitioner Faculties.

Buppert, C. (2015). *Business practice and legal guide* (5th ed.). Sudbury, MA: Jones & Bartlett Learning.

Cary, A. H. (2015). Credentialing for health care personnel. In M. Harris (Ed.), *Handbook of home health care administration* (6th ed.). St. Louis: Jones & Bartlett.

Center for Advancing Provider Practices. (2016). Utilization of APRNs/PAs. Presentation April 21, 2016.

Center for Medicare and Medicaid Services. (2016). Telehealth. Retrieved from http://www.cms.gov/Telehealth/

Cheung, K. (2011). TJC changes MS.08.01.01 and MS.08.01.03: "Medical" APRN and PA to be privileged through med staff process. Retrieved from http://blogs.hcpro.com/credentialing/2011/02tjc-changes-ms-08-01-01 and ms-08-01-03/

Council for Affordable Quality Healthcare, Inc. (2016). CAQH fact sheet. Retrieved from http://www.caqh.org/sites/default/files/solutions/proview/marketing/caqh_fact_sheet_6.30.15b.pdf?token=30BvmFwt

HCPro. (2011). APRN privilege trends: Barriers fall as more nurses move to independent practice. Briefings on Credentialing. Retrieved from http://www.credentailingresourcecenter.com

HCPro. (2016a). Credentialing/Privileging. Retrieved from https://hcmarketplace.com/subject/credentialing-privileging

HCPro. (2016b). Sample forms available for NP Derm and ER, CNS PMH, ACNP and CNM. Retrieved from http://www.online-crc .com/core-privileges.cfm

Health Resources and Services Administration. (2014). Credentialing and privileging of health center practitioners. Policy Information notice 2001-16. Retrieved from https://www.medpro.com/documents/10502/359074/Credentialing+and+Privileging.pdf

Health Resources and Services Administration. (2014). *National Practitioner Data Bank: 2012 annual report*. Retrieved from http://www.npdb.hrsa.gov

Hendren, R. (2011, February 8). Nurse practitioner elected medical staff president. *HealthLeaders Media*. Retrieved from http://www.healthleadersmedia.com/nurse-leaders/nurse-practitioner-elected-medical-staff-president

Institute of Medicine. (2011). *The future of nursing: Leading change, advancing health*. Washington, DC: National Academies Press.

Kleinpell, R. M., Hravnak, M., Hinch, B., & Llewellyn, J. (2008). Developing an advanced practice nursing credentialing model for acute care facilities. *Nursing Administration Quarterly, 32*(4), 270-287.

MedPro. (2014). *Credentialing and privileging*. Ft. Wayne, IN: Author.

Monarch, K. (2002). *Nursing and the law: Trends and issues*. Washington, DC: American Nurses Association.

National Council of State Boards of Nursing. (2011). The consensus model for APRN regulation. Retrieved from https://www.ncsbn .org/aprn-compact.htm

National Council of State Boards of Nursing. (2008). Campaign for APRN consensus: Model for uniform national advanced practice registered nurse regulation. Retrieved from http://www.ncsbn.org

O'Sullivan, A. (2011). Understanding the APRN Consensus Model. Presentation in January 2011 to NCSBN members, San Diego, CA. Retrieved from https://www.ncsbn.org/2115.htm

Pelletier, S. J. (2015). *Core privileges for AHPs* (3rd ed.). Danvers, MA: HCPro, Inc.

Schuiling, K. D., Sipe, T. A., & Fullerton, J. (2010). Findings from the analysis of the American College of Nurse-Midwives' membership surveys: 2006-2008. *Journal of Midwifery & Women's Health, 55*(4), 299-307.

The Joint Commission. (2008). *Comprehensive accreditation manuals*. Chicago, IL: Author.

The Joint Commission. (2012). 2012 Update 1. *Comprehensive accreditation manual for hospitals and comprehensive accreditation manual for critical access hospitals*. Chicago, IL: Author.

The Joint Commission Perspectives. (2012). *Accepted: Final revisions to telemedicine standards*. Chicago, IL: Author.

The Joint Commission Resources. (2017). *Emergency management* resources. Retrieved from https://www.jointcommission.org/emergency_management.aspx

Utilization Review Accreditation Commission. (2011). *Provider credentialing standards, version 6.0*. Washington, DC: Author.

Utilization Review Accreditation Commission. (2016). *Credentials verification organization standards*.

4.0. Washington, DC: Author. Retrieved from https://www.urac.org/resource-center/research-publications/standards-and-measures-at-a-glance/

Van Vleet, A., & Paradise, J. (2015, January 20). Tapping nurse practitioners to meet rising demand for primary care. *Kaiser Family Foundation Issue Brief.* Retrieved from http://www.kff.org/medicaid/issue-brief/tapping-nurse-practitioners-to-meet-rising -demand-for-primary-care/

Waters, T. M., Warnecke, R. B., Parsons, J., Almagor, O., & Budetti, P. P. (2006). The role of the National Practitioner Data Bank in the credentialing process. *American Journal of Medical Quality, 21*(1), 30-39.

제8장

Alberto, J., & Herth, K. (2009, May). Interprofessional collaboration within faculty roles: Teaching, service and research. *Online Journal of Issues in Nursing, 14*(2). Silver Spring, MD: ANA. Retrieved from http://www.nursingworld.org/MainMenuCategories/ANAMarketplace/ANAPeriodicals/OJIN/

American Association of Critical-Care Nurses. (2007). *Acute and critical care clinical nurse specialists: Synergy for best practice.* Philadelphia, PA: W. B. Saunders.

American Association of Nurse Anesthetists. (2006). *Scope and standards for nurse anesthesia practice.* Park Ridge, IL: Author. Retrieved from http://www.aana.com

American College of Nurse-Midwives. (1997). *Collaborative management in midwifery: Practice for medical, gynecological and obstetrical conditions.* (Position Statement.) Washington, DC: Author.

American College of Nurse-Midwives. (2011). A brief history of nurse midwives in the U.S. Retrieved from http://www.mymidwife.org

American College of Nurse-Midwives/American Congress of Obstetricians and Gynecologists. (2002). *Joint statement of practice relations between obstetrician gynecologists and certified nurse-midwives/certified midwives.* Silver Spring, MD: The College Retrieved from http://www.midwife.org

American Federation of Teachers Healthcare. (2001). *The health care workforce in ten states: Education, practice and policy. A report of the state of the healthcare workforce 2001.* Washington, DC: American Federation of Teachers/American Federation of Labor—Congress of Industrial Organizations.

American Medical Directors Association Ad Hoc Work Group on the Role of the Attending Physician and Advanced Practice Nurse. (2011). Collaborative and supervisory relationships between attending physicians and advanced practice nurses in long-term care facilities. *Geriatric Nursing, 32*(1), 7-17.

American Nurses Association. (1998). Collaboration and independent practice: Ongoing issues for nursing. *Nursing Trends and Issues, 3*(5), 1-12.

American Nurses Association. (2010a). *Nursing: Scope and standards of practice* (2nd ed.). Silver Springs, MD: Nursebooks.org.

American Nurses Association. (2010b). *Nursing's policy statement: The essence of the profession* (3rd ed.). Silver Springs, MD: Nursebooks.org.

American Nurses Association. (2015). *Nursing's social policy statement.* Silver Springs, MD: Nursebooks.org.

APRN Joint Dialogue Group. (2008). *APRN Consensus Model. Report. National Council of State Boards of Nursing.* Retrieved from https://www.ncsbn.org/Consensus_Model_for_APRN_Regulation_July_2008.pdf

Arevian, M. (2005). The significance of a collaborative practice model in delivering care to chronically ill patients: A case study of managing diabetes mellitus in a primary health care center. *Journal of Interprofessional Care, 19*(5), 444-451.

Baer, E. (1993). Philosophical and historical bases of primary care nursing. In M. Mezey & D. McGivern

(Eds.), *Nurses, nurse practitioners: Evolution to advanced practice* (pp. 102–110). New York, NY: Springer.

Baggs, J., & Schmitt, M. (1997). Nurses' and resident physicians' perceptions of the process of collaboration in an MICU. *Research in Nursing and Health, 20*(1), 71–80.

Bailey, J., & Armer, J. (1998). Registered nurse-physician collaborative practice: Success stories. In T. J. Sullivan (Ed.), *Collaboration: A health care imperative* (pp. 225–249). New York, NY: McGraw-Hill.

Becker, M., & Porth, L. (2011). *Primary care physicians: The status in rural Missouri. Missouri Hospital Association*. Jefferson City, MO: The Association. Retrieved from http://www.mhanet.com

Benner, P. (1984). *From novice to expert*. Menlo Park, CA: Addison-Wesley.

Bigbee, J. L. (1996). History and evolution of advanced nursing practice. In A. B. Hamric, J. A. Spross, & C. M. Hanson (Eds.), *Advanced nursing practice: An integrative approach* (pp. 3–24). Philadelphia, PA: W. B. Saunders.

Blais, K. K., Hayes, J. S., Kozier, B., & Erb, G. (2002). *Professional nursing practice: Concepts and perspectives*. Upper Saddle River, NJ: Prentice Hall.

Blumenreich, G. (2007). Another article on the surgeon's liability for anesthesia negligence. Legal Briefs. *AANA Journal, 75*(2), 89–93.

Bodenheimer, T. (2008). Coordinating care—A perilous journey through the health care system. Health policy report. *New England Journal of Medicine, 358*(10), 1064–1071.

Brar, K., Boschma, G., & McCuaig, F. (2010, March 8). The development of nurse practitioner preparation beyond the master's level: What is the debate about? *International Journal of Nursing Education Scholarship, 7*(9). ePub. Retrieved from https://www .ncbi.nlm.nih.gov/pubmed/20361861

Brown, J., Bedford, N., & White, S. (1999). *Gerontological protocols for nurse practitioners*. Philadelphia, PA: Lippincott Williams & Wilkins.

Buerhaus, P. (2010). Have nurse practitioners reached a tipping point? Interview of a panel of NP thought leaders. *Nursing Economics, 28*(5), 346–349.

Carthon, J. M. B., & Sarik, D. A. (2015, May). Federal policies influence access to primary care and nurse practitioner workforce. *Journal of Nurse Practitioners, 11*(5), 526–530.

Clarin, O. (2007). Strategies to overcome barriers to effective nurse practitioner and physician collaboration. *Journal for Nurse Practitioners, 3*(8), 536–548.

Clark, S. (2016, March). Patient-centered simulations can strengthen collegial relationships. *American Nurse Today, 11*(3). Retreived from https://www.ncbi.nlm.nih.gov/pubmed/advanced

Colon-Emeric, C. S., Lekan, D., Utley-Smith, Q., Ammarell, N., Bailey, D., Corazzini, K., . . . Anderson, R. (2007, September). Barriers to and facilitators of clinical practice guideline use in nursing homes. *Journal of the American Geriatric Society, 55*(9), 1404–1409.

Cooper, R. A. (2001). Health care workforce for the twenty-first century: The impact of nonphysician clinicians. *Annual Review of Medicine, 52*, 51–61.

Covington, C., Erwin, T., & Sellers, F. (1992). Implementation of a nurse practitioner-staffed fast track. *Journal of Emergency Nursing, 18*(2), 124–131.

de la Riva, E. E., Haijar, N., Tom, L. S., Phillips, S., Dong, X., & Simon, M. A. (2016, May). Providers' views on a community -wide patient navigation program: Implications for dissemination and future implementation. *Health Promotion Practitioner, 17*(3), 382–390. doi:10.1177/1524839916628865

Devaney, S., Kuehn, A., & Jones, R. (2002). The Fitzgibbon hospital experience. *Missouri Nurse, 14*, 29.

Devereux, P. M. (1981). Essential elements of nurse-physician collaboration. *Journal of Nursing Administration, 11*(5), 19–23.

Donald, F., Mohide, E. A., DiCenso, A., Brazil, K., Stephenson, M., & Akhtar-Danesh, N. (2009). Nurse practitioner and physician collaboration in long term care homes: Survey results. *Canadian Journal on Aging, 28*(10), 77–87.

Dorroh, M., & Norton, S. F. (1996). The certified nurse-midwife. In A. B. Hamric, J. A. Spross, & C. M. Hanson (Eds.), *Advanced nursing practice: An integrative approach* (pp. 395-419). Philadelphia, PA: W. B. Saunders.

Drenkard, K. (2010, March). Going for the gold: The value of attaining Magnet Recognition. *American Nurse Today, 17*(3), 390-392. Silver Spring, MD: ANA.

Faut-Callahan, M., & Kremer, M. (1996). The certified registered nurse anesthetist. In A. B. Hamric, J. A. Spross, & C. M. Hanson (Eds.), *Advanced nursing practice: An integrative approach* (pp. 421-444). Philadelphia, PA: W. B. Saunders.

Fenton, M., & Brykczynski, I. (1993). Qualitative distinctions and similarities in the practice of clinical nurse specialists and nurse practitioners. *Journal of Professional Nursing, 9*(6), 313-326.

Fischman, J. (2002). Nursing wounds. *U.S. News and World Report, 132*(21), 54-55.

Friedson, E. (1970). *Professional dominance: The social structure of medical care*. New York, NY: Atherton Press, Inc.

Gaguski, M., & Begyn, P. (2009, July). A unique model of shared governance. *Oncology Nursing Forum, 36*(4), 385-388.

Gardner, D. (2010, July/August). Expanding scope of practice: Inter-professional collaboration or conflict? *Nursing Economics, 28*(4), 264-266.

Glasgow, M. E., Dunphy, L., & Mainous, R. (2010, November/ December). Innovative nursing educational curriculum for the 21st century. *Nursing Education Perspectives, 31*(6), 355-357.

Goodman, S. (2007). Piercing the veil: The marginalization of midwives in the United States. *Social Science and Medicine, 65*(3), 610-621.

Haney, C. (2010, June). New care delivery models in health system reform: Opportunities for nurses & their patients. *ANA Issue Brief, American Nurses Association*, 1-7.

Hanna, D. (1996). Primary care nurse practitioner. In A. B. Hamric, J. A. Spross, & C. M. Hanson (Eds.), *Advanced nursing practice: An integrative approach* (pp. 337-355). Philadelphia, PA: W. B. Saunders.

Hanson, C., & Spross, J. (1996). Collaboration. In A. B. Hamric, J. A. Spross, & C. M. Hanson (Eds.), *Advanced nursing practice: An integrative approach* (pp. 229-248). Philadelphia, PA: W. B. Saunders.

Hojat, M., Gonnella, J. S., Nasca, T. J., Fields, S. K., Cicchetti, A. (2003). Comparisons of American, Israeli, Italian and Mexican physicians and nurses on the total and factor scores of the Jefferson scale of attitudes toward physician-nurse collaborative relationships. *International Journal of Nursing Studies, 40*(4), 427-435.

Hoole, A., Pickard, C., Ouimette, R., Lohr, J., & Powell, W. (1999). *Patient care guidelines for nurse practitioners* (5th ed.). Philadelphia, PA: Lippincott Williams & Wilkins.

Hughes, J. (2011, May 11). New health care model emphasizes team work. Retrieved from http://www.clinicaladvisor.com

Institute of Medicine. (2004). *Keeping patients safe: Transforming the work environment of nurses*. Washington, DC: National Academies Press.

Institute of Medicine. (2011. *The future of nursing: Leading change, advancing health*. Washington, DC: National Academies Press.

Jehn, K., Northcraft, G., & Neale, M. (1999). Why differences make a difference: A field study of diversity, conflict and performance in workgroups. *Administrative Science Quarterly, 44*(4), 741-763.

Jones, R. A. P. (1994). Nurse-physician collaboration: A descriptive study. *Holistic Nursing Practice, 8*(3), 38-53.

Jones, T., & Fitzpatrick, J. (2009). CRNA-physician collaboration in anesthesia. *AANA Journal, 77*(6), 431-436.

Kaiser Family Foundation. (2015, July 24). Nurse practitioner scope of practice laws. Retrieved from http://www.kff.org/other/state -indicator/

Kaplow, R. (2007). Synergy model: Guiding the practice of the CNS in acute and critical care. In American Association of Critical-Care Nurses, *Acute and critical care–clinical nurse specialists: Synergy for best practice*. Philadelphia, PA: W. B. Saunders.

Kappas-Larson, P. (2008). The Evercare story: Reshaping the health care model, revolutionizing long-term care. *Journal for Nurse Practitioners, 4*(2), 132-136.

Keely, J. I. (2002). Pharmacist scope of practice. *Annals of Internal Medicine, 136*, 79-85.

Kim, J., Ea, E., Parish, A. L., & Levin, R. (2016, May). A nurse practitioner-led heart failure education program for certified nursing assistants in a long-term care facility. *Annals of Long-Term Care, 24*(5), 27-34.

King, K. B., Parrinello, K. M., & Baggs, J. G. (1996). Collaboration and advanced practice nursing. In L. Hickey, R. Oimette, & S. Venegoni (Eds.), *Advanced practice nursing: Changing roles and clinical applications* (pp. 146-162). Philadelphia, PA: Lippincott Williams & Wilkins.

Kinlein, L. (1977). *Independent nursing practice with clients*. Philadelphia, PA: J. B. Lippincott.

Koch, B. E. (2015, March). Surgeon-nurse anesthetist collaboration advanced surgery between 1889 and 1950. *Anesthesia & Analgesia, 120*(3), 653-662.

Koerner, J., & Karpiuk, K. (1994). *Implementing differentiated nursing practice: Transformation by design*. Gaithersburg, MD: Aspen.

Kubota, S. (2011). Missouri nurses attend summit for improved healthcare. Retrieved from http://c.ymcdn.com/sites/www.missourinurses.org/resource/resmgr/imported/MoAC-WaveIII AppFinal8-10-11.pdf://

Kuehn, A. F. (1998). Collaborative health professional education: An interdisciplinary mandate for the third millennium. In T. J. Sullivan (Ed.), *Collaboration: A health care imperative* (pp. 419-465). New York, NY: McGraw-Hill.

Kuehn, A. F., & Porter, R. (1993). Study design. In T. J. Sullivan (Ed.), *Missouri nursing 2000: Creating a positive future. A report of the Missouri Nursing 2000 Study Group* (pp. 42-54). Jefferson City, MO: Missouri Nurses Association.

Landro, L. (2008, April 2). Making room for "Dr. Nurse." In The Informed Patient. Jefferson City, MO: Missouri Nurses Association.

Loskutova, N. Y., Tsai, A. G., Fisher, E. B., LaCruz, D. M., Cherrington, A. L., Harrington, T. M., . . . Pace, W. D. (2016, Jan/Feb). Patient navigators connecting patients to community resources to improve diabetes outcomes. *Journal of American Board of Family Medicine*, 78-89.

Lott, J. W., Polak, J. D., Kenyon, T. B., & Kenner, C. A. (1996). Acute care nurse practitioner. In A. B. Hamric, J. A. Spross, & C. M. Hanson (Eds.), *Advanced nursing practice: An integrative approach* (pp. 351-373). Philadelphia, PA: W. B. Saunders.

Maier, C. B., & Aiken, L. H. (2016). Expanding clinical roles for nurses to realign the global health workforce with population needs: A commentary. *Israel Journal of Health Policy Research, 5*, 21. doi:10.1186/s13584-016-0079-2

Markowitz, G., & Rosner, D. (1979). Doctors in crisis: Medical education and medical reform during the progressive era, 1895-1915. In S. Reverby & D. Rosner (Eds.), *Health care in America* (pp. 185-205). Philadelphia, PA: Temple University.

Marshall, B. (2016). The role of federal and state government in advanced practice nursing. *Journal of Pregnancy and Child Health, 3*(2), 1.

Martinen, M., & Freundl, M. (2004). Managing congestive heart failure in long-term care. *Journal of Gerontological Nursing, 30*, 5-12.

Maylone, M., Ranieri, L., Griffin, M., McNulty, R., & Fitzpatrick, J. (2011, January). Collaboration and autonomy: Perceptions among nurse practitioners. *Journal of the American Academy of Nurse Practitioners, 23*(1), 51-57.

McCarter, S. P., Tariman, J. D., Spawn, N., Mehmeti, E., Bishop -Royse, J., Garcia, I., . . . Szubski, K. (2016, May 18). Barriers and promoters to participation in the era of shared treatment decision-making. *Western Journal of Nursing Research, 38*(10), 1282-1297. (Epub)

McGrail, K., Morse, D., Glessner, T., & Gardner, K. (2008). "What is found there": Qualitative analysis of physician-nurse collaboration stories. *Journal of General Internal Medicine, 24*(2), 198-204.

Merriam-Webster's Collegiate Dictionary (10th ed.). (1994). Springfield, MA: Merriam-Webster.

Messmer, P. (2008, July). Enhancing nurse-physician collaboration using pediatric simulation. *Journal of Continuing Education in Nursing, 39*(7), 319-327.

Miller, K. I., & Apker, J. (2002). On the front lines of managed care: Professional changes and communicative dilemmas of hospital nurses. *Nursing Outlook, 50*(4), 154-159.

Missouri Nurses Association. (2011, June 28). *Missouri teamwork summit 2011: Summary of outcomes.* Retrieved from http://www.missourinurses.org

National Joint Practice Commission. (1981). *Guidelines for establishing joint or collaborative practice in hospitals.* Chicago, IL: Neely.

National League for Nursing. (1997). *Commission on a workforce for a restructured health care system.* Part 2. New York, NY: NLN.

Newhouse, R., Stanik-Hutt, J., White, K., Johantgen, M., Bass, E., Zangara, G., . . . Weiner, J. (2011, September-October). Advanced practice nurse outcomes 1990-2008: A systematic review. *Nursing Economics, 29*(5), 230-250. Retrieved from http://www.nursingeconomics.net/ce/2013/article3001021.pdf

Newman, D. (1996). Program practice management for the advanced practice nurse. In A. B. Hamric, J. A. Spross, & C. M. Hanson (Eds.), *Advanced nursing practice: An integrative approach* (pp. 545-568). Philadelphia, PA: W. B. Saunders.

Norsen, L., Opladen, J., & Quinn, J. (1995). Practice model: Collaborative practice. *Critical Care Nursing Clinics of North America, 7*(1), 43-52.

O'Brien, J., Martin, D., Heyworth, J., & Meyer, N. (2009). A phenomenological perspective on advanced practice nurse-physician collaboration within an interdisciplinary healthcare team. *Journal of the American Academy of Nurse Practitioners, 21*, 444-453.

O'Neil, E. H., & Pew Health Professions Commission. (1998). *Recreating health professional practice for a new century. Fourth report.* San Francisco, CA: Pew Health Professions Commission.

Orem, D. (1995). *Nursing: Concepts of practice.* St. Louis, MO: Mosby.

Paradise, J., Dark, C., & Bitler, N. (2011, March). *Improving access to adult primary care in Medicaid: Exploring the potential role of nurse practitioners and physician assistants.* Issue paper, Kaiser Commission on Medicaid and the Uninsured. Retrieved from http://www.kff.org

Parse, R. R. (2015). Interdisciplinary and interprofessional: What are the differences? *Nursing Science Quarterly, 28*(1), 5-6.

Partin, B. (2009). APRN/physician collaboration: A call to action. *Nurse Practitioner, 34*(11), 6.

Patient Protection and Affordable Care Act. (2010). H.R.3590. 111th Congress. Retrieved from https://www.congress.gov/bill/ 111th-congress/house-bill/3590

Pearson, L. (2011). A national overview of nurse practitioner legislation and healthcare issues. In *The Pearson Report.* Retrieved from http://nursing.jbpub.com/pearsonreport/Login.aspx?ref=/pearsonreport/default.aspx

Pearson, P., & Jones, K. (1994). The primary health care non-team? *British Medical Journal, 309*(6966), 1387-1388.

Peters, T., & Waterman, R. (1982). *In search of excellence.* New York, NY: Warner Books.

Phillippi, J. C., & Barger, M. K. (2015). Midwives as primary care providers for women. *Journal of Midwifery & Women's Health, 60*, 250-257. doi:10.111/jmwh.12295

Phillips, R. L., Green, L. A., Fryer, G. E., & Dovey, S. M. (2001). Trumping professional roles: Collaboration of nurse practitioners and physicians for a better U.S. health care system. *American Family Physician, 64*(8), 1325.

Phillips, S. J. (2011). 23rd annual legislative update. *Nurse Practitioner, 36*(1), 30-52.

Phillips, S. J. (2016, January). 28th annual legislative update: Advancements continue for APRN practice. *Nurse Practitioner, 41*(1), 21-48.

Plant, R. (1987). *Managing change and making it stick*. London: Fontana.

Porter-O'Grady, T. (1992). *Implementing shared governance*. St. Louis, MO: Mosby.

Reverby, S. (1979). The search for the hospital yardstick. In S. Reverby & D. Rosner (Eds.), *Health care in America*. Philadelphia, PA: Temple University.

Reverby, S. (1987). *Ordered to care: The dilemma of American nursing, 1850-1945*. New York, NY: Cambridge University.

Rice, K., Zwarenstein, M., Conn, L., Kenaszchuk, C., Russell, A., & Reeves, S. (2010). An intervention to improve interprofessional collaboration and communications: A comparative qualitative study. *Journal of Interprofessional Care, 24*(4), 350-361.

Roberts, M. M. (1959). *American nursing*. New York, NY: Macmillan.

Rogers, M. (1972). Nursing: To be or not to be. *Nursing Outlook, 20*(1), 42-46.

Rosenstein, A. H. (2002). Nurse-physician relationships: Impact on nurse satisfaction and retention. *American Journal of Nursing, 102*(6), 26-34.

Russell, E. S. (2013, October 18). Patient navigators—Who we are and what we do [Web log post]. Retrieved from http://patientnavigator.com/blog/2013/10/18

Sauter, T. S., Hautz, W. E., Hostettler, S., Brodmannj-Maeder, M., Martinolli, L., Lehmann, B., . . . Haider, D. G. (2 August 2016). Interprofessional and interdisciplinary simulation-based training leads to safe sedation procedures in the emergency department. *Scandinavian Journal of Trauma, Resuscitation, and Emergency Medicine, 24*, 97. Retrieved from https://www.biomedcentral.com/search?query=Simulation-based+training&searchType= publisherSearch

Schaal, A., Skalia, K., Mulrooney, T., Stearns, D., & Smith, E. (2008). Building a collaboration of hematology-oncology advanced practice nurses. Part II: Outcomes. *Oncology Nursing Forum, 35*(6), 875-878.

Schram, A. P. (2010, February). Medical home and the nurse practitioner: A policy analysis. *The Journal for Nurse Practitioners, 6*(2), 132-139.

Schuiling, K. D., & Slager, J. (2000). Scope of practice: Freedom within limits. *Journal of Midwifery & Women's Health, 45*(6), 465-471.

Senge, P. (1994). *The fifth discipline*. New York, NY: Currency & Doubleday.

Shah, M. A. (2002). Make way for a new ACNM/ACOG joint statement. The president's pen. Retrieved from http://www.midwife.org/prof/display.cm/?id=274

Skinner, J., & Foureur, M. (2010). Consultation, referral and collaboration between midwives and obstetricians: Lessons from New Zealand. *Journal of Midwifery and Women's Health, 55*(1), 28-37.

Sorrel, A. (2009, June 29). AMA meeting: Physician supervision of nurses sought in all practice agreements. Retrieved from http://amednews.com

Spitrey, J. (2016, June 10). APRNs gaining respect but resistance still remains. Retrieved from http://exclusive.multibriefs.com/content/ aprns

Stanley, J. (2005). *Advanced practice nursing* (2nd ed.). Philadelphia, PA: F.A. Davis.

Starfield, B. (1992a). *Primary care: Concept, evaluation and policy*. New York, NY: Oxford University

Press.
Starfield, B. (1992b). The future of primary care in a managed care era. *International Journal of Health Science, 27*(4), 687-696.
Sullivan, T. J. (1998). Concept analysis of collaboration: Part 1. In T. J. Sullivan (Ed.), *Collaboration: A health care imperative* (pp. 3-42). New York, NY: McGraw-Hill.
Sullivan, T. J., Morgan, S., Heimerichs, S., & Scott, J. (1998). When collaboration is legislatively mandated. In T. J. Sullivan (Ed.), *Collaboration: A health care imperative* (pp. 325-357). New York, NY: McGraw-Hill.
Swartwout, K., Murphy, M. P., Dreher, M. C., Hehal, R., Haines, A., Ryan, M., . . . Saba, M. (2014, March/April). Advanced practice nursing students in the patient-centered medical home: Preparing for a new reality. *Journal of Professional Nursing, 30*(2), 139-148.
Thomas, E., Sexton, J. B., & Helmreich, R. (2003). Discrepant attitudes about teamwork among critical care nurses and physicians. *Critical Care Medicine, 31*(3), 956-959.
Toffler, A. (1970). *Future shock*. New York, NY: Random House.
Way, D., & Jones, L. (1994). The family physician-nurse practitioner dyad: Indications and guidelines. *Canadian Medical Association Journal, 151*(1), 29-34.
Way, D., Jones, L., Baskerville, B., & Busing, N. (2001). Primary health care services provided by nurse practitioners and family physicians in shared practice. *Canadian Medical Association Journal, 165*(9), 1210-1214.
Webber, P. (2008). The doctor of nursing practice degree and research: Are we making an epistemological mistake? *Journal of Nursing Education, 47*(10), 466-472.
Workman, L. (1986). No free lunches. *Missouri Nurse, 55*(5), 16.
Zwarenstein, M., & Bryant, W. (2000). Interventions to promote collaboration between nurses and doctors. *Cochrane Database of Systemic Reviews*, (2), CD000072.

제9장

American Association of Nurse Practitioners. (2013). *Quality of nurse practitioner practice*. Retrieved from https://www.aanp.org/
American Association of Nurse Practitioners. (2015, June). *National nurse practitioner compensation survey: An overview*. Retrieved from https://www.aanp.org/images/documents/research/2015npcompensationsurvey.pdf
American Hospital Association. (2016, December 13). VA grants full practice authority to certain advanced practice nurses. In *AHA News Now*. Chicago, IL: Author.
American Medical Association. (2016). *AMA-convened PCPI Physician Consortium for Performance Improvement: Overview*. Retrieved from https://download.ama-assn.org/resources/doc/cqi/x-pub/pcpi-overview-flyer.pdf
American Medical Association. (2017). *PCPI Measures Directory*. Retrieved from https://www.thepcpi.org/
American Nurses Association. (2016). Medicaid coverage of advanced practice nursing. Retrieved from http://nursingworld.org/DocumentVault/GOVA/Federal/Federal-Issues/MedicaidReimbursement%20.aspx
Anthem Blue Cross. (2015). *Credentialing guideline workbook*. Thousand Oaks, CA: Author.
APRN Consensus Workgroup and the National Council of State Boards of Nursing APRN Advisory Committee. (2008). *Consensus Model for APRN regulation: Licensure, accreditation, certification and education. Washington*, DC: Author.
Berkery, M. R., & Vann, D. O. (2013). *Selected issues regarding ERISA, health benefit plans, and state*

laws that address health system transformation. Atlanta, GA: Centers for Disease Control and Prevention's Office for State, Tribal, Local and Territorial Support. Retrieved from http://www.cdc.gov/phlp/docs/erisa -brief.pdf

Brown, D. J. (2007). Consumer perspectives on nurse practitioners and independent practice. *Journal of the American Academy of Nurse Practitioners, 19*(10), 523-529.

Buerhaus, P. I., DesRoches, C. M., Dittus, R., & Donelan, K. (2015, March-April). Practice characteristics of primary care nurse practitioners and physicians. *Nursing Outlook, 63*(2), 144-153.

Buppert, C. (2008). How to fire a patient. *Journal for Nurse Practitioners, 4*(2), 97-99.

Bureau of Labor Statistics. (2016). *Occupational outlook handbook.* Retrieved from http://www.bls.gov/ooh/healthcare/registered-nurses.htm

Centers for Medicare and Medicaid Services. (2012). Quality improvement organizations: Overview. Retrieved from http://www .cms.hhs.gov/QualityImprovementOrgs

Centers for Medicare and Medicaid Services. (2016). About PQRS. Retrieved from https://www.cms.gov/Medicare/Quality-Initiatives-Patient-Assessment-Instruments/PQRS/index.html

Centers for Medicare and Medicaid Services Medicare-Medicaid Coordination Office. (2013, October 10). *Contracting with health plans: Key considerations for providers.* Baltimore, MD: Author.

Chernof, B. A. (2013, January). *Managed care 101: Understanding the basics and opportunities for partnership.* The Scan Foundation Webinar. Retrieved from http://www.thescanfoundation.org/sites/ default/files/managed_care_101_webinar_slides.pdf

Crosby, P. B. (1979). *Quality is free* (p. 20). New York, NY: New American Library.

Davis, S. (2012, November). Why nurses are the unsung heroes of global health. *The Huffington Post.* Retrieved from http://www.huffingtonpost.com/sheila-davis-dnp-anpbc-faan/international-nurses-week_b_1499802.html

Department of Health and Human Services, Centers for Medicare and Medicaid Services. (2011, May 6). Medicare program: Hospital inpatient value-based purchasing program. *Federal Register, 76*(88), 26490-26547.

Draper, D. A., Felland, L. E., Liebhaber, A., & Melichar, L. (2008). The role of nurses in hospital quality improvement. Retrieved from http://www.hschange.org/CONTENT/972/

Dubois, C., D'amour, D., Tchouaket, E., Clarke, S., Rivard, M., & Blais, R. (2013, February 18). Associations of patient safety outcomes with models of nursing care organization at unit level in hospitals. *International Journal for Quality in Health Care Advance Access, 25*(2), 110-117. Retrieved from http://intqhc .oxfordjournals.org/content/intqhc/25/2/110.full.pdf

Dunton, N., Gajewski, B., Taunton, R. L., & Moore, J. (2004). Nurse staffing and patient falls on acute care hospital units. *Nursing Outlook, 52*(1), 53-59.

Erickson, J. I. (2011, April 7). Nursing-sensitive indicators paint vivid picture of organizational commitment. *Caring.* Retrieved from http://www.mghpcs.org/eed_portal/Documents/Caring_NSIs_0411.pdf

Gallagher, R. M. (2010). Quality is NOT an irreconcilable difference!!! *Nursing Management, 41*(8), 18-20.

Gallup Organization. (2015). Gallup's 2015 honesty and ethics of professions ratings. Retrieved from http://www.gallup.com/poll/187874/americans-faith-honesty-ethics-police-rebounds.aspx?g_source=nurses&g_medium=search&g_campaign=tiles

Hart, S., Bergquist, S., Gajewski, B., & Dunton, N. (2006). Reliability testing of the National Database of Nursing Quality Indicators' pressure ulcer indicator. *Journal of Nursing Care Quality, 21*(3), 256-265.

Hibbard, J. H., Stockard, J., & Tusler, M. (2005). Hospital performance reports: Impact on quality, market share, and reputation. *Health Affairs, 24*(4), 1150-1160.

Hill, C. (2007). *The Joint Commission awarded Robert Wood Johnson Foundation grant to test nursing–focused quality of care measures.* Oakbrook Terrace, IL: The Joint Commission.

Horsley, S. (2009, July 1). Doctors say health care rationing already exists. Retrieved from http://www.npr.org/templates/story/story.php?storyId=106168331

Hugonnet, S., Uçkay, I., & Pittet, D. (2007). Staffing level: A determinant of late–onset ventilator–associated pneumonia. *Critical Care, 11*(4), R80.

Johnson & Johnson Poll. (2002). 3 of 4 Americans never heard of NPs. *Advance for Nurse Practitioners, 10*(7), 14.

Jones, C. L., & Mills, T. L. (2006, November–December). Negotiating a contract with a health plan. *Family Practice Management, 13*(10), 49–55.

Kmetik, K. (2007). PCPI: What you should know about consortium performance measures. *Journal of Family Practice, 56*(10 suppl A), 8A–12A.

Landon, B. E., Normand, S. L., Lessler, A., O'Malley, A. J., Schmaltz, S., Loeb, J. M., & McNeil, B.J. (2006). Quality of care for the treatment of acute medical conditions in U.S. hospitals. *Archives of Internal Medicine, 166*(22), 2511–2517.

Lowes, R. (2016, May 25). VA plan for independent advanced practice RNs riles physicians. *Medscape Medical News.* Retrieved from http://www.medscape.com/viewarticle/863848

Managed Care. (2008, December). Compensation monitor: Risk contracts help medical groups' bottom line. Retrieved from http://www.managedcaremag.com/archives/2008/12/risk–contracts–help–medical–groups%E2%80%99–bottom–line

Medicaid and CHIP Payment and Access Commission. (2011, June). *Report to the Congress section e: Access and quality in managed care.* Washington, DC: Author.

Miller, K. P. (2014, December 11). Nurse practitioner representation in health plans is a win–win. *Managed Healthcare.* Retrieved from http://managedhealthcareexecutive.modernmedicine.com/managed–healthcare–executive/news/nurse–practitioner–representation–health–plans–win–win?page=full

MN Community Measurement. (2015, June 3). Study: Public reporting improves overall quality of care. Retrieved from http://mncm.org/study–public–reporting–improves–overall–quality–of–care/

Mukherjee, S. Y. (2013, May 13). Why doctors are wrong to oppose more authority for nurses. Retrieved from http://thinkprogress.org/health/2013/05/16/2020411/doctors–oppose–more–authority–for–nurses/

National Council of State Boards of Nursing. (2012, June). *A health care consumer's guide to advanced practice registered nursing.* Chicago, IL: Author.

National Healthcare Safety Network. (2012). Overview. Retrieved from http://www.cdc.gov/nhsn/PDFs/pscManual/1PSC_ OverviewCurrent.pdf

National Library of Medicine. (2011). Managed care. Retrieved from http://www.ncbi.nlm.nih.gov/mesh?term=managed%20care

National Quality Forum. (2004). Nursing sensitive care: Initial measures. Retrieved from http://www.qualityforum.org/Project_Details .aspx?id=1139

National Quality Forum. (2007). *Tracking NQF–endorsed consensus standards for nursing–sensitive care: A 15–month study.* Washington, DC: Author.

National Quality Forum. (2016a). Measures. Retrieved from http://www.qualityforum.org/Qps/QpsTool.aspx

National Quality Forum. (2016b). NQF's board of directors. Retrieved from http://www.qualityforum.org/Board_of_Directors.aspx

National Quality Forum. (2016c). NQF's mission and vision. Retrieved from http://www.qualityforum.org/about_nqf/mission_and_ vision/

NetMBA. (2008). Marketing mix: The 4Ps of marketing. Retrieved from http://www.netmba.com/marketing/mix/

O'Grady, E. T. (2008). Advanced practice registered nurses: The impact on patient safety and quality.

In *Patient safety and quality: An evidence-based handbook for nurses* (AHRQ Publication No. 08-0043). Rockville, MD: Agency for Healthcare Research and Quality.

Richards, F. (2010, October 1). *Managed care benefit administration functions*. Retrieved from http://www.ehow.com/list_7264458_managed-care-benefit-administration-functions.html

Smith, J. C., & Medalia, C. (2015, September). *Health insurance coverage in the United States: 2014 Current population reports*, 3.

Stanik-Hutt, J., Newhouse, R. P., White, K. M., Johantgen, M., Bass, E. B., Zangaro, G., Wilson, R., . . . Weiner, J. P. (2013, September). The quality and effectiveness of care provided by nurse practitioners. *The Journal for Nurse Practitioners, 9*(8), 492-500.

Stone, P. W., Mooney-Kane, C., Larson, E. L., Horan, T., Glance, L. G., Zwanziger, J., & Dick, A. W. (2007). Nurse working conditions and patient safety outcomes. *Medical Care, 45*(6), 571-578.

Swan, M., Ferguson, S., Chang, A., Larson, E., & Arlene Smaldone, A. (2015, August 3). Quality of primary care by advanced practice nurses: A systematic review. *International Journal for Quality in Health Care Advance Access*. Retrieved from http://intqhc .oxfordjournals.org/content/intqhc/early/2015/08/02/intqhc .mzv054.full.pdf

The Joint Commission. (2005). *Implementation guide for the NQF-endorsed nursing-sensitive care performance measures*. Oakbrook Terrace, IL: Author.

The University of Tennessee Health Science Center College of Nursing. (2016). Why choose a nurse practitioner as your healthcare provider? Retrieved from http://www.uthsc.edu/nursing/

Tourangeau, A. E., Doran, D. M., McGillis Hall, L., O'Brien Pallas, L., Pringle, D., Tu, J. V. (2005). Impact of hospital nursing care on 30-day mortality for acute medical patients. *Cancer, 104*(5), 975-984.

U.S. Department of Health and Human Services. (2012). Hospital compare. Retrieved from http://www.hospitalcompare.hhs.gov

Veterans Health Administration Office of Public and Intergovernmental Affairs. (2016, May 29). VA proposes to grant full practice authority to advanced practice registered nurses. Retrieved from http://www.va.gov/opa/pressrel/pressrelease.cfm?id=2793

Weisman, J. S. (2007). Hospital workload and adverse events. *Medical Care, 45*(5), 448-454.

제10장

Abood, S. (January 31, 2007). Influencing health care in the legislative arena. *OJIN: The Online Journal of Issues in Nursing, 12*(1), Manuscript 2.

Agency for Healthcare Research and Quality. (2015). *2014 National Healthcare Quality and Disparities Report*. Retrieved from http://www.ahrq.gov/sites/default/files/wysiwyg/research/findings/nhqrdr/nhqdr14/2014nhqdr.pdf

Aiken, L. H. (2011). Nurses for the future. *New England Journal of Medicine, 364*, 196-198. Retrieved from nejm.org

American Association of Colleges of Nursing. (1996). *The essentials of master's education for advanced practice nursing*. Retrieved from http://www.aacn.nche.edu/Education/pdf/MasEssentials96.pdf

American Association of Colleges of Nursing. (2004). *AACN position statement on the practice doctorate in nursing*. Washington, DC: Author.

American Association of Colleges of Nursing. (2006). *The essentials of doctoral education for advanced nursing practice*. Washington, DC: Author.

American Association of Colleges of Nursing. (2011). *The essentials of master's education in nursing*. Washington, DC: Author.

American Association of Nurse Practitioners. (2015, January 21). 2015 nurse practitioner ranks surge to 205,000, nearly doubling over past decade. Retrieved from http://www.aanp.org/press-room/press-releases/161-press-room/2014-press-releases/1675-2015-nurse- practitioner-ranks-surge-to-205-000-nearly-doubling-over-past-decade

American Association of Nurse Practitioners. (2016). *State practice environment*. Washington, DC. Author.

American Nurses Association. (2015). Code of Ethics for Nurses with Interpretative Statements. Silver Spring, MD: The Association.

APRN Consensus Work Group and the APRN Joint Dialogue Group. Consensus Model for APRN Regulation: Licensure, Accreditation, Certification & Education. (7 July 2008). Washington, DC: The Groups.

Assistant Secretary for Planning and Evaluation. (2015). Health insurance coverage and the Affordable Care Act. Retrieved from http://aspe.hhs.gov/sites/default/files/pdf/111826/ACA%20health%20insurance%20coverage%20brief%2009212015.pdf

Carnegie, E., & Kiger, A. (2009). Being and doing politics: An outdated model or 21st century reality? *Journal of Advanced Nursing, 65*(9), 1976-1984. doi:10.1111/j.1365-2648.2009.05084.x

Cella, A., & King-Jensen, M. (2011). Editorial: Join in to make change. *Journal of the New York State Nurses Association, 42*(1-2),

Centers for Medicare & Medicaid Services. (2016). Retrieved from https://www.cms.gov/

Cramer, M. E. (2002, May). Factors influencing organized political participation in nursing. *Policy, Politics, & Nursing Practice, 3*(2), 97-107.

Dock L.L., Stewart I.M. *A Short History of Nursing*. (1929). New York: Knickerbocker Press.

Dollinger, M. L. (2000). Professional association: Ethics, duty, and power. *Journal of the New York State Nurses Association, 31*(2), 28-30.

Ehrenreich, B. (2002). The emergence of nursing as a political force. In D. Mason, D. Leavitt, & M. Chaffee (Eds.), *Policy & politics in nursing and health care* (4th ed., pp. xxxiii-xxxvii). St. Louis, MO: Saunders.

Eibner, C. E., Hussey, P. S., Ridgely, M. S., & McGlynn, E. A. (2009). Controlling health care spending in Massachusetts: An analysis of options. Retrieved from http://www.rand.org/pubs/technical_reports/2009/RAND_TR733.pdf

Emerson, A. M., & Kelly, P. J. (2016). Translate nursing values into community action. *Public Health Nursing, 33*, 275-276. doi:10.1111/phn.12280

Fairman, J. S., Rowe, M. D., Hassmiller, D., & Shalala, D. E. (2011). Broadening the scope of nursing practice. *New England Journal of Medicine, 364*, 193-196.

Federal Trade Commission. (2014). Competition and regulation of advanced practice nurses. Retrieved from http://www.aacn.nche .edu/government-affairs/APRN-Policy-Paper.pdf

Federal Trade Commission. (2015). FTC staff guidance on active supervision of state regulatory boards controlled by market participants. Retrieved from http://www.ftc.gov/system/files/attachments/competition-policy-guidance/active_supervision_of_state_boards.pdf

Fotsch, R. (2016). What's in a name? Legislative challenges with APRN title change. *Journal of Nursing Regulation, 6*(4), 73-74.

Harrington, C., & Estes, C. L. (2008). *Health policy: Crisis and reform in the U.S. health care delivery system* (5th ed.). Jones & Bartlett: Burlington, MA.

Henderson, V. (1966). *The nature of nursing: A definition and its implications for practice, research, and education*. New York, NY: Macmillan.

Institute of Medicine. (1978). *A manpower policy for primary health care: Report of a study*. Washington, DC: National Academies Press. doi:10.17226/9932

Institute of Medicine. (1993). *Access to health care in America committee on monitoring access to personal health care services*. Washington, DC: National Academy Press. Retrieved from http://www.nap.edu/catalog/2009.html

Institute of Medicine. (1996). *Primary care: America's health in a new era*. Washington, DC: The National Academy Press. doi:10.17226/5152

Institute of Medicine. (2000). America's Health Care Safety Net: Intact but Endangered. Washington, DC: The National Academies Press.

Institute of Medicine. (2011). *The future of nursing: Leading change, advancing health*. Washington, DC: National Academies Press.

Institute of Medicine. (2015). *Future directions of credentialing research in nursing: Workshop summary*. Washington, DC: National Academies Press.

Kennedy, E. M. (1985). Foreword. In J. J. Mason & S. W. Talbot, *Political action handbook for nurses* (p. xxi). Menlo Park, CA: Addison-Wesley.

Lachman, V. D., Swanson, E. O., & Windland-Brown, J. (2015). The new "code of ethics for nurses with interpretive statements" (2015): Practical clinical application, part II. *MEDSURG Nursing, 24*(5), 363-366, 368.

Mason, J. J., & Talbot, S. W. (1985). *Political action handbook for nurses*. Menlo Park, CA: Addison-Wesley.

National Council of State Boards of Nursing. (2008, July 7). *Consensus Model for APRN regulation: Licensure, accreditation, certification & education*. Retrieved from http://www.ncsbn.org/Consensus_Model_Report.pdf

National Council of State Boards of Nursing. (2016). A changing environment: 2016 NCSBN environmental scan. *Journal of Nursing Regulation, 6*(4). Retrieved from https://www.ncsbn.org/2016_Spring_InFocus_final_spreads.pdf

National Organization of Nurse Practitioner Faculties. (2006). *Domains and core competencies of nurse practitioner practice*. Washington, DC: National Organization of Nurse Practitioner Faculties.

National Organization of Nurse Practitioner Faculties. (2012). *Nurse practitioner core competencies*. Washington, DC: National Organization of Nurse Practitioner Faculties.

Nurse Practitioner Roundtable. (November, 2010). *Nurse practitioner perspective on health care payment*. Washington, DC: Author.

Office of the Assistant Secretary for Planning and Evaluation. (2015). Health insurance coverage and the Affordable Care Act. Retrieved from https://aspe.hhs.gov/pdf-report/health-insurance-coverage-and-affordable-care-act-september-2015

111th Congress of the United States of America. (2010). The Patient Protection and Affordable Care Act. Retrieved from http://www .ncsl.org/documents/health/ppaca-consolidated.pdf

Pear, R. (2015). U.S. targets four states in effort to enroll the uninsured. *The New York Times*. Retrieved from http://www.nytimes.com/2015/09/23/us/politics/us-targets-four-states-in-effort-to-enroll-the-uninsured.html?_r=0

Pericak, A. (2011). Increased autonomy for nurse practitioners as a solution to the physician shortage. *Journal of the New York State Nurses Association, 42*(1 &2), 4-7. Retrieved from http://www.nysna.org/sites/default/files/attach/ajax/2014/03/vol42.pdf

Piren, K., & Reinhard, S. C. (2009). Advocacy and the advanced practice nurse. In L. A. Joel (Ed), *Advanced practice nursing: Essentials for role development* (2nd ed., pp. 261-276). Philadelphia, PA: F.A. Davis.

Pohl, J., Barksdale, D., & Werner, K. (2015, July 1). Primary care workforce: The need to lower barriers for nurse practitioners and physicians. Retrieved from http://healthaffairs.org/blog/2015/07/01/primary-care-workforce-the-need-to-lower-barriers-for-nurse-practitioners-and-physicians

Sellew, G., Neusse, C. J., Murphy, A. (1951). *A history of nursing* (2nd ed.). St. Louis, MO: CV Mosby.

Stanley, J. M. (2012). Impact of new regulatory standards on advanced practice registered nursing: The APRN Consensus Model and LACE. *Nursing Clinics of North America, 47*(2002), 241-250. doi: 10.1016/j.cnur.2012.02.001

Stone, D. (1997). *Policy paradox: The art of political decision making.* New York, NY: W.W. Norton & Company.

Tomey, A. M., & Alligood, M. R. (1998). *Nursing theorists and their work* (p. 102). St. Louis, MO: Mosby.

U.S. Department of Health and Human Services. (2011). *Healthy People 2020 framework. The Vision, Mission, and Goals of Healthy People 2020. Overarching Goals.* Retrieved from https://www.healthypeople.gov/sites/default/files/HP2020Framework.pdf

Warner, J. R. (2003, May). A phenomenological approach to political competence: Stories of nurse activists. *Policy Politics Nursing Practice, 4*(2), 135-143.

제11장

Austin, J. M., & Pronovost, P. J. (2015). "Never events" and the quest to reduce preventable harm. *Joint Commission Journal on Quality & Patient Safety, 41*(6), 279-288.

Centers for Medicare and Medicaid Services. Hospital-Acquired Conditions. (2015). Retrieved from https://www.cms.gov/medicare/medicare-fee-for-service-payment/hospitalacqcond/hospital-acquired_conditions.html

Cleverley, W. O., Song, P. H., & Cleverly, J. O. (2011). *Essentials of health care finance* (7th ed.). Sudbury, MA: Jones & Bartlett Learning.

Finkler, S. A., Jones, C. B., & Kovner, C. T. (2013). *Financial management for nurse managers and executives* (4th ed.). St. Louis, MO: Elsevier/Saunders.

Gapenski, L. C. (2012). *Healthcare finance: An introduction to accounting and financial management* (5th ed.). Chicago, IL: Health Administration Press.

Rimler, S. B., Gale, B. D., & Reede, D. L. (2015). Diagnosis-related groups and hospital inpatient federal reimbursement. *Radiographics, 35*(6), 1825-1834.

제12장

American Association of Colleges of Nursing. (1996). *The essentials of master's education for advanced practice nursing.* Washington, DC: Author.

American Nurses Association. (2015). *Guide to nursing's social policy statement: Understanding the profession from social contract to social covenant.* Washington, DC: Author.

Andel, C., Davidow, S. L., Hollander, M., & Moreno, D. A. (2012). The economics of health care quality and medical errors. *Journal of Healthcare Finance, 39*(1), 39 50.

Arcongelo, V., Fitzgerald, M., Carroll, D., & Plumb, J. (1996). Collaborative care between nurse practitioners and primary care physicians. *Primary Care, 23*(1), 103-113.

Bigbee, J., & Amidi-Nouri, A. (2000). History and evolution of advanced nursing practice. In A. B. Hamric, J. A. Spross, & C. M. Hanson (Eds.), *Advanced nursing practice: An integrative approach* (2nd ed.). Philadelphia, PA: W. B. Saunders.

Bleich, M. R. (2011). IOM report. The future of nursing: leading change, advancing health: Milestones and challenges in expanding nursing science. *Research in Nursing and Health, 34*(3), 169-170. doi:10.1002/nur.20433

Brandt, A. (2001). The nurse-physician relationship in historical context. In M. Hager (Ed.), *Enhancing interactions between nursing and medicine.* New York, NY: Josiah Macy Jr. Foundation.

Clark, P. (1994). Learning on interdisciplinary gerontological teams: Instructional concepts and methods.

Educational Gerontology, 20(2), 349-364.

Coles, C. (1995). Educating the health care team. *Patient Education and Counseling, 26*(5), 239-244.

Cronenwett, L., & Dzau, V. (2010). Co chairs' summary of the conference. In B. Culliton & S. Russell (Eds.), *Who will provide primary care and how will they be trained?* (Preface, p. 6). New York, NY: Josiah Macy, Jr. Foundation.

Davies, B., & Hughes, A. M. (1995). Clarification of advanced nursing practice: Characteristics and competencies. *Clinical Nurse Specialist, 9*(3), 156-160.

Dow, A., Diazgranados, D., Mazmanian, P., & Retchin, S. (2013). Applying organizational science to healthcare: A framework for collaborative practice. *Academic Medicine, 88*(7) 952-957.

Fitzgerald, M. A., Jones, P. E., Lazar, B., McHugh, M., & Wang, C. (1995). The midlevel provider: Colleague or competitor. *Patient Care, 29*(1), 20-37.

Hamric, A., Hanson, C., Tracy, M., & O'Grady, E. (2014). *Advanced nursing practice: An integrative approach* (5th ed.). St. Louis, MO: Elsevier Saunders.

Hamric, A. B., Spross, J. A., & Hanson, C. M. (2013). *Advanced nursing practice: An integrative approach* (5th ed.). Philadelphia, PA: W. B. Saunders.

Howe, J., Cassel, C., & Vezina, M. (1998). Structuring the GITT didactic experience. In E. Siegler, K. Hyer, T. Fulmer, & M. Mezey (Eds.), *Geriatric interdisciplinary team training* (p. 90). New York, NY: Springer.

Institute of Medicine. (2004). *Quality chasm series: Patient safety—Achieving a new standard for care.* Washington, DC: National Academy Press.

Institute of Medicine. (2011). *The future of nursing: Leading change, advancing health.* Washington, DC: National Academies Press.

Institute of Medicine. (2015). *Assessing progress on the Institute of Medicine report: The future of nursing.* Washington, DC: National Academies Press.

Macy Foundation. (2010, June). Educating nurses and physicians: Toward new horizons. Retrieved from http://macyfoundation.org/docs/macy_pubs/JMF_Carnegie_Summary

Matthews, S. W., & Brown, M. A. (2013). APRN expertise: The collaborative health management model. *The Nurse Practitioner, 38*(1), 43-48.

Merriam-Webster's Collegiate Dictionary (11th ed.). (2003). Springfield, MA: Merriam-Webster, Inc.

National Association of Clinical Nurse Specialists. (2004). *Statement on clinical nurse specialist practice and education* (2nd ed.). Harrisburg, PA: Author.

National Association of Clinical Nurse Specialists. (2007). *Competency validation survey.* Harrisburg, PA: The Association.

National Association of Clinical Nurse Specialists. (2010). *The National CNS Competency Task Force: Executive summary 2006-2008.* Harrisburg, PA: The Association.

National Council of State Boards of Nursing Advanced Practice Registered Nurses Task Force. (2006). *Draft: A vision of the future of advanced practice regulation.* Chicago, IL: Author.

National Institutes of Health. (2010). *Building the foundation for clinical research nursing: Domain of practice for the specialty of clinical research nursing.* Washington, DC: National Institutes of Health.

National Patient Safety Foundation. (2015). *Free from harm: Accelerating patient safety improvement fifteen years after To Err Is Human.* Boston, MA: National Patient Safety Foundation.

Naylor, M., Brooten, D., Jones, R., Lavizzo-Mourey, R., Mezey, M., & Pauly, M. (1994). Comprehensive discharge planning for the hospitalized elderly: A randomized clinical trial. *Annals of Internal Medicine, 120*(12), 999-1006.

NCSBN Board of Directors Endorses the Consensus Model for APRN Regulation: Licensure, Accreditation, and Certification. (2008, July 7). Retrieved from https://www.ncsbn.org/Consensus_Model_for_

APRN_Regulation_July_2008.pdf

Pape, T. (2000). Boyer's model of scholarly nursing applied to professional development. *AORN Journal, 71*(5).

Pfeiffer, E. (1998). Why teams? In E. Siegler, K. Hyer, T. Fulmer, & M. Mezey (Eds.), *Geriatric interdisciplinary team training* (p. 16). New York, NY: Springer.

Riley, J. M., & Omery, A. (1996). The scholarship of a practice discipline. *Holistic Nursing Practice, 10*(3), 7-14.

Rounds, L., Zych, J., & Mallary, L. (2013). The Consensus Model for regulation of APRNs: Implications for nurse practitioners, *Journal of the American Association of Nurse Practitioners, 25*(4).

Stanley, J. (2009). Reaching consensus on a regulatory model: What does this mean for APRNs? *Journal for Nurse Practitioners, 5*(2), 99-104.

Strumpf, N., & Whitney, F. (1994). Teaching collaborative skills to nurse practitioner students. In E. Siegler & F. Whitney (Eds.), *Nurse-physician collaboration*. New York, NY: Springer.

Stubenrauch, J. M. (2010). AJN reports. Report on the future of nursing: Recommendations aim to transform nursing education and practice. *American Journal of Nursing, 110*(12), 21-22. doi:10.1097/01.NAJ.0000391228.48071.be

Thompson, J. E., Kershbaumer, R., & Krisman-Scott, M. (2001). *Educating advanced practice nurses and midwives: From practice to teaching*. New York, NY: Springer.

Thompson, J. E., & Thompson, H. O. (1985). *Bioethical decision making for nurses*. Norwalk, CT: Appleton Century Fox.

Tresolini, C. P., & The Pew-Fetzer Task Force. (1994). *Health professional education and relationship-centered care*. San Francisco, CA: Pew Health Professions Commission.

Tsukuda, R. A. (1990). Interdisciplinary collaboration: Teamwork in geriatrics. In C. K. Cassel, D. E. Riesenberg, L. B. Sorensen, & J. R. Walsh (Eds.), *Geriatric medicine* (2nd ed., pp. 668-675). New York, NY: Springer-Verlag.

Tsukuda, R. A., & Stahelski, A. J. (1990). Guide to team skills: Predictors of cooperation in health care teams. *Small Group Research, 21*(2), 220-233.

Tuckman, B. W. (1965). Developmental sequences in small groups. *Psychological Bulletin, 63*(1), 384-399.

제13장

Amante, D. J., Hogan, T. P., Pagoto, S. L., English, T. M., & Lapane, K. L. (2015). Access to care and use of the Internet to search for health information: Results from the US National Health Interview Survey. *Journal of Medical Internet Research, 17*, e106. doi:10.2196/jmir.4126

Arnoff, S. C. (2011). *Translational research and clinical practice*. New York, NY: Oxford University Press.

Aström, G., Norberg, A., Hallberg, I. R., & Jansson, J. (1995). Experienced and skilled nurses' narratives of situations where caring action made a difference to the patient. *Scholarly Inquiry for Nursing Practice, 7*(3), 183-193.

Badenoch, D., & Heneghan, C. (2006). *Evidence-based medicine toolkit* (2nd ed.). London: BMJ Books.

Benner, P., Sutphen, M., Leonard, V., & Day, L. (2010). *Educating nurses: A call for radical transformation*. San Francisco, CA: Jossey-Bass.

Benner, P., Tanner, C. A., & Chesla, C. A. (2009). *Expertise in nursing practice: Caring, clinical judgment, and ethics* (2nd ed.). New York, NY: Springer.

Bergus, G. R., & Hamm, R. M. (1995). Clinical practice. How physicians make medical decisions and why medical decision making can help. *Primary Care: Clinics in Office Practice, 22*(2), 167-180.

Borges, S., & Waitzkin, H. (1995). Women's narratives in primary care medical encounters. *Women and Health, 23*(1), 29-56.

Brannon, L. A., & Carson, K. L. (2003). The representativeness heuristic: Influence on nurses' decision making. *Applied Nursing Research, 16*(3), 201-204.

Bruner, J. (1986). *Actual minds, possible worlds*. Cambridge, MA: Harvard University.

Cohen, R. A., & Adams, P. F. (2011). *Use of the Internet for health information: United States 2009. NCHS data brief, No. 66*. Hyattsville, MD: National Center for Health Statistics.

Craig, J. V., & Smyth, R. L. (2007). *The evidence-based practice manual for nurses* (2nd ed.). Edinburgh: Churchill Livingston Elsevier.

Crow, R., & Spicer, J. (1995). Categorisation of the patient's medical condition—An analysis of nursing judgment. *International Journal of Nursing Studies, 32*(5), 413-422.

Dearlove, O. R., Rogers, J., & Sharples, A. (1996). Evidence-based medicine. Authors' redefinition is better but not perfect [letter; comment]. *BMJ, 313*, 170-171.

DeBourgh, G. A. (2001). Champions for evidence-based practice: A critical role for advanced practice nurses. *AACN Clinical Issues: Advanced Practice in Acute and Critical Care, 12*(4), 491-508.

Ellefsen, B. (2004). Frames and perspectives in clinical nursing practice: A study of Norwegian nurses in acute care settings. *Research and Theory in Nursing Practice, 18*(1), 95-109.

English, I. (1993). Intuition as a function of the expert nurse: A critique of Benner's novice to expert model. *Journal of Advanced Nursing, 18*(3), 387-393.

Evans, D. (2003). Hierarchy of evidence: A framework for ranking evidence evaluating healthcare interventions. *Journal of Clinical Nursing, 12*, 77-84.

Facchiano, L., & Snyder, C. H. (2013). Evidence-based practice for the busy nurse practitioner: Part four: Putting it all together. *Journal of the American Association of Nurse Practitioners, 25*, 24-31. doi:10.1111/j.1745-7599.2012.00751.x

Fink, R., Thompson, C. J., & Bonnes, D. (2005). Overcoming barriers and promoting the use of research in practice. *Journal of Nursing Administration, 35*, 121-129.

Gorman, P. (2001). Information needs in primary care: A survey of rural and nonrural primary care physicians. *Medinfo, 10*(pt 1), 338-342.

Haynes, B. (2009). New and underutilized features of ACP Journal Club PLUS and ACPJC.org: Stellar articles, searches, and succinct synopses of the principles and practice of "personalized" evidence-based medicine. *Annals of Internal Medicine, 151*(12), JC6-2. doi:10.7326/0003-4819-151-12-200912150-02002

Haynes, R. B. (1993). Where's the meat in clinical journals? *ACP Journal Club, 119*, A16.

Haynes, R. B. (2008). ACP Journal Club is dead . . . long live ACP Journal Club. *ACP Journal Club, 148*(2), A8.

Haynes, R. B., Sackett, D. L., Guyatt, G. H., & Tugwell, P. (2006). *Clinical epidemiology: How to do clinical practice research* (3rd ed.). New York, NY: Lippincott Williams & Wilkins.

Hunter, K. M. (1991). *Doctor's stories: The narrative structure of medical knowledge*. Princeton, NJ: Princeton University.

Institute of Medicine. (2001). *Crossing the quality chasm: A new health system for the 21st century*. Committee on Quality of Health Care in America. Washington, DC: Author.

Institute of Medicine. (2004). *Keeping patients safe: Transforming the work environment of nurses*. Washington, DC: National Academies Press.

Institute of Medicine. (2008). *Knowing what works in health care: A roadmap for the nation*. Washington, DC: National Academies Press.

Institute of Medicine. (2011a). *Finding what works in health care: Standards for systematic reviews*. Washington, DC: National Academies Press.

Institute of Medicine. (2011b). *The future of nursing: Leading change, advancing health*. Washington,

DC: National Academies Press.

Jennings, B. M. (2000). Evidence–based practice: The road best traveled? *Research in Nursing and Health, 23*(5), 343–345.

Klardie, K. A., Johnson, J., McNaughton, M., & Meyers, W. (2004). Integrating the principles of evidence–based practice into clinical practice. *Journal of the American Academy of Nurse Practitioners, 16*(3), 98–105.

Kleinman, A. (1988). *Illness narratives: Suffering, healing and the human condition*. New York, NY: Basic Books.

Kosowski, M. M., & Roberts, V. W. (2003). When protocols are not enough: Intuitive decision making by novice nurse practitioners. *Journal of Holistic Nursing, 21*(1), 52–72.

Kuiper, R. A., & Pesut, D. J. (2004). Promoting cognitive and metacognitive reflective reasoning skills in nursing practice: Self–regulated learning theory. *Journal of Advanced Nursing, 45*(4), 381–391.

McAlister, F. A., Graham, I., Karr, G. W., & Laupacis, A. (1999). Evidence–based medicine and the practicing clinician. *Journal of General Internal Medicine, 14*(4), 236–242.

McCarthy, M. C. (2003). Situated clinical reasoning: Distinguishing acute confusion from dementia in hospitalized older adults. *Research in Nursing and Health, 26*(2), 90–101.

McDonald, D. D., Frakes, M., Apostolidis, B., Armstrong, B., Goldblatt, S., & Bernardo, D. (2003). Effect of a psychiatric diagnosis on nursing care for nonpsychiatric problems. *Research in Nursing and Health, 26*(2), 225–232.

McGlynn, E. A., Asch, S. M., & Adams, J. (2003). The quality of health care delivered to adults in the United States. *New England Journal of Medicine, 348*, 2635–2645.

McKibbon, K. A., & Marks, S. (2001). Posing clinical questions: Framing the question for scientific inquiry. *AACN Clinical Issues, 12*(4), 477–481.

Melnyk, B. M., & Fineout–Overholt, E. (2014). *Evidence–based practice in nursing and healthcare* (3rd ed.). Philadelphia, PA: Lippincott Williams & Wilkins.

Melnyk, B. M., Fineout–Overholt, E., Gallagher–Ford, L., & Kaplan, L. (2012). The state of evidence–based practice in US nurses: Critical implications for nurse leaders and educators. JONA: *The Journal of Nursing Administration, 42*, 410–417. doi:10.1097/ NNA. 0b013e3182664e0a

Melnyk, B. M., Gallagher–Ford, L., Long, L. E., & Fineout–Overholt, E. (2014). The establishment of evidence–based practice competencies for practicing registered nurses and advanced practice nurses in real–world clinical settings: Proficiencies to improve healthcare quality, reliability, patient outcomes, and costs. *Worldviews on Evidence–Based Nursing, 11*, 5–15.

Melnyk, B. M., Grossman, D. C., Chou, R., Mabry–Hernandez, I., Nicholson, W., DeWitt, T. G., . . . Flores, G. (2012). U.S. Preventive Services Task Force (USPSTF) perspective on evidence–based preventive recommendations for children. *Pediatrics, 130*(2). doi:10.1542/peds.2011–2087

Mitchell, G. J. (1999). Practice applications. Evidence–based practice: Critique and alternative view. *Nursing Science Quarterly, 12*(1), 30–35.

Peden–McAlpine, C., & Clark, N. (2002). Early recognition of client status changes: The importance of time. *Dimensions of Critical Care Nursing, 21*(4), 144–151.

Ritter, B. J. (2003). An analysis of expert nurse practitioners' diagnostic reasoning. *Journal of the American Academy of Nurse Practitioners, 15*(3), 137–141.

Ruth–Sahd, L. A. (2003). Reflective practice: A critical analysis of data–based studies and implications for nursing education. *Journal of Nursing Education, 42*(11), 488–497.

Rycroft–Malone, J., Seers, K., Titchen, A., Harvey, G., Kitson, A., & McCormack, B. (2004). What counts as evidence in evidence–based practice? *Journal of Advanced Nursing, 47*(1), 81–90.

Sackett, D. L., Rosenberg, W. M., Gray, J. A., Haynes, R. B., & Richardson, W. S. (1996). Evidence–based medicine: What it is and what it isn't. *British Medical Journal, 312*(7023), 71–72.

Scott, P., Shiell, A., & King, M. (1996). Is general practitioner decision-making associated with patient socio-economic status? *Social Science and Medicine, 42*(1), 35-46.

Shapiro, S. E. (2007). Evidence-based practice for advanced practice emergency nurses. *Advanced Emergency Nursing Journal, 29*(4), 331-338.

Shapiro, S. E. (2010). Grading evidence for practice. *Advanced Emergency Nursing Journal, 32*(1), 59-67.

Shapiro, S. E., & Donaldson, N. E. (2008). Evidence-based practice for advanced practice emergency nurses, part II. Critically appraising the literature. *Advanced Emergency Nursing Journal, 30*, 139-147.

Simmons, B., Lanuza, D., Fonteyn, M., Hicks, F., & Holm, K. (2003). Clinical reasoning in experienced nurses. *Western Journal of Nursing Research, 25*(6), 701-719; [discussion] 720-724.

Smith, B. H. (1996). Evidence-based medicine. Rich sources of evidence are ignored. *British Medical Journal, 313*(7050), 169-171.

Sox, H. C., Blatt, M. A., Higgins, M. C., & Marton, K. I. (2007). *Medical decision making*. Philadelphia, PA: American College of Physicians.

Stevens, K. (2013). The impact of evidence-based practice in nursing and the next big ideas. *OJIN: The Online Journal of Issues in Nursing, 18*(2), Manuscript 4.

Straus, S. E., Glasziou, P., Richardson, W. S., & Haynes, R. B. (2011). *Evidence-based medicine: How to practice and teach EBM* (4th ed.). Churchill Livingstone: Edinburgh.

Straus, S. E., Tetroe, J., & Graham, I. D. (2009). *Knowledge translation in health care: Moving from evidence to practice*. Oxford: Wiley-Blackwell.

Sung, N. S., Crowley, W. F., Jr., Genel, M., Salber, P., Sandy, L., Sherwood, L, . . .Rimoin, D. (2003). Central challenges facing the national clinical research enterprise. *Journal of the American Medical Association, 289*, 1278-1287.

Tanner, C. A. (1998). Clinical judgment and evidence-based practice: Conclusions and controversies. *Communicating Nursing Research, 31*(2), 19-35.

Tanner, C. A. (1999). Evidence-based practice: Research and critical thinking. *Journal of Nursing Education, 38*(3), 99.

Tanner, C. A. (2006). Thinking like a nurse: A research-based model of clinical judgment in nursing. *Journal of Nursing Education, 45*(6), 204-211.

Tanner, C. A. (2009). The case for cases: A pedagogy for developing habits of thought. *Journal of Nursing Education, 48*(6), 299-230.

Tanner, C. A., Benner, P., Chesla, C., & Gordon, D. R. (1993). The phenomenology of knowing the patient. Image: *The Journal of Nursing Scholarship, 25*(4), 273-280.

Tracy, C. S., Dantas, C. C., & Upshur, R. E. (2003). Evidence-based medicine in primary care: Qualitative study of family physicians. *BMC Family Practice*. Retrieved from http://www.biomedcentral.com/1471-2296/4/6

Vincent, D., Hastings-Tolsma, M., Gephart, S., & Alfonzo, P. M. (2015). Nurse practitioner clinical decision-making and evidence-based practice. *Nurse Practitioner, 40*, 47-54. doi:10.1097/01.NPR.0000463783.42721.ef

White, A. H. (2003). Clinical decision making among fourth-year nursing students: An interpretive study. *Journal of Nursing Education, 42*(3), 113-120.

Williamson, J. W., German, P. S., Weiss, R., Skinner, E. A., & Bowes III, F. (1989). Health science information management and continuing education of physicians. A survey of U.S. primary care practitioners and their opinion leaders. *Annals of Internal Medicine, 110*(2), 151-160.

Windish, D. M., Huot, S. J., & Green, M. L. (2007). Medical residents' understanding of the biostatistics and results in the medical literature. *Journal of the American Medical Association,*

298(9), 1010-1022.

Youngblut, J. M., & Brooten, D. (2001). Evidence-based nursing practice: Why is it important? AACN Clinical Issues: *Advanced Practice in Acute and Critical Care, 12*(4), 468-476.

Zerwekh, J. V. (1992). The practice of empowerment and coercion by expert public health nurses. *Image: The Journal of Nursing Scholarship, 24*(2), 101-105.

제14장

AARP. (2015). New state law to help family caregivers. Retrieved from http://www.aarp.org/politics-society/advocacy/caregiving -advocacy/info-2014/aarp-creates-model-state-bill.html

AARP. (2016). *The policy book.* Retrieved from http://www.aarp.org/policybook

Abbot, A. (1988). *The system of professions: Essays on the division of expert labor.* Chicago, IL: University Press of Chicago.

American Association of Colleges of Nursing. (2006). *The essentials of doctoral education for advanced nursing practice.* Washington, DC: Author.

American Association of Colleges of Nursing. (2011). *The essentials of master's education in nursing.* Washington, DC: Author.

American Association of Nurse Anesthetists. (2016). *W. Keith Barnill receives AANA's 15th annual Ira P. Gunn Award for outstanding professional advocacy.* Park Ridge, IL: Author.

American College of Nurse Midwives. (2012). *Midwifery: Evidence-based practice.* Retrieved from http://www.midwife .org/ACNM/files/ACNMLibraryData/UPLOADFILENAME/ 000000000279/Midwifery%20Evidence-based%20Practice%20Issue%20Brief%20Revised%20March%202013.pdf

American Nurses Association. (2015). *Guide to the code of ethics for nurses.* Silver Springs, MD: American Nurses Publishing.

Benner, P. (1984). *From novice to expert: Excellence and power in clinical nursing practice.* Menlo Park, CA: Addison-Wesley.

Benner, P. (1991). The role of experience, narrative and community in skilled ethical comportment. *Advances in Nursing Science, 14*(2), 1.

Bishop, A., & Scudder, J. (1990). *The practical and moral and personal sense of nursing: A phenomenological philosophy of practice.* Albany, NY: State University of New York.

Callister, L. C., & Freeborn, D. (2007). Nurse midwives with women: Ways of knowing in nurse midwives. *International Journal for Human Caring, 11*(1), 8-15.

Cleveland Clinic. (2014). Midwife is equal parts nurse, coach, advocate. Retrieved from https://health.clevelandclinic .org/2014/12/midwife-is-equal-parts-nurse-coach-advocate/

Connolly, P. M. (1999). Consumer advocacy. In C. A. Shea, L. R. Pelletier, E. C. Poster, G. W. Stuart, & M. P. Verhey (Eds.), *Advanced practice nursing in psychiatric and mental health care.* St. Louis: Mosby.

Curtain, L. L. (1979). The nurse as advocate: A philosophical foundation for nursing. *Advances in Nursing Science, 1*(3), 1-10.

Foley, B. J., Minick, M. P., & Kee, C. C. (2002). How nurses learn advocacy. *Journal of Nursing Scholarship, 34*(2), 181-187.

Gadow, S. (1980). Existential advocacy: Philosophical foundation of nursing. In S. F. Spicker & S. Gadow (Eds.), *Nursing: Images and ideals.* New York, NY: Springer.

Gadow, S. (1989). Clinical subjectivity. Advocacy for silent patients. *Nursing Clinics of North America, 24*(2), 535-541.

Gardner, D. B. (2014). Walking the talk for patient-centered care: An interview with Eileen O'Grady, wellness coach. *Nursing Economic$, 32*(2), 99-100.

Gates, B. (1995). Whose best interest? *Nursing Times, 91*(4), 31-32.

Hanks, R. G. (2010). The medical–surgical nurse perspective of advocate role. *Nursing Forum, 45*(2), 97-107.

Hanley, B. (2002). Policy development and analysis. In D. J. Mason, J. K. Leavitt, & M. W. Chafee (Eds.), *Policy and politics in nursing and health care* (4th ed.). Philadelphia, PA: W. B. Saunders.

Hess, D. R., Dossey, B. M., Southard, M. E., Luck, S., Schaub, B. G., & Bark, L. (2013). *The art and science of nurse coaching: The provider's guide to coaching scope and competencies*. Silver Spring, MD: Nursesbooks.org.

Hewitt, J. A. (2002). Critical review of the arguments debating the role of the nurse advocate. *Journal of Advanced Nursing, 37*(5), 439-445.

Joel, L. (1998). On citizenship in a great profession. *American Journal of Nursing, 98*(4), 7.

Jones, E. (1982). Advocacy—A tool for radical nursing curriculum planners. *Journal of Nurse Education, 21*(1), 40-45.

Levine, C., Halper, D. E., Rutberg, J. C., & Gould, D. A. (2013). *Engaging family caregivers as partners in transition*. New York, NY: United Hospital Fund.

Kohnke, M. F. (1982). *Advocacy: Risk and reality*. St. Louis: Mosby.

Mason, D. J., Gardner, D. B., Outlaw, F. H., & O'Grady, E. T. (Eds.). (2016). *Policy and politics in nursing and health care* (7th ed.). St. Louis: Elsevier/Mosby/Saunders.

Meehan, K. A. (2009). Advance directives. *Clinical Nurse Specialist, 23*(5), 258-264.

Milette, B. (1993). Client advocacy and the moral orientation of nurses. *Western Journal of Nursing Research, 15*(5), 607-618.

Mitchell, G., & Bournes, D. (2000). Nurse as patient advocate? In search of straight thinking. *Nursing Science Quarterly, 13*(3), 204-209.

Paquin, S. O. (2011). Social justice advocacy in nursing. *Creative Nursing, 17*(2), 63-67.

Reardon, L. (August 2015). Making a difference: Advocacy to improve pediatric health in eastern North Carolina. *Tar Heel Nurse*, 14. Retrieved from ttps://www.researchgate.net/journal/0039-9620_Tar_heel_nurse

Reinhard, S., Levine, C., & Samis, S. (2012). *Home alone: Family caregivers providing complex chronic care*. A report of the AARP Public Policy Institute and the United Hospital Fund. Washington, DC: AARP.

Schroeder, C., & Gadow, G. (2000). An advocacy approach to ethics and community health. In E. Anderson & J. McFarlane (Eds.), *Community as partner: Theory and practice in nursing* (3rd ed.). Philadelphia, PA: Lippincott Williams & Wilkins.

Shea, C., Mahoney, M., & Lacey, J. (1997). Breaking through the barriers to domestic violence intervention. *American Journal of Nursing, 97*(6), 26-33.

Stein, L., Watts, D., & Howell, T. (1990). The doctor–nurse game revisited. *New England Journal of Medicine, 322*(8), 546-549.

Sullivan, W. P. (1991). *Case management in alcohol and drug treatment: Conceptual issues and practical applications*. Springfield, MO: Southwest Missouri Center for Social Research.

Swarbrick, M., Murphy, A. A., Zechner, M., Spagnolo, A. B., & Gill, A. J. (2011). Wellness coaching: A new role for peers. *Psychiatric Rehabilitation Journal, 34*(4), 328-331.

Taylor, M. R. S. (2016). Impact of advocacy initiatives on nurses' motivation to sustain momentum in public policy advocacy. *Journal of Professional Nursing, 32*(3), 235-245.

Thrasher, C. (2002). The primary care nurse practitioner: Advocate for self care. *Journal of the American Academy of Nurse Practitioners, 14*(3), 113-117.

Towers, J. (2017). Advanced practice nurses and prescriptive authority. In L. A. Joel, *Advanced practice nursing: Essentials for role development* (4th ed.). Philadelphia, PA: F.A. Davis.

제15장

American Nurses Association. (1992). *Case management by nurses.* Kansas City, MO: American Nurses Association.

Bodenheimer, T., & Bauer, L. (2016, September 15). Rethinking the primary care workforce—An expanded role for nurses. *New England Journal of Medicine, 6*(375), 1015-1017.

Boville, D., Saran, M., Salem, J. K., & Clough, L. (2007). An innovative role for nurse practitioners in managing chronic disease. *Nursing Economic$, 25*(6), 359-364.

Bower, K. S. (1992). *Case management by nurses* (2nd ed., pp. 13-15). Kansas City, MO: American Nurses Association.

Boyd, C. M., Reider, L., Frey, K., Scharfstein, D., Leff, B., Wolff, J., . . . Boult, C. (2009). The effects of guided care on the perceived quality of health care for multi-morbid older persons: 18 month outcomes from a cluster-randomized controlled trial. *Journal of General Internal Medicine, 25*(3), 235-242.

Brault, G. L., & Kissinger, L. D. (1991). Case management: Ambiguous at best. *Journal of Pediatric Health Care, 5*(4), 179-183.

Brooten, D., & Naylor, M. D. (1995). Nurses' effect on changing patient outcomes. *Image, 27*(2), 95-99.

Buhler-Wilkerson, K. (1993). Public health then and now: Bringing care to the people. American *Journal of Public Health, 83*(12), 1778-1786.

Calkin, J. (1984). A model for advanced nursing practice. *Journal of Nursing Administration, 14*(1), 24-30.

Case Management Society of America. (1995). *Standards of practice for case management.* Little Rock, AR: Case Management Society of America.

Case Management Society of America, 2016 revision. (2016). Standards of practice for case management. Retrieved from http://www.cmsa.org/portals/0/pdf/memberonly/StandardsOfPractice.pdf

Cesta, T., & Tahan, H. A. (2003). *The case manager's survival guide* (2nd ed.). St. Louis, MO: Mosby.

Connors, H. R. (1993). Impact of care management modalities on curricula. In K. Kelly & M. Maas (Eds.), *Managing nursing care* (pp. 190-207). St. Louis, MO: Mosby.

Cronin, C. J., & Maklebust, J. (1989). Case-managed care: Capitalizing on the CNS. *Nursing Management, 20*(3), 38-47.

Curtis, K., Lien, D., Chan, A., Grove, P., & Morris, R. (2002). The impact of trauma case management on patient outcomes. *Journal of Trauma: Injury, Infection and Critical Care, 53*(3), 477-482.

Dancer, S., & Courtney, M. (2010). Improving diabetes patient outcomes: Framing research into the chronic care model. *Journal of the American Academy of Nurse Practitioners, 22*, 580-585.

Daniels, S., & Ramey, M. (2005). *The leaders guide to hospital case management.* Sudbury, MA: Jones & Bartlett.

Dock, L. (1937). Whence the term "public health nursing"? *Public Health Nursing, 29*(12), 712-714.

Erickson, S. M. (1997). Managing case management across the continuum: An organized response to managed care. *Seminars for Nurse Managers, 5*(3), 124-128.

Falter, E. J., Cesta, T. G., Concert, C., & Mason, D. J. (1999). Development of a graduate program in case management. *Journal of Care Management, 5*(3), 50-56, 72, 74, 76-78.

Forman, S., & Kelliher, M. (1999). *StatusOne: Breakthroughs in high risk population health management.* San Francisco, CA: Jossey-Bass.

Frachel, R. R. (1988). A new profession: The evolution of public health nursing. *Public Health Nursing, 5*(2), 86-90.

Hamric, A. B. (1992). Creating our future: Challenges and opportunities for the clinical nurse specialist. *Oncology Nursing Forum, 19*(1 suppl), 11-15.

HealthCare.gov. (2012, August 20). Accountable care organizations: Improving care coordination for people with Medicare. Retrieved from http://www.healthcare.gov/news/factsheets/2011/03/accountablecare03312011a.html

Hellwig, S. D., Yam, M., & DiGiulio, M. (2003). Nurse case managers' perceptions of advocacy. *Lippincott's Case Management, 8*(2), 53-63.

Hibbard, J. H., Stockard, J., Mahoney, E. R., & Tusler, M. (2004). Development of the Patient Activation Measure (PAM): Conceptualizing and measuring activation in patients and consumers. *Health Service Research, 39*(4 pti), 1005-1026.

Hirschman, K. B., Shaid, E., McCauley, K., Pauly, M. V., & Naylor, M. D. (2015, September 30). Continuity of care: The transitional care model. *Online Journal of Issues in Nursing, 20*(3), 1. Retrieved from https://www.ncbi.nlm.nih.gov/pubmed/

Huber, D. L. (2000). The diversity of case management models. *Case Management, 5*(6), 248-255.

Intagliata, J. (1982). Improving the quality of community care for the chronically mentally disabled: The role of case management. *Schizophrenia Bulletin, 8*(4), 655-674.

Iowa Interventions and Outcomes Project. (2002). Nursing interventions classification. Retrieved from http://www.nursing.uiowa.*edu*/centers/cncce/nic/nicquestions.htm.

Kersbergen, A. L. (1996). Case management: A rich history of coordinating care to control costs. *Nursing Outlook, 44*(4), 169-172.

Knollmueller, R. N. (1989). Case management: What's in a name? *Nursing Management, 20*(10), 38-42.

Krichbaum, K. (1999). Advanced practice nurse case managers and care pathways. In M. Snyder & M. P. Mirr (Eds.), *Advanced practice nursing: A guide to professional development* (2nd ed., pp. 99-116). New York, NY: Springer.

Lamb, G. S. (1992). Conceptual and methodological issues: Nursing case management research. *Advances in Nursing Science, 15*(2), 16-24.

Lamb, G. S. (1995). *Case management. Annual Review of Nursing Research, 13*, 117-136.

Mahn, V. A., & Spross, J. A. (1996). Nurse case management as an advanced practice role. In A. B. Hamric, J. A. Spross, & C. M. Hanson (Eds.), *Advanced nursing practice: An integrative approach* (pp. 445-465). Philadelphia, PA: W. B. Saunders.

Mahn, V. A., & Zazworsky, D. (2000). Nurse case management as an advanced practice role. In A. B. Hamric, J. A. Spross, & C. M. Hanson (Eds.), *The advanced practice nurse case manager: An integrative approach* (2nd ed., pp. 549-606). Philadelphia, PA: W. B. Saunders.

Miller, W. R., & Rollnick, S. (2002). *Motivational interviewing—Preparing people for change* (2nd ed.). New York, NY: Guilford Press.

Mollica, R. L., & Gillespie, J. (2003). Care coordination for people with chronic conditions: Partnership for solutions. Baltimore, MD: Johns Hopkins University.

More, P. K., & Mandell, S. (1997). *Nursing case management: An evolving practice*. New York, NY: McGraw-Hill.

Mundt, M. H. (1996). Key elements of nurse case management in curricula. In E. L. Cohen (Ed.), *Nurse case management in the 21st century* (pp. 48-54). St. Louis: Mosby.

Naylor, M. D., Aiken, L. H., Kurtzman, E. T., Olds, D. M., & Hirschman, K. B. (2011, April). The care span: The importance of transitional care in achieving health reform. *Health Affairs (Millwood), 30*(4); 746-754. Retrieved from https://www.ncbi .nlm.nih.gov/pubmed/

Naylor, M., Brooten, D., Campbell, R., Jacobsen, B. S., Mezey, M. D., Pauly, M., . . . Schwartz, J. S. (2010). Comprehensive discharge planning and home follow-up of hospitalized elders. *Journal of the American Medical Association, 28*(7), 613-620.

Naylor, M., & Kurtzman, E. (2010). The role of nurse practitioners in reinventing primary care. *Health Affairs, 29*(5), 893-899.

Paez, K. A., & Allen, J. K. (2006). Cost effectiveness of nurse practitioner management of hyper-cholesterolemia following coronary revascularization. *Journal of the American Academy of Nurse Practitioners, 18*(9), 436-445.

Palmer, R. E. (1969). *Hermeneutics.* Evanston, IL: Northwestern University.

Powell, S. K. (2000). *Case management: A practice guide to success in managed care.* Philadelphia, PA: Lippincott Williams & Wilkins.

Powell, S. K., & Ignatavicius, D. (2001). *Core curriculum for case management.* Philadelphia, PA: Lippincott Williams & Wilkins.

Tahan, H. A., & Campagna, V. (2010, September-October). Case management roles and functions across various settings and professional disciplines. *Professional Case Management, 15*(5), 245-277.

Tahan, H. M., & Treiger, T. M. (2017). *CMS core curriculum for case management* (3rd ed.). Philadelphia, PA: Wolters Kluwer.

Profession of Promoting Health. (1919). *Public Health Nurse, 11*(1), 10-12.

Reverby, S. M. (1987). *Ordered to care: The dilemma of American nursing, 1850-1945.* New York, NY: Cambridge University.

Reynolds, C. G., & Smeltzer, C. H. (1997). Case management: Past, present, future—The drivers for change. *Journal of Nursing Care Quality, 12*(1), 9-19.

Shonick, W. (1988). Public health services: Background and present status. In S. J. Williams & P. R. Torrens (Eds.), *Introduction to health services* (3rd ed., pp. 85-123). New York, NY: Delmar.

Sinnen, M., & Schifalaqua, M. (1996). The education of nurses: Nurse case managers' view. In E. L. Cohen (Ed.), *Nurse case management in the 21st century* (pp. 55-62). St. Louis: Mosby.

Sowell, R. L., & Young, S. W. (1997). Case management in nursing curriculum. *Nursing Care Management, 2*(4), 173-176.

Stanton, M. P., Swanson, M., Sherrod, R. A., & Packa, D. R. (2005). Case management evolution: From basic to advanced practice role. *Lippincott's Case Management, 10*(6), 274-284.

Stempel, J., Doerge, J., Van Mie, K., & Combs, J. (1997). Nurse case management. In B. Case (Ed.), *Career planning for nurses* (pp. 133-160). Albany, NY: Delmar.

Tahan, H. A. (1998). Case management: A heritage more than a century old. *Nursing Case Management, 3*(2), 55-60.

Tahan, H. A., & Huber, D. L. (2006). The CCMC's national study of case manager job descriptions. *Lippincott's Case Management, 11*(3), 127-144.

Umbrell, C. E. (2006). Trauma case management: A role for the advanced practice nurse. *Journal of Trauma Nursing, 13*(2), 70-73.

Wald, L. D. (1915). *The house on Henry Street.* New York, NY: Henry Holt & Co.

Watson, A. C. (March/April 2011). Finding common ground in case management: New titles and terminology along the healthcare continuum. *Professional Case Management, 16*(2), 52-54.

Watts, S. A., Gee, J., O'Day, M. E., Schaub, K., Lawrence, R., Aron, D., & Kirsh, S. (2009). Nurse practitioner-led multidisciplinary teams to improve chronic illness care: The unique strengths of nurse practitioners applied to shared medical appointments/group visits. *Journal of the American Academy of Nurse Practitioners, 21,* 167-172.

Weil, M., & Karls, J. (1985). Historical origins and recent developments in case management. In Weil, M. (Ed.), *Case management in human service practice.* San Francisco, CA: Jossey-Bass.

White, A. B. (2004). Case management and the national quality agenda: Partnering to improve the quality of care. *Lippincott's Case Management, 9*(3), 132-140.

Wong, E. (2008, October 24). Coining and defining novel nursing terminology. Part 2: Critical incident nursing intervention. *International Journal of Nursing Terminologies and Classifications, 19*(4), 132-139.

Zander, K. (2008). *Hospital case management models.* Danvers, MA: HCPro, Inc.

Zerwekh, J. V. (1992). Public health nursing legacy: Historical practical wisdom. *Nursing and Health Care, 13*(2), 84-91.

제16장

Addison, N., Quatrara, B., Letzkus, L., Strider, D., Rovnyak, V., Syptak, V., & Fuzy, L. (2014). Cleanliness of disposable vs nondisposable electrocardiography lead wires in children. *American Journal of Critical Care, 23*(5).

American Association of Colleges of Nursing. (1995). *The essentials of master's education for advanced practice nursing.* Washington, DC: American Association of Colleges of Nursing.

American Association of Colleges of Nursing. (2006). *The essentials of doctoral education for advanced practice nursing.* Retrieved from http://www.aacn.nche.edu/DNP/pdf/Essentials.pdf

American Association of Colleges of Nursing. (2011). *The essentials of master's education in nursing.* Retrieved from http://www.aacn .nche.edu/education-resources/MastersEssentials11.pdf

American Association of Colleges of Nursing. (2015). *The doctor of nursing practice: Current issues and clarifying recommendations. Report from the Task Force on Implementation of the DNP.* Retrieved from http://www.aacn.nche.edu/aacn-publications/white-papers/DNP-Implementation-TF-Report-8-15.pdf

American Association of Critical-Care Nurses Beacon Award for Excellence. (2011). Retrieved from https://www.aacn.org/ nursing-excellence/beacon-awards

American Nurses Association. (2015). *Nursing: Scope and standards of practice* (3rd ed.). Silver Spring, MD: Author.

American Nurses Association. (2010). *Nursing's social policy statement.* Washington, DC: American Nurses Association.

American Nurses Credentialing Center Magnet Recognition Program. (2011). Retrieved from http://nurse credentialing.org/Magnet.aspx

Bryant-Lukosius, D., Spichiger, E., Martin, J., Stoll, H., Kellerhais, S. D., Fliedner, M., . . . DeGeest, S. (2016). APN evaluation framework. *Journal of Nursing Scholarship, 48*(2), 201-209.

Burman, M. E., Hart, A. M., & McCabe, S. M. (2005). Doctorate of nursing practice: Opportunity amidst chaos. *American Journal of Critical Care, 14*(6), 463-464.

Burns, S. M. (2010, May 1). A journey to make research part of what we do: From inception to success. *HCPro's Advisor to the ANCC Magnet Recognition Program, 6*(5).

Christenbery, T. L. (2011). Manuscript peer review: A guide for advanced practice nurses. *Journal of the American Academy of Nurse Practitioners, 23*(1), 15-22.

Chulay, M. (2006). Good research ideas for clinicians. *AACN Advanced Critical Care, 17,* 253-265.

Clark, K., & Normile, L. (2012). Nursing informatics and data collection from the electronic medical record: Study of characteristics, factors and occupancy impacting outcomes of critical care admissions from the emergency department. *Health Informatics Journal, 18*(4), 309-319.

De Palma, J. A. (2009). Research. In A. B. Hamric, J. A. Spross, & C. M. Hanson (Eds.), *Advanced nursing practice: An integrative approach* (4th ed., pp. 217-248). St. Louis, MO: Saunders.

Deshefy-Longhi, T., Swartz, M. K., & Grey, M. (2002). Establishing a practice-based research network of advanced practice registered nurses in southern New England. Nursing Outlook, 50(3), 127-132.

Deshefy-Longhi, T., Swartz, M. K., & Grey, M. (2008). Characterizing nurse practitioner practice by sampling patient encounters: An APRNet study. *Journal of the American Academy of Nurse Practitioners, 20*(5), 281-287.

Ferguson, L., Milner, M., & Snelgrove-Clarke, E. (2004). The role of intermediaries, getting evidence into practice. *Journal of Wound, Ostomy and Continence Nursing, 31*(6), 325-332.

Gawlinski, A., & Miller, P. S. (2011, July-September). Advancing nursing research through a mentorship program for staff nurses. *AACN Advances in Critical Care, 22*(3), 190-200.

Hamric, A. B., Hanson, C., Tracy M., & O'Grady, E. (2014). *Advanced nursing practice: An integrative approach* (5th ed.). St. Louis, MO: Saunders.

Higgins, I., Parker, V., Keatinge, D., Giles, M., Winskill, R., Guest, E., . . . Phelan, C. (2010). Doing clinical research: The challenges and benefits. *Contemporary Nurse, 35*(2), 171-181.

Hutchinson, M., East, L., Stasa, H., & Jackson, D. (2014). Deriving consensus on the characteristics of advanced practice nursing. *Nursing Research, 62*(3), 117-128.

Kennel, S., Burns, S. M., & Horn, H. (2009). Stimulating student interest in nursing research: A program pairing students with practicing clinician researchers. *Journal of Nursing Education, 48*, 209-211.

Kleinpell, R. M. (2008). Promoting research in clinical practice: Strategies for implementing research initiatives. *AACN Advanced Critical Care, 19*, 155-163.

Lahmann, N. A., Kottner, J., Dassen, T., & Tannen, A. (2012, February). Higher pressure ulcer risk on intensive care? —Comparison between general wards and intensive care units. *Journal of Clinical Nursing, 21*(3-4), 354-361.

Makic, M., & Rauen, C. (2016). Maintaining your momentum: Moving evidence into practice. *American Association of Critical Care Nurses, 36*(2), 13-18.

McCloskey, B., Grey, M., Deshefy-Longhi, T., & Grey, L. J. (2003). APRN practice patterns in primary care. *Nurse Practitioner, 28*(4), 39-44.

Melnyk, B., Fineout-Overholt, E., Gallagher-Ford, L., & Kaplan, L. (2012). The state of evidence-based practice in US nurses: Critical implications for nurse leaders and educators. *Journal of Nursing Administration, 42*(9), 410-417.

Mercer, T. A. (2008). Research settings, regional consortium provides much-needed resource, networking opportunity for nurse researchers. *Advance for Nurses, 10*(4), 23.

Olsen, D. P., Dixon, J. K., Grey, M., Deshefy-Longhi, T., & Demarest, J. C. (2005). Privacy concerns of patients and nurse practitioners in primary care: An APRNet study. *Journal of the American Academy of Nurse Practitioners, 17*(12), 527-534.

Pepler, C. J., Frisch, S., Rennick, J., Swidzinski, M., White, C., Brown, T., -Gross, J. (2006). Strategies to increase research-based practice. *Clinical Nurse Specialist, 20*(1), 23-31.

Poghosyan, L., Nannini, A., Finkelstein, S. R., Mason, E., & Shaffer, J. A. (2013, September/October). Development and psychometric testing of the nurse practitioner primary care organizational climate questionnaire. *Nursing Research, 62*(5), 325-334.

Profetto-McGrath, J., Smith, K. B., Hugo, K., Taylor, M., & El-Hajj, H. (2007). Clinical nurse specialist use of evidence in practice: A pilot study. *Worldviews on Evidence-Based Nursing, 4*(2), 86-96.

Resnick, B. (2006). Outcomes research: You do have the time! *Journal of the American Academy of Nurse Practitioners, 18*(11), 505-509.

Rivers, R., Cohen, L., & Counsell, C. (2006). Science critical to patient care. *Nurse Leader, 4*(3), 40-44.

Schramp, L. C., Holtcamp, M., Phillips, S. A., Johnson, T. P., & Hoff, J. (2010). Advanced practice nurses facilitating clinical translational research. *Clinical Medicine and Research, 8*(3/4), 131-134.

Steele-Moses, S. K. (2010). The journey to Magnet: Developing a research infrastructure. *Clinical Journal of Oncology Nursing, 14*, 237-239.

Theile, R. H., Rea, K. M., Turrentine, E., Friel, C. M., Hassinger, T. E., McMurry, T. L., . . . Hedrick, T. L. (2015). Standardization of care: Impact of an enhanced recovery protocol on length of stay, complications, and direct costs after colorectal surgery. *Journal of the American College of*

Surgeons, 220(5), 430–443.

Turner, M., Parks, C., Murphy, F., Dick, L., Chaney, C., Ward, K., & Burns, S. (2014). Pneumococcal vaccination: Identifying barriers and strategies to improve administration rates. *ViewPoint, 36*(2), 4–8.

Vohra, J. U., & Bryant–Lukosius, D. (2009). The advanced practice nursing data collection toolkit: A compendium of research tools. *Topics in Advanced Practice Nursing, 9*(4). eJournal. Retrieved from http://www.medscape.com/viewarticle/709933

Weeks, S. K., & Satusky, M. J. (2005). Demystify nursing research. *Nursing Management, 36*, 42–47.

Winfield, C., Davis, S., Schwaner, S., Conaway, M., & Burns, S. M. (2007). Evidence: The first word in safe I.V. practice. *American Nurse Today, 2*, 31–33.

Yale Center for Clinical Investigation. (2015). Yale School of Nursing and the Practice–Based Research Network (NetHaven). Retrieved from http://ycci.yale.edu/community/activities/nethaven.aspx

제17장

American Holistic Nurses Association. (2002). *AHNA standards of advanced holistic nursing practice for graduate–prepared nurses*. Flagstaff, AZ: Author.

American Holistic Nurses Association. (2016). *AHNA: Position on the role of nurses in the practice of complementary and integrative health approaches*. Used by permission prior to publication on website. July 19, 2016.

American Holistic Nurses Association & American Nurses Association. (2007). *Holistic nursing: Scope and standards of practice* (1st ed.). Washington, DC: Author.

American Holistic Nurses Association & American Nurses Association. (2013). *Holistic nursing: Scope and standards of practice* (2nd ed.). Washington, DC: Author.

American Nurses Association. (2010). *Nursing's social policy statement: The essence of the profession. Revised*. Silver Springs, MD: Author.

American Nurses Association. (2015). *Code of ethics for nurses with interpretative statements*. Washington, DC: Author.

Anderson, J. G., & Taylor, A. G. (2011). Biofield therapies in cardiovascular disease management. *Holistic Nursing Practice, 25*(4), 199–204.

Ashen, A. (Spring 1977). Eidetics: An overview. *Journal of Mental Imagery 1*, 5–38.

Ayan, M., Tas, U., Sogut, E., Suren, M., Gurbuzler, L., & Koyuncu, F. (2013). Investigating the effects of aromatherapy in patients with renal colic. *Journal of Alternative and Complementary Medicine, 9*(4), 329–333.

Baldacchino, D., & Draper, P. (2001). Spiritual coping strategies: A review of the nursing research literature. *Journal of Advanced Nursing, 34*(6), 833–841.

Baldwin, A. L., Vitale, A., Brownell, E., Scicinski, J., Kearns, M., & Rand, W. (2010). The touchstone process: An ongoing critical evaluation of Reiki in the scientific literature. *Holistic Nursing Practice, 24*(5), 260–276.

Bennett, M. (2015). It's about resilience! *Beginnings, 35*(6), 9–6, 26–27.

Buckle, J. (2015). *Clinical aromatherapy: Essential oils in health care* (3rd ed.). St. Louis, MO: Elsevier.

Buckle, J. (2016). Aromatherapy. In B. Dossey, L. Keegan, & K. Guzetta (Eds.), *Holistic nursing: A handbook for practice* (7th ed., pp. 345–363). Sudbury, MA: Jones & Bartlett.

Burkhardt, M. A., & Nagai–Jacobson, M. G. (2002). *Spirituality: Living our connectedness*. Albany, NY: Delmar Thompson Learning.

Burkhardt, M. A., & Nagai–Jacobson, M. G. (2015). Spirituality and health. In B. Dossey, L. Keegan, & L. Keegan (Eds.), *Holistic nursing: A handbook for practice* (7th ed., pp, 135–163). Sudbury,

MA: Jones & Bartlett.

Burman, M. E. (2003). Complementary and alternative medicine: Core competencies for family nurse practitioners. *Journal of Nursing Education, 42*(1), 28-34.

Busch, V., Magerl, W., Kern, U., Haas, J., Hajak, G., & Eichhammer, E. (2012). The effect of deep and slow breathing on pain perception, autonomic activity, and mood processing—An experimental study. *Pain Medicine, 13*(2), 215-228.

CAM at the NIH Newsletter. (2013). The placebo effect as a therapeutic tool. *Complementary Therapeutic Medicine, 21*(2), 121-124. Retrieved from http://nccam.nih.gov/news/newsletter/

Canella, L., Bowen, C., Coplan, D., Nteff, D., & Barnes, K. (2012). Examination of the effectiveness of peppermint aromatherapy on nausea in women post C-section. *Journal of Holistic Nursing, 30* (2), 90-1, 4.

Case, K. H. (2015). Our spaces build us. *Beginnings, 35*(6), 18-20.

Chin, K. B., & Cordell, B. (2013). The effects of tea tree oil (Melaleuca alternifolia) on wound healing using a dressing model. *Journal of Alternative and Complementary Medicine, 9*(12), 942-945.

Church, D., Midanelle A., Asis, D., & Brooks, A. (2012). Brief group intervention using emotional freedom techniques for depression in college students: A randomized controlled trial. *Depression Research and Treatment*, Article ID 257172, 7 pages. doi:10.1155/2012/257172

Clark, C. C. (1986). *Wellness nursing: Concepts, theory, research and practice*. New York, NY: Springer.

Clements, I., & Martin, E. J. (1990). *Nursing and holistic wellness: A new beginning*. Dubuque, IA: Kendall/Hunt Publishing.

Coakley, A., & Barron, A. (2012). Energy therapies in oncology nursing. *Seminars in Oncology Nursing, 28*(1), 55-63.

Coalition to Transform Advanced Care. (2015). *A roadmap for success: Transforming advanced illness care in America*. Washington, DC: The C-TAC Organization. Retrieved from http://www.thectac.org/wp-content/uploads/2015/09/Roadmap-Kindle-.pdf

Dawson, C., Hawk, C., Crystal, M. E., Brooks, A., Toukolehto, O. M., Wren, M., . . . Stein, P. (2013). Psychological trauma symptom improvement in veterans using emotional freedom techniques: A randomized controlled trial. *Journal of Nervous & Mental Disease, 201*(2), 153-160.

Deal, B. (2011). Finding meaning in suffering. *Holistic Nursing Practice, 25*(4), 205-210.

Decker, S., Wardell, D. W., & Cron, S. G. (2012). Using a healing touch intervention in older adults with persistent pain: A feasibility study. *Journal of Holistic Nursing, 30*(3), 205-213.

Denner, S. S. (2007). The advanced practice nurse and integration of complementary and alternative medicine. *Holistic Nursing Practice, 21*(3), 152-159.

Denner, S. S. (2009). The science of energy therapies and contemplative practice. *Holistic Nursing Practice, 23*(6), 315-334.

DiNucci, E. M. (2005). Energy healing: A complementary treatment for orthopaedic and other conditions. *Orthopaedic Nursing, 24*(4), 259-269.

Donnelly, G. F. (2006). From the editor: The transformation of healthcare: A wicked problem. *Holistic Nursing Practice, 20*(5), 215-216.

Donner, G., & Wheeler, M. (2009). *Coaching in nursing: An introduction*. Indianapolis, IN: International Council of Nursing and Sigma Theta Tau. Retrieved from http://www.donnerwheeler.com/documents/STTICoaching.pdf

Dossey, B. M. (1997). *Core curriculum for holistic nursing*. Boston, MA: Jones & Bartlett.

Dossey, B. M., & Keegan, L. (2016). *Holistic nursing: A handbook for practice* (7th ed.). Sudbury, MA: Jones & Bartlett.

Dossey, B. M., & Luck, S. (2015). Nurse coaching through a nursing lens: The theory of integrative nurse coaching. *Beginnings, 35*(4), 10-13, 25.

Dossey, L. (2003). Samueli conference on definitions and standards in healing research: Working definitions and terms. Definitions and standards in healing research: The first American Samueli symposium (Ed.), W. Jonas & R. A. Chez. A supplement to *Alternative Therapies in Health and Medicine, 9*(3), A10-A12.

Drick, C. A. (2015). The essence of spirituality—Coming alive in presence. *Beginnings, 35*(5), 14-16.

Drick, C. A. (2016a, September/October). Caring for the care giver: Ensuring 360 through centering. In *The American Nurse: The Official Publication of the American Nurses Association*. Silver Springs, MD: ANA. Prepublication copy.

Drick, C. A. (2016b). Self care: A busy person's guide for finding time and balance. *Beginnings, 36*(4), 6-7, 32.

Eisenberg, D. M., Davis, R., Ettner, S. L., Appel, S., Wilkey, S., VonRompay, M., & Kessler, R.C. (1998). Trends in alternative medicine use in the United States, 1990-1997. *Journal of the American Medical Association, 280*(18), 1569-1575.

Eisenberg, D. M., Kessler, R. C., Foster, C., Norlock, F. E., Calkins, D. R., & Delbanco, T. L. (1993). Unconventional medicine in the United States: Prevalence, costs, and patterns of use. *New England Journal of Medicine, 328*(4), 246-252.

Eisenberg, D. M., Kessler, R. C., Van Rompay, M. I., Kaptchuk, T. J., Wilkey, S. A., Appel, C., & Davis, R. B. (2001). Perceptions about complementary therapies relative to conventional therapies among adults who use both: Results from a national survey. *Annals of Internal Medicine, 135*(5), 344-351.

Eldridge, C. R. (2007). Meeting your patients' spiritual needs. *American Nurse Today, 2*(10), 51-52.

Engebretson, J., & Wardell, D. W. (2007). Energy-based modalities. *Nursing Clinics of North America, 41*(2), 243-260.

Enzham-Hagedorn, M., & Zahourek, R. P. (2007). Research paradigms and models for investigating holistic nursing concerns. *Nursing Clinics of North America, 41*(2), 335-353.

Erickson, H. L. (2007). Philosophy and theory of holism. *Nursing Clinics of North America, 41*(2), 139-163.

Erickson, M., & Sandor, K. (2016). Advanced holistic nursing certification: What it means and why it's important. *Beginnings, 36*(3), 18-20.

Eslinger, M. R. (Ed.). (2000a). Complementary therapies in anesthesia [Special Issue]. CRNA: *The Clinical Forum for Nurse Anesthetists, 11*(4), 190-196.

Eslinger, M. R. (2000b). Foreword. *CRNA: The Clinical Forum for Nurse Anesthetists, 11*(4), 159.

Fairman, J. A., Rowe, J., Hassmiller, S., & Shalala, D. (2011). Broadening the scope of nursing practice. *New England Journal of Medicine, 364*(3), 193-196.

Fazzino, D. L, Quinn Griffin, M. T., McNulty, R., Sr., & Fitzpatrick, J. J. (2010). Energy healing and pain. *Holistic Nursing Practice, 24*(2), 79-88.

Fenton, M. V., & Morris, D. L. (2003). The integration of holistic nursing practices and complementary and alternative modalities into curricula of schools of nursing. *Alternative Therapies in Health and Medicine, 9*(4), 62-67.

Fitzgerald, M. A. (2007, December). Herbal facts, herbal fallacies. *American Nurse Today, 2*(12). Retrieved from https://www .americannursetoday.com/herbal-facts-herbal-fallacies/

Floriani, C. (2016). Anthroposophy and integrative care at the end of life. *Alternative and Complementary Therapies, 22*(3), 99-104. Retrieved from http://online.liebertpub.com/doi/full/10.1089/act.2016.29055.caf

Fung, J. K., Tsang, H. W., & Chung, R. C. (2012). A systematic review of the use of aromatherapy in treatment of behavioral problems in dementia. *Geriatrics and Gerontology International, 12*(3), 272-282.

Gallison, B. S., Xu, Y., Jurgens, C. Y., & Boyle, S. M. (2013). Acute care nurses' spiritual care practices. *Journal of Holistic Nursing: Official Journal of the American Holistic Nurses' Association, 31*(2), 95-103.

Garner, B. (2007). Aromatherapy for you and your patient. *American Nurse Today, 2*(9), 53-54.

Good, M., Albert, J. M., Andersen, G. C., Wotman, S., Cong, X., Lane, D., & Ahn, S. (2010). Supplementing relaxation and music for pain after surgery. *Nursing Research, 59*(4), 250-269.

Heisenberg, W. (1958). *Physics and philosophy: The revolution in modern science*. New York, NY: Harper & Row.

Hess, D. (2011). Defining holistic coaching. *Beginnings, 31*, 16-19.

Hines, M. E. (2016). Turning words into action: The emerging role of advanced holistic nurses. *Beginnings, 36*(3), 6-7, 32-33.

Hines, M. E., & McCaffrey, R. (2016). Envisioning advanced practice holistic nursing in the future. *Beginnings, 36*(3). 16-17.

Holistic Nurse Coaching. (2011). *Beginnings, 31*. Issue devoted to holistic nurse coaching.

Institute of Medicine. (2011). *The future of nursing: Leading change, advancing health*. Washington, DC: National Academies Press. Retrieved from http://www.IOM.edu/Reports/2010/The-Future-of-Nursing-Leading-change-Advancing-health.aspx

Institute of Medicine. (2014). *Dying in America: Improving quality and honoring individual preferences near the end of life*. Washington, DC: National Academic Press.

Jackson, C. (2016). Smoking cessation. In B. Dossey & L. Keegan (Eds.), *Holistic nursing: A handbook for practice* (7th ed., pp. 819-843). Sudbury, MA: Jones & Bartlett Learning.

Janin, S. S., & Mills, P. (2010). Biofield therapies: Helpful or hype? A best evidence synthesis. *International Journal of Behavioral Medicine, 17*, 1-16.

Jonas, W. B. (1997). Alternative medicine: Editorial. *Journal of Family Practice, 45*(1), 34.

Jonas, W. B. (2009). The wellness initiative for the nation, 2009. Retrieved from https://www.healthfund.org/hcar/Samueli_WIN_Handout_web.pdf

Kahn, S., Shapiro, S., Wells, P., Roger, M., Kovacs, M., Anderson, D., . . . Demers, C. (2014). Compression stockings to prevent post-thrombotic syndrome: A randomized placebo-controlled trial. The Lancet, 383(9920), 880-888.

Kaptchuk, T. J., Friedlander, E., Kelley, J. M., Sanchez, M.N., Kokkotou, E., Singer, J.P., . . . Lembo, A. J. (2010). Placebos without deception: A randomized controlled trial in irritable bowel syndrome. *PLoS One, 5*(12), 1-7.

Keegan, L., & Drick, C. A. (2011). *End of life: Nursing solutions for death with dignity*. New York, NY: Springer Publishing.

Keegan, L., & Drick, C. A. (2013). *The golden room: A practical guide for death with dignity*. Charleston, SC: CreateSpace.

Kemper, K. (2016). Authentic healing: Effects on recipients and healers. *Alternative and Complementary Therapies, 22*(3), 105-110.

Kitko, J. (2007). Rhythmic breathing as a nursing intervention. *Holistic Nursing Practice, 21*(2), 85-88.

Koenig, A. (2015). Embracing our connection to nature: Nurses as advocates for our health and food system. *Beginnings, 35*(6), 10-13.

Kranlich, D. (2014). Introduction to complementary, alternative, and traditional therapies. *Critical Care Nurse, 34*(6), 50-57.

Kubsch, S., O'Shaughnessy, J., Carrick, J., Willihnganz, T., Henricks-Soderberg, L., & Sloan, S. A. (2007). Acceptance of change in the healthcare paradigm from reductionism to holism. *Holistic Nursing Practice, 21*(3), 140-151.

Lynch, J. (2015). *IOM releases progress report on future of nursing 2020 goals*. National News Briefs. December 10, 2015. Nurse.com. Retrieved from https://www.nurse.com/blog/2015/12/10/iom-releases-progress-report-on-future-of-nursing-2020-goals/

Macrae, F. (2011). The genetic clue that may explain why women get more migraines. Retrieved from http://www.dailymail.co.uk/health/article-2002789/The-genetic-clue-explain-women-migraines.html#ixzz247nGuPWw

Madrid, M. M., Barrett, E. A. M., & Winstead-Fry, P. (2010). A study of the feasibility of introducing therapeutic touch into the operative environment with patients undergoing cerebral angiography. *Journal of Holistic Nursing, 28*(3), 168-174.

Mariano, C. (2007). Holistic nursing as a specialty: Holistic nursing scope and standards of practice. *Nursing Clinics of North America, 4*(2), 165-188.

Matuszek, S. (2010). Animal-facilitated therapy in various patient populations: Systematic literature review. *Holistic Nursing Practice, 24*(4), 187-203.

McCaffery, R. (2007). The effect of healing gardens and art therapy on older adults with mild to moderate depression. *Holistic Nursing Practice, 21*(2), 79-84.

McCaffery, R., Hansen, C., & McCaffery, W. (2010). Garden walking for depression. *Holistic Nursing Practice, 24*(5), 252-259.

McCloskey, J. C., & Bulechek, G. M. (1992). *Nursing interventions classification*. St. Louis: Mosby.

McCloskey, J. C., & Bulechek, G. M. (2000). *Nursing interventions classification* (3rd ed.). St. Louis: Mosby.

McElligott, D. (2016). Nurse coaching presents new opportunities for advanced practice nurses. *Beginnings, 36*(3), 25-26.

Melville, G., Chang, D., Colaguiri, B., Marshall, P., & Cheemal, B. (2012). Fifteen minutes of chair-based yoga postures or guided meditation performed in the office can elicit a relaxation response. *Evidence-Based Complementary and Alternative Medicine, 2012*, 1-9. Retrieved from https://www.hindawi.com/journals/ ecam/2012/501986/

Menziset, V., & Jallo, N. (2011). Guided imagery as a treatment option for fatigue: A literature review. *Journal of Holistic Nursing: Official Journal of the American Holistic Nurses' Association, 29*(4), 279-286.

Miles, P., & True, G. (2003). Reiki—A review of biofield therapy history, theory, practice and research. *Alternative Therapies, 3*(9), 62-71.

Minden, P. (2013). Bearing witness: To promote therapeutic effectiveness. *Holistic Nursing Practice, 27*(3), 168-176.

National Center for Complementary and Alternative Medicine. (2008). 2007 Statistics on CAM used in the United States. Retrieved from nccih.gov/news/camstats.htm

National Center for Complementary and Alternative Medicine. (2012). National health interview survey. Retrieved from https://nccih.nih.gov/research/statistics/NHIS/2012

National Center for Complementary and Integrative Health. (2016a). Complementary, alternative or integrative health: What's in a name? Retrieved from https://nccih.nih.gov/health/integrative-health

National Center for Complementary and Integrative Health. (2016b). Exploring the science of complementary and integrative health: Fourth strategic plan 2016-2020. Retrieved from https://nccih.nih.gov/about/strategic-plans/2016

National Center for Complementary and Integrative Health. (2016c). Use of complementary health approaches in the U.S. Retrieved from http://nccih.nih.gov/health/integrative-health

National Institute of Health. (2013). Relaxation for stress? News in Health. Retrieved from https://newsinhealth.nih.gov/issue/Feb2013/Capsule2

Nightingale, F. (1859/1969). *Notes on nursing*. New York, NY: Dover Publishing.

North American Nursing Diagnosis Association. (2005). *NANDA: Nursing diagnoses: Definitions and classification, 2005-2006*. Philadelphia, PA: Author.

Novelli, B., Koutsoumpas, T., & Workman, B. (Eds.). (2015). *A roadmap for success: Transforming advanced illness care in America*. Washington, DC: Coalition to Transform Advanced Care.

Peters, R. M. (1999). The effectiveness of therapeutic touch: A meta-analytic review. *Nursing Science Quarterly, 12*(1), 52-61.

Purnell, M. J., & Lange, B. (2011). Creating a graduate holistic nursing program. *Holistic Nursing Practice, 25*(3), 140-146.

Quinn, J. F., Smith, M., Ritenbaugh, C., Swanson, K., & Watson, M. J. (2003). Research guidelines for assessing the impact of the healing relationship in clinical nursing. Definitions and standards in healing research: The first American Samueli symposium, Ed. Jonas, W., & Chez, R. A. A supplement to *Alternative Therapies in Health and Medicine, 9*(3), A65-A79.

Radzyminski, S. (2007). Legal parameters of alternative-complementary modalities in nursing practice. *Nursing Clinics of North America, 41*(2), 189-212.

Rakel, D. (2007). *Integrative medicine* (2nd ed.). Philadelphia, PA: W. B. Saunders.

Reed, T. (2007). Imagery in the clinical setting. *Nursing Clinics of North America, 41*(2), 279-294.

Reid, A. (2015). Holistic nursing, Reiki and the gentle art of beekeeping. *Beginnings, 35*(6), 22-24.

Rew, L. (1996). *Awareness in healing*. Albany, NY: Delmar Publishers.

Rosa, W., & Lubansky, S. (2016). The advanced practice holistic nurse: A leader in the implementation of core values. *Beginnings, 36*(3), 10-12.

Rosenfeld, I. (2008, March 16). Do herbal remedies work? *Parade Magazine*. Retrieved from http://www.parade.com

Ross, S. M. (2008). Osteoarthritis: A proprietary arnica gel is found to be as effective as ibuprofen gel in osteoarthritis of the hands. *Holistic Nursing Practice, 22*(4), 237-239.

Ross, S. M. (2011). Research in review: The role of herbal medicine in women's health. *Holistic Nursing Practice, 25*(2), 105-110.

Salas, M., Brooks, A., & Rowe, J. (2011). The immediate effect of a brief energy psychology intervention (emotional freedom techniques) on specific phobias: A pilot study. *Explore: The Journal of Science and Healing, 7*(3), 155-161.

Sand-Jecklin, K., & Emerson, H. (2010). The impact of a live therapeutic music intervention on patients' experience of pain, anxiety, and muscle tension. *Holistic Nursing Practice, 24*(1), 7-15.

Schaub, B. G., & Dossey, B. M. (2009). Imagery: Awakening the inner healer. In B. M. Dossey & L. Keegan, (Eds.), *Holistic nursing: A handbook for practice* (5th ed., pp. 295-305). Sudbury, MA: Jones & Bartlett.

Schaub, B. G., & White, M. D. (2015). Transpersonal coaching. *Beginnings, 35*(4), 14-16.

Shames, K. H. (1996). *Creative imagery in nursing*. Albany, NY: Delmar Publishers.

Schultz, E., & Loen, M. (2015). Pilgrimage as a spiritual experience. *Beginnings, 35*(5), 18-19, 28.

Sherry, E., & Warnke, P. (2002). Alternative for MRSA and tuberculosis: Eucalyptus and tea tree oils as new topical antibacterials. Paper presented at the Orthopedic Surgery Conference, February 13-17, 2002, Dallas, TX.

Shields, D. (2015). My earth . . . my footprint . . . my heartvoice. *Beginnings, 35*(6), 14-17.

Shields, D., & Weaver, D. (2016). Essentials . . . credentials . . . consensus . . . o my! Creating holistic graduate nursing curriculum. *Beginnings, 36*(3), 8-9, 22-23.

Shields, D. A., & Wilson, D. R. (2016). Energy healing. In B. Dossey & L. Keegan (Eds.), *Holistic nursing: A handbook for practice* (7th ed., pp. 204-206). Sudbury, MA: Jones & Bartlett.

Smith, M. C., & Kyle, L. (2008). Holistic foundations of aromatherapy for nursing. *Holistic Nursing*

Practice, 22(1), 3-9.

Snyder, M. (1985). *Independent nursing interventions*. New York, NY: John Wiley & Sons.

Sok, S. R., Erlen, J. A., & Kim, K. B. (2004). Complementary and alternative therapies in nursing curricula: A new direction for nurse educators. *Journal of Nursing Education, 43*(9), 401-405.

Southard, M. E. (2015). The nuances of cultural diversity in coaching. *Beginnings, 35*(4), 22-23.

Sparber, A. (2001). State boards of nursing and scope of practice of registered nurses performing complementary therapies. *Online Journal of Issues in Nursing, 6*(3), 1-10. Retrieved from http://www.nursingworld.org/ojn

Stuart-Mullen, L., Cutshall, S., Wentworth, L., & Loth, A. (2015). Bringing nurse coaching to a cardiovascular health clinic. *Beginnings, 35*(4), 6-9.

Tang, R., Tegeler, C., Larrimore, D., Cowgill, S., & Kemper, K. (2010). Improving the well-being of nursing leaders through healing touch training. *The Journal of Alternative and Complementary Medicine, 16*(8), 837-841.

Tate, J. D. (2011). The role of spirituality in breast cancer experiences of African American women. *Journal of Holistic Nursing: Official Journal of the American Holistic Nurses' Association, 29*(4), 249-255.

Tisserand, R., & Young, R. (2014). *Essential oil safety*. New York, NY: Churchill Livingstone.

Thompson, M. (1949). *The cry and the covenant*. New York, NY: Doubleday.

United States Department of Health and Human Services. (1998). *Healthy People 2010 objectives: Draft for public comment*. Washington, DC: Government Printing Office.

Vitale, A. (2009). Nurses' lived experience of Reiki for self care. *Holistic Nursing Practice, 23*(3), 167-179.

Vitale, A., & O'Connor, P. C. (2006). The effect of Reiki on pain and anxiety in women with abdominal hysterectomies. *Holistic Nursing Practice, 20*(6), 263-272.

Wardell, D. W., & Weymouth, K. (2004). Review of studies of healing touch. *Journal of Nursing Scholarship, 36*(2), 147-154.

Watts, A. (1960). The nature of consciousness. Retrieved from https://www.youtube.com/watch?v=BdKiphL35j0

White House Commission on Complementary and Alternative Medicine Policy. (2002). *White House Commission on Complementary and Alternative Medicine Policy: Final report*. Retrieved from http://whccamp.hhs.gov/finalreport.html

Winstead-Fry, P., & Wijeck, J. (1999). An interpretative r w and meta-analysis of therapeutic touch research. *Alternative Therapies in Health and Medicine, 5*(6), 58-67.

Wylie, N. (2016). Implementing integrative care as a DNP to increase patient health outcomes. *Beginnings, 36*(3), 14-15.

Zahourek, R. P. (1982a). Hypnosis in nursing practice—Emphasis on the problem patient who has pain. [Part 1.] *Journal of Psychosocial Nursing and Mental Health Services, 20*(3), 13-17.

Zahourek, R. P. (1982b). Hypnosis in nursing practice—Emphasis on the problem patient who has pain. [Part 2.] *Journal of Psychosocial Nursing and Mental Health Services, 20*(4), 21-24.

Zahourek, R. P. (1985). *Clinical hypnosis and therapeutic suggestion in nursing*. Orlando, FL: Grune & Stratton, Inc.

Zahourek, R. P. (1988). *Relaxation and imagery: Tools for therapeutic communication and intervention*. Philadelphia, PA: W. B. Saunders.

Zahourek, R. P. (2002). Imagery. In M. A. Bright, *Holistic health and healing*. Philadelphia, PA: F.A. Davis.

Zahourek, R. P. (2009). Healing through the lens of intentionality. *International Journal of Healing and Caring, 9*(2). Retrieved from http://www.IJHC.org

Zeidan, F., Adler–Nea, A., Wells, R., Stagnaro, E., May, L. M., Eisenbach, J. C., . . . Coghill, R. C. (2016, March 16). Mindfulness–meditation–based pain relief is not mediated by endogenous opioids. *Journal of Neuroscience, 36*(11), 3391-3397. Retrieved from https://nccih.nih.gov/research/results/spotlight/ mindfulness–meditation–pain

제18장

Alfaro–LeFevre, R. (2017). *Critical thinking, clinical reasoning, and clinical judgment: A practical approach* (6th ed.). Philadelphia, PA: Elsevier.

Anderson, L. W., & Krathwohl, D. R. (Eds.). (2001). *A taxonomy for learning, teaching, and assessing: A revision of Bloom's taxonomy of educational objectives.* New York, NY: Longman.

Ashton, K., & Oermann, M. H. (2014). Patient education in home care: Strategies for success. *Home Healthcare Nurse, 32*, 288-294.

Badarudeen, S., & Sabharwal, S. (2010). Assessing readability of patient education materials: Current role in orthopaedics. *Clinical Orthopaedics and Related Research, 468*(10), 2572-2580.

Bastable, S. B. (2014). *Nurse as educator: Principles of teaching and learning for nursing practice* (4th ed.). Sudbury, MA: Jones & Bartlett.

Bloom, B. S., Englehart, M. D., Furst, E. J., Hill, W. H., & Krathwohl, D. R. (1956). *Taxonomy of educational objectives: The classification of educational goals. Handbook I: Cognitive domain.* White Plains, NY: Longman.

Chickering, A. W., & Gamson, Z. F. (1987). Seven principles for good practice in undergraduate education. *AAHE Bulletin, 3*, 3–6.

Diamantouros, A., Bartle, W., & Geerts, W. (2013). Patient information about warfarin: An assessment of accuracy and readability. *JAMA Internal Medicine, 173*, 582-583.

Dreon, O. (2013, February 25). Applying the seven principles for good practice to the online classroom. *Faculty Focus.* Retrieved from http://www.facultyfocus.com/articles/online–education/applying–the–seven–principles–for–good–practice–to–the–online–classroom/

Eltorai, A. E., Cheatham, M., Naqvi, S. S., Marthi, S., Dang, V., Palumbo, M. A., & Daniels, A. H. (2016). Is the readability of spine–related patient education material improving? An assessment of subspecialty websites. *Spine, 41*, 1041-1048.

Foronda, C. (2014). Spice up teaching online! *Nurse Educator, 39*, 265-266.

Gaberson, K., Oermann, M. H., & Shellenbarger, T. (2015). *Clinical teaching strategies in nursing* (4th ed.). New York, NY: Springer.

Galbraith, N. D., & Brown, K. E. (2011). Assessing intervention effectiveness for reducing stress in student nurses: Quantitative systematic review. *Journal of Advanced Nursing, 67*, 709-721.

Gardiner, I., & Sheen, J. (2016). Graduate nurse experiences of support: A review. *Nurse Education Today, 40*, 7-12.

Hensel, D., & Laux, M. (2014). Longitudinal study of stress, self–care, and professional identity among nursing students. *Nurse Educator, 39*, 227-231.

Hutchinson, N., Baird, G. L., & Garg, M. (2016). Examining the reading level of Internet medical information for common internal medicine diagnoses. *American Journal of Medicine, 129*, 637-639.

Jeffries, P. R., Dreifuerst, K. T., Aschenbrenner, D. S., Adamson, K. A., & Schram, A. P. (2015). Clinical simulations in nursing education: Overview, essentials, and the evidence. In M. H. Oermann (Ed.), *Teaching in nursing and role of the educator: The complete guide to best practice in teaching, evaluation, and curriculum development* (pp. 83-101). New York, NY: Springer.

Joury, A. U., Alshathri, M., Alkhunaizi, M., Jaleesah, N., & Pines, J. M. (2016). Internet websites for chest pain symptoms demonstrate highly variable content and quality. *Academic Emergency Medicine.* doi:10.1111/acem.13039. [Epub ahead of print]

McCleary-Jones, V. (2016). A systematic review of the literature on health literacy in nursing education. *Nurse Educator, 41*, 93-97.

McGaghie, W. C., Issenberg, S. B., Petrusa, E. R., & Scalese, R. J. (2010). A critical review of simulation-based medical education research: 2003-2009. *Medical Education, 44*, 50-63.

National Institutes of Health. (2016). How to write easy-to-read health materials. U.S. National Library of Medicine Web site. Retrieved from https://medlineplus.gov/etr.html

Oermann, M. H. (2015). Evidence-based teaching in nursing. In M. H. Oermann (Ed.), *Teaching in nursing and role of the educator: The complete guide to best practice in teaching, evaluation, and curriculum development* (pp. 303-316). New York, NY: Springer.

Oermann, M. H., & Gaberson, K. (2017). *Evaluation and testing in nursing education* (4th ed.). New York, NY: Springer.

Oermann, M. H., Molloy, M. A., & Vaughn, J. (2015). Use of deliberate practice in teaching in nursing. *Nurse Education Today, 35*, 535-536.

Oermann, M. H., Muckler, V. C., & Morgan, B. (2016). Framework for teaching psychomotor and procedural skills in nursing. *Journal of Continuing Education in Nursing, 47*, 278-282.

Rosenberg, S. A., Francis, D., Hullett, C. R., Morris, Z. S., & Kimple, R. J. (2016). Readability of online patient educational resources found on NCI-designated cancer center Web sites. *Journal of the National Comprehensive Cancer Networks, 14*, 735-740.

Ross, J. G., Bruderle, E., & Meakim, C. (2015). Integration of deliberate practice and peer mentoring to enhance students' mastery and retention of essential skills. *Journal of Nursing Education, 54*, S52-S54.

Schmidt, R. A., & Lee, T. D. (2005). *Motor control and learning: A behavioral emphasis* (4th ed.). Champaign, IL: Human Kinetics.

Shellenbarger, T., & Robb, M. (2015). Technology-based strategies for promoting clinical reasoning skills in nursing education. *Nurse Educator, 40*, 79-82.

Sidhu, M. S., Gale, N. K., Gill, P., Marshall, T., & Jolly, K. (2015). A critique of the design, implementation, and delivery of a culturally-tailored self-management education intervention: A qualitative evaluation. *BMC Health Services Research, 15*, 54. doi:10.1186/s12913-015-0712-8

Smallheer, B. A. (2016). Reverse case study: A new perspective on an existing teaching strategy. *Nurse Educator, 41*, 7-8.

제19장

Agency for Healthcare Research and Quality, U.S. Department of Health and Human Services. (1998). *Quality first: Better health care for all Americans, report of the Presidential Advisory Commission on Consumer Protection and Quality in the Health Care Industry.* Retrieved from http://archive.ahrq.gov/hcqual/final/

Agency for Healthcare Research and Quality, U.S. Department of Health and Human Services. (2007). *2007 National healthcare disparities report* (AHRQ Pub. No. 08-0041). Rockville, MD: U.S. Department of Health and Human Services, Agency for Healthcare Research and Quality. Retrieved from http://archive .ahrq.gov/qual/nhdr07/nhdr07.pdf

Agency for Healthcare Research and Quality, U.S. Department of Health and Human Services. (2011). *About the national quality strategy (NQS).* Retrieved from http://www.ahrq.gov/workingforquality/about.htm

Agency for Healthcare Research and Quality, U.S. Department of Health and Human Services (2015a).

Health literacy universal precautions toolkit (2nd ed.) Washington, DC: Government Printing Office. Retrieved from http://www.ahrq.gov/professionals/quality-patient-safety/quality-resources/tools/literacy-toolkit/ healthlittoolkit2.html

Agency for Healthcare Research and Quality, U.S. Department of Health and Human Services. (2015b). *2014 National healthcare quality and disparities report*. AHRQ Pub. No. 15-0007. Retrieved from http://www.ahrq.gov/sites/default/files/wysiwyg/research/ findings/nhqrdr/nhqdr14/2014nhqdr.pdf

Agency for Healthcare Research and Quality, U.S. Department of Health and Human Services. (2015c). *2014 National healthcare quality and disparities report chartbook on women's health care*. AHRQ Pub. No. 15-0007-10-EF. Retrieved from http://www.ahrq.gov/sites/default/files/wysiwyg/research/findings/ nhqrdr/2014chartbooks/womenhealth/2014nhqdr -womenhealth.pdf

Agency for Healthcare Research and Quality, U.S. Department of Health and Human Services. (2016a). *National healthcare quality and disparities report chartbook on access to health care*. AHRQ Pub. No. 16-0015-5-EF. Retrieved from http://www.ahrq.gov/sites/default/files/wysiwyg/research/findings/nhqrdr/chartbooks/ access/qdr2015-chartbook-access.pdf

Agency for Healthcare Research and Quality, U.S. Department of Health and Human Services (2016b). *2015 National healthcare quality and disparities report and 5th anniversary update on the national quality strategy*. AHRQ Pub. No. 16-0015. Retrieved from http://www.ahrq.gov/sites/default/files/wysiwyg/research/ findings/nhqrdr/nhqdr15/2015nhqdr.pdf

American Diabetes Association. (2014). *American Diabetes Association releases position statement on new BMI screening cut points for diabetes in Asian Americans*. Retrieved from http://www.diabetes.org/newsroom/press-releases/2014/american-diabetes-association-releases-position-statement-on-new-bmi-screening-cut-points-for-diabetes-in-asian-americans.html#sthash.VMHpFI5j.dpuf

American Diabetes Association. (2015). Standards of medical care in diabetes—2015: Summary of revisions. *Diabetes Care 2015, 38* (Supplement 1), S1-93. Retrieved from http://care.diabetesjournals.org/content/38/Supplement_1

American Hospital Association. (2003). *The patient care partnership*. Retrieved from http://www.aha.org/content/00-10/pcp_ english_030730.pdf

American Hospital Association. (2011). *Cultural competency bibliography*. Retrieved from http://www.aha.org/content/11/11dispbib-competency.pdf

American Hospital Association, National Center for Healthcare Leadership, Institute for Diversity in Health Management, & American College of Healthcare Executives. (2004). *Strategies for leadership. Does your hospital reflect the community it serves? A diversity and cultural proficiency assessment tool for leaders*. Retrieved from http://www.aha.org/content/00-10/diversitytool.pdf

American Nurses Association. (2015a). *Code of ethics for nurses with interpretive statements*. ePDF: 978 1 55810 600 0. Silver Spring, MD: Nursesbooks. Retrieved from http://nursingworld.org/DocumentVault/Ethics-1/Code-of-Ethics-for-Nurses.html

American Nurses Association. (2015b). *Nursing: Scope and standards of practice* (3rd ed.). Pub. #97181558106192. Silver Spring, MD: Nursesbooks.

Andrulis, D., Delbanco, T., Avakian, L., & Shaw-Taylor, Y. (2014, May). *Conducting a cultural competence self-assessment*. Retrieved from http://erc.msh.org/mainpage.cfm?

Asian American Diabetes Initiative. (2012). Drag 'N cook. Retrieved from https://aadi.joslin.org/en

Arozullah, A, M., Yarnold, P. R, Bennett, C. L., Soltysik, R. C., Wolf, M. S., Ferreira, R. M., . . . Davis, T. (2007, November). Development and validation of a short-form, rapid estimate of adult literacy in medicine. *Medical Care, 45* (11), 1026-1033.

Benkert, R., Hollie, B., Nordstrom, C. K., Wickson, B., & Bins-Emerick, L. (2009). Trust, mistrust, racial identity and patient satisfaction in urban African American primary care patients of nurse practitioners. *Journal of Nursing Scholarship, 41*(2), 211-219.

Berkman, N. D., Sheridan, S. L., Donahue, K. E., Halpern, D. J., Viera, A., Crotty, K., . . . Viswanathan, M. (2011). *Health literacy interventions and outcomes: An updated systematic review. Evidence report/technology assessment No. 199.* (Prepared by RTI International-University of North Carolina Evidence-Based Practice Center under Contract No. 290-2007-10056-I. AHRQ Publication No. 11-E006.) Rockville, MD: Agency for Healthcare Research and Quality. March 2011. Retrieved from http://archive.ahrq.gov/research/findings/evidence-based-reports/literacyup-evidence-report.pdf

Betancourt, J. R., Renfrew, M. R., Green, A. R., Lopez, L., & Wasserman, M. (2012). *Improving patient safety systems for patients with limited English proficiency: A guide for hospitals.* (Prepared by the Disparities Solutions Center, Mongan Institute for Health Policy at Massachusetts General Hospital and Abt Associates, Cambridge, MA, under Contract No. HHSA290200600011I). Rockville, MD: Agency for Healthcare Research and Quality; AHRQ Publication No. 12-0041. September 2012. Retrieved from http://www.ahrq.gov/sites/default/files/publications/files/ lepguide.pdf

Brega, A. G., Barnard, J., Mabachi, N. M., Weiss, B. D., DeWalt, D. A., Brach, C., . . . West, D. R. (2015). *AHRQ health literacy universal precautions toolkit* (2nd ed.). (Prepared by Colorado Health Outcomes Program, University of Colorado Anschutz Medical Campus under Contract No. HHSA 290200710008, TO#10.) AHRQ Publication No. 15-0023-EF. Rockville, MD. Agency for Healthcare Research and Quality. January 2015. Retrieved from http://www.ahrq.gov/sites/default/files/wysiwyg/professionals/quality-patient-safety/quality-resources/tools/literacy-toolkit/healthlittoolkit2.pdf

Brown, A. (2014). Pew Research Center. U.S. Hispanic and Asian Populations Growing, But for Different Reasons. Retrieved from http://www.pewresearch.org/fact-tank/2014/06/26/u-s-hispanic-and-asian-populations-growing-but-for-different-reasons/

Center to Advance Palliative Care. (2011). About CAPC. Retrieved from http://www.capc.org

Centers for Disease Control and Prevention. (2015). Older adults: Steps to ensure the understanding and use of health information. Retrieved from http://www.cdc.gov/healthliteracy/DevelopMaterials/Audiences/OlderAdults/steps.html

Centers for Disease Control and Prevention. (2016). Health literacy: Develop materials. Retrieved from http://www.cdc.gov/ healthliteracy/index

Centers for Medicare and Medicaid Services. (2012). Toolkit for making written material clear and effective. Retrieved from https://www.cms.gov/Outreach-and-Education/Outreach/WrittenMaterialsToolkit/index.html?redirect=/WrittenMaterialsToolkit

Centers for Medicare and Medicaid Services. (2016a). Readmissions reduction program (HRRP). Retrieved from https://www.cms.gov/Medicare/Medicare-Fee-for-Service-Payment/AcuteInpatientPPS/Readmissions-Reduction-Program.html

Centers for Medicare and Medicaid Services. (2016b). 2016 CMS quality strategy. Retrieved from https://www.cms.gov/medicare/quality-initiatives-patient-assessment-instruments/qualityinitiativesgeninfo/downloads/cms-quality-strategy.pdf

Changing the Present. (2012). Health. Retrieved from http://changingthepresent.org/global_health/quotes

Chen, L. A., Santos, S., Jandorf, L., Christie, J., Castillo, A., Winkel, G., & Itzkowitz, S. (2008). A program to enhance completion of screening colonoscopy among urban minorities. *Clinical Gastroenterology and Hepatology, 6*(4), 443-450.

Colby, S. L., & Ortman, J., M. (2015). *Projections of the size and composition of the U.S. population: 2014 to 2060.* Current Population Reports, P25-1143, U.S. Census Bureau, Washington, DC, 2014. Retrieved from http://www.census.gov/content/dam/Census/library/publications/2015/demo/p25-1143.pdf

Cross, T. L., Bazron, B. J., Dennis, K. W., Isaac, M. R., & Campinha-Bacote, J. (1989). *Towards a cultural competent system of care: A monograph on effective services to minority children who are severely emotionally disturbed.* Washington, DC: Georgetown University Child Development Center, CASSP Technical Assistance Center.

Davis, T. C., Wolf, M. S., Arnold, C. L., Byrd, R. S., Long, S. W., Springer, T., . . . Bocchini, J. A. (2006, December 1). Development and validation of the Rapid Estimate of Adolescent Literacy in Medicine (REALM-Teen): A tool to screen adolescents for below-grade reading in health care settings. *Pediatrics, 118*(6), 1707-1714.

DeNavas-Walt, C., & Proctor, B. (2015). *U.S. Census Bureau, current population reports, P60-252: Income and poverty in the United States: 2014.* Washington, DC: U.S. Government Printing Office. Retrieved from https://www.census.gov/content/dam/Census/library/publications/2015/demo/p60-252.pdf

DeNavas-Walt, C., Proctor, B. D., & Smith, J. C. (2011). *U.S. Census Bureau, current population reports, P60-239: Income, poverty, and health insurance coverage in the United States: 2010.* Washington, DC: U.S. Government Printing Office. Retrieved from http://www.census.gov/prod/2011pubs/p60-239.pdf

Dey, J., Rosenoff, E., West, K. (ASPE), Ali, M., Lynch, S., McClellan, C., . . . Patton, P. (SAMHSA). (2016). *Benefits of Medicaid expansion for behavioral health. ASPE Issue Brief: 3-28-2016.* Office of the Assistant Secretary for Planning and Evaluation (ASPE) of the U.S. Department of Health and Human Services. Retrieved from https://aspe.hhs.gov/sites/default/files/pdf/190506/BHMedicaidExpansion.pdf

Ethnomed. (2016). Upcoming fasting holiday: Ramadan. *Ethnomed Features, May-June 2016.* Retrieved from http://www.ethnomed.org

Frost, R. (1961). *You come too.* New York, NY: Holt, Rinehart & Winston.

Garfield, R., & Damico, A. (2016). *The coverage gap: Uninsured poor adults in states that do not expand Medicaid—An update. Jan. 21,* 2016. The Henry J. Kaiser Family Foundation (KFF.org). Retrieved from http://kff.org/health-reform/issue-brief/the-coverage-gap-uninsured-poor-adults-in-states-that-do-not -expand-medicaid-an-update/

Gibson, C. J., & Lennon, E. (1999). *Historical census statistics on the foreign-born population of the United States: 1850-1990, population division working paper No. 29.* U.S. Census Bureau, Population Division. Retrieved from https://www.census.gov/population/www/documentation/twps0029/twps0029.html

Goode, T., Jones, W., & Mason, J. (2002). *A guide to planning and implementing cultural competence organization self-assessment.* Washington, DC: National Center for Cultural Competence, Georgetown University Child Development Center.

GovTrack. (2005). U.S. H.R. 1812-109th Congress. *Patient navigator outreach and chronic disease prevention act of 2005.* Retrieved from https://www.govtrack.us/congress/bills/109/hr1812

Hasnain-Wynia, R., Pierce, D., Haque, A., HedgesGreising, C., Prince, V., & Reiter, J. (2007). Health research and educational trust disparities toolkit. Retrieved from http://www.hretdisparities.org

Health Research & Educational Trust. (2013). Becoming a culturally competent health care organization. Retrieved from http://www .hpoe.org

Health Research & Educational Trust. (2015). Improving patient safety culture through teamwork and communication: TeamSTEPPS. Retrieved from http://www.hpoe.org/teamstepps

Health Research & Educational Trust & Institute for Diversity in Health Management. (2011). Building a culturally competent organization: The quest for equity in health care. Retrieved from http://www.hret.org/cultural-competency

Hospitals in Pursuit of Excellence, Health Research and Educational Trust & American Hospital Association. (2011). *Improving health equity through data collection and use: A guide for hospital leaders*. Retrieved from http://www.hpoe.org/Reports-HPOE/ improvinghealthequity3.2011.pdf

Hsu, W. C., Cheung, S., Ong, E., Wong, K., Lin, S., Leon, K., . . . Weinger, K. (2006). Identification of linguistic barriers to diabetes knowledge and glycemic control in Chinese Americans with diabetes. *Diabetes Care, 29*(2), 415-416.

Humes, K. R., Jones, N. A., & Ramirez, R. R. (2010). *C201BR-02: 2010 census briefs: Overview of race and Hispanic origin: 2010*. Retrieved from http://www.census.gov/prod/cen2010/briefs/c2010br-02.pdf

Institute of Medicine. (2001). *Crossing the quality chasm: A new health system for the 21st century*. Retrieved from http://www.nap.edu/ catalog/10027.html

Institute of Medicine. (2010). *Report brief: Future directions for the national healthcare quality and disparities reports*. Retrieved from http://www.nationalacademies.org/hmd/Reports/2010/Future-Directions-for-the-National-Healthcare-Quality-and-Disparities-Reports.aspx

Institute of Medicine. (2013). *Health literacy: Improving health, health systems, and health policy around the world: Workshop summary*. Washington, DC: National Academies Press. Released 7-12-13. Retrieved from http://www.nap.edu/download/18325

Jackson, L. E. (1993). Understanding, eliciting and negotiating clients' multicultural health beliefs. *Nurse Practitioner, 18*(4), 30-32, 37-38, 41-43.

Joslin Diabetes Center & Joslin Clinic. (2011). Clinical nutrition guideline for overweight and obese adults with type 2 diabetes, prediabetes or those at high risk for developing type 2 diabetes: 8-07-2011. Retrieved from http://www.joslin.org/bin_from_cms/Nutrition_Guidelines-8.22.11(1).pdf

Kutner, M., Greenberg, E., Jin, Y., & Paulsen, C. (2006). *The health literacy of America's adults: Results from the 2003 National Assessment of Adult Literacy (NCES 2006-483)*. U.S. Department of Education, National Center for Education Statistics. Retrieved from https://nces.ed.gov/pubs 2006/2006483.pdf

Lee, S. Y., Bender, D. E., Ruiz, R. E., & Cho, Y. (2006, August). Development of an easy-to-use Spanish Health Literacy test. *Health Services Research, 41*(4Pt1), 1392-1412.

Lee, S. Y., Stucky, B. D., Lee, J. Y., Rozier, R. G., & Bender, D. E. (2010, August). Short assessment of health literacy—Spanish and English: A comparable test of health literacy for Spanish and English speakers. *Health Services Research, 45*(4), 1105-1120.

Leininger, M. M. (1991). *Ethnonursing: A research method with enablers to study the theory of culture care*. New York, NY: National League for Nursing.

Leininger, M. M. (2001). *Culture care diversity and universality—A theory of nursing*. Boston, MA: Jones & Bartlett.

Malone, T. (Chairman). (1985). *Report of the secretary's (HHS) task force on black and minority health*. U.S. Department of Health and Human Services. Retrieved from http://minorityhealth.hhs.gov/assets/pdf/checked/1/ANDERSON.pdf

Memorial Sloan-Kettering Cancer Center. (2011). *Immigrant health and cancer disparities service*. (2011). Retrieved from https://www.mskcc.org/departments/psychiatry-behavioral-sciences/immigrant-health

Moch, R., Nassery, H. G., & Fareed, T. (2014). Incorporating medical interpretation into your practice. Retrieved from http://www.aafp.org/fpm/2014/0300/p16.pdf

Morrison, A. K., Chanmugathas, R., Schapira, M., Gorelick, M. H., & Hoffman, R. G. (2014). Caregiver low health and nonurgent use of the pediatric emergency department for febrile illness. *Academic Pediatrics, 14*(5), 505-509. Retrieved from http://www.ncbi.nlm.nih.gov/pmc/articles/PMC4149856/

National Academy of Sciences. (2015). Press Release, April 28, 2015: Institute of Medicine to became National Academy of Medicine. Retrieved from http://www.nationalacademies.org/hmd/Global/News%20Announcements/IOM-to-become-NAM-Press-Release.aspx

National Cancer Institute of the National Institutes of Health, USDHHS. (2014). *Facing forward: Life after cancer treatment. Revised 2014.* NIH Publication No. 14–2424. Retrieved from http://www.cancer.gov/publications/patient–education/facing–forward

National Cancer Institute of the National Institutes of Health, USDHHS. (2012). Siga Adelante: La vida despues del tratamiento del cancer. Retrieved from https://www.cancer.gov/espanol

National Center for Cultural Competence, Georgetown University, Center for Child and Human Development. (2009). Self–assessments. Retrieved from http://nccc.georgetown.edu/foundations/frameworks.html#lcdefinition

National Center for Cultural Competence, Georgetown University, Center for Child and Human Development. (2016a). Cultural competence: Definition and conceptual framework. Retrieved from http://nccc.georgetown.edu/foundations/frameworks.html#lcdefinition

National Center for Cultural Competence, Georgetown University, Center for Child and Human Development. (2016b). Self–assessments. Retrieved from http://nccc.georgetown.edu/resources/assessments.html

National Diabetes Education Program. (2014). *New beginnings: A discussion guide for living well with diabetes.* Retrieved from http://www.cdc.gov/diabetes/ndep/pdfs/132–new–beginnings.pdf

New growth charts a welcome improvement. (2002). *Clinician Reviews, 12*(7), 5.

Newby, O. J., & Gray, D. C. (2016). Culturally tailored group medical appointments for diabetic black Americans. *The Journal for Nurse Practitioners, 12*(5), 317–323.

Nielsen–Bohlman, L., Panzer, A. M., & Kindig, D. A. (Eds.). (2004). *Health literacy: A prescription to end confusion.* Washington, DC: Institute of Medicine of the National Academies.

Parker, R. M., Ratzan, S. C., & Lurie, N. (2003). Health literacy: A policy challenge for advancing high–quality health care. *Health Affairs, 22*(4), 147–153.

Pew Research Center. (2015). *Modern immigration wave brings 59 million to U.S., driving population growth and change through 2065: Views of immigration's impact on U.S. society mixed, chapter 5: U.S. foreign–born population trends.* Washington, DC: September. Retrieved from http://www.pewhispanic.org/files/2015/ 09/2015–09–28_modern–immigration–wave_REPORT.pdf

President's Advisory Commission on Consumer Protection and Quality in the Health Care Industry. (1998). Quality first: Better health care for all Americans: Summary of recommendations. Retrieved from http://www.hcqualitycommission.gov/final/

Public Law 111–148, Patient Protection and Affordable Care Act. 42 USC 18001. (2010, March 23). Retrieved from http://www.gpo .gov/fdsys/pkg/PLAW–111publ148/pdf/PLAW–111publ148.pdf

Ratzan, S. C., & Parker, R. M. (2000). Introduction. In C. R. Selden, M. Zorn, S. C. Ratzan, & R. M. Parker (Eds.), *National Library of Medicine current bibliographies in medicine: Health literacy* (p. 5) (NLM Pub. No. CBM 2000–1). Bethesda, MD: National Institutes of Health, U.S. Department of Health and Human Services.

Razak, F., Anand, S. S., Shannon, H., Vuksan, V., Davis, B., Jacobs, R., . . . Yusuf, S. (2007). Defining obesity cut points in a multiethnic population. *Circulation: Journal of the American Heart Association, 115*, 2111–2118.

Rice, S. (2015, August 3). Most hospitals face 30–day readmissions penalty in fiscal 2016. *Modern Healthcare.* Retrieved from http://www.modernhealthcare.com/article/20150803/NEWS/150809981

Selden, C. R., Zorn, M., Ratzan, S. C., & Parker, R. M. (2000). *National Library of Medicine current bibliographies in medicine: Health literacy* (NLM Pub. No. CBM 2000–1). Bethesda, MD: National Institutes of Health, U.S. Department of Health and Human Services.

TeamSTEPPS®. (2015, July). Rockville, MD: Agency for Healthcare Research and Quality. Retrieved from https://www.ahrq.gov/ teamstepps/index.html

The Joint Commission. (2008). *Language access and the law: Title VI of the U.S. Civil Rights Act, 1964).*

Retrieved from http://www.jointcommission.org/assets/1/6/Lang%20Access%20and%20Law%20Jan%202008%20(17).pdf

The Joint Commission. (2010). *Advancing effective communication, cultural competence, and patient-and family-centered care: A roadmap for hospitals.* Retrieved from http://www.jointcommission.org/assets/1/6/ARoadmapforHospitalsfinalversion727.pdf

The Joint Commission. (2011a). *Advancing effective communication, cultural competence, and patient-and family-centered care for the lesbian, gay, bisexual, and transgender (LGBT) community: A field guide.* Retrieved from http://www.jointcommission.org/assets/1/18/LGBTFieldGuide.pdf

The Joint Commission. (2011b). *Comprehensive accreditation manual for hospitals: The official handbook—Table of changes,* CAMH Update 1, March 1, 2011. Retrieved from http://www.jointcommission.org/assets/1/6/2011_CAMH_Update_1.pdf

The Joint Commission. (2014a). *A crosswalk of the national standards for culturally and linguistically appropriate services (CLAS) in health and health care to The Joint Commission ambulatory health care accreditation standards.* Retrieved from https://www.jointcommission.org/assets/1/6/Crosswalk_CLAS_AHC_20141110.pdf

The Joint Commission. (2014b). *A crosswalk of the national standards for culturally and linguistically appropriate services (CLAS) in health and health care to The Joint Commission hospital accreditation standards.* Retrieved from https://www.jointcommission.org/assets/1/6/Crosswalk-_CLAS_-20140718.pdf

Uberoi, N., Finegold, K., & Gee, E. (2016). *Health insurance coverage and the Affordable Care Act, 2010-2016.* ASPE Issue Brief: 3-03-2016. Office of the Assistant Secretary for Planning and Evaluation (ASPE) of the U.S. Department of Health and Human Services. Retrieved from https://aspe.hhs.gov/sites/default/files/pdf/187551/ACA2010-2016.pdf

University of Washington. (2016). *Culture Clues*[tm]. Retrieved from https://depts.washington.edu/pfes/CultureClues.htm

U.S. Census Bureau. (2014). *S1603: Characteristics of people by language spoken at home, 2014 American survey 1-year estimates.* Retrieved from http://factfinder.census.gov/faces/tableservices/jsf/pages/productview.xhtml?pid=ACS_14_1YR_S1603&prodType=table

U.S. Census Bureau. (2015, October). *Detailed languages spoken at home and ability to speak English for the population 5 years and over: 2009-2013.* Retrieved from http://www.census.gov/data/tables/2013/demo/2009-2013-lang-tables.html

U.S. Census Bureau. (2016a). Frequently requested statistics on immigrants and immigration in the United States: Immigrant population change over time: Top states. Retrieved from http://www.migrationpolicy.org/article/frequently-requested-statistics-immigrants-and-immigration-united-states#Immigrant%20Population%20Change%20over%20Time

U.S. Census Bureau. (2016b). *Monthly population estimates for the United States: April 1, 2010 to December 1, 2016: 2015 population estimates.* Retrieved from http://factfinder.census.gov/faces/tableservices/jsf/pages/productview.xhtml?src=bkmk

U.S. Department of Health and Human Services. (2000). *Healthy People 2010: Understanding and improving health* (Volume I, Conference edition). Washington, DC: Author.

U.S. Department of Health and Human Services. (2008a). *Health Resources and Services Administration justification of estimates for appropriations committees for fiscal year 2009.* Washington, DC: Health Resources and Services Administration, U.S. Department of Health and Human Services. Retrieved from https://www.gpo.gov/fdsys/pkg/CHRG-110shrg79104317/html/CHRG-110shrg79104317.htm

U.S. Department of Health and Human Services. (2008b). *Press release dated October 2, 2008: HRSA awards $2.4 million for patient navigator demonstration.* Washington, DC: Health Resources and

Services Administration, U.S. Department of Health and Human Services. Retrieved from http://archive.hrsa.gov/newsroom/ releases/2008/patientnavigatoroct.htm

U.S. Department of Health and Human Services. (2010). *Healthy People 2020: About healthy people.* Retrieved from https://www.healthypeople.gov/sites/default/files/HP2020_brochure_with_LHI_508_FNL.pdf and http://www.healthypeople.gov/2020/ about/default.aspx

U.S. Department of Health and Human Services, Office for Civil Rights. (2004). *Guidance to federal financial assistance recipients regarding Title VI prohibition against national origin discrimination affecting limited English proficient persons (revised).* Retrieved from http://www.hhs.gov/sites/default/files/ocr/civilrights/resources/ specialtopics/lep/lepguidance.pdf

U.S. Department of Health and Human Services, Office of Disease Prevention and Health Promotion. (2010). National action plan to improve health literacy. Retrieved from http://www.cdc.gov/healthliteracy/planact/national.html

U.S. Department of Health and Human Services, Office of Minority Health. (2013). *National standards for CLAS in health and health care: A blueprint for advancing and sustaining CLAS policy and practice.* Retrieved from https://www.thinkculturalhealth.hhs.gov/pdfs/EnhancedCLASStandardsBlueprint.pdf

U.S. Department of Health and Human Services, Office of Minority Health. (2016a). *A physician's practical guide to culturally competent care.* Retrieved from https://cccm.thinkculturalhealth.hhs.gov/

U.S. Department of Health and Human Services, Office of Minority Health. (2016b). About the Office of Minority Health. Retrieved from http://minorityhealth.hhs.gov/omh/browse.aspx?lvl=1&lvlid=1

U.S. Department of Health and Human Services, Office of Minority Health. (2016c). Center for Linguistic and Cultural Competence in Health Care: Goals and history. Retrieved from http://www.minorityhealth.hhs.gov/omh/browse.aspx?lvl=2&lvlid=34

U.S. Department of Health and Human Services, Office of Minority Health. (2016d). *National standards for culturally and linguistically appropriate services in health and health care: Compendium of state-sponsored national CLAS standards implementation activities.* Retrieved from https://www.thinkculturalhealth.hhs.gov/pdfs/CLASCompendium.pdf

U.S. Department of Health and Human Services, Office of Minority Health. (2016e). What is cultural and linguistic competency? Retrieved from http://minorityhealth.hhs.gov/omh/browse.aspx?lvl=1&lvlid=6

U.S. Department of Health and Human Services, Office of Minority Health. (2016f). What is culturally competent nursing care: A cornerstone of caring? Retrieved from https://ccnm.thinkculturalhealth.hhs.gov

U.S. Department of Justice, Civil Rights Division. (1998a). *Title VI legal manual. I. Overview: Interplay of Title VI with Title IX, Section 504, the Fourteenth Amendment and Title VII.* Retrieved from https://www.justice.gov/crt/fcs/Title-6-Manual

U.S. Department of Justice, Civil Rights Division. (1998b). *Title VI legal manual: III. Title VI applies to "persons."* Retrieved from https://www.justice.gov/crt/fcs/T6manual

U.S. Food and Drug Administration. (2016a, May 20). *Changes to the nutrition facts label.* Retrieved from http://www.fda.gov/food/guidanceregulation/guidancedocumentsregulatoryinformation/labelingnutrition/ucm385663.htm

U.S. Food and Drug Administration.(2016b, May 25). How to understand and use the nutrition facts label (Page last updated 05/25/2016). Retrieved from http://www.fda.gov/food/ingredientspackaginglabeling/labelingnutrition/ucm274593.htm

Wallace, L. (2006, January-February). Patients' health literacy skills: The missing demographic variable in primary care research. *Annals of Family Medicine, 4*(1), 85-86.

Wallace, L., Rogers, E. S., Roskos, S. E., Holiday, D. B., & Weiss, B. D. (2006, August). Brief report: Screening items to identify patients with limited health literacy skills. *Journal of General*

Internal Medicine, 21(8), 874-877.

Weiss, B. D., Mays, M. Z., Martz, W., Castro, K. M., DeWalt, D. A., Pigone, M. P., . . . Hale, F. A. (2005, November-December). Quick assessment of literacy in primary care: The newest vital sign. *Annals of Family Medicine, 3*(6), 514-522.

WellShare International. (2013). Diabetes during Ramadan. Retrieved from https://ethnomed.org/patient-education /diabetes/WellShare%20International-%20Diabetes%20During%20Ramadan.pdf

Zong, J., & Batalova, J. (2016). *Frequently requested statistics on immigrants and immigration in the United States: Children with immigrant parents*. Migration Policy Institute. Retrieved from http://www.migrationpolicy.org/article/frequently-requested-statistics-immigrants-and-immigration-united-states#children%20with%20Immigrant%20Parents

제20장

American Medical Association. (2016). *Code of medical ethics, Opinion 9.4.2.* Chicago, IL: American Medical Association.

American Nurses Association. (2015). *Code of ethics for nurses with interpretive statements*. Silver Spring, MD: Author.

Caldecott, C. V., & d'Oronzio, J. C. (2014). Ethics remediation, rehabilitation, and recommitment to medical professionalism: A programmatic approach. *Ethics and Behavior*. doi:10.1080/10508422.2014.930687

Fast Facts #16. (2015, May). Moderating a family conference. Retrieved from https://www.mypcnow.org/blank-qy84d

Kritek, P., & Joel, L. (2013). Conflict resolution: An essential competency in advanced practice. In L. Joel, *Advanced practice nursing* (3rd ed.). Philadelphia, PA: F.A. Davis Company.

Murphy, P. A., & Price, D. M. (1999). Ethical perspectives and issues in advanced practice nursing. In C. Shea, L. K. Pelletier, G. W. Stuart, & M. P. Verhey, *Advanced practice nursing in psychiatric and mental health care*. St. Louis: Mosby.

Rushton, C. H., Caldwell, M., & Kurtz, M. (2016, July). Moral distress. *American Journal of Nursing, 116*(7), 40-49.

The ProBE Program, offered at various sites in the United States and Canada by the Center for Personalized Education of Physicians (CPEP), Denver, CO. Retrieved from http://www.cpepdoc.org/cpep-courses/probe-ethics-boundaries-program-united-states/

Valentine, P. E. B. (2001). A gender perspective on conflict management strategies of nurses. *Journal of Nursing Scholarship, 33*, 69-74.

Weissman, D. (2016). Teaching materials adapted from Medical College of Wisconsin Palliative Care Program. Lake Geneva, WI: Palliative Care Education, LLC. Retrieved from http://www.mcw.edu/Palliative-Care-Program.htm

제21장

Barker, E. (2006). Mentoring—A complex relationship. *Journal of the American Academy of Nurse Practitioners, 18*, 56-61.

Bass, B. (1985). *Leadership and performance beyond expectations*. New York, NY: The Free Press.

Bass, B. M., & Riggio, R. E. (2008). *Transformational leadership* (2nd ed.). Mahwah, NJ: Erlbaum Associates.

Blanchard, K. (2008, May). Situational leadership. *Leadership Excellence, 25*(5), 19.

Bolman, L., & Deal, T. (2013). *Reframing organizations* (5th ed.). San Francisco, CA: Jossey-Bass.

Bolman, L., & Deal, T. (2015). Think or sink. *Leader to Leader, 76*, 35-40.

Boyatzis, R. (2011). Managerial and leadership competencies: A behavioral approach to emotional, social and cognitive intelligence. Vision, 15(2), 91-100.

Briggs, D. (2016). Responding to the call for innovation: How do we develop health professionals' skills and operationalize innovation? *Asia Pacific Journal of Health Management, 11*(1), 4-6.

Burchill, K. (2010). ARRA and meaningful use: Is your organization ready? *Journal of Healthcare Management, 55*(4), 232-235.

Burns, J. (1978). *Leadership*. New York, NY: Harper & Row.

Center to Champion Nursing in America. (2011, March 1). Retrieved from http://www.rwjf.org/en/library/research/2012/08/center-to-champion-nursing-in-america.html

Center for Medicare and Medicaid. (2016). *Medicare and Medicaid EHR incentive program (regulations and guidance)*. Retrieved from http://cms.gov

Christensen, C., Baumann, H., Ruggles, R., & Sadtler, T. (2006). Disruptive innovations for social change. *Harvard Business Review, 12*, 94-101.

Christensen, C., Bohmer, R., & Kenagy, J. (2000). Will disruptive innovations cure health care? *Harvard Business Review, 9*, 102-112.

Covey, S. (2007). *Leadership in the 21st century*. Everest DVD. Franklin Covey.

Crowell, D. (2016). *Complexity leadership* (2nd ed.). Philadelphia, PA: F.A. Davis.

Dopson, S., Fitzgerald, L., & Ferlie, E. (2008). Understanding change and innovation in healthcare settings: Reconceptualizing the active role of context. *Journal of Change Management, 8*(3-4), 213-231.

Dorsey, L., & Baker, C. (2004). Mentoring undergraduate nursing students. *Nurse Educator, 29*, 260-265.

Elango, B., Hunter, G., & Wincell, M. (2007). Barriers to nurse entrepreneurship. A study of the process model of entrepreneurship. *Journal of the American Academy of Nurse Practitioners, 19*, 198-204.

Fielder, F. (1978). Fielder's contingency model. *Advances in Experimental Social Psychology, 11*, 59-112. Retrieved from http://www .coachingcosmos.com/38.html

Fillion, G., Koffi, V., & Ekionea, J. (2015). Peter Senge's learning organization: A critical view and the addition of some new concepts to actualize theory and practice. *Journal of Organizational Culture, Communications and Conflict, 19*(3), 73-102.

Gallup & The Robert Wood Johnson Foundation. (2010). Nursing leadership from bedside to boardroom: Opinion leaders' perceptions. Retrieved from http://journals.lww.com/jonajournal/Abstract/2011/07000/Nursing_Leadership_From_Bedside_ to_Boardroom__A.4.aspx

Goleman, D., & Boyatzis, R. (2008). Social intelligence and the biology of leadership. *Harvard Business Review, 86*, 74-81.

Goleman, D., Boyatzis, R., & McKee, A. (2013). *Primal leadership*. Boston, MA: Harvard Business School Press.

Greenleaf Center for Servant Leadership. (2010). What is servant leadership? Retrieved from http://www.greenleaf.org

Gundogdu, M. (2012). Re-thinking entrepreneurship, intrapreneurship and innovation: A multi-concept perspective. *Emerging Markets Journal, 1*, 61-69.

Hammond, S. (1998). *The thin book of appreciative inquiry* (2nd ed.). Bend, OR: Thin Book Publishing Company.

Hamric, A., Hanson, C., Tracy, M., & O'Grady, E. (2014). *Advanced practice nursing: An integrative approach* (5th ed.). St. Louis, MO: Saunders, Elsevier.

Harrington, S. (2011). Mentoring new nurse practitioners to accelerate their development as primary care providers: A literature review. *Journal of the American Academy of Nurse Practitioners, 23*, 168-174.

Hersey, P., Blanchard, K. H., & Johnson, D. E. (2007). *Management of organizational behavior: Leading human resources* (9th ed.). Englewood Cliffs, NJ: Prentice Hall.

Institute of Medicine. (2000). *To err is human: Building a safer health system*. Washington, DC: National Academy Press.

Institute of Medicine. (2011). *The future of nursing: Leading change, advancing health*. Washington, DC: National Academies Press.

Institute of Medicine. (2015). *Assessing progress on the IOM report* The Future of Nursing. Washington, DC: National Academies Press.

Joel, L. (1997). *Charged to mentor. American Journal of Nursing, 97*(2), 7.

Jooste, K. (2004). Leadership: A new perspective. *Journal of Nursing Management, 12*, 217-223.

Katzenbach, J., & Smith, D. (1993). *The wisdom of teams: Creating the high performance organizations*. Boston, MA: Harvard Business School Press.

Kim, C., & Mauborgne, R. (2015). *Blue ocean strategy expanded edition*. Boston, MA: Harvard Business School Publishing.

Kouzes, J., & Posner, B. (2012). *The leadership challenge* (5th ed.). San Francisco, CA: John Wiley & Sons.

Lindberg, C., Nash, S., & Lindberg, C. (2008). *On the edge: Nursing in the age of complexity*. Bordentown, NJ: Plexus Press.

Ludema, J., Whitney, D., Mohr, B., & Griffin, T. (2003). *The appreciative inquiry summit*. San Francisco, CA: Berrett-Koehler Publishers.

Malloch, K., & Porter-O'Grady, T. (2009). *Quantum leader* (2nd ed.). Sudbury, MA: Jones & Bartlett.

McCrimmon, M. (2010). Servant leadership. Retrieved from http://www.leadersdirectlcom/servant-leadership

National Academies of Science, Engineering and Medicine. (2015). *Assessing progress on the Institute of Medicine report: The future of nursing*. Washington, DC: National Academies Press.

Naylor, M., Brooten, D., Campbell, R., Maislin, G., Mc Cauley, K., & Schwartz, J. (2004). Transitional care of older adults hospitalized with heart failure: A randomized controlled trial. *Journal of the American Geriatric Society, 52*, 675-684.

Pinchot, G. (1985). *Intrapreneuring*. New York, NY: Harper & Row Publishers.

Plsek, P. (2003, January 27 & 28). *Complexity and the adoption of innovation in health care*. Convened by the National Institute for Health Care Management Foundation and the National Committee for Quality Health Care. Washington, DC: The Institute. Retrieved from https://www.nihcm.org/pdf/Plsek.pdf

Porter-O'Grady, T., & Malloch, K. (2015). *Quantum leadership* (4th ed.). Burlington, MA: Jones & Bartlett Learning.

Raza, S., & Standing, C. (2011). A systemic model for managing and evaluating conflicts in organizational change. *Systems Practice Action Research, 24*, 187-210.

Rojas-Guyler, L., Murnan, J., & Coltrell, R. (2007). Networking for career-long success: A powerful strategy for health education professionals. *Health Promotion Practice, 8*(3), 229-233.

Rost, J. (1995). Leadership: A discussion about ethics. *Business Ethics Quarterly, 5*(1), 129-142.

Senge, P. (1994). *The fifth discipline*. New York, NY: Doubleday.

Shirey, M. (2007). An evidence-based understanding of entrepreneurship in nursing. *Clinical Nurse Specialist, 21*(5), 234-240.

Sipe, J., & Frick, D. (2009). *Seven pillars of servant leadership: Practicing the wisdom of leading by serving*. Mahwah, NJ: Paulist Press.

Spears, L. (2004). Practicing servant leadership. Retrieved from http://www.sullivanadvisorygroup.com

Stanley, D. (2006a). In command of care: Clinical nurse leadership explored. *Journal of Research in Nursing, 11*(1), 20-39.

Stanley, D. (2006b). In command of care: Toward the theory of clinical leadership. *Journal of Nursing Research, 2*(2), 132, 144.

Stanley, D. (2008, July). Congruent leadership: *Values in action. Journal of Nursing Management, 16*(5), 519-524.

Thompson, G., & Vecchio, R. (2009). Situational leadership theory: A test of three versions. *Leadership Quarterly, 20*, 837-848.

Trader-Leigh, K. (2001). Case study: Identifying resistance in managing change. *Journal of Organizational Change Management Decisions, 36*(8), 543-548.

Trajkovski, S., Schmied, V., Vickers, M., & Jackson, D. (2013). Implementing the 4D cycle of appreciative inquiry in health care: A methodological review. *Journal of Advanced Nursing, 69*(6), 1224-1234.

Uhl-Bien, M. (2006). Relational leadership theory: Exploring the social processes of leadership and organizing. *Leadership Quarterly, 17*, 654-676.

Veronesi, J. (2009). Breaking news on social intelligence. *Journal of Nursing Administration, 39*(2), 57-59.

Vroom, V., & Jago, A. (2007). The role of situation in leadership. *American Psychologist, 62*(1), 17-24.

Vroom, V. H., & Yetton, P. W. (1973). *Leadership and decision-making*. Pittsburgh, PA: University of Pittsburgh Press.

Wheatley, M. (2006). *Leadership and the new science* (3rd ed.). San Francisco, CA: Berrett-Koehler Publishers.

Wheatley, M. (2007). *Finding our way: Leadership for an uncertain time*. San Francisco, CA: Berrett-Koehler Publishers.

Wheatley, M., & Frieze, D. (2010). Leadership in the age of complexity: From hero to host. Retrieved from http://www.margaretwheatley.com/articles/Leadership-in-Age-of-Complexity.pdf

White, K., Pillay, R., & Huang, X. (2016). Nurse leaders and the innovation competence gap. *Nursing Outlook, 64*(3), 255-261.

제22장

Agency for Healthcare Research and Quality. (2009). Computerized provider order entry. Retrieved from https://psnet.ahrq.gov/primers/primer/6/computerized-provider-order-entry

Agency for Healthcare Research and Quality. (2015). Health information technology integration. Retrieved from http://www.ahrq.gov/professionals/prevention-chronic-care/improve/health-it/index.html

Allen, A., Des Jardins, T. R., Heider, A., Kanger, C. R., Lobach, D. F., McWilliams, L., . . . Turske, B. A. (2014). Making it local: Beacon communities use health information technology to optimize care management. *Population Health Management, 17*, 149-158.

Anvari, M. (2007). Impact of information technology on human resources in healthcare. *Healthcare Quarterly, 10*(4), 84-88.

Bancroft, E. K. (2013). How advances in genomics are changing patient care. *Nursing Clinics of North America, 48*, 557-569.

Berenson, R. A., & Cafarella, N. (2012). The Center for Medicare and Medicaid innovation: Activity on many fronts: Timely analysis of immediate health policy issues. Retrieved from http://www.rwjf.org/content/dam/web-assets/2012/02/the-center-for-medicare-and-medicaid-innovation

Berner, E. S. (2009, June). *Clinical decision support systems: State of the art*. AHRQ Publication No. 09-0069-EF. Rockville, MD: Agency for Healthcare Research and Quality.

Brennan, K. S. (2015). Clinical implications of pharmacogenetic and microarray testing for advanced practice nurses. *Journal of the American Association of Nurse Practitioners, 27*, 246-255.

Calzone, K. A., Cashion, A., Feetham, S., Jenkins, J., Prows, C. A., Williams, J. K., & Wung, S. F. (2010). Nurses transforming health care using genetics and genomics. *Nursing Outlook, 58*(1), 26-35.

Center for Medicare and Medicaid Services. (2012). Electronic health records. Retrieved from https://www.cms.gov/Medicare/E-health/ EHealthRecords/index.html

Center for Medicare and Medicaid Services. (2014). EHR incentive programs 2015 through 2017: Objectives and measurement for eligible professionals. Retrieved from https://www.cms.gov/Regulations-and-Guidance/Legislation/EHRIncentivePrograms/ Downloads/EP_ObjectiveMeasuresTable-.pdf

Center for Medicare and Medicaid Services. (2015, February 10). *Medicare and Medicaid HER incentive programs*. Retrieved from https://www.healthit.gov/FACAS/sites/faca/files/Joint_EHR_Incentive_Program_FINAL_2015-02-10_0.pdf

Center for Medicare and Medicaid Services. (2016). Electronic health records (EHR) incentive programs. Retrieved from https://www.cms.gov/Regulations-and-Guidance/Legislation/EHRIncentivePrograms/

Fontaine, P., Ross, S. E., Zink, T., & Schilling, L.M. (2010). Systematic review of health information exchange in primary care practices. *Journal of the American Board of Family Medicine, 23*, 655-670.

Gaba, D.M. (2004). The future vision of simulation in health care. *The International Journal of Healthcare Improvement, 13*, 2-10.

Goldsack, J. C., Chem, M., & Robinson, E. J. (2014). The impact of health information technology on staffing. *The Journal of Nursing Administration, 44*, 117-120.

Herrick, D. M., & Gorman, L. (2010). *Health information technology: Benefits and problems*. Washington, DC: National Center for Policy Analysis: Policy Report 327. Retrieved from http://www.ncpa.org/pdfs/st327.pdf

Institute of Medicine. (2011). *The future of nursing: Leading change, advancing health*. Washington, DC: National Academies Press.

Jones, S. S., Rudin, R. S., Tanja, P., & Shekelle, P. G. (2014). Health information technology: An updated systematic review with a focus on meaningful use. *Annals of Internal Medicine Volume, 160*, 48-54.

Kowitlawakul, Y., Chow, Y., Hussian, Z., Salam, A., & Ignacio, J. (2015). Exploring the use of standardized patients for simulation-based learning in preparing advanced practice nurses. *Nurse Education Today, 35*, 894-899.

Kuperman, G. J., Payne, B. A., Avery, A. J., Gandhi, T. K., Burns, G., Classen, D. C., & Bates, D. W. (2007). Medication-related clinical decision support in computerized provider order entry systems: A review. *Journal of the American Medical Informatics Association, 14*, 29-40.

Loud, J. T. (2010). Direct-to-consumer genomic testing: Preparing nurse practitioners for genomic healthcare. *The Journal of Nurse Practitioner, 6*, 585-594.

McCormick, K. A., & Calzone, K. A. (2016, April). The impact of genomics on health outcomes, quality, and safety. *Nursing Management, 47*(4), 23-26.

Mc Cullough, J. S., Parente, S. T., & Town, R. (2016). Health information technology and patient outcomes: The role of information and labor coordination. *Rand Journal of Economics, 47*, 207-236.

McMullen, P. C., Howie, W. O., Philipsen, N., Bryant, V. C., Setlow, P. D., Calhoun, M., & Green, Z. D. (2014). Electronic medical records and electronic health records: Overview for nurse practitioners. *The Journal of Nurse Practitioners, 10*, 660-665.

McQuade-Jones, B., Murphy, J., Novak, T., & Sarnowski, L. N. (2014). Nurse practitioners and meaningful use: Transforming health care. *The Journal of Nurse Practitioners, 10*, 763-768.

Medley, C., & Horne, C. (2005). Using simulation technology for undergraduate nursing education. *Journal of Nursing Education, 44*, 31-34.

Menachemi, N., & Collum, T. (2011). Benefits and drawbacks of electronic health record systems. *Risk Management and Healthcare Policy, 4*, 47-55.

Mompoint-Williams, D., Brooks, A., Lee, L., Watts, P., & Moss, J. (2014). Using high-fidelity simulation to prepare advanced practice nursing students. *Clinical Simulation in Nursing, 10*, 5-10.

Monteiro-Santos, E. M., Edwards, Q. T., Floria-Santos, M., Rogatto, S. R., Waddington, M. I., & MacDonald, D. J. (2013). Integration of genomics in cancer care. *Journal of Nursing Scholarship, 45*, 43-51.

Narcisse, M. R., Kippenbrock, T. A., Odell, E., & Buron, B. (2013). Advanced practice nurses' meaningful use of electronic health records. *Applied Nursing Research, 26*, 127-132.

Office for Civil Rights. (2017). HIPAA for professionals. Retrieved from http://www.hhs.gov/hipaa/for-professionals/index.html

Office of the National Coordinator for Health Information Technology. (2014). Health IT legislation and regulations. Retrieved from https://www.healthit.gov/policy-researchers-implementers/health-it-legislation-and-regulations

Pasche, B., & Absher, D. (2011). Whole genomic sequencing. *Journal of the American Medical Association, 305*, 1596-1597.

Stephenson, E., Zeynep, S., & Cullen, D. (2015). Advanced practice nursing simulation for neonatal skill competency: A pilot study for successful continuing education. *The Journal of Continuing Education in Nursing, 46*(7), 322-325.

Swenty, C. L., & Titzer, J. L. (2014). A sense of urgency: Integrating technology and informatics in advance practice nursing education. *The Journal of Nurse Practitioners, 10*, 52-57.

Thrush, S. A., & McCaffrey, R. (2010). Direct-to-consumer genetic testing: What the nurse practitioner should know. *The Journal of Nurse Practitioners, 6*, 269-273.

Thurston, J. (2014). Meaningful use of electronic health records. *The Journal for Nurse Practitioners, 10*, 510-513.

U.S. Department of Health and Human Services. (2014). *Annual report to Congress*. Retrieved from http://www.ahrq.gov/ workingforquality/reports/annual-reports/nqs2014annlrpt.htm

Williams, C., Mostashari, F., Mertz, K., Hogin, E., & Atwal, P. (2012). From the office of the national coordinator: The strategy for advancing the exchange of health information. *Health Affairs, 3*, 527-536.

제23장

Gardner, J. (1961). *Excellence: Can we be equal and excellent, too?* New York, NY: Harper & Row.

Germain, C. H. (1979). *The cancer unit: An ethnography.* Wakefield, MA: Nursing Resources (orig., U of Michigan).

Goldacre, B. (2008). *Bad science*. London: HarperCollins Publishers, Fourth Estate.

Goldacre, B. (2012). *Bad pharma: How medicine is broken and how we can fix it*. London: Harper Collins Publishers, Fourth Estate. (Revised: 2013.)

Goldacre, B. (2014). *I think you'll find it's a bit more complicated than that*. London: HarperCollins Publishers, Fourth Estate. (Paperback 2015.)

Grob, G. (1991). *From asylum to community: Mental health policy in America*. Princeton, NJ: Princeton University Press.

Grob, G. (1994). *The mad among us*. New York, NY: The Free Press.

ICMJE Form for Disclosure of Potential Conflicts of Interest, Uniform Requirements. (n.d.). International

Committee of Medical Journal Editors. Retrieved from http://www.icmje.org/urm_main.html
Institute of Medicine. (2011). *The future of nursing: Leading change, advancing health.* Washington, DC: National Academies of Science (NAS).
Malone, B., & Smoyak, S. (2002). Managed care and mental health: A mixture of optimism and caution. In D. Mason, J. Leavitt, & M. Chaffee (Eds.), *Policy & politics in nursing and health care* (pp. 218-222). St. Louis, MO: Saunders, Elsevier Science.
Mason, D., Leavitt, J., & Chaffee, M. (Eds.). (2002). *Policy & politics in nursing and health care.* St. Louis, MO: Saunders, Elsevier Science.
Nicoll, L. H. (2017). Nurse author & editor. Retrieved from http://www.NurseAuthorEditor.com
Open Access. (2002). Read the Budapest open access initiative. Retrieved from http://www.budapestopenaccessinitiative.org/read
Slack, Inc. (2011). Author statement, Wyanoke Group, 6900 Grove Road, Thorofare, NJ.
Smoyak, S. (2016a, June). Do you coddle or challenge? *The Journal of Psychosocial Nursing and Mental Health Services, 52*(6), 13-14.
Smoyak, S. (2016b, September). Editors need to deliver better science. *The Journal of Psychosocial Nursing and Mental Health Services, 56*(9), 14-15.
Smoyak, S. (2016c, August). What's in a name? *The Journal of Psychosocial Nursing and Mental Health Services, 54*(8), 14-15.
Strunk, W., Jr. (2009). *The elements of style* (20th ed.). New York, NY: Longman Publishing.
Webb, C. (2014). *Writing for publication.* United Kingdom, England: Wiley-Blackwell Publishing Co.
Zinsser, W. (1980). *On writing well* (2nd ed.). New York, NY: Harper & Row.

제24장

Agency for Healthcare Research and Quality. (2012a). *Consumer assessment of health plans.* Rockville, MD: Agency for Healthcare Research and Quality. Retrieved from http://www.ahrq.gov/policymakers/measurement/consumer-assessment/index.html
Agency for Healthcare Research and Quality. (2012b). *Surveys and tools to advance patient-centered care.* Retrieved from https://www .ahrq.gov/cahps/surveys-guidance/index.html
Agency for Healthcare Research and Quality. (2015). *The 2015 national health care quality and disparities report.* Rockville, MD: Agency for Healthcare Research and Quality. Retrieved from http://www.ahrq.gov/research/findings/nhqrdr/nhqdr15/
Agency for Healthcare Research and Quality. (2016). *Surveys and tools to advance patient-centered care.* Retrieved from https://www.ahrq .gov/cahps/surveys-guidance/index.html
Agency for Healthcare Research and Quality-Patient Safety Organizations. (2016). Federally-listed PSOs. Retrieved from https:// pso.ahrq.gov/listed
Aiken, L. H., Clarke, S. P., Sloane, D. M., Sochalski, J., & Silber, J. H. (2001). Nurses report on hospital care in five countries. *Health Affairs, 20*(3), 43-53.
Aiken, L. H., Clarke, S. P., Sloane, D. M., Sochalski, J., & Silber, J. H. (2002). Hospital nurse staffing and patient mortality, burnout and job dissatisfaction. *Journal of the American Medical Association, 288*(16), 1987-1993.
American Association of Colleges of Nursing. (2011). *Essentials of master's education in nursing.* Washington, DC: Author.
American Association of Nurse Anesthetists. (2016). *The Joint Commission appoints new AANA representative to hospital PTAC.* Chicago, IL: Author.
American Hospital Association. (2002). *In our hands: How hospital leaders can build a thriving workforce.* Chicago, IL: American Hospital Association.

American Hospital Association. (2016). *Individuals' ability to electronically access their hospital medical records, perform key tasks is growing*. Chicago, IL: Author.

Anesthesia Patient Safety Foundation. (2016). About APSF. Retrieved from http://www.apsf.org/about.php

Aquilino, M. L., Damiano, P. C., Willard, J. C., Momony, E. T., & Levy, B. T. (1999). Primary care physician perceptions of the nurse practitioner in the 1990s. *Archives of Family Medicine, 8*(3), 224-227.

Barnason, S., & Rasmussen, D. (2002). Patient outcomes beyond hospitalization: Carotid endarterectomy surgical patient outcomes after a rapid recovery program. *Clinical Nurse Specialist, 16*(2), 100-105.

Beal, J. A., & Philips, M. (1999). *The nurse practitioner role in the NICU: A study of role turnover*. Presentation at the Eastern Nursing Research Society, New York.

Berwick, D. M., Nolan, K., & Whittington, J. (2008). The triple aim: Care, health and cost. *Health Affairs, 27*, 759-769.

Blumenthal, D., Abrams, M, & Nuzum, R, (2015). The Affordable Care Act at 5 years. *New England Journal of Medicine, 372*, 2451-2458.

Borchers, L., & Kee, C. C. (1999). An experience in telenursing. *Clinical Nurse Specialist, 13*(3), 115-118.

Bozzo, J., Carlson, B., & Diers, D. (1998). Using hospital data systems to find target populations: New tools for clinical nurse specialists. *Clinical Nurse Specialist, 12*(2), 86-91.

Brooten, D., & Naylor, M. D. (1995). Nurses' effect on changing patient outcomes. Image: *The Journal of Nursing Scholarship, 27*(2), 95-99.

Brown, S. J. (2000). Direct clinical practice. In A. B. Hamric, J. A. Spross, & C. M. Hanson (Eds.), *Advanced practice nursing: An integrative approach* (2nd ed., pp. 137-182). Philadelphia, PA: W. B. Saunders.

Buerhaus, P. I., & Norman, L. (2001). It's time to require theory and methods of quality improvement in basic and graduate nursing education. *Nursing Outlook, 49*(2), 67-69.

Bunting Jr., R. F., & Groszkruger, D. P. (2016). From to err is human to improving diagnosis in health care: The risk management perspective. *Journal of Healthcare Risk Management, 35*(3), 10-23. doi:10.1002./jhrm.21205

Burl, J. B., Bonner, A., Rao, M., & Khan, A. (1998). Geriatric nurse practitioners in long-term care: Demonstration of effectiveness in managed care. *Journal of the American Geriatric Society, 46*(4), 506-510.

Card, S. J., Herrling, P. J., Matthews, J. L., Rossi, M. L., Spencer, E. S., & Lagoe, R. (1998). Impact of clinical pathways for total hip replacement: A community-based analysis. *Journal of Nursing Care Quality, 13*(2), 67-76.

Centers for Medicare and Medicaid Services. (2015). *Nursing home data compendium 2015 edition*. Retrieved from https://www.cms.gov/Medicare/Provider-Enrollment-and-Certification/CertificationandComplianc/Downloads/nursinghomedatacompendium_508-2015.pdf

Cole, F. L., Mackey, T., & Lindenberg, J. (1999). Search and research. Quality improvement: Psychometric evaluation of patient satisfaction with nurse practitioner care instrument. *Journal of the American Academy of Nurse Practitioners, 11*(11), 471-475.

Commonwealth Fund. (2016a). Despite much greater health care spending, high need adults reported more unmet needs and mixed care experiences. Retrieved from http://www.commonwealthfund.org/interactives-and-data/chart-cart/issue-brief/high-need-high-cost-patients-meps2/despite-much-greater-health-care-spending -highneed-adults-reported-more-unmet-needs

Commonwealth Fund. (2016b). New national scorecard on U.S. health system performance. Retrieved from http://www.commonwealthfund.org/publications/health-system-scorecards

Council on Accreditation of Nurse Anesthesia Educational Programs. (2016). *Accreditation, standards, policies and procedures and guidelines*. Chicago, IL: Author.

Coward, D. D. (1998). Facilitation of self-transcendence in a breast cancer support group. *Oncology Nursing Forum, 25*(1), 75-84.

Cubanski, J., & Kline, J. (2002). *Improving health care quality: Can federal efforts lead the way?* (Issue Brief #539). New York, NY: The Commonwealth Fund.

Dahle, K., Smith, T., Ingersoll, R., & Wilson, J. (1998). Impact of a nurse practitioner on the costs of managing in-patients with heart failure. *American Journal of Cardiology, 82*(5), 686-688.

Davis, K., Schoenbaum, S. C., Collins, K. S., Tenny, K., Hughes, D., & Audet, A. J. (2002). *Room for improvement: Patients report on the quality of their health care*. New York, NY: The Commonwealth Fund.

Diers, D., & Bozzo, J. (1997). Nursing resource definition in DRGs: RIMS/nursing acuity project. *Nursing Economics, 15*(3), 124-137.

Diers, D., Bozzo, J., Blatt, L., & Roussel, M. (1998). Understanding nursing resources in intensive care: A case study. *American Journal of Critical Care, 7*(2), 143-148.

Donabedian, A. (1966). Evaluating the quality of medical care. *Milbank Memorial Fund Quarterly, 44* (3 suppl), 166-206.

Donaldson, M. S. (Ed.). (1999). *Measuring the quality of health care*. Washington, DC: National Roundtable on Health Care Quality, Institute of Medicine.

Dozier, A. M., Kitzman, H. J., Ingersoll, G. L., Holmberg, S., & Schultz, A. W. (2001). Development of an instrument to measure patient perception of the quality of nursing care. *Research in Nursing and Health, 24*(6), 506-517.

Duffy, J. R. (2002). The clinical leadership role of the CNS in the identification of nursing-sensitive and multi-disciplinary quality indicator sets. *Clinical Nurse Specialist, 16*(2), 70-76.

Dunbar-Jacob, J., & Schron, E. (2002). Ancillary studies in clinical trials. *Nursing Research, 51*(5), 336-338.

East, C. E., & Colditz, P. B. (1996). Women's evaluations of their experiences with fetal intrapartum oxygen saturation monitoring and participation in a research project. *Midwifery, 12*(2), 93-97.

Foundation for Accountability. (1999). *The FACCT consumer information framework*. Retrieved from http://www.facct.org/FACC/doclibfiles/documentfile_203.doc

Garvisan, L., Grimsey, E., Littlejohns, P., Lownes, S., & Sacks, N. (1998). Satisfaction with clinical nurse specialists in a breast care clinic: Questionnaire survey. *British Medical Journal, 316*(7136), 976-977.

Geisz, M. B. (2012). *Advancing measurement of equity and patient-centered care to improve health care quality*. Princeton, NJ: The Robert Wood Johnson Foundation.

Girouard, S. A. (2000). New directions for the advanced practice nurse in health care quality. In A. B. Hamric, J. A. Spross, & C. M. Hanson (Eds.), *Advanced practice nursing: An integrative approach* (2nd ed., pp. 755-795). Philadelphia, PA: W. B. Saunders.

Girouard, S. A., & Spross, J. A. (1983). Evaluation of the CNS: Using an evaluation tool. In A. B. Hamric & J. A. Spross (Eds.), *The clinical nurse specialist in theory and practice* (pp. 207-218). New York, NY: Grune & Stratton.

Hamric, A. B. (1983). A model for developing evaluation strategies. In A. B. Hamric & J. A. Spross (Eds.), *The clinical nurse specialist in theory and practice* (pp. 187-206). New York, NY: Grune & Stratton.

Hamric, A. B. (1989). A model for CNS evaluation. In A. B. Hamric & J. A. Spross (Eds.), *The clinical nurse specialist in theory and practice* (2nd ed., pp. 83-104). New York, NY: Grune & Stratton.

Hamric, A. B., Worley, D., Lindeback, S., & Jaubert, S. (1999). Outcomes associated with advanced nursing practice prescriptive authority. *Journal of the American Academy of Nurse Practitioners,*

10(3), 113-118.

Hansen-Turton, T., Ware, J., Bond, L., Doria, N., & Cunningham, P. (2013). Are managed care organizations in the United States impeding the delivery of primary care by nurse practitioners? A 2012 update on managed care organization credentialing and reimbursement practices. *Population Health Management, 16*(5), 306-309. doi:10.1089/pop/2012.0107

Hero, J. O., Blendon, R. J., Zaslavsky, A. M., & Campbell, A. L. (2016). Health system satisfaction: Understanding what makes Americans dissatisfied with their healthcare system: An international comparison. *Health Affairs, 35*, 502-509.

Holley, S. L. (2016). Ongoing professional performance evaluation: Advanced practice registered nurse practice competency assessment. The Journal for Nurse Practitioners.12 (2), 67-74.

Houston, S., & Luquire, R. (1991). Measuring success: CNS performance appraisal. *Clinical Nurse Specialist, 5*(4), 204-209.

Ingersoll, G. L. (1988). Evaluating the impact of the clinical nurse specialist. *Clinical Nurse Specialist, 2*(3), 150-155.

Institute of Health Improvement. (2016). Vision, mission and value. Retrieved from http://www.ihi.org/about/pages/ihivisionandvalues.aspx

Institute of Medicine. (1999). *To err is human: Building a safer health system*. Washington, DC: National Academy Press.

Institute of Medicine. (2001). *Crossing the quality chasm*. Washington, DC: National Academy Press.

Institute of Medicine. (2003). *Health professions education: A bridge to quality*. Washington, DC: National Academy Press.

Institute of Medicine. (2006). *Preventing medical errors*. Washington, DC: National Academy Press.

Institute of Medicine. (2010). *Redesigning continuing education in the health professions*. Washington, DC: National Academy Press.

Institute of Medicine. (2011). *The future of nursing: Leading change, advancing health*. Washington, DC: National Academy Press.

Jacavone, J. B., Daniels, R. D., & Tyner, I. (1999). CNS facilitation of a cardiac surgery clinical pathway program. *Clinical Nurse Specialist, 13*(3), 126-132.

Joint Commission on the Accreditation of Healthcare Organizations. (2002). *Health care at the crossroads: Strategies for addressing the evolving nursing crisis*. Chicago, IL: Author.

Joint Commission on the Accreditation of Healthcare Organizations. (2016). *About the Joint Commission*. Oakbrook Terrace, IL: Author.

Kearnes, D. R. (1992). A productivity tool to evaluate NP practice: Monitoring clinical time spent in reimbursable, patient-related activities. *Nurse Practitioner, 17*(4), 50-52, 55.

Kee, C. C., & Borchers, L. (1998). Reducing readmission rates through discharge interventions. *Clinical Nurse Specialist, 12*(5), 206-209.

Knaus, V. L., Felten, S., Burton, S., Fobes, P., & Davis, K. (1997). The use of nurse practitioners in the acute care setting. *Journal of Nursing Administration, 27*(2), 20-27.

Larrabee, J. H., Ferri, J. A., & Hartig, M. T. (1997). Patient satisfaction with nurse practitioner care in primary care. *Journal of Nursing Care Quality, 11*(5), 9-14.

Lombness, P. (1994). Differences in length of stay with care managed by a clinical nurse specialist or physicians assistants. *Clinical Nurse Specialist, 8*(5), 253-260.

Lorenzetti, L. (2015, December 16). Here's how your healthcare is going to change in 2016. *Fortune*. Retrieved from fortune .com/2015/12/16/health-care-trends-2016

Mason, D. J., Alexander, J. M., Huffaker, J., Reilly, P. A., Sigmund, E. C., & Cohen, S. S. (1999). Nurse practitioners' experiences with managed care organizations in New York and Connecticut. *Nursing Outlook, 47*(5), 201-208.

McDaniel, A. M. (1999). Assessing the feasibility of a clinical practice guideline for inpatient smoking cessation intervention. *Clinical Nurse Specialist, 13*(5), 228-235.

McMullen, M. (1999). *Satisfaction of patients, physicians and staff nurses with the care provided by nurse practitioners/attending collaborative service*. Presented at the 11th Annual Scientific Sessions Eastern Nursing Research Society Meeting, New York.

Melynk, B. M., Gallagher-Ford, L., Long, L. E., & Fineout-Overholt, E. (2014). The establishment of evidence-based practice competencies for practicing registered nurses and advanced practice nurses in real-world clinical settings: Proficiencies to improve healthcare quality, reliability, patient outcomes, and costs. *Worldviews on Evidence Based Nursing. 11*(1), 5-15.

Morin, K. H., Bucher, L., Plowfield, L., Hayes, E., Mahoney, P., & Armiger, L. (1999). Using research to establish protocols for practice: A statewide study of acute care agencies. *Clinical Nurse Specialist, 13*(2), 77-84.

Mundinger, M. O., & Kane, R. L. (2000). Health outcomes among patients treated by nurse practitioners or physicians. *Journal of the American Medical Association, 283*(19), 2521-2524.

Musclow, S. L., Sawhney, M., & Watt-Watson, J. (2002). The emerging role of advanced practice nursing in acute pain management throughout Canada. *Clinical Nurse Specialist, 12*(2), 63-68.

National Board of Certification and Recertification of Nurse Anesthetists. (2016). *Background and history of the CPC program*. Chicago, IL: Author.

National Committee for Quality Assurance. (2011). HEDIS and quality measurement. Retrieved from http://www.ncqa.org/ tabid/59/Default.aspx/

National Committee for Quality Assurance. (2016). HEDIS and quality measurement. Retrieved from http://www.ncqa.org/tabid/59/Default.aspx/

National Council of State Boards of Nursing. (2008). Consensus Model for nursing education: *Licensure, accreditation, certification and education*. Chicago, IL: NCSBN.

National Forum for Healthcare Quality Measurement and Reporting. (2002). About the national quality forum. Retrieved from http://www.qualityforum.org/About_NQF/

National Organization of Nurse Practitioner Faculties. (2012). *Nurse practitioner core competencies*. Washington, DC: Author.

Naylor, M. D., & Kurtzman, E. T. (2010). The role of nurse practitioners in reinventing primary care. *Health Affairs, 29*(5), 893-899.

Needleman, J., Buerhaus, P. I., Mattke, S., Stewart, M., & Zelevinsky, K. (2002). Nurse-staffing levels and the quality of care in hospitals. *New England Journal of Medicine, 346*(22), 1715.

Needleman, J., & Minnick, A. F. (2008). Anesthesia provider model, hospital resources, and maternal outcomes. *Health Services Research, 47*(4), 464-482.

Noll, M. L., & Girard, N. (1993). Preparing the CNS for participation in quality assurance activities. *Clinical Nurse Specialist, 7*(2), 81-84.

Oermann, M. H. (1999). Consumer's descriptions of health care quality. *Journal of Nursing Care Quality, 14*(1), 47-55.

Oermann, M. H., Lambert, J., & Templin, T. (2000). Patients' perceptions of quality health care. *MCN, American Journal of Maternal Child Nursing, 25*(5), 242-247.

Office of Disease Prevention and Health Promotion (ODPHP). (17July2017). Healthy People 2020. Retrieved from https:// www.healthypeople.gov/

Paine, L. L., Lang, J. M., Strobino, D. M., Johnson, T. R., DeJoseph, J. F., Declercq, E. R., . . . Ross, A. (1999). Characteristics of nurse-midwife patients and visits. *American Journal of Public Health, 89*(6), 906-909.

Pelletier-Hibbert, M. (1998). Coping strategies used by nurses to deal with the care of organ donors and their families. *Heart and Lung, 27*(4), 230-237.

Pine, M., Holt, K. D., & Lou, Y. B. (2003). Surgical mortality and type of anesthesia provider. *Journal of American Association of Nurse Anesthetists, 71*(2), 109-116.

Rand Corporation. (2010). Report cards for health care: Is anyone checking them? Retrieved from http://www.rand.org/

Rosen, A. K., & Chen, P. (2016, June 13). Measuring patient safety events: Opportunities and challenges. *AHRQ National Quality Clearinghouse.* Retrieved from https://www.qualitymeasures.ahrq.gov/expert/expert-commentary/50301/measuring-patient-safety-events-op

Rudy, E. B., Davidson, L. J., Daly, B., Clochesy, J. M., Sereida, S., Baldisseri, M., . . . Ryan, C. (1998). Care activities and outcomes of patients cared for by acute care nurse practitioners, physician assistants and resident physicians: A comparison. *American Journal of Critical Care, 7*(4), 267-281.

Sagehorn, K. K., Russell, C. L., & Ganong, L. H. (1999). Implementation of a patient-family pathway: Effects on patients and families. *Clinical Nurse Specialist, 13*(3), 119-122.

Shaughnessy, P. W., Crisler, K. S., Hittle, D. F., & Schenkler, R. E. (2002). *Summary of the report on OASIS and outcome-based quality improvement in home care.* Denver, CO: Center for Health Services Research, University of Colorado Health Sciences Center.

Shi, L., & Singh, D. A. (2005). *Essentials of the U.S. health care delivery system.* Boston, MA: Jones & Bartlett.

Simonson, D. C., Ahern, M. M., & Hendryx, M. S. (2007). Anesthesia staffing and anesthetic complications during cesarean delivery: A retrospective analysis. *Nursing Research, 56*(1), 9-17.

Stanick-Hutt, J., Newhouse, R. P., White, K. M., Johantgen, M., Bass, E. B., Zangaro, G., . . . Weiner, J. P. (2013). The quality and effectiveness of care provided by nurse practitioners. *The Journal for Nurse Practitioners, 9*(8), 492-500.

Strohschein, S., Schaffer, M. A., & Lia-Hoagberg, B. (1999). Evidence-based guidelines for public health nursing practice. *Nursing Outlook, 47*(2), 84-90.

Tierney, M. J., Grant, L. M., & Mazique, S. I. (1990). Cost accountability and clinical nurse specialist evaluation. *Nursing Management, 21*(5), 26-28, 30-31.

U.S. Department of Health and Human Services. (2011). Partnership for patients: Better care, lower costs. Retrieved from https:// partnershipforpatients.cms.gov/

U.S. Department of Health and Human Services. (2012). *Healthy People.* Retrieved from http://www.cdc.gov/nchs/healthy _people.htm/

U.S. Department of Health and Human Services, Health Resources and Services Administration, Bureau of Health Professions, Division of Nursing. (2002). *Nurse practitioner primary care competencies in specialty areas.* Washington, DC: U.S. Government Printing Office.

Walker, P. H., Baker, J. J., & Chiverton, P. (1998). Costs of interdisciplinary practice in a school-based health center. *Outcomes Management for Nursing Practice, 2*(1), 37-44.

Whitington, J. W., Nolan, K., Lewis, N., & Torres, T. (2015). Pursuing the triple aim: The first 7 years. *The Millbank Quarterly, 93*(2), 263-300.

제25장

AHRQ Quality Indicators™ Toolkit for Hospitals. (2014). *Toolkit for using the AHRQ quality indicators.* Rockville, MD: Agency for Healthcare Research and Quality. Retrieved from http://www.ahrq.gov/professionals/systems/hospital/qitoolkit/index.html

American Association of Colleges of Nursing. (2013). The doctor of nursing practice. Retrieved from http://www.aacn.nche.edu/dnp

American Association of Nurse Anaesthetists. (2010, May). CRNA scope of practice. Retrieved from http://www.aana.com/resources2/ professionalpractice/Pages/Professional-Practice-Manual.aspx

American Association of Nurse Anaesthetists. (2016a). Certified registered nurse anesthetists fact sheet. Retrieved from http://www.aana.com/ceandeducation/becomeacrna/Pages/Nurse-Anesthetists-at-a-Glance.aspx

American Association of Nurse Anaesthetists. (2016b). The value of CRNAs. Retrieved from http://www.aana.com/aboutus/value -of-crnas/Pages/default.aspx

American College of Nurse Midwives. (2016). Essential facts about midwives. Retrieved from http://www.midwife.org/Essential-Facts-about-Midwives

American Nurses Association. (1996). *Nursing quality indicators: Definitions and implications.* Washington, DC: Author.

American Nurses Credentialing Center. (2008). *A new model for ANCC's Magnet Recognition Program®.* Retrieved from http://www.nursecredentialing.org/MagnetModel.aspx

APRN Consensus Work Group & National Council of State Board of Nurses Advisory Committee. (2008). *Consensus Model for APRN regulation: Licensure, accreditation, certification and education.* Retrieved from http://www.aacn.nche.edu/education-resources/APRNReport.pdf

Auerbach, D. I., Chen, P. G., Friedberg, M. W., Reid, R., Lau, C., Buerhaus, P. I., & Mehrotra, A. (2013). Nurse-managed health centers and patient-centered medical homes could mitigate expected primary care physician shortage. *Health Affairs, 32*(11), 1933-1941.

Blackwell, C. W., & Neff, D. F. (2015). Certification and education as determinants of nurse practitioner scope of practice: An investigation of the rules and regulations defining NP scope of practice in the United States. *Journal of the American Association of Nurse Practitioners, 27*(10), 552-557.

Blum, K., & Ellis, E. F. (2012). Forces affecting nurse practitioners in hospital-based practice. In M. N. Bahouth, K. Blum, & S. Simone, *Transitioning into hospital based practice: A guide for nurse practitioners and administrators* (pp. 23-38). New York, NY: Springer Publishing.

Buerhaus, P. I., DesRoches, C. M., Dittus, R., & Donelan, K. (2015). Practice characteristics of primary care nurse practitioners and physicians. *Nursing Outlook, 63*, 144-153.

Bureau of Labor Statistics. (2016). Occupational employment statistics. Retrieved from http://www.bls.gov/oes/current/oes291161 .htm

Centers for Medicare & Medicaid Services. (2016). Hospital consumer assessment of healthcare providers and systems. Retrieved from http://www.hcahpsonline.org/home.aspx

Cipriano, P. (2012). The imperative for patient-, family-, and population-centered interprofessional approaches to care coordination and transitional care: A policy brief by the American Academy of Nursing's Care Coordination Task Force. *Nursing Outlook, 60*(5), 330-333.

Dower, C., Moore, J., & Langelier, M. (2013). It is time to restructure health professions scope-of-practice regulations to remove barriers to care. *Health Affairs, 32*(11), 1971-1976.

Dulisse, B., & Cromwell, J. (2010). No harm found when nurse anesthetists work without supervision by physicians. *Health Affairs, 29*(8), 1469-1475.

Erickson, J. I., Ditomassi, M., & Jones, D. A. (2015). *Fostering a research-intensive organization.* Indianapolis, IN: Sigma Theta Tau.

Erickson, J. I., Jones, D. A., & Ditomassi, M. (2012). *Fostering nurse-led care: Professional practice for the bedside leader from Massachusetts General Hospital.* Indianapolis, IN: Sigma Theta Tau.

Federal Register. (1998, January). Medicare & Medicaid. Retrieved from https://oig.hhs.gov/authorities/docs/exclusion91898.pdf

Fulton, J. S. (2014). Evolution of clinical nurse specialist role and practice in the United States. In J. S. Fulton, B. L. Lyon, & K. A. Goudreau, *Foundations of Clinical Nurse Specialist Practice* (pp. 3-13). New York, NY: Springer.

Gordon, J. M., Lorilla, J. D., & Lehman, C. A. (2012). The role of the clinical nurse specialist in the future of health care in the United States. *Perioperative Nursing Clinics, 7*(3), 343-353.

Health Resources and Services Administration. (2010). *The registered nurse population: Findings from the 2008 national sample survey of registered nurses.* Washington, DC: U.S. Department of Health and Human Services.

Hurlock-Chorostecki, C., Forchuk, C., Orchard, C., Soeren, M., & Reeves, S. (2014). Hospital-based nurse practitioner roles and interprofessional practice: A scoping review. *Nursing & Health Sciences, 16*(3), 403-410.

Iglehart, J. K. (2013). Expanding the role of advanced nurse practitioners—risks and rewards. *New England Journal of Medicine, 368*(20), 1935-1941.

Institute of Medicine. (2011). *The future of nursing: Leading change, advancing health.* Washington, DC: National Academies Press.

International Council of Nurses. (2016). Definition and characteristics of the role. Retrieved from http://international.aanp.org/Practice/APNRoles

Jones, M. (2013). 2012 NP & PA salary by academic degree. Retrieved from http://nurse-practitioners-and-physician-assistants.advanceweb.com/Web-Extras/Online-Extras/2012-NP-PA-Salary-By-Academic-Degree.aspx

Keough, V. A., Stevenson, A., Martinovich, Z., Young, R., & Tanabe, P. (2011). Nurse practitioner certification and practice settings: Implications for education and practice. *Journal of Nursing Scholarship, 43*(2), 195-202.

Muller, A., Hujcs, M., Dubendorf, P., & Harrington, P. (2010). Sustaining excellence: Clinical nurse specialist practice and Magnet designation. *Clinical Nurse Specialist, 24*(5), 252-259.

National Association of Clinical Nurse Specialists. (2016). Key findings from the 2014 Clinical Nurse Specialists Census. Retrieved from http://www.nacns.org/docs/CensusInfographic.pdf

Newhouse, R. P., Stanik-Hutt, J., White, K. M., Johantgen, M., Bass, E. B., Zangaro, G., & Weiner, J. P. (2011). Advanced practice nurse outcomes 1990-2008: A systematic review. *Nursing Economics, 29*(5), 230.

Newman, M., Smith, M., Pharris, M., & Jones, D. (2008). The focus of the discipline revisited. *Advances in Nursing Science, 31*(1), 16-27.

Press Ganey. (2016). Outpatient and ambulatory surgery (OAS CAHPS) program summary. Retrieved from http://www.pressganey.com/resources/cahps-programs/oas-cahps

Rollet, J. (2010). 2009 National salary and workplace survey. *Advance for Nurse Practitioners.* Retrieved from https://nurse-practitioners-and-physician-assistants.advanceweb.com/SharedResources/Downloads/2010/010410/NP010110_SalarySurvey.pdf

Sipe, T. A., Fullerton, J. T., & Schuiling, K. D. (2009). Demographic profiles of certified nurse-midwives, certified registered nurse anesthetists, and nurse practitioners: Reflections on implications for uniform education and regulation. *Journal of Professional Nursing, 25*(3), 178-185.

U.S. Department of Health and Human Services, Health Resources and Services Administration, National Center for Health Workforce Analysis. (2014). *Highlights from the 2012 national sample survey of nurse practitioners.* Rockville, MD: U.S. Department of Health and Human Services.

West, C. P., & Dupras, D. M. (2012). General medicine vs subspecialty career plans among internal medicine residents. *Journal of the American Medical Association, 308*(21), 2241-2247.

Willis, D. G., Grace, P. J., & Roy, C. (2008). A central unifying focus for the discipline: Facilitating humanization, meaning, choice, quality of life, and healing in living and dying. *Advances in Nursing Science, 31*(1), E28-E40.

Wolfgang, K. (2014). 2013 National salary survey results. Retrieved from http://nurse-practitioners-and-physician-assistants.advanceweb.com/Features/Articles/2013-National-Salary-Survey-Results.aspx

World Health Organization. (2016). *Nursing and midwifery—WHO global strategic directions for strengthening nursing and midwifery 2016-2020.* Retrieved from http://www.who.int/hrh/nursing_midwifery/nursing-midwifery/en/

Yang, Y. T., & Meiners, M. R. (2014). Care coordination and the expansion of nursing scopes of practice. *The Journal of Law, Medicine & Ethics, 42*(1), 93-103.

제26장

American Academy of Nurse Practitioners. (2016). State practice environment. Retrieved from https://www.aanp.org/legislation-regulation/state-legislation/state-practice-environment

Brassard, A., & Smolenski, M. (2011). Removing barriers to advanced practice registered nurse care: Hospital privileges. *AARP Public Policy Institute Insight on Issues, 55.* Retrieved from https://assets.aarp.org/rgcenter/ppi/health-care/insight55.pdf

Breen, G., Selby, J., & Hills, B. (2015). Post-implementation ICD-10 challenges. Managed Healthcare Executive. Retrieved from http://managedhealthcareexecutive.modernmedicine.com/managed-healthcare-executive/news/post-implementation -icd-10-challenges

Brown, D. J. (2007). Consumer perspectives on nurse practitioners and independent practice. Journal of the American Academy of Nurse Practitioners, 19(10). 523-529.

Carzoli, R., Martinez-Cruz, M., Cuevas, L., Murphy, S., & Chui, T. (1994). Comparison of neonatal nurse practitioners, physician assistants, and residents in the neonatal intensive care unit. *Archives of Pediatric and Adolescent Medicine, 148*(12), 1271-1276.

Cronenwett, L., Dracup, K., Grey, M., McCauley, L., Meleis, A., & Salmon, M. (2011). The doctor of nursing practice: A national workforce perspective. *Nursing Outlook, 59*(1), 9-17.

Ely, L. (2015). Nurse-managed clinics: Barriers and benefits toward financial sustainability when integrating primary care and mental health. *Nursing Economics, 33*(4),193-202.

Fain, J., Asselin, M., & McCurry, M. (2008). The DNP . . . Why now? *Nursing Management, 39*(7), 34-37.

Fleming, M., MaFarlane, D., Torres, W., & Duszak, R. (2015). Magnitude of impact, overall and on subspecialties, of transitioning in radiology from ICD-9 to ICD-10 codes. *Journal of the American College of Radiology, 12*(11), 1155-1161.

Gosfield, A.G. (August 2013). Understanding new payment models. Medical Economics. Retrieved from http://medicaleconomics.modernmedicine.com/medical-economics/content/tags/accountable-care-organization/understanding-new-payment-models

Jackson, R., Schneider, A., & Baum, N. (2011). Social media networking: YouTube and search engine optimization. *Journal of Medical Practice Management, 26*(4), 254-257.

King, E. S. (2008). A 10-year review of four academic nurse-managed centers: Challenges and survival strategies. *Journal of Professional Nursing, 24*(1), 14-20.

Kocher, R., Emanuel, E., & DeParle, N. (2010). The Affordable Care Act and the future of clinical medicine: The opportunities and challenges. *Annals of Internal Medicine, 153*(8), 536-539.

Maley, C., & Baum, N. (2010). Getting to the top of Google: Search engine optimization. Journal of Medical Practice Management, 25(5), 301-303.

Meleis, A. I., & Dracup, K. (2005). The case against the DNP: History, timing, substance, and marginalization. *Online Journal of Issues in Nursing, 10*(3).

Mirvis, D. (1999). The behavior of physicians. In J. Johnson & A. Kilpatrick (Eds.), *Handbook of health administration* (pp. 439-460). Boston, MA: Marcel Dekker.

Mundinger, M., Kane, R., Lentz, E., Totten, A. M., Tsai, W. Y., Cleary, P. D., . . . Shelanski, M. L. (2000). Primary care outcomes in patients treated by nurse practitioners or physicians: A randomized trial. *Journal of the American Medical Association, 283*(1), 59–68.

Navathe, A., Sen, A., Rosenthal, M., Pearl, R., Ubel, P., Emanuel, E., & Volpp, K. (2016). New strategies for aligning physicians with health system incentives. *American Journal of Managed Care, 22*(9), 610–612.

Newhouse, R., Stanik–Hutt, J., White, K. M., Johantgen, M., Bass, E. B., Zangaro, G., . . . Weiner, J. P. (2011, September–October). Advanced practice nurse outcomes 1990–2008: A systematic review. *Nursing Economic$, 29*(5), 230–250. Retrieved from https://www.nursingeconomics.net/ce/2013/article3001021.pdf

Office of Technology Assessment. (1986). *Nurse practitioners, physician assistants, and certified nurse–midwives: A policy analysis.* Washington, DC: Author.

Pearson, L. The Pearson report. *American Journal of Nurse Practitioners*, yearly. Retrieved from http://nursing.jbpub.com/ pearsonreport/Login.aspx?ref=/pearsonreport/Default.aspx

Ritchie, A., Marbury, D., Verdon, D., Mazzolini, C., & Boyles, S. (2016). Shifting reimbursement models: The risks and rewards for primary care. *Medical Economics*. Retrieved from http://medicaleconomics.modernmedicine.com/medical–economics/content/tags/aca/shifting–reimbursement–models–risks–and –rewards–primary–care?page=full&trendmd–shared=0

Schneider, A., Jackson, R., & Baum, N. (2010). Social media networking: Facebook and Twitter. *Journal of Medical Practice Management, 26*(3), 156–157.

Spitzer, W., Sackett, D., Sibley, J., Roberts, R. S., Gent, M., Kergin, D. J., . . . Olynich, A. (1974). The Burlington randomized trial of the nurse practitioner. *New England Journal of Medicine, 290*(5), 251–256.

Steaban, R. (2016). Health care reform, care coordination, and transformational leadership. *Nursing Administration Quarterly, 40*(2), 153–163.

Terry, K., Ritchie, A., Marbury, D., Smith, L., & Pofeldt, E. (2014). Top 5 financial challenges facing physicians in 2015. *Medical Economics*. Retrieved from http://medicaleconomics.modernmedicine.com/medical–economics/news/top–5–financial–challenges–facing–physicians–2015?page=0,0&trendmd–shared=1

Vincent, D., MacKay, T., Pohl, J., Hirth, R., & Oakley, D. (1999). A tale of two nursing centers: A cautionary study of profitability. *Nursing Economics, 17*(3), 257–262.

Ward, B. W., Clarke, T. C., Nugent, C. N., & Schiller, J. S. (2016). Early release of selected estimates based on data from the 2015 National Health Interview Survey. National Center for Health Statistics. Retrieved from http://www.cdc.gov/nchs/nhis.htm

제27장

Alexander v. FedEx Ground Package Sys., Inc., 765 F. 3d 981 (Ninth Circuit 2014).

American Nurses Association. (2015a). *Code of ethics for nursing with interpretive statements*. Washington, DC: American Nurses Publishing.

American Nurses Association. (2015b). *Nursing: Scope and standards of practice* (3rd ed.). Washington, DC: American Nurses Publishing.

Hansen v. Caring Professionals, Inc., 676 N.E.2d 1349 (Appellate Court, Illinois, 1997).

Hitesman v. Bridgeway, Inc., 93 A.3d 306 (New Jersey 2014).

Internal Revenue Service. (2015). *Publication 17*. Washington, DC: Department of the Treasury, Internal Revenue Service.

Internal Revenue Service. (2016a). *Publication 15*. Washington, DC: Department of the Treasury, Internal Revenue Service.

Internal Revenue Service. (2016b). *Publication 15–A*. Washington, DC: Department of the Treasury, Internal

Revenue Service.
Internal Revenue Service. (2016c). *Publication 505*. Washington, DC: Department of the Treasury, Internal Revenue Service.
Landin v. Healthsource Saginaw, Inc., 854 N.W.2d 152 (Court of Appeals, Michigan, 2014).
Murray, J. S. (2011). What every nurse needs to know about whistle-blowing. *OR Nurse, 5*(4), 39-42.
New Jersey Conscientious Employee Protection Act. (1986, as amended 1989, 1997, and 2005).
OIG-HHS. (2011). *Health care fraud and abuse control program annual report for fiscal year 2015*. Retrieved from http://oig.hhs.gov/publications/docs/hcfac/hcfacreport2010.pdfhttps://oig.hhs.gov/reports-and-publications/hcfac/index.asp
OIG-HHS. (2016). *Health care fraud and abuse control program annual report for fiscal year 2015*. Retrieved from oig.hhs.gov/ publications/docs/hcfac/FY2015-hcfac.pdf
Vizcaino v. Microsoft Corporation, 120 F.3d 1006 (Ninth Circuit 1997).
Washington County Memorial Hospital v. Sidebottom, 7 S.W.3d 542 (Court of Appeals, Missouri, 1999).

제28장

Affordable Care Act, Public Laws 111-148 and 111-152 (2010).
Ali v. Community Health Care Plan, Inc., 801 A 2d 775 (Ct. 2002).
Apex Hosiery Co. v. Leader, 310 U.S. 469 (1940).
Arizona v. Maricopa County Medical Society, 457 U.S. 332 (1982).
Bellegre v. Board of Nurse Examiners, 685 SW 2d 431 (1985).
Berdyck v. Shinde and H.R. Magruder Memorial Hospital, 613 NE 2d 1014 (1993).
Centers for Medicare and Medicaid Services. (2011). *Medicare benefit policy manual Chapter 15—Covered medical and other health services*. Retrieved from https://www.cms.gov/manuals/Downloads/bp102c15.pdf
Chalmers-Francis v. Nelson, 6 Cal. 2d 402 (1936).
Committee on the Robert Wood Johnson Foundation Initiative on the Future of Nursing at the Institute of Medicine. (2010). *The future of nursing: Leading change, advancing health*. Washington, DC: National Academies Press.
DeSanti, S. S., Farrell, J., & Feinstein, R. A. (2010, January 28). *Letter from FTC staff to Kentucky Cabinet for Health and Family Services*. Retrieved from http://www.ftc.gov/os/2010/02/ 100202kycomment.pdf
Employee Retirement Income Security Act. (1974). P.L. 93-406.
Federal Trade Commission Act. (1914). U.S.C. Sec 44-48.
Federal Trade Commission. (2010). Federal Trade Commission complaint charges conspiracy to thwart competition in teeth-whitening services: North Carolina dental board charged with improperly excluding non-dentists. Retrieved from http://www.ftc.gov/opa/2010/06/ncdental.shtm
Federal Trade Commission & U.S. Department of Justice. (1996). *Statements of antitrust enforcement policy in health care*. Retrieved from http://www.justice.gov/atr/public/guidelines/0000.htm
Federal Trade Commission & U.S. Department of Justice. (2011). Statement of antitrust enforcement policy regarding accountable care organizations participating in the Medicare Shared Savings program. *Federal Register, 76*(209), 67026-67032.
Fein v. Permanente Medical Group, 121 Cal. App. 3d 135 (1981).
Goldfarb v. Virginia State Bar, 421 U.S. 773 (1975).
Health Insurance Portability and Accountability Act. (1996). Public Law 104-191.
Hernicz v. State of Florida, Department of Professional Regulation, 390 So. 2d 194 (1980).
Hogan v. Mississippi Board of Nursing, 457 So.2d 931 (1984).

Iowa Medical Society and Iowa Society of Anesthesiologists v. Iowa Board of Nursing and Iowa Department of Public Health. Iowa District Court for Polk County, CV 8252 (October 31, 2011). Retrieved from http://www.iowa.gov/nursing/images/pdf/ARNP%20Fluoroscopy%20Order.pdf

Marsh, R. E. (2010). The health care industry and its medical care providers: Relationship of trust or antitrust? *DePaul Business and Commerce Law Journal, 8*, 251-273.

Monarch, K. (2002). *Nursing and the law: Trends and issues*. Washington, DC: American Nurses Publishing.

National Federation of Independent Business v. Sebelius, No. 11-393, 567 U.S._ (2012).

North Carolina State Board of Dental Examiners v. Federal Trade Commission (2015). No.15-534, 547 U.S. _

Northern Pacific Railway Co. v. United States, 356 U.S. 1, 4 (1958).

Nurse Midwifery Associates v. Hibbett, 918 F.2d 605 (1990).

Oltz v. St. Peter's Community Hospital, 19 F.3d 1312 (1994).

Planned Parenthood v. Vines, 543 NE 2d 654 (Indiana, 1989).

Robert Wood Johnson Foundation. (2015). Nursing organizations applaud U.S. Supreme Court ruling in dental case. Retrieved from http://www.rwjf.org/en/library/articles-and-news/2015/03/ nursing-organizations-applaud-u-s--supreme-court-ruling-in -denta.html

Sermchief v. Gonzales, 660 SW 2d 683 (Missouri, 1983).

Spine Diagnostics Center of Baton Rouge Inc. v. Louisiana State Board of Nursing CA 0813 (2008).

United States v. Topco Associates, 405 U.S. 596, 621 (1972).

Wilk v. American Medical Association, 895 F.2d 352 (1990).

제29장

Aiken, T. D. (2004). *Legal, ethical and political issues in nursing* (2nd ed.). Philadelphia, PA: F.A. Davis.

A. M. Best & Company. (2015). *Guide to Best's credit ratings*. Retrieved from http://www.ambest.com/ratings/ubcr.pdf

American Association of Nurse Anesthetists. (2002a). *CRNA malpractice update*. Retrieved from http://www.aana.com/Search/Pages/ DefaultResults.aspx?k=insurance

American Association of Nurse Anesthetists. (2002b). *Legal issues in nurse anesthesia practice*. Retrieved from http://www.aana.com/Search/Pages/DefaultResults.aspx?k=AANA%20legal%20issues

American Association of Nurse Practitioners. (2015, June). *2015 National nurse practitioner compensation survey: An overview*. Retrieved from aanp.org

American Association of Nurse Practitioners. (2016). NP fact sheet. Retrieved from aanp.org

Avraham, R., & Schanzenbach, M. (2015). Medical malpractice reform. In R. Parisi (Ed.), *Oxford handbook of law and economics, vol. 2*, scheduled for publication, February 23, 2017. Retrieved from http://ssm.com/abstract/2579640

Bodenheimer, T., & Pham, H. (2010, May). Primary care: Current problems and proposed solutions. *Health Affairs, 29*(5), 799-805.

Bovgjerg, R. R., Miller, R. H., & Shapiro, D. W. (2001). Paths to reducing medical injury: Professional liability vs. patient safety. *Journal of Law, Medicine and Ethics, 29*(3-4), 369-380.

Buerhaus, P.I., DesRoches, C.M., Dittus, R., Donelan, K. (Mar-April2015). Practice characteristics of primary care nurse practitioners and physicians. *Nursing Outlook, 63*(2), 144-53. Retrieved from https://www.ncbi.nlm.nih.gov/pubmed/25261383

Bui, Q., & Sanger-Katz, M. (2015). Health insurance and the states: A closer look. *The New York Times*, November 3, 2015.

Buppert, C. J. (2002). Steering clear of Medicare fraud. *NSO Risk Advisor, 11*, 1-2. Retrieved from http://www.medicarefraudcenter.org/

Buppert, C. J. (2008). *Nurse practitioner's business and legal guide* (3rd ed.). Sudbury, MA: Jones & Bartlett.

Buppert, C. J. (2011). Three frequently asked questions about malpractice insurance. *Journal for Nurse Practitioners, 7*(1), 16-17.

Buppert, C. J. (2015). *Nurse practitioner's business practice and legal guide* (5th ed.). Burlington, MA: Jones & Bartlett.

Buppert, C. J. (2016). Is the collaborating physician responsible for nurse practitioner error? *The Journal for Nurse Practitioners, 12*(4), 284-285.

Bureau of Labor Statistics. (2015, May 15). Occupational employment and wages. Retrieved from http://www.bls.gov/oes/current/ oes291171.htm#st

Bureau of National Affairs. (2004). Nurse-anesthetist sentenced to probation, restitution for fraudulent health care billing. *BNA Health Fraud Report, 6*(4), 424.

Carman, K., Eibner, C., & Paddock, S. (2015, June). Trends in health care enrollment: 2013-2015. *Health Affairs, 34*(6), 1044-1048.

Clinton, H. R., & Obama, B. (2006). Making patient safety the centerpiece of liability reform. *New England Journal of Medicine, 354*, 2205-2208.

CMF Group. (2002). Don't make mistakes when buying your malpractice insurance. Retrieved from http://www.npjobs.com/ malpractice/buying.mistakes.shtml

CNA/NSO. (2012). Nurse practitioner 2012 liability update: A three part approach. Retrieved from http://www.hpso.com/Documents/Individuals/Professional%20liability/NP_Claims_Study_2012.pdf

Coakley, C. (2010, June 14). What if I'm sued: Here's what to expect from a malpractice suit. *Advance for NPs and PAs*. Retrieved from http://nurse-practitioners-and-physician-assistants.advanceweb.com/Student-and-New-Grad-Center/Student-Top-Story/What-If-Im-Sued.aspx

Donelan, K., DesRoches, C., Dittus, R., & Buerhaus, P. (2013, May 16). Perspective of physicians and nurse practitioners on primary care practice. *New England Journal of Medicine, 368*, 1898-1906.

Dulisse, B., & Cromwell, J. (2010). No harm found when nurse anesthetists work without supervision by physicians. *Health Affairs, 29*(8), 1469-1475.

Fairman, J. A., Rowe, J. W., Hassmiller, S., & Shalala, D. E. (2011). Broadening the scope of nursing practice. *New England Journal of Medicine, 364*(3), 193-195.

Feld, A. D., & Moses, R. E. (2009). Most doctors win: What to do if you are sued for medical malpractice. *American Journal of Gastroenterology, 104*, 1346-1351.

Gallagher, T. H., Studdert, D., & Levinson, W. (2007). Disclosing harmful medical errors to patients. *New England Journal of Medicine, 356*, 2713-2719.

Garfield, R., & Damico, A. (2016). The coverage gap: Uninsured poor adults in states that do not expand Medicaid—An update. *Health Reform. Issue Brief.* Henry J. Kaiser Family Foundation. January 21, 2016.

Giessel, C., & Palentino, J. (2006). Malpractice and risk management: A look at current issues and practices. *Medscape Nurses, 8*(2). Retrieved from http://www.medscape.com/viewarticle/543977_2

Health Resources & Services Administration. Health Workforce. (2013, November). *Projecting the supply and demand for primary care practitioners through 2020*. Washington, DC: USDHHS. Retrieved from https://bhw.hrsa.gov/

Hooker, R. S., Nicholson, J. G., & Le, T. (2009). Does the employment of physician assistants and nurse practitioners increase liability? *Journal of Medical Licensure and Discipline, 95*(2), 6-16.

Horrocks, S., Anderson, E., & Salisbury, C. (2002). Systematic review of whether nurse practitioners working in primary care can provide equivalent care to doctors. *British Medical Journal, 324*, 819-823.

Hutt, J., Newhouse, R., White, K., Johantgen, M., Bass, E., Zangaro, G., . . . Weiner, J. (2013). The quality and effectiveness of care provided by nurse practitioners. *Journal for Nurse Practitioners, 9*(8), 492–500.

Infante, M. C. (2000). Legally speaking: Malpractice may not be your biggest risk. *RN, 63*(6), 67–71.

Ingram, J. D. (1993). Liability of medical institutions for the negligence of independent contractors practicing on their premises. *Journal of Contemporary Health Law and Policy, 10*, 221–231.

Institute of Medicine. (2000). *To err is human: Building a safer health system*. Bethesda, MD: National Academy of Sciences.

Institute of Medicine. (2011, October 5). *The future of nursing: Leading change, advancing health*. Washington, DC: National Academies Press.

Jena, A. B., Seabury, S., Lakdawalla, D., & Chandra, A. (2011). Malpractice risk according to physician specialty. *New England Journal of Medicine, 365*, 629–636.

Kachalia, A. (2009, January). *Disclosure of medical error. Perspectives on safety in morbidity and mortality rounds on the Web*. Agency for Healthcare Research and Quality. Retrieved from https://psnet.ahrq.gov/perspectives/perspective/70

Laurant, M., Reeves, D., Hermens, R., Braspenning, J., Grol, R., & Sibbald, B. (18April2005). Substitution of doctors by nurses in primary care. *Cochrane Database of Systematic Reviews, 18*(2). Retrieved from https://www.ncbi.nlm.nih.gov/pubmed/15846614

Lefevre, F. V., Water, T. M., & Budetti, P. P. (2002). A survey of physician training programs in risk management and communication skills for malpractice prevention. *Journal of Law, Medicine and Ethics, 28*(3), 258–266.

Levinson, W., Roter, D. L., Mullooly, J. P., Dull, V. T., & Frankel, R. M. (1997). Physician–patient communication. The relationship with malpractice claims among primary care physicians and surgeons. *Journal of the American Medical Association, 277*, 553–559.

Makary, M., & Daniel, M. (2016, May). Medical error—The third leading cause of death in the U.S. *British Medical Journal, 353*, i2139.

Mello, M. M. (2006). *Medical malpractice: Impact of the crisis and effect of state tort reforms* Robert Wood Johnson Foundation Synthesis Project. Project No. 10. Retrieved from http://www.rwjf.org/en/library/research/2006/05/medical-malpractice-impact-of-crisis.html

Mello, M. M., Boothman, R. C., McDonald, T., Driver, J., Lembitz, A., Bouwmeester, D., . . . Gallagher, T. (2014). Communication and resolution programs: The challenges and lessons learned from six early adopters. *Health Affairs, 33*(1), 20–29.

Mello, M. M., Studdert, D., & Kachalia, A. (2014). The medical liability climate and prospects for reform. Special Communication. *Journal of the American Medical Association, 312*(20), 2146–2155.

Mercer Health and Benefits Administration LLC [Mercer]. (2016). Malpractice insurance rates for nurse practitioners by state, specialty and work status. Retrieved from proliability.com

Miller, K. P. (2009). Malpractice trends: Viewing the data and avoiding the hot seat of litigation. *Journal of Nurse Practitioners, 5*, 662–665.

National Center for Health Workforce Analysis. (2013, November). *Projecting the supply and demand for primary care practitioners through 2020*. Rockville, MD: HRSA (Health Resources and Services Administration). Retrieved from http://bhpr.hrsa.gov/healthworkforce/supplydemand/usworkforce/primarycare/index.html

National Conference of State Legislatures. (2014). *Medical liability and medical malpractice: 2013 legislation*. Retrieved from http://www.ncsl.org/research/financial-services-and-commerce/medical-liability-medical-malpractice-2013-legislation.aspx

National Governor's Association. (2012). The role of nurse practitioners in meeting increasing demand for primary care (yearly). Retrieved from http://www.npdb.hrsa.gov/resources/reports/2011NPDB

AnnualReport.pdfw. Rockville, MD: HRSA

National Practitioner Data Bank. (2011b). *2006 Annual report*. Rockville, MD: HRSA. Retrieved from http://www.npdb/hipdb.hrsa.gov/resources/reports/2006NPDBAnnualReport.pdf Rockville, MD: HRSA.

National Practitioner Data Bank. (2014). NPDB research statistics: Advanced practice nurse. Rockville, MD: HRSA. Retrieved from https://www.npdb.hrsa.gov/resources/npdbstats/npdbStatistics.jsp#contentTop

National Practitioner Data Bank. (2015, April). *NPDB guidebook*. U.S. Department of Health and Human Services, Health Resources and Services Administration. Rockville, MD: HRSA. Retrieved from https://www.npdb.hrsa.gov/resources/ NPDBGuidebook.pdf

Negrusa, B., Hogan, P., Warner, J., Schroeder, C., & Pang, B. (2016). Scope of practice laws and anesthesia complications; no measurable impact of certified registered nurse anesthetist expanded scope of practice on anesthesia-related complications. *Medical Care*. Retrieved from http://journals.lww.com/lww-medicalcare/Abstract/publishahead/Scope_of_Practice_Laws_and_Anesthesia.98905.aspx

Nurses Service Organization. (2014, June/July). Your worst nightmare. *California Association for Nurse Practitioners: Newsroom*. Retrieved from http://canpweb.org/news-room/connections-newsletter/connections-2014-editions/connections-june -july-2014/your-worst-nightmare/

Park, M., Cherry, D., & Decker, S. L. (2011, August). Nurse practitioners, certified nurse midwives and physician assistants in physician offices. *National Center for Health Statistics: NCHS Data Brief, 69*, 1-8.

Pearson, L. (2014). *The Pearson report*. Burlington, MA: Jones & Bartlett Learning.

Philipsen, N. C. (2009). Resolving conflict: A primer for nurse practitioners on alternatives to litigation. *Journal for Nurse Practitioners, 4*(10), 766-772.

Pohl, J., Barksdale, D., & Werner, K. (2015, July 1). Primary care workforce: The need to lower barriers for nurse practitioners and physicians. *Health Affairs Blog*. Retrieved from http://healthaffairs.org/blog/

Pohlman, K. (2015). Why you need your own malpractice insurance. American Nurse Today, 10 (11), 1-3. Retrieved from https://www.americannursetoday.com/wp-content/uploads/2015/11/ant11-Malpractice-1023.pdf

Shinn, L. J. (Ed.). (1998). *Taking control: A guide to risk management*. Chicago, IL: Kirke Van-Orsdel, Inc. & Chicago Insurance Company.

Shinn, L. J., & Curtin, L. L. (2001). What to do if you are sued. *Nurse Risk Management Series*, Article 3, pp. 1-7. Silver Spring, MD: American Nurses Association. Retrieved from http://www.nursingworld.org/mods/archive/mod310/cerm103.htm

Silverman, J. (2004, June 15). Premiums doubled since last year: Nurse-midwives feel sting of rising premiums, lawsuits; professional collaboration increases OB GYNs' litigation exposure, vulnerability. *OB/GYN News*.

Singh, H. (2016). National Practitioner Data Bank, location by data year, generated using the data analysis tool, July 21, 2016. *National Practitioner Data Bank, 2014: Adverse Action and Medical Malpractice Reports (1990-2014)*. Retrieved from https://www.npdb.hrsa.gov/analysistool/crosstab/index.jsp?REP= MMPR&noQuery=Y

Tavernise, S., & Gebeloff, R. (2016). Immigrants, the poor and minorities gain sharply under the Affordable Care Act. *The New York Times*, April 17, 2016.

The Joint Commission. (2016). *2016 patient safety goals*. Retrieved from http://www.jointcommission.org/assets/1/6/2016_ NPSG_HAP_ER.pdf

Torre, C., & Drake, S. (2014, March/April). Maximizing access to health care in NJ: The case for APNs, Part II: A white paper. Ewing, NJ: New Jersey State Nurses Association. Retrieved from http://psychapn.org/Resources/Documents/WP%20II%20Final%20corrected%20PDF%20ctt.pdf

Torre, C., Joel, L., & Aughenbaugh, A. (2009, April). Maximizing access to health care in New Jersey: The case for APNs: A white paper. Ewing, NJ: New Jersey State Nurses Association.

Torre, C., & Ridge, R. (2014). *The New Jersey nurse's ethical, legislative and regulatory guide to professional practice:* 2014-2016. Trenton, New Jersey State Nurses Association.

Traczynski, J., & Udalova, V. (2013, April). Nurse practitioner independence, health care utilization, and health outcomes. In *Fourth Annual Midwest Health Economics Conference, Madison, WI.* Retrieved from http://www2.hawaii.edu/~jtraczyn/paperdraft_050414_ASHE.pdf

Underwood, A. (2009). Would tort reform lower costs? *NYTimes.com*, August 31, 2009.

Walker, R. (2011). Elements of negligence and malpractice. *Nurse Practitioner, 36*(5), 9-11.

Weinberg, M., & Kallerman, P. (2014, April). Full practice authority for nurse practitioners increases access and controls costs: Technical appendix. *Bay Area Council Economic Institute*, 1-20.

Wright, W. (2008). *Preventing malpractice.* Lecture presented at NJSNA/FNAP APN Professional Education Day, Atlantic City, New Jersey, April 2, 2008.

Xiao, X., Lori, J. R., Siefert, K. A., Jacobson, P. D., & Ransom, S. B. (2008). Malpractice liability burden in midwifery: A survey of Michigan certified nurse-midwives. *Journal of Midwifery and Women's Health, 53*(1), 19-27.

Yee, T., Boukus, E., Cross, D., & Samuel, D. (2013, February). Primary care workforce shortages: Nurse practitioners scope of practice laws and payment studies. National Institute *for Health Care Reform, Research Brief, 13*, 1-7. Retrieved from ttp://www.floridanurse.org/arnpcorner/ARNPDocs/NIHCR_Research_Brief_No._13.pdf

제30장

American Association of Colleges of Nursing. (2006). *The essentials of doctoral education for advanced practiced nursing.* Washington, DC: Author.

Angeles, P. (1992). *Dictionary of philosophy.* New York, NY: HarperCollins.

Barnes, D. M., & Boyle, J. S. (1995). *Transcultural concepts in nursing case* (2nd ed.). Philadelphia, PA: Lippincott.

Benner, P. (2001). *From novice to expert: Excellence and power in nursing practice* (2nd ed.). Menlo-Park, CA: Addison Wesley.

Benner, P., Tanner, C. A., & Chesla, C. A. (1996). *Expertise in nursing practice.* New York, NY: Springer.

Benner, P., Tanner, C., & Chesla, C. (2009). Entering the field: Advanced beginner practice. In P. Benner, C. Tanner, & C. Chesla (Eds.), *Expertise in nursing practice: Caring, clinical judgment, and ethics* (2nd ed., pp. 25-60). New York, NY: Springer.

Buerhaus, P. (2011). Have nurse practitioners reached a tipping point? Interview of a panel of NP thought leaders. *Nursing Economics, 28*(5), 346-349.

Callahan, L., & Mannino, M. J. (1998). Legal aspect of advanced nursing practice. In C. M. Sheehy & M. C. McCarthy (Eds.), *Advanced practice nursing* (pp. 281-302). Philadelphia, PA: F.A. Davis.

Corley, M. C. (2002). Nurse moral distress: A proposed theory and research agenda. *Nursing Ethics, 9*, 636-650.

Doane, G., Pauly, B., Brown, H., & McPherson, G. (2004). Exploring the heart of ethical nursing practice: Implications for ethics education. *Nursing Ethics, 11*(3), 240-253.

Edmonson, C. (2010, September 30). Moral Courage and the Nurse Leader. *OJIN: The Online Journal of Issues in Nursing, 15*(3), Manuscript 5.

Erickson, R., & Sheehy, C. M. (1998). Clinical research in the advanced practice role. In C. M. Sheehy & M. C. McCarthy (Eds.), *Advanced practice nursing* (pp. 241-263). Philadelphia, PA:

F.A. Davis.

Fawcett, J., Newman, D., & McAllister, M. (2004). Advanced practice nursing and conceptual models of nursing. *Nursing Science Quarterly, 17*(2), 135-138.

Gallagher, A. (2004). Dignity and respect for dignity—two key health professional values: Implications for nursing practice. *Nursing Ethics, 11*, 587-599.

Gallagher, A. (2010). Moral distress and moral courage in everyday nursing practice. *OJIN: The Online Journal of Issues in Nursing, 16*(2).

Gastmans, C. (1998). Challenges to nursing values in a changing nursing environment. *Nursing Ethics, 5*(3), 236-245.

Gibson, C. H. (1993). Underpinnings of ethical reasoning in nursing. *Journal of Advanced Nursing, 18*(12), 2003-2007.

Gilbert, W. S., & Sullivan, A. (1885). *The mikado*. Retrieved from http://www.gsarchive.net/

Guido, G. W. (2006). *Legal and ethical issues in nursing* (4th ed.). Upper Saddle River, NJ: Prentice Hall.

Guido, G. W. (2010). *Legal and ethical issues in nursing* (5th ed.). Upper Saddle River, NJ: Prentice Hall.

Hardt, M. (2001). Core then care: The nurse leader's role in "caring." *Nursing Administration Quarterly, 25*(3), 37-45.

Hoffmaster, B. (2006). "Real" ethics for "real" boys: Context and narrative. *American Journal of Bioethics, 4*(1), 40-41.

Husted, G. L., & Husted, J. H. (2008a). The ethical experience of caring for vulnerable populations: The symphonological approach. In M. de Chesnay (Ed.), *Caring for the vulnerable: Perspectives in nursing theory, practice, and research* (2nd ed., pp. 103-113). Boston, MA: Jones & Bartlett.

Husted, G. L., & Husted, J. H. (2008b). The nurse as ethical shield: The symphonological approach. *Perioperative Advanced Practice Nurse, 3*, 175-182.

Husted, J. H., & Husted, G. L. (1999). Agreement: The origin of ethical action. *Critical Care Nursing, 22*(3), 12-18.

Husted, J. H., & Husted, G. L. (2015). *Ethical decision making in nursing and health care: The symphonological approach* (4th ed.). New York, NY: Springer.

Husted, J. H., Husted, G. L., Scotto, C. J., & Wolf, K. M. (2015). *Bioethical decision making in nursing* (5th ed.). New York, NY: Springer.

Irwin, M. (2004). Application of symphonology theory in patient decision-making: Triangulation of quantitative and qualitative methods. Ph.D. dissertation, School of Nursing, Duquesne University.

Kalb, K. A., & O'Conner, S. (2007, July-August). Ethics education in advanced practice nursing: Respect for human dignity. *Nursing Education Perspectives, 28*(4), 196-202.

Kikuchi, J. F. (1996). Multicultural ethics in nursing education: A potential threat to responsible practice. *Journal of Professional Nursing, 12*(3), 159-165.

Kim, S. H. (2005). Confucian bioethics and cross-cultural considerations in health care decision making. *Journal of Nursing Law, 10*(3), 161-166.

Lachman, V. (2011). Strategies necessary for moral courage. *OJIN: The Online Journal of Issues in Nursing, 15*(3).

McKeon, R. (Ed.). (1941). *The basic works of Aristotle*. New York, NY: Random House.

Mill, J. S. (1988). *On liberty*. New York, NY: Penguin. (Original work published 1819.)

Miller, R. (2005). *Moral courage: Definition and development*. Washington, DC: Ethics Resource Center.

Murray, J. (2011). Moral courage in health care. *OJIN: The Online Journal of Issues in Nursing, 15*(3).

Reigle, J. (1996). Ethical-decision making skills. In A. B. Hamric, J. A. Spross, & C. M. Hanson (Eds.), *Advanced nursing practice: An integrative approach* (3rd ed., pp. 273-295). Philadelphia, PA: Saunders.

Repenshek, M. (2007). Moral distress: Inability to act or discomfort with moral subjectivity? *Nursing Ethics, 16*(6), 734-742.

Rubin, J. (2009). Impediments to the development of clinical knowledge and ethical judgment in critical care nursing. In P. Benner, C. Tanner, & C. Chesla (Eds.), *Expertise in nursing practice: Caring, clinical judgment, and ethics* (2nd ed., pp. 171-199). New York, NY: Springer.

Rushton, C. H. (1992). Caregiver suffering in critical care nursing. *Heart and Lung, 21*, 303-306.

Sarikonda-Woitas, C., & Robinson, J. (2002). Ethical health care policy: Nursing's voice in allocation. *Nursing Administration Quarterly, 26*(4), 72-80.

Scotto, C. (2008). Symphonological bioethical theory. In A. M. Romey & M. R. Alligold (Eds.), *Nursing theorists and their work* (7th ed.). St. Louis, MO: Mosby.

Sekerka, L., & Bagozzi, R. (2007). Moral courage in the workplace: Moving to and from the desire and decision to act. *Business Ethics: A European Review, 16*(2), 132-149.

Smith, K. V. (2005). Ethical issues related to health care: The older adult's perspective. *Journal of Gerontological Nursing, 31*(2), 32-39.

Solomon, M. Z., Jennings, B., Guilfoy, V., Jackson, R., O'Donnell, L., Wolf, S. M., . . . Donnelley, S. (1994). Toward an expanded vision of clinical ethics education: From individual to the institution. *Kennedy Institute of Ethics Journal, 1*(3), 225-245.

Tuckett, A. (1999). Nursing practice: Compassionate deception and the good Samaritan. *Nursing Ethics, 6*(5), 383-389.

Van Hooft, S. (1990). Moral education for nursing decisions. *Journal of Advanced Nursing, 15*(2), 210-215.

Walsh, M., & Bernhard, L. (2011). Selected theories and models for advanced practice nursing. In J. Stanley (Ed.), *Advanced practice nursing: Emphasizing common roles* (5th ed., pp. 89-114). Philadelphia, PA: F.A. Davis.

Wilde, O. (1989). *The complete works of Oscar Wilde*. New York, NY: Harper & Row.

Woods, M. (1999). A nursing ethic: The moral voice of experienced nurses. *Nursing Ethics, 6*(5), 423-433.

Wurzbach, M. E. (1999). Acute care nurses' experiences of moral certainty. *Advanced Nursing, 30*(2), 287-293.

Zoucha, R., & Husted, G. L. (2000). The ethical dimensions of delivering culturally congruent nursing and health care. *Issues in Mental Health Nursing, 1*(3), 325-340.

제31장

곽찬영, 박진아. (2014). 전담간호사 운영현황과 역할 실태. 한국콘텐츠학회논문지, 14(10), 583-595.

국가법령정보센터. 전문간호사 자격인정 등에 관한 규칙. Retrieved from https://www.law.go.kr

김경례. (2010). 전문간호사 제도와 무면허 의료행위-대법원 2010.3. 25. 선고, 2008 도 590 판결 중심으로. 의료법학, 11(1), 173-198.

김경숙, 김미원. (2009). 국내 전문간호사제도의 현황과 정책과제. 간호학의 지평, 6(1), 39-53.

김금순, 강소영, 이영희, 임경춘. (2014). 전문간호사 핵심역량 개발. 서울: 대한간호협회

김미원. (2006). 전문 간호사 제도 현황 및 발전 과제. 간호학탐구, 15(2), 35-67.

김민영, 최수정, 설미이, 김정혜, 김희영, 변숙진. (2017). 500 병상 이상 의료기관에서의 전문지원인력 운영실태. 임상간호연구, 23(2), 131-141.

김민영, 최수정, 설미이, 김정혜, 김희영, 변숙진. (2018). 500 병상 이상 의료기관에서의 전문지원인력의 직군별 업무 수행빈도 분석. 중환자간호학회지, 11(1), 15-27.

김민영, 최수정, 전미경, 김정혜, 김희영, 임초선. (2020). 한국 전문간호사의 분야 체계화 관련 연구. 임상간호연구, 26(2), 240-253.

김민지, 김인숙, & 이유리. (2018). 간호업무 관련 법령의 정합성 연구: 간호사, 조산사, 전문간호사, 간호조무사를 중심으로.

김진현. (2010). 전문간호사의 수급 현황과 건강보험 급여화 방안. 간호학의 지평, 7(1), 23-35.

김한나, 김계현. (2016). 의사보조인력(Physician Assistant)에 대한 법적 검토. 법학논총, 36(3), 331-352.

대한간호협회. (1997). 대한간호협회 70년사. 서울: 대한간호협회

대한간호협회 마취간호사회. 대한간호협회 마취간호사회의 역사. Retrieved from http://www.korea-ana.co.kr/

대한의학회. (2016). 세부·분과전문의 제도인증. Retrieved from https://www.kams.or.kr/business/judge/sub1/

배정심, 윤혜상. (2013). 의료기관 규모에 따른 마취전문간호사의 직무관련 특성, 직무 및 직무요소의 수행빈도 차이 비교. 간호행정학회지, 19(2), 239-253.

서순림, 권소희, 김수현, 장봉희, 곽월희, 김영희 등. (2014). 한국 전문 간호사 현황 및 실태조사 연구. Retrieved from

설미이, 신용애, 임경춘, 임초선, 최정화, & 정재심. (2017). 한국 전문간호사제도의 현황과 활성화 전략. Perspectives in Nursing Science, 14(1), 37-44.

신영석, 윤강재, 채수미, 강윤희, 권용진, Jun, A. 등. (2019). 전문간호사 제도 활성화를 위한 연구. 세종: 보건복지부

이꽃메. (2009). 한국 보건진료원 제도의 시작. 한국농촌간호학회지, 4(1), 31-40.

이봉숙, 한영란, & 양숙자. (2018). 근대 보건간호의 역사적 고찰. 농촌의학지역보건, 43(2), 114-124.

이정자. (2001). 대한간호협회 전문간호사 제도 추진과정 및 전망. Asian Oncology Nursing, 1(1), 86-91.

임초선, 최수정, 임경춘, 이영희, 정재심, 신용애 등. (2019). 전문가 합의로 도출된 한국 전문간호사의 공통 업무범위. 중환자간호학회지, 12(3), 35-49.

전미경, 김민영, 최수정, 설미이, 김희영, 김정혜. (2018). 500 병상 미만 종합병원에서의 전문지원인력 운영실태-간호인력을 중심으로. 임상간호연구, 24(2), 197-208.

조정숙, 김명하, 김선례, 박완임, 조재옥, 고미혜. (2020). 병원간호인력 배치현황 실태조사. 서울: 병원간호사회

지재훈, 이기효, 권주영, & 장구은. (2020). 안전하고 효율적인 의료서비스 제공을 위한 보건의료인력 협업체계 구축방안. 서울: 경제사회노동위원회

최앵자, 최수정, 김은숙, 박주희, & 원선영. (2020). 전문간호사의 업무 수행 빈도 및 의료인이 인식하는 업무 난이도와 중요도, 법제화 시 업무 위임 의향. 임상간호연구, 26(2), 217-231.

한국간호교육평가원. (2021). Korean accreditation board of nursing education news. 서울: 한국간호교육평가원

한국간호교육평가원. (2009). 전문간호사 표준교육과정. 서울: 한국간호교육평가원

Delamaire, M.L., & Lafortune, G. (2010). *Nurses in advanced roles: A description and evaluation of experiences in 12 developed countries*. Paris: OECD

Dunn, S. V., Lawson, D., Robertson, S., Underwood, M., Clark, R., Valentine, T., . . . Herewane, D. (2000). The development of competency standards for specialist critical care nurses. *J Adv Nurs, 31*(2), 339-346. doi:10.1046/j.1365-2648.2000.01292.x

Hamric, A. B., Spross, J. A., & Hanson, C. M. (2009). *Advanced practice nursing: An integrative approach*. St. Louis, MO: Saunders/Elsvier.

International Council of Nurses. (2009). *ICN framework of competencies for the nurse specialist*. Geneva: International Council of Nurses.

Kringos, D. S., Boerma, W. G. W., Hutchinson, A., & Saltman, R. B. (2015). *Building primary care in a changing Europe*. Copenhagen: World Health Organization.

National Council of State Boards of Nursing. (2012). *Changes in healthcare professions' scope of practice: Legislative considerations*. Chicago: National Council of State Boards of Nursing.

찾아보기

【ㅈ】

▨ 역자소개

- **김연희** 울산대학교 산업대학원 교수
- **강영아** 서울아산병원 혈액내과전문간호사
- **김정은** Korean Community Service Center 연구원, FIU 겸임교수
- **안자영** 서울아산병원 종양내과전문간호사
- **유종원** Loyola University Medical Center(USA) Advanced Practice Nurse
- **임경춘** 성신여자대학교 간호대학 교수
- **정재심** 울산대학교 산업대학원 교수
- **최수정** 성균관대학교 임상간호대학원 교수
- **하은주** 서울아산병원 소아중환자전문간호사

전문간호사 **역할개발과 정책** 정가 36,000원

2022년 3월 15일 제1판 인쇄
2022년 3월 20일 제1판 발행

저 자 : Lucille A. Joel
공역자 : 김 연 희 · 강 영 아 · 김 정 은
안 자 영 · 유 종 원 · 임 경 춘
정 재 심 · 최 수 정 · 하 은 주
발행인 : 주 영 일
발행처 : **계 축 문 화 사**

서울특별시 종로구 통일로12길 16-17
우편번호 03029
TEL : 735-2257 · 738-9746
FAX : 723-9025
E-mail : gyechuk@hanmail.net
홈페이지 : http://gyechuk.co.kr
1973. 10. 31 등록번호 제300-1973-8호
ISBN 978-89-5629-675-3 93510